中国中医药年鉴

周谷城题

2019

学术卷

主办　国家中医药管理局

承办　上海中医药大学

编审　《中国中医药年鉴（学术卷）》编辑委员会

上海辞书出版社

图书在版编目(CIP)数据

中国中医药年鉴. 学术卷. 2019 /《中国中医药年鉴(学术卷)》编辑委员会编. —上海: 上海辞书出版社, 2019

ISBN 978 - 7 - 5326 - 5461 - 1

Ⅰ. ①中… Ⅱ. ①中… Ⅲ. ①中国医药学—2019—年鉴 Ⅳ. ①R2 - 54

中国版本图书馆 CIP 数据核字(2019)第 267676 号

中国中医药年鉴(学术卷)2019

《中国中医药年鉴(学术卷)》编辑委员会 编

责任编辑 霍丽丽
助理编辑 董 娴
装帧设计 姜 明

出版发行 上海世纪出版集团
上海辞书出版社(www.cishu.com.cn)
地 址 上海市陕西北路 457 号(邮编 200040)
印 刷 上海盛通时代印刷有限公司
开 本 889×1194 毫米 1/16
印 张 34.5
插 页 8
字 数 920 000
版 次 2019 年 12 月第 1 版 2019 年 12 月第 1 次印刷
书 号 ISBN 978 - 7 - 5326 - 5461 - 1/R・74
定 价 280.00 元

本书如有质量问题,请与承印厂联系。电话:021-37910000

《中国中医药年鉴(学术卷)》编辑委员会

主 任 委 员　于文明

副主任委员　王志勇　曹锡康

主　　　编　徐建光

副　主　编　李　昱　张怀琼　杨永清　梁尚华

委　　　员　(按姓氏笔画为序)

于文明　国家中医药管理局
马铁明　辽宁中医药大学
王志勇　国家中医药管理局
王克勤　黑龙江省中医药科学院
王拥军　上海中医药大学
王树荣　山东中医药大学
王振国　山东中医药大学
王喜军　黑龙江中医药大学
王道瑞　首都医科大学
王瑞辉　陕西中医药大学
司富春　河南中医药大学
朱邦贤　上海中医药大学
朱锦善　深圳市儿童医院
孙国杰　湖北中医药大学
严世芸　上海中医药大学
严隽陶　上海中医药大学
杜　江　贵州中医药大学
李　飞　北京中医药大学
李　昱　国家中医药管理局
李　斌　上海中医药大学
李灿东　福建中医药大学
李金田　甘肃中医药大学
李俊莲　山西中医药大学
杨永清　上海中医药大学
余小萍　上海中医药大学
张　玮　上海中医药大学
张如青　上海中医药大学
张怀琼　上海市卫生健康委员会
张雅丽　上海中医药大学
陈小野　中国中医科学院
陈仁寿　南京中医药大学
陈红风　上海中医药大学
陈建伟　南京中医药大学
陈信义　北京中医药大学
陈珞珈　中国中医科学院
范永升　浙江中医药大学
罗颂平　广州中医药大学
季　光　上海中医药大学
周永明　上海中医药大学
孟庆云　中国中医科学院
孟静岩　天津中医药大学
胡国华　上海市中医医院
俞桂新　上海中医药大学
秦国政　云南中医药大学
倪力强　上海中医药大学
徐列明　上海中医药大学
徐建光　上海中医药大学
高修安　南方医科大学
陶建生　上海中医药大学
黄　健　上海中医药大学
黄　燕　上海中医药大学
黄龙祥　中国中医科学院
曹锡康　上海中医药大学
崔　蒙　中国中医科学院
章文春　江西中医药大学
梁尚华　上海中医药大学
寇俊萍　中国药科大学
董秋梅　内蒙古医科大学
蔡宝昌　南京中医药大学
熊大经　成都中医药大学
魏玉龙　北京中医药大学
瞿　融　南京中医药大学

《中国中医药年鉴(学术卷)》编辑部

主　　　任　黄　燕

副　主　任　徐丽莉

学 科 编 辑　(按姓氏笔画为序)

丁洁韵　孙晓燕　肖梅华　徐丽莉　黄　燕　鲍健欣　熊　俊

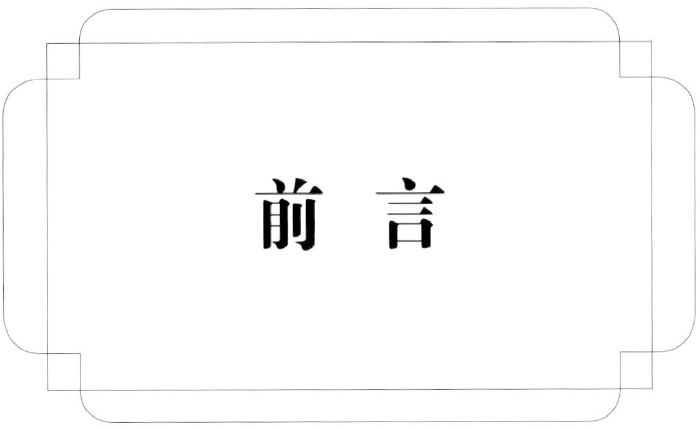

前言

前　言

《中国中医药年鉴》由国家中医药管理局主办，其前身为 1983 年上海中医学院创办的《中医年鉴》，1989 年更名为《中国中医药年鉴》，至今已连续编撰出版 36 卷。2003 年，国家中医药管理局决定将《中国中医药年鉴》分为行政卷和学术卷两部分，行政卷由中国中医药出版社承办，学术卷由上海中医药大学承办。《中国中医药年鉴（学术卷）》（以下简称《年鉴》）是一部全面反映中国中医药学术成就和学术进展的综合性、前沿性、权威性、史料性工具书，也是一部属于国家历史档案性质的工具书。

2019 卷《年鉴》以上一年度全国公开发行的中医药学术期刊和全国性学术会议中发表的优秀论文为依据，由《年鉴》编委、编辑、撰稿人和相关专家共同商讨，确定撰写条目。全书经编辑初审，副主编、主编复审，由《年鉴》编辑委员会最终审定。

本书有纸质版和光盘版，纸质版内容有特载、专论、校院长论坛、重大学术成果、学术进展、记事、索引等栏目，附录有《年鉴》文献来源前 50 种期刊、《年鉴》文献来源前 50 所大学（学院）、《年鉴》文献来源前 40 家医疗机构等。光盘版内容有新订中医药规范、原则、标准，中医药科研获奖项目，中草药中的新成分研究，中医药出版新书目，中医药期刊一览表，中医药学术期刊论文分类目录。其中期刊论文目录索引 200 余万字，具有多途径的检索功能，为读者查询上一年度的中医文献信息提供了便利。

本卷将"养生与保健"改名为"养生与康复"栏目；在"重大学术成果"栏目中增加了"2018 年中国医药十大新闻"的内容。

2018 年是改革开放 40 周年，中医药的立法工作从 1982 年的《中医药振兴条例（草案送审稿）》，到 2003 年的《中华人民共和国中医药条例》，再到 2017 年《中华人民共和国中医药法》，法律法规的完善在中医药发展史上具有划时代的意义。本卷特别在"专论"栏目转载了"中医药与改革开放 40 年"一文，较全面反映了改革开放以来，在党的方针政策和国家法律法规的有力支持下，中医药医疗、保健、科研、教育、产业、文化全面发展的历程。

学术进展方面，密切追踪各学科重大项目的连续性报道。《年鉴》本卷引用公开发表于中医药期刊的论文，以及国家自然科学基金、国家科技部、国家中医药管理局等资助项目的论文约 4 300 条。

《年鉴》的前言和目录采用中英文对照。

习近平总书记在"十九大"报告中提出"坚持中西医并重，传承发展中医药事业"，充分体现了党中央对中医药事业的高度重视，并为我们在新时代推动中医药传承发展指明了方向。《年鉴》是一项承上启下、继往开来、服务当代、有益后世的文化基础事业。全体编者将以严谨求实的态度和崇高的历史使命感，进一步提高《年鉴》的编撰水平和学术影响力，充分发挥其存史资政、鉴往知来的作用，让《年鉴》成为中医药学术的家园和品牌。

编　者

2019 年 8 月

Preface

Traditional Chinese Medicine Yearbook of China is sponsored by the State Administration of Traditional Chinese Medicine(SATCM) and its predecessor was *Yearbook of Traditional Chinese Medicine* which was first published by Shanghai College of Traditional Chinese Medicine in 1983. In 1989, the Yearbook was renamed *Traditional Chinese Medicine Yearbook of China*. Thirty-six volumes have been consecutively published so far. In 2003, the State Administration of Traditional Chinese Medicine decided to divide the Yearbook into two volumes, administration volume and academic volume. The administration volume is compiled by China Press of Traditional Chinese Medicine, while the academic volume is compiled by Shanghai University of Traditional Chinese Medicine. *Traditional Chinese Medicine Yearbook of China* (*Academic volume*) (hereafter referred to as the *Yearbook*) is a comprehensive, advanced, authoritative and historical reference book fully reflecting the academic achievement and progress of China traditional Chinese medicine(hereafter referred to as TCM), also considered as a reference book of national historical archives.

The *Yearbook* 2019 is based on published national TCM scholarly journals and best essays presented in national academic conferences in the last year. Each item included was finalized through discussion among editorial board member of the *Yearbook*, editors, writers and relevant experts. The *Yearbook* has to go through initial evaluation by editors, review by deputy editor-in-chief and editor-in-chief, and final approval by editorial board of the *Yearbook*.

Both paper version and CD-ROM version of the *Yearbook* are available. The paper version consists of columns such as Special Reprint, Special Papers, University President Forum, Academic Achievements, Academic Progress, Events and Index. The Appendix lists Top 50 Journals for Citation Frequency in the *Yearbook*, Top 50 Universities (Colleges) for Citation Frequency in the *Yearbook*, Top 40 Medical Institutions for Citation Frequency in the *Yearbook*, etc. The CD-ROM version covers the newly published TCM specifications, principles and standards, the project list of TCM awards, the study of new ingredients and components of Chinese material medica, the lists of newly published TCM books and TCM journals, and classified catalogue of TCM scholarly journal articles. The content indexes of TCM articles contain over 2,000,000 Chinese characters with multiway retrieval function, providing easy access for readers to search TCM literature of the last year.

In this *Yearbook*, section "Healthcare" is changed to section "Healthcare and Rehabilitation". "Top Ten China Medicine News Stories in 2018" is added into column "Academic Achievements".

Year 2018 is the 40th anniversary of the reform and opening up. The legislation work of TCM went through the *Regulations on the Revitalization of Traditional Chinese Medicine* (*draft submitted for review*) in 1982, the *Regulations on Traditional Chinese Medicine of the People's Republic of China* in 2003, and the *Law on Traditional Chinese Medicine of the People's Republic of China* in 2017. The improvement of laws and regulations has epoch-making significance in the development history of TCM. The *Yearbook* specifically republishes the article "Traditional· Chinese Medicine and Reform and Opening Up for 40 Years" in column "Special Papers", fully reflecting the development process of medicine, healthcare, scientific research, education, industry and culture of TCM since the reform and opening up, with strong support of the Party's policies and national laws and regulations.

The academic progress part closely follows continuous report of key projects in various disciplines. The *Yearbook* has over 4,300 citations from articles published on TCM journals, and essays sponsored by National Natural Science Foundation of China, Ministry of Science and Technology and the State Administration of Traditional Chinese Medicine.

The Preface and Table of Contents of the *Yearbook* are written in both Chinese and English.

As put forward by General Secretary Xi Jinping on the 19th CPC National Congress, "*Equal importance shall be attached to TCM and Western medicine to inherit and develop TCM*", which fully embodies great attention paid by the Central Committee of the Communist Party of China to TCM and points out the direction for us to promote the inheritance and development of TCM in the new era. The *Yearbook* is essential for academic inheritance and innovation. It will not only serve the contemporary but also benefit the future. All the editors, with tremendous rigor and enormous sense of historical mission, will further improve the compilation quality and increase the academic influence of the *Yearbook* to enable it to play full role in supporting state affairs upon recording history and foreseeing the future by reviewing the past, making the *Yearbook* homeland and brand of TCM science.

Editor

August 2019

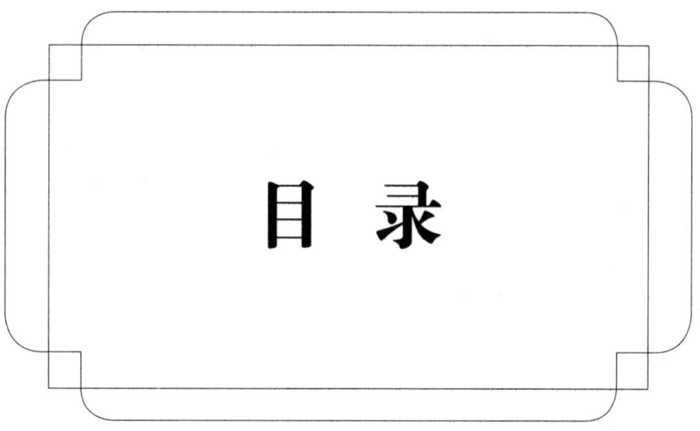

目 录

目　录

记　事

索　引

附　录

附　图

2019卷《中国中医药年鉴(学术卷)》光盘目录

7. 肿瘤科
8. 内科
9. 妇科
10. 儿科
11. 外科
12. 骨伤科
13. 五官科
14. 针灸
15. 推拿
16. 气功
17. 养生与康复
18. 医史文献
19. 民族医药
20. 国外中医药
21. 中医教育
22. 科技研究
23. 动态消息
24. 其他

Contents

Special Reprint

Special Papers

University President Forum

Academic Achievements

Academic Progress

Events

Index

Appendix

Attached Figures

CD Contents of *Traditional Chinese Medicine Yearbook of China(Academic volume)* 2019

1. New Formulated Regulations, Principles, and Standards on Chinese Medicine in 2018

1) Opinions on Promoting the Development of "Internet Plus Medical Health"
2) Opinions on Improving the National Essential Medicine System
3) Interim Management Measures of Academic Inheritance of Chinese Medicine Masters and National Famous TCM Physicians
4) "Bai Qian Wan" Talents Program(Qihuang Program) of TCM Inheritance and Innovation—National Support Plan for Leading Talents of Traditional Chinese Medicine
5) Program on Promoting Comprehensive Capacity of County Level Hospitals 2018—2020
6) National Building Plan of Production Base of Genuine Medicinal Material 2018—2025
7) Opinions on Strengthening Medicine of National Minorities in the New Era
8) Opinions on Driving Quality Growth of Medical Service While Focusing on People's Health
9) Guidance on Standardizing the Contract Service Management of Family Doctors

2. Research Awards for Traditional Chinese Medicine in 2018

1) List of Winners for 2018 National Science and Technology Advancement Prize(Traditional Chinese Medicine)
2) List of Winners for 2018 Science and Technology Prize, China Society of Medicine(Traditional Chinese Medicine)
3) List of Winners for 2018 Li Shizhen Medical Innovation Prize
4) List of Winners for 2018 Science and Technology Prize, Chinese Association of Integrative Medicine
5) List of Winners for 2018 "Kang Yuan Cup" Science and Technology Prize, China Association of Chinese Medicine
6) List of Winners for 2018 "Shen Wei Cup" Policy Research Prize, China Association of Chinese Medicine
7) List of Winners for 2018 "Xing Lin Cup" Academic Works Prize, China Association of Chinese Medicine
8) List of Winners for 2018 "Kang Yuan Cup" of Young and Middle-aged Innovative Talents and Managerial Talents, China Association of Chinese Medicine
9) List of Winners for 2018 "Bu Chang Cup" Qihuang International Prize, China Association of Chinese Medicine
10) List of Winners for the 7th Science and Technology Prize, China Association of Acupuncture-Moxibustion

特载

发展中医药产业　助力脱贫攻坚

李　斌　全国政协副主席

中医药是我国各族人民在长期生产生活和同疾病作斗争中逐步形成并不断丰富发展的医学科学，是具有独特理论和技术方法的医学体系。党的十八大以来，以习近平同志为核心的党中央把振兴发展中医药摆上更加重要的位置，作出一系列决策部署。习近平总书记深刻指出，“中医药学凝聚着深邃的哲学智慧和中华民族几千年的健康养生理念及其实践经验，是中国古代科学的瑰宝，也是打开中华文明宝库的钥匙”。2016 年 8 月，习近平总书记在全国卫生与健康大会上强调，“要着力推动中医药振兴发展，充分发挥中医药‘治未病’优势，坚持中西医并重，推动中医药和西医药相互补充、协调发展，努力实现中医药健康养生文化的创造性转化、创新性发展”。习近平总书记关于发展中医药的一系列论述为中医药创新发展提供了科学指南和根本遵循。全国人大审议通过《中华人民共和国中医药法》，从法律层面明确了中医药的重要地位、发展方针和扶持措施。国务院印发《中医药发展战略规划纲要(2016—2030 年)》，建立部际联席会议制度，协调推进中医药工作。全国政协多次组织委员实地调研，提出提案建议，开展协商，督促中医药政策落实。经过各方面不懈努力，中医药发展取得重大历史性成就，进入了新的发展时期。

甘肃是中医药发展的重要省份，也是全国四大中药材主产区之一。甘肃省委、省政府认真贯彻习近平总书记视察甘肃时提出的“八个着力”重要指示精神，将中医药发展纳入全面建成小康社会和“健康甘肃”建设总体布局，在营造中医药产业发展环境，打造创新平台，完善市场体系，助推脱贫攻坚，深化国际合作等方面取得明显成效。2017 年 2 月，国务院批复同意甘肃建设国家中医药产业发展综合试验区，这是对甘肃中医药发展成就的充分肯定，也对甘肃将中医药与经济社会发展的关键环节相结合，探索出一条适合西部地区实际的高质量发展之路寄予厚望。希望甘肃把握“天时、地利、人和”的历史机遇，坚持创新、协调、绿色、开放、共享的发展理念，将得天独厚的中医药资源优势，创造性转化为维护人民健康，促进经济发展、科技创新、生态保护和文化繁荣的重要优势。

第一，坚持先行先试，努力打造中医药产业与中医药事业同步发展的示范区。中医药发展集一二三产业、低中高端服务于一体，既包括中药种植、加工、仓储交易等环节，又包括中医诊疗、康复、养生保健等服务，吸纳就业能力强，拉动消费作用大。加快中医药产业与事业同步发展，可以为经济增长增添新动力，为经济结构调整和发展方式转变作出独特贡献。甘肃省现有中药资源 2 500 多种，人工种植养殖中药材 200 多种，年产量 120 万吨，部分大宗道地药材的产销量在全国举足轻重，已建成 4 个规模较大的产业园区，产业集聚效应初步显现。建设中医药产业发展综合试验区，必须坚持产业完善与服务改善双轮驱动，才能行稳致远。产业发展方面，要坚持全链条创新，加大对中药材大品种、大品牌、大企业的扶持和培育力度，从科学规划种植面积和品种开始，进行全产业链开发，努力建设从田地到诊所，农业、工业、服务业同步发展的中医药产业链。事业发展方面，要把重点放到基层，着力提升服务能力。甘肃率先将中医“治未病”内容纳入基本公共卫生服务项目，绝大多数社区卫生服务中心、乡镇卫生院和村卫生室能够提供中医药服务。当前，要更加精准对接新时代人民群众健康需求，发展中医药特色健康管理、健康养老、养生保健、健康旅游等新业态。平台建设方面，要以建设国家综合试验区为契机，以中国（甘肃）中医药产业博览会为有效平台，建立健全制度机制，按照"一业一策、一企一策、一事一议"的要求，吸引资金、人才、技术、管理等向试验区集聚，创造有利于中医药发展的政策环境。

第二，坚持民生优先，推动中医药助力脱贫攻坚。确保农村贫困人口到2020年实现脱贫，贫困县全部摘帽，解决区域性整体贫困是全面建成小康社会的刚性目标，也是全面建成小康社会最艰巨的任务。以习近平同志为核心的党中央对扶贫开发高度重视。2013年2月，习近平总书记来到"瘠苦甲天下"的甘肃定西考察，看望慰问父老乡亲，研究部署扶贫开发。定西人民在这片土地上，苦了千百年，奋斗了千百年，从来不缺自强不息的奋斗精神，不缺依靠自己的双手开创美好明天的脱贫意愿，缺少资金可以通过国家、社会和个人多元投入来解决，缺少技能可以组织学习培训来解决，关键是要找出一条不过度消耗资源、不污染和破坏环境，贫困人口参与度高、能够更多分享全产业链和价值链增值收益的特色产业，找到这样的产业并不容易。《中共中央国务院关于打赢脱贫攻坚战三年行动的指导意见》指出，要"引导各地发展长期稳定的脱贫产业项目""建设一批特色种植养殖基地""实施中药材产业扶贫行动计划，鼓励中医药企业到贫困地区建设中药材基地"。中医药产业是成长性、关联性和带动性都很强的产业。从甘肃的实际看，全省75个贫困县中有43个县将中药材种植作为脱贫增收项目或主导产业，覆盖1 300多个贫困村，主产区中药材收入占农民人均纯收入60%以上。建设中医药产业发展综合试验区，要把发展中医药产业与打赢脱贫攻坚战紧密结合，吸引更多贫困人口参与到中药材生产、加工、销售等环节，千方百计提高收入，"一人参与，撑起贫困家庭一片天空；一家参与，基本摆脱贫困并避免返贫"。要达到这个目的，关键是提升中药材的综合利用率和附加值。要在现有100多家规模以上中药企业的基础上，更多引进深加工企业，争取把附加值尽可能留在当地。加强对发展中医药扶贫行动的支撑保障，建立健全金融支持产业发展与带动贫困户脱贫的扶持政策。还要在产销对接方面下功夫，不能认为"酒香"就"不怕巷子深"，要注重发挥中药材销售电商服务中心的作用，发展"互联网＋中医药"，主动开拓市场。形成产业、培育市场都要下长期功夫，不能急于求成，要不断总结经验，探索中医药助力扶贫脱贫的有效机制，长久惠及甘肃人民。

第三，坚持科学标准，推动中医药高质量发展。质量安全是中医药发展的基础。受种植方式、生态环境、产业结构、监管体系等影响，中药质量安全状况不容乐观，其中，中药质量标准不完善是阻碍中药产业走向现代化与国际化的重要障碍。近日，世界卫生组织《国际疾病分类（ICD）》首次将包括中医药在内的传统医学列入分类体系。我们要把握中医药接轨国际标准与统计体系的机遇，秉持科学中药、标准中药、质量中药的理念，实施中医药标准化工程，健全完善中药质量标准体系，强化中药炮制、鉴定、制剂、配方颗粒以及道地药材的标准制定与质量管理，推动更多地方标准上升为国家标准，中国标准转化为国际标准。要从中药材标准化种植、规模化加工入手，形成产地药材品种优势区域，推进认证管理，让道地药材更具有公信力和竞争力。还要制定、推广与应用一批中医临床诊疗指南、技术操作规范和疗效评价标准，实现良医与良药相辅而行，制药和医疗齐头并进。

第四，坚持传承创新，促进中医药现代化。中医源远流长，博大精深。传承发展中医药，关键是坚持中医药的本源和灵魂，与现代科技相结合，产生原创性成果。要加强基础理论研究，深化辨证论治方法、经穴及针灸治疗机理、药性与方剂配伍理论、复方药效作用机理等研究，建立完善理论框架体系。要加强中医药防治疾病研究，开展重大疑难疾病、重大传染病联合攻关和常见病、多发病、慢性病中医药防治研究，形成一批防治重大疾病和“治未病”的重大产品和技术成果。要加强中药研发，重点加强中药持续利用与生态保护技术，抓好中药材优良品种选育、饮片炮制等，创新药物研发技术，发展新药材、新药用部位、新有效成分研发技术等。注重中成药二次开发技术，研发显著改善中成药安全性、有效性、质量均匀性的工艺技术。推广中药质控及有害物质检测技术等，减少中药农药和重金属残留。希望甘肃继续支持开展中医药综合防治重大疾病研究和中药新产品研发，整合省级重点实验室或工程技术研究中心，采取内引外联等多种措施，发挥大学、科研院所、企业的创新作用，完善科技创新利益分配和激励机制，让中医药研发成果更多更快造福人民。

第五，坚持开放合作，推动中医药国际化。随着中医药在世界各地的广泛传播，国际影响力日益增强，中医药已成为服务国家“一带一路”战略，促进对外人文交流、增进民心相通的亮丽名片。近年来，中国不断深化与世界卫生组织、国际标准化组织及政府间交流合作，积极参与国际规则、标准的研究制订，全面参与全球中医药各领域合作与竞争，为中医药海外发展创造了越来越有利的环境。甘肃是古丝绸之路的锁匙之地，也是“一带一路”战略的重要参与省份，希望甘肃立足中医药资源和区位优势，大力推动国家中医药产业发展综合试验区建设，打造传播推广中医药的国际化平台。坚持“以文带医，以医带药、以药兴商、以商扶贫”的思路，推动中医药技术、药物、标准和服务走出去，把以中医药为重要代表的中华优秀文化传播和弘扬到全世界。

中医药是中华文化的瑰宝和中华文明的结晶，中医药理论及技术历经数千年而不衰，经过了漫长历史实践检验，与现代医学交相辉映，我们要进一步发挥中医药的独特优势、释放中医药产业潜力和活力，彰显中医药的多重价值，为推动健康中国建设，构建人类命运共同体作出新的更大的贡献！

（在 2018 中国（甘肃）中医药产业博览会的主旨报告）

转载自《中国政协》2018，7(23)：20

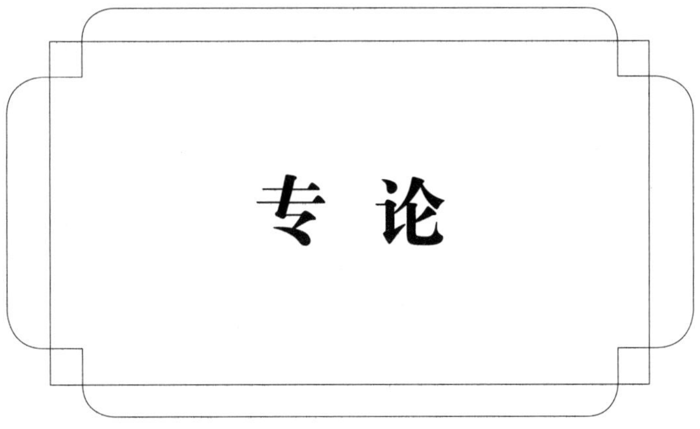

专论

将中医药事业融入国家卫生健康工作大局

余艳红　国家中医药管理局党组书记

国家卫生健康委高度重视中医药法的贯彻实施，把党和国家关于卫生健康的方针政策与中医药法的要求相结合，将中医药事业融入卫生健康工作大局统筹考虑，协调推进。一是将中西医并重作为新的卫生健康工作方针的重要内容，提出要以基层为重点，以改革创新为动力，预防为主、中西医并重，将健康融入所有政策，人民共建共享。二是将发展中医药纳入卫生健康相关规划，推动中医药事业健康发展。《"健康中国 2030"规划纲要》和《全国医疗卫生服务体系规划纲要(2015—2020 年)》等规划明确赋予中医药服务体系的重要地位和作用，并要求发挥中医药在传染病与慢性病防治及预防保健中的重要作用。不断优化健康服务，努力形成中医药和西医药互相补充、协调发展的良好局面。三是发挥中医药的独特优势，推动医药卫生体制深化改革。随着人民生活水平不断提高，健康意识不断增强，对中医药知识和服务的需求快速增长。国家卫生健康委在近期的医改重点工作任务中，充分发挥中医药在社区卫生服务、家庭医生团队建设、发展社会办医以及健康服务业中的优势，着力发挥中医药服务在解决人民群众看病难和看病贵中的作用，探索用中国式办法解决医改世界性难题，维护和增进人民群众健康福祉。四是积极落实中医药法在放宽市场准入、加强人才培养、提升科研能力和开展国际合作的内容，配合国家中医药管理局做好中医诊所备案管理，统筹考虑中西医学人才培养规划，鼓励中医药科研创新，并将中医药纳入"一带一路"建设，支持中医药对外交流与合作，促进中医药发展国际化。

中医药法颁布后，国家卫生健康委积极推动与中医药相关的法律法规制度完善工作。一是将大力发展中医药事业相关内容纳入《基本医疗卫生与健康促进法(草案)》，由全国人大牵头起草的《基本医疗卫生与健康促进法(草案)》，是卫生健康领域基础性、综合性的大法，旨在建立中国特色基本医疗卫生制度。该法草案中明确提出，大力发展中医药事业，继承和弘扬中医药，充分发挥中医药在我国医疗卫生中的作用。我们认为，这些规定将为进一步推动中医药事业乃至整个卫生健康事业发展提供重要的法律保障。二是积极推进中医药法配套规章的制定工作，2017 年出台了《中医诊所备案管理暂行办法》和《中医医术确有专长人员医师资格考核注册管理暂行办法》，并配合做好《中医药传统知识保护条例》研究起草的相关工作。三是配合国家中医药管理局，推动地方性法规制度建设工作。2017 年国家卫生健康委与国家中医药管理局联合发布了《关于加强中医药地方性法规及制度建设的通知》，要求各地把做好中医药地方性法规及制度建设作为依法支持中医药发展的重要抓手。以中医药法为纲，加快建立健全地方性中医药法规及相关制度，加强地方中医药法制建设，推动地方中医药治理体系和治理能力现代化，为推动中医药传承发展、推进健康中国建设提供有力的法制保障。法律的生命力在于实施，宣传普及法律是法律实施的一项十分重要的基础性工作。为推动中医药法的贯彻落实，国家卫生健康委积极开展中医药法的宣传工作。一是将中医药法及其配套规章纳入卫生计生体系、七五普法规划，并及时将法律和规章文本编入国家卫生健康委法规汇编下发各地，积极做好中医药法的普及和宣传。二是与国家中医药管理局联合下发《关于学习宣传贯彻〈中华人民共和国中医药法〉的通知》，要求各地区、各部门组织开展法规的学习宣传活动，让相关工作人员深刻理解法律的各项规定，进一步增强法治观念和法治素养，自觉将法规规定的各项制度运用到工作实践中去，不断提高依法发展中医药事业的能力和水平。三是国家卫生健康委相关部门与国家中医药管理局密切配合，充分利用《健康报》《中国人口报》等报刊、电视、网络等各类媒体平台广泛宣传，以百姓喜闻乐见的形式做好中医药法的普法宣传，营造重视、关心、参与和支持中医药振兴发展的良好氛围。

治国凭圭臬，安邦靠准绳。中医药法的颁布实施为中医药事业发展提供了准绳。然而，天下之事难于法之必行。在今后的工作中，要让中医药法成为解决制约中医药发展的重点、难点问题的治病良方，我们还需持之以恒地贯彻好、落实好这部法律，不断完善相关配套制度，做好立、改、废、释，确保其符合中医药法确立的立法原则和基本制度。为推进中医药事业改革发展，促进中医药行业治理体系和治理能力现代化提供法治保障。

（2018 年 8 月 23 日在“国家中医药管理局召开中医药法一周年座谈会”上的讲话）

中医药与改革开放40年

朱建平　中国中医科学院特聘首席研究员

今年是我国改革开放40周年。1978年3月，召开中国科技发展史上具有里程碑意义的全国科学大会，邓小平提出“科学技术是第一生产力”，通过了《1978—1985年全国科学技术发展规划纲要（草案）》。同年5月，《实践是检验真理的唯一标准》在《光明日报》刊发，掀起全国真理标准大讨论，拨乱反正从思想解放开始。1978年12月，中国共产党十一届三中全会召开，邓小平作了《解放思想，实事求是，团结一致向前看》的报告，决定把全党工作重点转移到经济建设上来。由此拉开对内改革、对外开放的大幕。

回顾40年来在改革开放大背景下中医药发展的历史，可以说是由党的一个文件发展为国家的一部法律的历史，是由乏人乏术到全面发展、走向世界的历史。

从一个文件到一部法律一个文件：56号文件

十年动乱，中医遭摧残，机构被拆散，人员受迫害，堪称重灾区。据有关统计，1959年全国中医医院1 371所、中医生36.1万人，1977年减至129所、24万人。1950年代奉令调到中医研究院（现中国中医科学院）和北京中医学院（现北京中医药大学）的55位名老中医，1977年只有7位还能出诊。虽然“文革”后恢复的高等中医院校有17所、研究机构有15个，但规模都很小。当时乏人乏术问题十分突出。

为此，原卫生部历时一年多深入广泛地调研，写出有问题、有建议的报告。1978年9月，中央56号文件转发了原中共卫生部党组《关于认真贯彻党的中医政策，解决中医队伍后继乏人问题的报告》，其中为解决乏人问题提出八条建议。第一，重申并认真贯彻落实党的中医政策，纠正对待中医药人员的错误态度。第二，认真办好中医院校，积极培养新生力量。第三，整顿和办好中医医院，地市要创造条件建立中医院，有条件的县也要建中医院。中医院要突出中医特点，从门诊到病房都要以中医药为主。第四，加强中医药研究机构的建设，各省、市、自治区都要办好一所中医药研究所。第五，继续组织西医学习中医。第六，国家计委拨给一万人的劳动指标，从集体所有制医疗机构和散在城乡的民间医生中，通过考核，选拔一批有真才实学的中医，充实和加强全民所有制的中医机构。第七，建议各省、市、区在安排基建计划时要优先考虑发展中医机构，在分配经费时重点照顾中医机构，并在上海、成都、武汉、西安、沈阳、天津5年内各建设一个500张病床的中医药研究基地，各投资1 000万元。第八，建议各省、市、区党委把中医和中西医结合工作列入议事日程，经常督促各有关方面贯彻执行党的中医政策，搞好中西医结合。

“中央认为卫生部党组报告中提出的问题和建议，应当引起各级党委的高度重视。希望……认真加以研究，采取切实可行的措施，积极地有步骤地把这件大事办好”，指出“在发展西医队伍的同时，必须大力加快发展中医中药事业，特别是要为中医创造良好发展与提高的物质条件，抓紧解决中医队伍后继乏人的问题。”中央批语包含了邓小平“特别要为中医创造良好的发展与提高的物质条件”的批示。

56号文件以中央名义，发至各省市自治区党委、全国县团级单位，要求做好中医工作。各级各地纷纷行动起来，8条建议都得到很好的落实。如平反昭雪，下放改行的收回就近安排工作，恢复待遇；退休的返聘；约有6万人重返岗位。当年12月原卫生部、原国家劳动总局下文，从集体所有制和散在城乡的中医药机构中吸收中医药人员充实加强全民所有制中医药机构，实际考试录用了2万人。56号文件是一个振兴中医的纲领性文件，承上启下，影响深远，至今仍有现实意义。

一个会议：衡阳会议

中央56号文件下达后，中医事业得到较快恢复和发展。1981年，县级以上中医医院增至753所、中医学院增至23所、中医研究所(院)增至46所。经恢复、重建、改建、新建的中医科、医、教机构明显增多，但出现“挂着梅兰芳的牌子，唱着朱逢博的调子”，中医院姓“西”不姓“中”的问题。为此，1982年4月原卫生部在湖南衡阳召开了全国中医医院和高等中医药院校建设工作会议。会议指出：中医是当前卫生事业的短线，必须在人力、物力、财力等方面，认真加强；强调保持和发扬中医特色是发展中医事业的根本方向。同时重视对中国传统医学的传承和中医队伍的培养、提高。明确“突出中医特色，发挥中医优势，发展中医药事业”的指导思想，从此开启中医复兴的新征程。史称“衡阳会议”。衡阳会议强调保持中医特色，具有里程碑意义，影响极其深远。

一个局：国家中医药管理局

国家层面的管理机构虽然从新中国初卫生部中医科到1954年升格为中医司，但与中医的地位仍不相称。1982年《宪法》明确规定发展我国传统医药，为设立相对独立的国家中医管理机构提供法律依据。经过多方努力，1986年12月，国家中医管理局成立。1988年5月，更名为国家中医药管理局。

国家中医药管理局的设立，体现党和政府对中医药事业发展的高度重视，对中医药在卫生医疗中重要作用的认可；意味着中医药工作将由过去的从属地位时期转入相对自立发展的新时期。

它将拥有更多的权限和资源，从而可能改变“西医在朝，中医在野”的不利局面；反映中医界和众多支持中医发展的民众的诉求，顺应了卫生医疗发展的大趋势，满足了国内外对中医药发展的客观需要。这是中医发展史上的一件大事，是中医管理的“历史性转折”，具有里程碑意义。

一个方针：中西医并重

近代以来，先后出现中西医汇通、中西医合作、中西医团结、中学西、西学中、中西医结合、统一的新医药学等说法，这不仅是名词的不同，更是内涵的变化。“团结中西医”是1950年代我国卫生工作四大方针之一。为了落实中央56号文件精神，1980年3月原卫生部在北京召开全国中医和中西医结合工作会议，提出“中医、西医和中西医结合这三支力量都要大力发展，长期并存，团结依靠这三支力量，发展具有我国特点的新医药学，推进医药科学现代化”，并写入卫生部文件，作为党对中医工作的新指导方针。为了加强中西医结合，1982年11月原卫生部在河北石家庄召开中西医结合和综合医院、专科医院中医科工作会议，并通过《关于加强中西医结合工作的意见》。同年12月《宪法》规定的“发展现代医药和我国传统医药”，已有中西医并重之义。

1985年中央书记处要求“把中医和西医摆在同等重要地位”。1991年全国人大七届四次会议通过《国民经济和社会发展的十年规划和第八个五年规划纲要》，明确把“中西医并重”作为我国卫生工作五大方针之一。2003年中医药条例、2017年中医药法进一步把“中西医并重”方针固化为法律，上升为国家意志，使之更加稳固。

一个决定：卫生改革与发展

我国改革从农村实行大包干开始，逐步由计划经济向市场经济转变。1979年初原卫生部领导提出要"运用经济手段管理卫生事业",次年准许个体医生开业行医。1984年8月,原卫生部《关于卫生工作改革若干政策问题的报告》提出"放宽政策,简政放权,多方集资,开阔发展卫生事业的路子"。1984年10月,中共中央做出《关于经济体制改革的决定》。1985年,科技、教育、医疗体制改革开启。

1992年邓小平南巡讲话后,我国掀起新一轮改革。1995年,国家实施科教兴国战略。1997年1月,《中共中央、国务院关于卫生改革与发展的决定》发布,深化市场化医疗改革,同时提出"正确处理继承与创新的关系,既要认真继承中医药的特色和优势,又要勇于创新,积极利用科学技术,促进中医药理论与实践的发展,实现中医药现代化。"继承、创新、现代化,成为此后中医药发展的主旋律。老中医药专家学术经验继承工作继续开展;当年年底,《中药现代化科技产业行动计划》列入原国家计委"九五"科技攻关重点项目,北京组建国家新药(中药)临床实验研究中心。2003年国家实施人才、专利和技术标准战略。制定实施《中医药标准化中长期发展规划纲要(2011—2020年)》,以标准化助推中医药现代化,先后发布中医药各类标准约700项,成立中医、针灸、中药、中西医结合、中药材种子种苗5个全国标准化技术委员会,中医药标准体系初步形成。

21年市场化医改,在某些方面取得了进展,但暴露的问题也很严重,农村合作医疗解体,"赤脚医生"职业化,公共卫生少人管理,医疗服务价格高涨,普通民众看病难、看病贵加重,影响社会稳定,也影响中医药的发展。世界卫生组织(WHO)提出2000年实现人人享有初级卫生保健,而我国基本医疗保险覆盖率只有20%。2003年建立新型农村合作医疗。2003年SARS肆虐,暴露出公共卫生的薄弱。2006年酝酿新医改,2009年重启医改,中共中央、国务院发布《关于深化医药卫生体制改革的意见》,提出五项重点改革措施和建立健全覆盖城乡居民的基本医疗卫生制度的长远目标。重点在"保基本,强基层,建机制",强化政府对公共卫生的责任。2009年5月国务院颁布《国务院关于扶持和促进中医药事业发展的若干意见》、2010年国家中医药管理局发布《中医药事业发展"十二五"规划》,提出指导性意见和具体规划。

中医药在医药卫生体制改革中发挥重要作用。中医药以较低的投入,提供了与资源份额相比较高的服务份额,2009年至2015年,中医类医疗机构诊疗服务量占医疗服务总量由14.3%上升到15.7%。2015年,公立中医类医院比公立医院门诊次均费用低11.5%,住院人均费用低24%。

两个纲要:16部委、国务院规划纲要

2001年,我国加入世贸组织。2006年,美国次贷危机引发全球经济危机。社会上"存废中医"之争不断。2月,国务院《国家中长期科学和技术发展规划纲要(2006—2020年)》将"中医药传承与创新发展"列为重点领域优先主题。这一年,科技部、原卫生部、国家中医药管理局等16部委联合发布《中医药创新发展规划纲要(2006—2020年)》,明确总体目标,提出继承、创新、现代化、国际化四项基本任务。为落实《纲要》,2007年成立以时任副总理吴仪为组长的国务院中医药工作部际协调小组,随后全国16个省(区)相继建立中医药工作协调领导小组。

之后,有关规划、政策相继推出。2010年,国家中医药管理局颁布《中医药事业发展"十二五"规划》,旨在2015年建立起适应中医药事业发展的管理体制和运行机制,基本实现中医药医疗、保健、科研、教育、产业、文化全面协调发展,中医药对我国经济和社会发展的贡献率进一步提高。2015年4月,工信部、国家中医药管理局等12部门联合发布《中药材保护和发展规划(2015—2020年)》,同年5月国务院办公厅印发《中医药健康服务发展规划(2015—2020年)》,同年11月国家旅游局、国家中医药管理局下发《关于促进中医药健康旅游发展的指导意见》。

为了适应新形势的需要,2016年2月,国务院制定了《中医药发展战略规划纲要(2016—2030年)》,对新时期推进中医药事业发展作出系统部署,进一步聚焦中医药的继承、创新、现代化、国际化，提高中医药的贡献度。这是16部委规划纲要的升级版，明确把中医药发展上升为国家战略。

新一轮的规划、政策纷纷出台并落实。2016年10月，中共中央、国务院印发《“健康中国2030”规划纲要》，专章对振兴发展中医药、服务健康中国建设进行系统部署。2017年1月，国家中医药管理局、国家发展改革委印发《中医药“一带一路”发展规划(2016—2020年)》，3月国家中医药管理局、全国老龄办、国家发展改革委等12部门发布《关于促进中医药健康养老服务发展的实施意见》，6月科技部、国家中医药管理局印发《“十三五”中医药科技创新专项规划》。

中药标准化项目和纳入《全民健康保障工程建设规划》的“中医药传承创新工程”正式启动，国家重点研发项目设立“中医药现代化研究专项”。

一部法律:中医药法

1982年《宪法》规定了发展传统医药，但需要一部专门的法律来落实。为此，董建华等30位人大代表在第二年提出“中医立法”议案。之后经历了《发展中医法(草案送审稿)》《中医药振兴条例(草案送审稿)》，直至2003年10月国务院发布的《中华人民共和国中医药条例》。中医药条例属于行政法规，有关中医药法规内容仍散见于其他法规之中，中医药行业还没形成独立的法律体系，为此2005年启动了中医药法的制订。又经过11年，中医药法终于由全国人大常委会通过，并于2017年7月1日实施。中医药法是国家制定的中医药根本法和基本法，它将现行有效的党和国家发展中医药的有关方针政策上升为国家意志，用法律形式固定下来。这是中医药发展史上的里程碑，具有划时代的意义。

党和国家领导人历来十分重视扶持发展中医药。改革开放以来，国家加快了法治化进程。先有党一贯的发展中医药方针、政策，再有《中华人民共和国宪法》发展传统医药，继有专门法规《中华人民共和国中医药条例》，直到有专门法律《中华人民共和国中医药法》，这也是我国走向法治国家的生动体现。

从乏人乏术到全面发展，走向世界

“文革”之后，中医药乏人乏术十分严重。改革开放40年，在党的方针政策和国家法律法规的有力支持下，中医药医疗、保健、科研、教育、产业、文化全面发展，正在走向世界。

中医医疗服务能力不断提升

改革开放以来，我国基本建立以中医医院为主体的覆盖城乡的中医药服务体系。中医医院、床位数、中医药队伍不断发展壮大。到2017年末全国共有中医医院3 695个，是1978年(447个)的8.3倍；2017年末中医类别执业(助理)医师52.7万人，是1977年(24万人)的2.2倍。2017年，全国中医类医疗卫生机构床位113.6万张，总诊疗人次达10.2亿人次。中医药的特色优势在心脑血管病、糖尿病、肿瘤、病毒性和免疫性疾病等常见病、多发病、疑难杂症的防治中发挥了重要作用，在SARS、甲型H1N1流感、艾滋病、手足口病、人感染H7N9禽流感等重大疫情防治和汶川特大地震、舟曲特大泥石流等突发公共事件医疗救治中也贡献了力量。

中医养生保健大有可为

2006年后，中医“治未病”得到加强。推进中医预防保健服务体系建设，在二级以上中医医院设立“治未病”科室，在基层医疗卫生机构、妇幼保健机构、疗养院等开展“治未病”服务，社会中医养生保健机构发展迅速。推进中医药健康服务发展，开展中医药健康旅游、医养结合。

中医药健康管理项目作为单独一类列入国家基本公共卫生服务项目，中医药在公共卫生服务中的潜力和优势正逐步释放，推动卫生发展模式从注重疾病治疗向全面健康管理转变。中医养生越来越受到全社会的重视，融入大众的日常生活。

中医药科研成果显著

2016年,全国中医药科技人员共12 744人,研究机构有81个,是1977年(15个)的5.4倍。组织开展16个国家级中医临床研究基地建设及中医药防治传染病和慢性非传染性疾病临床科研体系建设,建立了涵盖中医药各学科领域的重点研究室和科研实验室,建设了一批国家工程(技术)研究中心、工程实验室,形成了以独立中医药科研机构、中医药大学、省级以上中医医院为研究主体,综合性大学、综合医院、中药企业等参与的中医药科技创新体系。国家对科研机构投入了大量的经费,且逐年增长。仅2016年,全国中医药科研机构经常费收入由政府拨款部分达1.73亿元。2005—2012年,“973计划中医理论基础研究专项”总经费5.2亿元;而2018年国家重点研发计划中医药专项经费就达到5.6亿元。截至2016年,有50项中医药科研成果获得国家科技奖励,其中血瘀证与活血化瘀研究、中成药二次开发等6项获科技进步一等奖。屠呦呦因发现青蒿素获2011年美国拉斯克临床医学奖、2015年诺贝尔生理学或医学奖和2016年国家最高科学技术奖。三氧化二砷治疗白血病在国际上产生重大影响。

中医药教育体系基本形成由单一中医专业,增设了中药、针灸、推拿、骨伤、文献学等多种专业,院校、函授、在职、师承等多种模式教育并举,基本形成院校-毕业后-继续教育有机衔接的人才培养体系,初步建立社区、农村基层中医药实用型人才培养机制,实现从中高职、本科、硕士到博士的中医学、中药学、中西医结合、民族医药等多层次、多学科、多元化教育全覆盖。截至2016年,全国有高等中医药院校42所(其中独立设置的本科中医药院校33所),是1977年(17所)的近2.5倍;加上252所高等西医药院校或非医药院校设置的中医药专业,在校学生总数达79.57万人,是1977年的200倍。中医教育改革不断探讨新思路,名老中医师承教育取得突出进展。

中药产业体系初步构建

中药产业经历由计划经济过渡到市场经济,中药资源可持续利用,中药材的种植加工、炮制剂型、中成药生产及其流通贸易,伴随我国工农商各行业进步而迅速发展,初步形成一定规模的产业体系。特别是2002年科技部等8部委联合发布《中药现代化发展纲要(2002—2010年)》后,全面开启中药产业现代化建设的道路。截至2015年,中成药有2 088家GMP制药企业,从传统的丸、散、膏、丹等发展到现代的滴丸、片剂、膜剂、胶囊等100多种剂型,品种达1.4万余个,有6万个药品批准文号。中药工业总产值7 866亿元,占医药产业总量的28.55%,成为新的经济增长点;中药出口额达37.2亿美元,海外市场潜力很大。中药材种植成为生态文明建设、农村振兴战略的重要举措。中药产业逐渐成为国民经济与社会发展中具有独特优势和广阔市场前景的战略性产业。

中医药文化建设方兴未艾

政府积极推进中医药传统文化传承体系建设。2006年5月,传统医药列入国家第一批非物质文化遗产保护名录,已有130个中医药类项目列入国家级非物质文化遗产代表性项目名录。2010年,“中医针灸”正式列入联合国教科文组织《人类非物质文化遗产代表作名录》,《黄帝内经》和《本草纲目》入选世界记忆名录。加强中医药健康知识普及和中医药文化宣传,“中医中药中国行”大型科普活动,使中医药更加贴近百姓。首次发布《中国公民中医养生保健素养》,并推动中医药文化素养纳入《中国公民科学素质基准》。

中医药走向世界步伐加快

通过召开国际会议、招收留学生、派遣医疗队、出口中药等形式,与各国政府、国际组织、学术团体及个人开展了多渠道、多层次的友好交往,将中医中药传播到183个国家和地区,并与相关国家和国际组织签订中医药合作协议86个。在向亚、非、拉丁美洲70多个国家派遣的医疗队中有中医400多人。支持在海外建立10个中医药中心。推动国际标准化组织（ISO）成立中医药技术委员会（ISO/TC249），发布一批中医药国际标准。推动世界卫生组织将以中医药为主体的传统医学纳入新版国际疾病分类（ICD-11）。中医药助推“一带一路”建设，将为人类维护健康、防治疾病作出更大的贡献。

40年，弹指一挥间。如今中医药正处于全面发展，走向世界之际，机遇与挑战同在。中医药事业、学术和产业具有巨大的发展空间，但中医药特色与优势还没有得到充分发挥，符合中医药特点规律和发展要求的政策机制、制度体系还不健全，中医理论有进步无突破，中医临床疗效有待巩固和提高，中医养生康复潜力尚待发挥。因此，我们要有文化自信，要奋发自强，要认真落实中医药法，以继承为基础，以创新为动力，推动中医药更好更快地发展。

转载自《中国中医药报》2018-7-19(3)

从本草文献考证到本草考古

黄璐琦　中国工程院院士、中国中医科学院院长

我国的本草学，即古代的药物学，是世界上保持最为完整的传统药学体系之一。“本草”一词，始见《汉书》：“方士、使者、副佐、本草待诏，七十余人皆归家。”经过漫长的历史发展，本草学已经形成独立的学术体系。1981 年台湾学者那琦博士、1988 年大陆学者黄胜白和陈重明分别编著《本草学》。本草学研究可以辨章学术、辨明真伪，正本清源，澄清中药品种混乱，为药材的生产、加工与炮制提供历史依据，为继承和发展我国传统药学铺路架桥，从古代本草中挖掘更多的良药。《本草学概论》和《本草典籍选读》已纳入中医药行业高等教育“十二五”“十三五”规划教材，成为中医药高等教育体系中重要的组成部分。

我国的本草学研究取得了卓有成效的进展，主要集中于本草文献的整理与研究和本草品种考证两大方面。这些方面的成就主要依赖于对历代文献的整理。随着考古发掘，很多学者已经意识到出土文物对医学史、药学史、本草学等研究的重要性。本文梳理了本草文献考证的发展、方法及其局限性，认为本草考古是本草文献考证的发展，本草文献考证与本草考古分别是本草学研究中的二重证据法。

本草文献考证历史悠久

古代本草文献考证

历代本草学家都非常重视文献考证。唐《新修本草》序：“谬粱米之黄、白，混荆子之牡、蔓；异繁蒌于鸡肠，合由跋于鸢尾……更相祖述，罕能厘证”。如在牡荆实项下，运用文献考证，《新修本草》对《本草经集注》中的错误进行考证和纠正：“按《汉书・郊祀志》以牡荆茎为畈竿，此则明蔓不堪为竿。今所在皆有，此荆既非《本经》所载。按今生处，乃是蔓荆，将以附此条后，陶为误矣……今人相承，多以牡荆为蔓荆，此极误也。”

历代医药学家非常重视本草品种的名实问题及品种变迁，古代学者也运用文献考证厘清品种混乱，如沈括《梦溪笔谈》纠正了一木五香、天麻与赤箭等品种名实。此外，《齐民要术》《农政全书》等农学文献也为中药品种考证提供了很多文献依据。古代本草文献考证有两大特点：第一，方法上主要采用文献学、文字学为主，对当代实物观察为辅，如《新修本草》《本草图经》将文献考证与政府推行的中药资源调查相结合，《本草纲目》《本草纲目拾遗》则将文献考证与作者亲自实地考察相结合，澄清了很多品种的名实混乱；第二，在古代特定的时代背景下，取得了相当高的成就，但在考证过程中依然有些古代品种仅仅凭据文献考证难以澄清。

现代本草文献考证

科学考证的意义在于确定本草药材的基原，反映用药的历史事实，正确的继承古人药物生产和临床用药。

经过发展，本草考证已经不限于中药的品种研究，扩展到药材的药用部位、历史资源分布、炮制加工、民族药等。“本草考证”已经发展为“是以本草典籍为依据，追溯中药历代本来面目，包括品种的历史变迁、原动植物的形态、分布区域、生长环境、栽培技术、药材性状、炮制、药性、功效等等，以帮助我们对

现今使用中药的品质作出客观的评价”。

本草文献考证有其局限性

从本草考证的研究方法而言，“本草考证”即“本草文献考证”。即依托本草文献，运用现代知识对药物学某一内容进行的考证。本草文献考证具有以下特征：目的是继承用药历史经验；核心是澄清药物基原；基础是历代文献典籍，尤其是本草典籍；主要方法是植物、动物、矿物的分类学和鉴定学。

必须看到，一方面，随着本草文献考证的发展，很多常见药物的混淆品种已经基本上澄清；另一方面，由于过于依赖古代本草文献，一些仅凭文献考证的结论存在争议。

本草文献考证期待新的材料或新的发现，尤其是期待古代实物的印证研究，以推动学术创新。要复原古代人参基原的真面目，不仅需要研究史学资料，更需要地下考古材料。日本正仓院中还保留了唐朝药物人参，据日本学者研究为五加科植物竹节参，但是《图说正仓院药物》书中第 89 页上图中有 3 枚为主根，与根状茎的竹节参明显不同，并且主根上有密集的铁线纹，据此我们判断正仓院人参样品中也有五加科植物人参。无论是竹节参，还是人参，日本正仓院中保存的唐朝药物人参无疑为五加科人参属植物。这为确定唐代人参的基原提供了考古依据。

本草考古是本草文献考证的新发展

考古学是根据古代人类通过各种活动遗留下来的实物以研究人类古代社会历史的一门学科。自 20 世纪初以来，随着现代考古学的引入，我国相继出土了丰富多彩的医药相关的重要遗迹和文物。为深入研究古代药物发展的源流，重建本草学的历史，有必要从考古遗存中，鉴别、分离出药物及相关实物或内容。本草考古作为本草学与考古学的新交叉领域应运而生。

本草考古是考古学的重要组成部分，具备本草学和考古学两个特征，是两者交叉领域。本草考古是本草文献考证的发展，在本草文献考证的研究方法上，进一步借助出土的文物为依据，修正和补充历史文献的错漏、局限和缺失。

从时间范围来看，本草文献考证主要依据本草典籍，因此其时间上限为有文字记载。现存最早的本草典籍为《神农本草经》。考古学研究的时间范围限于一定时间以前的古代，包括史前时代（没有文字记载的时代）、原史时代（文字刚出现的时代）和历史时期人类的文化遗存。考古学研究的年代下限在各国不尽相同，中国长期以来以明朝灭亡（1644 年）为下限。但是随着学科的发展，已有学者提出考古学下限随着时代和考古学研究本身的不断深入而向下延伸，中国考古学在实践中已经延至清代甚至更晚。

节选自《中国中医药报》2018-5-28(3)

中医人要继承创新，用多元手段评估出共识疗效

王永炎　中国工程院院士

当前，世界上各个国家、地区多以经济建设为主题，追求经济总量的提升，人民生活水平的提高。追求经济利益最大化的价值取向对人类生存的自然环境和社会环境都产生了极大影响，导致人类生活方式和社会行为都发生了很大变化，由此带来种种健康、疾病和社会问题。

中医药学是中国传统文化的瑰宝，是世界唯一全面、系统传承下来的医学。中医学者们必须有文化自觉，要继承中医学的原创思维与原创优势，以治未病、辨证论治为核心，朝向现代难治病，以循证医学与叙事医学及医学统计学，多元化、多层次的设计观察评估出共识疗效，是当今医学的总体任务。

认清形势，与时俱进

中华民族的伟大复兴为国学国医带来回归重振的前所未有机遇，但如今仍处在统筹共谋发展时期，激励我们去争取真正春天的到来，从根本上转变弱势学科的状态。

当前，中国处在农耕文明、工业文明与信息智能并行的时代。自从墨子号量子卫星发射成功，我国科技界从跟随者跃升而为领导者之一。单光量子不可分割勿需重复的理念，对中医学基础与临床研究有什么影响？大数据的数据之“大”怎样变成“活”数据，中医药研究的非线性不确定性数据背后隐匿着混沌的信息，并非是无序混乱无用的，如何融入我们的研究工作？这都是学者需要认真思考的。任何学科都重视始源，因为它关乎未来学科的走向，中原流域基于史前期的天文、地理、物候、气候等观测出河图洛书与负阴抱阳、冲气为和的太极图，是气—阴阳五行学说的哲学基础。今天的学者尚缺乏关联辨证论治、理法方药的研究。

中医学具有科学与人文的双重属性，社会价值观的异化、技术进步的同时带来一些医务工作者的冷漠与傲慢，与病人的距离远了。近世，叙事医学的兴起、人文医学的推广和医学伦理的教育都需要重塑以适应大健康、大卫生社会的发展。

中药学研究最迫切的是上市后临床再评价，尤其是安全性临床评价尚未真正列入日程，禁忌证、副作用、不良反应等安全性指标内容“尚待研究，尚不明确”，普遍于注册后没有补齐，不能符合国家用药的国际规范。中成药新药先天不足、后天失养的状况没有根本的改变。

医学人文伦理的淡化，造成临床研究缺位现象难度增加，又逢中药新药研发冷潮期的十余年，循证医学体系临床实验观察报告减少，国内中医药刊物中临床研究观察报告稿源仍然不足。新兴交叉学科合成生物学与结构生物学对天然产物研发的推进，化学生物与生物化学整合，深化代谢组学的启示，等等。中医学人较为普遍对高概念、大数据时代的信息沟通不足，对于信息、智能、西化、融合处于认知学习阶段，需要知识技能的进一步更新。因此，急切需要融入病证疗效的临床基础与研发工作中去，以与时俱进的姿态探索方法学的改进，学用象思维原发创生性，跟上时代前进的步伐。

全科医学与早临床、多临床

早临床多临床是强化临床研究基本功的关键步骤。全科医学是面向个体家庭与社会，集合了临床医学、预防医学、康复医学与叙事医学相关内容为一体的综合性学科。全科主要在农村乡镇、城市社区一级医疗机构医务工作中体现，下农村、牧区、厂矿为基层医疗服务。北中医 56 级学生在读六年间三下农村、两下厂矿，见习周期累计两个学期，每个学生诊疗人次在 5 000 至 10 000 例，总结出熟读一本案头书、早临床、多临床是锻炼基本功的重要经验。近年，江西中医药大学创办的岐黄书院，培养的专业硕士生，下农村、下基层实习，缘于城市三级医院与农村乡镇医疗机构疾病谱差异很大，学生治上呼吸道感染能配方一剂煎服退热，暴发火眼两剂煎服愈病，则非常有利于巩固专业思想而热爱中医药学。中医与中西医结合临床研究绝非一人可以完成，凝练科学问题，设计假说、方案与技术路线，组织临床观察，适时调整计划及至预期结果的总结评价等等，都要靠团结进取的学术团队，团队的每个成员都应具有为团队修身、为事业出力的品行。团队的首席必须以“仁德”为怀，仁德就是力量，是社会的规范，也是人文准则。国学传统以敬代静，“守静笃”“护正气”“敬恕和”“敬”是主体敬畏谦卑之德；人的聪明智慧禀受父母师长学派，理应敬畏，一切科技成果都要符合公理数学表达，经过时间实践的检验，必须谦卑。“恕”是关键，团队中的众人平等、包容、友好相处，共同营造和谐开拓独立之精神、自由之思想。项目首席要善于发现和调整人际间的矛盾，维护团结十分重要。

从东学与西学、差异与融合的大背景看，中医与西医整合是历史的必然，中医药学科研究与高等教育应体现中医中药与理化生物学整合、象思维与概念思维的整合、系统性研究与描述性研究的整合，中医药正处在生命科学与人文哲学融合互动的高概念时代，学科知识技能正在进步，以辨证论治的疗效带动了学科框架的更新，以中华民族的“尚一”“尚同”的哲学智慧进一步完善医学体系。

为中医药学科由弱向强转化，冀望青年中医学人竞业奋争，向你们鞠躬致敬！

（在中华中医药学会第五届岐黄论坛上的讲话）

节选自《中国中医药报官方号》2018-12-28

让中医药走向世界

张其成　北京中医药大学国学院院长

中医药是中国的，也是世界的。让中医药走向世界，是习近平同志在广东考察时提出的振奋人心的号召。这不仅是全体中医人的时代使命，而且是摆在当代中医人面前的历史考卷。

让中医药走向世界，目的是让中医药优质的健康医疗服务惠及世界、造福人类。目前，中医药服务已遍及全球180多个国家和地区。中医药逐渐为五大洲的民众所接受，尤其是针灸、气功、太极受到越来越多国际友人的喜爱。这说明，中医整体医学、整体健康的观念和方法是有效的，大众是受益的。中医将生命看成脏腑经络相贯相连的整体，将人看成与天地相通相应的整体，通过日常生活中饮食、起居、运动、情志的调节，养成健康生活方式和行为习惯，从而达到不得病、少得病、晚得病和不得大病的目标。

让中医药走向世界，需要深入发掘中医药宝库中的精华。中医药是我国先民在天人合一哲学理念指引下，经过长期实践而形成的伟大发明创造，几千年来一直护佑着中华儿女的健康繁衍。据《全国中医图书联合目录》统计，从战国至1949年，存留于世的中医药图书共计12 124种。加上陆续发现的中医药出土简帛文献和传世的孤本、秘本，中医古籍数量相当可观，深入挖掘大有可为。同时，要挖掘传统文史哲和科技典籍，特别是《道藏》中与医药养生相关的宝贵资源。这些都是"物"的资源。此外，还要重视"人"的资源。关注健在的国医大师和各级名老中医专家，做好口述史研究和人类学田野调查。

让中医药走向世界，需要充分运用现代科技手段和成果。中医药形成发展的历史，就是一个不断吸收先进科技成果的过程。例如，西汉中期成书的《黄帝内经》就吸收了当时天文、历法、音律、物候的知识。在当今社会，中医药如果排斥现代科技、与现代社会相隔离，那就不可能发展创新，不可能走向世界，其结果必然是为时代所抛弃。对中医药一定要有文化自信，但这种自信不是画地为牢、固步自封，而是立足自身，勇于运用现代科技成果，不断开拓创新。事实证明，越是与现代科技相结合，越能创造出重大成果。屠呦呦受到《肘后备急方》的启示，利用乙醚提取技术发现青蒿素，成为第一位获得诺贝尔科学奖项的中国本土科学家，就是最好例证。

从某种意义上说，中医药走向世界的过程就是文明交流互鉴、共建共享的过程。这就需要弄清不同国家和地区的文化特质，摸清受众需求，多用受众能理解、好接受的方式来展示中医药发展成果。应利用好海外的孔子学院和中医中心等平台机制，加强与海外各类中医药团体平台的整合，借助新媒体手段，不断提高中医药国际传播的文化认同度。

转载自《人民日报》2018-11-15(7)

让中医药走向世界

校院长论坛

中医药学术与中医药期刊

李灿东　福建中医药大学校长

党的十九大报告明确指出要“坚持中西医并重，传承发展中医药事业”，这充分体现了以习近平同志为核心的党中央对中医药发展的高度重视，为我们在新时代推动中医药振兴发展提供了遵循、指明了方向。《“健康中国2030”规划纲要》提出要以提高人民健康水平为核心，牢固树立“大健康”理念，在这背景下，中医药资源作为独特的卫生资源、优秀的文化资源，其潜力和活力不断激发释放。中医药期刊作为中医药学术交流的重要平台之一，不仅是向国内外展示中医药学术创新成果的窗口，更是提升中医药科研水平、推动中医药事业发展的重要工具。因此只有立足中医药优势资源，打造高质量精品期刊，才能有效传播中医药科技创新成果，推动中医药事业发展，持续提升中医药国际影响力，更好地服务于国家“一带一路”倡议、“健康中国”战略。

1. 中医药科技期刊处于重要发展机遇期

（1）中医学科优势突出，迎来发展大好时机

历代医家通过不断深入观察和反复临床实践，采用与其他医学不同的视角和思维方式，创造性地总结关于人类健康与疾病知识，形成系统的理论与技术方法，建立具有“五大特色”“六大优势”的独特中医医学体系。“五大特色”是指个性化的辨证论治、调治求衡的防治原则、人性化的治疗方法、多样化的干预手段、天然化的用药取向。“六大优势”是指临床疗效确切、用药相对安全、服务方式灵活、费用比较低廉、创新潜力巨大、发展空间广阔。党的十八大以来，以习近平同志为核心的党中央高度重视中医药事业发展，他指出“中医药是中华民族的瑰宝，是打开中华文明宝库的钥匙”。当前，中医药振兴发展迎来天时、地利、人和的大好时机，中医药工作者要深入发掘中医药宝库中的精华，充分发挥中医药的独特优势，推进中医药现代化，依托“一带一路”逐步推动中医药走向世界，切实把中医药宝贵资源保护好、发掘好、发展好、传承好。

（2）紧抓战略发展机遇，中医药事业成绩斐然

中医药“一带一路”发展规划(2016—2020年)指出：我国中医药已传播到183个国家和地区，已同外国政府、地区主管机构和国际组织签署了86个中医药合作协议。屠呦呦研究员因发现青蒿素获得2015年诺贝尔生理学或医学奖，展示中医药为人类健康做出的卓越贡献。中医针灸列入联合国教科文组织“人类非物质文化遗产代表作名录”，《本草纲目》和《黄帝内经》列入“世界记忆名录”。按照“一带一路”总体部署，立足沿线各国不同发展现状，我国将逐步完成以下几项任务：①建立健全中医药国际医疗服务体系：在中亚、西亚、南亚、东南亚等区域建设30个中医药海外中心和中医药国际医疗基地项目。②加强中医药国际教育及文化传播体系建设：与沿线国家合作办学项目，遴选、建设中医药国际教育基地项目，积极推广中医药国际文化传播项目。③推动中医药国际科技体系建设：开展高层次中医药国际科技合作和中医药国际标准化项目。④加快中医药国际贸易体系建设：整合、发展中医药服务贸易、中医药健康旅游项目。

(3) 中医药事业快速发展，中医药科技期刊处于重要发展机遇期　面对中医药振兴发展的大好时机，中医药科技期刊也面临着巨大的机遇与挑战。在学术交流的平台中，学术期刊平台是国际学术交流的主要平台之一，特别是 SCI 和 MEDLINE 数据库收录的中医药科技期刊更是受到中医药科研工作者的广泛认同。在国家新闻出版广电总局、国家中医药管理局、科学技术出版协会等有关部门的支持下，中医药科技期刊取得长足的发展，极大活跃了中医药学术氛围，推动中医药事业的发展。当前，中医药科技期刊处于重要发展机遇期，我们要以十九大精神为指导，把握科技媒体出版规律，实现产品创新，更好地顺应中医药事业和出版事业快速发展的形势，从办刊思路、办刊模式、办刊方法、办刊内容等方面进行探索和创新，推出有影响力的品牌期刊，更好地为广大的中医药科技工作者服务。

2. 中医药科技期刊发展现状分析

(1) 中医药科技期刊取得长足发展　我国中医药期刊诞生发展的时间较短，从最早创刊于 1792 年的中医杂志《吴医汇讲》到现在也就只有 220 多年的历史。自 1908 年至 1949 年，我国创办的中医药期刊目前尚存 260 余种，且大部分保存不完整。进入新世纪后，我国中医药科技期刊持续发展，目前，我国中医药期刊有 150 余种，占我国医学期刊总数的 1/7 左右。近年来，随着我国中医药事业、出版事业的快速发展，我国中医药科技期刊取得长足发展。

品种数量不断增长：在 2000 年，我国中医药科技期刊有 100 余种，在 2014 年、2017 年国家新闻出版广电总局认定的第一批、第二批学术期刊名单中，中医药科技期刊有 150 余种。新增的刊物主要为优势重点领域、前沿空白领域和新兴交叉领域的学术期刊。

学术水平稳步提升：据中国科技论文引文数据库统计，近十年来，我国中医药核心期刊总被引频次和影响因子保持持续增长，其质量和影响力指标呈逐步上升趋势。

品牌特色日益鲜明：目前，我国已初步形成中医学、中药学、针灸学、骨伤科学等较有影响力的中医药科技期刊群。近年来，涌现出一批代表我国学科优势、具有国际影响力的品牌期刊：如《中医杂志》英文版、《中草药》英文版等。

改革创新不断深化：近年来，伴随着改革的步伐，中医药科技期刊积极探索创新发展之路。2017 年 1 月，中国科技出版传媒股份有限公司在上交所挂牌上市，成为我国首个上市的科技期刊出版单位。以中华中医药学会为代表的学科刊群，积极推进中医药科技期刊集群化发展和中医药科技期刊信息化平台建设，《中医药期刊编排规范》团体标准正式首发，可持续发展的学术期刊集群效果正在显现。

政策支持效果明显：2013 年，中国科学技术学会、教育部、国家新闻出版广电总局等六部委联合推出“中国科技期刊国际影响力提升计划”。国家新闻出版广电总局于 2010 年首次在“中国出版政府奖”中增设“期刊奖”，于 2011 年启动国家数字复合出版系统工程，于 2013 年、2015 年两度开展“百强科技期刊”评审推荐工作，于 2014 年下发《关于规范学术期刊出版秩序促进学术期刊健康发展的通知》，于 2015 年下发《关于推动传统出版和新兴出版融合发展的指导意见》，均为科技期刊的规范管理、融合发展提供政策支持，创造良好条件。

(2) 中医药科技期刊发展存在的问题　地区发展不平衡：从地区分布上来看，中医药科技期刊主要分布在经济文化较为发达的城市，其中以北京地区所占比例最高(约占 1/4)，而青海、宁夏、西藏等西部地区中医药科技期刊较少，这种地域间的不平衡发展将在一定程度上影响中医药学术在这些地区的发展速度。

结构不够合理：①在类别结构上，中医药科技期刊主要包括学术、指导、技术、检索、科普五类。其中有 90%的中医药科技期刊属学术类，而指导、检索、科普类期刊数量偏少，这种期刊布局结构不利于中医药学术的发展。②在学科分类上，大多数中医药科技期刊集中在中医、中药、针灸、骨伤等，且同类刊物内容较为相似。从中医药学科发展需求看，协调有序的中医药期刊系列尚未形成，一些急需办刊的专科尚处空白。目前的中医药科技期刊大多属于应用研究的期刊，而基础研究的期刊较为薄弱，发文数量也相对较少。③在刊期结构上，双月刊期刊占大多数(约 70%)，出版周期较长，与当今对信息传播速度的要求不相适应。④在文种结构上，大部分中医药科技期刊文种为中文，外文版期刊数量较少，文种也仅限于英文、日文、葡文、朝文等，这与国家推广中医药国际文化传播的要求差距较大，这将影响中医药对外宣传和学术交流。

学术影响力不高：中国科学文献计量研究中心研制的 2016 年度中国学术文献大数据研究结果显示：2014—2016 年，中国大陆 213.1 万个科研人员平均每年在国内 6 449 个学术期刊上发表科技论文 113 万余篇，其中与中医药、传统医学、替代医学相关的文章约 12 万(约占 10.62%)，表明我国已是中医药学术文献产出大国和出版大国，但 2017 年中国最具国际影响力学术期刊(自然科学与工程技术)目录中，仅 9 个与中医药相关期刊入选(约占 5.14%)，说明我国中医药科技期刊影响力距离学术影响力强国、学术期刊出版强国差距仍很大。特别是中医药学术论文大量投往国外期刊发表，表明中医药科技期刊的总体影响力不高，且同质化现象较为突出，其总体发展水平落后于我国中医药学术创新水平，并对我国中医药科技期刊和中医药学术文化话语权构成严峻挑战。

3. 学术期刊评价方法

目前，关于学术期刊影响力评价方法主要包括定性评价、定量评价、定性与定量相结合三种。

(1) 定性评价指标　主要包括同行评议、期刊的主办单位、编委会组成、创刊时间、期刊品牌知名度、发行单位等。

(2) 定量评价指标　主要包括期刊影响因子、H 指数、期刊声望指数和特征因子、载文量、基金论文比、被引情况等。

(3) 定性与定量综合评价　在多指标综合评价或组合评价结果的基础上，由行业专家根据时代背景、行业需求和出版导向等进行评审，对定量评价结果进行修正。

4. 中医药科技期刊注重中医思维特点

中医药科技期刊在科学发展中必须转变办刊观念，准确把握期刊的定位和发展方向；坚持内涵建设，树立特色办刊理念，注重中医思维特点。整体观念是中医辨证思维的基本方式，是从整体而非局部的方式进行诊断，其主要特征是强调诊断过程中的整体性原则。中医学把天、地、人、时的统一关系作为研究对象，建立了相应的理论框架，即以五脏为中心、经络为联系的整体观；以人体为中心与自然界息息相关的“天人合一”观；强调时间、空间有机结合的“时空统一”观。中医药科技期刊要牢牢把握以上主要特点，才能确保中医药科技期刊的学术水平和出版质量。

(1) 有机整体　中医学非常重视人体本身的统一性、完整性，认为人体是一个有机的整体，构成人体的各个组成部分之间在结构上不可分割，在功能上相互协调、互为补充，在病理上则相互影响。

(2) 天人合一　中医学也非常重视人体与自然界的相互关系，认为人体与自然界是密不可分的，自然界的变化随时影响着人体，人类在能动地适应自然和改造自然的过程中维持着正常的生命活动。

(3) 时空统一　中医学强调人体是时间、空间有机结合，人的一天要经历早中晚，一年要经历春夏秋冬，一生要经历生长壮老已。人生活于天地之间，处于东南西北中。人自身的脏腑在躯体内具有一定的空间结构，不同脏腑的生理功能活动也与自然界中一定的空间和时间存在着对应关系，因此人是一个空间、时间相互统一的生命体，是个整体的概念。

5. 中医药科技期刊的发展

(1) 内容为王:办专业化、精品化期刊　中医药学术期刊要靠内容吸引读者,高质量的期刊要"以内容为王,靠专业化、精品化取胜"。这就要求中医药科技期刊要立足于自身优势,不做"大"而"全",要做"专"和"精",找准自己的独特定位,这样才能吸引更多的作者和读者。首先,专业化的中医药学术期刊要求做到"三贴近":贴近中医药行业实际、贴近中医药读者需求、贴近中医药学术前沿热点、难点与焦点。这就要求做到以下两点:①充分发挥主编的主观能动性:这是刊物专业化发展的动力和保证。主编是刊物的灵魂,决定了刊物的定位与特色。②实现编辑学者化、专业化:这是刊物专业化发展的前提。编辑要练好内功,要争当所属领域的学者与专家,要做自己负责栏目的行家;要熟悉所属领域知名学者的基本情况,这样才有利于组稿和约稿。其次,精品化的中医药学术期刊在创立之初要有明确的定位,且读者及服务对象也较为明确;要重视选题、优化选题,保证期刊特色,形成"名栏",创出"名刊";要靠优质服务,促进品牌期刊成长。

(2) 思维导向:遵循中医规律、突出中医特色　要针对中医药的优势和特色,给予相对宽松的办刊政策。不同的中医药科技期刊要立足于不同的学术特色和学术定位,着重突出中医特色;遵循中医期刊发展规律,通过政府调控手段,有效整合期刊资源,构建科学、合理的中医药科技期刊体系;根据中医药国际化的特点,适当增加期刊外文版的编辑与发行,扩大期刊海外影响力;根据中医药学科特色,逐步探索符合中医药期刊实际的标准规范和评审标准,鼓励中医药科技期刊永葆中医药特色。

(3) 与时俱进:"互联网+"发展途径　"互联网+"背景下,信息获取的便利性对传统中医药期刊的载体形式提出挑战;信息传播的即时性、全时性对中医药期刊的出版周期提出挑战;受众阅读方式的多样性对中医药期刊内容的呈现方式提出挑战;受众的个性化需求对中医药期刊内容生产方式提出挑战。中医药期刊的工作理念、实现路径、任务目标和总体要求都要与时俱进,自觉接受"互联网+"模式的改造。强化"互联网+"思维,坚持"内容为王"的原则,在期刊品质上追求专业、权威,在渠道上追求便捷、快速,在服务上追求特色化、分众化,在传播方式上追求多媒体化、多平台化,从内容、渠道、技术、服务等方面促进期刊转型发展,提升中医药期刊的传播力和影响力。

(4) 借船出海:衷中参西　我国中医药科技期刊国际化是中医药事业发展和扩大国际影响力的必然要求。在目前中医药期刊国际影响力较低的情况下,我们可以考虑与国际大出版商、知名医学期刊杂志社等合作,"借船出海",以加快出版效率,提升中医药期刊影响因子,扩大期刊认知度,增强期刊品牌影响力。

促进期刊创新转型,服务"一带一路"建设:①严格学术标准,培养沿线学术专家:中医药科技期刊要以国际学术标准为准绳,结合国家"一带一路"战略,努力培养沿线学术专家,提升中医药期刊的品牌效应,扩大国际影响力。②优化审稿机制,提高期刊审稿效率:中医药科技期刊要为"一带一路"建设服务,吸纳"一带一路"沿线国家知名专家加入审稿队伍,提升审稿队伍专业水平,拓宽审稿队伍国际视野。③发挥示范带动作用,推动中医药科技成果转化:在"一带一路"背景下,中医药科技期刊要密切关注沿线区域中的中医药创新科技成果,特别是区域内重大的科研项目进展情况,要持续与区域内中医药科研人员、专家保持紧密联系,及时针对高水平或重大研究成果进行组稿、约稿,促进中医药科技成果转化。

期刊媒体融合发展,助力健康中国建设:中医药科技期刊要以准确的定位、鲜明的特色在中医药健康传播领域发挥重要作用,助力健康中国建设。①要坚持正确办刊方向,助力健康中国建设。要把握好中医药主流发展趋势,保持责任感和使命感,把社会效益放在首位,用科学的健康理念作为指引,借助融媒体传播矩阵,充分展示健康中国建设的最新成果，为健康中国建设营造有利的学术环境和提供全方位的理论支持。②在深度融合上下苦功夫。要依托全媒体传播渠道，推进中医药科技期刊创新转型，创新期刊内容表达方式，深化服务，全方位、多形态满足人民群众日益增长的健康需求。③推陈出新，创新发展。中医药科技期刊要始终以人民健康需求为中心，创新发展模式，探索分众化的服务框架，科技作品要力争满足不同专业、不同群体、不同年龄段受众的健康需求，通过精准健康传播，提升全民健康意识，服务健康中国。

转载自《福建中医药》2018，49(5)：1

一位中医校长内心的中医当务之急

唐　农　广西中医药大学校长

中医药高等院校承担着人才培养、科学研究、社会服务、文化传承与创新、国际交流与合作的大学五大职能。我国中医高等教育目前主要由全国25所中医药院校完成(最近的统计数据显示,国内包括中医药院校在内共有65所本科院校开设了中医学专业)。中医高等教育目前面临的问题较多,涉及课程设置、专业建设、教材内容、教学方式、培养目标、考核评价、学术创新、师资队伍、执业医师考试改革等方面,每一个问题都不是短时间内说得透谈得清的。

我主要谈一下中医师资队伍的问题,我个人认为这是中医高等教育教学改革中最迫切、最根本的问题。

1. 中医师资队伍现况

眼下中医院校师资的现代医学知识和现代教学技能并不缺乏,甚至有的可以说得上丰富,但是具备深厚的中医基本功底和传统文化素养的师资,就少之又少了。我见到最严重的现象是相当的中医教师本身缺乏起码的中医自信,这严重妨碍了他们对中医的继承和创新,妨碍了他们的传道授业解惑,甚至有些师资在教学中不自觉地散发出负面情绪,让人感觉他们不是在培养高级的中医人才,倒是像在培养中医未来的“掘墓人”。所以思考之一:教师尚且如此,能指望培养出合格的有自信的中医药高级人才吗?就如没有像样的母鸡,怎么生出合格的蛋?目前的形势已经相当严峻:中医课程分基础理论课和临床实用课,约在20世纪80年代前,学校都是让临床经验非常丰富的资深教师上基础理论课,因为他们本身是临床专家,动手能力很强,可谓学验俱丰,医药两擅,所以他们上起课来生动且有底气,深深感染着学生,基础课学好了,自信有了,自觉也有了,后面上好临床课就有了保障。而现在学校中医基础课教师往往是年轻教师,基本谈不上什么像样的临床经验,加上一些年轻教师本身缺乏对中医的认同,其上课的效果可想而知。合格的中医师资队伍出现断层已经有相当长的时间了,形势是严峻的。

2. 高素质的中医师资缺乏的原因

(1) 现有部分教师对中医不自信、不认同　现在的中医师资队伍中相当一部分教师,他们骨子里对中医的不自信不认同,根子还是出在对中国传统文化的不自信,而这种不自信往往又是盲目的,因为他们对作为中医学基础及其背景的中国传统文化的基本精神缺乏深入的学习和研究,也缺乏深层次的现代科学素养。

(2) 现有部分教师缺少对中医的有效传承　中医高校中合格的中医师资队伍的断层已经不止一代了,至少上一代甚至更前的师资在传承上就已经先天不足。目前在本科教学上除了惯例的一般教学模式,也有尝试搞一些传统传承班实行导师制的,即在学生入学后,学校遴选一些教师作为导师按照传统方式分别传帮带若干学生。去问问目前这些导师,有几个有底气?

(3) 学校与教师考核评价体系有偏差　目前中医高校普遍存在一个问题,就是一些教师对教学工作漠不关心,用心不足,热衷于搞科研项目、写论文、报成果，这与自上而下的学校与教师考核评价体系存在偏差直接相关。很多教师一辈子兢兢业业执教讲台，等到评选某一荣誉包括教学荣誉时，由于评选条件在论文、科研、成果上权重大，往往评不上。还有一些学校允许把获得的个人科研立项折算成教学的课时数，以鼓励科研工作，虽然不合理，但也是无奈之举，因为对学校的综合考核评价，学校总的科研工作量的权重也偏大。并不是说科研不重要，毕竟在大学的功能中，特别是在中医院校，人才培养是第一位的；而大学的人才培养，是以教学为中心的。

3. 解决对策及思考

（1）改革教师的考核评价体系　将教学任务与教学质量作为学校与教师考核评价体系的核心环节，切实突出教学的中心地位，提升上课教师的经济待遇和荣誉地位，不仅是对教书育人的真正尊重，也是提高教师上课积极性的最基本手段，这是必需的，也是迫切的。教学课时数要专门界定，以作为绩效考核、晋级及相关荣誉评选的严格指标。中医教材的内容不宜统得太死，应留有约三分之一到一半的空间给授课教师个人发挥。

（2）加强有效传承　目前对传承最有效的办法之一是由决策部门从全国范围严格遴选师资，成立国家和省级中医教师高级进修学院，对全国中医高校的中医师资队伍特别是年轻教师进行有计划的分类培训。这里的关键在于能否真正遴选出高水平的合格师资。类似的教师培训相关部门过去也搞过，可收效不大，问题仍然在于作为培训教师的师资水平差强人意。决策部门应立足改革，调整思路，要有专门的部门、专门的人、专门的政策开展此项工作。

我在这里想放开谈一下，聊几句中国近代以来文化传统的传承问题。文化学者把文化传统一般分为大传统和小传统，前者指社会主流位置的文化形态及其传衍，后者是与之相应的民间民俗文化及其信仰的世代相传。在20世纪，五四新文化运动彻底反帝反封建的精神，永载史册。但与此同时，新文化运动对大传统的清算与抛弃也是显然的。引人侧目的是，彼时文化的小传统却依然较好地在民间保存着，原因在于民间文化习俗及其信仰比大传统更具有稳定性，传统文化的密码在小传统里埋藏得更深邃。所以，五四新文化运动后的相当一段时间，中国社会可以看到古人说的“礼失，求诸野”的现象，直到“文化大革命”小传统遭到了大破坏，中国的文化传统出现了大小断裂。那么在当今，是否可以说中医的传承一定程度上出现了类似的“礼失，求诸野”呢？实事求是地说，目前不会。一方面，不容否认今天的民间仍保存有很多原汁原味的中医或民族医的传统理念和实用技术，非常受群众欢迎，也容易普及，这是值得决策部门高度重视并制定相关政策深入挖掘的。实际上目前也在这么做，只是力度大小的问题。另一方面，目前中国各级政府对中医的医疗、教学、科研的发展和改革正在采取各种措施予以支持，如“医教协同”卓越中医人才培养计划的实施、《中医药发展战略规划纲要（2016—2030年）》的制定、《中医药法》的颁布等。在“十三五”中医学专业教材建设研讨会上，张伯礼院士反复强调中医教材编写，要以学生为中心，要注重中医的本源，培养学生中医思维是关键，也是恰中肯綮的。在我看来，目前中医的高等教育还不完全是灵魂出窍、花果飘零的样子。那么，如果说中医的“大传统”仍然不济，问题出在哪呢？除政策的引导还不能很好地符合中医的自身规律外，恐怕就是行业自身的问题了。就中医高等教育而言，前面已经作了大致的回答，而需要再次特别强调的是竭力建立一支合格的中医教师队伍是重中之重，否则一切顶层设计和过程安排都难以落地，而合格的中医教师最基本的试金石，就是对中医无可置疑的自信和认同。也许，有人感到费解：难道作为中医教师，对中医还要提出自信和认同的问题吗？然而确实存在这个问题，我只能说这是每一个中医人心知肚明的事情。这个问题不清醒、不抓住，如何慧命传薪呢？如此，中医前途堪忧！

中医未来的希望，关键在于后继有人。从长远看，解决后继有人的关键还在于中医高校，更准确地说在于中医高校的改革，这是大局，也是务实的态度，更是一种眼光和境界。目前全国25所中医院校在校本科生约35万，研究生约3.5万，努力把这些孩子培养成为中医事业的合格接班人是唯一的选择，难道我们还有别的选择吗？纵有万难，仍值得尽己之力押上全部身家性命趋赴之。非强之也，是不忍也，更是使命然也。

(3) 增强中医自信　毫无疑问，自信是人之兴趣、行为与专门思维最起码的前提。关于中医自信，不管是理论自信，还是实践自信，目前谈论的人不在少数，也不是一天两天的事情了，但多显得苍白无力，特别是仅仅空泛地谈论中医的博大精深，或从一些经验个案、某种技术推广、某些知识技能竞赛甚或从某种"噱头"去找自信，往往不可靠，也不稳定，有时甚至是自欺欺人的。应该说，中医的实用性对建立中医的自信心很重要，但需要特别清醒的是，中医自信心真正的获得，一定与满足学人内心的至高理性直接相关，特别是在目前中医的疗效普遍不能尽如人意的情况下尤其如此。这种能满足学人内心理性的自信心的获得，是没有了任何疑虑的自信，就像苹果能吃一样真实。下面我想简要地谈一下获得这种真正的中医自信的可能途径。

中医自信来源于中国传统文化，或许人们对现代科学与技术的自信是毋庸置疑的，因为整个现代科学体系具备一个严密的数理逻辑系统，一切现代科学成果都是经过实验后可以用数理逻辑表述来支撑呈现的，而数理逻辑系统有一个逻辑起点，这个逻辑起点由若干无法证明的、也是无需证明的公理构成。可以说整个现代科学体系就是一个公理化体系，这是每一个有科学素养的人都知道的事实，也是人们愿意接受的事实，因为由上述逻辑起点经过虽然漫长但却非常严谨的推理所呈现的既定现象是可以稳定重复的，甚至这种推理可以准确地预测未来事件。那么，我们是否也可以以此发问：中医理论体系是否也存在若干公理呢？基于这些公理推理出的或人为干预的生命现象可以稳定重复吗？我们的回答是肯定的，这是中医理论自信的来源。

中国传统文化有一个源头叫《周易》，《周易》有一句论断曰"一阴一阳之谓道"，是可以成为中医体系的一个公理的。所谓"道"者，是中国文化的最高范畴，最高法则。这个"一阴一阳之谓道"，我们至少可以从三方面作出诠释。一是宇宙万物包括生命都是一阴一阳的对立统一体。它的经典支撑是《黄帝内经》所说的"阴阳者，天地之道也，万物之纲纪，变化之父母，生杀之本始，神明之府也"。二是宇宙万物包括生命这个大系统，其阴阳活动不管分多少方面、多少层次，经过综合的互相作用后，最终的结果将会以一阴一阳或一对阴阳呈现出来。它的经典支撑是《黄帝内经》所说的"阴阳者，数之可百，推之可千，数之可千，推之可万，万之大不可胜数，然其要一也"。三是人的个体生命，如果处在一阴一阳的和谐状态，就会合乎道，而必定自然而然地呈现为健康，或者说，无论人体发生什么疾病，只要阴阳能够调和，疾病就能自然而然地痊愈。它的经典支撑是《伤寒论》所说的"凡病，若发汗、若吐、若下、若亡血、亡津液，阴阳自和者，必自愈"。概括来说，阴阳运动是宇宙万物包括生命活动的最高法则。天地人大系统的阴阳变化是无限的，但其存在内在的一致性，最终表现为一阴一阳或一对阴阳，这使我们对人体的阴阳运动是否和谐进行清晰的判断成为可能。由于天人之间存在阴阳运动的一致性，因此，中医对于疾病，正在于将人之个体失调的阴阳运动重新调节到与天之阴阳运动一致的状态，与天之阴阳谐振，就能实现健康。因为，天是没有病的，是"行健"的，所谓"天行健，君子以自强不息"(《周易》)，还有什么比天的生命更长久的呢？"一阴一阳之谓道"是自然而然的事情，所谓"道法自然"(《道德经》)。实现了"阴阳和"，就能与天合一，与道合一，自然之力便成为我们生命活力复原的根本之源。"自然"是天道的本来属性，它根本不需要另外效法谁，道本来如此，自然之道有着绝对性。

综上所述，如果将"一阴一阳之谓道"作为一个公理，那么，以上的推理便是必然的。从方法论的立场而言，如果我们对实际上就是一个公理化体系的现代科学体系认同的话，那么对同样可以作为一个公理化体系的中医系统,是有充分理由认同的。况且,以“一阴一阳之谓道”为逻辑起点之一的整个中医理论体系不仅完备,而且几千年以来直接有效地指导着中医的临证实践并取得了可以重复的疗效。对此,我们有什么理由自信不起来呢?

中医自信真正获得的思考在中国传统文化丰富的门类中,还有着专门以人体自身进行生命实验的学问,如道家的“内丹术”。这种“内丹术”所进行的生命实验亦是可以重复的并且臻于成熟。而从“内丹术”所取得的经验感知或超常经验感知,是支撑中医理论得以理性建立的重要经验事实。对此,我们是否有过深入的研究和了解呢?如果没有,我们又有什么理由妄自菲薄?

我们把“一阴一阳之谓道”作为公理,是以现代科学的立场设定的,因为要用现代科学的逻辑语言解释清楚它背后的基础,目前仍然是不可能的,就像现代物理学要寻找物理“场”背后的基础一样是非常不容易的,而只能说“场”是物质存在的固有属性,因而“一阴一阳之谓道”只能设为“公理”。然而,从中国传统文化的立场而言,这只是个结论,因为就中国先人的自身的生命实验系统而言,这个“公理”的上头还有着可以讨论的对象,这一点今天我们就不作进一步的讨论了。

关于“一阴一阳之谓道”,《周易》接着说“继之者善也,成之者性也”,即是说,我们秉承了、实现了一阴一阳的天道变化,就叫善的境界,这种境界是人性的本能智慧完成的。关键是人性的本能智慧的激发,需要我们作出至诚的努力,《中庸》说“择善而固执之者也:博学之,审问之,慎思之,明辨之,笃行之”,甚至要“人一能之,己百之;人十能之,己千之”,如果能这样,我们必能完成这种体证,实现这种境界,我们也将正大光明地自信起来。在自信中,自然自觉,在自觉中,自然升华,真正领略到中医药学是一个伟大的宝库而不断地从中获得新的滋养和法宝。作为教师,你将具足定力和底气,你的传道授业解惑从此获得了一种深刻的人道主义的意义,这是一种自信的传递,一种生存力的传递,更是一种我们办学初心的传递。

现在,还有一些人甚至也有少数科学家,他们认为中医没有方法论,是“玄学”,这种观点对中医高校的教育与学习氛围的影响,尤其是对青年教师的影响无疑是负面的。我想说的是,持这样一种观点的人们,您真的下过功夫研究中医吗?您真的下过功夫研究中国传统文化吗?如果没有,就没必要放此厥词,至少这不是一个优秀且正直善良的人物所应有的客观态度。中医作为中国优秀传统文化的杰出代表,需要全社会共同关心。对于老祖宗留下的这份遗产,今天我们比过去任何时候都需要清醒、理性、客观、耐心的态度,否则是容易发生颠覆性错误的。

培养一支高素质的师资队伍,是当前中医高校解决当务之急的标本兼顾之策,这种高素质首先体现为对中医的一种来自灵魂深处的自信。有了这种自信,一切都可能成为理性的自觉,对中医的追求将会成为生命的一种本能冲动。少了这种自觉,对中医就可能是一种应付、一种时髦,甚或一种亵渎。对于现代医学,我们应该学习,但不应该看作是一种唯一标准,我们应该在碰撞交流后更懂得中医的深刻、张力与优美。

中医文化自信的提升,于我民族文化自信具有不可替代的作用。一个能很好保存自己文化传统的民族,是从容的、优雅的;失掉了它,将会变得浮躁和粗俗。有一句话说得好:传统不是怀旧的情绪,传统是生存的必要。

转载自《广西中医药大学学报》2018, 21(2):1

培养高层次中医药人才须遵循自身规律重视中西医融合

方剑乔　浙江中医药大学校长

培养高层次的中医药人才，经典理论尤为重要，在此基础上再进行临床实践，专业水平和临床能力便会有效提升，具体来讲，就是读经典、早临床、跟名师。目前我国中医教育是多种教学模式的综合，院校教育和师承教育各有其优势。培养中医药人才就要遵循中医药教育的基本规律。一个合格的中医医生首先要建立中医特色的思维方式，还应灵活运用各种临床实践技能。培养中医思维，需要强化中医理论的教学，继承中医大家的经验，再加上充分的临床训练。

中西医可以相互融合、互为补充。中医药研究有很大的潜力，应该崇古而不泥古，不仅要尊崇和继承中医理论，也要在现代生命科学知识的指导下，运用严谨的科学研究方法来继承和创新中医药。

十九大报告提出“人民健康是民族昌盛和国家富强的重要标志”，明确要实施健康中国战略。建设健康中国，需要有大量高素质的人才来支撑。

1. 现代中医教育是多种教学模式的综合

2016 年 10 月，中共中央、国务院印发了《“健康中国 2030”规划纲要》，明确提出要“充分发挥中医药独特优势”。中医药是中国原创的医学科学。千百年来的实践证明了其独特优势，未来一定会在走向世界的发展之路上发挥越来越重要的作用。

在现代教育体系中，一名真正的中医如何培养？现代的中医教育已逐渐向高层次培养发展，有了中医硕士、中医博士。通过 5 年的院校教育，3 年的规范化培训，再加上跟名师，学生所受的教育比较全面。医教结合模式的推进，提高了中医药大学医学教育的水平以及学生的培养质量，培养出的学生深受广大用人单位的欢迎。

培养高层次的中医药人才，经典理论尤为重要，在此基础上再进行临床实践，专业水平和临床能力便会有效提升，具体来讲，就是读经典、早临床、跟名师。经典是基础，是临床疗效的保障。读经典就是要深入研习古籍文献，把古人的思想原汁原味地继承下来。早临床就是要早早地让中医专业的学生明了如何将理论知识转化为临床能力，为增加学生对临床工作的感性认识，建议学生在学习中医的第一学年就要接触临床。当代名医大家也都注重对经典的学习，并且在临床实践中有自己的心得体会，所以跟名师也是中医成才的必要环节。

目前我国中医教育既有现代大学体制下的科班教学，又结合了师承教学的模式，是多种教学模式的综合。任何单一的教学方式，对中医都行不通，院校教育和师承教育各有其优势，院校教育是基本，但是培养临床诊疗能力，名师指点也是必不可少的，所以师承教育是院校教育的有效补充。

2. 人才培养要遵循中医药发展规律

2016 年 12 月，《中华人民共和国中医药法》颁布，这是一部国人期待已久的中医药法律，除了将对我国中医药的发展产生重大影响，还将有力推动健康中国建设。中医药法第 33 条提到，中医药教育应当遵循中医药人才成长规律，以中医药内容为主，体现中医药文化特色，注重中医药经典理论和中医药临床实践、现代教育方式和传统教育方式相结合。

目前，中医药行业在人才培养方面也存在着一些问题，主要体现在：人才培养规模不够大；办学层次不够高；某些用人单位现在对中医药人才的需求重西不重中；教育机制、方法上也存在一些问题，比如教育方式西化、中医思维淡化、中医临床能力弱化等。这四个方面都使得中医药人才没能满足或者达到高层次中医药人才的要求。

针对问题，我们需要根据中医药人才培养的特点，创新人才培养模式，突破原有的难点和阻碍，在人才培养上作出应有的贡献。培养中医药人才就要遵循中医药教育的基本规律。一个合格的中医医生首先要建立中医特色的思维方式，还应灵活运用各种临床实践技能。培养中医思维，需要强化中医理论的教学，继承中医大家的经验，再加上充分的临床训练，才能培养出优秀的中医人才。要充分认识到中西医的差异，在人才培养方面也要尊重这种差异。比如中医的教科书只能提供基本思路方法，而不像西医教科书那样有一个完整的诊疗规范。西医通过规范化培训后，马上可以掌握诊疗规范，而中医的成长之路则需要更长。学生从学校毕业进入医院工作，培养西医医生需要先去病房锻炼，而中医医生的能力则更需要在门诊上得到锻炼等。

3. 立足时代需求重视中西医融合

中西医可以相互融合、互为补充。以浙江中医药大学的培养模式来看，一方面中医专业的学生要加强西医课程的学习，毕业以后到医院工作能更快适应临床工作，而西医专业的学生也要掌握中医知识，以后能知道哪些疾病中医治疗有优势，推荐病人接受中医药治疗。

在我国大健康产业蓬勃发展的大背景下，中医药走出去前景广阔。中医与国际市场接轨的前提是中医的规范化、标准化，很多中医的治疗方法有着非常好的疗效，但在现有科研条件下，说不清楚机制，不能得到更大范围的认可。所以，联合各国共同制定并推广中医药国际标准，以及开展传统医学知识产权保护合作需要重视。

任何学科和疗法都有它的局限性，而中西医的融合，也正是中国医学在整个世界医学中的亮点。中医药研究要重视中医与西医的结合，更要重视中医与其他学科的联合攻关。中医药研究有很大的潜力，应该崇古而不泥古，不仅要尊崇和继承中医理论，也要在现代生命科学知识的指导下，运用严谨的科学研究方法来继承和创新中医药。

转载自《中国中医药报》2018-1-22(3)

重大学术成果

2018 年度国家科学技术进步奖

（二等奖）

【葡萄膜炎病证结合诊疗体系构建研究与临床应用】

获奖单位：山东中医药大学、哈尔滨医科大学附属第一医院、首都医科大学附属北京朝阳医院、山东大学、山东农业工程学院、广西中医药大学第一附属医院、西安大唐制药集团有限公司。

获奖人员：毕宏生、杨振宁、解孝锋、高成江、崔浩、卢弘、郭霞、郝小波、李可建、高西鹏。

【"肝主疏泄"的理论源流与现代科学内涵】

获奖单位：北京中医药大学、北京师范大学、广州中医药大学。

获奖人员：王伟、王庆国、王天芳、赵燕、周仁来、徐志伟、李成卫、薛晓琳、刘雁峰、陈建新。

【基于整体观的中药方剂现代研究关键技术的建立及其应用】

获奖单位：中国人民解放军第二军医大学、上海和黄药业有限公司、复旦大学附属华山医院、江西青峰药业有限公司、健民药业集团股份有限公司、通化白山药业股份有限公司、云南生物谷药业股份有限公司。

获奖人员：张卫东、周俊杰、施海明、柳润辉、詹常森、李勇、姜鹏、罗心平、谢宁、林艳和。

【中药资源产业化过程循环利用模式与适宜技术体系创建及其推广应用】

获奖单位：南京中医药大学、陕西中医药大学、山东步长制药股份有限公司、吉林省东北亚药业股份有限公司、延安制药股份有限公司、江苏天晟药业股份有限公司、淮安市百麦科宇绿色生物能源有限公司。

获奖人员：段金廒、唐志书、王明耿、吴启南、权文杰、宿树兰、刘启明、郭盛、季浩、熊鹏。

2018 年度中医药十大新闻

1. 习近平考察粤澳合作中医药科技产业园，提出推进中医药产业化

2018 年 10 月 22 日，习近平总书记在广东考察横琴新区粤澳合作中医药科技产业园时提出，深入发掘中医药宝库中的精华，推进产学研一体化，推进中医药产业化、现代化，让中医药走向世界。

2. 屠呦呦作为中医药行业唯一代表，入选改革开放 40 年百名"改革先锋"

2018 年 12 月 18 日，庆祝改革开放 40 周年大会在京举行。中医药科技创新的优秀代表屠呦呦因致力于中医科研实践，带领团队攻坚克难，研究发现青蒿素，挽救了全球特别是发展中国家数百万人的生命，荣获改革开放40年“改革先锋”称号。

3. 中医药扶贫深入推进，助力打赢脱贫攻坚战

2018年，国家中医药管理局继续把中医药扶贫工作摆在突出位置，中医药系统全面动员，深入推进。统筹推进中医药健康扶贫，贫困地区中医药服务体系更加完善、服务能力不断提升；扎实推进中药材产业扶贫行动，带动贫困地区生态种植、绿色发展、产业结构优化。同时，国家中医药管理局定点帮扶山西省五寨县，全力支持该县打赢脱贫攻坚战。

4. 中国“藏医药浴法”成功列入人类非遗

2018年11月28日，联合国教科文组织保护非物质文化遗产政府间委员会批准中国申报的“藏医药浴法”列入人类非物质文化遗产代表作名录。这是继2010年“中医针灸”申遗成功后，包含少数民族医药在内的中医药再次列入人类非遗。8月，国家中医药管理局、国家民族事务委员会等13部委局联合发布《关于加强新时代少数民族医药工作的若干意见》，提出全面传承保护少数民族医药。

5. 纪念毛泽东“西学中”批示六十周年大会召开，中西医结合成果丰硕

2018年10月11日，纪念毛泽东同志关于西医学习中医批示六十周年大会在京召开。全国政协副主席何维、国家卫生健康委主任马晓伟、国家中医药管理局局长于文明出席并讲话。60年来，中西医结合、优势互补已成为我国医药卫生制度的突出优势。是年1月8日，寰枢椎脱位中西医结合治疗技术体系的创建与临床应用等获2017年度国家科技进步奖二等奖。

6. 国家中医药局与世卫组织签署合作备忘录，推动传统医学全球发展

2018年12月3日，国家中医药管理局与世界卫生组织签署《关于传统医学合作的谅解备忘录》，内容涵盖标准规范、临床指南、数据整合、资源利用、能力建设等。本次签署谅解备忘录是对习近平主席2017年访问世卫组织成果的进一步细化和落实，代表着我国参与全球卫生治理的贡献，有利于增强我国在推动全球传统医学发展方面的作用和影响，有助于在全球范围内提高中医药服务和产品质量，并为下一阶段中医药高水平走向世界、融入主流医学夯实基础。

7. 国家中医药领军人才支持计划实施，99名岐黄学者选出

2018年12月24日，岐黄工程——国家中医药领军人才支持计划第一阶段遴选完成，99名岐黄学者名单公布。这是国家中医药管理局根据《中医药传承与创新“百千万”人才工程（岐黄工程）实施方案》部署，组织实施国家中医药领军人才支持计划的具体举措，对发挥领军人才的引领带动作用、推动中医药事业传承发展有重要意义。

8. 首批古代经典名方目录发布，中医药法配套文件逐步完善

2018年4月13日，国家中医药管理局牵头制定并发布《古代经典名方目录（第一批）》，收录方剂100首。6月，《古代经典名方中药复方制剂简化注册审批管理规定》出台。中医药配套制度建设积极推进，已出台4部部门规章、2个政策性文件、1部省级地方性法规，中医医术确有专长人员医师资格考核在各地顺利开考。

9. 首次全国中医药健康文化知识大赛举办，大赛参与度超过6 000万人次

2018年12月16日，全国中医药健康文化知识大赛总决赛在京举办。大赛以“生活处处有中医”主题，历经全国海选、各省选拔和全国淘汰赛、复赛、总决赛，共有56万人注册答题，大赛关注和投票参与度超过6 000万人次，参赛报名机构近3 000家。大赛是中医中药中国行第三阶段活动——中医药健康文化推进行动的组成部分。6 月起，中医中药中国行——2018 年中医药健康文化大型主题活动在全国各省（市、区）陆续启动。10 月，中医中药中国行走进香港、澳门。

10. 纪念李时珍诞辰 500 周年大会召开，各省积极推动中医药振兴发展

2018 年是李时珍诞辰 500 周年，6 月 5 日，纪念李时珍诞辰 500 周年暨湖北省中医药振兴发展大会召开。积极推动中医药振兴发展日益成为各地党委政府的自觉行动。10 月，甘肃省政府联合国家卫生健康委、国家中医药管理局举办的 2018 年中国（甘肃）中医药产业博览会召开。5 月，四川省政府召开全省中医药发展大会，12 月印发《关于开展“三个一批”建设推动中医药产业高质量发展的意见》。北京市医药分开中医药综合改革成效显著，全市占比不到 20%的中医资源提供了近 30%的服务。

2018 年度世界中医药十大新闻

1. 习近平考察粤澳合作中医药科技产业园，指出要深入发掘中医药宝库中的精华，让中医药走向世界

2018 年 10 月 22 日，中国国家主席习近平考察广东珠海横琴新区粤澳合作中医药科技产业园。该产业园是《粤澳合作框架协议》下首个落地项目。习近平结合视频、沙盘和中医药产品展示，了解横琴新区规划建设以及产业园建设运营、中医药产业发展和国际交流合作情况。

2. 第十五届世界中医药大会发布《罗马宣言》，确认“世界中医药日”

2018 年 11 月 17 日，第十五届世界中医药大会暨“一带一路”中医药文化周在意大利罗马开幕，30 多个国家和地区的近千名中医药行业代表与会。会议发布《罗马宣言》，将每年的 10 月 11 日定为“世界中医药日”，受到社会各界广泛关注，新华社、人民网等多家境内外媒体跟踪报道。

3. 世卫组织发布新版《国际疾病分类》，有助于中医药融入主流医学

2018 年 6 月 18 日，世界卫生组织发布《国际疾病分类》第 11 版草案，首次将传统医学纳入分类系统。其中，关于传统医学的章节专门提到了起源于中国古代，目前在中国、日本、韩国和世界其他地区应用的中医。传统医学在全球许多地方应用，但相关内容常常没有被记录和报告。新版《国际疾病分类》将传统医学纳入分类系统，有助于以标准化和可国际比较的方式来对待传统医学。

4. 中国国家中医药管理局与世卫组织签署关于传统医学合作的谅解备忘录

2018 年 12 月 3 日，应世界卫生组织邀请，中国国家中医药管理局党组书记余艳红率团抵达瑞士日内瓦，与世界卫生组织副总干事索姆娅·斯瓦米娜珊举行工作会谈，共同签署《中华人民共和国国家中医药管理局与世界卫生组织关于传统医学合作的谅解备忘录》。谅解备忘录内容涵盖标准规范、临床指南、数据整合、资源利用、能力建设等诸多方面，有助于提升中医药科学和文化及标准规范的国际影响力。

5. 陈竺获 2018 年舍贝里奖中医药获海内外肯定

2018 年 2 月 5 日，瑞典皇家科学院宣布将 2018 年舍贝里奖授予中国科学院院士陈竺，法国巴黎巴斯德研究所安娜·德尚，法国巴黎法兰西学院于克·德戴，表彰三位科学家"阐明急性早幼粒细胞白血病的分子机理并开创革命性疗法"。三位科学家开创出可以不用化疗的新疗法，采用全反式维甲酸和三氧化二砷（俗称砒霜）实施综合治疗，90%的患者在接受此疗法后可被治愈。

6. 联合国粮农组织总干事：中医药有助于建立更加可持续的世界

2018 年 11 月 17 日，联合国粮食及农业组织总干事若泽·格拉齐亚诺·达席尔瓦在第十五届世界中医药大会上指出，中医药有助于促进可持续农业发展，因为它可使全球很多地区对有机草药产品的需求出现增长，从而为家庭农业开辟一个有吸引力的市场。

7. 高水平国际会议在全球各地举办，促进中医药在更高层面走向世界

2018 年 5 月 10 日，传统医药国际发展论坛（泰国）在曼谷举行，来自中国、泰国、柬埔寨、菲律宾、新加坡、马来西亚及印度尼西亚等国的卫生部门官员、专家以及行业协会、企业负责人出席。

8.《世界中医学专业核心课程教材（中英文版）》发布

2018 年 9 月 16 日，《世界中医学专业核心课程教材（中英文版）》发布仪式在第五届世界中医药教育大会开幕式上举行。本套教材定位于培养符合临床需求的中医师，重点阐述海外常见且中医药确有疗效的疾病防治内容，知识范围具有一定的深度和广度，有利于全面、系统、准确地向世界传播中医药学。

9. "藏医药浴法"列入非遗名录

2018 年 11 月 28 日，在毛里求斯首都路易港举行的联合国教科文组织保护非物质文化遗产政府间委员会第 13 届常会通过审议，批准中国申报的"藏医药浴法"列入联合国教科文组织人类非物质文化遗产代表作名录。藏医药浴法相关项目分别于 2008 年和 2014 年被列入国家级非物质文化遗产代表性项目名录。随着藏医药浴法的列入，中国共有 40 个项目列入联合国教科文组织非物质文化遗产相关名录。

10. 纪念李时珍诞辰 500 周年系列活动举办

2018 年 6 月 5 日，纪念李时珍诞辰 500 周年暨湖北省中医药振兴发展大会在湖北武汉召开。全国政协副主席李斌出席大会并强调，纪念李时珍，要秉承他大医精诚的高尚医德、躬亲实践的求知精神、继承发展的创新精神，进一步坚定文化自信，发展振兴中医药。

2018 年度中国医药十大新闻

1. 首部《中国上市药品目录集》发布

2018 年 1 月 4 日公布的《中国上市药品目录集》是国家药监部门发布批准上市药品信息的载体，这是我国首部上市药品目录集，共收录 131 个品种，203 个品规。

2. 国务院办公厅印发《关于改革完善仿制药供应保障及使用政策的意见》

2018 年 4 月 3 日印发的意见表明，由于各种原因，我国仿制药行业大而不强，"多小散乱差"的局面仍然存在。改革完善仿制药相关政策，对于保障人民群众用药需求具有重大意义。

3. 单独组建国家药品监督管理局，各省级药监局陆续挂牌

2018年4月，新组建的国家药品监督管理局挂牌；10月以来，全国各省（区、市）纷纷组建药品监督管理局，开启药品监管新征程。

4. 国家对进口抗癌药实施零关税，并鼓励创新药进口

2018年4月12日，国务院总理李克强主持召开国务院常务会议。会议决定，从5月1日起，将包括抗癌药在内的所有普通药品、具有抗癌作用的生物碱类药品及有实际进口的中成药进口关税降至零，并鼓励创新药进口，将惠及更多国内癌症患者。

5. 我国首个自主研发的抗艾滋病新药批准上市

2018年7月，我国首个自主研发的抗艾滋病新药——艾博韦泰长效注射剂获批上市，该药是全球首个抗艾滋病长效融合抑制剂，也是中国抗艾滋病领域的首个自主创新药物。不仅为艾滋病耐药患者提供了"救命药"，也为因其他不良反应不耐受的患者提供了新的选择。

6. 国家药监局发布《关于调整药物临床试验审评审批程序的公告》，我国药物临床试验由审批制变为到期默认制

药物临床试验审评审批实施到期默认许可制，可简化审评审批程序，有利于申请人节省人力和时间成本，也有利于审评审批部门将有限的精力集中于高风险、有伦理争议的项目审查。

7. 国家市场监管总局、国家卫生健康委发布《医疗器械不良事件监测和再评价管理办法》

2018年8月31日公布的办法将医疗器械不良事件监测和再评价管理作为对医疗器械全生命周期全过程监管的重要环节，纳入监管科学体系建设。

8.《关于改革和完善疫苗管理体制的意见》审议通过

2018年7月，吉林长春长生疫苗案件发生后，党中央、国务院高度重视疫苗质量安全。9月20日，中央全面深化改革委员会第四次会议审议通过《关于改革和完善疫苗管理体制的意见》。严格市场准入，强化市场监管，优化流通配送，规范接种管理，坚决堵塞监管漏洞，严厉打击违法违规，确保疫苗生产和供应安全。

9.《中华人民共和国药品管理法(修正草案)》公开征求意见

2018年11月1日公布了征求意见，完善了药品全过程监管制度，明确加强事中事后监管的措施，明晰了药品监管职责；加大了对违法行为的处罚力度，以解决违法成本低、处罚力度弱的问题；提出全面实施药品上市许可持有人制度。

10.《中华人民共和国疫苗管理法(征求意见稿)》公开征求意见。

2018年11月11日，发布了"征求意见稿"强化监管部门和地方政府责任追究，规定监管部门不履行或者不正确履行职责、造成严重后果的，地方政府组织领导不力造成严重损害的，依法严肃追究责任。疫苗管理法的制定和实施对于保证疫苗安全、有效、可及，规范疫苗接种，保障和促进公众健康，维护国家安全具有重大作用和深远意义。

学术进展

一、理论研究

（一）中医基础理论

【概述】

2018年，中医基础理论研究的各个领域继续取得进展。与心理抑郁、营养过剩、衰老、恶性肿瘤相关的基础理论研究占重要地位。在“重阳论”研究的同时，寻找成对的、具有对立又互根关系的物质作为阴、阳的物质基础，是近年来阴阳学说研究的另一方面。在抑郁症领域，“阳虚致郁”“温阳解郁”理论与临床实践逐步得到重视。国家重点基础研究发展计划（973计划）“‘上火’的机理与防治研究”项目取得阶段性进展。甲状腺功能检测在证候和体质研究中有更多应用。

阴阳学说研究方面，抑郁症、抑郁症状与阳虚体质的关系得到进一步的研究。杨芙蓉等认为，重阳思想是《黄帝内经》中的一个重要学术观点，抑郁症以心境低落为主要临床特征，见情绪消沉、失眠、紧张不安、不思饮食、懒言少语等，正是阳气不足或阳气运行障碍的外在表现。阳虚证者往往出现精神萎靡，面容憔悴，昏昏欲睡，反应迟钝等表现，与抑郁症状相符，此乃神明失却阳气温养所致。抑郁症的形成与阳虚病机相关，故在治疗上应以补阳、温阳、通阳等为主要治疗法则，再佐以疏肝解郁、宁心安神。寻找成对的、具有对立又互根关系的物质作为阴、阳的物质基础，是近年来阴阳学说研究的一个方面。秦学维等认为在糖尿病视网膜病变（DR）中，眼部的血管内皮生长因子（VEGF）与色素上皮衍生因子（PEDF）之间存在着阴阳理论中对立制约、互根互用、自和与平衡的关系。VEGF与PEDF失衡是引起DR血—视网膜屏障（BRB）破坏、视网膜新生血管形成的重要原因。VEGF水平升高是导致DR血—视网膜屏障破坏，引起视网膜渗出、出血、水肿及新生血管形成的关键因素，且早期DR的BRB破坏是VEGF依赖性的。PEDF则具有强大的抑制血管再生的作用，是一种细胞外神经营养因子。根据VEGF与PEDF的不同生物学效应，定义VEGF属阳，PEDF属阴。

运气学说研究方面，阳虚体质是形成许多疾病的体质基础。如肿瘤、慢性荨麻疹、变异性肺病（过敏性鼻炎、变异性哮喘）等。韩玲等分析了427名在校生阳虚体质者出生日期的五运六气分布特点。结果显示，阳虚体质者的出生日期在天干、岁运、主气、司天及在泉的分布差异具有统计学意义。易形成阳虚体质的出生日期的运气特点为：天干为甲，岁运为土运，主气为四之气，司天为厥阴风木，在泉为少阳相火。不易形成阳虚体质的出生日期的运气特点为：天干为丁，岁运为木运，主气为三之气，司天为少阳相火，在泉为厥阴风木。韩氏又分析了在校生阴虚体质者出生日期的五运六气分布特点。以381名平和体质者为对照组，分别与520名阴虚体质者、356名阴虚体质倾向者进行比较。结果显示，阴虚体质的形成率增加的运气是岁运为火运不及，司天在泉为阳明燥金司天、少阴君火在泉，主气为二之气，即少阴君火所主之时。阴虚体质的形成率降低的运气是岁运为火运太过。

经络学说研究方面，哈丽娟等运用Alexa荧光素488和594结合霍乱毒素亚单B(AF488/594-CTB)荧光双标记示踪技术,探讨大鼠中脘穴和胃俞穴相关神经元的分布规律。用微量注射器将AF488-CTB、AF594-CTB 2种示踪剂分别注入SD大鼠相当于人体的中脘和左侧胃俞穴的部位。灌流固定后取出颈、胸、腰部脊髓和脊神经节,并制成组织切片,然后直接用荧光显微镜系统观察和记录被标记的神经元。在AF488-CTB标记的与中脘穴相关的神经元中,其感觉和运动神经元均以胸(T)9为中心分别呈对称性分布在T6-T13的脊神经节中和T5-T10的脊髓前角第Ⅸ层的后内侧部。同时,在AF594-CTB标记的与胃俞穴相关的神经元中,其感觉和运动神经元均以T12为中心分别分布在注入侧的T8-腰(L)2脊神经节中和在T10-L1的脊髓前角第Ⅸ层的最前部。

藏象学说研究方面,王晓东等通过超声检查观察有无肝脏疾病患者的胆囊声像图变化,分析肝脏疾病对胆囊的影响,探讨“肝胆相合”理论。试验组共147例,包括原发性肝癌6例、肝硬化8例、脂肪肝51例、肝囊肿37例、肝脏回声增粗18例、肝血管瘤13例、肝内胆管结石14例。正常对照组共300例。结果显示,胆囊声像图异常发生率试验组为38.1%,正常对照组为17.0%($P<0.05$);与正常对照组比较,试验组胆囊结石、胆囊息肉、胆囊壁毛糙、胆囊增厚水肿的发生率均升高(均$P<0.05$)。在试验组中,原发性肝癌的胆囊声像图异常率最高,胆囊声像图异常发生率大小为:原发性肝癌>肝硬化>肝脏回声增粗>脂肪肝>肝内胆管结石>肝囊肿>肝血管瘤。原发性肝癌、肝硬化、肝脏回声增粗、脂肪肝患者的胆囊声像图异常率明显高于正常的患者($P<0.05$);肝囊肿、肝血管瘤、肝内胆管结石这3种肝病的胆囊声像图异常与正常者无明显差异($P>0.05$)。研究提示,原发性肝癌、肝硬化、肝脏回声增粗及脂肪肝与胆囊病变的发生有一定的相关性,但“肝胆相合”理论并不适用于所有肝病。

病因病机和疾病辨证规律研究方面,徐昌等阐述了瘀血内停是燥证形成的重要原因之一。由瘀血导致的燥证比较常见。在古代医家著作中多有涉及,但并未作系统论述。瘀血致燥的原理:①瘀血内停,阴液不布。②瘀血内停,生化受阻。③瘀血内停,化热伤阴。瘀血致燥的治疗大法为活血化瘀、宣气布津;活血理气、补气生新;活血化瘀、清热养阴。瘀血致燥理论已广泛应用于干燥综合征、斑秃、银屑病、脱发等病症的治疗中,具有重要的临床意义。

诊断学研究方面,夏小军等研究了976例贫血性疾病患者的脉象特征,并探讨贫血性疾病的脉象与血象、骨髓象的相关性。976例患者中,缺铁性贫血(IDA)402例、巨幼细胞性贫血(MA)259例、溶血性贫血(HA)143例、再生障碍性贫血(AA)75例、骨髓增生异常综合征—难治性贫血(MDS-RA)97例。研究显示,细脉占贫血性疾病总例数的51.2%,提示贫血性疾病最常见脉象为细脉。其他常见脉象占贫血疾病总例数比例由高到低依次为滑脉(37.3%)、弱脉(14.2%)、沉脉(11.5%)、弦脉(8.9%)。其他脉象则不常见。其中细脉、滑脉在IDA、MA中多见,沉脉、弱脉在IDA中多见,弦脉在IDA中最高,MDS-RA中次之。涩脉在MA、MDS-RA中分布比例最高。脉象中,血红蛋白含量与细脉发生率呈显著负相关。平均红细胞体积与滑脉发生率显著正相关。白细胞计数与沉脉发生率呈显著负相关。骨髓增生减低与沉脉、弱脉发生率显著正相关。

证候实质研究是中医基础理论现代化研究的主要方面,何志兴等研究“上火”人群的肠道微生物特点,以浙江中医药大学全日制各专业在读本科生为研究对象,以健康人群作为对照。收集“上火”和健康人群(各35例)的粪便,利用IlluminxMiSeq高通量测序技术对粪便样本DNA测序,利用QIIME软件处理测序数据并计算Alpha多样性,利用PCoA和LEfSe分析方法挖掘两类人群的差异肠道菌群种类。结果显示,“上火”人群的肠道菌群多样性指数略微低于健康人群。与健康人群比较,“上火”人群肠道内含量显著上调的微生物属主要是放线菌门中的厌氧管状菌属、布劳特菌属、栖粪杆菌属、颤螺菌属、瘤胃球菌属、厌氧弧菌属、考拉杆菌属和粪芽孢菌属，显著下调的微生物属主要是拟杆菌门中的B拟杆菌属和普氏菌属。研究提示，变化的肠道菌群在一定程度上能反映“上火”发生的能量代谢紊乱和黏膜免疫失衡。尉理梁等前期以大鼠模型模拟人体阴虚上火状态，研究发现阴虚上火与能量代谢、免疫反应密切相关，阴虚大鼠免疫功能紊乱，尤其是KNG-1的表达水平显著升高。尉氏等鉴定评估了17例阴虚上火患者血清蛋白的潜在标志物，与17例平和体质的健康人群进行对照。结果显示，阴虚上火组的临床检测指标仍在正常范围内，但与健康对照组相比，具有显著差异。阴虚上火组的谷草转氨酶、白蛋白、尿素氮/肌酐比值、高密度脂蛋白、总胆固醇含量显著降低，提示阴虚上火患者能量消耗和代谢增强，说明“阴虚生内热”的中医理论具有一定的物质基础。阴虚上火组红细胞压积降低、平均红细胞血红蛋白浓度升高、红细胞分布宽度降低，提示阴虚上火患者发生氧化应激，这可能与有氧代谢活动的增强有关。阴虚上火患者单核细胞绝对值与单核细胞百分比显著升高，说明阴虚上火与炎症反应密切相关。与健康对照组比较，阴虚上火患者单核细胞分化抗原CD_{14}与激肽原-1（KNG-1）显著升高，载脂蛋白B(APOB)与载脂蛋白A2(APOA2)显著降低（均$P<0.05$）。研究提示，阴虚上火与能量代谢、炎症反应密切相关。李金辉等回顾性研究老年冠心病患者的甲状腺功能及其与中医辨证的相关性，比较44例老年冠心病患者及同期住院的23例非冠心病老年患者的甲状腺功能及冠心病不同证型间的甲状腺功能。结果显示，老年冠心病患者总三碘甲状腺原氨酸（TT3）及游离三碘甲状腺原氨酸（FT3）水平均低于非冠心病患者；冠心病痰瘀痹阻型（兼有心血瘀阻及痰阻心脉表现）患者FT3水平显著低于气虚血瘀型及气阴两虚型患者（均$P<0.05$）。褚瑜光等研究了131例不同中医证候盐敏感性高血压患者24 h动态血压及心率变异性的差异，以明确自主神经张力对不同中医证候盐敏感性高血压患者血压的影响。结果显示，24 h平均收缩压（24 h ASBP）、日间平均收缩压（DASBP）：脾肾阳虚、水饮内停组＞阴虚阳亢组（$P<0.05$）。夜间平均收缩压（NASBP）：脾肾阳虚、水饮内停组明显高于其他两组。24 h平均舒张压（24 h ADBP）：痰湿壅盛及脾肾阳虚、水饮内停组明显高于阴虚阳亢组。日间平均舒张压（DADBP）、夜间平均舒张压（NADBP）：脾肾阳虚、水饮内停组明显高于阴虚阳亢组。24 h平均动脉压（24 h APP）、日间平均动脉压（DAPP）：脾肾阳虚、水饮内停组明显高于阴虚阳亢组。24 h收缩压变异系数（24 h SBPV）、日间收缩压变异系数（DSB-PV）、24 h舒张压变异系数（24 h DBPV）、日间舒张压变异系数（DDBPV）、夜间舒张压变异系数（NDBPV）：脾肾阳虚、水饮内停组明显高于阴虚阳亢组。24 h舒张压负荷（24 h DBPL）、日间舒张压负荷（DDBPL）、夜间舒张压负荷（NDBPL）：脾肾阳虚、水饮内停组明显高于阴虚阳亢组。夜间收缩压下降率（NSBPRR）、夜间舒张压下降率（NDBPRR）：脾肾阳虚、水饮内停组明显低于痰湿壅盛组。脾肾阳虚、水饮内停组24 h总心搏数及平均心率均明显高于阴虚阳亢组和痰湿壅盛组。脾肾阳虚、水饮内停组窦性R-R间期（NN间期）（SDNN）、RR间期平均值标准差（SDANN）、相邻NN间期差的标准差（SDSD）、三角指数明显低于其他两组。研究提示，脾肾阳虚、水饮内停证交感神经张力增高可能是其血压高于其他证候的原因之一。陈爱萍等采用回顾性研究方法，探讨277例强直性脊柱炎（AS）入院患者寒热证候分布特点及其与脊柱结构损伤（mSASSS）与疾病活动度（ASDAS）的关系。结果显示，AS入院患者寒证组（肾虚寒湿证）36例（13.0%），热证组（肾虚湿热证）241例（87.0%），寒证组mSASSS评分较热证组高，热证组ASDAS评分较寒证组高。热证组患者多与炎症活动有关，寒证组患者脊柱结构损伤程度较热证组重。肾虚寒湿组年龄和病程明显高于肾虚湿热组。研究提示，该病较早阶段以肾虚湿热证多见，晚期往往表现为肾虚寒湿证。

证候动物模型研究方面，主要体现在建立新模型、模型规范化、模型应用、证病结合等方面。孟依临等基于“肾应冬，主封藏”理论，观察比较正常组与模型组(摘除松果体)金黄地鼠下丘脑-垂体-肾上腺轴(HPA轴)中褪黑素(MT)含量的季节性变化。分别于春分、夏至、秋分、冬至日取出正常组与模型组下丘脑、垂体、肾上腺组织,用酶联免疫吸附试验(ELISA)法检测各组织中MT含量。结果显示,金黄地鼠正常组下丘脑与垂体组织中MT含量均有季节性变化。金黄地鼠正常组的肾上腺组织的MT水平存在着明显的四季差异,而松果腺摘除则导致肾上腺组织原有的MT季节节律消失。其中正常组下丘脑MT含量变化表达趋势为:冬>夏>秋>春,模型组下丘脑MT含量变化表达趋势为:夏>秋>冬>春。正常组垂体中MT含量变化表现趋势为夏>春>冬>秋,模型组垂体中MT含量变化表现为:夏>秋>春>冬。正常组肾上腺中MT含量变化表现趋势为:冬>夏>秋>春,模型组肾上腺中MT含量变化表现为:夏>春>秋>冬。研究提示,松果体对于下丘脑-垂体-肾上腺轴中肾上腺水平的褪黑素季节变化规律有直接的影响。冬季肾上腺的褪黑素水平高于其他三季,表明冬季褪黑素对肾上腺的功能影响最强。陈茵等研究认为气虚证是抑郁症中最常见的证候类型之一。以负重游泳、掌纹血色度、抓力、皮毛评分等作为气虚证指标,对Balb/c雌性小鼠慢性不可预知轻度应激(CUMS)抑郁症模型用四君子汤进行治疗反证。结果显示,四君子汤可改善模型小鼠抓力下降、负重游泳时间减少、皮毛评分增加的气虚样表现。其可逆转模型动物大脑海马与肌肉PKA、p-CREB表达的下调,以及糖偏好的降低与体质量的下降,其对抑郁症的显著疗效应来源于对气虚证或该证与抑郁症疾病共同的病理因素的修正,提示了气虚证与抑郁症的密切关系。

(撰稿:陈小野　审阅:李灿东)

【阴阳五行学说研究】

臧敏等整理了《黄帝内经》相关文献,探讨了阴阳学说在中医学这一特定领域中应用的意义及特点。阐明中医学中阴阳的本质是关系/联系,认识到阴阳学说在特定论域中应用丰富,但仍具有局限性,提出阴阳学说并非将中医引入玄学,而是提供一种认识客体的思维模式。弋国红分析《伤寒论》《金匮要略》对阴阳理论的具体应用。以阴阳层析分类方法为根本而展开,并与六淫及脏腑的认识相结合。病在表以阴阳分类认识为主,辅以六淫的辨证;病在里以脏腑观念为主,参入阴阳的辨别。六淫和脏腑的内容包含于阴阳之中,与阴阳的认识方法又有不同,更多具有五行的属性。石勇基于中医思维的隐喻对阴阳进行研究。实体隐喻能合理阐释阴阳配伍,揭示人与自然同构,但对阴阳归属的矛盾冲突、"尚阳"思想、阴阳交互机制、阴阳循环论等中医学困惑缺乏足够解释力,且对病因病机的认识太宽泛,导致施治中的盲目。过程隐喻则可弥补其缺陷,将统摄万物的阴阳视为渐进式变化性存在,通过量变质变规律解释动态平衡,将中医施治聚焦阴阳变化,从全局出发,追求阴阳变化的整体性,不计较单一虚实补泻,从而提升隐喻性思维对中医临床阐释的有效性和合理性。邝计嘉认为中医学语言呈隐喻性。他从认知语言学中隐喻的角度,结合语料库的方法,分析《黄帝内经》"阴""阳"在中医理论中通过方位隐喻、结构隐喻等进行进一步的意义建构。沈晓雄从阐述生物体内动态变化的规律、分析生物体内对立制约的调控作用、描述生物体内稳态的和谐平衡、探讨研发新的生物疗法策略等方面,论述了阴阳学说在现代医学各个分支领域中的运用;阴阳学说已逐渐为现代医学界所接受和应用,可阐述和分析人体内各种生理功能调节、病理的变化以及人体中内稳态的相互关系。阴阳相互对立的动态平衡可调节细胞周期的每个环节,维持细胞正常增殖;阴阳平衡与和谐普遍存在于免疫系统中,对免疫系统的平衡、维持体内稳态具有重要作用。张泽渊等通过以牛顿力学为基础的西医机械论自然观对中医进行批判的反证,指出以狭义相对论为代表的现代物理学对阴阳学说中描述对称性基本规律的验证及在自然中普遍对称性基础上的阴阳消长、变化、对立与广义相对论及其应用的内涵高度吻合,证实了中医理论中阴阳学说思想与西方现代科学的理论基础基本相同。王生万等认为阴阳理论是中医学的基石。从分子基础阐释人体阴阳属性，对理解一些生命科学中复杂性问题有启迪借鉴作用。研究发现，Glu 和 GABA 分子系统时空及其功能特征可以用中医阴阳属性来概括。

张登本认为，五行观念源于十月太阳历将一年分为五季，作为哲学概念则形成于春秋战国至秦汉。五行理论形成及盛行之际，也正是《内经》医学理论构建并形成的时期。王艺霖等认为五行是中国传统哲学的核心，中医学以其作为理论体系的基本构架。从五行到五脏，从五行相胜、相生到脏腑辨证，中医学在应用五行学说时一直不断地对其进行调整，通过临床实践又进一步丰富和发展了五行学说，中医理论从五行开始走过了一段逐渐成熟完善的演进过程，体现了天人合一的整体观念和人与自然界的统一性。王波等基于中医哲学基础精气、阴阳五行学说，提出先天精气在中医组织器官功能再生过程中起重要作用，结合再生医学的干细胞理论，认为先天之精的濡养激发是组织器官功能修复的关键；阴阳自和、五行生克是中医脏腑组织功能再生调控的理论基础。中医药在防止脏腑组织功能损伤、促进组织再生修复、防止组织异常再生等具有独特优势。

（撰稿：于峥　魏民　审阅：陈小野）

【藏象学说研究】

田合禄阐发了三焦的《内经》本义、内涵与临床意义。通过发生学研究方法深入挖掘了《内经》有关三焦说的内涵，梳理三焦有“腑三焦”“部位三焦”以及“手足三焦”之分，重点论及足三焦循行路线和穴位、诊断部位以及病证与治疗，并阐明了三焦的生理和病理。发现三焦腑是有形的腠理，具备能藏能泻的腑功能，三焦通则上下左右内外皆宣通。部位三焦统一于胃，实为一个三焦。三焦相火根于胃脘，主一身之阳气，相火主腐熟水谷生化营卫气血。三焦出上为上焦，名手三焦，主心肺，一是主卫气的输布，二是统辖体表、肌肉腠理，三是通行营卫二气，四是通调水道，五是司腠理开阖；出下为下焦，名足三焦，主肾膀胱的气化，排泄二便，传导糟粕，涉及小肠、大肠、膀胱及肾。可见三焦有形有名，本于脾胃，位于肌肉，三焦腑是肌肉间之腠理，三焦相火主一身阳气。在中焦主腐熟水谷生化营卫气血，出上焦名手三焦主心肺，出下焦名足三焦主膀胱肾。史玉聪等探讨了中医之胰。《黄帝内经》仅见脾的阐述，《难经》之“散膏”被认为是对胰最早的记载。“散膏”“膵”“甜肉”等是对胰的描述。通过梳理中医古籍，胰病的单独记载甚少，多将胰的病理现象归于脾。认为胰和脾有本质区别；解剖位置也并非如肝与胆那样相互附着；亦不可将古代对脾的记载看成是胰；既未将胰归为五脏，也未归为六腑，胰也不具备奇恒之腑的特点。易超等根据历代医学著述，对七冲门之一“阑门”的解剖特点、生理意义及病理改变进行了归纳分析。认为阑门属于小肠，为胃之五窍之一，与脾胃关系密切，具有适时开阖、助小肠泌别清浊等功能，在饮食物的消化吸收及糟粕的排泄过程中起重要作用。可出现腑失通利、热壅肠道、清浊不分等病理改变，对其病理改变的治疗以恢复阑门清利之职为目标。李程等通过分析《黄帝内经》中有关心与脾胃之间生理上相互关联的论述，并引用《金匮要略》及医家有关脾胃功能失调与胸痹心痛的医案，阐述了心与脾胃的相关性。认为在生理方面，足阳明胃脉与心相通；胃之大络（虚里）通于心；足太阴脾脉之支者亦与心相通；血脉是将中焦化生之“气”输送至全身的通道。温养推动脉中营血正常周行的“宗气”来源于胃，化生于脾；宗气进入心脏与脉中，温养推动脉中之营血，使其正常周行。胃中水谷之气化生的“营气”，滋养心脏与血脉，维持人体正常的生命活动。脾主思，思则气结，容易导致心脉痹塞。足阳明胃经之主血不利所生疾病，既包括营血化生不足、脾不统血的出血，也可能包括瘀阻脉络，血行不畅者。于淼等探讨了中医“表里”的理论。通过分析中医学“表里”的基本内涵和具有代表意义的“表里”关系，探讨了“表里”概念实质及其理论价值。认为“表里”由最初的部位演变为中医理论中辨证的纲领，其内涵意义不断被扩大，然而阴阳六经之“表里”、脏腑之“表里”、经脉之“表里”以及阴阳“表里”出入的气血循环均各有所指，在论述“表里”及相关问题时应时刻注意前提和范畴，在同一背景下进行讨论，不可过度夸大“表里”的理论意义。

杨映映等探讨了“脏腑风湿”与“中焦胃系”关系。“脏腑风湿”是仝小林在“伏邪”和“痹证”理论的基础上，结合现代“寒湿性”疾病众多而提出的学说，即风寒湿邪或通过体表而内传，或通过官窍而直中，最终盘踞脏腑，与气血相搏，形成伏邪。当机体再次感受寒湿或其他外邪时，伏邪引动，造成病情的加重或反复。在食寒饮冷这一寒湿直中途径中，中焦—脾胃系脏腑首当其冲，风寒湿邪堆积中焦，气滞血瘀，痰浊内生，郁热亦起，进而形成“寒湿痰瘀热”互结的复杂内环境。以上种种邪气伏于胃肠道黏膜，最终造成脾胃系“风湿病”的发生。金光亮诠释了“肾苦燥，急食辛以润之”的意义。提出“肾苦燥”是《黄帝内经》所论肾的病理特点之一，即：肾气不足、不能化气，使津液不能正常输布而致燥；“辛以润之”即通过辛温之药助肾气化，以输布津液的治法。

崔家鹏等探讨了基于本体技术构建脾脏象理论知识体系的方法。以脾脏象理论相关古籍、中医权威辞书、高校教材等为本体构建素材。经脾脏象理论术语的初筛、合并、分类、复筛，确立领域概念 1 315 个；以扎根理论为指导，采用人工知识抽取方法，构建脾脏象理论语义关系 21 558 条。利用本体构建工具 protégé 构建脾脏象理论知识图谱。结果得出基于脾脏象理论的 52 种语义关系；绘制出脾脏象理论生理体系、病理体系、诊疗体系、“脾主运化”“脾主统血”等知识本体图谱，构建了脏象理论知识体系。

（撰稿：柏冬　审阅：陈小野）

【中医思维方法研究】

本年度中医思维研究承袭了近 10 年来的趋势，为中医学领域的研究热点之一，大多聚焦于象思维研究，并呈现出开放、多元的态势，涉及认知科学、系统科学、大数据、人工智能等新兴学科及技术。

1. 象思维研究

有关象思维的研究，涉及象思维的机制、创新机理、思维特点以及具体运用等诸多方面。

董国庆等认为《老子》与《黄帝内经》相通之处在于“无有”模型与“阴阳象”模型。《老子》的象思维通过观察事物之象、体会象后之气、悟得天地之道，从而以象喻道。象模型有水、婴儿、草木、玄牝、橐龠等，统一于“无有”大模型之中。温世伟等提出“象隐喻”是中医象思维的认知隐喻机制。中医“象隐喻”是运用取象比类思维的模式，把客观世界看似不同的事物通过“象隐喻”的认知机制关联起来，投射到对生命规律的诠释和演绎中，从而形成中医学特有的整体思维解决方案。具有多维动态、多因素、多变量、全方位整体综合的特点。马晓苗认为象思维的运行在本质上是典型的自组织过程，整体性、关系性本质决定了其对系统自组织条件的满足，通过直观体验所获取的“物象”对应于系统自组织“涨落”的形成，取象比类的核心运行机理契合于自组织系统竞争协同的动力机制，取象比类过程中恰切“比喻”的形成对应于自组织系统新质的涌现，取象比类过程的持续进行以及涌现的持续产生符合自组织系统的超循环演化。石勇研究了中医隐喻思维的规律，是基于普适性的万物相似，通过体验认知的方式择选，借助隐喻映射机制推理新质实体和过程的属性、走向、目的和效用。这一思维路径依阴阳五行之理推敲，与人体、脏腑、疾病等命理概念融会贯通，从而将自然的整体性、功能性、动态性特质凝聚在人类生命活动中，诉诸形象性概念和中医语言进行描述与解读。

马晓苗认为“象思维”的原发创生性以及象的多层次性和广博性为创新提供了前提条件，思维从物态之象、意象扩展至本原之象的过程，提供了创新的实现路径。基于象思维的创新机理可以概括为：以物态之象为起点和归属点，不同层次象之间的流动转化关系，具体体现为物态之象↔物态之象，物态之象↔意象，物态之象↔意象↔本原之象三个层面，借助"基于象思维的创新树状模型"可以对此机理进行直观描述。提出象思维本质上是一种系统、关系性思维，可以衍生出与隐性知识情境性、过程性、涉身性、默会性、创造性的契合关系，取象比类是象思维下隐性知识的获取转化机理，"观物取象""立象尽意""得意忘象""据象表达"四个阶段，共同形成了一个完整的转化体系，为隐性知识的获取转化提供了实现路径。

单姗研究了象思维与《内经》理论建构的关系，认为《内经》基础理论所展现的法象思维方式，是通过具体的一气、二阴阳、三才、四象、五行、六气、七曜、八风、九宫这样的层级结构表现出来的，每个小的层级结构由其中的散射的意义链组成，从核心延伸开来，又因意义链之间的相互关系而紧密联结。姚春鹏等探讨了象思维与五脏命名的关系，认为五脏特别是作为形声字的肝、脾、肺、肾四脏命名，是由象思维决定的。张延丞等研究了象数思维与中医学的关系，但将象数思维等同于象思维，夸大了象数思维在中医学中的作用。许云姣等探讨了象数思维在藏象、病机、诊断、治疗中的应用，但也将象思维等同于象数思维，导致概念的混乱。武峻艳等认为从解剖直观下的脑结构，到仿象臆测中的脑功能，再到意象思维下的脑特性，司外揣内的象思维方法始终是认识脑之生理特性的重要指导。马艳苗等提出法象药理学是象思维在医药领域中的体现，丰富了中药药性理论，但法象不是药性研究的终结。郝永龙等应用象思维分析《黄帝内经》中关于五味五行的配属关系，认为《辅行诀五脏用药法要》中关于五味五行配属关系的论述比较恰当，即辛味属木，酸味属金，甘味属土，咸味属火，苦味属水。李绍林等探讨了《本草纲目》"释名"中的象思维问题，认为李时珍通过观察本草的形之象、态之象、气味之象、功效之象及字形之象等来阐释本草的命名，运用了大量的象思维，具有直观性、类比性和一定的推测性，也有一定局限性。刘家豪等汇总出以取象思维命名的腧穴200余穴，认为可分为取象房屋建筑类、水类、天象类、道路通路类、物件类、鸟禽类、神灵类、地势地形类、动作类等。

马建栋等结合历代名家的典型案例，着重从确立临床诊断与确立治则治法两个角度论述了象思维的临床运用。又借鉴历代名医的临床经验，从取物象和取意象两个角度，讨论了象思维在临床用药方面的常见用法。王振兴等运用《周易》象思维分析心肾不交证的理、法、方、药，阐述心肾不交的发生机制、治疗原则。刘娇萍等运用象思维观物取象、取象比类、建立(运用)象模型、象以尽意的思维步骤，结合肿瘤微环境的现代认识，分析肿瘤微环境的中医病机，概括为癌毒内生、耗伤气阴、炼津为痰、灼血为瘀，致气阴两虚，毒瘀痰互结，提出治疗以清热解毒，益(脾)气养(肾)阴，祛瘀通络，化痰散结为主。张海静等从阴阳类象、五行类象、中药类象(以皮治皮、以藤通络、以色治色)等方面探讨了取象比类法在血瘀型银屑病治疗中的运用。尹冬青等从象思维的角度探讨精神系统疾病中医辨治新方法的建立方法，为精神系统疾病中医辨治模型的建立提供思路。李素云从补泻主旨、操作手法、补泻时机、得气效果等方面探讨了取象比类法的应用，指出把握取象比类特点有助于正确理解针刺补泻理法的含义，以及客观认识和评价针刺补泻理法。李思聪等通过取象比类法研究，发现小柴胡汤遣方用药的思路与精神分析、森田疗法、文学创作疗法等多个心理学疗法有融会贯通之处。中医的"表""里"可以对应精神分析疗法的"意识""潜意识"；中医的"扶正祛邪"，对应森田疗法的"扶植正念，祛除邪念"；中医的"升清、降浊"，对应文学创作疗法的"升华、补偿"。

郭在强等讨论了批判视野下中医象思维的局限性，从概念上的产生和存在看，象思维有较大的可质疑空间；象思维很多时候是对事物的过程解释和描述，本身并不是对机理的揭示或论证；象思维臆造事物而符合自身学说，对实践指导的有效性待查；象思维"应用"于所有范畴.故不具有适用范畴。

2. 中医临床思维研究

相对于象思维而言，中医临床思维研究报道偏少。主要涉及中医诊疗思维模式、思维过程、象思维的应用、急诊思维等。尤虎通过对《伤寒杂病论》张仲景临床思维相关理论研究，提出“中医四维疗法”，即以辨病论治为前提，辨证论治为特色，辨时论治为参考，辨体论治为基础。杨雪芹等探讨了严世芸治疗胸痹的思维方法，严氏崇尚“圆机活法”的临床思维风格，强调中医临床思维核心在于辨病机，采用“证候要素组和法”，具体步骤为：诊断疾病、围绕疾病抓主症、围绕主症抓证候要素、把握疾病病机特点、围绕要素进行权衡（要素的主次、偏盛偏衰）、针对要素构思组合、处方达到调和。

孔立等提出中医急症诊断应遵循降阶梯、先症状后病因、动态诊断、诊治结合及探病等原则。中医急症的核心病机是“正气虚于一时，邪气暴盛而突发”，因此虚、实、虚实互存的三纲辨证可简化急危重症的辨证体系。赵丹等认为中医急症思维是在中医思维的基础上，紧密结合中医急症学特点而形成的，以处理生命活动中急性事件为主的认识过程。中医急症思维基本特点为救人保命、危重优先，整体观念，辨证论治。中医急症思维具有多种形式，如象数思维、整体思维、辨证思维、顺势思维、中和思维、虚静思维等。

3. 中医思维方法体系框架研究

对于此领域的研究，关注的学者很少，研究相对滞后。袁长津探讨了天人合一的整体观念、以时为序的恒动思想与以人为本的中和原则对中医学术及临床思维的影响。方克立指出，中医思维是感性经验思维、理性逻辑思维和悟性直觉思维多种形式互相交织、互相补充的一个复杂系统。胡素敏等通过对中医思维包括整体思维、恒动思维、意象思维、直觉思维等思维特点以及病因病机的概念、分类、性质等进行分析，阐述了在哲学思维的指导下，中医病因形成了物质泛化、意象概括及病证依从等特点；中医病机则形成了有机整体、动态变易、直觉模糊等特点。虽然不是直接讨论中医思维方法体系，但亦有所涉及。

邢玉瑞通过对现代有关中医模式推理研究的系统梳理，从推类及推类逻辑、象思维、模式推理、“类”“象”“模式”的关系 4 个方面总结了中医模式推理的研究现状。陈元等研究认为中医学“和”的思维方式指的是以“和”为中心来思考人的生理、病理、诊断、治疗与养生的思维过程。它是其他思维方式的本质表达，贯穿于象思维、整体思维、辨证思维和治未病思维中，成为其思维展开的深层主导者与决定者。

4. 中医思维研究的方法论研究

随着现代人工智能、大数据以及当代哲学方法论的发展，为中医思维研究方法论的探讨提供了时机。杨燕等对人工智能思维与象思维进行比较研究，认为象思维过程包括物象、具象、意象三个阶段，人工智能经过信息采集、信息处理和行为反馈三个核心环节，二者在思维过程上存在相似性，思维特点上有注重整体思维、强调开放动态、重视经验思维、关注预测推理的共同特性。未来人工智能思维模式与中医象思维的有机结合，将有利于中医象思维的研究。钟平玉分别从大数据思维的全数据、混杂性、相关性来看中医思维的整体性、中医术语的模糊性以及中医在事件临床中的经验性，比较了大数据思维与中医思维的相关性，试图通过大数据对中医思维方法的研究有所启示。王震等运用现代意义建构理论诠释中医知识概念形成的思维特征与临床价值，认为中医知识概念的思维方式具有辩证和整体关联的典型特征。中国传统文化的整体与辩证视域导致中医概念建构中需要将不同的、相反的事物整合在一起，创建矛盾统一体，构建相反相成、相互转化、动态发展的概念。中医知识概念可通过对自然界客观世界辩证法和生命世界的辩证法的认识，形成“道通为一”的辩证法的知识体系，其意义建构的实践价值反映在个体化诊治、多元学说竞争与区域化价值方面。

5. 中医思维方法在其他领域的应用研究

中医思维方法反映了中国传统文化与科技的思维特征，也有个别学者将其在其他学科里作了延伸研究。陈文龙等认为水生态系统和人体都是复杂的有机生命体，借鉴中医的整体观、平衡观、养生观和辨证观，提出了水生态修复的"中医思维"。张超中认为中医原创思维的提出及其系统研究，其意义原在于打破狭隘的科学思维对中医药现代创新与发展的束缚。但"原创悖论"的存在使研究难以获得突破性的进展。提出可将中医原创思维定性为人文思维，开创中医药传承发展的新局面。符宇等提出"动一定序贯八法"是中医原创思维的典型代表，注重运用多维度、多层面、立体的动态视角去观察、辨析、把握、干预复杂恒动的生命现象。动态思维是该理论重要内涵之一，围绕动态思维物质和哲学基础、动与静辨证统一、天人合一、形神一体、证候演变规律的复杂性、动态平衡等内容进行了论述。吴寒斌等认为中医哲学思维特色突出表现为 10 个方面：①整体观念。②人本观念。③重"气一元论"和阴阳五行。④恒动变易的系统观。⑤司外揣内、取象比类的方法论。⑥重用轻体的功能观。⑦辨证论治的治疗观。⑧知常达变的统一论。⑨养胜于治的预防观。⑩以平为期的平衡观。林柳兵等探讨了中西医思维差异的起源、思维方式意象思维与抽象思维的不同，以及临床诊疗思维的区别。

（撰稿：邢玉瑞　审阅：司富春）

【诊法研究】

王慧如等整理全国统编《中医诊断学》1～9 版教材，比较各版教材的理论框架、表述内容、概念变化。提炼、梳理出现代中医诊断理论辨证体系的变化特点，同时对其形成的原因进行分析。通过梳理与比较发现，脏腑辨证成为现代中医辨证体系的核心内容，现代中医辨证体系逐渐"实体化"的趋向及临床实践的需求推动了中医辨证体系的变化与发展。余江维等以 TF-IDF 相对熵为证候的量化依据，构建症状—证型模糊诊断矩阵，并以此为基础，结合患者的症状矢量空间，建立中医证候诊断的推理模型及推理机制。毕珊榕等认为，舌诊与脉诊是四诊中主观成分较高的诊断方法。提出人工智能有望对舌诊与脉诊进行定量分析，将减少辨证中的主观成分、提高辨证的准确性，进而为疾病的发生提供预先诊断，真正发挥中医"治未病"的优势。人工智能在舌诊与脉诊中的应用需要中医药大数据库的支持，在多学科合作的模式下，通过数学建模方式完成定性分析到定量分析的转换。人工智能在舌诊与脉诊中的应用将为人工智能参与中医科学化研究提供思路与方向。

叶培汉等介绍熊继柏对《内经》诊法学的认识，主要包括：诊法学的整体观思想；四诊合参的诊察方法；审察病机的纲领。望诊之法包括察部位、辨脏腑，察神色、观成败，察形态、测病变；闻诊之法包括听声音、嗅气味；问诊之法包括问病情、审病因；切脉之法包括诊脉的一般要求、切脉的部位、测脉的至数、察脉的胃气、脉象的主病、脉合四时阴阳、脉合病证阴阳。审察病机的纲领主要包括五脏六气病机、阴阳寒热病机、邪正虚实病机、气血营卫病机。马蕾等探析《内经》目诊理论的内容及价值。认为《内经》主要从肝、肾、心三方面全面系统地阐述了目诊的生理基础（目为肝之窍、肾之主、心之外窍）；具体内容为通过望目的神、色、形、态来诊察疾病；临床价值主要包括判断疾病的性质、部位、程度，以及推测疾病的传变趋势等。邓慧芳等论述《内经》尺肤诊理论的内涵。一是，阐明尺肤切诊的部位范围有广狭之分，广者从掌横纹至肘横纹之间，狭者从寸口三部脉之关脉开始到尺泽穴之间。二是，尺肤诊的诊察内容包括尺部皮肤（尺肤）的（缓急、小大、滑涩）寒热、燥湿，尺部肌肉（尺肉）之坚脆以及尺肤下脉象（尺脉）的缓急、小大（盛衰）、滑涩等。《内经》尺肤诊法常与寸口脉法、人迎脉法、色诊法合参，用于诊断疾病、判断预后并指导相应治疗措施的选择。陈龙娇等通过考证《素问·平人气象论》"少阳脉至，乍数乍疏"的文献，认为“少阳”是后天脾胃之气萌发之初，“乍数乍疏”是少阳时期脉律的生理性变异。区别于《内经》中病理性脉律不齐，“少阳脉至”应具有从容和缓的特点，与病理性与西医呼吸性窦性心律不齐(RSA)相似。据此推断《内经》中“少阳脉至，乍数乍疏”是有关平脉脉律生理性歇止的论述，可能为中医对 RSA 的最早描述。

曾启宇等认为，三才思想是中国古代哲学思想的重要命题，强调天地人三者之间密切相关、辩证统一。敦煌出土的脉诊法相关古籍是敦煌医卷中的重要组成部分。三才思想在其中多有体现，就“定三关”、寸口分候脏腑法、脉象主病等方面进行了论述，认为三才思想与敦煌医学脉诊法密切关联。滕晶提出以脉辨气为先导的诊治与治未病思路。认为气变是百病之始、百病之因，中医辨证的前提在于辨气，气变脉随之变，脉变可早于症状和体征出现。将气变根据气的运动状态和性质分为气逆、气陷、气郁、气闭、气脱和气虚六种状态。运用系统辨证脉学构建气变系统的诊断体系。宋明等探讨运用中医原理阐释四肢皮纹络脉诊法的客观性，以期为中医临床诊断的标准化与客观化提供新的诊疗思路。由于皮纹络脉较浮浅，脏腑经脉气血未能改变，常通过体表络脉有所反映。论述了四肢皮纹络脉诊病原理，以及与疾病的相关研究。皮纹络脉诊法在疾病的诊断过程中可丰富问诊思路，还可对疾病的转归提供客观依据。

刘嘉妍等探讨数脉在不同虚实证型中的意义与机理。虚热证中数脉多由阴液耗损、阳气偏亢所致；虚寒证中数脉则常见于久病元阳耗损，危证患者亦可由于虚阳上浮或阳气外跃导致数脉。实热证阳热亢盛最易见到数脉，实寒证中的某些情况如风寒束表、邪正交争剧烈时也可见数脉。此外，疟疾疟邪出于阳位、痈疡肉腐成脓时均可见数脉。数脉主证主病繁杂，需整体把握和分析患者的脉象特点，结合更多的临床症状进行辨证论治。王利等论述了数、迟二脉的临床意义，前者主热证、寒证、危证；后者主寒证、热证、瘀证。并提出应从年龄、环境、个体三方面辨别两者的相对性。

韩学杰等认为，冠心病大鱼际三维望诊法属于中医学望诊范畴。冠心病与大鱼际皮肤表征(即大鱼际皮肤、肌肉、络脉的形态、色泽)的异常改变相关，提出冠心病大鱼际三维望诊法，从中医脏腑经络学理论、西医遗传学机制、血流动力学改变等方面探讨其理论机制，将其用于冠心病预诊断并指导辨证治疗。张敬华等通过观察 147 例脑卒中患者(急性期 84 例，恢复期 63 例)，分析不同阶段舌质、舌苔、舌下络脉的不同表现。结果显示，中风患者急性期多红舌(10 例)，薄黄苔(31 例)、黄腻苔(40 例)为主，恢复期患者多以淡红舌(35 例)、薄白苔(34 例)为主。舌下络脉曲张明显者，恢复期 38 例，急性期 24 例($P<0.05$)。王邦才等探讨酒精性肝病患者瘀血舌象与舌温、血液流变学的关系。对酒精性肝病患者 150 例，根据瘀血舌象分成紫舌组、绛舌组及青舌组，收集所有患者的舌温、全血黏度、血浆黏度、纤维蛋白原等指标进行统计分析。结果显示，舌温比较：3 组间舌温比较，差异有统计学意义($P<0.05$)，表现为绛舌组＞紫舌组＞青舌组。血液流变学指标比较：3 组间各血液流变学指标值比较，差异均有统计学意义($P<0.05$)；其中全血黏度(高、中、低切)、血浆黏度、红细胞压积、红细胞电泳时间为绛舌＜紫舌＜青舌；纤维蛋白原含量为绛舌＞紫舌＞青舌。相关性分析：舌象瘀紫程度与舌温呈负相关($P<0.05$)；舌象瘀紫程度与全血黏度(高、中、低切)、血浆黏度、红细胞压积、红细胞电泳时间呈正相关($P<0.05$)，而与纤维蛋白原呈负相关($P<0.05$)。研究提示，血液流变学指标及舌温变化与酒精性肝病瘀血舌象特点具有一定的规律性及相关性。张瑜等阐发中医失眠病证的特色望诊。失眠作为中医的优势病种之一，在望诊方面与其他病证具有共性，同时有其个性。将中医望诊结合失眠专科的临床实践，通过望神察目、望面观色、望形察态、望舌看苔四个方面进行辨证。张琪等阐发谭城对皮肤病的诊病理论及经验。皮肤病学为直观性较强的临床学科，其病多有形可征、有色可观，决定了望诊在皮肤病诊

治中的重要作用。谭氏在中医整体观及五行理论的指导下，强调望诊应以患者最突出的外在征象为依据，如个人颜色喜好、形体动作等。皮损方面援引取象比类法应用于宏观皮损及微观病理辨证，同时参合"时空"论治，即发病年运气候、十二地支等要素拟"两象定一象"方法，进行综合分析、灵活取舍。

（撰稿：于峥 魏民 审阅：陈小野）

【证候实质研究】

王朔等探讨冠心病稳定型心绞痛痰瘀互结证患者一般情况与生化指标间的相关性。从全国 7 家临床研究中心最终纳入受试者 77 例，其中冠心病痰瘀互结证患者 38 例，气阴两虚证患者 39 例。对冠心病痰瘀互结证患者一般情况与生化指标作了主成分分析及聚类分析。结果显示，冠心病痰瘀互结证患者肥胖程度、职业、血压与炎症反应关系密切，病程、合并疾病、合并用药与凝血功能、脂代谢方面关系密切。痰瘀互结证患者在上述一般情况与炎症因子、脂代谢相关因子、凝血功能方面存在一定联系，应注重指标间的交互影响与变化。贾敏等研究循环 microRNA 在急性冠脉综合征（ACS）血瘀轻重判别、预后评估中的作用和意义。将 60 例 ACS 患者按血瘀证计分标准分为 ACS 血瘀轻证组（31 例）和血瘀重证组（29 例），另选 30 例健康志愿者为健康对照组。采用荧光定量 qRT-PCR 技术，比较各组 4 种循环 microRNA（miR-208a-3p、miR-222-3p、miR-16、miR-198）表达水平及患者全球急性冠脉事件注册（GRACE）危险分层有无差异，并对 microRNA 表达水平、血瘀证计分与患者全因死亡 GRACE 预测积分进行了相关性分析。结果显示，与健康对照组比较，血瘀轻证组、血瘀重证组 miR-208a-3p 相对表达量上调，血瘀重证组 miR-222-3p 相对表达量下调、miR-198 相对表达量上调（均 $P<0.05$）；与血瘀轻证组比较，血瘀重证组 miR-222-3p 相对表达量下调（$P<0.05$）。4 种循环 microRNA 的表达水平与患者全因死亡 GRACE 预测积分无明显相关性；在院全因死亡 GRACE 预测积分、6 个月全因死亡 GRACE 预测积分与血瘀证计分呈正相关（$P<0.05$）。研究提示，miR-208a-3p 可作为 ACS 血瘀证与健康志愿者的判别，但不能用于判别血瘀轻重。miR-222-3p、miR-198 可能在协助判别血瘀轻重方面具有一定意义。血瘀证计分越高，则 GRACE 预测积分越高，预后越差。胡小勤等探讨高血压病气虚血瘀证与细胞凋亡的关系。选取高血压病气虚血瘀证、非气虚血瘀证患者各 40 例，选择健康体检者 20 例作为健康组，三组在性别和年龄方面差异无统计学意义；高血压病气虚血瘀证、非气虚血瘀证患者的血压无统计学差异（均 $P>0.05$）。用酶联免疫法（ELISA）检测了患者血清中凋亡相关蛋白 Caspase-3、p53、Fas、FasL 的含量。与健康组比较，高血压病气虚血瘀证组血清中的 Caspase-3、p53、Fas、FasL 表达量显著升高；非气虚血瘀证组 Caspase-3、Fas、FasL 表达量显著升高（均 $P<0.01$）。与高血压病非气虚血瘀证组比较，气虚血瘀证组 Caspase-3、p53、FasL 含量明显升高（$P<0.01$）。研究提示，高血压病气虚血瘀证患者存在细胞凋亡，其机制可能与 Caspase-3、p53、Fas、FasL 表达量升高有关；与气虚血瘀证密切相关的蛋白主要为 Caspase-3、p53、FasL。

李松伟探讨 TGF-β_1 基因单核苷酸多态性（SNP）与类风湿关节炎肺间质病变（RA-ILD）发病及中医证候的关联性。收集了符合纳入标准的 RA-ILD 患者共 280 例，同时选取在性别、年龄方面匹配的 352 例健康人群作为正常对照组。采用 Sequenom 基因分型实验技术对 TGF-β_1 基因的 2 个 SNPs 位点 rs10417924、rs4803455 分型，并对基因型和等位基因与中医证候之间的关联进行分析。结果显示，与正常对照组比较，类风湿关节炎组在位点 rs10417924，RA-ILD 组 CT 基因型频率及 T 等位基因频率显著升高；在 rs4803455，RA-ILD 组 AC 基因型频率和 A 等位基因频率显著降低（均 $P<0.01$）。证候方面，在 rs10417924，肺肾气阴两虚证病例组 CT 基因型频率及 T 等位基因频率显著低于非

肺肾气阴两虚证组($P<0.01$)。在 rs4803455,肺肾气虚证病例组 AC 基因型频率显著高于非肺肾气虚证组($P<0.01$),肺脾气虚证病例组 A 等位基因频率显著低于非肺脾气虚证组($P<0.05$),肾阳虚证病例组 AC 基因型频率显著低于非肾阳虚证组($P<0.05$)。研究提示,TGF-β_1 基因 SNPs 位点 rs10417924 可能是 RA-ILD 的风险位点,而 rs4803455 可能具有保护性作用。rs10417924 可能与 RA-ILD 肺肾气阴两虚证相关,rs4803455 可能与肺肾气虚证、肺脾气虚证和肾阳虚证相关。

骆杰伟等通过高通量 16S rDNA 测序,探讨原发性失眠患者各证的肠道菌群差异。选择原发性失眠患者 65 例,辨证分为肝郁化火组 22 例、心脾两虚组 17 例、阴虚火旺组 26 例,另设健康体检者 47 例为对照组。采用高通量 16S rDNA 测序方法分析患者便菌群结构,QIIME 软件与 R 语言 stats 包等分析菌群差异。结果显示,共得到 1 226 个不同的基因序列分类单元(OTUs),4 组间差异有统计学意义的 OTUs 共 180 个($P<0.05$),表明样品有丰富的菌落。肝郁化火组、阴虚火旺组测序序列的定位个数多于心脾两虚组及对照组($P<0.05$)。非加权 UniFrac 分析显示,组间差异显著大于组内差异($P<0.01$),提示肠道菌群多样性与失眠不同的证高度相关。属水平在不同组间明显差异共 57 个属($P<0.05$),所有物种水平不同组间明显差异共 115 个物种($P<0.05$)。对照组优势菌属包括:普雷沃氏菌属(prevotella)、巨单胞菌属(megamonas)、梭菌属(clostridium Ⅺ、clostridiuum ⅩⅧ)、魏斯氏菌属(weissella)、拟普雷沃氏菌属(alloprevotella);肝郁化火组优势菌属包括:考拉杆菌属(phascolarctobacterium)、黄杆菌属(flavonifractor)、埃格特菌属(eggerthella)、嗜胆菌属(bilophila);心脾两虚组优势菌属包括:鞘氨醇单胞菌属(sphingomonas)、甲基杆菌属(methylobacterium);阴虚火旺组优势菌属包括:拟杆菌属(bacteroides)、副拟杆菌属(parabacteroides)、parasutterella、butyricimonas、odoribacter。研究提示,原发性失眠患者具有丰富的肠道菌群多样性及不同菌群结构,可能影响着不同中医证候的发生、发展及结局。

王佳婕等探讨慢性复发型溃疡性结肠炎(UC)虚、实证患者血浆代谢组学特征。收集了 UC 慢性复发型脾胃气虚证和大肠湿热证患者共 31 例及 40 例健康志愿者,观察了两组患者基本情况,运用核磁共振氢谱定量检测血浆中代谢物含量,采用主成分分析法(PCA)、偏最小二乘—判别分析法(PLS-DA)及正交偏最小二乘—判别分析法(OPLS-DA)进行多元统计分析。结果显示,筛选出潜在生物标志物 10 种,其中 UC 患者乙酰乙酸、丙酮水平高于健康人,乳酸、肌肽、丙氨酸、异亮氨酸则显著低于后者。慢性复发型 UC 大肠湿热证患者葡萄糖、苏氨酸、肌肽高于脾胃气虚证患者;缬氨酸、丙氨酸、甘氨酸低于脾胃气虚证患者。研究提示,慢性复发型 UC 虚、实证患者存在较为明显的糖代谢、氨基酸代谢及脂代谢紊乱,其辨证具有代谢物质基础。

郝一鸣等观察 2 型糖尿病气虚痰湿证患者血清脂联素、瘦素、纤维胶凝蛋白 3、铁蛋白、肿瘤坏死因子-α 水平。应用 ELISA 法检测了 2 型糖尿病患者血清生化指标,应用单因素方差分析比较了气虚痰湿组生化指标水平与气虚组、正常对照组的差异。结果显示,与正常对照组比较,2 型糖尿病患者血清脂联素显著降低,瘦素、铁蛋白、肿瘤坏死因子-α 显著升高;糖尿病气虚痰湿组脂联素显著低于气虚组,瘦素显著高于气虚组(均 $P<0.05$)。研究提示,糖尿病痰湿证的脂联素较无痰湿证更低,瘦素则更高,脂联素、瘦素参与了糖尿病痰湿证的形成过程,其水平变化可能提示本病证的发生。

赵一丁等探讨特应性皮炎(AD)外周血 T 淋巴细胞亚群及其相关细胞因子与中医证型的内在联系。收集了 AD 患者风湿蕴肤证 20 例,血虚风燥证 34 例,健康对照组 20 例,采用流式细胞技术及 ELISA 法检测不同证型 AD 患者和对照组外周血中 CD_3^+、CD_4^+、CD_8^+、Treg 及相关细胞因子的表达。结果显示,AD 患者 CD_4^+、IL-4、IL-17 表达均高于对照组,风湿蕴肤证及血虚风燥证组 CD_4^+ 表达差异无统计学意义；血虚风燥证 CD_8^+、IL-10 表达高于风湿蕴肤证组及对照组，风湿蕴肤证及血虚风燥证组 Treg 表达均低于对照组，风湿蕴肤证 Treg 及 IL-12 表达低于血虚风燥证组，IL-4 及 IL-17 表达高于血虚风燥证组。研究提示，可由 IL-4、IL-12、IL-17、IL-10 水平及 CD_4^+、CD_8^+、Treg 的数量变化，初步判断病情阶段及中医辨证分型。

（撰稿：柏冬　审阅：陈小野）

【中医健康状态辨识研究】

陈淑娇等分析国内外健康管理现状与特点，认为将中医状态辨识法用于健康管理可发挥中医药“治未病”优势。提出确立统一的中医病证的诊断标准，能够用于疗效评价，也为中医各科规范临床术语、制定诊疗指南、临床路径、中医临床疗效的评价体系构建提供重要依据。通过收集完整而规范化的“三观”参数，既有传统的“症”内容，又有包含现代生物学的“指标”特征，通过计算机系统数据模型计算，将其具体到病位、病性并且赋予直观的数值变化，能进行轻、中、重程度的判断。认为从证的角度认识疾病，有利于抓住整体和辨证论治的核心，此外数值化动态变化的特征，可用于疾病危险评估、诊断与分型。

李书楠等认为状态贯穿于人生命活动的全过程，是一个动态延续稳定的生命态，对状态表征应进行客观的采集与状态辨识，是对人未病、欲病、已病、病后四个状态的生理病理特征的把握。分析状态辨识的内涵与意义，并阐述其与中医辨证之间存在的差异及相关性。认为两者本质上都是对不同阶段状态的把握，但是范围不同，而过程及方法一致，殊途同归。刘明等认为，基于中医原理的中医健康状态辨识系列仪器及软件系统研发是中医证候辨识实现标准化客观化的前提，结合目前研究现状，提出中医健康状态辨识系统研发应该从系统整体出发，以中西医结合为基础，结合现代科学技术手段，从宏观到微观，多维多角度出发，利用互联网技术搭建人体生理病理信息数据库，结合数据挖掘技术，进行大数据计算，挖掘大数据下隐藏的信息，从而提高证候辨识的可靠性和准确度。王洋等就构建体现有中医特色的量表的疗效评价体系进行探讨，为推动量表测评方法在中医药疗效中应用的客观化、规范化发展提供思路。从健康状态的角度，中医临床疗效评价，是对“已病”状态的评价，需在中医阴阳一体的核心理论的指导下，收集与疗效评价相关的三观参数的信息去评价辨证或辨病论治等干预措施的疗效，借鉴并应用现代临床科研方法学如循证医学、流行病学、生活质量等方法形成综合评价体系。为体现中医特色，需充分考虑疗效评价的整体、动态、个性化特点，以及将通用量表与专病量表相结合进行运用。

汪梦洁等将状态辨识引入多囊卵巢综合征的中医健康管理之中。从整体上动态化、个性化把握患者的生命状态，掌握中医易患因素与发病趋势。根据中医四诊采集的三观参数，采用状态辨识的算法模型，提取程度、病位、病性等状态要素，发现其主要状态要素包括肾、脾、肝、胞宫，气虚、气滞、痰、湿、血瘀等。研究以健康为中心，从整体上动态把握患者的生命状态，为该病的防治与预后提供依据。曾京慧等探讨构建女性中医健康管理效果评估指标体系。搜集与月经不调发病相关的饮食、情志、运动等方面的健康行为，构建月经不调健康行为评分指标。根据女性中医健康状态的特点，不同健康状态下又具有脏腑功能失调、气血阴阳盈亏和病邪性质与强弱的变化，将疾病的总体疗效、相关症状的改善以及脏腑功能不同健康状态、气血阴阳和病邪程度的变化纳入健康评估内容中。特色有二：①可进行动态跟踪评估，可选择任意一次历史数据作为健康效果评估的基线与当前健康状态数据进行对比分析。②对健康行为包括饮食、起居、运动、劳作、房事等多方面进行综合评价；并对健康行为进行监测，可督促改善不良的健康行为。崔骥等采用自行研制的 PDA-1 型脉诊仪采集非疾病人群脉图，分析不同健康状态不同年龄梯度的脉图特征。采集 1 720 例非疾病人群的基本信息及脉图信息，进行健康状态判别，分析不同年龄梯度健康人群不同年龄梯度亚健康人群同年龄梯度内健康与亚健康人群的脉图差异及特征信息。结果显示，1 720 例非疾病人群中，健康人群 730 例，亚健康人群 440 例。与亚健康组比较，健康组 h5 值显著降低（$P<0.01$），t4、t5、h3/h1、h4/h1、t4/t5、w1/t、w2/t 值显著升高（$P<0.05$，$P<0.01$）。研究提示，亚健康状态人群的左心室射血功能和大动脉顺应性降低，动脉血管弹性降低，外周阻力增加，脉象偏弦。脉图可以作为一种评估健康状态的客观依据。

步怀恩等分析有关中医健康辨识的文献情况及发展趋势。检索中国知网，维普以及 Pubmed 等数据库，从发表时间、作者、单位、文献来源、基金分布及研究方法等方面对健康状态中医辨识的文献进行计量学分析。结果显示，2011 年以来相关研究文献有较明显增长。文献中流行病学研究占 44.1%，其余为综述、理论研究等。健康状态中医辨识的相关研究日益增加，客观化、微观化、系统化将成为研究的发展趋势。而在研究的多学科交叉方面尚待加强。

（撰稿：鲍健欣　审阅：李灿东）

【体质学说研究】

中医体质学说的研究继续在广度和深度上有所发展，如针对一些较小的病种以及在疾病发展上处于更为早期阶段的病种。衰老和老年病相关体质是研究重点之一，心理抑郁相关的体质研究也占据重要地位，特别是抑郁与阳虚体质的关系得到进一步揭示。

胡平会等探讨高度近视患者的中医体质特征。采用中华中医药学会标准对 324 例患者进行中医体质辨析。结果显示，高度近视患者中医体质类型以平和质为主，除此外，以阴虚质、阳虚质、气郁质为主。从性别看，男、女性患者均以平和质占比最多。除此外，男性患者以阳虚质、气虚质、气郁质为主。女性患者以阴虚质、气郁质、阳虚质为主。从屈光度看，不同屈光度患者均以平和质最多。从年龄看，不同年龄段患者均以平和质占比最多。此外，＜18 岁患者以阳虚质、气虚质和阴虚质为主。18～40 岁患者以气郁质、阳虚质和阴虚质为主。41～60 岁患者以阴虚质、气郁质和阳虚质为主。＞60 岁的患者以阴虚质、痰湿质和阳虚质为主。不同年龄段患者间差异具有统计学意义（$P<0.05$）。徐佳仪等探讨 150 例肺部小结节患者的中医体质分布特点。患者男 68 例，女 82 例。平均年龄(52.87±12.37)岁。另取同期体检健康人群作为对照组。中医体质分类方法按中华中医药学会标准。结果显示，肺部小结节患者大多数属于偏颇体质，平和质人数较少。而健康组中，平和质人数占大多数。与健康对照组比较，肺部小结节患者中气虚质人数明显较多（$P<0.05$）。健康组 8 种偏颇体质分布基本平衡，各偏颇体质间无明显差异（$P>0.05$）。对肺部小结节手术患者进行随访，截止随访结束，共有 23 例患者进行了不同方案的手术切除治疗，术后病理提示为恶性肿瘤的共计 20 例，其余 3 例为良性病变。而该 20 例阳性病例中，气郁质和气虚质较多，各有 6 例，合计占比 60.0%。彭子壮等研究了短暂性脑缺血发作（TIA）患者 120 例的中医体质特点，探讨其与危险因素的相关性。并以同期体检的非脑卒中人群 120 例为对照组。结果显示，TIA 最主要的体质是痰湿质、气虚质、瘀血质和阴虚质。TIA 组痰湿质、气虚质、瘀血质、吸烟、酗酒、高血压病、冠心病、糖尿病、血脂异常、高同型半胱氨酸血症、高尿酸血症、超重/肥胖比例均高于对照组。而阳虚质、气郁质、平和质比例均低于对照组。吸烟、超重/肥胖、高血压病、糖尿病、冠心病、血脂异常、睡眠呼吸暂停、高同型半胱氨酸血症、痰湿质、阴虚质、瘀血质是 TIA 的危险因素。吴滢等研究了中医体质类型与脑微出血（CMBs）的相关性。90 例脑小血管病变患者，根据是否存在脑微出血分为脑微出血阳性组 21 例和脑微出血阴性组 69 例。进行脑微出血分级以及中医体质辨识。结果显示，脑微出血患者中医体质分布以痰湿质、瘀血质、气虚质为多，分别占比 18.9%、18.9%、7.8%。其中，痰湿质和瘀血质在脑微出血各级比较中差异有统计学意义($P<0.05$)。单因素分析显示脑微出血的主要危险因素有年龄、高血压、瘀血质。

衰老和老年病相关体质的研究受到关注。潘晓彦等研究湖南省老年人的中医体质类型及其与年龄的相关性。调查对象为居住在湖南省内年龄≥60岁的老年人。28个县(区)共发放问卷调查表3 346份,实际有效问卷3 260份,应答率97.43%。其中,男性1 470人,女性1 790人,年龄范围60～95岁,平均年龄(69.72±7.36)岁。中医体质判定采用中华中医药学会标准。结果显示,湖南省老年人单一体质仅占14.02%,复合体质为85.98%。平和质仅占所调查人数的3.13%,偏颇体质比重较大,其中以气虚质(24.4%)最多,其次为阳虚质(20.3%)与阴虚质(19.3%)。随着年龄的增长,平和质、气郁质在老年人群中的比例逐渐下降,血瘀质、气虚质比例逐渐增加。气虚质、阳虚质、阴虚质在各组年龄的人群中比例均高。曾维轲等探讨湖南省老年人中医体质类型与睡眠质量的相关性。对居住在湖南省内年龄≥60岁的老年人进行横断面调查。采用的量表包括中医体质评定量表、匹兹堡睡眠指数量表(PSQI)及自行设计的一般人口学特征、健康与生活方式调查表。结果显示,PSQI评分与平和质呈负相关,与偏颇体质呈正相关,睡眠障碍与阳虚质和气虚质关系密切。湿热质、痰湿质、血瘀质、阴虚质、气虚质分别在睡眠潜伏期、睡眠持续时间、习惯性睡眠效率、睡眠紊乱、日间功能紊乱5个因子中得分最高。不同体质老年人睡眠障碍的症状不同。湿热质人群更易出现睡眠潜伏期延长,即入睡困难。痰湿质人群易出现睡眠持续时间缩短,即夜间实际睡眠减少。血瘀质人群易出现睡眠效率不高,即睡眠增多但有效睡眠不足。阴虚质人群常出现睡眠紊乱,即夜间易苏醒难以进入深度睡眠。气虚质人群易出现日间功能紊乱,即日间常感困倦或做事精力不足。王娜等探讨老年性吞咽障碍患者的中医体质特点。对68例老年性吞咽障碍患者和132例健康老年人进行系统调查。结果显示,吞咽障碍组以气虚和痰湿体质较为多见,而健康对照组以平和体质多见,其次为阴虚体质。两组体质构成之间具有统计学意义。多因素Logistic回归分析发现体质指数(BMI)、吞咽困难家族史、偏嗜甜食、气虚体质以及痰湿体质的影响因素与该病呈正相关,成为独立影响因素。其中气虚体质发生本病的风险是平和体质的2.7倍,痰湿体质是平和体质的9.6倍。

史俊芳等调查了高校大学生抑郁症的时点患病率和体质分布。结果显示,703名被调查者中,抑郁症患者56名,占人群的8.0%。按体质分型气郁体质者15名,占26.8%。其他7种偏颇体质者41名,无平和体质者。97名健康无抑郁症者平和体质者34名,气郁体质者10名。李娜等论述早年不良经历对阳虚体质形成、抑郁症易感性的影响。早年不良经历是指个体出生后至童年结束阶段的不良生活经验,包括多种形式的家庭功能紊乱,如父母早亡、缺乏照顾、父母长期不在身边、遭受虐待等。认为体质包含形与神两个方面,人格作为个体独特、长久的行为心理特征的综合,是“神”的重要组成部分,也是体质的重要组成内容。早年不良经历促使个体形成早期不安全依恋,影响人格的发育,进而导致人格呈偏阴属性特征。这种人格特征使个体偏向于消极应对方式,个人支持体系低,对待客观事件多采用负性视角,易发展成抑郁症为主的心理精神障碍。根据早年不良经历者易感疾病的临床症状及病机探究,提示阳气受损为其病理变化基础。刘飞彤等研究了阴虚、阳虚体质大学生的能量代谢特点。以河南中医药大学在校大学生为研究对象,采用中华中医药学会《中医体质分类与判定》表鉴别阴虚和阳虚体质人群,将阴虚体质转化分评分大于40分者作为阴虚体质组,阳虚体质转化分评分大于40分者作为阳虚体质组,选择符合纳入标准的研究对象共30例,每组15例。结果显示,与阳虚体质组比较,阴虚体质组受试者的静息代谢值、单位体质量静息代谢值以及单位体表面积静息代谢值均升高($P<0.05$)。

(撰稿:陈小野　审阅:司富春)

[附] 参考文献

B

毕珊榕,吕东勇,王汉裕,等.人工智能在舌诊与脉诊中的应用探讨[J].广州中医药大学学报,2018, 35(2):379

步怀恩,冉俐,王雪颖,等.健康状态中医辨识文献计量学分析[J].天津中医药,2017, 34(10):664

C

陈茵,邹之璐,何骁隽,等.抑郁症气虚证候模型小鼠的药物反证与分子信号研究[J].南京中医药大学学报,2018, 34(2):147

陈元,何清湖,易法银.从"和"的视角探究中医学的思维方式[J].中华中医药杂志,2018, 33(11):4827

陈爱萍,路素言,邵培培,等.强直性脊柱炎入院患者寒热证候特点及其与脊柱损伤和疾病活动度关系研究[J].北京中医药,2018, 37(5):440

陈龙娇,李裕思,黎敬波.《黄帝内经》"少阳脉至,乍数乍疏"新议[J].中国中医基础医学杂志,2018, 24(9):1191

陈淑娇,李灿东.论大健康背景下的中国特色的中医健康管理模式[J].中华中医药杂志,2017, 32(11):4789

陈文龙,杨芳,罗欢.略论中医思维在水生态修复中的运用[J].中国水利,2018,(21):21

褚瑜光,宋庆桥,胡元会,等.不同中医证候盐敏感性高血压患者 24 h 动态血压及心率变异性差异研究[J].中西医结合心脑血管病杂志,2018, 16(5):532

崔骥,屠立平,张建峰,等.1 720 例不同健康状态及年龄梯度人群脉图特征研究[J].上海中医药杂志,2018, 52(4):15

崔家鹏,王彩霞,袁东超,等.基于本体的脾脏象理论知识体系构建研究[J].中华中医药学刊,2018, 36(2):388

D

邓慧芳,陈子杰,翟双庆.《黄帝内经》尺肤诊理论的内涵[J].中国中医基础医学杂志,2018, 24(3):296

董国庆,郑晓红.象思维视野下《老子》与《黄帝内经》钩沉[J].中华中医药杂志,2018, 33(11):5069

F

方克立.要重视研究钱学森的中医哲学思想[J].中国哲学史,2018,(1):42

符宇,范冠杰,黄皓月,等.中医原创思维之"动态思维"[J].中医杂志,2018, 59(3):181

G

郭在强,刘烁伟.中医象思维的逻辑科学思考[J].世界临床医学,2018, 12(2):71

H

哈丽娟,崔建,刘晓娜,等.大鼠中脘穴和胃俞穴相关神经元的分布规律[J].长春中医药大学学报,2018, 34(5):839

韩玲,张轩,张天星,等.427 名在校生阳虚体质者出生日期的五运六气分析[J].中华中医药学刊,2018, 36(2):288

韩玲,郑龙飞,颜隆,等.在校大学生阴虚体质者出生日期的五运六气分析[J].中华中医药杂志,2018, 33(2):653

韩学杰,郜亚茹,刘大胜,等.冠心病大鱼际三维望诊法的理论与机制探究[J].中国中医基础医学杂志,2018, 24(4):441

郝一鸣,卢慧敏,金铭歆,等.上海地区 2 型糖尿病气虚痰湿证患者血清生化指标观察[J].时珍国医国药,2018, 29(2):365

郝永龙,陈美荣,刘向红,等.基于象思维重新认识中药五味五行配属理论[J].中华中医药杂志,2018, 33(11):4793

何志兴,谢冠群,范永升,等."上火"人群的肠道微生物结构特征研究[J].浙江中医药大学学报,2018, 42(10):810

胡平会,孙化萍.高度近视患者的中医体质特征初步分析[J].中国中医眼科杂志,2018, 28(4):247

胡素敏,胡识,段淦彬.基于中医思维模式的病因病机特点分析[J].中华中医药杂志,2018, 33(8):3273

胡小勤,黄大利,蒙玉梅,等.高血压病气虚血瘀证患者血清凋亡相关蛋白含量测定及意义[J].中医药通报,2018, 17(1):49

J

贾敏，蒋跃绒，苗阳，等.循环 microRNA 在急性冠脉综合征血瘀证轻重判别及预后评估中的意义[J].中国中西医结合杂志，2018，38(3)：300

金光亮."肾苦燥，急食辛以润之"释义[J].上海中医药杂志，2018，52(2)：39

K

孔立，郝浩，田正云.中医急诊学的诊断思维[J].中国中医急症，2018，27(10)：1851

邝计嘉.基于语料库的《黄帝内经》中"阴""阳"的认知隐喻构建及意义映射[J].中医研究，2018，31(10)：49

L

李程，范登脉，李先涛.《黄帝内经》"心与脾胃相关"理论发微[J].广州中医药大学学报，2018，35(5)：920

李娜，巫鑫辉，高静静，等.早年不良经历对阳虚体质形成的影响[J].中国中医基础医学杂志，2018，24(4)：489

李金辉，李方玲.老年冠心病患者甲状腺功能及其中医辨证分型的回顾性研究[J].中西医结合心脑血管病杂志，2018，16(14)：2056

李绍林，梁飞.《本草纲目》"释名"象思维探析[J].世界中西医结合杂志，2018，13(3)：428

李书楠，王洋，林平.中医辨证与状态辨识的相关性探讨[J].中医药通报，2017，6(2)：35

李思聪，田甜.运用取象比类法论小柴胡汤组方与西方心理疗法[J].山东中医药大学学报，2018，42(1)：41

李松伟，王济华，杨科朋，等.TGF-β_1 基因多态性与类风湿关节炎肺间质病变及中医证候的关联性研究[J].中华中医药杂志，2018，33(7)：3043

李素云.取象比类在传统针刺补泻理法中的应用[J].中国针灸，2018，38(9)：1001

林柳兵，苏凯奇，沈艳婷，等.中西医思维的差异[J].中医学报，2018，33(11)：2133

刘明，陆小左，赵静.中医健康状态辨识系统开发及在中医临床的应用初探[J].辽宁中医杂志，2018，45(2)：421

刘飞彤，翁晓梦，赵闯，等.阴虚、阳虚体质大学生能量代谢研究[J].中医学报，2018，33(7)：1337

刘家豪，王晗笑，卜凡，等.浅析取象思维在腧穴命名中的应用[J].光明中医，2018，33(15)：2177

刘嘉妍，许军峰.数脉在虚实证中的机理探析[J].中国中医基础医学杂志，2018，24(8)：1044

骆杰伟，吴永希，黄昉萌，等.不同中医证型原发性失眠患者肠道菌群差异研究[J].中国中医药信息杂志，2018，25(4)：28

M

马蕾，王锦慧，朱钧晶，等.《黄帝内经》目诊理论探析[J].浙江中医药大学学报，2018，42(6)：505

马建栋，郭智江.象思维在确立中医临床诊断与治法中的运用[J].中医研究，2018，31(12)：48

马建栋，朱壮彦，郭智江.象思维在中医临床用药组方中的运用[J].中医研究，2018，31(4)：5

马晓苗."象思维"的自组织运行机理研究——"象思维"系列研究之三[J].系统科学学报，2018，26(3)：4

马晓苗."象思维"下隐性知识的获取与转化：机理与路径——"象思维"系列研究之二[J].系统科学学报，2018，26(2)：59

马晓苗.基于象思维的创新机理研究——"象思维"系列研究之一[J].系统科学学报，2018，26(1)：53

马艳苗，张育敏，梁琦，等.基于象思维的半夏、夏枯草治疗失眠的研究[J].辽宁中医杂志，2018，45(3)：503

孟依临，毕晋，蔡榕琪，等.基于"肾应冬"探讨下丘脑—垂体—肾上腺轴褪黑素水平的四季变化[J].世界中医药，2018，13(2)：436

P

潘晓彦，张小芳，曾维柯，等.湖南省老年人中医体质类型及其与年龄的相关性研究[J].湖南中医药大学学报，2018，38(5)：586

彭子壮，卢晶晶，蔡海荣，等.短暂性脑缺血发作危险因素与中医体质的相关性研究[J].中西医结合心脑血管病杂志，2018，16(3)：280

Q

秦学维，谢学军.基于中医阴阳理论认识糖尿病视网膜病变中 VEGF 与 PEDF 的平衡关系[J].辽宁中医杂志，2018，45(4)：715

S

单姗.《黄帝内经》基础理论与法象思维方式研究[D].兰州大学,2018

沈晓雄.阴阳学说:一个风靡现代医学界的科学概念[J].中医药导报,2018, 24(4):1

石勇.合理·缺陷·弥补:基于隐喻映射的中医阴阳学说研究[J].中国中医基础医学杂志,2018, 24(2):190

石勇.中医隐喻思维规律刍议[J].中国中医基础医学杂志,2018, 24(6):754

史俊芳,师建梅,田文婧,等.高校大学生抑郁症患病率调查及体质辨识[J].山西中医,2018, 34(5):50

史玉聪,陈孝银.中医之胰探微[J].实用中医内科杂志,2018, 32(3):65

宋明,陈家旭.论皮纹络脉诊法[J].中华中医药杂志,2018, 33(9):3783

T

滕晶.基于系统辨证脉学构建气变特色脉诊诊断体系[J].山东中医杂志,2018, 37(3):181

田合禄.《黄帝内经》三焦说探源[J].浙江中医药大学学报,2018, 42(1):1

W

汪梦洁,俞洁,黄娜.基于状态辨识探讨多囊卵巢综合征的中医健康管理[J].中医药通报,2018, 17(3):26

王波,王洪武,董明振,等.试论中医精气、阴阳五行对中医再生医学的启示[J].中国中医药信息杂志,2018, 25(7):5

王利,何建成,庄燕鸿.数脉迟脉临床意义探讨[J].时珍国医国药,2018, 29(4):944

王娜,刘立明,瓮长水,等.老年性吞咽障碍患者中医体质学研究[J].山东中医药大学学报,2018, 42(4):308

王朔,蔡雪朦,邓兵,等.冠心病痰瘀互结证一般情况与生化指标相关性分析研究[J].中国中医基础医学杂志,2018, 24(9):1249

王洋,李书楠,陈海敏,等.中医疗效评价量表在中医健康状态评估中的构建探讨[J].中华中医药杂志,2018, 33(1):11

王震,王睿,魏鲁霞,等.中医知识概念形成的思维特征与临床价值分析——基于意义建构理论[J].医学与哲学,2018, 39(1A):71

王邦才,周文伟,王培劼.酒精性肝病瘀血舌象客观化研究[J].新中医,2018, 50(9):79

王慧如,刘哲,王维广,等.现代中医诊断理论辨证体系的变迁[J].中国中医基础医学杂志,2018, 24(9):1185

王佳婕,曹云,李中峰,等.基于核磁共振氢谱的慢性复发型溃疡性结肠炎中医虚、实证候血浆代谢组学研究[J].北京中医药大学学报,2018, 41(9):787

王生万,胡镜清.基于Glu/GABA分子系统的阴阳属性探讨[J].中国中医基础医学杂志,2018, 24(3):289

王晓东,赖雪恩,田媛媛.通过现代超声检查探讨中医学之肝胆相合[J].新中医,2018, 50(7):83

王晓丽,万生芳,魏昭辉.探析中医状态学之中医思维[J].中医研究,2018, 31(2):6

王艺霖,李慧丽.中医五行和五脏的演进过程及相互关系的探析[J].中国中医药现代远程教育,2018, 16(12):68

王振兴,刘思宇,李瑞雨,等.应用《周易》象思维浅析心肾不交证[J].中医药导报,2018, 24(22):9

尉理梁,易文晶,刘昌铭,等.阴虚上火血清蛋白潜在标志物的鉴定评估[J].浙江中医药大学学报,2018, 42(10):815

温世伟,贾春华.中医理论的“象隐喻”[J].中医杂志,2018, 59(24):2071

吴滢,李土明,童舒雯,等.中医体质类型与脑微出血的相关性研究——附90例临床资料[J].江苏中医药,2018, 50(9):27

吴寒斌,高虹.现代化国际化背景下中医思维特色刍议[J].中华中医药杂志,2018, 33(1):30

武峻艳,王杰.象思维下脑的生理与病理探析[J].中华中医药杂志,2018, 33(7):2856

X

夏小军,段赟,崔杰,等.贫血性疾病的脉象特征研究[J].中医研究,2018, 31(1):68

夏小军,段赟,崔杰,等.贫血性疾病脉象与血象、骨髓象相关性研究[J].中医研究,2018, 31(2):69

邢玉瑞.中医模式推理研究的现状与展望[J].中华中医药杂志,2018, 33(10):4298

徐昌,黄琴.瘀血致燥浅析[J].湖南中医杂志,2018, 34(1):126

徐佳仪，王真.150例肺部小结节患者中医体质分布探析[J].浙江中西医结合杂志，2018，28(4)：330

许云姣，姜莉云.象数思维临床运用举隅[J].中华中医药杂志，2018，33(7)：2926

Y

杨燕，熊婕，王传池，等.人工智能思维模式与中医"象思维"的相似性探析[J].中华中医药杂志，2018，33(10)：4419

杨芙蓉，孔明望.从《内经》重阳思想初探抑郁症[J].湖北中医药大学学报，2018，20(1)：65

杨雪芹，杨爱东，陈丽云，等.严世芸"圆机活法"治疗胸痹临床思维浅析[J].中华中医药杂志，2018，33(2)：574

杨映映，邸莎，张海宇，等."脏腑风湿"与"中焦胃系"关系探讨[J].北京中医药，2018，37(7)：672

姚春鹏，邢玉瑞.象思维与五脏命名[J].中医杂志，2018，59(24)：2077

叶培汉，孙贵香，何清湖.国医大师熊继柏谈《黄帝内经》诊法学[J].湖南中医药大学学报，2018，38(2)：117

弋国红.刍议张仲景对阴阳理论的应用[J].中国中医基础医学杂志，2018，24(6)：719

易超，张怡，赵梓芸，等.七冲门之"阑门"探析[J].上海中医药杂志，2018，52(8)：30

尹冬青，贾竑晓.试论象思维在构建精神系统疾病中医辨治新方法——五神藏辨治中的作用[J].世界科学技术(中医药现代化)，2018，20(6)：863

尤虎.从"病证时体"四个维度解读张仲景临床思维及其应用[D].南京中医药大学，2018

于淼，狄舒男，周妍妍，等.中医"表里"的理论探究[J].中国中医基础医学杂志，2018，24(6)：717

余江维，余泉，张太珍，等.基于TF-IDF量化的模糊诊断矩阵在中医诊断中的应用[J].时珍国医国药，2018，29(7)：1784

袁长津.中国传统哲学思想对中医学术及临床思维的影响[J].湖南中医杂志，2018，34(3)：1

Z

臧敏，刘磊，包素珍，等.从《黄帝内经》阴阳学说的应用浅议中医理论发展[J].中华中医药杂志，2018，33(7)：2754

曾京慧，林色奇，查青林，等.女性中医健康管理效果评估研究[J].世界科学技术(中医药现代化)，2018，20(10)：1786

曾启宇，梁建庆，李金田，等.论三才思想在敦煌医学脉诊法中的体现[J].中华中医药杂志，2018，33(8)：3259

曾维轲，张小芳，胡依娜，等.湖南省老年人中医体质类型与睡眠质量相关性研究[J].中国中医药信息杂志，2018，25(11)：23

张琪，杨刚，谭城.中医皮肤病望诊阐发[J].中国中医基础医学杂志，2018，24(2)：166

张瑜，黄俊山，王秀峰，等.辨别失眠阴证阳证的中医望诊特色[J].中华中医药杂志，2018，33(6)：2262

张超中.中医原创思维的定性问题[J].南京中医药大学学报(社会科学版)，2018，19(1)：16

张登本.五行概念源于一年分为五季[J].中医药通报，2018，17(4)：5

张海静，赵颖，张晓杰，等.取象比类法在血瘀型银屑病治疗中的运用[J].中国中医药信息杂志，2018，25(11)：106

张敬华，赵峰，惠振，等.中医舌诊在脑卒中患者临床应用[J].吉林中医药，2018，38(4)：425

张延丞，张其成.浅谈象数与中医学的关系[J].中华中医药杂志，2018，33(11)：5066

张泽渊，杨宏仁.中医阴阳学说与现代科学发展中的逻辑联系和统一[J].西部中医药，2018，31(1)：35

赵丹，李洁.中医急症思维与实践[J].中国中医急症，2018，27(6)：1101

赵一丁，杨洁，闫小宁，等.特应性皮炎不同中医证型外周血T细胞亚群及其相关细胞因子表达的研究[J].中国中医基础医学杂志，2018，24(1)：69

钟平玉.大数据对中医思维方法的启示研究[D].江西财经大学，2018

（二）中药理论

【概述】

2018年，有关中药理论研究方法多样，内容丰富、广泛。中药理论包括药性（气味、归经、毒性等）、配伍、禁忌、炮制、效用等多个方面。

1. 药性理论研究

汪鑫等提出中药五味文化是中医五行文化“背衬”下形成的，具有形上哲思，形下推理，宏微观思维结合的特点。在道通为一、天人合一概念域中认识五行概念，在五行概念域中认识五味，将阴阳五行、四气五味学说与天地万物融为一体，才能真正参透中药五味的真正价值。认为中药五味文化体现了中医药认识事物独特的主客交互的意义建构方式，它不仅对传统静态知识点的思维方式具有启迪，而且对现代认知科学的发展具有重要的思想和科学价值。

归经的研究。戴缙等发现药物归经、引经药、药引、方剂归经之间的关系与区别很容易混淆，提出引经药、方剂归经理论的形成都源于药物归经，药物归经是前提，因为药之有性，或升降或沉浮才逐渐细化衍生出功专引导其他药物入某一脏或某一经的引经药，或是专入某一经或对某一类疾病有专门主治作用的一类方剂。

钱晨等认为中药炮制学中的归经理论与药剂学中的靶向制剂具有异曲同工之处，二者都是通过制剂学手段，改变药物在体内的转运行为，达到减少毒副作用，增强治疗效果的目的。只是归经主要以中医脏腑、经络理论为基础，以所治病证的临床疗效为依据，总结药物的选择性作用；而靶向制剂学说则是从人体组织、器官、细胞、细胞器等角度出发，以具体数据为支撑，探讨药物的定位及富集。本质上，两种提法所解决的是同一问题。所以有人提出炮制品的有效成分及其受体靶向学说是归经的物质基础。根据相关文献，选取了“醋制入肝，盐制入肾，酒制升提”的相关研究，探讨二者的区别和联系，为解释中药炮制的归经理论提供一定的参考，为寻找靶向制剂的新策略提供有益的借鉴。

滕杰等建立了吴茱萸的次生代谢物成分-作用受体的复杂网络，以至少与5个化合物高度选择为条件，选取蛋白受体，并将受体组织器官分布、功能与吴茱萸归经脏腑循经器官与功效互相比较应证。结果共获得吴茱萸的次生代谢物高度选择作用的34个受体，其分布和功能与吴茱萸传统归经的循经解剖器官组织归位及功效高度一致。提示应用本方法从成分-作用受体角度说明中药归经的现代科学物质基础及机制，将助推归经的相关研究，具有重要的参考价值。

毒性的研究。孙婉等采用HPLC测定江油附子煎煮0、30、60 min后水煎液中3种毒性成分含量变化，并以ICR小鼠进行急性毒性检测。结果显示，附子0 min水煎液中乌头碱、新乌头碱、次乌头碱含量分别为97.28、176.28、648 μg/g；30 min水煎液中3种成分含量分别为2.23、1.87、8.52 μg/g；60 min水煎液中3种成分含量分别为0.00（检测不到）、1.88、2.95 μg/g。与空白对照组相比，附子0 min和30 min水煎液均有毒性，而60 min毒性不显著，基本可以定义无毒。结果表明，附子可以通过延长煎煮时间达到减毒的目的，以60 min以上为安全煎煮时间。本实验为附子在临床上的安全应用提供了科学依据。

刘睿等简介网络毒理学的概念，分析了网络毒理学的研究思路，总结了相关毒性预测工具与软件，概述了毒性预测的方法与研究思路，重点概述了网络毒理学在中药肝毒性、肾毒性成分、心脏毒性成分与急性毒性成分预测中的具体应用，为进一步认识和发展网络毒理学及其在中药毒性成分预测中的应用提供了参考依据。

2. 配伍理论研究

朱丽娜等从独立成方"角药"、方剂主要部分"角药"、方剂次要部分"角药"以及多组"角药"联合等4个方面，对经方中的半夏"角药"进行梳理，深入挖掘半夏在经方中的配伍特点。王克丹等从半夏反附子的源流、现代研究和运用现状，探讨了附子与半夏可否配伍运用的问题，以分析附子与半夏配伍的合理性。最后得出以下结论：附子与半夏配伍尚不能确定为常规用药禁忌。提出在谙熟医理、辨证准确的基础上，附子与半夏可在临床中合理配伍运用。张智华等分析吴茱萸的12组常用药对，如吴茱萸—大枣、吴茱萸—生姜、吴茱萸—桂枝、吴茱萸—黄连等，发现其增效减毒的配伍方式包括配甘缓淡渗药、辛散温通药、酸收涩敛药和苦寒泻火药等。

李鹏认为生姜、大枣合用时，在不同的方中与不同中药配伍，其功效和作用也有差异。与解表药配伍，发汗解表，调和营卫，可治外感风寒；与健脾和胃药配伍，益脾气，补中焦，和胃气，止呕逆，可治脾胃虚弱、胃脘痞满；与苦寒重镇药物配伍，可减少苦寒伤胃，重镇碍胃，以顾护胃气；与药性峻猛之品配伍，可缓和药性。王攀红等认为，方剂多维气味配伍理论涉及君臣佐使，寒凉温热，升降浮沉，七情和合，五味配伍强调平淡，符合中医学的整体思维。

卢晨霞等应用HPLC对赤芍—牡丹皮药对共煎物及单味药材水煎物进行了分析。结果显示，芍药苷在共煎物中的含量比赤芍单味药水煎物提高了5.3倍，丹皮酚在共煎物中的含量与牡丹皮单味药水煎物无明显差别。提示赤芍—牡丹皮药对配伍的物质基础可能为芍药苷含量的增加。李莉等采用乙醇超声法和水回流法提取连翘金银花药对的有效成分，以芦丁和绿原酸、獐牙菜苦苷、獐牙菜苷、连翘脂苷A、木犀草苷、连翘苷和槲皮素作为评价指标，利用HPLC测定其有效成分含量，并比较配伍前后的变化。结果配伍后的有效成分含量明显高于配伍前。

肖芳等采用改良Franz扩散池，以小鼠离体腹部皮肤为透皮屏障，研究雷公藤与白芍配伍后对雷公藤甲素和2种生物碱类成分(雷公藤吉碱、雷公藤次碱)透皮吸收的影响。结果表明，雷公藤与白芍配伍，经皮给药能降低毒性成分的透过量，同时不影响主要活性物质雷公藤甲素的透过量，达到了减毒增效的作用。向丽等研究发现，大黄—黄芩配伍后对内毒素血症模型大鼠肝脏的炎性损伤有较好的改善作用，认为其作用机制可能是通过阻断p38 MAPK炎症通路中的p38、ERK和JNK的磷酸化作用，从而减少了细胞因子IL-1β和IL-6的释放。

3. 禁忌研究

庞春燕认为中成药成分复杂，临床医师难以熟记每种中成药的组成，况且有些品种的药品说明书还存在药物组成不全的情况，运用时难免触犯"十八反""十九畏"的配伍禁忌，故而对中国中医科学院广安门医院存在配伍禁忌的中成药品种进行了归纳总结，以供临床医师和药师参考。杨晶晶等通过查阅古今文献，从用量、配伍、病证的角度，探究细辛的临床运用，并提出"细辛不过钱"的限制仅适用于丸、散剂，认为细辛的临床运用剂量应根据剂型、煎煮方法、产地、用药部位酌情调整，临床中还应注意细辛的配伍与证候禁忌。

荆敏琪等从化学物质基础层面，以苦参和藜芦二者的配伍比例为变量，采用HPLC研究了苦参单煎液、藜芦单煎液与不同配伍比例合煎液中氧化苦参碱、苦参碱和藜芦胺的变化规律。结果显示，苦参藜芦配伍后，苦参中有效成分的溶出被抑制，藜芦中毒性成分的溶出有所增加。从中药"十八反"的内涵，即"增毒减效"方面考虑，二者为相反配伍。这可能与二者的主要成分均为生物碱有关。

4. 炮制理论研究

王思齐等通过整理分析古今文献中的相关记载，对淡豆豉的炮制历史沿革进行考证。发现淡豆豉的发酵生产工艺在《食经》中有记载，在《齐民要术》中的记载也已经相对完善。早期豆豉不分咸淡，明代医家逐渐认识到"咸""淡"豆豉的差异，多数医家认可"药用淡豆豉"的观点，这使得后世对淡豆豉的发酵炮制工艺有了更多明确的记载。近代以来淡豆豉发酵制备各地各法，原辅料及发酵工艺各有特色。目前淡豆豉的炮制以《中国药典》(2015 年版)收载的桑叶、青蒿发酵工艺为主。焦红红等全面概述了古今黄芪炮制的方法，探讨其炮制机理。发现自汉代开始至明清时期，记载的炮制方法共有 30 多种，传统炮制理论成熟。目前流传下来应用普遍、研究最多的主要为蜜炙黄芪及黄芪片，其他方法及其炮制品已不是研究及使用的主流。提出历代沿用的酒制、米制、盐制等黄芪炮制品确有无可替代的作用，应被进一步继承创新。

梁真指出中药炮制中"火候"是炙、炒、炮、煅中药药料过程中对于炮制火力、操作时限，以及饮片形、色、气、味、质的把控程度，如何恰当拿捏"火候"不仅关乎炮制成品的质量，亦与中医组方用药的安全性、合理性和有效性息息相关，故炮制"火候贵在适中"。张志国等认为目前中药炮制在净制、切制、炮炙等方面存在诸多问题，应注重经验总结与实践操作，加强对中药炮制人员的培养与传承，加强炮制工艺的规范及建立饮片质量标准等重点问题的研究，提高中药炮制的水平与质量，以促进中药炮制的健康发展。

陈海鹏等以人正常肝细胞 LO2 为研究对象，采用 MTT 法检测川楝子不同炮制品对 LO2 细胞活性的影响，并测定线粒体复合酶Ⅰ、Ⅱ、Ⅲ、Ⅳ的活性，以探讨川楝子炮制减毒的原理。结果发现，川楝子各炮制品体外对 LO2 细胞的毒性作用顺序为：酒川楝子＞生川楝子＞焦川楝子＞盐川楝子＞醋川楝子；与正常组相比，川楝子生品对线粒体呼吸酶链复合物酶Ⅰ—Ⅳ活性均有显著抑制作用；与生川楝子相比，醋炙品可显著降低对线粒体呼吸酶链复合体Ⅰ、Ⅲ的抑制作用；炒焦品可显著降低对线粒体呼吸酶链复合体Ⅰ的抑制作用；盐炙品可显著降低对线粒体呼吸酶链复合体Ⅰ的抑制作用。表明不同川楝子的炮制品均在体外对 LO2 细胞具有毒性作用，炮制可降低川楝子的体外肝毒性作用，其炮制减毒机制可能与线粒体功能障碍减轻有关。

彭诗涛等利用 CM-5 分光测色计、TMS-Pro 质构仪等检测仪器，以颜色、质地、3 种单酯型生物碱含量、麻舌感结合 3 种双酯型生物碱含量、7 种水溶性生物碱含量等为指标，以《中国药典》(2015 年版)中"炮附片"为参照，采用综合评分法从古代干热法、现代烘烤法、清炒法和砂烫法中筛选质量较优的炮附子饮片。结果发现，现代烘烤法和砂烫法炮附子毒性成分含量低，有效成分含量高，且无胆巴液浸泡工序、操作简便易行、生产周期短。故而认为现代操作的炮附子炮制方法，值得挖掘与传承。王煊镇等采用动物实验方法研究柴胡的不同炮制品对于热性中药致虚热大鼠的干预作用。发现柴胡的不同炮制品对于大鼠的虚热证均具有不同程度的干预作用。不同炮制品在退虚热方面各有侧重点，如酒柴胡、柴胡侧重于调控机体产热方面，鳖血润柴胡偏向于糖代谢方面的调节，鳖血炒柴胡则主要控制肝脏的能量代谢等。

5. 效用理论研究

王惠等结合古代本草文献记载，探索中药材的生长环境与其药性、功效之间关联性的认识。结果发现，沙漠干旱地区的药物常具有祛风湿，祛痰止咳或温补肾阳的作用；水生及沼泽植物一般性寒，能利水；生于寒冷环境的药物常具有补气温阳、祛风散寒或滋补强壮的作用，这种性能和生长环境是相反的。生于热带环境的药物常具有温里散寒的作用，这和其生长的温热环境是一致的。滕磊等基于《长沙药解》，认为黄芩入足少阳胆经、足厥阴肝经，善清相火；黄连入手少阴心经，善清君火；黄柏入足厥阴肝经、足太阴脾经，善于疏肝脾泻湿热。王玉环等通过系统梳理历代主流本草对桂枝功效及功能主治的相关记载，整理归纳出桂枝有“解肌发表，调和营卫，温经通脉，助阳化气利水，平冲降逆，补中益气，平肝，散下焦蓄血”的功效，而“补中益气，平肝，散下焦蓄血”的功效未被《中国药典》(2015 年版)载入，有待进一步实验研究及临床考证。

杨世雷等通过查阅历代本草典籍，发现虽然历代医家均认为大黄有“攻积导滞、泻火解毒、活血祛瘀”的效用，但随着时代的发展，历代医家对大黄的认识逐步加深，如汉代在荡涤肠胃、推陈致新、通利水谷、调中化食方面，魏晋时期在除痰实、肠间结热方面，唐代在利水肿、主小儿寒热方面，宋代在四肢冷热不调、温瘴热候、补心方面，金元时期在治疗冻疮方面，明代在瘟疫阳狂、斑黄谵语方面，清代在止吐衄方面，都有独特的见解，使大黄的应用更加广泛。张晓乐等结合历代本草文献，认为石膏质重气轻、性辛甘，微寒非大寒，能除烦不能生津止渴；解肌发汗只发身有实热之汗，不能发新受之风寒也；能凉解郁热，消除因热致郁而痛者。无论内伤外感、偏虚偏实，确有热者，投无不宜；合理配伍，对虚实并见、寒热错杂或因郁致热，因热致郁等证亦无不宜，即使大剂量运用亦无寒凉伤中之弊。徐菁晗等梳理了历代文献，并以临床应用、实验药理为佐证，从量效角度剖析柴胡，从而得出小剂量柴胡行升举阳气之功，中剂量行疏肝解郁、调畅气机之功，大剂量行和解少阳、解表退热之功，过量久服有“耗气伤阴”之嫌的结论。

曾梦楠等研究了葶苈子(2.34 g/kg)、薏苡仁(7.00 g/kg)、车前子(3.50 g/kg)的利尿作用及其机制。结果发现，3 味药材都具有显著的利尿效果，对肾脏无明显损害。主入肺经的葶苈子对利钠肽系统影响较大，主入脾经的薏苡仁对胃黏膜水通道蛋白 3(AQP3)影响较大，主入肾经的车前子对钠氯转运以及肾脏水通道蛋白(AQPs)影响较大。

6. 药性认识与新技术结合研究

韩彦琪等报道，五味药性具有多方面的科学内涵，其中滋味、气味既是五味的“原语义”，又是五味界定的最主要的依据之一。电子舌、电子鼻等仿生技术是判定滋味、气味的客观方法，可作为五味药性判定研究的可行手段。而基于药物分子—味觉、嗅觉受体的相互作用关系的分子对接技术可直接触及分子微观世界的形象表达，借助计算机对微观分子进行操作，对揭示中药性味物质基础和微观分子作用机制提供可行的研究方法。刘惠等报道，人体与中药具有相同“印迹模板”的巨复超分子体系，不同类型(热、寒性)中药有效成分群(客体分子)与不同状态下人体(主体分子)以非共价键发生结合，通过释放(或吸收)能量，能够纠正人体由于受到外界寒邪/热邪侵袭而造成机体超分子自识别、自组织、自组装、自复制过程发生偏移的情况，使机体回归正常状态，宏观上表现为中药四性。提出了中药四性研究的体内、体外两类方法，体外方法包括物理内能法和主客体分离及制备超分子聚合物的方法；体内方法包括生物体热研究、动物行为学观测法、体表温度观测法。超分子“印迹模板”理论是研究中药四性的有效工具，而超分子化学理论与传统中医药理论的融合必将成为推动传统中医药走向现代化的强大助力。戴逸飞等报道，构建寒热中药成分数据库，通过活性成分筛选及网络打靶构建有效成分-靶点网络，通过网络分析筛选出关键靶点，并以此构建靶点-疾病网络。结果通过网络分析得到寒性中药网络中有 PTGS2、PTGS1 和 SCN5A 关键靶点，热性中药网络中有 GABRA1、PTGS2 和 PTGS1 关键靶点；寒性中药对于前列腺癌、乳腺癌等癌症及心血管疾病具有潜在的治疗作用，而热性中药在阿尔兹海默病、疼痛、认知障碍、焦虑症、帕金森症等精神类疾病方面显示出一定的应用价值。结果表明，基于系统药理学的研究方法有助于寻找寒热药性的关键靶点和疾病网络，为深入诠释寒热药性的生物学本质提供有益的信息和数据支撑。

（撰稿：陈仁寿 陆跃　审阅：瞿融）

【中药药性规律研究】

近年来，探讨中药药性规律成为了热点，主要包括中药药性与功效、基原、生长环境等相关性的研究。

1. 药性与功效的规律研究

齐彪等报道，以《中华本草》为资料源，检索出具有通络功效的中药 455 味，其中 441 味有明确的四性记载，如温热性 204 味（46.26%）、平性 125 味（28.34%）、寒凉性 112 味（25.40%）；441 味有明确的药味记载，如苦类 163 味（36.96%）、辛类 147 味（33.33%）、甘类 83 味（18.82%）、咸类 16 味（3.63%）、淡类 12 味（2.72%）、酸类 11 味（2.49%）、涩类 9 味（2.04%）；208 味有明确的归经记载，如归肝经者 114 味（54.80%）、归肺经者 38 味（18.26%）、归心经者 26 味（12.53%）、归脾经者 14 味（6.73%）、归肾经者 8 味（3.84%）、归膀胱经者 4 味（1.92%）、归胃经者 2 味（0.96%）、归大肠经者 1 味（0.48%）、归小肠经者 1 味（0.48%）；68 味有明确的毒性记载，如有毒类 34 味（50.00%）、小毒类 27 味（39.71%）、大毒类 7 味（10.29%）。姚俊宏等报道了 21 种具有“透皮促渗”作用辛味中药挥发油的药性规律，辛热中药挥发油的透皮促渗效果显著优于辛温中药挥发油（$P<0.05$），辛苦味、归脾经的中药挥发油具有较强的透皮促渗效果。

2. 药性与药材基原规律研究

张杰等测定牡蛎、石决明和瓦楞子生、煅品水煎液中无机元素的含量，初步探讨该类中药中无机元素含量与药物性味、功效的关系。结果，3 种介类中药生品水煎液中 Ca、Mg、K 元素含量较高，其他元素含量相对较低，各无机元素含量高低顺序趋势大致相同：Ca＞Mg＞K＞Mn＞Fe＞Cu 或 Zn＞Se(Cr)＞Mo(Co)；牡蛎、石决明生品水煎液中 Mg、Mn、Fe 元素含量均高于瓦楞子生品水煎液（$P<0.05$）；3 种介类中药煅品水煎液中 Ca 元素含量均较各自生品水煎液增高（$P<0.05$），K、Se、Cr 元素含量与各自生品水煎液比较无统计学差异（$P>0.05$）。与生品水煎液比较，其煅品水煎液中 Mg、Mn、Fe、Cu、Zn、Mo、Co 元素含量变化差异较大。表明牡蛎、石决明和瓦楞子的性味、功效差异可能与无机元素种类及含量差异有关。

3. 药性与药材生长环境规律研究

史红专等探讨中药寒热药性与其基原植物生境光照条件之间关系，提出了中医药理论指导下的“光照—寒热药性”假说。选择 127 种常见中药，依据《中国植物志》中对其基原植物的生境描述，同时结合实地调研结果，通过关联规则数据挖掘技术分析中药寒热药性与其基原植物生境之间的关联关系，同时统计分析光照和寒热药性的相关性。结果表明，寒性中药与生境有效强关联程度依次为草地＞路边＞山坡＞荒地＞沟谷＞农田＞河边，热性中药与生境有效强关联程度依次为林下＞灌丛＞沟谷＞密林。68 味寒凉性中药的基原植物中，81.2%为喜光植物、8.7%为喜阴植物、8.7%对光照要求不明显；59 味温热性中药的基原植物中，62.7%为喜阴植物、20.3%为喜光植物、17.0%对光照要求不明显，卡方检验表明寒热药性与光照习性有显著差异（$P<0.01$）。

（撰稿：陈仁寿　李煜　审阅：瞿融）

【中药配伍规律研究】

1. “十八反”配伍禁忌研究

王嘉琛等报道，甘草配伍甘遂对肝功能有损伤，即配伍之后毒性增加，属于配伍禁忌，与传统中医药理论相吻合；但甘遂半夏汤全方配伍之后可显著降低甘草伍甘遂的毒性，认为十八反药对只要合理配伍也可用于临床。孟娴等研究了海藻与甘草配伍致毒增毒的机理，发现海藻通过增加甘草次酸在大鼠肾脏组织的积蓄，抑制肾脏组织中的

HSD11B2 的表达，造成电解质及醛固酮—皮质醇系统紊乱，可能是海藻—甘草反药组合产生肾毒性的主要机制之一。

2. 配伍减毒研究

周婧等报道，蟾酥经牛磺酸和胆红素处理后，心脏组织对蟾蜍甾烯的摄入均显著减少，说明牛黄和蟾酥配伍，牛黄中的牛磺酸和胆红素可能干预了蟾蜍甾烯类成分的体内代谢过程(如促使其肝、肾代谢)，减少在毒性靶器官心脏中的摄取，从而降低蟾酥的心脏毒性。周颖研究发现，长期、大量使用朱砂可引起大鼠肾脏内汞蓄积，造成肾组织损伤。但黄连与朱砂配伍能降低朱砂的肾毒性，其主要成分黄连碱和小檗碱是配伍减毒作用的物质基础。黄连减轻朱砂肾毒性的作用机制可能是减少大鼠血汞吸收，降低肾汞蓄积，下调促炎症细胞因子 IL-1β、TNF-α 的表达，上调抗炎细胞因子 IL-4、IL-10 的表达。李芩萍等研究了甘草与附子不同比例配伍对甘草的有效成分黄酮溶出过程的影响。结果，随着时间变化，甘草黄酮溶出增加，60 min 后含量保持基本稳定；在同一时间点，甘草与附子合煎比甘草单煎的甘草苷含量降低，不同配伍比例含量动态变化规律基本一致，其中甘草与附子 1∶3 配伍时，在相同时间点甘草黄酮溶出明显比其他配伍组低，认为甘草苷易与附子中的生物碱(包括酯型生物碱)发生沉淀反应，从而可降低药液中酯型生物碱含量，起到降低附子毒性的作用，但也会降低甘草有效成分甘草苷的溶出，说明应该通过中药的合理配伍提高临床疗效。于军等采用 HPLC，以雷公藤毒性有效成分雷公藤甲素为目标物质，测定雷公藤与甘草共煎后雷公藤甲素的含量变化情况。结果随着甘草含量的增加，雷公藤甲素的含量明显降低，表明甘草对雷公藤具有良好的解毒作用。

3. 配伍协同增效研究

武欣等研究了延胡索和白芷配伍对延胡索甲素、延胡索乙素、原阿片碱、欧前胡素及异欧前胡素在大鼠脑组织内分布动力学的影响。结果表明，延胡索与白芷配伍具有协同作用，能促进延胡索甲素、延胡索乙素、原阿片碱、欧前胡素及异欧前胡素在大鼠脑组织中的分布，以上化合物可作为元胡止痛方的质量标志物(Q-marker)。黄伟等研究了葛根芩连汤 4 种表征成分效阈浓度下配伍的抗肝细胞 IR 效应及机制。结果表明，不同浓度的葛根素(10^{-5}和 10^{-6} mol/L)、黄芩素(10^{-5}和 10^{-6} mol/L)、小檗碱(10^{-5} 和 10^{-6} mol/L)、甘草酸(10^{-5} 和 10^{-6} mol/L)和二甲双胍(10^{-3} mol/L)对 HepG2IR 细胞均具有显著的抗 IR 效用，作用环节均涉及改善糖摄取和糖利用以及抑制糖异生，其机制可能涉及 IRS1/PI3K/AKT/GLUT2 信号通路。小檗碱和二甲双胍作用环节还涉及 AMPK/SIRT/PGC-la 信号通路。提示葛根素、小檗碱及二甲双胍对 2 型糖尿病的防治作用可能涉及对 IR 相关的多靶点、多通路、多环节的调节作用。王瑞忠等研究了组分配伍四逆汤对甲状腺功能减退症大鼠下丘脑-垂体-甲状腺轴动态变化的调节作用。结果表明，下丘脑-垂体-甲状腺轴在甲减发展过程中整体功能在退化，组分配伍四逆汤对下丘脑-垂体-甲状腺轴的调整是动态变化的，随着甲减程度的加重治疗作用将不明显，认为应在甲减初期及早投药。

盛雪萍等以高热能饲料联合小剂量四氧嘧啶构建实验性糖尿病大鼠模型，进行青钱柳配伍桑叶降血糖效果和安全性研究。结果表明，青桑组方药物组 CM1、CM2、CM3(为青钱柳叶和桑叶 3∶1、1∶1、1∶3 混合物)大鼠的空腹血糖较模型组分别下降 21.64%、16.00%、12.55%，其中 CM1 组空腹血糖、糖耐量以及胰腺组织形态显著改善，降血糖作用较优。桑叶水提物组(ML)及青桑组方药物组(CM3)与模型组相比，TC、LDL-C 指标显著下降($P<0.05$)。表明其有助于糖尿病大鼠血脂水平调控，各受试药物组对肝功能指标无不良影响，肾功能指标相较于模型组下降明显，且具有一定缓解肾损伤的作用。提示青桑组方药物可明显降低

血糖、调节糖脂代谢、安全且无不良反应。程杰等通过三棱、莪术配方颗粒配伍，对子宫内膜异位(EMs)模型大鼠的改善作用及作用机制进行了研究。结果发现，三棱、莪术两药配伍应用对大鼠实验性 EMs 有良好的改善作用，其作用与减少腹腔液中炎症因子的产生，抑制子宫内膜细胞的异位侵袭和种植有关，且配伍用药的效果优于单独应用。翟春艳等研究发现，凉血解毒汤与凉血汤均可抑制 IL-1 βmRNA 的表达，减少炎性浸润，改善咪喹莫特诱导的银屑病样炎性反应皮损，而配伍解毒药的凉血解毒汤，则可进一步通过抑制 IL-23、IL-17 的表达，提升其在改善皮肤屏障功能及皮损组织形态变化、减缓表皮角质形成细胞增生、减少角化不全细胞及降低炎性反应浸润程度等方面的干预作用，从而缓解咪喹莫特诱导的银屑病样皮损改变。提示解毒中药对炎性反应及相关因子的抑制作用可能是其治疗银屑病的潜在机制之一。

闫庆梓等通过基于联合指数法(CI)实验体外筛选夏枯草(PV)配伍蒲公英(TM)抗乳腺癌最佳配伍比例，并探讨其最佳比例对 4T1 荷瘤小鼠肿瘤细胞增殖和凋亡的影响。结果表明，与单独用药相比，PV＋TM 显著提高了对 MCF-7 和 MDAMB-231 细胞的抗增殖活性，并且在夏枯草与蒲公英 4∶3 配伍时，CI 指数为 0.199 8 和 0.407，表现出强协同作用；PV＋TM 组小鼠肿瘤体积减小，显著增加了小鼠脾脏大小，而体重并无明显变化；病理切片显示，PV＋TM 组小鼠肿瘤周边组织炎症细胞浸润、变性坏死；TUNEL 染色显示 PV＋TM 可促进肿瘤细胞凋亡；PV＋TM 具有显著的协同抗肿瘤活性，对移植瘤小鼠模型具有防治作用，其机制与抑制肿瘤细胞增殖、促进肿瘤细胞凋亡以及增强免疫相关，是一种有潜力的抗乳腺癌候选组合药物。

4. 中西药配伍禁忌研究

承秀芳报道，在临床用药上若是将清热解毒丸、牛黄解毒片与含有硝酸盐的西药联合使用，会导致药物毒性增加，引起患者中毒；若是将地高辛和洋地黄等强心药与鼻炎康片、祛风舒筋丸、小青龙颗粒等联合使用会导致患者出现高血压、心律失常、心功能衰竭等毒性反应；将阿司匹林跟复方甘草口服液联合应用，很容易导致患者出现消化道出血等不良反应。

潘月异随机抽取河南省驻马店市中医院在 2016 年 9 月 12—20 日期间的病例处方 72 000 张，其中采取中西药结合治疗的患者共 6 217 例，含甘草、丹参、大黄的中成药处方共计 12 632 张。分析表明，中成药与西药的不合理配伍大致可分为以下几类：①改变药物性质，如含丹参的中成药与含钙西药制剂联用会导致络合物的产生，降低药物疗效。②影响药物吸收，如牛黄解毒片等含大黄中成药与维生素 B 联用时，维生素 B 可与大黄中的鞣质结合，影响人体对维生素 B 的吸收。③加重并诱发并发症，如含甘草药物与阿司匹林联用会引起肠胃出血、溃疡等。④产生拮抗作用。含甘草类中成药与西药配伍发生拮抗作用的例数最多、最为常见。

何梅芳将 2015 年 6 月—2017 年 6 月宫外孕患者 200 例随机分为观察组和对照组各 100 例，观察组使用甲氨蝶呤和米非司酮联合中药方剂，其组成为败酱草、红藤各 30 g，三棱 10 g，桃仁、莪术、乳香、玄胡各 9 g，丹参、赤芍各 15 g，上述药物均以水煎服，1 剂/d，连续使用 7 d；对照组单纯使用中药。结果表明，观察组经联合用药可以明显消除盆腔炎症，对患者的腹腔血块具有较好的清除作用。除此之外，还可改善组织缺氧状态，提高纤维溶酶活性。

（撰稿：陈仁寿　莫夏敏　审阅：瞿融）

［附］ 参考文献

C

陈海鹏，谭柳萍，黄郁梅，等.川楝子不同炮制品对人正常肝细胞 LO2 的体外肝毒性研究[J].中药材，2018，41(8)：1869

承秀芳.西药和中成药的配伍使用致不良反应[J].药物与临床，2018，18(18)：146

程杰，曹秀莲，曹文利，等.三棱莪术配方颗粒配伍对子宫内膜异位模型大鼠的改善作用及机制初探[J].中药药理与临床，2018，34(4)：134

D

戴缙，杨天仁.试述药物归经、引经药、药引、方剂归经的起源与关系[J].中医药学报，2018，46(1)：101

戴逸飞，霍海如，王朋倩，等.基于系统药理模式挖掘中药寒热药性的关键靶标和疾病网络[J].中华中医药杂志，2018，33(2)：521

H

韩彦琪，许浚，龚苏晓，等.基于味觉、嗅觉受体分子对接技术的中药性味物质基础研究的路径和方法[J].中草药，2018，49(1)：14

何梅芳.甲氨蝶呤、米非司酮配伍中药治疗宫外孕 200 例临床观察[J].社区中医药，2018，34(8)：102

黄伟，谢鸣.葛根芩连汤四种表征成分效阈浓度下配伍的抗肝细胞 IR 效应及机理[D].北京中医药大学，2018

J

焦红红，陈杰，白德涛，等.黄芪炮制历史沿革研究[J].中国现代中药，2018，20(7)：899

荆敏琪，张会平，赵旻，等.基于 HPLC 法研究苦参藜芦反药对配伍禁忌机制[J].沈阳药科大学学报，2018，35(8)：632

L

李莉，李伟，王冰，等.金银花连翘配伍前后 8 种有效成分变化研究[J].辽宁中医药大学学报，2018，20(5)：51

李鹏.生姜、大枣配伍功效浅析[J].中医学报，2018，33(1)：119

李芩萍，周静，李敏，等.甘草与附子不同比例配伍对甘草黄酮溶出过程的影响[J].中国中医急症，2018，27(10)：1706

梁真.中药炮制“火候”刍议[J].西部中医药，2018，31(1)：25

刘惠，刘文龙，唐闻汉，等.基于超分子“印迹模板”理论探讨中药四性[J].中草药，2018，49(19)：4473

刘睿，李新宇，李亚卓，等.网络毒理学及其在中药毒性成分预测中的应用研究[J].药物评价研究，2018，41(5)：709

卢晨霞，张浩，迟宗良，等.赤芍-牡丹皮药对配伍药效物质基础研究[J].中国中医药科技，2018，25(3)：344

M

孟娴，伍振辉，彭蕴茹，等.海藻-甘草反药配伍致大鼠肾毒性的机制探讨[J].中草药，2018，49(5)：2076

P

潘月异.含甘草、丹参、大黄的中成药与西药配伍处方分析[J].中国民族民间医药，2018，27(11)：128

庞春燕.基于配伍禁忌的中成药合理用药探析[J].中国中医药信息杂志，2018，25(11)：126

彭诗涛，张先灵，袁金凤，等.基于张仲景学术思想的炮附子 4 种炮制方法的比较研究[J].世界科学技术(中医药现代化)，2018，20(5)：716

Q

齐彪，胡小勤，杜正彩，等.《中华本草》收载通络类中药药性规律研究[J].山东中医杂志，2018，37(8)：655

钱晨，朱辰奇，陈志鹏.炮制中的归经理论与靶向制剂的关系[J].南京中医药大学学报，2018，34(1)：30

S

盛雪萍，赵梦鸽，蒋翠花，等.青钱柳和桑叶配伍组方的降血糖作用[J].中国药科大学学报，2018，49(4)：463

史红专，严晓芦，郭巧生，等.中药寒热药性与其基原植

物生境光照条件相关性分析[J].中国中药杂志，2018，43(10)：2032

孙婉，刘福存，袁强，等.煎煮时间对附子毒性的影响研究[J].中国中医急症，2018，27(5)：761

T

滕杰，梁怡红，李毅，等.应用系统生物学方法从次生代谢物作用蛋白受体角度探索吴茱萸的归经研究[J].中草药，2018，49(8)：1841

滕磊，柴宇琪，忻耀杰，等.基于《长沙药解》探析黄芩、黄连和黄柏的临床效用之别[J].上海中医药大学学报，2018，32(2)：7

W

汪鑫，吕云霞，魏鲁霞，等.中药五味文化与五行概念域的意义建构分析[J].中华中医药杂志，2018，33(3)：833

王惠，贾建昌.古文献对中药药性与生长环境的认识[J].中药与临床，2018，9(1)：39

王嘉琛，叶花，刘培，等.十八反药对甘草与甘遂配伍前后及其相应经方甘遂半夏汤对大鼠脏器及生化指标影响的研究[J].山西中医药大学学报，2018，19(1)：15

王克丹，陈红阳.附子与半夏配伍运用探析[J].中医研究，2018，31(3)：7

王攀红，王倩，任杰.浅议方剂配伍理论[J].四川中医，2018，36(7)：57

王瑞忠，叶文冲，曾桐春，等.组分配伍四逆汤对甲状腺功能减退症大鼠下丘脑-垂体-甲状腺轴动态变化的调节作用[J].药物评价研究，2018，41(4)：552

王思齐，王满元，关怀，等.淡豆豉炮制历史沿革的研究[J].中国中药杂志，2018，43(10)：1985

王煊镇，史毅，张博文，等.柴胡不同炮制品对虚热证大鼠的干预作用[J].中国实验方剂学杂志，2018，24(12)：99

王玉环，于彩那.桂枝功效的本草考证[J].亚太传统医药，2018，14(3)：66

武欣，张洪兵，许浚.基于质量标志物的元胡止痛方配伍大鼠脑组织分布研究[J].中草药，2018，49(1)：45

X

向丽，王沛明，王平，等.大黄-黄芩配伍对内毒素血症模型大鼠肝脏炎性损伤的保护作用及其机制研究[J].中药药理与临床，2018，34(1)：105

肖芳，管咏梅，陶玲，等.雷公藤配伍白芍对雷公藤提取物透皮吸收的影响[J].中国实验方剂学杂志，2018，24(22)：34

徐菁晗，谷松.探析柴胡剂量与功效的关系[J].世界中医药，2018，13(1)：202

Y

闫庆梓，张凯强，李强，等.夏枯草配伍蒲公英抗乳腺癌最佳配伍比例筛选及体内抗肿瘤研究[J].中国药学杂志，2018，10(5)：776

杨晶晶，曹卓青，马静，等.细辛临床运用及禁忌探析[J].中医研究，2018，31(4)：1

杨世雷，杨扬.大黄的历代功效及临床应用[J].中药与临床，2018，9(1)：46

姚俊宏，蒋秋冬，陈军，等.21 种辛味中药挥发油透皮促渗效果的药性规律分析[J].中国实验方剂学杂志，2018，24(1)：1

Z

曾梦楠，李苗，张贝贝，等.葶苈子、薏苡仁、车前子的利水功效比较[J].中成药，2018，40(1)：40

翟春艳，底婷婷，赵京霞，等.解毒药与凉血药配伍对咪喹莫特诱导的银屑病样小鼠模型的干预作用[J].首都医科大学学报，2018，39(2)：243

张杰，洪寅，盛振华，等.三种介类中药生、煅品水煎液中无机元素含量分析研究[J].浙江中医药大学学报，2018，42(2)：149

张晓乐，吕冠华.石膏药性功效辨析[J].实用中医内科杂志，2018，32(8)：1

张志国，杨磊，张琴，等.中药炮制的现状及出现的新问题[J].中华中医药杂志，2018，33(8)：3233

张智华，韩晗，吴晓丰，等.吴茱萸常用药对及其配伍增效减毒[J].湖北中医药大学学报，2018，20(3)：51

周婧，何溶溶，蒋洁君.中药配伍减毒研究思路与方法——以蟾酥、牛黄为例[J].南京中医药大学学报，2018，34(4)：330

周颖.黄连对朱砂肾毒性配伍减毒的物质基础及机制研究[D].锦州医科大学，2018

朱丽娜，刘丽坤.半夏“角药”在经方中的配伍应用[J].中医药导报，2018，24(13)：103

二、临床各科

（一）名医经验

【朱南孙】

朱南孙，国医大师，上海市名中医，上海中医药大学终身教授，主任医师，享受国务院特殊津贴专家，上海市非物质文化遗产“朱氏妇科疗法”代表性传承人。1942 年，朱氏毕业于新中国医学院后即投身中医临床工作，从医 70 多年，接诊患者百余万人次，承二世医业，结合临床实践，创立“动静观”，提出“审动静偏向而使之复于平衡”的观点，总结“从、合、守、变”四法，为诊治妇科疑难病症建立了一套朱氏妇科特色的理论体系和治疗方法，临床疗效显著。

朱氏善于推陈出新，先后主编专著、发表论文 50 余部(篇)，并主持各级课题 100 余项，推广新技术 5 项，各类科技奖励 10 余项。在朱氏的带领下，上海中医药大学附属岳阳中西医医院妇科先后成为国家“十五”“十一五”“十二五”重点专科，卫生部“十二五”重点专科，上海市重点学科等。

朱氏潜心传承，2001 年始以工作室形式开展流派传承工作，现鲐背之年仍亲自主持朱氏妇科流派建设工作，培养学生，传承队伍已遍及海内外，朱氏妇科也成为全国工作室建设的成功典范。

王采文、董莉等、董亚兰等、张盼盼等报道如下。

1. 学术思想

朱南孙教授虽承家学，但从不囿于门户，涉足杏林七十八载，她熟读经典，通晓现代医理，临证思维活跃，触类旁通，悬壶海上数十载，虚心勤勉，博采众长，在前辈的学术中，又融入李东垣的脾胃学说、朱丹溪的滋阴降火学说、张景岳的温阳益肾论、唐容川和王清任的活血化瘀法，并揉合陈自明、傅青主等临床大师的精髓，融为一炉。她破除门户，扬长抑短，衷中参西，追求创新，丰富发展了朱氏妇科，并形成了独具一格的学术思想。

(1) 衷中参西，务求实效　朱氏认为，医学在发展，中医学应吸取现代科学技术和诊断手段，借以提高临床疗效，并由此探讨中医中药的奥秘。这一思想贯穿于朱氏整个医学实践。她将“治血证以通涩并用为宜”的学术经验加以演变，以失笑散为君，选择其祖父所创制将军斩关汤中数味主药，更新为一首具有祛瘀生新止血之效，治疗重症崩漏的验方。又同样以失笑散为君，配古方通幽煎、血竭散中诸药化裁成一首治血瘀型重症痛经的验方——加味没竭汤(即化膜汤)，并运用了现代科学方法系统地研究了验方加味没竭汤治疗痛经的机理，取得可喜成果。对输卵管阻塞性不孕，朱氏主张整体调节(中医药调治)和局部治疗(输卵管通液)相结合，疗效明显提高。对已用西药调节月经周期、控制出血的子宫肌瘤、子宫内膜异位症的患者，中药则重在化瘀散结；若是功血病人，则以固本复旧为法。

(2) 从合守变，燮理阴阳　朱氏精于临床，善于总结，提出了动静乃阴阳之兆，以平为期。她将诊治妇科疾患的要领归纳为“审阴阳，看动静”，作为临证之原则。审阴阳，看动静，是以阴阳两纲为统帅，提纲挈领，执简驭繁；审阴阳，看动静，是辨人体阴阳之盛衰，察气血虚实动静，把握妇科疾病变化之态势。她将妇科治法的运用精炼为“从、合、守、变”四个方面。“从”者，反治也。如寒因寒用、热因热用、通因通用、塞因塞用。“合”者，兼治也。病有夹杂，动静失匀、虚实寒热错杂，制其动则静愈凝，补其虚则实更壅。“守”者，恒也。对病程较长，症情复杂的慢性疾患，辨证既确，坚守原则，“用药勿责近功”缓缓图治，以静守待其功。“变”者，变通也。治病贵在权变，法随证变，并要因人、因时、因地制宜，及时调整治法。“从、合、守、变”四法分述有异，皆紧扣病机，寓哲理于医理，管窥朱氏妇科临证经验之丰富。

(3) 审慎动静，达于平衡　朱氏临证圆机活法在握，辨证论治进退有序。她认为动静乃阴阳之兆，阴阳之道，损有余而补不足，以平为期；女子以血为用，气为上帅，贵在调和。认为诊治妇科疾患的要领归纳为“审阴阳，看动静”，作为临证之原则。审阴阳，看动静，是以阴阳两纲为统帅，提纲挈领，执简驭繁；审阴阳，看动静，是辨人体阴阳之盛衰，在妇科则察气血虚实动静，把握妇科疾病变化之态势。

(4) 经孕产乳，适时为贵　朱氏临证施治，强调注意妇女经、孕、产、乳四期变化及少年、青年、壮年、生育期、更年期、绝经后等年龄阶段的区别。认为各时期妇女的生理病理变化及常见病症具有极大的不同，故用药也具有明显的阶段性。例如痛经的治疗需掌握给药的时间性、阶段性。气滞宜在行经前几天有乳胀、胸闷、小腹作胀时服药，疏肝调冲则经水畅行；血瘀者，行经初期，经水涩滞，腹痛夹瘀时，宜活血调经，瘀散经畅，腹痛可消；虚证者，宜平时调补，体质渐壮，即便行经期间不服药，痛经也会渐渐减轻。痛经又有婚前婚后之别，婚前痛经较为单纯，大多属先天肝肾不足，气血虚弱，或寒凝血瘀之类；婚后痛经常夹房事不洁之湿热瘀滞证，治当有别。

2. 临证经验

(1) 闭经（卵巢早衰、多囊卵巢综合征）　①卵巢早衰：朱氏认为导致卵巢早衰的病因可从《金匮》中所提及的“因虚、积冷、结气”三方面解释。朱氏临证多从肾虚血瘀、气血虚弱、肝郁气滞三方面治疗卵巢早衰一病。补肾活血方为朱氏临床经验方。方中以熟地黄滋阴养血，巴戟天、淫羊藿温通下焦阳气，调畅气血，三者共为君药补肾益精，党参、丹参、当归、黄芪四药共为臣药取其气血双补之意，益气以活血；菟丝子、覆盆子为使，用于平补肝肾；紫河车为取其益精填髓之功为佐。全方滋而不腻，补而不滞，气血并补，补气益肾兼行血，肾阴肾阳并补，散瘀血、理气血、调阴阳，使肾气盛、冲任通、天癸充，则肾虚血瘀之证自除，月事方可以时而下。②多囊卵巢综合征：朱氏妇科辨治多囊卵巢综合征以“肾”为本，朱氏治疗本病辨病与辨证相结合，认为此病的发病机理由于卵巢内缺乏优势卵泡，是由于肾虚不足，蕴育乏力，因而卵泡发育迟滞；而卵泡排出困难，又与气虚推动不足有关，气虚卵泡难以突破卵巢而被闭锁，所以在治疗中，朱氏提出“益肾温煦助卵泡发育，补气通络促卵泡排出”的治疗法则。如果治疗实证痰湿阻络型闭经，首当化瘀疏络，以动解凝，待湿化痰除，地道得通，而经量每涩少，盖邪既以去，正必受损，气血虚亏，当即转为调补气血，而济其源，则经自调。

(2) 排卵障碍性不孕症　朱氏认为排卵障碍，以虚证居多，即使确系实证，亦应注意疾病消耗之人正气，攻病之药亦能损耗之人元气，久病必伤正。故朱氏用药重视审阴阳动静，不轻投温而刚燥之品。且妇人以血为本，以肝为重，肾虚、血虚、肝郁、痰凝均可影响胎孕，故朱氏妇科临证以肝肾为纲，尤重奇经，治疗常以调经为关键，以达经调种子之目的。具体以补肾填精为大法，根据肝郁、脾虚、血瘀等不同病机采取疏化冲任、健脾益气、养血活血等方法辨证施治。由此体现出朱氏治疗排卵障碍性不孕症“重在补肾，贵在养血，妙在调肝，功在疏通”之特点。朱氏调经促孕方是朱南孙教授多年总结的经验方，以妇人月经生理为期，重在调经种子，方以黄芪、党参、当归为君补气养血、活血调经。熟地、巴戟天、淫羊藿、菟丝子、覆盆子为臣药平补肝肾，填精生髓，柔阳以济阴。石楠叶、石菖蒲为佐药能温肾阳、益命门，阳中求阴，以期阴阳平衡。最后以川芎为使，活血行气，促使卵泡从卵巢顺利排出。排卵后方中去石楠叶、石菖蒲、蛇床子等怡情促性之药，酌加川断、桑寄生充肾精、强腰膝、固冲任、安胎元以支持黄体功能、改善子宫内膜容受性，助胚胎更加良好发育。

（3）原发性痛经　朱氏诊断原发性痛经首辨虚实，论治痛经强调治病求本、重在求因，兼顾虚实夹杂、气血不和、寒热错杂；急则治标，缓则治本。加味没竭汤乃朱南孙教授取失笑散、血竭散、通瘀煎诸药化裁而成。其组成有生蒲黄、炒五灵脂、三棱、莪术、炙乳香、炙没药、生山楂、青皮、血竭粉。该方以蒲黄为君，化瘀止血；合五灵脂为失笑散，活血化瘀、散结止痛。加三棱、莪术、乳香、没药、血竭以破气行滞、活血化瘀止痛；生山楂消食活血和胃；佐以青皮疏肝理气。全方共奏活血化瘀、行气止痛之功。对气滞血瘀所致的膜样痛经、原发性痛经及子宫内膜异位症、盆腔炎等实证痛经均有显著疗效。

（4）子宫肌瘤　朱氏治疗子宫肌瘤首辨虚实，以“实者攻之、结者散之”为治疗大法。根据发病年龄可分为虚实两端，青壮年气血尚盛、肾气未衰、癥结胞中，属实证实体，宜攻为主，即便邪陷较深也能耐受攻伐之药，治以活血化瘀、消癥散结。常用方药(生蒲黄、丹参、青皮等)。年近“七七”者，肾气渐衰，肝火偏旺，遵“五旬经水未断者，应断其经水，癥结自缩”的原则，宜攻补兼施，治以清肝益肾，软坚消瘤，但需避免因过用补益之品而致邪气留恋难除，常用验方紫蛇消瘤断经汤(紫草、白花蛇舌草、夏枯草、旱莲草、寒水石、石见穿、大蓟、小蓟、茜草)。

朱氏笃信“流水不腐，户枢不蠹”之理，如今她仍奋战在临床一线，负责多项流派工作，竭力探新知、育人才，为中医薪火传承贡献力量，她如一面旗帜，用其数十年的嘉言懿行为我们诠释了一位国医大师的忠诚、责任、创新、担当、奉献。

（撰稿：董莉　审阅：黄健）

【刘祖贻】

刘祖贻，国医大师，湖南省中医药研究院研究员、主任医师。刘氏出身于湖南安化中医世家，为第九代传人，师承中医名家李聪甫，系全国老中医药专家第一、六批师带徒导师。从事中医内科医疗、教育、科研工作，擅长治疗中医各科杂症，尤其在中医脑病、中医温疫学和温病的理论、临床及科研方面卓有成就，并在皮肤病、妇儿病方面亦有显著疗效。

1. 脑损伤后神经功能缺损

刘芳等介绍刘祖贻学术经验。

（1）温肾益髓为法，阳气为生生之关键　脑为髓海，神经细胞是髓海的重要物质，神经元再生包括轴突生长等，均属精髓再生。根据阴阳互根互用的生命规律、生理特点，刘氏提出“阴阳互济”的治疗方法，强调阳气的生化、鼓舞作用，在治疗卒中、脑震荡等多种脑损伤疾病时，注重补益肾精，并强调益气助阳以生精髓、益清阳。常用制何首乌、枸杞子、菟丝子、桑椹子等益肾精药物，配合巴戟天、淫羊藿、狗脊等温肾之品，意在温阳以生精。

（2）活血通络为助　卒中之后，或因脉道内营血脉堵塞，或因溢于脉外之瘀血阻滞，导致局部脑窍功能受损，故急当活血通络，使血行复畅，则经脉通达，髓海方得受养。刘氏常用丹参、川芎、红花等药活血通络，又常伍以地龙等虫类药物以引药入络，助以大剂量黄芪以培补元气，俾气行则血行。

2. 冠心病

周慎介绍刘祖贻临证经验。

（1）益气通络贯穿治疗始终　刘氏认为冠心病的发病机制，起始于心气亏虚，成病于脉络瘀滞，有阴阳痰水风之变，其病机关键在于气虚络瘀，因此在治疗中主张以益气通络为主，通常用自拟方芪丹护心饮(黄芪 30 g，生晒参 10 g，葛根 30 g，丹参 30 g，郁金 10 g，降香 10 g，水蛭 10 g，山楂 30 g)贯穿于整个治疗过程。

(2) 分型辨治　心气亏虚脉络瘀滞证为冠心病的基本证候和最常见证候。治宜益气活血，蠲痹通络。刘氏自拟方芪丹护心饮加减。气阴两虚、脉络瘀滞证，多见于气阴两虚体质和合并各种期前收缩、高血压病的患者，治宜益气养阴、活血通络，方用生脉散合芪丹护心饮加减。阳气亏虚、脉络瘀滞证，常见于阳虚体质和合并心动过缓、房室传导阻滞的患者，治宜温阳益气、活血通络，方用桂枝甘草汤合芪丹护心饮加减。心气亏虚、痰瘀阻络证，常见于痰湿偏重的肥胖体质和合并高脂血症、脂肪肝的患者，治宜益气化痰、活血通络，方用瓜蒌薤白半夏汤合芪丹护心饮加减。心气亏虚、瘀水互结证，常见于冠心病合并心力衰竭的患者，治宜益气活血、化气利水，方用苓桂术甘汤合芪丹护心饮加减。气虚络瘀、阳亢风动证，常见于冠心病合并高血压病的患者，治宜益气活血，平肝息风，方用天麻钩藤饮合芪丹护心饮加减。

3. 阿尔茨海默病(AD)

任晨斌等介绍刘祖贻治疗经验。

认为本病病位在脑，以肾虚为本、瘀血阻于脑络为标，以温肾化瘀为基本治法，即标本兼治。刘氏拟定温肾健脑通络汤治疗本病，方由淫羊藿、巴戟天、熟地黄、枸杞子、菟丝子、丹参、红花等组成。

用药上，刘氏喜用虫类药物如僵蚕、全蝎，善于入络搜剔，涤痰散结力专，对脑络瘀阻尤建奇效。重视胃气，如用山楂一则护胃，二则促进药食运化，而勿使之壅滞。同时，活用攻下药。AD患者脾胃虚弱，运化失司，腑气不通，容易引起清气不升，浊气不降，更易加重病情，因此活用大黄、芒硝来通腑，使清升浊降。

4. 小儿病毒性心肌炎

杨维华等介绍刘祖贻诊疗经验。

(1) 重在虚实兼顾，以平为期　其病机关键在于正邪交争，初病以邪盛为主，久病以正虚为主，因此在治疗中主张虚实兼顾时，以平为期。在初病，以祛邪为主，兼顾其虚；久病，以扶正为主，兼祛余邪。常分以下三期(急性期、恢复期、后遗症期)五个证候进行辨治。急性期见于热毒淫心证及湿热侵心证，恢复期为邪伤气阴证，后遗症期分气阴两虚证及心阳亏虚证。

(2) 分期分型辨治　热毒淫心证多见于气阴两虚体质，复又外感风热，热毒侵心，七分邪三分虚者。方用银翘散合丹参饮加减。药用金银花、连翘、薄荷、荆芥、淡豆豉、牛蒡子、芦根、淡竹叶、甘草、桔梗、丹参、降香、砂仁、山楂等。

湿热侵心证多见于气阴两虚体质，于肠道病毒感染后，湿热侵心，七分邪三分虚者。治以清热化湿，解毒透邪。方用葛根黄芩黄连汤合丹参饮加减，药用葛根、黄芩、黄连、甘草、苦参、木香、石菖蒲、郁金、丹参、降香、砂仁、山楂等。

邪伤气阴证多见于邪毒渐解，气阴受损，虚实各半者。治以益气养阴，清热解毒。方用生脉散合五味消毒饮加减，药用麦冬、五味子、西洋参、金银花、蒲公英、丹参、郁金、降香等。

气阴两虚证多见于疾病晚期，邪毒已去，气阴受损，新的病理产物瘀痰衍生，痹阻心络者，为三分邪、七分虚证。治以益气养阴，宁心安神。治以益气养阴，活血通络。方用生脉散合芪丹护心饮加减。药用黄芪、生晒参、葛根、丹参、郁金、降香、麦冬、五味子、山楂等。

心阳亏虚证多见于疾病晚期，邪毒已去，气阴受损，新的病理产物瘀痰衍生，痹阻心络者，为三分邪七分虚证。治以温补心阳。方用桂枝甘草汤合芪丹护心饮加减。药用桂枝、黄芪、丹参、郁金、降香、山楂、甘草。

(撰稿:刘芳　审阅:黄健)

［附］ 参考文献

D

董莉，朱南孙.继承创新　衷中参西[N].中国中医药报，2018-3-2(4)

董亚兰，董莉.朱氏妇科治疗卵巢早衰验案举隅[J].光明中医，2016，31(24)：3653

L

刘芳，周胜强，林秀慧，等.国医大师刘祖贻从“脑髓阳生阴长”论治脑损伤后神经功能缺损[J].上海中医药杂志，2018，52(2)：2

R

任晨斌，伍大华.国医大师刘祖贻用温肾活血法治疗阿尔茨海默病经验[J].中医药导报，2016，22(16)：14

W

王采文等整理.朱南孙妇科临床秘验[M].中国医药科技出版社，1994

Y

杨维华，刘祖贻.国医大师刘祖贻辨治小儿病毒性心肌炎[J].湖南中医药大学学报，2017，37(3)：233

Z

张盼盼，董莉，朱南孙.朱南孙调经方论治多囊卵巢综合征经验介绍[J].新中医，2017，49(5)：154

周慎，刘祖贻.国医大师刘祖贻治疗冠心病经验[J].湖南中医药大学学报，2017，37(1)：9

朱南孙.海派中医朱氏妇科[M].上海科学技术出版社，2016

朱南孙.朱小南妇科经验选[M].人民卫生出版社，2005

（二）传染科

【概述】

2018年，公开发表的国家法定传染病范畴文献1 000余篇。本年度传染病撰写的条目所引用文献主要包括手足口病、乙肝、HIV感染、细菌性痢疾、登革热、HPV感染、流行性腮腺炎、乙脑、流行性出血热等疾病的治疗与研究。

1. 病毒性肝炎

乙肝纤维化　申广文等将慢性乙型肝炎肝纤维化患者分为两组各80例，对照组采用常规护肝治疗，观察组在此基础上给予丹鸡活血汤（黄芪、鸡血藤、鳖甲、党参、丹参、柴胡等）治疗。经治6个月，两组主要中医证候积分均显著下降（$P<0.05$），且观察组显著低于对照组（$P<0.05$）；两组ALT、TBIL、AST、"肝纤四项"均显著下降（$P<0.05$），且观察组显著低于对照组（$P<0.05$）；白蛋白（ALB）显著升高（$P<0.05$），且观察组显著高于对照组（$P<0.05$）；两组基质金属蛋白酶-1（MMP-1）、白细胞介素-6（IL-6）及肿瘤坏死因子-α（TNF-α）及观察组丙二醛（MDA）水平均显著下降（$P<0.05$），且观察组均显著低于对照组（$P<0.05$）。

肝衰竭　梁红梅等将慢性重度乙型病毒性肝炎患者分为两组，对照组51例，以恩替卡韦抗病毒、保肝退黄等西药综合对症支持治疗；治疗组45例在此基础上加服芍药甘草汤治疗，观察2月。结果，治疗组患者治疗有效率、临床症状体征、肝功能、PTA改善情况及HBV-DNA阴转率明显优于对照组，重型肝炎发生率低于对照组。

乙肝后肝硬化腹水　王兴等将乙型肝炎肝硬化腹水患者分为两组各34例，对照组采用常规治疗，治疗组在此基础上加用益气消鼓汤（黄芪、茯苓、大腹皮、丹参、薏苡仁、佛手等）口服合利水贴外贴脐部。治疗8周后，治疗组总有效率94.1%（32/34），对照组85.3%（29/34），组间比较$P<0.05$；治疗后两组体重、腹围差异均有统计学意义（$P<0.05$）；治疗组24 h总尿量多于对照组，呋塞米、螺内酯、白蛋白应用量均明显少于对照组（$P<0.05$）；两组肝功能、凝血功能等差异均有统计学意义（$P<0.05$）。

有关"乙型病毒性肝炎的中西医结合治疗"详见专条。

2. 手足口病

宋足琼将重症手足口病患儿分为两组各43例，对照组予山莨菪碱治疗，治疗组在此基础上加白虎汤加味治疗。经治5 d，治疗组总有效率95.4%（41/43）显著高于对照组76.7%（33/43）（$P<0.05$）；治疗组的各临床症状体征改善时间均显著低于对照组（$P<0.05$）。

任娜等将重症手足口病患儿随机分为两组，对照组予干扰素治疗，观察组在基础治疗上予自拟金莲清热方（金莲花、连翘、大青叶、板蓝根、生石膏、知母等）联合干扰素治疗。结果，对照组有效率为71.7%（38/53），低于观察组88.7%（47/53），组间比较$P<0.05$；观察组退热时间、溃疡愈合时间、斑疹消退时间及治疗时间均少于对照组（$P<0.05$）；与对照组比较，观察组治疗后血清VEGF、TNF-α及白介素族水平降低，CD_3^+、CD_4^+水平升高，CD_8^+、CD_4^+/CD_8^+水平降低（$P<0.05$）。两组均未见明显的不良反应。

3. 流行性腮腺炎

孙翠萍等选取流行性腮腺炎患者，分为大黄芒硝经皮给药联合消腮茶（金银花、板蓝根、黄芩、蒲公英、柴胡、天花粉等）治疗组、利巴韦林对照组（对照1组）和消腮茶对照组（对照2组）各30例，均以7 d为1个疗程。结果，治疗48、72 h，治疗组患者局部皮温明显低于对照1组、对照2组（$P<0.01$）；治疗7 d后，治疗组局部肿胀程度明显轻于对照1组（$P<0.01$），与对照2组比较$P>0.05$，对照1、2组组间比较$P>0.05$；治疗组疼痛程度明显轻于对照1组、对照2组（$P<0.05$，$P<0.01$），对照1、2组组间比较$P>0.05$。

4. 其他

（1）乙脑　刘志勇等将BHK-21细胞分空白组、病毒组及药物干预组，药物干预组分为4个亚组，每组加入不同浓度的柴石退热颗粒溶液（40、80、160、320 μg/ml），比较各组细胞的存活率、超氧化物歧化酶（SOD）、过氧化物酶（POD）、活性氧（ROS）及MDA水平。结果与空白组相比，病毒组细胞SOD及POD水平明显下降（$P<0.05$）；与病毒组细胞相比，药物干预组细胞ROS、MDA显著降低，SOD、POD及细胞存活率显著升高（$P<0.05$）。

（2）支原体感染　周京晶等将80例生殖道支原体感染湿热下注型患者随机分为对照组与观察组，每组40例。对照组单纯给予强力霉素治疗，观察组在对照组治疗基础上给予易黄汤（山药、芡实、黄柏、车前子、白果）。经治4周，观察组总有效率显著高于对照组（$P<0.05$）；治疗后2组各项临床症状体征评分均显著下降（均$P<0.05$），且观察组较对照组更显著（$P<0.05$）；观察组半年内复发率均显著低于对照组（$P<0.05$）；2组不良反应发生率比较$P>0.05$。

有关“艾滋病的临床与实验研究”“肺结核的治疗”“流行性感冒的防治”详见专条。

（撰稿：张玮　许笑宇　审阅：朱邦贤）

【艾滋病的临床与实验研究】

宋娜丽等将艾滋病（HIV）患者分为两组，服药组35例服用康爱保生制剂（紫花地丁、黄芩、紫草、旱莲草、茯苓、桑白皮等）对HIV感染者不同时间点细胞因子的水平变化。空白对照组38例不服药。治疗1年后，服药组细胞因子IL-7，IL-15升高；IFN-α升高，可使IFN-γ稳定在一定水平，并呈上升的趋势。

禤传凤等将气虚血瘀证患者分为两组，治疗组36例接受复方扶芳藤合剂（扶芳藤、黄芪、红参）联合HAART（拉米夫定片＋替诺福韦片＋依菲韦伦片）治疗，对照组12例仅接受HAART治疗。治疗6个月，治疗组乏力、纳呆、盗汗均有改善，与治疗前比较$P<0.05$，与对照组比较$P>0.05$；两组前后CD_4^+ T淋巴细胞均有升高（$P<0.05$）。

吕建林等将HIV合并重型HBV患者分为两组各43例，均给予常规HAART加护肝降酶综合治疗，治疗组在对照组基础上加用解毒化瘀颗粒（茵陈蒿、赤芍、白花蛇舌草、大黄、郁金、石菖蒲等）。治疗1个月，治疗组在有效率、症状积分、肝功能、凝血功能改善上均优于对照组（$P<0.05$），但在HBV-M改善方面，组间比较$P>0.05$。

孙续禄等将HIV患者分为两组各29例，对照组使用经典的HAART治疗方案，观察组在此基础上，加服芪灵汤（黄芪、灵芝、女贞子、白芍药、红枣）。治疗6个月，两组患者的CD_4^+ T细胞、Th17细胞含量、白介素-17、白介素-23的数据均出现增高，而且观察组数据高于对照组，CD_8^+ T细胞、Treg细胞含量、C反应蛋白数据均出现降低，而且观察组数据低于对照组，组间比较$P<0.05$；两组治疗有效率比较$P<0.05$；观察组的治疗有效率显著高于对照组，从两组的治疗效果看，数据差异也具有统计学意义（$z=2.330$，$P<0.05$），观察组的治疗效果显著优于对照组，两组患者各项不良反应发生率的数据差异均不具有统计学意义（$P>0.05$），但是各种机会性感染发生情况数据均为观察组低于对照组，数据差异具有统计学意义（$P<0.05$）。

袁君等回顾性观察中药益艾康胶囊（人参、黄芪、炒白术、茯苓、当归、白芍等）对 HIV/AIDS 患者抗病毒治疗（CART）患者 CD_4^+ 淋巴细胞计数的影响。其中益艾康胶囊＋CART 组 323 例，CART 组 164 例，比较两组患者 2004、2006、2009、2012 年 CD_4^+ 淋巴细胞计数。结果，两组的 CD_4^+ 细胞计数逐年均有增高趋势，益艾康胶囊＋CART 组的增高趋势高于 CART 组（$F=3.908$，$P<0.05$）；2009、2012 年，与 CART 组比较益艾康胶囊＋CART 组患者 CD_4^+ 细胞计数增加（$t=2.411$，2.274，$P<0.05$）。

杨玉琪等对 4 545 例接受中医药扶正抗毒丸（胶囊）或康爱保生丸（胶囊）治疗的艾滋病患者，按 CD_4^+T 淋巴细胞计数基线值分为 4 组（$CD_4^+T\leqslant$ 200cell/μL、$200<CD_4^+T\leqslant350$、$350<CD_4^+T\leqslant500$ 及 $CD_4^+T>500$）。结果，CD_4^+T 淋巴细胞计数不同基线患者在接受中医药治疗后，CD_4^+T 淋巴细胞计数、体重、患者体征总积分均有所恢复（$P<0.01$，$P<0.05$）。

（撰稿：陈云飞　张玮　审阅：朱邦贤）

【乙型病毒性肝炎的中西医结合治疗】

黄国初等将 HBeAg 阳性慢性乙型肝炎（CHB）患者分为两组各 150 例，对照组给予恩替卡韦治疗，治疗组在对照组治疗方法的基础上给予健肝颗粒Ⅱ方（黄芪、柴胡、三七、地龙、半夏、川芎等）。治疗 52 周，与对照组比较治疗组 HBeAg 转阴率及 HBeAb 转阳率均显著升高（$P<0.05$）。对照组血清 HBV-DNA 载量低于检测限比率为 62.7%，治疗组为 74.7%，组间比较 $P<0.05$。

乐凡等将经恩替卡韦抗病毒治疗且肝功能正常、HBV-DNA 阴性、HBeAg 阳性的 CHB 患者分为两组各 50 例。治疗组予恩替卡韦联合补肾健脾方（生黄芪、女贞子、仙灵脾、猫爪草、胡黄连、青皮等），对照组予恩替卡韦联合安慰剂治疗，疗程均为 12 个月。结果，两组患者的 HBeAg 水平与治疗前比较均明显下降（$P<0.001$），且治疗组低于对照组（$P<0.05$）；两组的 NKT 细胞比例较治疗前均明显升高（$P<0.05$，$P<0.001$），且治疗组的 NKT 细胞比例高于对照组（$P<0.05$）；治疗组的 NKG2A＋NKT、PD-1＋NKT 细胞比例较治疗前均降低（$P<0.05$，$P<0.01$），且治疗组低于对照组（$P<0.05$）；治疗组的 IFN-γ＋NKT 细胞比例较治疗前明显升高（$P<0.01$），且治疗组高于对照组（$P<0.05$）。

张鑫等对 CHB 患者伴失眠症状患者和失眠症患者（各 100 例）进行中医辨证分型，计算匹兹堡睡眠质量指数量表（PSQI）和中医证候积分，并比较两组患者 PSQI 积分差异，研究不同证型 CHB 伴失眠症状患者的中医证候积分和 PSQI 积分的相关性。结果，CHB 伴失眠症状患者的睡眠质量、入睡时间、睡眠时间、睡眠效率、睡眠障碍积分和 PSQI 总积分明显高于国内常模和失眠症患者（$P<0.01$，$P<0.05$），催眠药物积分高于国内常模（$P<0.01$）；CHB 伴失眠症状患者以肝郁脾虚证和肝肾阴虚证为主，失眠症患者以肝郁化火证和阴虚火旺证为主，且 CHB 伴失眠症状患者的两个主要证型的 PSQI 总积分与中医证候积分呈正相关（$P<0.01$）。

吕建林将 HBeAg 阳性 CHB 患者分为两组，对照组 43 例予 Peg IFNα-2α 治疗，试验组 47 例在此基础上给加用柴芍六君子汤（柴胡、白芍、党参、茯神、白术、陈皮等）治疗。治疗 24 周，试验组在降低转氨酶、HBeAg 阴转率、HBV-DNA 阴转率、HBeAg 血清学转换率、临床症状改善、不良反应发生率方面均优于对照组（$P<0.05$）。

鱼宁彬等选择 CHB 患者随机分为观察组 48 例和对照组 49 例，均给予恩替卡韦分散片和注射用还原型谷胱甘肽进行治疗。观察组联合服用补肝汤（薏苡仁、白芍、黄芪、鸡血藤、柏子仁、当归等）加味治疗。结果，观察组有效率明显高于对照组（$P<0.05$）；对照组和观察组细胞免疫功能变化、血清肝纤维化变化差异均有统计学意义（$P<0.05$）；观察组 HBeAg 转阴率、HBV-DNA 转阴率显著高于对

照组($P<0.05$)。

郑国雄将慢性乙肝e抗原阳性患者分成两组各30例。对照组给予恩替卡韦抗病毒药物治疗,观察组则给予恩替卡韦抗病毒药物联合补肾活血法(仙灵脾、女贞子、旱莲草、丹参、赤芍、莪术等)治疗。分别于治疗3、6个月后进行比较统计,结果观察组总有效率高于对照组($P<0.05$),两组治疗前与治疗后3、6个月乙型肝炎病毒(HBV)DNA定量比较$P<0.01$。

张扬等将CHB患者分成两组各42例,治疗组予温肾方(制附片、巴戟天、菟丝子、淫羊藿、黄芪、熟地黄等)加替比夫定;对照组予安慰剂加替比夫定。治疗24周,治疗组血HBV-DNA阴转率和HBeAg阴转率方面均高于对照<0.05);治疗组超声疗效和FibroScan CAP值均优于对照组($P<0.05$);治疗组ALT复常率高于对照组,而HOMA-IR低于对照组($P<0.05$)。

刘建军将CHB患者分为两组各50例,对照组给予恩替卡韦分散片治疗,观察组在对照组基础上给予柴胡护肝汤(柴胡、炒栀子、白芍、红花、瓜蒌、焦山楂等)治疗。两组均持续用药半年后,观察组总有效率84.0%(42/50),对照组总有效率60.0%,组间比较$P<0.05$。

王晓东等将脾肾阳虚型CHB分为两组各30例。对照组患者口服恩替卡韦,治疗组患者采用温补脾肾方(熟地黄、菟丝子、淫羊藿、炒白术、当归、白芍等)联合恩替卡韦治疗。治疗6个月,治疗组总有效率、证候积分、肝功能、HBV-DNA定量、HBeAg阴转率、HBeAg/HBeAb血清转换率相比对照组有明显改善($P<0.05$)。

崔剑巍等用肝复康(柴胡、当归、生地、槟榔、草果、厚朴等)治疗255例CHB患者。治疗96周,76.5%患者的HBsAg定量较基线明显降低($P<0.05$),其中13.7%患者获得免疫控制,3.9%实现HBsAg清除;HBsAg浓度越低阴转速度越快。

(撰稿:王妍 张玮 审阅:朱邦贤)

【肺结核的治疗】

常建华等将患者分为两组各50例。对照组患者给予常规西医抗结核治疗,观察组患者给予中药复结康(地骨皮、麦冬、炙百部、黄芩、百合、生黄芪等)治疗。结果,观察组的总有效率、痰菌转阴率均高于对照组($P<0.05$)。

张志杰等将患者分为两组,常规组56例采用西药治疗常规组,汤药组62例采用中药汤剂青蒿鳖甲汤(青蒿、醋炙鳖甲、牡丹皮、生地黄、知母、黄柏等)。结果,汤药组有效率90.3%(56/62),常规组有效率76.8%(43/56),组间比较$P<0.05$。

黄舒然等将患者分为两组各50例,对照组用常规2HRZE/4HR方案治疗,观察组在此基础上再联合加味葶苈大枣泻肺汤治疗。结果,观察组有效率、免疫力均高于对照组($P<0.05$)。

马峥等将患者分为两组各34例,对照组给予常规西药治疗,观察组在对照组基础上给予结核丸(龟板、百部、生地黄、熟地黄、牡蛎、北沙参等)联合胸腺五肽治疗。结果,观察组CD_3^+、CD_4^+等水平明显高于治疗前和对照组($P<0.05$),治疗后观察组痰菌转阴率、有效率明显高于对照组($P<0.05$)。

苏汝开等将患者分为两组各70例,对照组给予2HRZE/4HR方案化疗,观察组在此基础上给予柴胡桂枝干姜汤。结果,观察组有效率、痰转阴率均高于对照组,中医证候积分低于对照组($P<0.05$)。

张尊敬等将患者分为两组各100例,对照组采用2HRZE/4HR方案治疗,治疗组加用抗痨合剂加味(十大功劳叶、百部、浙贝、沙参、葎草、党参等)。结果,治疗组总有效率、痰菌转阴率、X线吸收率均高于对照组($P<0.05$)。

马喜迎等将初治患者分为两组各50例,对照组给予西医常规化疗,观察组在此基础上加用益气养阴清肺方(黄芪、党参、麦冬、百合、白术、枸杞子等)。结果,观察组咳痰潮热、盗汗评分均显著低于对照组($P<0.05$);观察组CD_3^+、CD_4^+等显著高于治疗前

及对照组($P<0.05$);观察组总有效率、影像学改善率、痰菌转阴率均高于对照组(均 $P<0.05$)。

刘锐等将复治患者分为两组各 47 例,对照组采用 2HRZE/4HR 标准化疗方案;在此基础上,研究组采用百合固金汤口服及超声电导仪药物透入治疗。结果对照组改善率低于研究组($P<0.05$)。

(撰稿:李莹 张玮　审阅:朱邦贤)

【流感的防治】

王玉光等总结北京地区流感特点,认为流感可归属于四时外感范畴,部分可从冬温、伏暑、春温、风温论治。可见表证伴里热症状,治疗当重在辛凉解表、外散寒邪内清郁热。中医药治疗流感关键在于注重初期和重症的治疗,把住气分关,截断扭转,避免轻症转为重症。

陈腾飞等结合 2017—2018 年冬季流感的临床特点,提出了 2017—2018 年冬季的防治思路:2017—2018 年冬季流感以"冬温"为主、流感预防救治不可忽视兼夹邪气、重症流感患者的治疗应注重护阳气、开邪闭,流感的恢复期注重调理肺胃。

陈丽秋将流感患者分成两组各 50 例,对照组予磷酸奥司他韦治疗,观察组予连花清瘟胶囊治疗。结果,总有效率观察组高于对照组($P<0.05$);观察组发热、全身酸痛持续时间短于对照组($P<0.05$)。

郑芳丽将小儿流感患者分为两组各 35 例,对照组给予奥司他韦,治疗组给予柴葛解肌汤合银翘散(白茅根、芦根、连翘、炒牛蒡子、枳壳、苦杏仁等)。结果,在不同时间段体温稳定情况观察组优于对照组($P<0.05$),总有效率观察组高于对照组($P<0.05$)。

李春梅将小儿流感患者分为两组各 35 例,治疗组给予柴胡桂枝连翘汤(桂枝、柴胡、连翘、白芍、黄芩、防风等)治疗,对照组给予清开灵口服液治疗。结果,总有效率观察组 91.4%(32/35)、对照组 71.4%(25/35),两组比较差异有统计学意义,症状缓解时间观察组短于对照组。

李有跃等将流感患者分为予疏风解毒胶囊组(观察 1 组)、阿昔洛韦联合疏风解毒胶囊组(观察 2 组)、阿昔洛韦组(对照组),分别给予相应的治疗方法。结果,治疗 3 d 后,观察 1 组、2 组发热、咳嗽或咽痛、头疼、鼻塞、流鼻涕、全身酸痛、乏力等症状缓解率高于对照组($P<0.05$);治疗 7 d 后,观察 1 组、2 组发热、咳嗽或咽痛、头疼、鼻塞、流鼻涕、全身酸痛、乏力等症状缓解率高于对照组($P<0.05$);总有效率观察 1 组为 91.3%(230/252)、观察 2 组为 95.2%(239/251)、对照组为 86.5%(217/251),两组观察组治疗总有效率明显高于对照组($P<0.05$)。

(撰稿:王磊　审阅:朱邦贤)

[附]　参考文献

C

常建华,韩庭伟,周康宁.复结康治疗复治性肺结核患者 50 例疗效观察[J].中国中医药科技,2018, 25(4):594

陈丽秋.连花清瘟胶囊治疗流行性感冒疗效观察[J].实用中医药杂志,2018, 34(10):1265

陈腾飞,刘清泉.谈中医药对于 2017—2018 年冬季流感的防治思路——《流行性感冒诊疗方案(2018 版)》中医解读[J].世界中医药,2018, 13(2):271

崔剑巍,张菁,成伟忠,等.中药复方"肝复康"对慢性乙型肝炎患者 HBsAg 水平观察[J].中华中医药杂志,2018, 33(2):545

H

黄国初,黄古叶,顾桥,等.健肝颗粒Ⅱ方联合恩替卡韦治疗乙肝 e 抗原阳性慢性乙型病毒性肝炎 150 例临床观察[J].甘肃中医药大学学报,2018, 35(1):51

黄舒然,葛海波.2HRZE/4HR 方案联合加味葶苈大枣泻肺汤对肺结核患者疗效及免疫力的影响[J].吉林中医药,2018, 38(7):786

L

乐凡，张鑫，朱晓骏，等.补肾健脾方对恩替卡韦经治HBeAg阳性慢性乙型肝炎患者NKT细胞功能的影响[J].上海中医药大学学报，2018，32(3)：22

李春梅.柴胡桂枝连翘汤治疗小儿流行性感冒临床分析[J].实用中医药杂志，2018，34(9)：1049

李有跃，谭光林，朱福君.疏风解毒胶囊治疗流行性感冒的临床研究[J].中国中医急症，2018，27(10)：1734

梁红梅，朱清静.芍药甘草汤联合综合疗法治疗慢性重度乙型肝炎临床研究[J].中西医结合肝病杂志，2018，28(3)：142

刘锐，张焕.百合固金汤超声电导仪药物透入对复治肺结核患者血清免疫功能及炎症因子水平影响研究[J].辽宁中医药大学学报，2018，20(5)：122

刘建军.柴胡护肝汤联合恩替卡韦分散片治疗慢性乙型肝炎临床研究[J].新中医，2018，50(7)：106

刘志勇，孟毅，常学辉，等.柴石退热颗粒降低乙脑损伤及干扰氧化应激机制的实验研究[J].辽宁中医杂志，2018，45(8)：1768

吕建林，黄瑞，宁碧泉，等.解毒化瘀颗粒联合HAART治疗HIV合并重型HBV患者临床研究[J].辽宁中医药大学学报，2018，20(9)：77

吕建林，毛德文，张荣臻，等.柴芍六君子汤联合Peg IFNα-2a治疗HBeAg阳性慢性乙型肝炎的临床观察[J].中国中西医结合消化杂志，2018，26(2)：144

M

马峥.养阴润肺汤加减佐治肺结核肺阴亏虚型临床观察[J].实用中医药杂志，2018，34(5)：590

马喜迎.益气养阴清肺方联合化疗治疗初治肺结核疗效及对免疫功能的影响[J].现代中西医结合杂志，2018，27(27)：3044

R

任娜，胡善雷，刘建民，等.自拟金莲清热方联合干扰素治疗小儿重症手足口病的临床观察[J].中国中西医结合杂志，2018，38(6)：677

S

申广文，刘颖，李强，等.丹鸡活血汤辅助治疗慢性乙型肝炎肝纤维化对患者肝功能及血清炎性反应介质的影响[J].世界中医药，2018，13(9)：2144

宋娜丽，杨小洁，赵霞，等.康爱保生制剂对艾滋病感染者细胞因子变化的影响[J].中药新药与临床药理，2018，29(3)：361

宋足琼.白虎汤加味联合山莨菪碱治疗小儿重症手足口病的疗效观察[J].云南中医中药杂志，2018，39(7)：51

苏汝开，王景科，邓伦杰.柴胡桂枝干姜汤治疗肺结核临床观察[J].中医学报，2018，33(7)：1208

孙翠萍，许费昀，康新桂.大黄芒硝外敷联合“消腮茶”口服治疗流行性腮腺炎30例临床研究[J].江苏中医药，2018，50(3)：50

孙续禄，马骁，敬小莉，等.芪灵汤联合高效抗逆转录病毒疗法对HIV/AIDS炎性因子和免疫功能的影响研究[J].中华中医药学刊，2018，36(7)：1756

W

王兴，田力铭，刘建涛，等.益气消鼓汤合利水贴对乙型肝炎肝硬化腹水患者GH、IGF-1的影响[J].新中医，2018，50(5)：79

王晓东，张赤志.温补脾肾方联合恩替卡韦治疗脾肾阳虚型慢性乙型肝炎临床研究[J].中西医结合肝病杂志，2018，28(1)：28

王玉光，谷晓红，马家驹，等.2017—2018年北京地区流行性感冒病证特征及应对策略[J].北京中医药，2018，37(1)：3

Y

禤传凤，罗伟生，何天富，等.复方扶芳藤合剂联合HAART治疗HIV/AIDS疗效观察[J].辽宁中医杂志，2018，45(5)：964

杨玉琪，瞿广城，王莉，等.CD_4^+ T淋巴细胞计数不同基线值的艾滋病患者中医药治疗效果回顾性分析[J].时珍国医国药，2018，29(7)：1654

鱼宁彬，樊沛，陈谭红.补肝汤加味治疗慢性乙型病毒性肝炎临床疗效及其对免疫功能的影响[J].长春中医药大学学报，2018，34(3)：515

袁君，金艳涛，蒋自强，等.中医药治疗对HIV/AIDS患者CD_4^+淋巴细胞计数影响的回顾性分析[J].中国中西医结合杂志，2018，38(4)：407

Z

张鑫，周振华，李曼，等.基于“肝藏魂”理论与慢性乙型肝炎伴失眠症状患者的相关性[J].中华中医药杂志，2018，33(1)：89

张扬，扈晓宇，杨芳.温肾方治疗慢性乙型肝炎合并非酒精性脂肪性肝炎的随机对照临床研究[J].中华中医药杂志，2018，33(5)：1975

张志杰.青蒿鳖甲汤应用于耐药肺结核发热治疗中的临床疗效分析[J].黑龙江中医药，2018，47(1)：38

张尊敬，刘忠达，郭净，等.养阴祛瘀法治疗肺结核41例[J].浙江中医杂志，2018，53(8)：580

郑芳丽.柴葛解肌汤合银翘散加减治疗小儿流行性感冒发热疗效观察[J].实用中医药杂志，2018，34(10)：1168

郑国雄.补肾活血法治疗e抗原阳性的慢性乙型病毒性肝炎的临床研究[J].深圳中西医结合杂志，2018，28(5)：55

周京晶，高薇炜.易黄汤联合强力霉素治疗生殖道支原体感染湿热下注型疗效观察[J].现代中西医结合杂志，2018，27(11)：1209

（三）肿瘤科

【概述】

2018年，据不完全统计，全世界共有约1 810万癌症新发病例和960万癌症死亡病例(剔除非黑色素瘤皮肤癌后分别为1 700万和950万)。在癌症新发病例中，男性950万，亚洲占到近50%；女性860万，亚洲占到47.5%。病种方面，肺癌(11.6%)仍居首位，依次为女性乳腺癌(11.6%)、前列腺癌(7.1%)、结直肠癌(6.1%)。癌症死亡病例中，亚洲占到近70%，死亡病种排名依次为：肺癌(18.4%)、结直肠癌(9.2%)、胃癌(8.2%)、肝癌(8.2%)。

肿瘤的临床治疗方面。2018年10月，美国James P.Allison和日本Tasuku Honjo两位科学家因在癌症免疫疗法领域的开拓性成果而获得诺贝尔生理学或医学奖，肿瘤免疫疗法成为除手术、化疗、放疗之外的关注热点。免疫检查点确定肿瘤治疗靶位点以及以PD-1为代表的免疫疗法主要通过阻断肿瘤细胞PD-1/PD-L1信号通路，让免疫系统直接杀死癌症细胞。PD-1/PD-L1抗体在肝癌、结直肠癌、胃癌、食管癌、三阴性乳腺癌、鼻咽癌、卵巢癌、宫颈癌、前列腺癌、子宫内膜癌、胶质癌、神经内分泌肿瘤、恶性间皮瘤、非霍奇金淋巴瘤等多种实体瘤治疗中，初步显示出了较好的治疗效果。

随着免疫治疗肿瘤热潮的兴起，中医药治疗恶性肿瘤的免疫调控机制受到了更多关注。据统计，2018年发表的中医药或中西医结合治疗恶性肿瘤(包括血液病)论文283篇，其中单纯中医药抗肿瘤(包括白血病与骨髓肿瘤)文献(包括临床与基础)45篇、中医药辅助西药治疗肿瘤文献56篇、中医药解决肿瘤相关并发症(包括治疗相关并发症)72篇、中医药通过调控机体免疫机制而达到抑制肿瘤文献110篇。这些文献报道的共同特点是中医药通过稳定调控机体免疫，提高免疫监视能力，消除残留的肿瘤细胞，以防肿瘤复发和转移，且不良反应极低，患者不但能够取得良好的临床治疗，而且极大地减轻了家庭和社会经济负担。与2018年最受关注的PD-1/PD-L1抗体治疗实体瘤疗效及其不良反应相比，中医药治疗肿瘤的免疫调节作用无疑是最有前景的治疗方法。但中医药治疗恶性肿瘤的免疫调节机制还有很多拓展和研究的空间，许多潜在的免疫调控机制还需要进行深入的探讨和研究。比如，中医药如何恢复放化疗重创的免疫机制、中医药通过调控免疫预防肿瘤复发与转移机制、中医药调控体液免疫和细胞免疫的权重以及中医药调控免疫的靶点或信号通路等现在还相知甚少。但随着医学界对肿瘤免疫起源、免疫监视等认知度的提高以及免疫治疗肿瘤效果、不良反应、经济学评估等结果的显现，中医药治疗肿瘤的免疫调控机制的作用也会更加明确。

（撰稿：陈信义　审阅：孟静岩）

【肝癌的治疗与研究】

屈帅勇等总结马纯政教授治疗肝癌术后经验，其概括为柔肝养肝，顾养本脏，辅以理气活血通络；健运中焦，恢复气机升降；温阳益精，平调阴阳的扶正思路，临床疗效显著。邵峰等通过搜集文献对原发性肝癌(HCC)文献中的膏方用药规律进行总结，结果显示其规律为在辨证论治基础上应重视补虚药、活血化瘀药、清热解毒药及利水渗湿药的使用。蔡之幸认为肿瘤属阴邪范畴，“阳虚失煦，寒邪袭虚”

是引起癌痛的重要病因病机，治疗上擅用温阳法注重顾护阳气，对肝癌微环境的调节作用具有重要的意义。

临床治疗方面。叶颖等给予40例早期HCC患者口服扶正泻肝方(郁金、蔓荆子、党参、白术、龙胆草、大腹皮)，治疗3月。结果，患者治疗后AFP、ALT、AST、TBIL、DBIL均明显低于治疗前，TP水平明显高于治疗前，CD_3^+、CD_4^+水平及CD_4^+/CD_8^+比值均明显高于治疗前，CD_8^+明显低于治疗前($P<0.01$)，KPS评分提高率为80.0%。此外，疼痛缓解率为85.0%，各临床症状改善的有效率均大于60%。

万晓燕等选取中晚期HCC患者110例随机均分为两组，对照组予常规对症治疗＋TACE，观察组在此基础上加用正肝化症方(灵芝、半枝莲、白花蛇舌草、丹参、白术、茵陈等)，治疗12周。结果，两组的中医证候积分降低、肝功能和免疫指标改善，且观察组优于对照组，总有效率观察组72.7%(40/55)显著高于对照组50.9%(28/55)(均$P<0.05$)。郭丽颖等采用回顾性队列研究的方法，将72例HCC均分为对照组和治疗组，予TACE治疗，治疗组加用补气活血法(血府逐瘀汤＋大剂量黄芪)。结果，治疗组的卡氏评分提高，无进展生存期、1年生存率延长(均$P<0.05$)，总生存期无改变。吴眉等将66例中晚期肝癌患者随机分为治疗组和对照组，两组均行TACE术，治疗组在术前7 d开始服用中药消瘤散，术后1月，肝功能指标(ALT、AST、TBIL、ALB)、甲胎蛋白(AFP)、凝血酶原时间(PT)、生存质量KPS评分均改善，且治疗组优于对照组；不良反应发生情况，治疗组优于对照组(均$P<0.05$)。

邹秀美等将60例阴虚水停型晚期HCC中、重度腹水患者随机分为对照组和治疗组，均予常规对症治疗，治疗组加用保肝利水汤(柴胡12 g，黄芩12 g，红参10 g，半夏15 g，生姜6 g，大腹皮30 g等)内服。治疗2周，两组的腹水程度明显减轻，且治疗组更明显($P<0.05$)。赵艳莉等根据治疗方法的不同将98例中晚期HCC患者分为中药组60例与西药组38例，西药组给予替吉奥胶囊、卡培他滨、奥沙利铂化疗，中药组在此基础上给予自拟扶正解毒消积方治疗，治疗12周。结果，中药组治疗总有效率明显高于西药组($P<0.05$)；治疗期间，2组血液毒性反应、肝肾功能异常、消化道反应、神经系统反应发生率比较，均$P>0.05$；治疗后2组血清ALT与AST水平均明显低于治疗前，且中药组明显低于西药组($P<0.05$)；中药组随访6个月与1年生存率均明显高于西药组($P<0.05$)。

李穗晖等将入组的60例Child C级HCC患者，随机分为治疗组40例和对照组20例。对照组给予支持治疗，治疗组加用口服参桃软肝方(西洋参、桃仁、当归、大黄、丹参、仙鹤草等)，治疗42 d。结果，治疗组的中医肝癌相关症状评分、肝功能Child-Pugh评分均降低，外周血肝纤维化指标(Ⅲ型原胶原、层黏蛋白、透明质酸)改善($P<0.05$)，对照组均无改善($P>0.05$)。

陈晓乐等随访150例接受健脾理气方综合治疗的肝癌患者，结果发现门脉癌栓和谷氨酰转肽酶(GGT)为影响肝癌总生存期预后的危险因素，而服用中药时间长于1年为预后保护因素；联合使用华蟾素者较未使用者，中位无进展生存时间及总生存时间显著延长($P<0.05$)。

唐亦非等将113例晚期肝癌患者随机分成两组，对照组口服甲苯磺酸索拉非尼片，治疗组加用槐耳颗粒。连续治疗2个月后，两组患者KPS评分显著升高，IBI评分显著降低，治疗组优于对照组(均$P<0.05$)；治疗期间的不良反应发生率，对照组19.6%高于治疗组5.3%($P<0.05$)。李灿等将105例TACE术后HCC患者随机均分为3组，均予西医常规治疗，治疗组加用麻黄升麻汤，安慰剂组加用中药安慰剂。7 d后，治疗组退热疗效总有效率显著优于其余两组，临床症状改善最明显(均$P<0.05$)；3组患者肝功能和炎性细胞因子水平均改善，治疗组最优，组间比较$P<0.05$。

张引涛等将102例肝癌患者根据用药的差别分为两组，对照组静脉注射用丝裂霉素、氟尿嘧啶注射液，治疗组在此基础上静脉注射鸦胆子油乳注射液，均治疗 2 个疗程。结果，对照组客观缓解率(ORR)和临床获益率(CBR)均显著低于治疗组，$P<0.05$；两组血清血管内皮生长因子(VEGF)、缺氧诱导因子-1A(HIF-1A)、结缔组织生长因子(CTGF)、基质金属蛋白酶-2(MMP-2)水平均明显降低，治疗组更显著($P<0.05$)；两组患者躯体、认知、情绪、角色和社会功能评分均明显升高，且治疗组优于对照组(均 $P<0.05$)；治疗组 1、2、3 年生存率均分别高于同时期对照组患者，组间比较 $P<0.05$。

实验研究方面。徐力立等探讨消癌解毒方(白花蛇舌草、山慈姑、僵蚕、蜈蚣、太子参、麦冬等)对人肝癌 SMMC-7721 细胞增殖及微小核糖核酸表达谱的影响。结果显示，消癌解毒方含药血清对人肝癌 SMMC-7721 细胞的增殖均存在抑制作用，抑制率与浓度成正比。认为消癌解毒方可能通过诱导 miRNA 表达谱的改变而参与抑制人肝癌细胞 SMMC-7721 增殖作用。苏春芝等研究发现消癥软肝方(薏苡仁、郁金、生牡蛎、清半夏、川芎、当归等)能够减轻 5-Fu 化疗引起的小鼠免疫器官的损伤，其抗肿瘤作用可能与肝癌细胞 SMMC-7721 下调肿瘤组织 cyclinD1 的表达，上调 p16 的表达有关。周晓晶等体外细胞实验结果显示，寡聚脱氧核苷酸协同扶正清解方(黄芪 30 g，女贞子 15 g，夏枯草 15 g，白花蛇舌草 30 g，灵芝 30 g，淮山药 15 g)通过抑制肝癌细胞的增殖、迁移，降低了肝癌细胞的侵袭转移能力。

武容等利用网络药理学技术筛选补肾健脾方(熟地黄 24 g，山药 12 g，山茱萸 12 g，泽泻 9 g，茯苓 9 g，牡丹皮 9 g 等)治疗肝癌关键成分及靶标，先利用相关数据库及拓扑分析共筛选出 9 个化合物、56 个靶标及 10 条信号通路。与空白血清组及正常对照组比较，20％补肾健脾方含药血清在 48 h 和 72 h 明显抑制 HepG2 细胞的存活率，并在 48 h 能够诱导 HepG2 细胞凋亡(均 $P<0.05$)。同时补肾健脾方组能抑制 PI3K、P-Akt 及 BCLXL 的表达，增加了 p53、Cleaved CASP9 与 Cleaved CASP3 的表达($P<0.05$，$P<0.01$)。史国军等研究发现冬凌草甲素能抑制人肝癌 SMMC-7721 的生长及迁移能力，其机制可能与上调 E-cad 的表达，降低 Vimentin 的表达有关。

阮连国等研究皂荚提取物对肝癌大鼠微血管密度(MVD)及肝脏病理的影响，探讨其抗肝癌作用机理，将肝癌模型大鼠分成 5 组，给予模型组皂荚提取物高、中、低(0.6，0.3，0.15 $g\cdot kg^{-1}\cdot d^{-1}$)剂量和索拉非尼灌胃 30 d。结果，肝癌大鼠与空白组大鼠比较，MVD 值均有明显增加($P<0.01$)；各给药组与模型组大鼠比较，MVD 值均有明显下降，其中皂荚提取物高剂量组与索拉非尼组下降最明显($P<0.01$)；各给药组与模型组相比较，大鼠肝脏病理均有改善，皂荚提取物高剂量组与索拉非尼组改善最明显。

刘小美等研究小檗碱、大黄素、桂皮醛配伍对肝癌移植瘤模型裸鼠的作用，以抑瘤率作为主要筛选指标，给药 2 周。结果，小檗碱、大黄素、桂皮醛三者配伍能有效抑制肝癌组织的生长，其最佳配伍比例为 2∶5∶10。赵亚楠等发现从龙血竭中分离得到一种双黄酮化合物 HIS-4 能够抑制人肝癌 HepG2 和 SK-HEP-1 细胞的增殖，诱导其凋亡以及能抑制 HepG2 和 SK-HEP-1 细胞的迁移和侵袭。此外，HIS-4 能有效抑制血管生成。从作用机制上来说，HIS-4 发挥抗肝癌活性可能与 MAPK 信号通路上调和 mTOR 信号通路下调有关。提示 HIS-4 可能是一个治疗肝癌的先导结构或候选药物。

(撰稿：叶霈智　陈信义　审阅：孟静岩)

【癌因性疲乏的防治与研究】

严明珠对 120 例恶性肿瘤患者的癌因性疲乏量表进行问卷调查，发现疲乏程度在病程、文化程度、肿瘤分期、治疗方案、化疗次数、化疗不良反应分级等几个方面存在差异($P<0.05$)。

严桂英将 51 例老年非小细胞肺癌患者随机分为两组，均予介入治疗，治疗组加服益气养精中药(生黄芪、黄精、七叶胆、女贞子、姜川连、制苍术等)，治疗 28 d。结果，相较对照组，治疗组的疲乏症状、生活质量以及血常规、肝肾功能、免疫指标等血清指数明显改善($P<0.05$)。

杨昌卫等将 80 例晚期肿瘤患者随机均分为两组,对照组予甲地孕酮联合对症治疗,治疗组在此基础上加用生脉注射液和补中益气汤,以 Piper 疲乏量表和 SF-36 量表评价疲乏程度和生活质量。治疗 4 周,两组的各量表评分均改善,且治疗组优于对照组($P<0.05$)。

林振荣等将 64 例中晚期非小细胞肺癌患者随机均分为两组,均予常规疗法,治疗组加服补中益气汤,疗程 7 d。以 Piper 疲乏量表、Karnofsky 功能状况评分以及中医证候积分为观察指标。两个疗程后,治疗组均显著优于对照组($P<0.05$)。

宁为民等研究了扶正散结解毒方(黄芪、太子参、白术、甘草、薏苡仁、白花蛇舌草等)对大肠癌术后化疗患者疲乏的改善作用,将 136 例患者均分为两组,对照组采用 FOLFOX4 化疗方案,治疗组在此基础上加服扶正散结解毒方,连续治疗 12 个化疗周期(14 d/周期)后,两组的疲乏量表评分均有改善,治疗组优于对照组($P<0.05$)。

(撰稿:李元青 陈信义 审阅:孟静岩)

【肿瘤复发与转移防治的实验研究】

迟笑怡等研究了盐酸川芎嗪对小鼠 Lewis 肺癌细胞侵袭黏附能力及上皮-间质转化的影响,将体外培养的绿色荧光蛋白(GFP)标记的小鼠 Lewis 肺癌细胞株(LLC-GFP)分为对照组、盐酸川芎嗪低、中、高(500、1 000、2 000 μg/ml)剂量组,干预 24 h。结果,盐酸川芎嗪对 LLC-GFP 的细胞增殖抑制率、侵袭抑制率呈浓度依赖性($P<0.01$),相较对照组,高剂量组的 E-cad-herin 表达和细胞黏附率增高,各剂量组均能明显下调 N-cadherin 的蛋白表达(均 $P<0.01$)。

严溢泉等探讨了僵蚕含药血清对肝癌细胞侵袭能力的影响,将 20 只 SD 大鼠均分两组,分别给予 630 mg/100 g 僵蚕水煎剂溶液及等体积生理盐水灌胃,连续 3 d。将肝癌 Hepa1-6 细胞分为对照组和实验组,分别给予对照血清和僵蚕含药血清培养,48 h 后,肝癌细胞增殖率、细胞侵袭率实验组低于对照组($P<0.01$),与对照组相比,实验组 E-cadherin mRNA 表达增加,N-cadherin mRNA 表达减少($P<0.05$。)

王芹等研究了健脾温肾方(黄芪 30 g,党参 15 g,白术 9 g,茯苓 15 g,菟丝子 15 g,巴戟天 15 g 等)对肺癌术后复发转移的预防作用和可能机制,将 NCI-H460-Luci 细胞皮下移植瘤术后裸鼠模型随机分为 3 组,16 只/组,健脾温肾组予健脾温肾方溶液灌胃、化疗组予紫杉醇注射液腹腔注射、对照组予生理盐水灌胃,1 次/d,干预 13 周。结果,与对照组比较,健脾温肾组、化疗组裸鼠瘤体中 miR-18a-5p、miR-182-5p 表达量降低,BRCA1 mRNA 表达升高,无瘤转移生存时间延长($P<0.05$, $P<0.01$);各组转移瘤个数比较无差异($P>0.05$)。

饶希午等将 30 只 SD 雄性大鼠随机均分为三组,采用自由饮用二乙基亚硝胺(DEN)法复制大鼠肝癌模型,造模第 4 周起化痰祛瘀组大鼠给予山慈姑、莪术水提液(剂量为 $3.12\ g\cdot kg^{-1}\cdot d^{-1}$)灌胃,模型组给予 9 g/L 生理盐水灌胃(1 ml/d), 6 d/周,共 16 周。结果,模型组出现明显肺转移,化痰祛瘀组则无明显肉眼可见的转移;蛋白组学,化痰祛瘀组的蛋白 Fgb 下调、Cpb2 上调,Thbs1 上调、Spp1 下调,RT1-EC2 上调、NTng1 的上调,显示了山慈姑-莪术对肝癌转移的多靶点干预作用。

胡兵等研究了藤龙补中汤(藤梨根 30 g,龙葵 15 g,白术 9 g,薏苡仁 30 g,槲寄生 15 g)对大肠癌 RKO 细胞转移相关基因表达的影响,将经过藤龙补中汤处理的 RKO 细胞通过 TRIzol 试剂提取 RNA,纯化后 PCR 芯片检测基因表达。结果,与对照组相比,藤龙补中汤的 CD_{44} 和 ITGB3 表达降低、CDH1 表达升高($P<0.01$), MMP-3 和 MMP-9 表达降低、TIMP2 表达升高,FGFR4、FLT4 和 TGFB1 表达降低、SSTR2 表达升高,SMAD2 表达降低,CD_{82} 和 KISS1 表达升高(均 $P<0.05$)。

石荣珍等研究了元胡醇提物对乳腺癌模型小鼠G-CSF、TGF-β1、IL-10表达的影响，将36只BALB/C小鼠随机分为6组，建立4T1乳腺癌模型，分别以生理盐水及不同剂量元胡醇提物低、中、高(0.75、1.3、2.6 mg/kg)剂量灌胃，CTX组以CTX(100 mg/kg)腹腔注射给药，4周后处死。结果，元胡醇提物低、中剂量组有促进肿瘤生长的作用，高剂量组显著增加瘤重；元胡各剂量组IL-10、TGF-β1、G-CSF组阳性细胞数较模型组多，且呈浓度和剂量依赖性，胸腺组织中淋巴细胞表达为CD_3阳性。

杨传玉等观察了姜黄素联合防粘连膜经多途径血供阻断治疗兔VX2肝癌及其对残癌组织新生血管的影响，将36只新西兰大白兔肝癌模型分为4组，均予肝动脉、门静脉置管，A组单纯注射碘化油0.2 ml/kg，B组在A组基础上加用肝周防粘连膜包裹，C组注射姜黄素碘化油悬液(0.2+5)mg/kg，D组在C组基础上加用肝周防粘连膜包裹，观察14 d。结果，4组的肝功能指标ALT、AST水平持续下降，但仍高于术前水平，组间比较$P>0.05$，说明该治疗方法对肝功能无额外损伤。肿瘤栓塞后，D组肿瘤组织内和细胞内VEGF蛋白表达降低最明显，其生存期明显长于B组、C组。表明，在缺氧微环境下姜黄素联合多途径阻断可以有效地抑制VEGF的生成，起到减少残余肝癌内的血管生成的作用，而姜黄素联合可吸收生物防粘连隔离膜可起到延长模型生存期的作用。

刘瑞等通过建立Lewis肺癌移植瘤小鼠模型观察肺瘤平膏及其联合不同类别药物(塞来昔布、环磷酰胺)对肺转移微环境中PI3K/AKT/NF-κB表达的影响。结果，14 d，与对照组比较，各组PI3K表达无明显差别，塞来昔布(CLB)组、肺瘤平膏+环磷酰胺(FLP+CTX)组、肺瘤平膏+塞来昔布(FLP+CLB)组均可明显抑制AKT蛋白表达($P<0.05$)，其中FLP+CLB组抑制AKT蛋白表达具有优势，FLP+CLB组可抑制NF-κB蛋白表达($P<0.05$)；21 d时，与对照组比较，肺瘤平膏(FLP)组及FLP+CTX组可抑制PI3K表达($P<0.05$)，FLP+CLB组抑制PI3K表达的效果最佳($P<0.01$)，仅有FLP+CLB组可以明显抑制AKT蛋白表达($P<0.01$)，FLP+CTX组抑制NF-κB蛋白表达的效果最佳($P<0.01$)；28 d，与对照组比较，FLP+CLB组可抑制PI3K，AKT表达($P<0.01$)。

（撰稿：娄燕妮　陈信义　审阅：孟静岩）

【恶性肿瘤的免疫调控研究】

1. 临床应用

关于参芪扶正注射液的疗效，李成蓉等将68例乳腺癌患者随机均分为两组，对照组采用多西他赛治疗，研究组在此基础上加用参芪扶正注射液，持续治疗4疗程(每疗程3周)。结果，两组的血清CEA、CA125、CA153水平均有下降，临床有效率及Ⅱ～Ⅲ级不良反应发生率，研究组均优于对照组($P<0.05$)。牛广宇等探讨了参芪扶正注射液联合放疗治疗老年晚期非小细胞肺癌的临床疗效，该研究回顾性选取老年晚期非小细胞肺癌患者80例，根据治疗方案的不同均分为两组，均行化疗(2 Gy/次，5次/周，总剂量50 Gy/25次)。观察组加用参芪扶正注射液。经治6个月，两组的近期总有效率无显著差异($P>0.05$)，观察组的生活质量总稳定率以及CD_4^+/CD_8^+、自然杀伤细胞百分比显著高于对照组，不良反应发生率低于观察组(均$P<0.05$)。

关于康艾注射液的疗效，姜良华等将90例老年晚期消化道恶性肿瘤随机均分为两组，对照组予对症处理，治疗组加用康艾注射液。治疗2个月，观察组的客观缓解率和疾病控制率分别为17.8%(8/45)和55.6%(23/45)显著高于对照组的4.4%(2/45)和28.9%(13/45)；细胞免疫功能方面，对照组无明显变化，观察组除CD_8^+外各项指标均明显改善($P<0.05$)；两组QLQ-C30量表的总体健康状况、躯体功能、情绪功能、乏力、疼痛情况均改善，观察组更优($P<0.05$)，且未观察到与药物相关的不良反应。袁顺平等观察了康艾注射液对晚期非小细胞肺癌(NSCLC)的效果，将68例晚期NSCLC患者随机均

分为两组，对照组予 GP 方案化疗，实验组在此基础上加用康艾注射液，21 d 为一个周期。治疗 3 周期，两组患者的血清 CEA、CYFRA21-1、SCC-Ag、GDF15、Livin 的含量均明显降低，PDCD5、P53、Bax、IFN-γ、IL-2 含量明显升高，且实验组更显著（均 $P<0.05$）；外周血 CD_3^+、CD_4^+ 细胞的含量显著升高，CD_8^+ 细胞的含量显著降低（均 $P<0.05$）。许斌等观察康艾注射液对ⅡB 和Ⅲ期结肠癌患者的免疫调节作用及远期临床疗效的影响。选取ⅡB 和Ⅲ期结肠癌患者 136 例，采用信封法均分为两组，对照组予奥沙利铂（120 mg/m²）＋亚叶酸钙（200 mg/m²）＋氟尿嘧啶（2 400 mg/m²），14 d/周期，治疗 12 个周期。观察组在此基础上加用康艾注射液（40 ml，qd，10 d/周期，治疗 4 个周期）。结果，治疗后观察组 CD_4^+ T 淋巴细胞比例和 CD_4^+/CD_8^+ 比值均高于对照组，CD_8^+ T 淋巴细胞比例低于对照组（$P<0.05$）。1 年后复发转移率观察组 17.6%（12/68）低于对照组 30.9%（21/68），1 年生存率观察组 89.7%（61/68）高于对照组 77.9%（53/68）（均 $P<0.05$）。

2. 实验研究

张云杰等研究了薯蓣丸对化疗后乳腺癌小鼠的免疫调控作用，将 32 只 BALB/c 小鼠随机均分成 4 组（对照组，模型组、化疗组、中药组）均予 4T1 细胞注射造模。成瘤后第 1 d，化疗组和中药组均予多西他赛治疗（1 次/7 d），中药组则在化疗第 2 d 开始行薯蓣丸灌胃（1 次/d），共治疗 21 d。结果，与模型组相比，化疗组和中药组脾脏组织内的 CD_4^+、CD_8^+、CD_{25}^+、$Foxp_3^+$、Treg 细胞表达水平降低，CD_4^+/CD_8^+ 比值升高（$P<0.05$）；与化疗组比较，中药组 CD_4^+ 细胞表达水平，CD_4^+/CD_8^+ 比值升高，CD_4^+、CD_{25}^+、$Foxp_3^+$、Treg 细胞表达水平降低（$P<0.05$）。

白志超等观察调衡方（黄芪 30 g，山药 30 g，白花蛇舌草 30 g，西洋参 15 g，天花粉 12 g，天门冬 10 g 等）多糖对 Lewis 肺癌荷瘤小鼠红细胞补体受体 1（CR1）功能及活性的影响，将 60 只小鼠均分为 6 组，建立转移性肺癌模型，以黄芪多糖为阳性组（$100\ mg \cdot kg^{-1} \cdot d^{-1}$），以调衡方多糖（THPPS）高、中、低（200、100、50 $mg \cdot kg^{-1} \cdot d^{-1}$）剂量组为实验组，建模第 2 d 开始灌胃，给药 8 d。结果，与荷瘤模型组相比，THPPS 中、高剂量组及黄芪多糖组的瘤体质量均较低，红细胞肿瘤花环率、红细胞免疫复合物花环率均有提升（均 $P<0.01$）；THPPS 各剂量组与黄芪多糖组的脾脏指数、胸腺指数、红细胞唾液酸含量均明显提高，其中 THPPS 中剂量组和黄芪多糖组脾脏指数提高较显著（$P<0.05$）；THPPS 高剂量组对脾脏、胸腺指数提高最显著（$P<0.01$）；其他各组脾脏、胸腺指数与模型组比较（$P>0.05$）。

陈晓等研究青蒿琥酯（ART）对 T 淋巴细胞表面免疫因子的影响。结果显示，对 3AO 人卵巢癌细胞增殖无明显影响的最高 ART 浓度为 12.5 mg/L。Con 组的 CD_3^+、IL-2Rα$^+$ 细胞表达阳性率分别为（86.1±10.1）%、（25.1±5.8）%、（39.1±5.8）%。Con-S 组 3 项免疫指标明显受抑制，抑制率分别为（50.2±8.0）%、（87.5±9.2）%、（64.8±9.7）%。ART 直接作用后可明显下调单纯的 3AO 肿瘤细胞所致的 3 项 T 细胞免疫功能抑制。

（撰稿：孙韬 陈信义 审阅：司富春）

［附］ 参考文献

B

白志超，张宏方，于鹏龙，等.调衡方多糖对 Lewis 肺癌荷瘤体红细胞免疫功能的影响[J].西北药学杂志，2018，33(5)：616

C

蔡之幸，陈越.温阳法对肝癌免疫微环境的影响[J].安徽中医药大学学报，2018，37(3)：7

陈晓，高英芳，张志敏，等.青蒿琥酯逆转人卵巢癌 3AO

细胞所致T淋巴细胞的免疫抑制研究[J].重庆医学，2018，47(24)：3142

陈晓乐，徐立涛，王鹏，等.健脾理气方综合治疗原发性肝癌患者的生存分析[J].中华中医药杂志，2018，33(5)：2018

迟笑怡，胡凯文，周天.盐酸川芎嗪对小鼠Lewis肺癌细胞转移及上皮—间质转化的影响[J].中医药导报，2018，24(11)：9

G

郭丽颖，刘翠敏，苗静，等.补气活血法联合肝动脉化疗栓塞术治疗原发性肝癌临床疗效研究[J].中国中西医结合消化杂志，2018，26(10)：878

H

胡兵，安红梅，郑佳露，等.藤龙补中汤对大肠癌RKO细胞转移相关基因表达影响[J].中国中西医结合消化杂志，2018，26(5)：416

J

姜良华，于天霞.康艾注射液姑息治疗晚期消化道恶性肿瘤近期疗效及对患者免疫功能、生活质量的影响[J].中国老年学杂志，2018，38(24)：5957

L

李灿，周晓玲，陈峭，等.麻黄升麻汤治疗原发性肝癌TACE术后患者的疗效观察[J].时珍国医国药，2018，29(1)：114

李成蓉，刘洋.参芪扶正注射液联合多西他赛治疗乳腺癌的疗效及对患者肿瘤标志物的影响[J].实用癌症杂志，2018，33(12)：1960

李穗晖，周瑞生，蔡玉荣，等.参桃软肝方治疗Child-Pugh C级原发性肝癌的临床观察[J].广州中医药大学学报，2018，35(6)：993

林振荣，潘萍.补中益气汤治疗癌因性疲乏的临床观察[J].光明中医，2018，33(14)：2039

刘瑞，郑红刚，李卫东，等.肺瘤平膏及其联合不同类别药物对肺转移微环境中PI3K/AKT/NF-κB表达的研究[J].中国中药杂志，2018，43(19)：3913

刘小美，潘志强，方肇勤，等.均匀设计优选小檗碱、大黄素、桂皮醛抗肝癌最佳配伍的体内研究[J].上海中医药杂志，2018，52(1)：77

N

宁为民，邓丽娥，何世东，等.扶正散结解毒方治疗大肠癌术后化疗患者癌因性疲乏临床研究[J].中国中医药信息杂志，2018，25(12)：24

牛广宇，张潇.参芪扶正注射液联合放疗治疗老年晚期非小细胞肺癌的疗效观察[J].中国医院用药评价与分析，2018，18(12)：1664

Q

屈帅勇，马纯政.马纯政教授运用扶正法治疗肝癌术后经验[J].中国民族民间医药，2018，27(12)：52

R

饶希午，陈婷婷，孙东东，等.应用蛋白质组学分析化痰祛瘀法干预肝癌大鼠血清蛋白的差异表达[J].广州中医药大学学报，2018，35(5)：841

阮连国，张定宇，洪可，等.皂荚提取物对肝癌大鼠微血管密度及肝脏病理影响的实验研究[J].中西医结合肝病杂志，2018，28(3)：159

S

邵峰，曾普华，郜文辉，等.防治原发性肝癌膏方用药规律研究[J].亚太传统医药，2018，14(9)：64

石荣珍，周桂芬，高建莉.元胡醇提物对乳腺癌模型小鼠G-CSF、TGF-β1、IL-10表达的影响[J].浙江中西医结合杂志，2018，28(7)：525

史国军，叶兴涛，屠小龙，等.冬凌草甲素对人肝癌细胞SMMC-7721增殖、迁移能力及E-钙黏蛋白和波形蛋白表达的影响[J].浙江中医杂志，2018，53(9)：638

苏春芝，李玉芳，杨泽江，等.基于不同给药途径研究化浊解毒清肠方对早期肝硬化大鼠相关指标的影响[J].河北中医药学报，2018，33(5)：1

T

唐亦非，朱晓骏，黄凌鹰，等.槐耳颗粒联合索拉非尼治疗晚期肝癌的临床研究[J].现代药物与临床，2018，33(7)：1732

W

万晓燕.正肝化症方联合 TACE 治疗中晚期原发性肝癌临床研究[J].中国中西医结合消化杂志,2018, 26(3):256

王芹,焦丽静,李嘉旗,等.健脾温肾方对皮下移植瘤术后模型裸鼠肺转移瘤体中 miRNAs 及相关靶基因 mRNA 表达的影响[J].中医杂志,2018, 59(16):1401

吴眉,高月求,张斌,等.消瘤散联合肝动脉化疗栓塞术治疗中晚期肝癌近期疗效观察[J].上海中医药杂志,2018, 52(4):56

武容,李晓燕,蔡菲菲,等.基于网络药理学的补肾健脾方治疗肝癌的作用机制研究[J].中华中医药杂志,2018, 33(9):4134

X

徐力立,陈慧,吴铭杰,等.消癌解毒方诱导人肝癌 SMMC-7721 细胞 miRNA 表达变化[J].中国实验方剂学杂志,2018, 24(7):89

许斌,阮鹏,徐唐鹏,等.康艾注射液对ⅡB 和Ⅲ期结肠癌患者的免疫调节作用和远期临床疗效的影响[J].实用肿瘤杂志,2018, 33(5):429

Y

严桂英.益气养精法对改善老年非小细胞肺癌患者介入治疗后癌因性疲乏的疗效研究[J].实用癌症杂志,2018, 33(4):588

严明珠.恶性肿瘤患者化疗期间癌因性疲乏调查分析[J].中华实用诊断与治疗杂志,2018, 32(6):610

严溢泉,赵星成,杜永平,等.僵蚕含药血清对肝癌细胞侵袭能力的影响[J].中医杂志,2018, 59(2):156

杨昌卫,朱政,陈永强,等.补中益气汤改善晚期恶性肿瘤患者癌因性疲乏的临床探讨[J].中医临床研究,2018, 10(7):74

杨传玉,徐政,柯恩明,等.姜黄素联合防粘连膜经多途径血供阻断治疗兔 VX2 肝癌及其对残癌组织新生血管的影响[J].中华肝脏病杂志,2018, 26(10):775

叶颖,宋雅楠,张莉君,等.扶正泻肝方治疗早期原发性肝癌患者疗效及对免疫功能影响[J].云南中医学院学报,2018, 41(1):34

袁顺平,黄炳龙,黄伟平,等.康艾注射液+常规化疗对晚期 NSCLC 患者肿瘤标志物、凋亡分子及免疫应答的影响[J].海南医学院学报,2018, 24(22):2007

Z

张引涛,马永逸,吴泉霖,等.鸦胆子油乳注射液联合丝裂霉素和氟尿嘧啶治疗肝癌的临床研究[J].现代药物与临床,2018, 33(1):124

张雲杰,谢甦,赵大尉,等.薯蓣丸对化疗 4T1 乳腺癌小鼠 T 淋巴细胞亚群的影响[J].中国现代医学杂志,2018, 28(23):6

赵艳莉,千维娜,吴召利.自拟扶正解毒消积方联合替吉奥胶囊治疗中晚期原发性肝癌疗效观察[J].现代中西医结合杂志,2018, 27(9):926

周晓晶,李晶,明容美,等.寡聚脱氧核苷酸协同扶正清解方抗肝癌细胞侵袭转移作用[J].长春中医药大学学报,2018, 34(5):951

邹秀美,斯韬,宁雪坚,等.保肝利水汤治疗阴虚水停型晚期原发性肝癌腹水临床研究[J].河北中医,2018, 40(2):210

（四）内　科

【概述】

2018年，公开发表的中医药治疗内科疾病的期刊论文约9 030余篇。其中消化系统约占20.4%，循环系统约占18.4%，神经系统约占14.1%，呼吸系统约占12.3%，新陈代谢约占11.9%，精神系统约占8.5%；其余依次为泌尿系统、结缔组织免疫系统、内分泌系统、中医急症、血液系统等。在2018年立项的国家自然科学基金项目中，内科项目有61项，其中新陈代谢系统13项、消化系统10项、循环系统9项、呼吸系统、精神系统各6项、泌尿系统及结缔组织免疫系统各5项、神经系统4项、中医急症、血液系统、内分泌系统各1项。2018年由各类基金项目资助的论文数约460余篇，内容涵盖了中医临床研究、中西医结合治疗与研究、实验研究及经验总结等。

1. 中医急症

文献近120篇，其中脓毒症约占66.7%，其余依次为急性呼吸窘迫综合征、多器官功能障碍综合征等。各类基金项目论文5篇。

刘福生等将48只SPF级Wistar大鼠随机分为正常组、模型组、大黄附子汤加味组（生大黄、炮附子、细辛、僵蚕、蝉蜕、姜黄）、西药组（枸橼酸莫沙必利），采用盲肠结扎穿孔法复制大鼠脓毒症模型。灌胃24 h后，与正常组比较，模型组小肠黏膜损伤指数、D-乳酸及PCT升高；与模型组比较，大黄附子汤加味组此三项指标均下降；与正常组比较，模型组小肠传输率、MTL及GAS降低；与模型组比较，大黄附子汤加味组此三项指标均升高（均 $P<0.05$）。研究提示，温下法可能通过调节肠道运动与肠黏膜通透性，调节炎症状态而发挥治疗脓毒症的作用。苏景深等用尾静脉注射内毒素方法造模，将27只SD大鼠随机分组，中药组在造模完成后予通腑泻肺中药（葶苈子、桑白皮、大黄、枳实、厚朴）灌胃，空白组与模型组予等量0.9%NaCl灌胃。7 d后，与正常组比较，模型组肺组织中NF-κB p65、TLR4 mRNA表达升高，PPARγ mRNA表达下降，炎症因子TNF-α、IL-1β、IL-6和IL-10显著升高；与模型组比较，中药组NF-κB p65、TLR4的mRNA表达降低，PPARγ的mRNA表达升高，炎症因子显著降低（均 $P<0.05$）。

2. 呼吸系统

文献共1 110余篇，其中慢性阻塞性肺疾病约占21.2%、哮喘（支气管哮喘、咳嗽变异性哮喘）约占20%、肺炎约占11%，其余为急、慢性支气管炎、慢性咳嗽、支气管扩张、肺间质纤维化等疾病。各类基金项目论文60余篇。

陈天阳等通过呼吸道感染甲型流感病毒诱导ICR小鼠急性肺损伤模型，观察苍术酮对急性肺损伤小鼠的保护作用。将144只SPF级ICR小鼠随机分为正常组，模型组，利巴韦林组，苍术酮高、中、低（40、20、10 mg/kg）剂量组。灌胃5 d后，与正常组比较，模型组的肺指数明显升高；与模型组比较，给药组的肺指数均明显降低，且苍术酮高剂量组明显低于苍术酮低剂量组；各给药组肺组织肺泡明显，细胞相对较完整，炎性渗出减少，肺细胞间隔增厚较轻，细支气管上皮柱状细胞脱落减少。研究提示，苍术酮对甲型流感病毒诱导的小鼠急性肺损伤具有保护作用，且呈剂量依赖性。

周游等将47例急性肺损伤(ALI)痰热郁证患者随机分为常规治疗(呼吸机介入、祛痰、抗感染)(A组)14例、常规治疗加邓氏清霾汤(枇杷叶、冬桑叶、五爪龙、桃仁、冬瓜仁、薏苡仁等)(B组)17例、常规治疗加口服甲泼尼龙片(C组)16例,疗程均为7 d。结果,与A组比较,B组、C组的心率、氧合指数、胸片浸润象限个数、Murray肺损伤评分均显著下降(均 $P<0.05$),呼吸机通气时间显著缩短(均 $P<0.01$),各炎症因子明显下降($P<0.01$, $P<0.05$)。

有关"支气管哮喘治疗与研究""慢性阻塞性肺疾病的治疗与研究"详见专条。

3. 循环系统

文献共1 660余篇,其中冠心病约占25%、高血压约占17.5%、心力衰竭约占16.3%,其余为心绞痛、动脉粥样硬化、心肌梗死、心律失常、心肌病、病毒性心肌炎及心脏神经症等。各类基金项目论文90余篇。

李倩等结扎左冠状动脉前降支制造心肌缺血模型,将60只SD大鼠随机分为正常对照组、假手术组、模型对照组、参附注射液组,分别于术前1 d、术前1 h和术后1 h尾静脉给药,再灌注60 min后进行检测。结果,与模型组比较,参附注射液组心肌组织梗死程度减轻,HO-1表达增强,心肌组织SOD水平升高,MDA降低($P<0.01$, $P<0.05$)。研究提示,其机制可能与激活Nrf2/HO-1信号途径,促进下游抗氧化蛋白HO-1的表达,从而激活和保护内源性氧自由基清除剂SOD活性,灭活氧自由基MDA有关。

周宏伟等将132例肥厚型梗阻性心肌病患者随机分为两组,均予常规基础治疗,对照组加服倍他乐克缓释片,研究组加予注射用益气复脉(冻干)入5%葡萄糖注射液静脉滴注。2周后,研究组总有效率为89.4%(59/66),对照组为72.7%(48/66),组间比较 $P<0.05$;两组收缩期前向运动(SAM)分级、左室流出道压力阶差(LVOTG)、左室后壁厚度(LVPWT)及血清GGT、IGF-1、VEGF水平均降低,且以研究组更甚(均 $P<0.05$)。

有关"动脉粥样硬化的研究""慢性心力衰竭的治疗及实验研究"详见专条。

4. 消化系统

文献共1 840余篇,其中消化性溃疡约占20.9%、胃炎约占15.7%、肠炎约占14.1%、便秘约占9%,其余为肠易激综合征、脂肪肝、功能性消化不良、肝纤维化、幽门螺杆菌感染等。各类基金项目论文110余篇。

牛柯敏等将90例非糜烂性胃食管反流病肝胃不和证患者随机分为两组,治疗组采用降逆清热化浊方(柴胡、白芍药、枳实、甘草、苍术、厚朴等)治疗,对照组予雷贝拉唑肠溶胶囊,疗程均为8周。结果,与对照组比较,治疗组RDQ评分、中医证候积分、主要单项症状计分均下降,生活质量量表积分升高。

顾尽晖等将120只SD大鼠随机分为空白组,模型组,济川煎高、中、小(7.2、3.6、1.8 g/kg)剂量组,以洛哌丁胺胶囊粉末制成的混悬液灌胃,建立慢传输型便秘大鼠模型,灌胃30 d。结果,与模型组比较,济川煎各组粪便湿重增加,体重下降,首次排便时间缩短(均 $P<0.05$);高、中剂量组平均肠推动率增大($P<0.05$, $P<0.01$);血浆SP含量、肠组织中c-kit mRNA含量均升高($P<0.05$, $P<0.01$),在一定范围内呈剂量依赖性。

有关"慢性萎缩性胃炎的治疗与研究""溃疡性结肠炎的治疗与研究""脂肪肝治疗及实验研究""肝纤维化的治疗与研究""肝硬化及其并发症的治疗与研究"详见专条。

5. 泌尿系统

文献共650余篇,其中肾炎约占21.8%、肾衰约占20.2%、肾病综合征约占35.3%,其余为IgA肾病、尿路感染等。各类基金项目论文14篇。

郑静等将108例肾病综合征(NS)顽固性水肿患者随机分为两组,对照组接受常规治疗方案结合序贯透析治疗,治疗组在此基础上联合参苓消肿汤

(党参、茯苓、姜皮、黄芪、桂枝、白术等)治疗,疗程均为 2 周。结果,治疗组总有效率为 85.2%(46/54),对照组为 64.8%(35/54),组间比较 $P<0.05$;与对照组比较,治疗组 24 h U-pro、BUN 及 Scr 水平明显降低,Alb 水平明显升高(均 $P<0.05$)。

李爽等将培养的人肾小球系膜细胞随机分为正常组、模型组、丹参多酚酸盐高、中、低(200、20、2 μmol/L)剂量组,采用 10^{-8} mol/L 血管紧张素Ⅱ诱导模型组及丹参多酚酸盐组。结果,与正常组比较,模型组在培养 24、48、72 h 内系膜细胞的增殖活性增强、丹参多酚酸盐各组其增殖减弱,于 48 h 达到稳定;与正常组比较,模型组系膜细胞中 Smad2、Smad3 蛋白及 TGF-β mRNA 的表达显著上升,而 Smad7 mRNA 的表达则明显降低(均 $P<0.05$);与模型组比较,丹参多酚酸盐各组均能逆转上述变化(均 $P<0.05$)。研究提示,丹参多酚酸盐可能通过多靶点抑制 TGF-β/Smad 信号通路的传导,从而抑制延缓肾小球硬化及纤维化。

有关"肾小球肾炎的治疗与研究""慢性肾衰竭的实验研究"详见专条。

6. 血液系统

文献共 100 余篇,其中贫血约占 39.4%、紫癜约占 25.9%、血小板减少症约占 24%,其余为白细胞减少、骨髓增生异常综合征等。各类基金项目论文 8 篇。

王淑萍等将 94 例高原红细胞增多症患者随机分为两组,对照组采用低分子右旋糖酐和卡托普利治疗,研究组在此基础上,予调气和血汤(黄芪、红景天、水蛭、丹参、淡附片)治疗,疗程均为 4 周。结果,研究组总有效率为 85.1%(40/47),对照组为 66.0%(31/47),组间比较 $P<0.05$;与对照组比较,治疗组全血低切还原黏度、全血高切还原黏度以及血浆黏度显著降低,Hcy、NAP 阳性率及 NAP 积分亦显著降低(均 $P<0.05$)。

有关"再生障碍性贫血的治疗与研究""原发免疫性血小板减少症的治疗与研究""过敏性紫癜的治疗与研究"详见专条。

7. 内分泌系统

文献共 170 余篇,其中甲状腺相关疾病约占 73.5%、肥胖约占 11.7%,其余为特发性水肿等。各类基金项目论文 7 篇。

杜丽坤等将 40 只 SD 大鼠随机分为空白组、模型组、贝牡莪消丸(浙贝母、莪术、牡蛎、玄参、夏枯草)组、优甲乐组,以丙硫氧嘧啶灌胃建立甲状腺肿伴甲减大鼠模型,均灌胃 30 d。结果,与模型组比较,给药组血清 TSH 值均降低,以贝牡莪消丸组更甚(均 $P<0.05$),且异常空间认知能力有所改善。

8. 新陈代谢系统

文献共 1 070 余篇,其中糖尿病及并发症约占 70.5%、痛风及并发症约占 13.8%,其余为高尿酸血症、代谢综合征、高脂血症等。各类基金项目论文近 60 篇。

万生芳等将 80 只 GK 大鼠随机选取 12 只为正常组,其余用高糖高脂饲料喂养制备糖尿病胃轻瘫(DGP)模型,随机分为模型组,阳性药(枸橼酸莫沙必利)组,金芪枳术汤(鸡内金、红芪、枳壳、白术、黄连、法半夏等)高、中、低(5.6、2.8、1.4 $g \cdot kg^{-1} \cdot d^{-1}$)剂量组,均干预 12 周。结果,与正常组比较,模型组胃内色素残留率升高,血浆 DA、ACh、5-HT 含量降低,Rho A、ROCK1、ROCK2 蛋白表达降低(均 $P<0.01$);与模型组比较,阳性药组、金芪枳术汤高剂量组胃内色素残留率降低,DA、ACh、5-HT 含量明显升高,Rho A、ROCK1、ROCK2 蛋白表达明显升高($P<0.05$,$P<0.01$)。研究提示,金芪枳术汤可提高 DGP 大鼠胃动力,促进胃排空,改善和修复胃窦组织黏膜层损伤,这可能与其调节 Rho A/ROCK 信号通路蛋白表达有关。

王晓萍等观察大剂量岷当归对家兔血清同型半胱氨酸(Hcy)与血浆血栓素 B_2(TXB_2)的影响。将 48 只家兔随机分为正常组,模型组,岷当归高、中、低(5.6、2.8、1.4 $g \cdot kg^{-1} \cdot d^{-1}$)剂量组,叶酸组。采用L-蛋氨酸皮下注射法建立高同型半胱氨酸血症家兔模型，均灌胃12周。结果，与正常组比较，模型组血清Hcy、血浆TXB_2均升高(均$P<0.05$)；与模型组比较，各给药组此二指标均降低；与叶酸组比较，岷当归各剂量组血浆TXB_2均降低(均$P<0.05$)。研究提示，大剂量岷当归可减少血管内皮损伤与抑制血小板活化。

有关“2型糖尿病的治疗与研究”“糖尿病肾病的治疗及临床研究”“高尿酸血症的研究”详见专条。

9. 神经系统

文献共1 270余篇，其中中风约占13.7%、头痛约占10.7%、眩晕约占8.5%，其余为帕金森病、癫痫、面神经麻痹等。各类基金项目论文近50篇。

张天睿等观察祖师麻肠溶微丸(祖师麻)对坐骨神经慢性挤压性神经损伤模型(CCI)大鼠的50%机械痛缩足反射阈值(MWT)以及背根神经节中P2X4与p38 MAPK受体的影响。将70只SD大鼠随机分为对照组，假手术组，阳性药组(布洛芬)，祖师麻肠溶制剂高、中、低(1.6、0.8、0.4 g/kg)剂量组，采用结扎坐骨神经主干造模，均灌胃14 d。结果，与假手术组比较，模型组在第8、14、20 d MWT值明显降低(均$P<0.01$)；与模型组比较，祖师麻肠溶制剂各组MWT值均升高(均$P<0.01$)；免疫组化P2X4在背根神经节中的表达及p38MAPK的表达均下调($P<0.01$，$P<0.05$)。研究提示，祖师麻肠溶微丸止痛的效果与P2X4-p38MAPK通路有关。

景玮等观察远志总皂苷(TEN)对癫痫模型大鼠海马CA1区烟碱型乙酰胆碱受体α7(nAChRα7)亚基表达的影响。结果，与正常组比较，癫痫模型组海马CA1区nAChRα7表达减少；与模型组比较，TEN组此指标表达明显升高(均$P<0.05$)。研究提示，TEN可显著提高癫痫模型大鼠海马CA1区nAChRα7表达，可能是其改善癫痫继发认知障碍的部分机制。

有关“偏头痛的治疗及实验研究”“帕金森病的治疗与研究”“缺血性中风的治疗与研究”详见专条。

10. 结缔组织免疫系统

文献共250余篇，其中类风湿关节炎约占37.9%、强直性脊柱炎约占13.7%，其余为重症肌无力、系统性红斑狼疮等。各类基金项目论文35篇。

刘玉芳等将48只SPF级BALB/c小鼠随机分为模型组、羟氯喹组、雷公藤(雷公藤内酯醇)组、空白组，采用单次腹腔注射Pristane诱发红斑狼疮，均灌胃4周。结果，与空白组比较，模型组的滤泡性辅助T淋巴细胞表面标记物CXCR5表达降低，滤泡归巢趋化因子(CXCL13)水平、抗ds-DNA抗体滴度、IgG均显著升高(均$P<0.05$)；与模型组比较，雷公藤组CXCR5呈高表达，CXCL13水平、抗ds-DNA抗体滴度、IgG均显著降低(均$P<0.05$)；与模型组及羟氯喹组比较，雷公藤组IL-6、IL-21、IL-27、VEGF及其受体1(VEGFR1)表达均显著降低(均$P<0.05$)。

有关“类风湿关节炎的治疗与研究”“强直性脊柱炎的治疗及临床研究”详见专条。

11. 精神系统

文献共760余篇，其中抑郁症约占15.8%、失眠约占16.6%、痴呆约占11.6%，其余为焦虑症、精神分裂症等。各类基金项目论文31篇。

王慧等将42只SD大鼠随机分为空白组(注射生理盐水)、模型组、酸枣仁汤(SZRD)大、中、小(15、7.5、3.8 $g\cdot kg^{-1}\cdot d^{-1}$)剂量组、SZRD对照组(注射生理盐水+酸枣仁汤7.5 $g\cdot kg^{-1}\cdot d^{-1}$灌胃)、5-HTP组，其中模型组与SZRD三剂量组采用腹腔注射氯苯丙氨酸(PCPA)的方法建立失眠大鼠模型，各组均注射或灌胃7 d。结果，与空白组比较，模型组mGluR1、mGluR2、mGluR7受体mRNA表达量增加，PKA、cAMP mRNA表达量下降(均$P<0.01$)；SZRD对照组上述指标则无显著变化($P>0.05$)；SZRD大、中剂量组的mGluR1、mGluR2、mGluR7受体mRNA表达量下降，大剂量组的PKA、cAMP mRNA表达量明显上升；5-HTP组皮质 mGluR1、mGluR2 mRNA 表达量增加，cAMP、PKAmRNA 表达量明显下降($P<0.05$, $P<0.01$)。研究提示，SZRD 本身并不改变正常大鼠皮质 mGluR1、mGluR2、mGluR7 受体 mRNA 及 cAMP、PKAmRNA 的表达，PCPA 引致皮质组织 mGluR1、mGluR2、mGluR7 受体 mRNA 表达量增加，PKA、cAMP mRNA 表达量下降，SZRD 可对失眠大鼠的上述变化发生干预作用。

张洪财等采用 CUMS 方法建立大鼠抑郁模型，将 32 只 SD 大鼠随机分为柴胡-白芍药对组、氟西汀阳性药组、模型组、空白组，通过糖水偏爱率和摄食量实验，研究大鼠抑郁模型血清代谢组学，寻找与柴胡-白芍药对干预抑郁症关联的生物标志物。结果，与空白组比较，模型组色氨酸、尿酸、胆酸、溶血磷脂酰胆碱发生明显变化，给予氟西汀或者药对后，代谢物组发生变化并具有回调作用，推测潜在的标志物可能是上述内源性代谢物。研究提示，柴胡—白芍药对可能通过调控氧化应激、脂类代谢、氨基酸代谢来实现抗抑郁作用。

有关“血管性痴呆的治疗与研究”详见专条。

（撰稿：余小萍　审阅：李俊莲）

【支气管哮喘的治疗与研究】

林铁群等介绍黄飞剑辨治支气管哮喘经验。黄氏基于“脏腑风湿”理论，认为哮喘是支气管的风湿病，善用独活寄生汤、二陈汤、平胃散、阳和汤化裁，以及经验方气血双调汤(党参、黄芪、当归、丹参)、化气汤(香附、佛手、大腹皮、焦槟榔)、健脾渗湿汤(生白术、炒白术、苍术、山药)、镇咳定喘汤(炙枇杷叶、炙款冬花、炙紫菀、炙百部、炙黄芪等)、开心汤(柏子仁、酸枣仁、瓜蒌、薤白、土鳖虫、地龙等)治疗。吕俊等介绍余小萍临证经验。余氏提出该病夙根是痰瘀阻肺，病机以痰瘀阻肺为要、脏腑虚损为本。治疗上注重古方化裁，分期论治：急性发作时注重化痰祛瘀、平喘定哮，以射干麻黄汤合小柴胡汤化裁定哮方治疗；缓解期以扶正固本为主，并强调日常生活调摄。

宋吉良等将 66 例痰饮郁结证患者随机分为两组，对照组口服沙丁胺醇，治疗组在此基础上加服射干麻黄汤并随证加减。连续治疗 4 周，治疗组总有效率为 97.0%(32/33)，对照组为 75.8%(25/33)，组间比较 $P<0.05$；与对照组比较，治疗组嗜酸性粒细胞数值下降，FEV_1、6 min 步行距离均增加(均 $P<0.01$)。曹书果将 110 例患者随机分为两组，均予西药治疗(静脉注射多索茶碱、沙美特罗替卡松吸入剂吸入治疗)，观察组联合麻黄附子细辛汤加减，疗程均为 30 d。结果，与对照组比较，观察组哮喘生活质量问卷(AQLQ)评分增加，FEV_1、PEF 均升高(均 $P<0.05$)。贾琳等将 80 例风哮证患者随机分为两组，对照组予布地奈德福莫特罗粉吸入剂治疗，治疗组在此基础上加服消风散加味(荆芥、防风、僵蚕、蝉蜕、地龙、紫苏叶等)，疗程均为 1 个月。结果，与对照组比较，治疗组 FEV_1、FEV_1/FVC、FEV_1%均升高，PEF 变异率降低(均 $P<0.05$)；血浆 FeNO、SP 水平降低，VIP 水平升高(均 $P<0.05$)。提示消风散加味可改善神经源性气道炎症。

余王琴等探讨了肾气虚哮喘的发病机制。将 48 只清洁级 Wistar 大鼠随机分为正常组、哮喘组、肾气虚哮喘组(用多因素复合法复制肾气虚哮喘大鼠模型)、益肾喘宁组(山药、山萸肉、熟地黄、泽泻、天浆壳、苦参等)、西药组(普米克令舒雾化吸入)、中西药组，采，分别给予相应干预 15 d。结果，与正常组比较，哮喘组及肾气虚哮喘组大鼠脾脏中 Th17 细胞百分比升高；与哮喘组、肾气虚哮喘组比较，各药物干预组 Th17 细胞百分比均降低(均 $P<0.05$)。研究提示，Th17 表达的明显变化，可能与哮喘发病机制相关，而益肾喘宁汤可能通过调节 Th17 的表达来抑制炎症细胞，降低气道炎症反应，且中西药结合干预的作用最明显。杨晨羲等采用卵蛋白(OVA)致敏激发建立慢性哮喘大鼠模型。将大鼠随机分为正常组，模型组，防哮方(南沙参、北沙参、麦冬、地骨皮、生石决明、生白芍等)高、中、低(2.0、1.0、0.5 g/ml)剂量组及地塞米松组，均灌胃 2 周。结果，与正常组

比较，模型组WBC总数及嗜酸粒细胞(EOS)百分率显著升高；与模型组比，防哮方各剂量组及地塞米松组WBC总数及EOS百分率明显降低(均$P<0.05$)；与正常组比较，模型组IL-4水平升高，IFN-γ水平降低；与模型组比，防哮方各剂量组及地塞米松组IL-4水平均降低，IFN-γ水平均升高(均$P<0.05$)。研究提示，防哮方可改善哮喘大鼠气道炎症，其作用机理可能与下调IL-4水平、上调IFN-γ水平、调节Th1/Th2免疫平衡有关。

(撰稿：吴欢　审阅：李俊莲)

【慢性阻塞性肺疾病的治疗与研究】

丁元庆以《内经》理论为基础，阐述营卫与呼吸的关系，探讨营卫失常特别是卫气失常与慢性阻塞性肺疾病(COPD)病机的相关性。认为气壅息阻，卫气失常贯穿于疾病全程，营卫受损、卫气失常以致邪结肺系，气壅息阻是病机关键，卫气失常是探索慢阻肺病机的最佳切入点，通调营卫，固卫护肺，保持呼吸清顺是其防治原则。

杨红梅等将60例稳定期肺肾两虚夹痰瘀证患者随机分为两组，对照组予吸入支气管扩张剂(噻托溴铵粉雾剂)治疗，观察组在此基础上加服扶肺固肾饮(巴戟天、紫河车、补骨脂、山萸肉、熟地黄、西洋参片等)，疗程均为3个月，随访1年。结果，观察组总有效率为93.3%(28/30)，对照组为73.3%(22/30)，组间比较$P<0.05$；与对照组比较，观察组FVC、FEV_1、FEV_1/FVC%均增高，1年内急性发作次数减少(均$P<0.05$)。王煜等将92例稳定期气阴两虚证患者随机分为两组，均予常规治疗，对照组加用沙美特罗替卡松粉吸入剂治疗，治疗组在对照组基础上再加服丰白散(生黄芪、白参、百合、黄精、山药、麦冬等)，疗程均为3个月。结果，治疗组总有效率为93.5%(43/46)，对照组为80.4%(37/46)，组间比较$P<0.05$；与对照组比较，治疗组呼吸困难评分下降明显($P<0.01$)。陆城华等将106例痰浊壅肺证患者随机分为徐氏胆麻荚方(皂荚、麻黄、猪胆粉)治疗组与桂龙咳喘宁胶囊对照组，疗程均为10 d，随访3个月。最终完成病例数96例(治疗组50例，对照组46例)。结果，治疗组总有效率为98.0%(49/50)，对照组为63.0%(29/46)，组间比较$P<0.05$；随访期间治疗组无急性加重患者，对照组出现2例喘促症状加剧患者。郭光辉等将130例肺气虚证患者随机分为两组，对照组予持续低流量吸氧、扩张支气管、化痰、使用糖皮质激素等对症治疗，观察组在此基础上加服人参胡桃汤(人参、胡桃、生姜片、红枣、桃仁、红花等)，疗程均为4周。结果，与对照组比较，治疗组6 min步行距离明显提高($P<0.05$)；血清CD_3^+、CD_4^+、CD_{19}^+，IgA、IgM、IgG含量均升高，CD_8^+含量下降，CD_4^+/CD_8^+比值升高(均$P<0.05$)。

付海晶等将SPF级Wister大鼠随机分为空白组、模型组、西药组(富露施)、苏子降气汤组，采用烟熏联合气道滴注脂多糖(LPS)的方法建立COPD气道黏液高分泌的模型，均灌胃2周。结果，与空白组比较，模型组黏蛋白5AC(MUC5AC)蛋白表达增强，水通道蛋白5(AQP5)蛋白表达减弱(均$P<0.05$)；与模型组比较，给药组MUC5AC蛋白表达水平均减弱，AQP5蛋白表达均增强(均$P<0.05$)。研究提示，苏子降气汤可能通过增加肺组织中AQP5蛋白表达，减少肺组织中MUC5AC蛋白表达，从而达到减少气道黏液分泌，减轻气道阻塞。靳娜等将120只SD大鼠随机分为正常组，模型组，黄芪多糖高、中、低(400、200、100 mg/kg)剂量组，泼尼松组，采用气管内滴注脂多糖加烟熏的方法造模。灌胃4周后，与模型组比较，黄芪多糖高、中剂量组及泼尼松组血清与肺组织IL-8、TNF-α含量下降，IL-10、IFN-γ含量升高，VE、PEP和FEV_1升高($P<0.05$，$P<0.01$)。研究提示，黄芪多糖具有抑制COPD大鼠肺组织损伤并改善肺功能的作用，其机制可能与调节炎症因子表达、抑制炎症反应有关。杨益宝等采用烟雾吸入冷空气刺激等复合因素造模，将大鼠随机分为正常组(A组)、模型组(B组)、银杏叶提取物(GBE)早期干预组(C组)、GBE后期干预组(D组)、红霉素早期干预组(E组)及红霉素后期干预组(F组)，

C、D组分别在1～14 d及29～42 d用GBE腹腔注射，E、F组分别在1～14 d及29～42 d用红霉素腹腔注射。结果，与A组比较，B组血清与BALF中CD_4^+含量、CD_4^+/CD_8^+比值降低，CD_8^+含量升高（均$P<0.05$）；与B组比较，C、D两组血清与BALF中CD_4^+含量、CD_4^+/CD_8^+比值升高，CD_8^+含量降低（均$P<0.05$）；C、D、E及F组之间上述指标进行两两比较，差异无明显统计学意义（$P>0.05$），C组BALF中CD_4^+含量明显高于E、F组（均$P<0.05$）。研究提示，GBE可通过增加COPD大鼠血清及BALF中CD_4^+含量，提高CD_4^+/CD_8^+比值，降低CD_8^+含量，实现对免疫功能的调节，从而增强机体免疫力。

（撰稿：吴欢　审阅：黄健）

【慢性心力衰竭的治疗及实验研究】

毛丽巧等将慢性心力衰竭（CHF）阳气亏虚血瘀证患者随机分为两组，对照组予常规西药治疗，观察组加用加味茯苓四逆汤（茯苓、人参、熟附子、干姜、炙甘草、葶苈子等）。经治8周，治疗组总有效率为90.0%（27/30），对照组为73.3%（22/30），组间比较$P<0.05$。叶桃春等将110例气阴虚血瘀水停证患者随机分为两组，对照组予规范西药，治疗组再联合心阴片（人参、黄芪、毛冬青、麦冬等）治疗。经治12周，治疗组总有效率为90.0%（72/80），对照组为70.0%（21/30），组间比较$P<0.05$。童琳将74例老年CHF患者随机分为两组，对照组予瑞舒伐他汀，观察组加用稳心颗粒（三七、甘松、黄精、琥珀、党参等），疗程均为2个月。结果，治疗组总有效率为89.2%（33/37），对照组为64.9%（24/37），组间比较$P<0.05$。

曾紫凡等基于氧化应激关键分子$p47^{phox}$、RAC1的含量探讨芪参颗粒（黄芪、丹参、金银花等）干预CHF大鼠的作用机制。以左冠脉结扎造模，将90只SPF级SD大鼠随机分为假手术组、模型组、芪参颗粒组、福辛普利组。结果，模型组心肌细胞排列紊乱，丧失正常结构，心肌间质出现大量炎细胞浸润，胶原过度沉积，纤维明显增生；芪参颗粒与假手术组排列整齐，细胞形态基本无变化；与假手术组比较，模型组$p47^{phox}$、RAC1在mRNA与蛋白层面显著增高；与模型组比较，芪参颗粒组$p47^{phox}$、RAC1的含量显著降低（$P<0.05$，$P<0.01$）。付楠等将40只SPF级SD大鼠随机分为假手术组、模型组、地高辛组、次乌头碱组、次乌头碱＋甘草苷＋甘草次酸配伍组（三药合用组），以主动脉弓缩窄术建立CHF大鼠模型，连续灌胃1周。结果，与模型组比较，三药合用组超声心动图指标IVSd、LVPWd、LVMass、FS、EF降低，BUN、SCr、AngⅡ浓度以及单侧肾比重降低（$P<0.01$，$P<0.05$），心、肾组织的病理损伤改善明显；与次乌头碱组比较，三药合用组FS、EF、BUN、SCr、AngⅡ浓度降低（均$P<0.05$），心、肾组织的病理损伤有改善。研究提示，三药配伍对CHF引起的左心室肥大、心功能障碍以及肾功能损伤有拮抗作用，且合用的保护作用显著强于次乌头碱。王晶晶等研究千层纸素A（OA）对异丙肾上腺素诱导的大鼠心力衰竭的保护作用及其分子机制。将40只清洁级SD大鼠随机分为模型组，美托洛尔组，OA高、中、低（100、50、25 $mg \cdot kg^{-1} \cdot d^{-1}$）剂量组，采用异丙肾上腺素ISO皮下注射诱导心力衰竭大鼠模型，灌胃给药8周。结果，与模型组相比，OA给药组可剂量依赖地改善大鼠心力衰竭的症状，血流动力学参数和心脏射血分数有较大改善，心脏功能指数明显恢复，心脏损伤程度明显减轻，多种神经内分泌因子如去甲肾上腺素、醛固酮、脑钠肽等在OA给药组均显著下调。利用大鼠原代心肌细胞进一步发现，OA可通过抑制AKT1-RPS6KB1信号通路促进心肌细胞自噬，显著抑制AKT1在Ser473和Thr308位点的磷酸化。与模型组比较，OA高剂量组LC3-Ⅱ的表达明显增加，LC3-Ⅱ/LC3-Ⅰ比值明显上升，自噬相关蛋白p62的表达水平显著降低（$P<0.01$，$P<0.05$）。研究提示，OA可通过抑制AKT1-PRS6KB1信号通路促进心肌细胞自噬从而改善实验性大鼠心脏的功能障碍。

（撰稿：刘霖　审阅：黄健）

【动脉粥样硬化的研究】

秦合伟等将颈动脉粥样硬化患者随机分为两组，对照组口服辛伐他汀片，观察组口服血管软化丸（山楂、神曲、莱菔子、陈皮、清半夏、茯苓等）。治疗12周后，两组TC、TG和LDL均降低，HDL均升高；全血黏度、血浆黏度、红细胞压积等血液流变学指标均明显降低；血管内皮功能、颈动脉粥样硬化及斑块检测指标均改善，且以观察组更为明显（均 $P<0.05$）。

秦氏等又通过病理学检测观察血管软化丸对AS的影响。将小鼠随机分为正常组，模型组，血管软化丸高、中、低（3.5、1.7、0.9 g/ml）剂量组，体内实验以高脂饲料造模，体外实验建立THP-1巨噬细胞源性泡沫细胞，将48只SPF级SD大鼠随机分为模型组、血管软化丸含药血清处理组、血管软化丸含药血＋miR-33a mimic处理组。结果，与模型组比较，各中药组病变程度减轻，血管各层结构正常，排列整齐，局部有小灶性的钙化颗粒物沉积，病变轻，斑块小，泡沫细胞和脂质减少，弹力板基本完整；主动脉miR-33a表达量降低、ABCA1基因和蛋白相对表达量均升高（均 $P<0.05$）。在不影响细胞活性状况下，含中药血清呈浓度与时间依赖性下调miR-NA33a表达，明显上调ABCA1 mRNA和蛋白的表达，但能被转染miRNA33mimic抑制；含药血清可减少THP-1巨噬细胞源性泡沫细胞中的脂质蓄积，但能被细胞中转染miRNA33mimic所弱化；EGCG减少细胞内胆固醇蓄积是与其促进细胞内胆固醇流出有关，细胞中转入过量miRNA33a可以抑制胆固醇流出。刘玉晖等将72只 $AopE^{-/-}$ 小鼠随机分为模型组，自噬诱导剂组，补阳还五汤高、中、低（20、10、5 g/kg）剂量组，雷帕霉素组（以高脂饮食喂养造模），12只C57BL/6J小鼠作为正常组（予正常饮食饮水），正常组及各给药组均灌胃8周。结果，与正常组比较，模型组LC3-Ⅱ/LC-Ⅰ含量降低；与模型组比较，补阳还五汤、雷帕霉素组的MMP-1，2，3 mRNA的水平明显降低；各给药组LC3-Ⅱ/LC-Ⅰ含量明显升高（均 $P<0.05$）。研究提示补阳还五汤可降低血管中基质金属蛋白酶的表达，调节斑块内巨噬细胞自噬，提高斑块稳定性。王俊岩等将50只 $AopE^{-/-}$ 小鼠随机分为模型组，二陈汤合桃红四物汤（半夏、陈皮、茯苓、甘草、桃仁、红花等）高、中、低（2.9、1.4、0.7 g/ml）剂量组，血脂康组，10只C57BL/6J小鼠作为空白对照组，模型组，各给药组予高脂饲料喂养，空白组给予普通饲料喂养，各组均灌胃4周。结果，与空白组比较，模型组主动脉有较大斑块形成，血清TC、TG、LDL、TNF-α、IL-6、ET-1水平显著升高，HDL、NO、NO/ET-1水平显著降低，主动脉TGF-β、PI3K蛋白表达水平、AKT、eNOS蛋白磷酸化水平显著降低；与模型组比较，各给药组上述指标均有不同程度改善，以中药高剂量及血脂康组较为明显（$P<0.01$，$P<0.05$）。刘学谦等观察凉血散瘀中药清心通脉饮（太子参、麦冬、赤芍药、金银花、甘松、生地黄）含药血清抗AS的作用机制。以不同含药血清体外培养RAW264.7细胞系，并进行检测。结果，与空白组比较，模型组细胞凋亡率，B淋巴细胞瘤-2（Bcl-2）相关蛋白（Bax）、A型清道夫受体（SR-A）表达均增加（均 $P<0.01$）；与模型组比较，清心通脉饮各（3.3、6.7、13.2 mg/kg）剂量组细胞凋亡率，SR-A、肌醇需要酶（IRE1α）表达均降低；清心通脉饮高、低剂量组Bax表达降低，清心通脉饮高、中剂量组Bcl-2表达降低（$P<0.01$，$P<0.05$）。研究提示，该方可降低巨噬细胞凋亡率，可能与调控相关凋促亡蛋白的表达有关。张颖等以高脂饲料喂养造模，随机将40 $AopE^{-/-}$ 小鼠分为模型组、立普妥组、参元丹原方（黄芪、党参、玄参、丹参、延胡索、土鳖虫等）组、参元丹优化方（加瓜蒌、薤白）组，各给药组均干预6周。结果，与模型组比较，参元丹原方组、参元丹优化方组血清TC和TG水平明显降低，HDL-C水平明显升高，AS指数明显降低，校正后主动脉AS斑块面积显著降低（$P<0.01$，$P<0.05$）；与原方组比较，优化方组血清DNA甲基化（5-mC）、DNMT1、胰岛素抵抗及血清血栓素 A_2

(TXA_2)/前列环素(PGI_2)比值显著降低($P<0.01$)。王创畅等将48只SD大鼠随机分为模型组，丹参多酚酸盐高、低(60、20 mg/kg)剂量组，双黄连高、低剂量(2 250、750 mg/kg)组，正常组，除正常组外，以脂多糖、维生素D_3联合高脂饮食诱导大鼠AS模型，给药组连续干预6周。结果，与模型组比较，给药组CHOL、TG、LDL-C水平均降低，NF-κB表达下降，且高剂量组优于低剂量组；丹多酚、双黄连高剂量组TNF-α水平、TLR4、MyD88的表达均下降；丹多酚低、高剂量和双黄连高剂量可降低IL-6水平；丹多酚低、高剂量组P-selectin水平下降(均$P<0.05$)。研究提示，双黄连、丹参多酚酸盐均可通过调控AS大鼠TLR4/MyD88/NF-κB信号转导，下调血脂水平，减轻炎症反应，从而抑制AS进程。谢海波等复制AS小鼠模型，将65只$AopE^{-/-}$小鼠随机分为模型组，阿托伐他汀钙组，活血药对(当归、川芎)高、低(10.4、2.6 $g\cdot kg^{-1}\cdot d^{-1}$)剂量组，破血药对(三棱、莪术)高、低(10.4、2.6 $g\cdot kg^{-1}\cdot d^{-1}$)剂量组，连续灌胃8周。结果，与模型组比较，活血药对组、破血药对组主动脉血小板—白细胞C激酶底物(PLEK)、Polo样激酶3(PLK3)基因mRNA表达量均明显下调(均$P<0.01$)；对于下调PLEK、PLK3基因mRNA的表达，破血药对优于活血药对($P<0.01$，$P<0.05$)，以高剂量更甚($P<0.01$)。

(撰稿：刘霖　审阅：李俊莲)

【慢性萎缩性胃炎的治疗与研究】

董敬敬等以“阳道实，阴道虚”的理论指导慢性萎缩性胃炎(CAG)的治疗，实证多从阳明胃腑而泻，虚证多从太阴脾脏而补。虽然病位在胃时亦有虚证，但治疗时也多从脾脏而补；病位在脾时亦有实证，治疗常从通泻胃腑而入。治疗时大多顺应脾胃的生理病理功能。“阴道虚”，虚则补之，以补脾为主，主要分为健脾益气、健脾消食、健脾利湿；“阳道实”，实者泻之，以降胃为主，有理气降胃、清热降胃，胃以降为润，亦可以通过滋胃阴以降胃。李振等总结劳绍贤治疗CAG经验，归纳劳氏凭舌定证型、循证做加减、审方调寒热的步骤加以处方的方法；诊断方面以舌诊为主，根据舌象确定治疗方案，辨证分为湿热中阻、肝气犯胃以及脾气亏虚证，并拟定清中安浊汤、疏肝和胃汤等加减；治疗方面，随症加入经验用药(求必应、猫爪草、五爪龙、丝瓜络等)。蒋真真等通过医案初步分析周仲瑛辨治CAG特色：①小方复合，多法并用取效。②时时顾护胃阴，理气慎防伤阴。③活用花类药，轻灵活泼调畅气机。赵蕾等介绍代二庆从湿论治该病之脾胃虚弱证，具体治法为解表化湿法、升阳胜湿法、温中化湿法、辛开苦降燥湿法。

尚素芬等将186例CAG患者随机分为两组，对照组采用常规西医治疗(口服兰索拉唑胶囊、枸橼酸铋钾片口服，HP阳性者加服阿莫西林胶囊)；治疗组予柴胡疏肝散联合化瘀消萎汤(柴胡、佛手、丹参、香附、百合、乌药等)，疗程均为4周。结果，治疗组总有效率为89.2%(83/93)，对照组为77.4%(72/93)，组间比较$P<0.05$。胡海军等将86例胆胃不和证患者随机分为两组，对照组采取常规西医治疗(口服乳酸菌素片，有出血点、糜烂灶患者加服硫糖铝片)，治疗组在此基础上予自拟柴龙牡蛎汤(龙骨、牡蛎、黄芪、白芍药、柴胡、太子参等)。结果，治疗组总有效率为95.3%(41/43)，对照组为81.4%(35/43)，组间比较$P<0.05$。徐清喜等将70例脾胃湿热证患者随机分为两组，对照组采用常规西医治疗(口服多潘立酮片、兰索拉唑片，对Hp阳性者采用标准四联根除方案治疗)，治疗组在此基础上予黄连温胆汤(黄连、枳实、法半夏、陈皮、茯苓、佩兰等)加减治疗，疗程均为3个月。结果，治疗组总有效率为91.43%(32/35)，对照组为68.6%(24/35)，组间比较$P<0.05$；与对照组比较，治疗组血清胃泌素-17(G-17)、胃蛋白酶原(PGI)水平明显升高(均$P<0.01$)。杨静等将120例患者随机分为两组，对照组予常规西药治疗(口服多潘立酮片、奥美拉唑肠溶胶囊)，治疗组予金铃调胃汤(荜澄茄、海螵蛸、瓦楞子、鸡内金、焦麦芽、焦神曲等)治疗。结果，治疗组总有效率为

93.3%(56/60),对照组为 76.7%(46/60),组间比较 $P<0.05$;与对照组比较,治疗组血清 VEGF、bFGF、NO 含量明显上升,血清 EGF 含量明显下降,组间比较 $P<0.05$。魏小果等将 92 例患者随机分为两组,对照组予常规西药治疗,合并 Hp 感染者给予 Hp 根治、抑酸、营养支持等对症治疗,治疗组在此基础上予逆萎益中方(黄芪、白花蛇舌草、太子参、枳实、白术、茯苓等)治疗。治疗 16 周后,治疗组与对照组总有效率分别为 97.8%(45/46)、84.8%(39/46),组间比较 $P<0.05$;与对照组比较,治疗组胃黏膜萎缩程度、肠上皮化生(IM)、异型增生(Dys)评分均降低(均 $P<0.05$)。杨枝青等将 82 例患者随机分为两组,治疗组予温中解毒汤(桂枝、生白芍、生姜、红枣、炙甘草、蒲公英等)口服,对照组予摩罗丹口服,疗程均为 6 个月。结果,治疗组总有效率为 75.6%(31/41)、对照组为 61.0%(25/41),组间比较 $P<0.05$。

(撰稿:寿雅琨 刘芳　审阅:孟静岩)

【溃疡性结肠炎的治疗与研究】

杨榕等基于"气虚宜掣引之"理论阐述"掣引"法治疗溃疡性结肠炎(UC)的思路。认为"掣引"之法是指在本虚标实的情况下,采取挽回、导引阳气上升,补其气而升其阳的治法,以调畅气机令补而不滞。UC 病位在肠腑,以脾肺肾三脏亏虚为本、肠腑湿瘀互结为标,而脾失健运、水湿停聚为本病发生的始动因素,肺失治节、气血壅滞、久病及肾、关门不固是该病发展的关键。治疗上通过温补脾气、益气升阳、提掣肺气、调和气血、摄纳肾气、平衡阴阳的方法掣引脾肺肾之气,促进溃疡愈合。许文忠等从《黄帝内经》"土郁夺之"理论入手,总结治疗 UC 经验。根据"湿浊""肝郁""血瘀"之病机,采取"夺之"治则,并以四君子汤与金铃子散化裁拟定治疗的基础方剂。胡勇等从络病学毒损肠络理论辨治 UC。认为其发生发展是由气及血入络的渐变过程,脾胃虚损是发病之本,肠络瘀阻是重要的病理基础,毒损肠络是关键病机,根据"络以通为用"的基本治则,提出"益气活血,通络透毒"的治法,并拟定益气活血透毒汤(生黄芪、炙黄芪、炒白术、炒薏苡仁、木香、槟榔等)加减治疗。

董雪莲等将 120 例患者随机分为治疗组、对照 1 组、对照 2 组,均予美沙拉嗪肠溶片。对照 1 组于申时(13:00～15:00)予补脾胃泻阴火升阳汤(柴胡、生黄芪、炙甘草、苍术、羌活、升麻等)保留灌肠;对照 2 组于亥时(21:00～23:00)予补脾胃泻阴火升阳汤保留灌肠;治疗组于卯时(5:00～7:00)予补脾胃泻阴火升阳汤保留灌肠。经治 4 周,治疗组总有效率为 92.5%(37/40),对照 1 组为 80.0%(32/40),对照 2 组为 77.5%(31/40),组间比较 $P<0.05$;与对照 1 组、对照 2 组比较,治疗组细胞因子(Hs-CRP、IL-6、TNF-α)水平、中医症状积分(腹痛、腹泻、脓血便)、大肠黏膜积分均降低(均 $P<0.05$)。研究提示,不同时辰的中药灌肠临床疗效具有差异性,选择卯时进行灌肠更为有利。冯卓等将 70 例轻中度活动期湿热证患者随机分为两组,治疗组予祛湿清肠方(葛根、马齿苋、黄柏、黄芩、黄连、炙甘草等)内服,配合清热利湿灌肠方(虎杖、蒲公英、苦参、黄柏)灌肠;对照组予美沙拉嗪肠溶片口服,疗程均为 3 个月。结果,治疗组临床症状缓解率 74.3%(26/35),对照组为 51.4%(18/35),组间比较 $P<0.05$。肖高健等将 68 例患者随机分为两组,对照组予美沙拉嗪,治疗组在此基础上加服温中止泻汤(白头翁、云茯苓、桂枝、猪苓、白术、葛根等)。经治 3 个月,治疗组总有效率为 91.2%(31/34),对照组为 70.6%(24/34),组间比较 $P<0.05$。随访 6 个月,治疗组复发率为 26.5%(9/34),对照组为 67.7%(23/34),组间比较 $P<0.05$。

罗丹等将 50 只 BALB/C 小鼠随机分成模型组,空白组,五味苦参肠溶胶囊高、中、低(7.7、3.8、1.9 $g\cdot kg^{-1}\cdot d^{-1}$)剂量组,以 3% 葡聚糖硫酸钠溶液(DSS)造模,各给药组均灌肠 7 d。结果,与空白组比较,模型组结肠组织结构紊乱,杯状细胞减少,炎症细胞浸润,腺体破坏或消失、局部有水肿;与模型组比较，五味苦参各组结肠组织中 Caspase-1、IL-1β 蛋白含量均有所降低(均 $P<0.05$)。研究提示，五味苦参肠溶胶囊可能通过下调 Caspase-1 表达，减少成熟 IL-1β 蛋白含量，从而阻断 Th17 细胞诱导下游炎性细胞因子的释放，减轻炎症反应。沈建君等将 60 只 SD 大鼠随机分为正常组，模型组，美沙拉嗪组，新麦纤散高、中、低(6、3、1.5 g/kg)剂量组。以 5% DSS 溶液造模，连续灌胃 2 周。结果，与正常组比较，模型组结肠黏膜明显充血水肿、溃疡形成，杯状细胞畸形、减少，腺体排列不规则，淋巴细胞等炎症细胞浸润明显；新麦纤散各剂量组结肠黏膜有不同程度的缺失，少见溃疡、中性粒细胞等炎症细胞浸润，腺体排列较规则。与模型组比较，新麦纤散各剂量组血清 IL-34 水平降低，IL-35 水平升高(均 $P<0.05$)。研究提示，新麦纤散可能通过抑制 IL-34 的分泌，上调 IL-35 的表达，起到抗炎愈溃作用。

(撰稿：王琦 刘芳　审阅：孟静岩)

【脂肪肝的治疗及实验研究】

黄进等将 200 例非酒精性脂肪性肝病患者随机分为两组，对照组口服辛伐他汀片，治疗组在此基础上加服参苓白术散颗粒。经治 90 d，治疗组总有效率为 83.0%(83/100)，对照组为 48.0%(48/100)，组间比较 $P<0.05$；与对照组比较，治疗组肝脏超声检测的正常例数明显增多，中重度病变例数减少(均 $P<0.05$)。麦静愔等将 98 例脾虚痰浊证患者随机分为两组，治疗组口服参葛方颗粒剂(丹参、葛根、白术、片姜黄、女贞子、垂盆草)，对照组口服安慰剂颗粒，均治疗 6 个月。最终完成病例数为 80 例(治疗组 39 例，对照组 41 例)。结果，治疗组总有效率为 84.6%(33/39)，对照组为 53.7%(22/41)，组间比较 $P<0.05$。王慧等将 100 例湿热内蕴兼肝郁脾虚证患者随机分为联合治疗组与基础治疗组，基础治疗组口服水飞蓟宾胶囊治疗，联合治疗组在此基础上加服丹芍疏肝颗粒(黄芪、茵陈、板蓝根、败酱草、首乌、丹参等)，疗程均为 24 周。结果，联合治疗组总有效率为 78%(39/50)，基础治疗组为 58%(29/50)，组间比较 $P<0.01$。

吴晶魁等将 40 只 Wistar 大鼠随机分为正常组，模型组(高脂饲料造模)，水蛭高、低(1.2、0.6 g/kg)剂量组，连续灌胃 8 周。结果，与正常组比较，模型组肝脏可见明显脂滴沉积，呈弥漫性；血清 ALT 及 AST 活性、TC 及 LDL-C 水平显著升高，HDL-C 水平降低，肝脏质量及肝脏指数、酰基辅酶 A-胆固醇酰基转移酶-2(ACAT-2)、脂肪酸合成酶(Fas)及羟甲戊二酸辅酶 A 还原酶(HMGCR)水平明显升高(均 $P<0.01$)；与模型组比较，水蛭高、低剂量组肝脏脂滴沉积减少，高剂量组更为明显；血清 ALT 及 AST 活性、TC 及 LDL-C 水平、肝脏质量及肝脏指数、ACAT-2、Fas 及 HMGCR 水平均明显降低($P<0.01$, $P<0.05$)。研究提示，水蛭可能通过抑制肝脏组织中与脂肪酸、胆固醇合成及转化相关的酶 ACAT-2、Fas、HMGCR 表达水平及活性，减少胆固醇、脂肪酸的合成，从而调节脂质代谢以降低大鼠血脂水平，减轻肝脏组织中的脂质沉积及大鼠肝脏损伤。梁金强等将 120 只 SPF 级 Wistar 大鼠随机分为正常组，模型组，葛根枳椇子栀子提取物(PHGE)高、中、低(1.2、0.5、0.2 g/kg)剂量组，以喂饲 Regular 型 Lieber-DeCarli 酒精液体模型饲料造模，灌胃 8 周。结果，与正常组比较，模型组体质量增长减缓，ALT、AST、TC、HDL-C、LDL-C、GLU 显著升高，肝脏脂肪量显著升高($P<0.05$, $P<0.01$)；与模型组比较，PHGE 各剂量组 AST、GLU，中、高剂量组 ALT、TC、HDL-C，中剂量组 LDL-C 均显著下降($P<0.05$, $P<0.01$)，并呈明显的剂量相关性；高剂量组肝脏脂肪量显著降低($P<0.05$)。恽菲等将 80 只清洁级 SD 大鼠随机分为正常组，模型组，力平之组，蛇床子素组，甘草酸组，蛇床子素与甘草酸配伍高、中、低(蛇床子素 20、10、5 mg/kg，甘草酸 45、22.5、11.3 mg/kg)剂量组。以酒精同时微丝高脂饲料造模，连续灌胃 6 周后，与模型组比较，蛇床子素与甘草酸配伍中、高剂量组血清 ALT、AST 和 AKP 活性，肝组织 MDA 含量显著降

低(均 $P<0.05$), SOD 活性提高,PPARα 蛋白水平显著上调(均 $P<0.01$);与模型组比较,蛇床子素与甘草酸配伍中、高剂量组肝脏形态明显好转($P<0.05$, $P<0.01$)。研究提示,甘草酸与蛇床子素合理的组分配伍能协同治疗酒精性脂肪肝,可能通过配伍改善肝脏功能、调节脂肪代谢、抗脂质氧化作用和增加 PPARα 蛋白的表达,促使损伤的肝组织得以修复。熊海容等将 40 只昆明小鼠随机分为正常组,模型组,竹节参总皂苷(TPSJ)高、低(200、100 mg/kg)剂量组(按照药物体积为饲料总体积的 10%混合在总饲料中喂饲)。采用高脂高糖饲料造模,给药组均喂养 4 周。结果,模型组小鼠血清 ALT 活性、TC 含量的水平明显高于正常组,肝组织表现出脂肪样变,脂质空泡较多,脂质明显沉积;与模型组比较,TPSJ 高、低剂量组血清中 ALT 活性、TC 含量明显降低(均 $P<0.05$), miR-199-5p 的表达明显降低,c-Met(酪氨酸激酶家族的重要成员之一)以及肝细胞生长因子(HGF)的表达均升高(均 $P<0.05$)。研究提示,TPSJ 可能通过调节 miR-199-5p/HGF-c-Met 的信号通路发挥对小鼠脂肪肝的干预作用。杨小颖等将 40 只 C57BL/6 小鼠随机分为正常组,模型组,高脂高糖饮食+黄芪甲苷Ⅳ(AS-Ⅳ)高、中、低(120、60、30 $mg \cdot kg^{-1} \cdot d^{-1}$)剂量组,以高糖高脂饮食造模,饲养灌胃 13 周。结果,与正常组比较,模型组肝脏脂质沉积明显增多,不同浓度的 AS-Ⅳ干预后,肝脏脂质沉积明显减少,其中以中剂量组最为明显。研究提示,AS-Ⅳ可减轻非酒精性脂肪肝小鼠的肝脏脂质沉积。

(撰稿:刘华清 徐列明 审阅:孟静岩)

【肝纤维化的治疗与研究】

张莉等将 60 例患者随机分为两组,对照组予恩替卡韦,实验组在此基础上加用参仁活血颗粒(黄芪、紫河车、丹参、桃仁、土鳖虫、赤芍药等),疗程均为 12 个月。结果,实验组总有效率为 82.8%(24/29),对照组为 70.4%(19/27),组间比较 $P<0.05$。张巍等将 85 例患者随机分为两组,对照组予恩替卡韦、甘草酸单铵治疗,试验组在此基础上给予扶正化瘀片(虫草菌丝、桃仁、五味子、绞股蓝),均治疗 48 周。结果,与对照组比较,试验组 ISHAK 纤维化评分明显下降($P<0.05$),显示试验组治疗后有明显改善;两组活性氧族(ROS)、L-10、miR-122mRNA 表达均降低,试验组更为显著(均 $P<0.05$)。研究提示,扶正化瘀片可降解细胞外基质异常沉积,调节胶原蛋白动态平衡;并可拮抗 IL-10、miR-122 基因表达,减轻细胞间质炎症反应,减缓肝纤维化的进展。

夏雪皎等观察疏肝健脾活血方(桃仁、桂枝、大黄、甘草、莪术、白术等)含药血清对肝纤维化模型大鼠肝窦内皮细胞失窗孔化的影响。采用 CCl_4 腹腔注射造模,分离肝纤维化肝窦内皮细胞(SEC),以及正常大鼠肝星状细胞(HSC)与 SEC。随机分为正常组、模型组、DAPT(Notch 通路阻断剂)组、NF(Notch 通路阻断剂)组、中药组、中药加 DAPT 组、中药加 NF 组。各组细胞均培养 72 h。结果,与正常组比较,模型组造模第 2、4、8 周 HSC 活性上升(均 $P<0.01$),造模第 4、8 周 CD_{31} 蛋白表达升高($P<0.05$, $P<0.01$);与模型组相比,NF 组 HSC 活性上升($P<0.01$),DAPT 组与中药组 HSC 活力、CD_{31}、vWF 蛋白表达下降($P<0.05$, $P<0.01$);与 NF 组相比,中药加 NF 组 HSC 活性、CD_{31}、vWF 蛋白表达下降($P<0.01$);与 DAPT 组比较,中药加 DAPT 组 HSC 活性、CD_{31}、vWF 蛋白表达均下降(均 $P<0.01$)。研究提示,疏肝健脾活血方可通过干预 Notch 通路,抑制 HSC 活性及 SEC 失窗孔化。唐露露等探讨肝豆扶木汤(制首乌、枸杞子、土茯苓、白芍药、郁金、柴胡)对肝纤维化模型小鼠 TGF-β_1/Smad 信号通路表达的影响。将 60 只 TX 小鼠随机分为模型组,肝豆扶木汤高、中、低(31.2、15.6、7.8 g/kg)剂量组,青霉胺组,另设正常组 12 只。连续灌胃 4 周后,与正常组比较,模型组血清 ALT、AST 活性升高,Alb 含量降低(均 $P<0.01$);与模型组比较,肝豆扶木汤高、中剂量组及青霉胺组 ALT、AST 活性降低,Alb 含量升高(均 $P<0.01$),肝豆扶

木汤低剂量组 AST 活性降低、Alb 含量升高(均 $P<0.05$);与正常组比较,模型组 TGF-β_1、Smad2、Smad3 mRNA 及蛋白表达升高,Smad7 mRNA 及蛋白表达降低(均 $P<0.01$);与模型组比较,各给药组 TGF-β_1、Smad2、Smad3 mRNA 及蛋白表达降低,Smad7 mRNA 及蛋白表达升高($P<0.05$, $P<0.01$)。研究提示,该方抗肝纤维化作用的机制可能与调控 TGF-β_1/Smad 信号通路相关因子的基因与蛋白表达有关。牟德英等、徐由立等分别观察加减三甲散(鳖甲、穿山甲、僵蚕、土鳖虫、桃仁、柴胡等)对免疫性肝纤维化大鼠的防治作用及分子机制。将 18 只 SPF 级 Wistar 级大鼠随机分为正常组、模型组、治疗组。均采用猪血清腹腔注射造模,给药 60 d 后,与正常组比较,模型组肝组织微血管密度、肝组织 ET-1、iNOS、vWF mRNA 显著升高(均 $P<0.05$);与模型组比较,治疗组 MVD 降低,ET-1、iNOS、vWF mRNA 表达减少(均 $P<0.05$);与正常组比较,模型组 RORγt、Foxp3、IL-6、IL-17、IL-10、RORγt/Foxp3、IL-6/IL-10、IL-17/IL-10 均显著升高(均 $P<0.01$, $P<0.05$);与模型组比较,治疗组上述指标均显著降低($P<0.01$, $P<0.05$)。研究提示,该方可改善免疫性肝纤维化程度,且其机制可能与下调肝组织中 Th17 及 Treg 细胞数量,使 Th17/Treg 平衡偏于 Treg 方向发展,以及与抑制病理性微血管生成、干预血管活性调节因子表达有关。Peng Y 等将小鼠随机分为空白对照组,模型组、丹参高、低(3.0、1.5 g/kg)剂量组。以 10%CCl_4 腹腔注射造模,连续灌胃 4 周。结果,与模型组比较,丹参治疗组肝纤维化程度、胶原沉积阳性面积、羟脯氨酸(Hyp)含量明显减少,且 Hyp 含量的改善以高剂量组更为显著(均 $P<0.01$);且肝内 NK 细胞的数量与肝纤维化程度呈负相关;以丹参提取物孵育原代 NK 细胞,NK 细胞活性显著升高,NKG2D 和 IFN-γ 的表达显著升高($P<0.05$);以丹参提取物孵育小鼠 HSC 细胞株(JS-1),其 F-actin、α-SMA、Collagen Ⅰ表达被抑制($P<0.05$);用丹参提取物孵育 NK 细胞后再与 JS-1 共培养,JS-1 表面的 NK 细胞配体 RAE-1ε 显著升高、α-SMA 表达水平显著下降($P<0.05$)。研究提示,丹参可增强 NK 细胞抑制 HSC 活化的作用。吴灿等观察银杏内酯 B 对 CCl_4 所致肝纤维化大鼠的防治作用及其分子机制。将大鼠随机分为正常组,模型组(50%CCl_4 花生油溶液造模),银杏内酯 B 高、低(5、10 mg/kg)剂量组。给药 6 周,与正常组比较,模型组肝小叶结构被破坏,纤维组织明显增生;与模型组比较,银杏内酯 B 高、低剂量组纤维化程度均有改善,以高剂量组改善更为明显(均 $P<0.05$);与模型组比较,银杏内酯 B 高、低剂量组 AST、ALT、LN、HA、Ⅳ-C 和 PC-Ⅲ 均降低,MDA 水平呈剂量依赖性降低,肝组织 HO-1、Bcl-2 蛋白的表达以及细胞核中的 Nrf2 表达均上调($P<0.05$),Bax 蛋白表达以及细胞浆中的 Nrf2 表达均下调(均 $P<0.05$)。研究提示,银杏内酯 B 可能通过调节 Nrf2/HO-1 及 Bcl-2/Bax 途径发挥抗肝纤维化作用。

(撰稿:叶倩男 徐列明 审阅:孟静岩)

【肝硬化及其并发症的治疗与研究】

张炜将 72 例肝硬化肝脾血瘀证患者随机分为两组,对照组单纯给予西药治疗,观察组在此基础上予膈下逐瘀汤化裁(海藻、丹参、制鳖甲、枳壳、当归、柴胡等)治疗,疗程均为 60 d。结果,观察组总有效率为 91.7%(33/36),对照组为 66.7%(24/36),组间比较 $P<0.05$;与对照组比较,观察组 AST、ALT 活性,TBil 水平均降低,Alb 水平升高(均 $P<0.05$)。肖玲辉等将 47 例原发性胆汁性肝硬化肝肾亏虚证的患者随机分为两组,对照组仅口服熊去氧胆酸胶囊,观察组在此基础上加服利胆养肝方(熟地黄、桑葚、白芍药、北沙参、麦冬、当归等)并随证加减,疗程均为 48 周。结果,观察组总有效率为 87.5%(21/24),对照组为 60.9%(14/23),组间比较 $P<0.05$;两组 ALT、AST、ALP、GGT、TBIL、γ-球蛋白水平均下降,其中 GGT 以观察组下降更甚(均 $P<0.05$);与对照组比较,观察组血清免疫球蛋白 IgM 水平下

降($P<0.05$)。李富龙将乙型肝炎肝硬化肝肾阴虚证患者 80 例随机分为两组，均给予谷胱甘肽片治疗，对照组加服恩替卡韦片，治疗组再联合柔肝煎膏(熟地黄、白芍药、当归、川芎、川楝子等)治疗，疗程均为 24 周。结果，两组 ALT、AST 活性及 TBil 水平均明显下降，Alb 水平均升高，Alb 水平以治疗组升高更为明显(均 $P<0.05$)；与对照组比较，治疗组 Child-Pugh 评分降低，门静脉最大血流速度、脾静脉最大血流速度、脾脏厚度均减少(均 $P<0.05$)。

邬艳波等将 70 例肝硬化腹水患者随机分为两组，设 35 例健康医护人员作为健康组。对照组与治疗组均接受常规西药综合治疗，治疗组加服加味胃苓汤(茯苓、白术、黄芪、猪苓、泽泻、大腹皮等)，疗程均为 4 周。结果，与健康组比较，对照组存在肠道菌群失衡，肠道肠杆菌、肠球菌、葡萄球菌、酵母菌数量显著增加($P<0.01$)，拟杆菌、双歧杆菌、梭菌、乳酸杆菌数量显著减少($P<0.05$)；与对照组比较，治疗组肠道肠杆菌、肠球菌、葡萄球菌数量显著减少，拟杆菌、乳酸杆菌数量显著增加(均 $P<0.05$)。田广俊等将接受经颈静脉肝内门体分流术(TIPS)的肝硬化门静脉高压伴上消化道出血的 40 例患者随机分为两组。对照组术后予常规抑酸、抗凝、抗感染及预防性抗肝昏迷治疗，观察组在此基础上，采用中药(大黄、败酱草、大腹皮、枳实、厚朴)高位保留灌肠，疗程均为 7 d。结果，两组术后门静脉压力均明显降低；与对照组比较，观察组血清 Alb 明显升高，血氨明显降低(均 $P<0.05$)；两组术后 1、3、7 d 各时间点的门、脾静脉血管内径均明显缩小，门、脾静脉血流速度及血流量均明显升高(均 $P<0.05$)；随访期间观察组未发生肝性脑病，对照组肝性脑病发生率则分别为 30.0%(12/40)、40.0%(16/40)，组间比较 $P<0.05$；治疗组无再出血病例，对照组再出血率为 30.0%(12/40)，组间比较 $P<0.05$。

侯艺鑫等选取肝硬化食管胃底静脉曲张破裂出血(EGVB)患者 750 例，随访 1 年。根据累计日剂量(cDDD)将随访期内应用健脾化湿止血方(黄芪、党参、白术、黄芩、黄连、木香等)剂量≥28c DDD 的患者纳入中药组(276 例)，而服用中药<28c DDD 的患者被纳入非中药组(474 例)。结果，是否服用健脾化湿止血方是影响肝硬化 EGVB 患者 1 年内发生再出血的独立危险因素之一。中药组 1 年内再出血发生率为 43.5%(120/276)，非中药组为 55.1%(261/474)，组间比较 $P<0.05$；中药组患者自随访至发生再出血的中位时间为 95 d，非中药组为 121 d，组间比较 $P<0.01$。

Tang LI 等经腹腔注射二甲基亚硝胺(DMN)诱发肝硬化，将 55 只 Wistar 大鼠随机分为模型组、丹参酚酸 B 盐(Sal B)组、二甲双胍组，均灌胃 28 d。与模型组比较，Sal B 组质量、肝重、肝体比、葡萄糖输注率(GIR)，FPG、fin 水平及肝糖原显著增加，ALT 及 AST 活性、羟脯氨酸(HYP)水平，脾重、脾体比显著降低($P<0.05$，$P<0.01$)；与二甲双胍组相比，Sal B 在改善 FPG、肝糖原、大鼠质量、肝重、脾重、肝体比、脾体比、肝功能和肝硬化方面更为明显(均 $P<0.05$)。研究提示，Sal B 也可减轻肝组织坏死，抑制纤维化进展和抑制 α-SMA 在肝脏的表达。Luo L 等将 50 只 SD 大鼠随机分为正常组，模型组，白及多糖(BSP)高、中、低(60、30、15 mg/kg)剂量组。予 TAA 诱导肝硬化，给药组均灌胃 2 周。结果，与模型组比较，BSP 各组回肠组织中的 ALT、AST 活性，内毒素水平以及 IL-6、TNF-1 表达均显著降低；闭锁小带 1(ZO-1)，闭锁蛋白(occlupin) mRNA 及蛋白的表达明显升高($P<0.05$，$P<0.01$)，肠上皮组织胞浆内上述蛋白的染色明显增强(均 $P<0.05$)；肠上皮组织病理损伤程度明显减轻。研究提示，BSP 可降低回肠组织中的 ALT、AST 活性以及内毒素水平，抑制炎症细胞因子 IL-6、TNF-α 的表达，提高紧密连接时 ZO-1、occlupin 的表达。Xu Y 等用 50% CCl_4 橄榄油溶液造模，将 32 只 Wistar 大鼠随机分为模型组、FLSPC(胎儿肝干细胞/祖细胞)组、FLSPC+一贯煎(YGJ)组、FLSPC+索拉菲尼(SORA)组，均治疗 4 周。结果，与模型组比较，FLSPC 组、FLSPC+YGJ 组肝脏脂肪变性及

炎症反应明显减弱，肝脏胶原沉积明显减少，以 FLSPC＋YGJ 组更甚（均 $P<0.05$）；与模型组比较，FLSPC 组、FLSPC＋YGJ 组血清 ALT、AST 活性，TBil 水平均显著降低（$P<0.05$，$P<0.01$），其中 AST 活性以 FLSPC＋YGJ 组下降更为明显（$P<0.01$）。研究提示，FLSPC 移植对肝硬化模型大鼠的肝功能及组织病理状态有所改善，而 YGJ 则增强了此种改善。

（撰稿：许笑阳　徐列明　审阅：孟静岩）

【肾小球肾炎的治疗与研究】

马放等提出从伏邪论治慢性肾小球肾炎。认为其病因病机与伏邪致病具有动态时空、隐匿潜藏、自我积聚的特点存在一致性。并从肺入手：一方面以补肺大法，益气固表，填补伏邪对正气的损耗，使正气得以克制伏邪，抑其病发，防其传变；另一方面以清热解毒利咽之法，清肃新感外邪，并削减体内伏邪。罗芯怡等提出双向调节思想，正向论治以扶正为主、祛邪为辅，反向论治以祛邪贯穿始终、兼顾心肺肝。

王臣大等将 64 例急性肾小球肾炎风水相搏证患者随机分为两组，对照组予西医治疗，治疗组在此基础上服用两解太阳法中药（桂枝、羌活、防风、茯苓、泽泻、生薏苡仁等），并随证加减。经治 2 周，治疗组总有效率为 93.8%(30/32)，对照组为 71.9%(23/32)，组间比较 $P<0.05$。蔡亚宏等将 148 例患者随机分为两组，对照组采用常规治疗，治疗组在此基础上加服小柴胡汤（柴胡、党参、黄芪、生姜、半夏、大枣等）化裁治疗，疗程均为 8 周。结果，治疗组总有效率为 83.8%(62/74)，对照组为 60.8%(45/74)，组间比较 $P<0.05$；两组 24 h 尿蛋白定量均降低，且治疗组降低更为明显（均 $P<0.05$）。蔡小红等将 60 例患者随机分为两组，观察组口服温肾化气丸（山药、仙鹤草、茯苓、巴戟天、淫羊藿、狗脊等）并随证加减，对照组口服济生肾气丸，疗程均为 8 周。结果，两组水肿、腰膝酸软、畏寒肢冷、神疲乏力等症状积分均下降，β_2-MG、hs-CPR、Scr、UA、CysC、TIMP-1、TGF-β_1、CⅢ均明显降低，以观察组更甚（均 $P<0.05$）。周婷等将 80 例患者随机分为两组，均予基础治疗（低盐饮食，并予金水宝、缬沙坦等），治疗组加用补脾益肾清利法（生黄芪、土茯苓、生薏苡仁、石韦、党参、茯苓等）联合雷公藤多苷片治疗，对照组单纯予雷公藤多苷片，疗程均为 12 周。结果，治疗组总有效率为 85.0%(34/40)，对照组为 72.5%(29/40)，组间比较 $P<0.05$。张馨予等将 106 例患者随机分为两组，均予低盐低蛋白饮食、盐酸贝那普利控制血压，水肿患者予以适当利尿等对症基础治疗，研究组在此基础上加服肾复康胶囊（土茯苓、益母草、槐花、白茅根、藿香等），疗程均为 12 周。结果，治疗组总有效率为 94.3%(50/53)，对照组为 75.5%(40/53)，组间比较 $P<0.05$。

曹尚美等将 100 只 Wistar 大鼠随机分为空白组，模型组，洛汀新组，肾炎消白颗粒（黄芪、党参、山药、生薏苡仁、土茯苓、牛膝等）高、低（3.6、1.8 $g\cdot kg^{-1}\cdot d^{-1}$）剂量组，以一次性尾静脉注射阿霉素造模，给药组均灌胃 7 周。结果，与空白组比较，模型组大鼠尿白蛋白/尿肌酐比值显著升高，第 3 周时肾组织 Nephrin mRNA 表达升高，第 5、7 周时降低（均 $P<0.05$）；与模型组比较，洛汀新组大鼠各时间点尿白蛋白/尿肌酐比值显著降低，肾炎消白颗粒高剂量组大鼠第 3、4、5、6、7 周时尿白蛋白/尿肌酐比值显著降低（$P<0.01$，$P<0.05$）；肾炎消白颗粒高剂量组各时间点肾组织 Nephrin mRNA 表达显著升高（均 $P<0.05$）。与洛汀新组比较，肾炎消白颗粒高剂量组第 5、6、7 周时尿白蛋白/尿肌酐比值降低（$P<0.05$）。研究提示，肾炎消白颗粒可通过上调模型大鼠肾组织中 Nephrin mRNA 表达，修复损伤的足细胞，高剂量治疗效果更为明显。刘国勇等将 30 只 SD 大鼠随机分为对照组、模型组、姜黄素组，以相同方法造模，灌胃 6 周。结果，与对照组比较，模型组肾脏组织肾小球硬化，间质纤维化及小管内蛋白沉积明显；与模型组比较，姜黄素组上述病理损伤均有所减轻；Nrf2 与 Sirt1 基因表达明显增强

(均 $P<0.05$)。研究提示,姜黄素可能通过激活 Nrf2 与 Sirt1 来抑制炎症反应及氧化应激,进而延缓病变的进展。

(撰稿:麻志恒 何立群 审阅:秦国政)

【慢性肾衰竭的实验研究】

张琳将 55 只清洁级 SD 大鼠随机分为正常组、模型组、扶肾液(黄芪、当归、淫羊藿、陈皮、半夏、丹参等)组,用 5/6 肾切除方法建立慢性肾衰竭(CRF)模型,给药组均灌胃 12 周。结果,与正常组比较,模型组、扶肾液组 BUN 含量均升高,hs-CRP、IL-6、TNF-α 表达上调。12 周末时,扶肾液组 BUN 含量显著低于模型组(均 $P<0.05$);与模型组比较,扶肾液组 hs-CRP、IL-6、TNF-α 表达均下调(均 $P<0.05$)。研究提示,扶肾液可有效延缓 CRF 大鼠肾功能损害进程,其机制与干预微炎症状态相关。戴铭卉等将 32 只 SD 大鼠随机分为正常组、模型组、金水宝组及通腑泄浊方(生大黄、生牡蛎、蒲公英、生槐米、六月雪、附子等)组,采用腺嘌呤诱导造模,连续给药 8 周。结果,与正常组比较,模型组大肠杆菌增加,双歧杆菌减少,血 Scr、BUN、UA、cystatin-c 指标升高;与模型组比较,通腑泄浊方组大肠杆菌减少,双歧杆菌增加,IL-6、TGF-β_1 下降,血 Scr、BUN、UA、cystatin c、IS 含量降低。研究提示,通腑泄浊方能够调节模型大鼠肠道菌群,改善炎症状态,降低毒素水平,延缓肾脏损伤。熊荣兵将 120 只 SD 大鼠随机分为假手术组,模型组,肾毒宁颗粒(黄芪、淫羊藿、沉香粉、丹参、制大黄、桃仁等)高、中、低(分别为人鼠计量 20、10、5 倍换算)剂量组,科素亚组,以 5/6 肾切除术造模,灌胃均 2 个月。结果,与假手术组比较,模型组病理损伤程度显著增加,SOD 明显下调及 MDA 明显上升,MCP-1 水平明显增加(均 $P<0.01$);与模型组比较,各给药组病理损伤减轻,SOD 明显上升,MDA 明显下调,MCP-1 水平明显减少,且呈剂量依赖关系(均 $P<0.05$);高剂量组与科素亚组比较无明显差异($P>0.05$)。研究提示,肾毒宁颗粒可延缓肾功能损伤,其机理可能与其通过调节炎症介质,进而产生抗氧化作用有关。周庆华等将 60 只清洁级 SD 大鼠随机分为假手术组、模型组、益气清利化瘀配方颗粒组(黄芪、党参、金雀根、连翘、鱼腥草、白花蛇舌草等)、西药组(氯沙坦钾片),采用 5/6 肾切除方法建立模型,分别灌胃干预 60 d。结果,与模型组比较,给药组 SCr、BUN 均明显下降($P<0.05$, $P<0.01$),CCr 水平显著升高($P<0.01$);皮质、髓质的 TGF-β_1 蛋白表达减少,且中药组更甚(均 $P<0.01$);与模型组比较,给药组的肾小球纤维化有所减轻,且中药组肾小球结构较为清晰。研究提示,益气清利化瘀方可能通过抑制肾组织 TGF-β_1 表达及信号转导通路改善 CRF 大鼠肾功能,减轻肾纤维化。

郑栓采用腺嘌呤造模,将 55 只大鼠随机分为模型组,氯沙坦组,白藜芦醇高、低(40、20 ml/kg)剂量组。灌胃 14 d 后,结果,与模型组比较,各给药组肌酐、尿素氮均明显降低,TGF-β_1 mRNA 表达水平均下降,以白藜芦醇低剂量组下降最为显著(均 $P<0.05$);BMP-7、Smad6 蛋白表达均有提高,以白藜芦醇低剂量组的提高更为明显(均 $P<0.05$)。研究提示,白藜芦醇可通过增强 BMP-7 与 Smad6 蛋白的表达,减弱 TGF-β_1 的表达,对 TGF-β_1 信号向核内转导的通路进行抑制,起到减轻肾间质纤维化、保护肾脏功能的目的。陈琪等将 60 只 SD 大鼠,随机分为 A 组(正常组)、B 组(假手术组)、C 组(模型组)、D 组[丹参酮ⅡA 低(7.5 mg/kg)剂量组]、E 组[丹参酮ⅡA 高(15 mg/kg)剂量组],以采用 5/6 肾切除法造模,于第 4、8、12 周检测各组肌酐、尿素氮水平。12 周时检测细胞凋亡,葡萄糖调节蛋白 78(GRP78)、C/EBP 同源蛋白(CHOP)和 Caspase-12 的表达。结果,与 A 组比,C 组肌酐、尿素氮均升高(均 $P<0.05$),D 组、E 组分别与 C 组比较,D 组、E 组 8、12 周时肌酐、尿素氮水平下降(均 $P<0.05$),12 周时 E 组较 D 组肌酐、尿素氮水平更低($P<0.05$);C 组凋亡细胞较 A 组、B 组增多,D 组、E 组凋亡细胞较 C 组减少,E 组较 D 组凋亡细胞减

少(均 $P<0.05$)。与A组比较,C组GRP78、CHOP和Caspase-12表达均明显升高(均 $P<0.05$);与C组比较,D组、E组GRP78、CHOP和Caspase-12表达均下降,以E组更为明显(均 $P<0.05$)。研究提示,丹参酮ⅡA能够改善CRF大鼠肾功能,抑制细胞凋亡,其机制可能通过调节内质网应激相关分子GRP78、CHOP和Caspase-12表达水平来实现。李雪萍等采用5/6肾切除建立模型,将108只SPF级SD大鼠随机分为模型组,地耳草总黄酮高、中、低(240、120、60 mg/kg)剂量组,金水宝胶囊组。各给药组均灌胃14 d。结果,与模型组比较,各给药组bFGF、TNF-α、IL-2水平均显著降低,地耳草总黄酮中、高剂量组IL-1水平均显著升高(均 $P<0.01$),肾脏组织内Col-Ⅰ则降低($P<0.05$)。研究提示,地耳草总黄酮可通过抑制促纤维化相关因子b FGF和TNF-α和炎症细胞因子IL-2的分泌,降低Col-Ⅰ的表达,从而降低炎症反应,抑制系膜和基质的增生,改善肾小管病变,进而缓解肾纤维化。

(撰稿:麻志恒 何立群 审阅:秦国政)

【再生障碍性贫血的治疗与研究】

吕文琦等认为急性再生障碍性贫血是由各种原因耗竭津血,终致髓枯骨空为病,且有前驱病史、不良环境等可疑致病原因,与伏邪"非时而发"致病特点相符,部分初期为热毒壅盛型患者若出现"新感引动伏邪",则较单纯新感致病者病势更为凶险。胡哲等介绍江劲波辨治经验,认为肾虚血瘀邪毒为慢性再生障碍性贫血(CAA)的主要病理要素,可分肾阴虚、肾阳虚、肾阴阳两虚3证论治,以补肾填髓治其本,活血化瘀解毒为治其标,主张补肾、活血、解毒相辅相成。王琰等介绍徐瑞荣治疗CAA用药配伍经验。徐氏认为其病机为"肾虚髓枯为本,脾虚气血不足为标",擅用补肾填精益髓法,注重中药配伍,如温补肾阳药附子与肉桂、菟丝子与肉苁蓉等,滋补肾阴药如女贞子与旱莲草、天冬与麦冬等,气血阴阳双补药如黄芪与当归、阿胶与枸杞子等。

曾清等将120例CAA脾肾阳虚证患者随机分为两组,均予对症支持治疗,对照组加服强的松片,观察组加服参萸补血方(人参、山茱萸、牡丹皮、淫羊藿、补骨脂、黄芪),疗程均为3个月。结果,观察组总有效率为70.00%(42/60),对照组为53.3%(32/60),组间比较 $P<0.05$。蒋英俊将86例肾虚血瘀证患者随机分两组,对照组予骨髓间充质细胞治疗,研究组在此基础上予补肾生血汤(制首乌、熟地黄、女贞子、当归、菟丝子、淫羊藿等),疗程均为4周。结果,两组WBC、PLT、HB、中性粒细胞计数、CD_4^+、$CD_4^+CD_{25}^+Foxp3^+$、$CD_3^+CD_4^+IL\text{-}4^+$、骨髓增生活跃率、骨髓bFGF、骨髓微血管密度(MVD)与VEGF均明显升高;转铁蛋白饱和度、CD_8^+、$CD_3^+CD_4^+IL\text{-}17^+$、$CD_3^+CD_4^+INF\text{-}\gamma^+$、Th1/Th2、非造血细胞百分率均明显降低(均 $P<0.05$),且均以治疗组更甚。王京华等将60例患者随机分为两组,对照组予康力龙及环孢菌素口服,试验组在此基础上加用补肾活髓通络方(生地黄、熟地黄、鸡血藤、菟丝子、枸杞子、当归等)。结果,试验组总有效率为93.3%(28/30),对照组为70.0%(21/30),组间比较 $P<0.01$。

王跃等将72只BALB/C小鼠随机分为空白组,模型组,环孢素组,再生复血汤(紫河车、黄芪、升麻、陈皮、虎杖、太子参等)高、中、低(10.0、5.0、2.5 g·kg^{-1}·d^{-1})剂量组,以^{60}CO-γ照射联合腹腔注射环磷酰胺及氯霉素造模。灌胃30 d,与空白组比较,模型组外周血WBC、Ret、HB、PLT、骨髓粒系比例、红系比例、巨核细胞数、Treg比例、FOXP3 mRNA表达量降低,淋巴细胞比例升高(均 $P<0.05$);与模型组比较,各给药组外周血WBC、Ret、HB、PLT、骨髓粒系比例、红系比例、巨核细胞数、Treg比例、FOXP3 mRNA表达量升高,淋巴细胞比例下降(均 $P<0.05$);与再生复血汤低剂量组比较,再生复血汤中、高剂量组及环孢素组WBC、Ret、HB、PLT、骨髓粒系比例、红系比例、巨核细胞数、Treg比例、FOXP3 mRNA表达量升高,淋巴细胞比例下降,且再生复血汤高剂量组优于中剂量组及环孢素对照组

(均 $P<0.05$)。研究提示,再生复血汤可通过促使再障小鼠外周血单个核细胞 FOXP3 mRNA 表达,使得 Treg 比例升高,诱导再障小鼠恢复自身免疫耐受,并且呈现剂量依赖性。

(撰稿:陈海琳 周永明 审阅:陈信义)

【原发免疫性血小板减少症的治疗与研究】

郭雪梅等介绍周永明辨治原发免疫性血小板减少症(ITP)经验。周氏认为其病机特点为"脾肾亏虚为本,火伤血络为标,瘀血贯穿于疾病始终",病理因素为"虚""火""瘀",治疗提倡健脾补肾、益气摄血以固本其,泻火宁络、凉血止血以治其标,兼顾活血化瘀,注重顾护胃气。王爱迪等认为 ITP 的临床表现与伏邪的发病特点类似,伏邪内蕴导致 ITP 反复发作;急性期与缓解期交替发生,急性期以邪实为主,以邪热破血、瘀血阻滞常见;慢性期以正虚为主,有阴虚火旺和气虚不摄之分。吴建伟等介绍李达调肝扶脾法治疗 ITP,李氏针对切脾后难治型侧重健脾益气,抗核抗体阳性者加味藤类中药,肝炎病毒相关型辅以清肝解毒,激素依赖型侧重调肝并加味甘草,抗磷脂抗体阳性型加味活血化瘀药物。

郭雪洋等将 106 例 ITP 患者随机分为两组,对照组用重组人血小板生成素(TPO)联合甲泼尼龙治疗,治疗组在此基础上加用清热凉血方(党参、茜草、女贞子、旱莲草、黄芪、白术等)治疗,疗程均为 12 周。结果,治疗组总有效率为 94.3%(50/53),对照组为 75.5%(40/53),组间比较 $P<0.05$;与对照组比较,治疗组血小板计数(PLT)明显升高、血小板相关抗体(PAIgG)表达水平降低(均 $P<0.05$)。唐晨将 80 例患者随机分为两组,治疗组 40 例在对照组治疗(常规糖皮质激素及止血治疗)基础上加用何氏"三奇汤"(人参、天冬、熟地黄、女贞子、墨旱莲、黄芪等)随证加减,疗程均为 2 个月。结果,治疗组总有效率为 80.0%(32/40),对照组为 55.0%(22/40),组间比较 $P<0.05$。鲍计章等将 106 例激素抵抗型 ITP 患者随机分为两组,均予小剂量激素治疗,对照组加用环孢素软胶囊口服,观察组加服生血灵系列方,血热妄行证予生血灵Ⅰ号(水牛角、生地黄、牡丹皮、大青叶、太子参、女贞子等),气不摄血证予生血灵Ⅱ号(黄芪、党参、当归、白术、熟地黄、女贞子等),阴虚内热证予生血灵Ⅲ号(熟地黄、女贞子、黄芪、当归、鳖甲、黄柏等)治疗,疗程均为 3 个月。结果,观察组总有效率为 54.7%(29/53),对照组为 37.7%(20/53),组间比较 $P<0.05$。

李杨等将 70 只 BALB/C 小鼠随机分为正常组、模型组,清热凉血方(生地黄、牡丹皮、白茅根、紫草)组、养阴清热方(熟地黄、白芍药、墨旱莲、女贞子)组、补气方(黄芪、白术、炙甘草、党参)组、活血方(当归、丹参、鸡血藤、三七)组、醋酸泼尼松组,采用腹腔注射抗小鼠血小板血清建立 ITP 小鼠模型,灌胃 10 d 后。结果,与正常组比较,模型组血小板显著降低,脾脏 Bcl-2 均明显升高,Fas 均明显降低(均 $P<0.01$);与模型组比较,养阴清热组脾脏 Bcl-2 明显降低,活血组脾脏 Fas 明显升高(均 $P<0.05$)。谢东杰等将 60 只 BALB/C 小鼠随机分为正常组,模型组,醋酸泼尼松组以及益气养阴清热化瘀方(生黄芪、当归、女贞子、旱莲草、水牛角、生地黄等)高、中、低(100、50、25 g/kg)剂量组,采用腹腔注射磷酸盐缓冲液造模,除正常组、模型组外,其余各组均灌胃 2 周。结果,与模型组比较,中药各剂量组血小板水平均升高,Notch 受体(1-4)、Notch 配体(Jagged 1、2)基因及蛋白的表达均下降(均 $P<0.05$)。研究提示,该方可抑制 Notch 信号的过度激活,调节巨核细胞的成熟及多种免疫细胞的分化与功能。

(撰稿:徐皓 周永明 审阅:陈信义)

【过敏性紫癜的治疗与研究】

陈令媛等介绍周仲瑛论治过敏性紫癜(HSP)经验,周氏以《内经》"病机十九条"为立论依据,结合温病学说"卫气营血""三焦辨证"理论,提出该病的病因病机均为感受外邪,邪实正虚,引动风热,并与瘀热、湿热交争,多因复合相搏为患,瘀热贯穿疾病始终，辨证论治以祛风化湿、凉血化瘀为大法，气血同调，常用清热祛风、清热凉血、清热化湿、泻下通瘀、补气健脾、益肾清利等六法。高晨等介绍高祥福经验，高氏认为HSP病机在于感受外邪，邪热入里，脾气亏虚，血热难散，瘀于皮肤而发为斑，是血热内蕴夹杂气虚血瘀之证，以四妙勇安汤加味随证加减治疗。何靖等介绍丘和明经验，丘氏认为HSP的基本病机为火热过盛、损伤脉络，主要分为热毒炽盛、湿热内蕴、阴虚内热3证，相应提出了清热解毒、凉血止血，清热祛湿、养阴止血，滋肾降火3种治法，并强调活血化瘀及疏风祛邪。袁相凤等介绍杨洪涌经验，杨氏认为HSP的发病基础是湿热内蕴，病机关键为外风引动、瘀热伤络，正气受损为病势之转归，阴伤贯穿疾病始终，消风除湿、凉血止血、化瘀滋阴相结合，并制定经验方消风除湿汤(防风、土茯苓、生地黄、地榆炭、鸡血藤、地肤子等)加减治疗。

王萍等将60例HSP患者随机分为两组，对照组予盐酸左西替利嗪片，观察组在此基础上加服愈风消斑汤(水牛角、生地黄、紫草、茜草、大黄、苍耳等)治疗，疗程均为21 d。结果，观察组总有效率为96.7%(29/30)，对照组为73.3%(22/30)，组间比较$P<0.05$；与对照组比较，治疗组皮肤紫癜、腹痛、关节肿痛等症状消失时间均明显缩短，复发次数也明显低于对照组(均$P<0.05$)。

刘华等基于数据挖掘技术，收集整理许华治疗HSP的医案，对纳入的164个病案和233个处方运用规则分析、改进互信息法、复杂系统熵聚类、网络拓扑学等数据挖掘方法进行统计分析。结果，频次排列前6的临床表现有肺(一)、二便调、纳可、苔白、咽(一)、咽(十)；频次排列前10的核心药物有紫苏叶、赤芍药、蝉蜕、防风、紫草、生地黄、牡丹皮、白豆蔻、茜草、连翘，以疏风解表、清热解毒、凉血化瘀类药物为主；并衍生出3个新方，新方针对皮疹、肾损害等临床表现各有侧重，表明许华治疗HSP以清热凉血、祛风化瘀为主，常辅以理气化湿之品，体现出“HSP发病必与外邪相关”的辨证思想和“以清为主”的临证经验。邱建利等采用计算机检索的方法，搜索复方丹参注射液治疗HSP的相关文献，进行质量评价以及数据提取，运用系统评价分析软件进行分析。结果，研究共纳入临床RCT研究14个，患者共1 295例，但主要方法学质量为B级；试验组有效率、紫癜消退时间、消化道症状消失时间、关节疼痛缓解时间、肾功能损伤恢复时间均优于对照组($P<0.01$)。研究提示，复方丹参注射液在改善HSP的症状方面具有一定的优势，并且其安全性相对较高。

(撰稿：孙伟玲　周永明　审阅：陈信义)

【2型糖尿病的治疗与研究】

单亮亮等以《内经》“五脏皆柔弱者，善病消瘅”学说为切入点，指出“五脏柔弱”为消渴发生的根本病机，并基于《内经》五行、五脏及五味理论及脏腑补泻理论，以脏腑辨证为指导，归纳出以五味消渴方(黄连、干姜、石斛、地龙、乌梅为基本方)治疗2型糖尿病(T2DM)的新思路。娄东亮等总结刘志龙运用“六重法”治疗T2DM经验，分别为：全面问诊，以增加判断患者DM发展程度的可用资料；八纲辨证，舌分阴阳，重视舌诊；六经辨证，病证结合，制定个性化的经方治疗方案；脾肾之阳，代谢之本，重视调动人体脾肾之阳气，从阳虚论治；健康宣教，势在必行；治病求本，守法而治，实施“减灶之计”。

沙雯君等将60例湿热困脾证患者随机分为两组，对照组予西医常规治疗，治疗组加用黄连素。治疗12周后，治疗组失访2例，对照组失访1例。结果，治疗组总有效率为92.9%(26/28)，对照组为72.4%(21/29)，组间比较$P<0.01$；与对照组比较，治疗组FBG、HbA_1c、FINS、HOMA-IR均显著降低(均$P<0.05$)，胰高血糖素释放肽-1明显升高(均$P<0.05$)。孙超等将62例糖耐量减低患者随机分为两组，均采用饮食、运动控制、心理疏导等基础治疗法。对照组加服阿卡波糖片，治疗组加服糖异平丸(生黄芪、山药、黄连、佩兰、苍术、玄参等)治疗，疗程均为12周。结果，治疗组总有效率为74.2%(46/62)，对照组为51.6%(32/62)，组间比较$P<0.05$。

何卫东等将144例痰瘀证患者随机分为两组，对照组予西医常规治疗，治疗组加用丹瓜方（丹参、瓜蒌、川芎、赤芍药、法半夏等）。经治4周，与对照组比较，治疗组2hPG、TC、LDL、TGF-β_1均显著降低（均$P<0.05$）。

周琦等采用高脂饲料造模，将大鼠随机分为葛根芩连汤（葛根、黄芩、黄连、炙甘草）组、二甲双胍组、模型组。灌胃给药8周，与模型组比较，葛根芩连汤组大鼠FBG、HbA_1c、FINS均下降（$P<0.05$，$P<0.01$），其中HbA_1c下降程度较二甲双胍组更为明显（$P<0.01$）；胰腺胰岛素受体底物2(IRS-2)、磷脂酰肌醇3激酶(PI3K)p85、蛋白激酶B(Akt2)、磷酸化胰岛素受体底物2(p-IRS2)、p-(PI3K)p85、p-Akt2蛋白表达上升，且上升程度均较二甲双胍组明显，IRS-2、PI3K p85、Akt2 mRNA表达上升（$P<0.05$，$P<0.01$），且高于二甲双胍组（均$P<0.01$）。研究提示，葛根芩连汤可能是通过提高IRS-2/PI3K-Akt信号转导通路的活性起到保护胰岛β细胞的作用。

（撰稿：黄陈招　审阅：李俊莲）

【糖尿病肾病的治疗及临床研究】

胡伟等将68例老年糖尿病肾病(DN)患者随机分为两组，对照组予厄贝沙坦，观察组在此基础上加用四磨饮子（沉香、乌药、南木香、枳壳）。经治4周，观察组与对照组总有效率分别为88.2%(30/34)、67.7%(23/34)，组间比较$P<0.05$；与对照组比较，观察组老年患者认知功能、血清脑源性生长因子、内生肌酐清除率均升高（均$P<0.05$），同型半胱氨酸、尿α1-MG、SCr、BUN、UA均降低（均$P<0.05$）。柯鹏翔等将80例DN终末期肾脏病患者随机分为两组，对照组予西医常规治疗，治疗组在此基础上加用消瘀泄浊饮（制大黄、黄芪、桃仁、地龙、川牛膝、车前草等）。经治3周，治疗组总有效率为80.0%(32/40)，对照组为47.5%(19/40)，组间比较$P<0.05$。刘洪等将106例（实际完成98例）Ⅳ期DN患者随机分为两组，均予基础疗法治疗，对照组加服尿毒清颗粒，治疗组加服培元通络方（黄芪、熟地黄、党参、茯苓、山药、水蛭等）。经治8周，治疗组与对照组总有效率分别为73.5%(36/49)、44.9%(22/49)，组间比较$P<0.05$；与对照组比较，治疗组各项中医证状明显减轻（$P<0.01$，$P<0.05$），SCr、肾小球滤过率(eGFR)、24 hpro、UALB均明显降低（$P<0.01$，$P<0.05$）。王军媛等将110例早期DN患者随机分为治疗组与对照组各55例，分别予芪明颗粒（黄芪、生地黄、决明子、葛根、枸杞子、茺蔚子等）与缬沙坦治疗，疗程均为16周。结果，治疗组有效率为92.7%(51/55)，对照组为76.4%(42/55)，组间比较$P<0.05$。王建伟将80例Ⅳ期DN气虚血瘀、肾失固摄证患者随机分为两组，均予西医常规治疗，对照组加服厄贝沙坦，治疗组加服补气化瘀固肾方（生黄芪、白术、茯苓、当归、川芎、金樱子等）。经治12周，治疗组与对照组总有效率分别为92.5%(37/40)、72.5%(29/40)，组间比较$P<0.05$。方六一等将82例DN气阴两虚夹瘀证患者随机分为两组，对照组给予西医常规治疗，治疗组在此基础上予金芪玉泉方（黄芪、生地黄、金樱子、玄参、葛根、丹参），疗程均为12周。结果，治疗组总有效率为61.0%(25/41)，对照组为29.5%(12/41)，组间比较$P<0.01$；与对照组比较，治疗组UAER、24 hpro、eGFR、Cys-c、尿足细胞标志蛋白均显著降低（均$P<0.01$）。路建饶等将150例脾肾气虚、湿浊瘀痰型Ⅳ期DN患者随机分为两组，对照组予西医常规治疗，治疗组在此基础上加益肾泄浊方（黄芪、制大黄、灵芝、葫芦巴、土茯苓、徐长卿）口服并足浴，外加脐疗（丁香、肉桂、生大黄、蜣螂虫、水蛭、王不留行研粉以凡士林调敷神阙穴）。经治6个月，治疗组与对照组实际完成病例数分别为70例与71例，两组总有效率分别为78.6%(55/70)、60.6%(43/71)，组间比较$P<0.05$；与对照组比较，治疗组中医临床证候总积分、24 hpro、SCr、炎性细胞因子TGF-β_1、TNF-α、MCP-1均降低（$P<0.01$，$P<0.05$），eGFR明显升高（$P<0.05$），肾脏血流舒张末期流速与阻力指数明

显改善(均 $P<0.01$)。

胡经航等将 121 例Ⅲ期 DN 脾肾气(阳)虚夹血瘀证患者随机分为两组，对照组予西医常规治疗，治疗组加用补肾健脾通络方水煎剂(杜仲、淫羊藿、土鳖虫、黄精、茯苓、黄芪等)，疗程均为 12 周。结果，两组 FPG、2hPG、HbA_1c、SCr、BUN、UALB、转铁蛋白(UTRF)、Cys-c 均明显降低($P<0.01$, $P<0.05$)，其中治疗组 HbA_1c、UALB、UTRF、Cys-c 下降更为显著(均 $P<0.05$)。

(撰稿：黄陈招　审阅：李俊莲)

【高尿酸血症的研究】

徐倩等将无症状高尿酸血症患者随机分两组，对照组仅予低嘌呤饮食干预，观察组加服虎藤组方煎剂(忍冬藤、虎杖、威灵仙、土茯苓、红花、薏苡仁等)，干预 14 d 后，与对照组比较，观察组 FPG、IL-1β、UA、TG、FINS 及 HOMA-IR 明显降低(均 $P<0.05$)。

王淳等采用酵母膏、腺嘌呤连续灌胃制备高尿酸血症大鼠模型，将 75 只 SD 大鼠随机分为模型组、四妙丸组、苯溴马隆组、利湿活血方(金钱草、土茯苓、粉防己、黄柏、萆薢、三七等)组、拆方Ⅰ组(金钱草、土茯苓、粉防己、黄柏、萆薢、青风藤等)、拆方Ⅱ组(三七、川牛膝、赤芍药)。各给药组均连续灌胃 14 d。结果，与模型组比较，除拆方Ⅱ组外，各给药组大鼠血清血尿酸(UA)、活性氧簇(ROS)含量显著降低，总抗氧化能力(T-AOC)活性显著升高($P<0.05$, $P<0.01$)；苯溴马隆组、利湿活血方组大鼠血清 MDA 量显著降低(均 $P<0.05$)；除四妙丸组外，各给药组 SOD 活性均显著升高(均 $P<0.01$)。研究提示，利湿活血方在降低高尿酸血症大鼠血清 UA 的同时，还可增强高尿酸血症大鼠的抗氧化和清除氧自由基的能力，减少脂质过氧化损伤。王毅兴等将 28 只 SD 大鼠随机分为正常组、模型组、西药组、中药组，西药组与中药组以成人 10 倍剂量分别灌胃别嘌呤醇、降尿酸复方(党参、山药、王不留行、车前子、粉萆薢、山楂等)，以氧嗪酸钾灌胃造模，连续 7 周后取样检测。结果，与模型组比较，中西药物组的 UA 水平均显著降低(均 $P<0.05$)；中药组的随机尿尿酸(UUA)浓度显著升高($P<0.05$)，西药组则无明显改善；中西药物组血清 NO、CAT、GSH-PX、SOD 活力均显著提高，MDA 显著降低(均 $P<0.05$)；与西药组比较，中药组血清 GSH-PX 水平升高($P<0.05$)；中西药物组肾脏组织匀浆 GSH-PX、SOD 活性显著提高，MDA 显著降低；肾组织中 NLRP3 和 IL-1β 的表达均较模型组明显下调(均 $P<0.05$)。研究提示，降尿酸复方除了具有与别嘌呤醇相当的降低血尿酸的作用，还能促进尿酸排出体外，并可能通过调节 NLRP3 炎性体的表达以保护肾脏，减轻炎症损伤。熊雯雯等以氧嗪酸钾盐灌胃诱导小鼠高尿酸血症，将 60 只 SPF 级小鼠随机分为模型组，短穗兔耳草高、中、低(8.0、4.0、2.0 g/kg)剂量组，别嘌呤醇组。连续灌胃 7 d 后，结果，与模型组比较，各给药组血清 UA 水平均显著降低；短穗兔耳草各剂量组肾脏尿酸转运体 URAT1 和 GLUT9 的表达亦显著降低(均 $P<0.01$)；短穗兔耳草高剂量组肾脏 OAT1 的表达显著升高($P<0.05$)。研究提示，短穗兔耳草可通过调控 URAT1, OAT1 和 GLUT9 转运体降低高尿酸血症小鼠血清尿酸水平。方颖莹等以脂肪乳剂造模，将 60 只 SD 大鼠随机分为模型组、别嘌醇组、马尾松松叶提取物高、中、低(10.0、5.0、2.5 g/kg)剂量组。灌胃给药 9 周后，结果，松叶提取物能显著降低高尿酸血症大鼠血清 SUA、SCR、BUN、ALT、TC、LDL-C 水平，降低血清和肝组织 XOD、ADA 活性，升高肝组织次黄嘌呤-鸟嘌呤磷酸核糖转移酶(HGPRT)活性，并且升高 UUA、UCR、UV、24 h UUA、FEUA、CUr、CCr。研究提示，松叶提取物可有效降低尿酸的生成并促进其排泄，且具有保肝、调血脂的功能。周启蒙等探究茶黄素(茶叶发酵氧化后的产物，为红茶中常见药理活性成分)对小鼠高尿酸血症的治疗机制。以氧嗪酸钾诱导造模，将 70 只 SPF 级小鼠随机分为对照组，模型组，茶黄素高、中、低(30、10、

3 mg/kg)剂量组,别嘌呤醇,苯溴马隆组,灌胃 2 周后,与模型组比较,别嘌呤醇与茶黄素中、高剂量组肝脏黄嘌呤氧化酶活性显著降低,茶黄素各剂量组黄嘌呤氧化酶 mRNA 表达水平呈剂量依赖性的代偿性增加($P<0.05$, $P<0.01$)。研究提示,茶黄素分别能升高尿酸盐转运体 URAT1 与 NPT4、GLUT9 的 mRNA 表达水平,降低有机阴离子转运体 OAT1、OAT2、PDZK1 蛋白表达,增加 GLUT9 蛋白表达。

(撰稿:刘霖　审阅:李俊莲)

【偏头痛的治疗及实验研究】

朱银杏等将偏头痛患者随机分为两组,中药组辨证为风痰瘀阻证、风痰瘀阻兼肝阳上亢证、风痰瘀阻兼气血亏虚证、风痰瘀阻兼肝肾阴虚证,分别口服相应的天宁饮类方(川芎、白芷、钩藤、赤芍药、僵蚕、全蝎),兼肝阳上亢者予平肝潜阳天宁饮(天宁饮+天麻、石决明、夏枯草),兼肝肾阴虚者予补益肝肾天宁饮(天宁饮+生地黄、山茱萸、枸杞),兼气血亏虚者予益气养血天宁饮(天宁饮+黄芪、茯苓、当归);西比灵组予西比灵口服,均连续治疗 30 d。结果,两组 HIT-6 评分、大脑前、中、后动脉及基底动脉的 Vm、血清 TNF-α 均明显下降,且中药组更优($P<0.05$, $P<0.01$)。治疗后第 60 d 随访,中药组轻度头痛 1 例、重度头痛 0 例,西比灵组分别为 5 例与 3 例;第 90 d,中药组轻度头痛仍 1 例、重度头痛仍 0 例,西比灵组则分别为 7 例与 4 例($P<0.05$)。方珣等将偏头痛肝气郁滞、痰瘀互结证患者 92 例随机分为两组,对照组口服盐酸氟桂利嗪片,观察组加用自拟疏肝开窍饮经验方(柴胡、白芍药、郁金、佛手、香附、延胡索等)并随证加减,疗程均为 1 个月。结果,观察组总有效率为 91.3%(42/46),对照组为 71.7%(33/46),组间比较 $P<0.05$;与对照组比较,观察组的头痛发作频率明显减少,每月无头痛天数明显增多,疼痛程度评分显著降低,疼痛持续时间明显缩短(均 $P<0.05$)。

刘燕等采用颈背部皮下注射硝酸甘油建立偏头痛大鼠模型,将 24 只 SPF 级 SD 大鼠随机分为生理盐水组、模型组、琥珀酸舒马普坦组、散偏汤组(川芎、白芍药、白芷、白芥子、柴胡、制香附等)。灌胃 1 周,与生理盐水组比较,模型组三叉神经节 CGRP 蛋白表达升高,PENK 蛋白表达降低;与模型组比较,给药组三叉神经节 CGRP 蛋白表达降低,PENK 蛋白表达升高(均 $P<0.05$)。研究提示,散偏汤对偏头痛大鼠 CGRP 基因及蛋白的表达起抑制作用,能抑制痛觉信息的传递,并对内啡肽系统的镇痛作用有一定影响。罗亚敏等将 42 只 SD 大鼠随机分为正常组、模型组、阳性药(琥珀酸舒马普坦)对照组、偏痛汤(白芍药、珍珠母、细辛等)对照组,偏痛汤 1 号(川芎、蔓荆子、地龙、僵蚕、珍珠母、红花等)高、中、低(20、10、5 $mg \cdot kg^{-1} \cdot d^{-1}$)剂量组,采用颈背部皮下注射硝酸甘油造模,连续灌胃 7 d。结果,与正常组比较,模型组挠头、爬笼、咬尾次数均增多,硬脑膜 TNF-α、PGE_2 蛋白表达上调(均 $P<0.05$),硬脑膜降钙素基因相关肽(CGRP)蛋白表达呈上升趋势;与模型组比较,各用药组的耳红出现时间延迟、咬尾次数减少。阳性药对照组 TNF-α、CGRP 蛋白表达水平、偏痛汤对照组 TNF-α 蛋白表达水平及偏痛汤 1 号中剂量组 CGRP 蛋白表达下调(均 $P<0.05$)。阳性药对照组、偏痛汤 1 号低剂量组挠头次数减少,硬脑膜 TNF-α 蛋白表达均下调。偏痛汤 1 号高、低剂量组 CGRP 蛋白表达呈下降趋势,阳性药对照组、偏痛汤 1 号中剂量组血浆 CGRP 蛋白表达下调,偏痛汤 1 号中剂量组硬脑膜 PGE_2 蛋白表达下调。研究提示,揭示偏痛汤 1 号方抑制神经源炎性痛敏性偏头痛的作用机制与调节上述分子的生物学活性相关。吴莎等于大鼠额区皮下注射硝酸甘油造模,将 36 只 SD 大鼠随机分为模型组,阳性组(琥珀酸舒马普坦),川芎—香附药对水提物组,川芎—香附药对醇提物高、中、低(8.8、4.4、2.2 $g \cdot kg^{-1} \cdot d^{-1}$)剂量组。连续灌胃给药 5 d 后,结果,与模型组比较,药对醇提物各剂量组脑血流量明显增加,NE、DA 均升高;各给药组升高模型大鼠 5-HT 均升高,NO、

NOS 均降低；阳性药组、药对醇提物各剂量组 5-羟吲哚乙酸(5-HIAA)显著升高(均 $P<0.05$)。研究提示，川芎—香附醇提物较水提物治疗偏头痛效果更优。

(撰稿：刘霖　审阅：李俊莲)

【帕金森病的治疗与研究】

叶宝倩等认为津液敷布异常是帕金森病的病机，津液的输布依赖肺脾肾的功能，提出治肾以复津液上腾之下本、治脾胃以复津液升降之中轴、治肺以复津液敷布之上源。黄少东等针对帕金森病肾虚血瘀的病机，提出补肾填精、活血息风以达充髓养脑、通络止颤的治则，拟定经验方(大地棕根、生地黄、熟地黄、山茱萸、丹参、天麻等)补肾填精、活血息风，使脑髓得充，筋脉得养，震颤得除。周洁等提出滋补肝肾、通络解毒法治疗帕金森病。认为该病病理性质总属本虚标实，肝肾亏虚是发病之本，毒聚络阻为发病之标，拟熟地平颤汤(熟地黄、天麻、钩藤、枸杞子、桑寄生、丹参等)予以治疗，并根据合并症状进行加味。徐鹏恒等介绍何建成分阶段治疗帕金森病的思路与方法。何氏认为，该病初期以肝肾阴虚、虚风内动为主，选用补虚养阴以及活血化瘀药物；中期以气阴两虚为主，选用阴阳同补、补气养阴药物和解毒散结药物以及活血通瘀药物；晚期以阴阳两虚、痰瘀毒互结为主，选择多途径、综合治疗，从帕金森病患者心理、康复、非运动症状的控制着手，宜选用补虚养阴药物，解毒散结药物以及破血逐瘀药物。提出“滋肾平肝，化痰活血，解毒散结”的基本治则，并拟定基础复方地黄方(熟地黄、白芍药、钩藤、珍珠母、丹参、石菖蒲等)加减治疗。

赵贝贝等将 60 例僵直少动型肝肾阴虚证帕金森病患者随机分为两组，对照组仅予美多芭片口服，观察组在此基础上予加味芍药甘草汤(白芍药、甘草、熟地黄、山萸肉、何首乌、当归等)口服。连续治疗 12 周，观察组中医证候疗效总有效率为 86.7%(26/30)，对照组为 30.0%(9/30)，组间比较 $P<0.05$。冯桂芳等将 74 例肝肾不足证患者随机分为两组，分别予施美多芭片与建瓴汤加减(怀山药、生赭石、白芍药、柏子仁、珍珠母、牡蛎等)治疗。结果，实验组总有效率为 86.5%(32/37)，对照组为 64.9%(24/37)，组间比较 $P<0.05$。戴军等将 102 例老年帕金森病患者随机分为两组，对照组单纯予多巴丝肼片口服，观察组在此基础上加用温胆益脑汤(半夏、竹茹、枳实、陈皮、甘草、茯苓等)治疗。经治 8 周，观察组总有效率为 90.2%(46/51)，对照组为 74.5%(38/51)，组间比较 $P<0.05$；与对照组比较，观察组血清人软骨糖蛋白 39、IL-1β 水平均下降，脑源性神经营养因子水平升高；简易智力状态检查量表评分升高，日常生活能力量表评分下降(均 $P<0.05$)。梁健芬等将 160 例患者随机分为两组，均口服多巴丝肼片，治疗组加用加味五虎追风散(蝉蜕、天南星、天麻、全蝎、僵蚕、大地棕根)，疗程均为 10 周。结果，两组中医证候评分、帕金森统一评分量表及汉密尔顿抑郁评分量表评分均下降，且以治疗组更甚($P<0.05$，$P<0.01$)；蒙特利尔认知评估量表评分、生活满意度评分均增高($P<0.05$)，且治疗组升高更为明显(均 $P<0.01$)。

(撰稿：胡菲　审阅：李俊莲)

【缺血性中风的治疗与研究】

王朋倩等基于“病机结合病理，药性结合药理”临证模式探讨柴胡加龙骨牡蛎汤防治缺血性中风的思路。认为中风病机以火热亢盛为主，兼夹痰瘀水饮，与柴胡加龙骨牡蛎汤方证中对应的缺血病灶周围的应激性脑水肿带，颅内压升高、交感神经兴奋，单胺类神经递质大量释放、中风后自主神经功能减退，胃肠道应激反应等病理过程契合。该方作用靶标集中在以 HPA 轴为中心的神经内分泌学系统，参与神经元再生与凋亡、氧化应激、交感神经亢进、炎症反应等过程，这与缺血性脑卒中发生后的病理改变具有一致性。马冲等从血浊与缺血性中风发病的相关性入手，提出从血浊论治的机理，认为血浊是发病的核心环节，清化血浊法为防治的重要措施。

梁桂林将88例急性缺血性中风气虚血瘀证患者随机分为两组，对照组予常规西医疗法，观察组加服龙蛭汤（生黄芪、当归尾、川牛膝、赤芍药、地龙、川芎等），疗程均为2周。结果，观察组总有效率为79.5%(35/44)，对照组为59.1%(26/44)，组间比较$P<0.05$。惠振等将158例缺血性中风急性期患者随机分为治疗组86例与对照组72例。对照组采用西医基础治疗，治疗组加用复方通络饮（制何首乌、制黄精、海藻、炙僵蚕、天麻、炙水蛭等），疗程均为28 d。结果，两组患者治疗14、28 d时NIHSS评分、血清bFGF含量下降，BI指数、血清VEGF、Ang-1含量升高，且以治疗组更为明显（$P<0.05$，$P<0.01$）。陈慧亭等将60例缺血性中风恢复期气虚血瘀证患者随机分为两组，对照组予常规治疗，观察组在此基础上加用康益胶囊（红参、三七、丹参、土鳖虫、水蛭、大黄）。经治3个月，观察组总有效率为96.7%(29/30)，对照组为86.7%(26/30)，组间比较$P<0.05$。谢江波等将96例急性缺血性中风患者随机分为两组，均予rt-PA溶栓治疗，治疗组加用麝香四黄汤（麝香、牛黄、黄连、黄芩、生大黄、炒栀子等），连续5 d口服或鼻饲。7、14 d后，两组NIHSS评分、MMP-9水平均明显下降（均$P<0.01$），治疗组下降更甚（$P<0.05$）。朱元等将100例患者随机分为两组，对照组选择西药进行常规对症处理，观察组在此基础上服用通脑饮（制南星、九节菖蒲、川芎、天麻、钩藤、红景天等）并随证加减，疗程均为3个月。结果，观察组总有效率为94.0%(47/50)，对照组为78.0%(39/50)，组间比较$P<0.05$。李丹等将96例急性患者随机分为两组，均给予抗血小板聚集、他汀类药物、抗自由基及营养神经等基础治疗，对照组加用川芎嗪注射液，观察组在此基础上再加服通窍醒脑汤（当归、黄芪、刺五加、地龙、川芎、泽兰等）治疗。经治2周，观察组总有效率91.7%(44/48)，对照组为75.0%(36/48)，组间比较$P<0.05$；与对照组比较，观察组NIHSS评分降低、SS-QOL评分升高，两组血清CaMKⅡ水平均下降，观察组更低（均$P<0.05$）。张金凤等观察蛭龙溶栓汤对风痰瘀阻证患者脑代谢产物影响，并采用磁共振波谱(MRS)定量分析进行疗效评价。将80例患者随机分为两组，对照组采用常规基础治疗，观察组加用蛭龙溶栓汤（附子、麻黄、防风、桂枝、黄芩、地龙等）治疗。经治2周，观察组患者NAA/Cr比值明显升高，NAA/Cr与Lac/Cr比值明显降低，且改变程度明显优于对照组（均$P<0.05$）。研究提示，蛭龙溶栓汤对于缺血性中风风痰瘀阻证患者可明显改善梗死周围区脑细胞的代谢，具有保护神经细胞的作用，挽救缺血半暗带，降低血栓相关因子水平，并减轻脑组织损伤和神经功能缺损。

顾文政等采用线栓法构建中动脉栓塞模型，将63只SD大鼠随机分为假手术组、模型组、冰黄五苓散组（大黄、天竺黄、人工牛黄、水蛭、黄芩、全蝎等）。以直肠灌注给药14 d，与假手术组比较，模型组mNSS评分升高，脑组织含水量增加。与模型组比较，冰黄五苓散组mNSS评分下降，脑组织含水量明显减少（均$P<0.05$）。研究提示，冰黄五苓散对于大鼠缺血性卒中脑水肿模型具有减缓水肿发展及保护大脑神经功能的作用。顾力华等采用线栓法建立局灶性脑缺血再灌注大鼠模型，将70只SD大鼠随机分为模型组，尼莫地平片组，天麻钩藤颗粒组，桑芪首乌片（桑寄生、首乌、黄芪等）高、中、低（16、8、4 g/kg）剂量组。灌胃6周，与模型组比较，桑芪首乌片中、低剂量组神经行为评分明显降低，桑芪首乌片高、中、低剂量组梗死灶脑细胞坏死均减少，脑梗死灶体积均缩小（均$P<0.05$）。研究提示，桑芪首乌片可改善大鼠缺血—再灌注损伤后脑组织形态病理学改变，从而起到神经保护作用。

（撰稿：姜丽莉　审阅：李俊莲）

【类风湿关节炎的治疗与研究】

展俊平等将120例类风湿关节炎(RA)气滞血瘀证患者随机分为两组，均口服甲氨蝶呤，治疗组加服补阳还五汤，疗程均为2个月。结果，治疗组总有效率为93.3%(56/60)，对照组为71.7%(43/60)，组

间比较 $P<0.05$。任世元将 RA 活动期患者 158 例随机分为两组。对照组采用甲氨蝶呤及雷公藤多苷片治疗,治疗组在此基础上联合中药熏蒸柴葛解肌汤加减方(青蒿、柴胡、葛根、荆芥、防风、薄荷等)治疗。经治 20 d,治疗组总有效率为 96.2%(76/79),对照组为 84.8%(67/79),组间比较 $P<0.05$。王佳薇等将 100 例活动期寒湿痹阻证患者随机分为两组,均采用甲氨蝶呤、来氟米特治疗,观察组加用自拟祛湿散寒汤(革薢、黄芪、当归、威灵仙、苦参、防风等)。经治 2 周,观察组总有效率为 96.0%(48/50),对照组为 78.0%(39/50),组间比较 $P<0.05$;与对照组比较,观察组关节疼痛、关节肿胀及关节活动受限改善时间均显著缩短;关节疼痛、关节肿胀、屈伸不利、畏寒肢冷及晨僵积分、DAS28 评分、ESR、RF 均显著下降(均 $P<0.05$)。

赵天喜将 78 例 RA 患者随机分为两组,均予西乐葆、甲氨蝶呤片治疗,治疗组加用防己地黄汤(生地黄、防己、桂枝、防风、甘草)。经治 12 周,两组关节肿胀数、关节压痛、关节疼痛、28 个关节疾病活动指数(DAS28)评分均降低,其中关节疼痛评分、DAS28 评分以治疗组下降更甚(均 $P<0.05$);与对照组比较,治疗组 ESR、CRP、类风湿因子(RF)均降低(均 $P<0.05$)。

黄顺等以不完全氟氏佐剂与牛Ⅱ型胶原乳化剂造模,将 40 只 SPF 级 Wistar 大鼠随机分为正常组、模型组、地塞米松组、甘草附子汤组(生甘草、桂枝、炮制附子、白术),连续灌胃 20 d。结果,与正常组比较,模型组血清及滑膜组织中 ASIC-3 和 HIF-1α 含量明显升高;与模型组比较,甘草附子汤组此二指标明显降低(均 $P<0.01$)。廖亮英等以相同方法造模,分离正常大鼠与 RA 模型大鼠关节滑膜组织,制成单个滑膜细胞,取培养第三代的关节滑膜细胞随机分为正常组,模型组,黄芪虫藤饮(黄芪、海风藤、络石藤、僵蚕、甘草等)不同(100.0、50.0、25.0、12.5、6.25 mg/L)剂量组。药物干预 48 h,与正常组比较,模型组关节滑膜细胞增长率增加($P<0.05$);与模型组比较,黄芪虫藤饮各剂量组细胞凋亡率明显增加(均 $P<0.05$),并能诱导滑膜细胞 G_0/G_1 期的细胞生长停滞,且呈现明显的剂量依赖性。

(撰稿:张赞 李俊莲 审阅:董秋梅)

【强直性脊柱炎的治疗及临床研究】

邢志红将 80 例强直性脊柱炎(AS)肾虚督寒证患者随机分为两组,对照组予柳氮磺吡啶片,观察组服用补肾强督祛湿汤(鹿角胶、附子、生甘草、金毛狗脊、桑寄生等),均治疗 3 个月。结果,观察组总有效率为 90%(36/40),对照组为 80%(32/40),组间比较 $P<0.05$。陈海波等将 60 例瘀血痹阻证患者随机分为两组,均予柳氮磺吡啶肠溶片+塞来昔布胶囊治疗方案,试验组加服四物四藤汤(当归、川芎、生地黄、赤芍药、海风藤、忍冬藤等)。经治 12 周,试验组总有效率为 93.3%(28/30),对照组为 73.3%(22/30),组间比较 $P<0.05$。王晶等将 60 例寒湿痹阻证患者随机分为两组,均予甲氨蝶呤片或柳氮磺吡啶、葡萄糖酸钙片联合补阳还五汤加减治疗,观察组加用中药蒸气浴(生草乌、生川乌、牛膝、威灵仙、伸筋草、木瓜等)治疗,均连续治疗 2 个月。结果,观察组总有效率为 86.7%(26/30),对照组为 63.3%(19/30),组间比较 $P<0.05$。刘奕等将 80 例患者随机分为两组,均予尼美舒利片、柳氮磺吡啶肠溶胶囊治疗,治疗组加服健脾活血祛痹方(黄芪、党参、熟地黄、丹参、大枣、石菖蒲等)治疗。经治 3 个月,治疗组总有效率为 92.5%(37/40),对照组为 72.5%(29/40),组间比较 $P<0.05$。陈楚霞将 99 例患者随机分为两组,对照组予柳氮磺吡啶肠溶片及湿热痹清丸联合治疗,治疗组在此基础上加服通督活血汤(苏木、地龙、黄芪、杜仲、丹参、当归等)治疗。经治 3 个月,治疗组总有效率为 96.0%(48/50),对照组为 81.6%(40/49),组间比较 $P<0.05$;与对照组比较,治疗组腰部僵硬持续时间、腰部 VAS 评分、关节疼痛数均下降(均 $P<0.05$)。

邓惠文等将 100 例患者随机分为两组,均口服扶他林片、柳氮磺吡啶片,中药组加服益肾活血蠲痹汤(熟地黄、山药、狗脊、山茱萸、骨碎补、淫羊藿等),均连续用药3个月。结果,两组ESR、CRP、Bath的AS病情活动指数(BASDAI)、Bath和AS功能指数(BASFI)均下降(均 $P<0.01$),以中药组更甚(均 $P<0.01$)。张征等将80例患者随机分为两组,对照组口服美洛昔康片,治疗组在此基础上加服温肾强脊方(熟地黄、鹿角胶、姜炭、肉桂、白芥子、麻黄等),疗程均为8周。结果,两组BASDAI、BASFI、ESR、CRP、LP、IL-6、IL-17、IL-23水平均明显下降,且治疗组上述指标下降更为明显(均 $P<0.05$)。

(撰稿:张赞 李俊莲 审阅:董秋梅)

【血管性痴呆的治疗与研究】

庞喜乐等提出"内生五邪"与血管性痴呆(VD)关系密切。包括内风、内寒、内湿、内燥、内火(热),是在疾病发展过程中,由于气血津液和脏腑等生理功能的异常所引起的综合性病机变化:内风——肝阳化风,痰瘀阻窍;内湿——痰湿内生,上蒙清窍;内火——痰火扰神,神明失敛;内寒——寒凝血瘀,阻滞脑窍;内燥——燥瘀互结,清窍失养。此五邪并非为单一的病因病机,多互相夹杂。

张长城将78例VD患者随机分为两组,对照组仅予奥拉西坦入氯化钠溶液静脉滴注,观察组在此基础上予补肾益智汤(牛脊髓、熟地黄、龟板、黄精、山药、茯苓等)加平肝熄风颗粒(天麻、石决明、钩藤、杜仲、首乌藤、益母草等)口服,疗程均为2个月。结果,观察组总有效率为82.1%(32/39),对照组为59.0%(23/39),组间比较 $P<0.05$;与对照组比较,观察组简易智能状态量表(MMSE)评分、日常生活能力量表(ADL)均升高(均 $P<0.05$)。刘雪景等将100例患者随机分为两组,均予常规西药治疗方案(口服维生素C片、维生素E片、盐酸多奈哌齐片),治疗组在此基础上加用益脑增智汤(熟地黄、枸杞子、巴戟天、山茱萸、肉苁蓉、杜仲等),疗程均为8周。结果,治疗组总有效率为82.0%(41/50),对照组为64.0%(32/50),组间比较 $P<0.05$。曹冰清等将128例患者随机分为两组,均予多奈哌齐联合尼莫地平治疗,试验组加用脑血疏口服液(黄芪、水蛭、石菖蒲、大黄等),均治疗12周。结果,试验组总有效率为84.4%(54/64),对照组为68.8%(44/64),组间比较 $P<0.05$;与对照组比较,试验组脑电异常率降低,P300潜伏期明显缩短,其波幅则明显升高(均 $P<0.05$)。郭明冬等将轻度VD患者160例随机分为两组,试验组予戟天健脑颗粒(巴戟天、山茱萸、红景天、茯苓、远志),对照组予茴拉西坦胶囊,均用药3个月。结果,试验组认知能力总有效率为82.5%(66/80),对照组为66.3%(53/80);试验组日常生活能力总有效率为80.0%(64/80),对照组为62.5%(50/80),组间比较 $P<0.05$;两组MMSE积分、血清Ach、血清ChAT均升高,血清AchE均明显降低,以试验组更甚($P<0.05$, $P<0.01$)。刘锦灿将VD肾精不足证伴有高同型半胱氨酸血症(Hcy)的患者,根据MTHFR基因型,分为TT(突变型)组、CT(杂合型)组、CC(野生型)组各25例。均予补肾益髓汤(熟地黄、制何首乌、淫羊藿、益智仁、黄精、枸杞子等)结合基础疾病治疗,疗程均为3个月。结果,各组Hcy水平均下降,且TT组Hcy水平更低;MMSE评分均升高(均 $P<0.05$);TT组、CT组、CC组的中医证候疗效总有效率分别为76.0%(19/25)、64.0%(16/25)、68.0%(17/25),组间比较 $P<0.05$。研究提示,补肾益髓汤可降低不同MTHFR基因型VD患者的血浆Hcy水平,并改善临床症状,且以基因突变型患者最为明显。

任晨斌采用改良的双侧颈总动脉结扎法造模,将80只SD大鼠随机分为假手术组、模型组、奥拉西坦组、滋肾活血方组(桑椹、石菖蒲、丹参等)。灌胃4周,与假手术组比较,模型组谷氨酸(Glu)受体的亚单位NR2A及其mRNA表达均降低(均 $P<0.05$);与模型组比较,滋肾活血组及奥拉西坦组NR2A及其mRNA表达均增高($P<0.05$)。研究提示,滋肾活血方可提高VD大鼠的学习记忆能力,可能与上调NR2A的表达有关。

(撰稿:徐光耀 审阅:李俊莲)

［附］ 参考文献

B

鲍计章，赵心华，周永明，等.生血灵联合小剂量糖皮质激素治疗激素抵抗型免疫性血小板减少症 53 例[J].西部中医药，2018，31(2)：5

C

蔡小红，于秀梅.温肾健脾、化气行水法对慢性肾小球肾炎脾肾阳虚证患者肾脏纤维化相关指标的影响[J].长春中医药大学学报，2018，34(4)：719

蔡亚宏，蔡文锋，熊丹.小柴胡汤改善慢性肾小球肾炎患者炎症及减轻蛋白尿的作用研究[J].陕西中医，2018，39(10)：1405

曹冰清，殷董，宋允章，等.脑血疏口服液联合多奈哌齐、尼莫地平治疗血管性痴呆的临床疗效[J].中西医结合心脑血管病杂志，2018，16(15)：2131

曹尚美，黄雯静，王立范.肾炎消白颗粒对肾小球肾炎蛋白尿大鼠 Nephrin mRNA 动态表达的影响[J].广州中医药大学学报，2018，35(5)：859

曹书果.麻黄附子细辛汤加减辅治支气管哮喘临床观察[J].实用中医药杂志，2018，34(9)：1092

陈琪，闵晶晶，王霄一，等.丹参酮ⅡA 对慢性肾衰竭大鼠肾组织内质网应激相关分子 GRP78、CHOP 和 Caspase-12 表达的影响[J].中国中西医结合肾病杂志，2018，19(6)：482

陈海波，李晓武，赵质顺，四物四藤汤治疗瘀血痹阻型强直性脊柱炎临床研究[J].辽宁中医药大学学报，2018，20(8)：101

陈慧亭，崔应麟.康益胶囊治疗气虚血瘀型缺血性中风恢复期的临床观察[J].中医药通报，2018，17(2)：48

陈令媛，雷森皓，陈健一.国医大师周仲瑛论治过敏性紫癜经验[J].光明中医，2018，33(9)：1247

陈梦霞，郭遂群，李新军.通督活血汤联合湿热痹清丸和柳氮磺吡啶肠溶片治疗强直性脊柱炎 50 例[J].中医研究，2018，31(6)：37

陈天阳，刘廷亮，侯天禄，等.苍术酮对急性肺损伤小鼠保护作用的研究[J].现代中西医结合杂志，2018，27(24)：2623

D

戴军，罗亚明，曹雄彬，等.温胆益脑汤联合多巴丝肼对老年帕金森病人血清 YKL-40、IL-1β、BDNF 的影响[J].中西医结合心脑血管病杂志，2018，16(9)：1269

戴铭卉，孔薇.基于肠肾轴理论探讨通腑泄浊方调节肠道菌群清除慢性肾脏病模型大鼠尿毒症毒素的机制[J].中国中医基础医学杂志，2018，24(8)：1073

邓惠文，谢永杰，邹立华，等.益肾活血蠲痹法治疗强直性脊柱炎的疗效研究[J].中医临床研究，2018，10(7)：58

丁元庆.卫气失常与慢性阻塞性肺疾病病机相关性探讨[J].山东中医杂志，2018，7(7)：533

董敬敬，董筠.从“阳道实，阴道虚”论治慢性萎缩性胃炎[J].环球中医药，2018，11(5)：726

董雪莲，常玉洁，吴艳红，等.不同时辰中药保留灌肠对治疗溃疡性结肠炎的随机对照研究[J].成都中医药大学学报，2018，41(1)：64

杜丽坤，杨超.贝牡莪消丸对 PTU 致甲状腺肿伴甲减大鼠 TSH 值及行为学方面的影响[J].中医药信息，2018，35(2)：28

F

方珣，曾科学.自拟疏肝开窍饮经验方联合盐酸氟桂利嗪片治疗偏头痛患者的临床效果及对外周血 CGRP、5-HT、TNF-α 水平的影响[J].辽宁中医杂志，2018，45(12)：2569

方六一，石建，唐春花，等.金芪玉泉方治疗气阴两虚夹瘀型糖尿病肾病的临床研究[J].南京中医药大学学报，2018，34(1)：54

方颖莹，金凯祎，庞敏霞，等.松叶提取物对“过食膏粱厚味”型高尿酸血症大鼠尿酸生成排泄、肝功能及血脂水平的影响[J].中国现代应用药学，2018，35(10)：1482

冯卓，韩昌鹏，李盈，等.祛湿清肠方内服联合中药灌肠治疗轻中度活动期溃疡性结肠炎大肠湿热证临床观察[J].中国实验方剂学杂志，2018，24(5)：149

冯桂芳，张凯滢，陈大俊.建瓴汤化裁治疗肝肾不足型帕金森病临床观察[J].光明中医，2018，33(11)：1579

付楠，周惠芬，何昱，等.次乌头碱、甘草苷及甘草次酸配伍对慢性心力衰竭大鼠的心肾保护作用研究[J].中国中西医结合杂志，2018，38(8)：974

付海晶，曲妮妮.苏子降气汤对COPD气道黏液高分泌大鼠MUC5AC、AQP5的影响[J].中国中医急症，2018，27(6)：1019

G

高晨，汪天宇，朱磊，等.高祥福运用四妙勇安汤治疗过敏性紫癜经验[J].浙江中医药大学学报，2018，42(7)：536

顾尽晖，何羽，汤灵娇，等.济川煎对结肠慢传输型便秘模型大鼠血浆SP、肠组织ICC与肠推动力等因素影响的研究[J].北京中医药，2018，37(5)：410

顾力华，杨仁华，陈奇刚，等.桑芪首乌片对局灶性脑缺血再灌注大鼠脑梗死体积及脑组织形态病理的影响[J].中国中医基础医学杂志，2018，24(8)：1070

顾文政，余尚贞.冰黄五苓散直肠灌注对缺血性脑卒中大鼠神经功能的影响[J].河南中医，2018，38(9)：1352

郭光辉，田正鉴，杨宏志.人参胡桃汤对肺气虚型慢性阻塞性肺疾病疗效及其对免疫系统的影响[J].世界中医药，2018，13(6)：1392

郭明冬，李秋艳，韦云，等.戟天健脑方对血管性痴呆患者认知功能及胆碱能神经递质的影响[J].中国中医基础医学杂志，2018，24(9)：1253

郭雪梅，周永明.周永明教授辨治原发免疫性血小板减少症经验[J].光明中医，2018，33(6)：783

郭雪洋.清热凉血方配合西药治疗复发免疫性血小板减少症疗效研究[J].陕西中医，2018，39(8)：1091

H

何靖，宋思思，胡莉文，等.丘和明治疗过敏性紫癜经验介绍[J].江西中医药大学学报，2018，30(4)：19

何卫东，杨柳青，衡先培，等.丹瓜方对痰瘀型2型糖尿病患者血清TGF-β_1、ox-LDL的影响[J].福建中医药，2018，49(1)：1

侯艺鑫，张群，杨志云，等.健脾化湿止血方对肝硬化食管胃底静脉曲张破裂出血患者1年内再出血的影响[J].临床肝胆病杂志，2018，34(10)：2136

胡伟，张洪雷.四磨饮子治疗老年2型糖尿病肾病[J].中医学报，2018，33(10)：1912

胡勇，邢玉瑞.基于络病学毒损肠络论治溃疡性结肠炎[J].中国中医基础医学杂志，2018，24(3)：415

胡哲，刘凯.江劲波辨治慢性再生障碍性贫血经验[J].湖南中医杂志，2018，34(7)：42

胡海军，付强.柴龙牡蛎汤治疗慢性胃炎临床疗效及对血清炎性因子、胃泌素表达水平的影响[J].陕西中医，2018，39(8)：1011

胡经航，梁嘉晖，梁裕聪.补肾健脾通络方治疗Ⅲ期糖尿病肾病临床观察[J].新中医，2018，50(11)：109

黄进，陆雪萍.参苓白术散联合辛伐他汀治疗非酒精性脂肪性肝病100例临床研究[J].江苏中医药，2018，10(50)：24

黄顺，林清华，王祖庆，等.甘草附子汤对类风湿关节炎大鼠ASIC3和HIF-1α表达的影响[J].中医药导报，2018，24(18)：11

黄少东，周华梅，杨显超，等.梁健芬从肾虚血瘀论治帕金森病经验简介[J].山西中医，2018，34(10)：8

惠振，张臻年，张敬华，等.复方通络饮对脑梗死急性期患者神经功能及血管生长相关因子的影响[J].中医杂志，2018，59(16)：1383

J

贾琳，武蕾，郭洁，等.消风散加味对慢性持续期支气管哮喘患者血浆FeNO，血浆SP和VIP含量的影响[J].中国实验方剂学杂志，2018，24(22)：148

蒋英俊.补肾生血汤联合间充质细胞治疗再生障碍性贫血临床研究[J].现代中西医结合杂志，2018，27(3)：288

蒋真真，赵智强.从病案窥探周仲瑛教授辨治慢性萎缩性胃炎特色[J].四川中医，2018，36(01)：164

靳娜，孟德维，杜晓.黄芪多糖对COPD大鼠炎症反应和肺功能的影响[J].中国中医急症，2018，27(8)：1399

景玮，李艳，马彪，等.远志总皂苷对癫痫模型大鼠nAChRa7亚基表达的影响[J].中西医结合心脑血管病杂志，2017，15(24)：3118

K

柯鹏翔，何灵芝，张培培.消瘀泄浊饮对糖尿病肾病肾衰竭患者血清瘦素的影响[J].中国现代医学杂志，2018，28(24)：53

L

Luo L, Zhou Z, Xue J, et al. Bletilla striata polysaccharide has a protective effect on intestinal epithelial barrier disruption in TAA-induced cirrhotic rats[J]. Exp Ther Med, 2018, 16:1715

李丹,张怀亮,张道培.通窍醒脑汤对脑梗死患者钙调蛋白激酶的影响[J].中国实用神经疾病杂志,2018, 21(8):822

李倩,王智超.参附注射液对大鼠心肌组织缺血/再灌注损伤及血红素加氧酶-1表达的影响[J].湖北中医药大学学报,2018, 20(3):17

李爽,张君,庞爽,等.丹参多酚酸盐对人肾小球系膜细胞TGF-β/Smad信号转导通路的影响[J].辽宁中医杂志,2018, 45(7):1448

李杨,刘丽,林庶如.四类中药组方对血小板减少性紫癜模型小鼠脾脏Bcl-2、Fas表达影响[J].辽宁中医药大学学报,2018, 20(1):52

李振,劳绍贤,郭文峰.劳绍贤诊治慢性萎缩性胃炎经验[J].中国中医基础医学杂志,2018, 24(5):691

李富龙,王晓素,周秉舵,等.柔肝煎膏联合恩替卡韦治疗乙型肝炎肝硬化(肝肾阴虚证)的临床疗效[J].上海中医药大学学报,2018, 32(5):7

李雪萍,刘伟伟,刘兴隆,等.地耳草总黄酮对慢性肾衰竭大鼠肾纤维化相关因子的影响[J].成都中医药大学学报,2018, 41(2):21

梁桂林.龙蛭汤治疗气虚血瘀型急性脑梗死的临床疗效及其机制探讨[J].湖南中医药大学学报,2018, 38(10):1191

梁健芬,陈炜,周华梅,等.加味五虎追风散联合多巴丝肼片治疗帕金森病疗效研究[J].实用中医药杂志,2018, 34(9):1070

梁金强,陶施民,余庆涛等.葛根枳椇子栀子提取物对大鼠酒精性脂肪肝的作用研究[J].药物评价研究,2018, 41(11):1981

廖亮英,李点,伍参荣.黄芪虫藤饮对类风湿关节炎大鼠关节滑膜细胞生长增殖的影响[J].湖南中医药大学学报,2018, 38(1):31

林轶群,王强,仝小林,等.黄飞剑基于“脏腑风湿”理论辨治支气管哮喘临床思路[J].北京中医药,2018, 37(6):524

刘洪,熊维建,黎颖,等.培元通络方对糖尿病肾脏病临床疗效及微炎症状态的影响[J].北京中医药大学学报,2018, 41(5):428

刘华,陈国铭,綦向军,等.基于数据挖掘的许华教授治疗过敏性紫癜用药规律探讨[J].湖南中医药大学学报,2018, 38(4):430

刘燕,赵永烈,刘金民.散偏汤对偏头痛模型大鼠中脑、三叉神经节CGRP、PENK基因、蛋白表达的影响[J].中国中医急症,2018, 27(8):1325

刘奕,陈博燊,曾巧.健脾活血祛痹方对强直性脊柱炎患者骨代谢及血清炎性因子的影响[J].中医药导报,2018, 24(2):96

刘福生,方晓磊,袁斯远,等.大黄附子汤加味对脓毒症大鼠小肠运动水平及黏膜通透性的影响[J].中国中医急症,2018, 27(8):1317

刘国勇,贺理宇,汤玲玲,等.姜黄素缓解阿霉素诱导的大鼠局灶节段性肾小球硬化[J].中国中西医结合肾病杂志,2018, 19(3)201

刘锦灿,刘健.补肾益髓汤对不同MTHFR基因型血管性痴呆患者Hcy及临床症状的影响[J].广州中医药大学学报,2018, 35(2):205

刘学谦,王静,曹守沛,等.凉血散瘀法通过抑制巨噬细胞凋亡抗动脉粥样硬化的作用[J].中国实验方剂学杂志,2018, 25(3):59

刘雪景,唐雪纯.益脑增智汤治疗血管性痴呆50例临床观察[J].中医学报,2018, 33(1):138

刘玉芳,秦桂芳.雷公藤内酯醇对诱发性红斑狼疮小鼠模型的实验研究[J].中国中医急症,2018, 27(8):1379

刘玉晖,侯贝贝,游宇,等.补阳还五汤稳定ApoE$^{-/-}$小鼠动脉粥样硬化易损斑块的作用机制[J].中国实验方剂学杂志,2018, 24(15):112

娄东亮,季聚良,张好好.刘志龙教授2型糖尿病六重法在初诊2型糖尿病患者治疗中的应用经验[J].陕西中医,2018, 39(2):250

陆城华,徐倍琪,徐向前,等.徐氏胆麻荚方治疗痰浊壅肺型慢性阻塞性肺疾病的临床研究[J].上海中医药杂志,2018, 52(10):41

路建饶,易扬,刘文瑞,等.益肾泄浊方内服外用治疗Ⅳ期糖尿病肾病的前瞻性多中心临床研究[J].时珍国医国药,2018, 29(5):1137

吕俊，何晓凤，祝春满，等.余小萍教授治疗支气管哮喘的临证经验[J].中国中医急症，2018，27(4)：718

吕文琦，戴铁颖，杨薛，等.从伏邪角度浅谈急性再生障碍性贫血的发病[J].浙江中医杂志，2018，53(4)：296

罗丹，高路，仝战旗，等.五味苦参肠溶胶囊对溃疡性结肠炎小鼠半胱天冬氨酸蛋白1、白细胞介素-1β蛋白的影响[J].解放军医学院学报，2018，39(2)：140

罗芯怡，王卫涛，叶乃菁.双向调节思想在慢性肾炎蛋白尿论治中的应用[J].中国中医基础医学杂志，2018，24(2)：173

罗亚敏，宋慧荣，杨蕾，等.偏痛汤1号对偏头痛模型大鼠 CGRP/PGE_2/TNF-α 表达的影响[J].中国中西医结合杂志，2018，38(12)：1484

M

马冲，陈蕾，宋艳艳，等.从血浊论治缺血性脑卒中[J].中国中医急症，2018，27(3)：557

马放，占永立.基于伏邪理论探讨从肺论治慢性肾小球肾炎[J].中华中医药杂志，2018，33(5)：1962

麦静愔，高月求，蔡峥，等.参葛方治疗脾虚痰浊型老年性非酒精性脂肪性肝炎的随机、双盲、安慰剂对照研究[J].上海中医药杂志，2018，52(4)：44

毛丽巧，谢毅强，周帆.加味茯苓四逆汤治疗慢性心力衰竭临床研究[J].四川中医，2018，36(9)：54

牟德英，郑秀丽，杨宇，等.加减三甲散对肝纤维化大鼠 Th17/Treg 平衡的影响[J].中华中医药学刊，2018，36(4)：801

N

牛柯敏，周滔，邱新萍，等.降逆清热化浊方治疗肝胃不和型非糜烂性反流病的疗效评价[J].中华中医药杂志，2018，33(7)：3180

P

Peng Y，Yang T，Huang K，et al. Salvia Miltiorrhiza Ameliorates Liver Fibrosis by Activating Hepatic Natural Killer Cells in Vivo and in Vitro[J]. Front Pharmacol，2018，9：762

庞喜乐，周流畅，刘立瑾，等.从“内生五邪”探讨血管性痴呆的病因病机[J].江苏中医药，2018，50(9)：13

Q

秦合伟，李彦杰，李斯锦.血管软化丸防治颈动脉粥样硬化的作用机制研究[J].中西医结合研究，2018，10(3)：113

秦合伟，李彦杰，任锟，等.基于 miR-33a 调控 ABCA1 表达探讨血管软化丸抗动脉粥样硬化的作用机制[J].中医药信息，2018，35(6)：1

邱建利，魏明，段凤阳，等.复方丹参注射液佐治过敏性紫癜的系统评价及 Meta 分析[J].河南中医，2018，38(6)：962

R

任晨斌，伍大华，郭晨，等.滋肾活血方对血管性痴呆大鼠 NR2A 表达的影响[J].湖南中医药大学学报，2018，38(2)：141

任世元.中药熏蒸治疗类风湿性关节炎活动期79例临床观察[J].湖南中医杂志，2018，34(10)：64

S

单亮亮，邓小敏，郭超峰，等.基于“五脏柔弱”探讨五味消渴方治疗2型糖尿病的理论研究[J].辽宁中医杂志，2018，45(5)：951

沙雯君，朱英倩，雷涛.黄连素对2型糖尿病湿热困脾证患者胰高血糖素样肽的影响[J].上海中医药大学学报，2018，32(6)：7

尚素芬，李争鸣，乔振海，等.柴胡疏肝散联合化瘀消萎汤治疗慢性萎缩性胃炎效果及对患者胃黏膜分泌水平影响[J].陕西中医，2018，39(9)：1238

沈建君，张睿，高倩倩，等.新麦纤散对溃疡性结肠炎大鼠结肠黏膜炎症及相关免疫因子表达的影响[J].浙江中医杂志，2018，53(2)：94

宋吉良，陈洪丽，蒋立娇，等.射干麻黄汤联合沙丁胺醇治疗支气管哮喘(痰饮郁结)随机平行对照研究[J].实用中医内科杂志，2018，32(1)：52

苏景深，刘恩顺，孙增涛，等.通腑泻肺法对 ALI/ARDS 大鼠炎症反应的调控作用[J].中国中医急症，2018，27(7)：1133

孙超，滕涛，徐云生.糖异平对糖耐量减低 SOD、GSH-PX 和 MDA 的影响[J].长春中医药大学学报，2018，34(3)：528

T

Tang LI, Tao YY, Liu CH, et al. Salvianolate Reduces Glucose Metabolism Disorders in Dimethylnitrosamine-Induced Cirrhotic Rats[J]. Chin J Integr Med, 2018, 24:661

唐晨.何氏"三奇汤"治疗特发性血小板减少性紫癜[J].中医学报,2018, 33(245):2016

唐露露,刘丹青,李睿,等.肝豆扶木汤对 TX 小鼠肝纤维化的保护作用及机制研究[J].中国中西医结合杂志,2018, 38(12):1461

田广俊,池晓玲,常钢,等.中药灌肠防治 TIPS 治疗肝硬化门静脉高压伴上消化道出血术后肝性脑病临床观察[J].新中医,2018, 50(12):87

童琳.瑞舒伐他汀联合稳心颗粒对老年慢性心力衰竭疗效及血清 VEGF、MMP-9、MMP-2、TIMP-1 水平的影响[J].中国老年学杂志,2018, 38(22):5377

W

万生芳,李雅琪,王晓丽,等.金芪枳术汤对糖尿病胃轻瘫 GK 大鼠胃动力的影响[J].中国中医药信息杂志,2018, 25(9):56

王淳,吴丽,刘畅,等.利湿活血方及其拆方减轻高尿酸血症大鼠氧化应激损伤的探讨及机制研究[J].中华中医药杂志,2018, 33(1):85

王慧,藏印竹,武静,等.酸枣仁汤对 PCPA 失眠大鼠大脑皮质代谢型谷氨酸受体和受体后 cAMP、PKA 的干预作用[J].中国中医基础医学杂志,2018, 24(1):34

王慧,张玮.丹芍疏肝颗粒联合水飞蓟宾胶囊治疗湿热内蕴兼肝郁脾虚型非酒精性脂肪性肝炎临床研究[J].中西医结合肝病杂志,2018, 28(1):14

王晶,姜兆荣,侯俊杰,等.中药蒸气浴联合药物口服治疗寒湿痹阻型强直性脊柱炎疗效观察[J].中华中医药学刊,2018, 36(9):2124

王萍,刘欣,张小亮,等.愈风消斑汤治疗风盛血热型过敏性紫癜疗效观察[J].辽宁中医药大学学报,2018, 20(10):194

王琰,沈明月,徐瑞荣.徐瑞荣治疗慢性再生障碍性贫血中药配伍应用经验举隅[J].湖北中医杂志,2018, 40(9):17

王煜,苏南湘,潘三改.丰白散治疗慢性阻塞性肺疾病稳定期气阴两虚证的临床观察[J].中医药导报,2018, 24(17):90

王跃,聂甜,江劲波,等.再生复血汤对再生障碍性贫血小鼠外周血 CD_4^+ CD_{25}^+ CD_{127}^- 调节性 T 细胞及 Foxp3 mRNA 的影响[J].中国中西医结合杂志,2018, 38(3):350

王爱迪,马霖,王红,等.从伏邪理论论治免疫性血小板减少症[J].新中医,2018, 50(6):236

王臣大,邱根祥,张志忠,等.雷氏两解太阳法治疗急性肾小球肾炎(风水相搏证)的临床研究[J].中国中医急诊,2018, 27(3):439

王创畅,吴伟,魏伟超,等.清热、活血中药调控 TLR4/MyD88/NF-κB 信号干预动脉粥样硬化大鼠模型的实验研究[J].中华中医药学刊,2018, 36(3):576

王佳薇,刘红丹,陈滢,等.自拟祛湿散寒汤辅助西药治疗活动期类风湿关节炎疗效及对炎性细胞因子、类风湿因子水平的影响[J].中国中医急症,2018, 27(6):1082

王建伟.补气化瘀固肾方治疗糖尿病肾病临床观察[J].山西中医,2018, 34(7):15

王京华,高源华,顾士稳,等.补肾活髓通络法对慢性再生障碍性贫血患者血栓弹力图 Ma 值的影响[J].广州中医药大学学报,2018, 35(1):23

王晶晶,田晨光,张金盈,等.千层纸素 A 改善大鼠慢性心力衰竭的作用及其分子机制[J].中国药科大学学报,2018, 49(6):731

王军媛,赵建红,刘颖,等.芪明颗粒对早期糖尿病肾病患者血清 Cys-C 和 β2-MG 水平的影响[J].中医药学报,2018, 46(2):98

王俊岩,陈文娜,贾连群,等.二陈汤合桃红四物汤对 ApoE 基因敲除动脉粥样硬化小鼠作用及机制研究[J].中国中医基础医学杂志,2018, 24(11):1534

王朋倩,吴茵,张森,等.基于"病机结合病理,药性结合药理"临证模式的柴胡加龙骨牡蛎汤防治缺血性脑卒中思路探讨[J].中国中药杂志,2018, 43(12):2448

王淑萍,白焕强.调气和血汤治疗高原红细胞增多症的疗效以及对 HCY 和 NAP 的影响[J].四川中医,2018, 36(4):83

王晓萍,周明旺,徐霞.大剂量岷当归对高同型半胱氨酸血症兔 TXB_2 的影响[J].实用中医药杂志,2018, 34(2):140

王毅兴，吴燕升，张春燕，等.降尿酸复方对高尿酸血症大鼠氧化应激及肾脏炎症状态的影响[J].上海中医药大学学报，2018，32(3)：80

魏小果，杨帆，王倩凤，等.逆萎益中方治疗慢性萎缩性胃炎的疗效及对血清C反应蛋白、白细胞介素-6及肿瘤坏死因子α的影响[J].河北中医，2018，40(4)：527

邬艳波，陈瑞，黄国清，等.加味胃苓汤对肝硬化腹水患者肠道菌群的影响[J].中西医结合肝病杂志，2018，28(6)：331

吴灿，王蓉.银杏内酯B对大鼠肝纤维化的防治作用及Nrf2/HO-1和Bcl-2/Bax途径的影响[J].中国新药杂志，2018，27(22)：2686

吴莎，郭丽，许永崧，等.药对川芎—香附对硝酸甘油偏头痛大鼠单胺类神经递质、一氧化氮和一氧化氮合酶的影响[J].中华中医药学刊，2018，36(9)：2110

吴建伟，武彦琴，李慧，等.李达教授"衷中参西"辨治血小板减少性紫癜思路与方法[J].深圳中西医结合杂志，2018，28(12)：36

吴晶魁，杨乔.中药水蛭对高脂血症大鼠脂质代谢及肝脏的影响[J].中国中药杂志，2018，43(4)：794

X

Xu Y，Fan WW，Xu W，et al. Yiguanjian decoction enhances fetal liver stem/progenitor cell-mediated repair of liver cirrhosis through regulation of macrophage activation state[J]. World journal of gastroenterology，2018，24：4759

夏雪皎，黄梾，鲁军，等.疏肝健脾活血方含药血清对肝纤维化模型大鼠肝窦内皮细胞失窗孔化的影响[J].中医杂志，2018，59(23)：2037

肖高健，游旭东，王战波，等.温中止泻汤对难治型溃疡性结肠炎的疗效及患者血清IL-6、IL-10的水平影响[J].陕西中医，2018，39(2)：169

肖玲辉，扈晓宇.利胆养肝方联合熊去氧胆酸胶囊治疗原发性胆汁性肝硬化临床观察[J].北京中医药，2018，37(6)：553

谢东杰，王爱迪，王伟涛，等.益气养阴清热化瘀方对免疫性血小板减少症小鼠Notch信号通路的影响[J].中国中医基础医学杂志，2018，24(1)：38

谢海波，周岚，李杨，等.不同剂量活血破血药对对动脉粥样硬化小鼠主动脉PLEK及PLK3基因表达的影响[J].时珍国医国药，2018，29(2)：278

谢江波，张婷婷，刘涛，等.麝香四黄汤联合rt-PA对急性缺血性脑卒中病人NIHSS评分及血清MMP-9水平的影响[J].中西医结合心脑血管病杂志，2018，16(7)：937

邢志红.补肾强督祛湿法治疗肾虚督寒型强直性脊柱炎临床疗效评价[J].山西中医学院学报，2018，19(4)：69

熊海容，李聪，何春喜，等.竹节参总皂苷通过调节miR-199-5p改善小鼠脂肪性肝病的实验研究[J].中国中药杂志，2018，43(17)：3525

熊荣兵，何立群，傅晓骏.肾毒宁颗粒对慢性肾衰竭大鼠肾组织的抗氧化及MCP-1炎症因子作用的实验研究[J].中国中西医结合肾病杂志，2018，19(4)：288

熊雯雯，张红阳，文乐，等.短穗兔耳草提取物对高尿酸血症小鼠黄嘌呤氧化酶和肾脏尿酸转运体的影响研究[J].中国新药杂志，2018，27(13)：1538

徐倩，李盈，高珊，等.虎藤组方对无症状高尿酸血症患者胰岛素抵抗的影响机制研究[J].西部中医药，2018，31(10)：63

徐鹏恒，夏菁，王利.何建成分阶段治疗帕金森病的思路与方法[J].中医文献杂志，2018，36(5)：39

徐清喜，吴仁凯，刘姗姗.黄连温胆汤加减治疗慢性萎缩性胃炎脾胃湿热证35例[J].浙江中医杂志，2018，53(3)：193

徐由立，王宝家，周文亮，等.加减三甲散对肝纤维化模型大鼠微血管生成和血管活性调节因子表达的影响[J].辽宁中医杂志，2018，45(5)：1059

许文忠，朱叶珊，肖宝玉，等.从"土郁夺之"辨治溃疡性结肠炎经验[J].中国中医基础医学杂志，2018，24(3)：413

Y

杨静，栾静，龙润，等.金铃调胃汤治疗慢性萎缩性胃炎中EGF、VEGF、bFGF和NO等血管内皮因子的作用[J].中华中医药学刊，2018，36(10)：2546

杨榕，张怡，邹思政，等.从"气虚宜掣引之"论治溃疡性结肠炎[J].中国中医基础医学杂志，2018，24(4)：446

杨晨羲，宣桂琪，阮晓琳，等.哮喘模型大鼠肺组织中IL-4、IFN-γ的变化及防哮方的干预作用[J].中国中医急症，2018，27(2)：212

杨红梅，梁爱武，陆彩云，等.扶肺固肾饮治疗稳定期慢性阻塞性肺疾病[J].中医学报，2018，33(10)：1882

杨小颖，胡芳，韦晓虹等.黄芪甲苷Ⅳ对非酒精性脂肪肝小鼠肝脏脂质代谢的作用[J].实用医学杂志，2018，24(34)：4064

杨益宝，冯玉清，梁爱武，等.银杏叶提取物对慢性阻塞性肺疾病大鼠 T 细胞亚群的影响[J].中国中西医结合杂志，2018，38(7)：851

杨枝青，曹敏，孙美玲.温中解毒汤治疗慢性萎缩性胃炎的疗效观察[J].上海中医药大学学报，2018，32(2)：32

叶宝倩，鲁可，蔡银河，等.从津液角度认识帕金森病[J].湖南中医杂志，2018，34(8)：141

叶桃春，吴伟，周小雄，等.心阴片治疗气阴虚血瘀水停型慢性心力衰竭患者的疗效观察[J].广州中医药大学学报，2018，35(6)：971

余王琴，孔丽娅，罗玉玲，等.肾气虚哮喘大鼠 Th17 表达变化及益肾喘宁汤的干预作用研究[J].浙江中医杂志，2018，53(5)：331

袁相凤，杨洪涌.杨洪涌教授从“内蕴湿热”论治过敏性紫癜的经验[J].中国中医急症，2018，27(10)：1848

恽菲，康安，狄留庆，等.甘草酸配伍蛇床子素对大鼠酒精性脂肪肝的治疗作用[J].南京中医药大学学报，2018，34(5)：504

Z

曾清，程纬民，何艾.参萸补血方对脾肾阳虚型慢性再生障碍性贫血患者疗效及其免疫学机制的研究[J].广西中医药，2018，41(1)：3

曾紫凡，张惠敏，任莹璐，等.基于氧化应激调控的芪参颗粒干预心力衰竭大鼠的机制研究[J].世界中医药，2018，13(5)：1229

展俊平，孟庆良，孟婉婷，等.补阳还五汤配合西药治疗类风湿关节炎气滞血瘀证临床观察[J].山西中医，2018，34(8)：29

张莉，徐山凌，刘鹏，等.参仁活血颗粒联合恩替卡韦抗慢性乙型病毒性肝炎肝纤维化的疗效评价[J].中国中西医结合消化杂志，2018，26(6)：529

张琳，杨洪涛.扶肾液调控慢性肾功能衰竭大鼠微炎症状态的实验研究[J].辽宁中医药杂志，2018，45(8)：1740

张鹏，何春玲，郭雨晨，等.左归补髓生血方对再生障碍性贫血小鼠骨髓有核细胞凋亡的影响[J].安徽中医药大学学报，2018，37(4)：79

张巍，邵明亮，张海丛，等.扶正化瘀片调节肝纤维化 miR-122 基因相关因子表达研究[J].北京中医药大学学报，2018，41(1)：76

张炜.膈下逐瘀汤联合西药治疗肝硬化肝脾血瘀证疗效分析[J].新中医，2018，50(4)：78

张颖，刘红旭，康群甫，等.参元丹优化方对动脉粥样硬化小鼠胰岛素抵抗及血清血栓素 A_2/前列环素比值和 DNA 甲基化水平的影响[J].中国中医药信息杂志，2018，25(8)：53

张征，许鸣华，常显，等.温肾强脊方联合美洛昔康治疗强直性脊柱炎的临床观察及对瘦素、IL-6、IL-17、IL-23 的影响[J].中药药理与临床，2018，34(1)：164

张长城.补肾益智汤合平肝熄风颗粒治疗老年血管性痴呆的疗效观察[J].实用中西医结合临床，2018，18(3)：22

张洪财，陈雁雁，王文娟，等.柴胡-白芍药对干预大鼠抑郁症模型的血清代谢组学研究[J].中医药信息，2018，35(1)：34

张金凤，李光，苏果，等.蛭龙溶栓汤治疗风痰瘀阻型急性脑梗死临床疗效及磁共振波谱定量分析[J].中医药信息，2018，35(5)：73

张天睿，张硕峰，宋敬怡，等.祖师麻肠溶微丸对结扎坐骨神经所致痛觉敏感大鼠背根神经节 P2X4 受体及 p38MAPK 表达的影响[J].辽宁中医药大学学报，2018，20(9)：37

张馨予，胡核心，王康.肾复康胶囊对慢性肾小球肾炎疗效及血清 t-PA 和 PAI-1 表达影响[J].成都中医药大学学报，2018，41(3)：53

赵蕾，张改英，包军，等.从湿论治慢性萎缩性胃炎的临床观察[J].光明中医，2018，33(7)：921

赵贝贝，崔晓峰，占大权，等.加味芍药甘草汤对僵直少动型帕金森病肝肾阴虚证候的影响观察[J].云南中医中药杂志，2018，39(4)：32

赵天喜.防己地黄汤联合甲氨蝶呤治疗早期活动性类风湿关节炎 40 例[J].浙江中医杂志，2018，53(6)：444

郑静，刘旭阳.参苓消肿汤联合序贯透析治疗肾病综合征顽固性水肿患者的疗效及其对血清中 IL-6、IL-17 及 TNF-α 表达的影响[J].中国中西医结合肾病杂志，2018，19(4)：339

郑栓.白藜芦醇对慢性肾衰竭大鼠肾脏组织 BMP-7、TGF-β_1、Smads 信号通路表达的影响[J].中医学报，2018，33(239)：616

周洁，叶青，袁灿兴，等.滋补肝肾、通络解毒法治疗帕金森病[J].中医杂志，2018，59(14)：1241

周琦，朱向东，仝小林，等.葛根芩连汤对2型糖尿病模型大鼠胰岛细胞IRS-2/PI3K-Akt通路的影响[J].中医杂志，2018，59(11)：973

周婷，孟令栋，蒋红心，等.补脾益肾清利法联合雷公藤多苷片治疗慢性肾小球肾炎临床研究[J].陕西中医，2018，39(7)：906

周游，刘建博，夏欣田，等.邓氏清霾汤对痰热郁肺型急性肺损伤的治疗作用[J].中药新药与临床药理，2018，29(4)：515

周宏伟，李晓娟，田林涛，等.注射用益气复脉(冻干)联合倍他乐克缓释片治疗肥厚型梗阻性心肌病疗效及对血清GGT、IGF-1、VEGF表达的影响[J].现代中西医结合杂志，2018，27(26)：2896

周启蒙，赵晓悦，王海港，等.茶黄素降低高尿酸血症小鼠血清尿酸的作用与机制探究[J].中国新药杂志，2018，27(14)：1631

周庆华，曹蓓，徐顺明，等.益气清利化瘀方对慢性肾衰竭大鼠肾组织形态及转化生长因子-β_1表达的影响[J].上海中医药大学学报，2018，32(2)：57

朱元，常诚，王欣彤.通脑饮治疗急性脑梗死的临床疗效及对患者血液流变学影响[J].河北医学，2018，24(10)：1639

朱银杏，全亚萍，王华，等.天宁饮类方对不同证型偏头痛血流动力学及血清TNF-α含量的影响[J].南京中医药大学学报，2018，34(4)：340

（五）妇　科

【概述】

2018年是我国《中医药法》实施的第二年，在国务院《中医药发展战略规划纲要（2016—2030）》中明确要求，"落实中医药与西医药的平等地位，充分遵循中医药自身发展规律，以推进继承创新为主题，以提高中医药发展水平为中心，以完全符合中医药特点的管理体制和政策机制为重点，以增进和维护人民群众健康为目标，拓展中医药服务领域，促进中西医结合，发挥中医药在促进卫生、经济、科技、文化和生态文明发展中的独特作用，统筹推进中医药事业振兴发展。"

2018年，中医妇科在高层次人才培养、专科建设和多学科合作等方面取得令人瞩目的成绩。国家中医药管理局在2018年实施《中医药传承与创新"百千万"人才工程》，遴选国家中医药领军人才"岐黄学者"，其中妇科专家中国中医科学院马堃、赵瑞华，广州中医药大学第一附属医院罗颂平，山东中医药大学连方，成都中医药大学陆华，广东省中医院王小云6人入选临床型岐黄学者。中华中医药学会新设立青年委员会，妇科分会郜洁博士当选委员。中华中医药学会妇科分会青年委员会换届，师伟、郜洁、马红霞、王乾平4人当选副主任委员。

2017年，由北京中医药大学东直门医院肖承悰教授发起成立的全国中医妇科联盟，于2018年在哈尔滨举行联盟第二次会议，建立了以肖承悰、罗颂平两位首席专家、杜惠兰等8位特邀专家和38位专家组成的专家组，在引领专科建设与发展方面发挥积极作用。2018年，国家中医药管理局启动区域中医（专科）诊疗中心建设项目，作为各地区专科建设的龙头单位。其中，区域性中医妇科诊疗中心有9家，包括北京中医药大学东直门医院、广州中医药大学第一附属医院、成都中医药大学附属医院、南京中医药大学江苏省中医院、黑龙江中医药大学第一附属医院、天津中医药大学第二附属医院、湖南中医药大学第一附属医院、山西省中医院、宁夏中医院/中医研究院。在全国中医妇科联盟的框架下，配合区域中医妇科诊疗中心建设，先后成立了华南中医妇科联盟和西南中医妇科联盟，分别以广州中医药大学第一附属医院和成都中医药大学第一附属医院为联盟主席单位，充分发挥区域中医妇科诊疗中心在区域中医专科建设方面的引领作用，专科联盟成为医疗机构上下联动的主要模式。

广东省中医药学会在2018年成立整合生殖医学专业委员会，这是第一个在中医药学会框架下的整合医学专业委员会。中国中西医结合学会妇产科分会设立"子宫内膜异位症诊治联盟"，专病联盟的成立为疑难疾病的多中心临床研究建立了平台。

中国中医药研究促进会成立中西医结合妇产与妇幼保健分会，首都国医名师肖承悰教授和北京协和医院郎景和院士担任学术顾问，北京朝阳医院张震宇教授出任会长。郎景和院士在成立大会上挥毫写下"西医很强大，中医很伟大，中西医结合不得了!"子宫内膜异位症中西医结合诊治指南和复发性流产中西医结合诊疗专家共识已启动制定。

在《中医药发展战略规划纲要（2016—2030）》的指导思想下，学者们更加注重从中医基础理论出发，尝试用现代科学技术手段阐释经典理论。

孙振高等尝试通过回顾性分析从卵泡液代谢组学角度初步阐释《黄帝内经》"七七"理论的内涵。将55例既往行体外受精-胚胎移植（IVF-ET）或卵母细胞单精子显微注射(ICSI)的不孕患者根据年龄分为高龄组(35～42 岁,27 例,“五七”)和年轻组(28～35 岁,28 例,“四七”)。结果,年轻组获卵数、正常受精卵数、有效胚胎数均增多($P<0.01$);两组在 MⅡ卵数、优质胚胎数、异常受精卵数比较,差异无统计学意义($P>0.05$);两组间差异性化合物大致分为激素类、卵磷脂类、溶血磷脂类、蛋白降解片段 4 类,其中上调物有 9 种,下调物有 6 种,仅在高龄组卵泡液中发现的差异性化合物有 2 种。认为肾气的虚衰和天癸的衰竭,生殖功能的衰退与高龄不孕女性生殖功能逐渐下降的现象相吻合,为“七七”理论提供现代科研证据。

刘迪等对情志因素与妇科疾病的相关性进行了分析和探讨,情志与不孕、经前期综合征、闭经、卵巢功能不全、经断前后诸症、痛经等病症具有高度相关性。认为在临床工作中,不仅要注重药物在恢复生理平衡的作用,亦应充分重视情志调节因素对恢复心理平衡的影响,从而促进疾病的痊愈或避免疾病的发生。

卢大为等通过总结女子特殊生理时期的常见舌象,发现不同的特殊生理时期,如月经期、妊娠期、产后、围绝经期,气血阴阳及脏腑功能随之变化,呈现出来的舌象也与“淡红舌,薄白苔”的正常舌象有所不同,提出在临床上应熟悉女子特殊生理时期的常见舌象,从气血阴阳和脏腑功能的变化进行分期论证,因人制宜,在诊断时不误诊,在治疗时不苛求,顺应机体动态的阴平阳秘而燮理阴阳。

胡子衡等通过问卷调查方式对 272 例女大学生月经相关状况进行流行病学调查研究,进行体质辨识。结果显示,最多体质类型为平和质有 80 例(29.4%),偏颇体质有气郁质(17.6%)、阳虚质(15.4%)、气虚质(14.3%)、阴虚质(13.2%)。故建议应在中医“治未病”的思想指导下,将中医体质辨识理论运用到女大学生日常的月经期保健工作中,帮助高校女生更正确的了解自身月经健康状况,并从中医养生的角度合理地调整生活方式。

马雯雯等研究了卵巢功能下降(DOR)中医证型的分布规律,对 175 例 DOR 患者进行分析。结果显示,DOR 可分为肾虚肝郁型、脾肾两虚型、肝肾阴虚型、肾虚血瘀型、肾阴阳两虚型 5 种中医证型,其中以肾虚肝郁型最多;肝肾阴虚型比例与年龄存在正相关($P<0.05$),证型与 FSH 无线性相关($P>0.05$);接触辐射、熬夜晚睡及生活工作压力与 DOR 的发病有一定的相关性($P<0.05$)。认为接触辐射、熬夜晚睡和生活工作压力是卵巢储备功能下降的主要相关因素,肾虚血瘀型与熬夜晚睡的关系最密切。

(撰稿:曹蕾　巫海旺　吕孝丽　审阅:罗颂平)

【妇科名家临证经验研究】

中医药的发展离不开传承,经验的传承是创新的根基。目前对妇科名家临证经验研究主要集中在经验总结、数据挖掘等方面。

班秀文教授是首届国医大师中唯一的一位妇科专家,具有深厚的中医理论知识和丰富的临床经验,对妇科疾病诊治具有独到之处。

刘秋霞等通过数据挖掘对班老治疗月经不调的用药组方进行研究,使用 APriori 算法分析 156 首班老治疗月经不调的方剂。结果显示,最常用的 5 味药为白芍药、当归、益母草、炙甘草和川芎,最常用的 5 类药为补气药、补血药、活血调经药、活血止痛药和利水消肿药,最常用的 5 个药对为熟地黄与白芍药、丹参与当归、当归与白芍药、川芎与白芍药、丹参与白芍药。提出班老治疗月经不调主要以活血养血、益气健脾及补肾为治疗原则。

班胜是班老的嫡孙。他总结了班老治疗带下病的临床经验。班老认为带下病“以湿为主”,亦与瘀血关系密切,且病久者尤甚,湿瘀互结,缠绵难解,日久不愈,故提出“治带先治湿,治带勿忘瘀”。在具体用药上,班老最常用黄柏配苍术,有清下焦湿热、健脾除湿之功;常用土茯苓配连翘治疗湿毒蕴盛之带下,取其解湿毒、清热通络之效;当归配白芍药治疗湿瘀互结型带下,以气血并调、血水同治;赤白带下属湿瘀互结者可加丹参配益母草;脉络不通、冲任不调者可予忍冬藤配鸡血藤；久治不愈、阴精亏损者加用牡蛎配龙骨；脾虚湿运、清浊不分者加予白术配苍术。

余知影等总结班老运用六经辨证论治妊娠病的经验。班老认为，太阳为六经之藩篱，妊娠期外邪入侵，如妊娠感冒，当辨为太阳经病；太阳经脉布项背，与少阴相表里，滑胎、背腰坠胀者亦属太阳；脾胃隶属阳明，脾土虚弱、胎气上逆见妊娠恶阻；少阳布于胸胁，与厥阴相表里，少阳病见妊娠心烦。三阴病上，太阴主气，脾为气血生化之源，脾气不升恐有胎漏，气血不足则妊娠不安；少阴内属心肾，肾气衰则易堕胎，心肾不交则易失眠；厥阴不舒，肝失疏泄，气血不调则胎萎不长。

宁桂兰等运用关联规则对班老治疗产后病166首处方进行挖掘分析，结果显示使用频最高的5种药物为当归、白芍药、茯苓、炙甘草、益母草，最常用的5个药对为川芎与当归、荆芥炭与益母草、姜炭与益母草、姜炭与炙甘草、山萸肉与熟地黄。提出班老辨治产后病总以失血伤津、虚瘀夹杂为主，其用药也以养血、活血、滋阴、益气为法。

邓彦之等通过整理国医大师周仲瑛多年治疗产后风湿相关病案，总结出周老从营卫论治产后风湿的临床经验。周老认为营卫不和是产后风湿发病的关键，治疗以调和营卫、补益气血为主，祛邪通络为辅，方选黄芪桂枝五物汤加减。

王嘉等总结国医大师夏桂成诊治崩漏的临床经验。夏老认为崩漏病机是整体阴阳失衡、阴虚阳搏，局部瘀热虚滞、胞宫失和。治疗上以“急则治标，缓则治本”为基本原则，灵活运用“塞流、澄源、复旧”三法，尤其注重运用补肾调周法以治本。调周之法，行经期祛瘀生新，常用五味调经汤加减（当归炭、紫丹参、赤芍药、五灵脂、桃仁、红花等）；经后期滋阴养血，以二甲地黄汤加减（龟板、鳖甲、淮山药、山萸肉、熟地黄、白芍药等）；经间期补肾为主，佐以理气活血，常用补肾促排卵汤加减（丹参、赤白芍药、淮山药、山萸肉、茯苓、川续断等）；经前期补肾助阳，以毓麟珠加减（炒当归、赤白芍药、淮山药、山萸肉、紫丹参、菟丝子等）。

谢芳等总结国医大师张志远辨治女性盆腔炎的临床病案及其经验。张老认为急性盆腔炎并非固守清热解毒法，辨证属瘀热互结者，选用桃核承气汤，若遇疗效不显者，可酌用抵当汤。慢性盆腔炎的核心病机是瘀血阻滞，治疗时在活血化瘀基础上，配伍清热利湿、软坚消癥药。证属寒湿瘀结，用经验方盆腔炎二号汤（川芎、香附、丹参、三棱、莪术、制乳香等）活血化瘀、温阳散寒、行气利水。

李珊珊等整理总结了国医大师柴嵩岩的经验。柴老认为卵巢储备功能低下的主要病机是肾阴不足、阴血亏损，临床治疗以滋阴养血为主，佐以疏肝解郁。同时注重日常饮食的调护，忌食辛辣腥膻之品，保持心情舒畅。

韩小学等总结了韩冰教授学术思想和临床经验。韩教授认为肾虚、冲任失调是卵巢功能减退的根本病机，治以补肾调冲法，通过滋补肾阴、温补肾阳、调理冲任气血的方法，使肾中阴阳平衡，精气充足，冲脉调和。韩老基于此法创立的补肾调冲方（菟丝子、熟地黄、肉苁蓉、巴戟天、当归、鹿角霜等），并根据女性月经周期不同时期阴阳消长变化加减相应药物，使任通冲和。

刘培培等总结了褚玉霞教授以经方治疗妊娠病的验案。褚教授辨治妊娠恶阻，属肝胃不和证者，以苏叶黄连汤合橘皮竹茹汤加减（姜竹茹、苏梗、太子参、炒白术、茯苓、陈皮等），除烦止呕，补气生津；辨治子烦者，属阴血亏虚、虚火上扰心神者，选用竹叶石膏汤（竹叶、石膏、太子参、炒白术、麦冬、生栀子等），滋阴清热、除烦安神。

彭田芳等总结了门成福教授诊治多囊卵巢综合征的经验。门教授认为该病病机以肾虚为本，肝脾失调、痰瘀阻胞为标。治疗上以补肾益精为主，祛痰、解郁、散瘀共举，常用四物汤合五子衍宗丸为基础方调节患者体内环境；治疗重在分期而治，经前宜攻、经期宜活、经后宜补；对月经稀发及闭经者，则攻补兼施，并据兼症灵活裁方。

毛常峰总结了门成福教授中医药助孕高龄女性

生育的治疗经验。提出要用现代医学知识"辨病"，判断病位，同时在中医准确辨证基础上，灵活运用"补、疏、养、活"四法，根据患者病史、体质孕前用药，顺应月经周期综合治疗，方为助孕成功之关键。

张家玮等总结刘云鹏教授辨治不孕症经验。刘教授认为不孕症的发生以肝脾肾功能失调为本，湿寒热邪侵袭为标，立六法治疗不孕症，包括清热利湿法，方以止带汤加减(猪苓、茯苓、泽泻、茵陈、滑石、通草等)；清热化瘀法，方用柴枳败酱汤加减(柴胡、炒枳实、赤白芍药、炙甘草、三棱、莪术等)；温经活血法，方以少腹逐瘀汤加减(小茴香、干姜、延胡索、川楝子、五灵脂、没药等)；补肾养血法，方以益五合汤加减(当归、川芎、熟地黄、白芍药、丹参、香附等)；舒肝健脾法，方以调经Ⅰ号方加减(柴胡、当归、白芍药、茯苓、炙甘草、香附等)；脾肾双补法，方以固胎汤加减(党参、炒白术、扁豆、炒白芍药、炙甘草、熟地黄等)。

辛雪艳等分析了韩百灵教授基于"肝肾学说"创立的"百灵育阴汤"(熟地黄、白芍药、山萸肉、山药、续断、桑寄生等)。根据其组成药物的性味归经、功效、配伍及相应中药的现代药理研究，从中医药理论和基础研究等层次佐证该方具有补肝肾、益精血、调冲任的功效。认为该方体现了韩老肝肾同补，兼顾脾气；善于补阴，更兼顾阴阳平衡；动静相宜的用药特点。

朱小琳等论述了龙江韩氏妇科基于"伏邪学说"辨治子宫内膜异位症的思路。通过分析现代医学及中医学对内异症病因、病理、致病特点，提出内异症侵袭性、多态性、反复性、广泛性等特点与伏邪致病的隐匿性、积聚性、渐进性具有高度相似性，提出子宫内膜异位症以正虚、感邪、邪伏为根本，在治疗上提出扶正祛邪为治疗大法，以"活血化瘀、软坚散结"治其标，"调周"治其根本，经前、经期治标去邪，经后扶本兼去余邪、伏邪。

朱小琳等介绍龙江韩氏妇科诊治子宫内膜异位症的经验。韩氏妇科认为子宫内膜异位症主要病机在肝脾肾功能失调，瘀血阻滞冲任，治疗首重肝肾，兼顾脾胃，以疏肝活血祛瘀止痛为大法，方用内异止痛汤加减(三棱、莪术、丹参、鳖甲、桃仁、白芍药等)，结合周期疗法，并提倡内外合治，如内异止痛汤口服结合中药妇炎灵3号灌肠及微波理疗三联法，或药灸神阙、关元以助活血化瘀止痛之功。

许华云整理分析蔡小荪教授妇科诊治不孕症经验。蔡教授认为无排卵性不孕症是肾-天癸-冲任-胞宫轴的功能紊乱所导致的月经异常与不孕，其基本病因是肾虚。强调治病应顺乎时序更替变化，提出月经周期调治思路，经后期宜育肾通络，经间期以促使阴阳转化为要，经前期维持肾气均衡，月经期则以理气调经为主。在采用中医传统四诊的基础上，充分运用西医的辅助检查协助诊治、注重身心同治，对提升临床疗效亦十分重要。

(撰稿：冯怡慧　邓咏诗　刘文利　纪淑玲
审阅：罗颂平)

【中药周期治疗的研究】

中医周期疗法以辨证论治为基础，顺应女性月经周期气血的变化，针对经后期、经间期、经前期、月经期不同的生理变化特点，分别选用不同的治法与方药，以维持脏腑气血阴阳的动态平衡，调节"肾-天癸-冲任-胞宫"的功能，是中医妇科特色疗法之一。

1. 原发性痛经的周期治疗

谢京蕊等将50例患者随机分为两组各25例。治疗组采取周期治疗，经后期予归芍地黄汤(当归、赤白芍药、山药、山萸肉、牡丹皮、茯苓等)、经前期予以补天种玉汤(丹参、赤白芍药、山药、牡丹皮、茯苓、川断等)、经期予以血府逐瘀汤(桃仁、红花、赤芍药、丹参、川芎、茯苓等)随证加减；对照组予以痛经宝颗粒(当归、红花、肉桂、三棱、丹参、莪术等)，两组均连续治疗3个月经周期。结果，治疗组和对照组的治疗均可以减轻患者疼痛和改善中医证候，但治疗组镇痛效果和缓解中医证候的效果更好($P<0.05$)，治

疗组改善原发性痛经的总有效率更高($P<0.05$)。

和丽娟等认为本病多因寒凝血瘀,遂用温经散寒、化瘀止痛的少腹逐瘀汤结合分期埋线进行治疗。将患者分为治疗组和对照组各 45 例,治疗组予以少腹逐瘀汤结合分期穴位埋线,对照组予以布洛芬缓释胶囊,3 个月经周期后观察中医证候、痛经症状、视觉模拟评分以及雌二醇和孕酮的变化。结果,中药结合分期埋线疗法近期及远期疗效皆优于布洛芬,使用少腹逐瘀汤加味可以祛寒止痛,根据月经周期不同时期肾阴阳变化规律进行分期选穴埋线,加强了疗效。

2. 经间期出血的周期治疗

邵译萱等总结了调周法论治经间期出血经验,认为经间期出血多因肾阴不足,精血亏虚,或湿热、瘀阻聚于胞络所致。治疗经间期出血的意义不在于止血本身,而在于促进经后期阴长,促进阴阳的顺利转化,则出血自止。治疗此病从"调周治本"的角度出发,顺应女子月经周期变化,经后期滋肾填精促进卵泡成熟,经间排卵期活血通络促进卵子排出,经前期温肾助阳,行经期活血调经,同时着重把握经间排卵期氤氲状气血活动特点及用药规律,诱导顺利排卵。

3. 经行吐衄的周期治疗

刘秋瑾等阐述了傅金英使用中药周期疗法治疗经行吐衄的临床体会。傅教授结合发病时临床表现及伴随症状采用辨病与辨证相结合,根据"急则治其标、缓则治其本"的原则,结合月经周期中不同阶段的阴阳消长、转化规律,采用周期性用药。经后期滋肾益阴,益气养血;经间期活血化瘀以通畅冲任气血,经前期温肾助阳佐以滋肾益阴;月经期活血养血,理气通经,推动气血运行,促使子宫排经下泻,标本同治,疗效明显。

4. 多囊卵巢综合征(PCOS)的周期治疗

梁慧等运用中药周期疗法治疗肾虚型 PCOS 所致的月经不调患者,将 80 例患者随机分为两组各 40 例,对照组予达英-35 治疗,治疗组除了予达英-35 外,还行中药周期疗法治疗,月经期活血调经,卵泡期滋肾养血,黄体期温肾补气理气。两组均以 28 d 为 1 个疗程,连续治疗 3 个疗程。结果,与同组治疗前比较,两组治疗后 FSH、LH、T 水平,月经不调症状评分均显著降低,且治疗组降低程度更显著($P<0.05$);治疗组不良反应发生率更低($P<0.05$)。认为中药周期疗法可降低肾虚型 PCOS 所致月经不调患者的激素水平及月经不调症状评分,且不良反应小。

王宪等基于数据挖掘方法研究中医周期疗法治疗 PCOS 的用药规律和作用机制,应用计算机检索 1980—2016 年中医周期疗法治疗 PCOS 的临床研究文献,建立周期用药数据库,运用 SPSS Clementine 12.0 软件对数据进行频数分析和关联分析,并对药物使用频率和配伍规律进行分析。结果纳入 49 篇文献,应用中药 134 味,频次 2 252 次。认为中医周期疗法治疗 PCOS 的分期治则治法为经后期益精养血,经间期活血化瘀、调畅血脉,经前期温补肾阳,月经期活血祛瘀,补肾贯穿调周始终,调天癸是关键。

5. 子宫内膜异位症(EMs)与子宫腺肌病的周期治疗

王文娟等认为 EMs 的主要证型是肾虚血瘀,采用补肾祛瘀法分期治疗不孕症,排卵前活血祛瘀以促进肾中阴阳转化,排卵后调经止痛、补肾温经以增加受孕机会。将 62 例患者随机分为对照组(孕三烯酮口服)和观察组(补肾祛瘀法分期疗法)各 31 例,两组均治疗 6 个月。结果,观察组临床总有效率高于对照组($P<0.05$);随访 3 年,观察组妊娠率为 43.3%(13/30),明显高于对照组 16.1%(5/31)($P<0.05$)。认为补肾祛瘀法分期治疗 EMs 不孕症,临床效果较好,可有效增加患者受孕率,值得临床推广。

高涛等认为 EMs 属肾虚挟瘀,结合月经周期不同阶段运用补肾益气、活血化瘀、疏经理气方药治疗EMs不孕患者。将74例EMs随机分为两组各37例，对照组采用地屈孕酮片治疗，观察组在对照组基础上加用中药周期治疗。治疗3个月经周期，两组患者T淋巴细胞亚群水平均显著高于治疗前($P<0.05$)，且观察组显著高于对照组($P<0.05$)；治疗后两组患者血清LH及FSH水平低于治疗前($P<0.05$)，且观察组高于对照组($P<0.05$)；观察组妊娠成功率为94.6%(35/37)，总有效率为94.6%(35/37)，显著高于对照组75.7%(28/37)($P<0.05$)、70.3%(26/37)($P<0.05$)。

何菊认为"瘀"是引起子宫腺肌病的关键致病因素，治疗宜活血化瘀，同时兼顾女性不同生理时期冲任胞宫气血藏泻变化的特点分期论治。将60例子宫腺肌症随机分为两组各30例，对照组服用米非司酮，观察组给予中药周期治疗，经期前7 d活血化瘀理气，经期活血通经止痛，经期后期活血祛痰、消癥散结，连续用药3个月经周期。结果，观察组总有效率为90.0%(27/30)，高于对照组76.7%(23/30)($P<0.05$)；两组患者月经量和痛经程度较治疗前均降低，且观察组更显著($P<0.05$)。

6. 卵巢功能下降(DOR)与早发性卵巢功能不全(POI)的周期治疗

柴洪佳认为DOR的病理基础是肾虚，主要环节是血虚和血瘀。故月经期以活血化瘀排出经血为主，卵泡期以滋阴养血、调养冲任为主，黄体期补肾活血，并且联合针刺随月经周期不同阶段加减配穴。将100例肾虚型DOR分为两组各50例，对照组予补肾调周疗法(卵泡期：怀牛膝、仙灵脾、炒白芍药、炒赤芍药、当归、茯苓等。排卵期：炒白芍药、当归、刘寄奴、淫羊藿、巴戟天、茯苓等，黄体期：丹参、牡丹皮、茯苓、山药、熟地黄、续断等。行经期：香附、泽兰、川牛膝、续断、茯苓、炒白芍药等)；观察组予补肾调周疗法联合针刺疗法(足三里、肾俞穴、关元、三阴交、大赫穴、中极等)。治疗3个月，观察组总有效率为96.0%(48/50)，优于对照组76.0%(38/50)($P<0.05$)；观察组FSH、FSH/LH、E_2水平均低于对照组水平($P<0.05$)，卵泡数量明显高于对照组水平($P<0.05$)。

李敬等以补肾序贯方往复序贯治疗POI患者，治疗上先以Ⅰ号方(人参、白术、茯苓、炙甘草、当归、川芎等)益气养血、补肾填精，以使冲任二脉气血充盛，后再以Ⅱ号方(桃仁、红花、三棱、莪术、女贞子、墨旱莲等)滋补肾水、活血通经，以促月经来潮。将80例POI随机分为治疗组(补肾序贯Ⅰ、Ⅱ号方治疗)和对照组(激素替代治疗)各40例，治疗3个月。结果，两组FSH、FSH/LH、KuPPerman评分均较治疗前下降，且无统计学差异($P>0.05$)；停药4周后，治疗组FSH、FSH/LH、KuPPerman评分仍较治疗前下降($P<0.05$)，且低于对照组($P<0.05$)；而对照组治疗前后无明显差异($P>0.05$)。

(撰稿：丘维钰　周月希　吕孝丽　审阅：罗颂平)

【薄型子宫内膜的治疗与研究】

薄型子宫内膜是指子宫内膜厚度低于能够获得妊娠的阈厚度，它是超声发现的一类特殊影像学表现的统称，其临床表现为月经量过少，可致反复移植失败、流产或不孕，给患者带来极大心理压力。有关薄型子宫内膜的发病机制与防治已成为国内外医药界的研究难点与热点。

近年来研究表明，补肾活血类中药能改善子宫内膜环境，增加子宫内膜的容受性。实验研究方面，尹晓丹等探讨了补肾活血方(熟地黄、菟丝子、桑寄生、覆盆子、川断、川牛膝等)对薄型子宫内膜大鼠子宫内膜干细胞标志物和薄型子宫内膜患者子宫内膜干细胞Wnt/β-catenin信号通路的影响。以羟基脲致薄型子宫内膜大鼠模型，把36只处于动情期的雌性大鼠随机分为正常对照组(蒸馏水)、模型组(羟基脲＋蒸馏水)、补佳乐组(羟基脲＋补佳乐)以及补肾活血中药高、中、低(8.64、4.32、2.16 g/kg)剂量组，检测各组大鼠子宫内膜干细胞相关标记物Oct4基因、ABCG2蛋白，Wnt/β-catenin信号通路关键蛋白

β-catenin 的表达。结果，模型组中活化 β-catenin 及 ABCG2 蛋白、Oct4 基因的表达均较对照组显著降低($P<0.01$)；β-catenin 蛋白在中、西药干预的各组中的表达均有不同程度增加，其差异均有统计学意义($P<0.05$，$P<0.01$)；Oct4 基因、ABCG2 在中、西药干预的各组中的表达均有不同程度增加，其中，中药高剂量组、补佳乐组 Oct4 基因的表达较模型组显著增加($P<0.001$，$P<0.05$)；中药中、高剂量组、补佳乐组 ABCG2 蛋白的表达较模型组较显著增加($P<0.05$，$P<0.001$)。故认为补肾活血中药可以通过调控 Wnt/β-catenin 信号通路干预子宫内膜干细胞的表达。尹氏等又进一步探讨补肾活血方对薄型子宫内膜干细胞 Wnt/β-catenin 信号通路的影响。把薄型子宫内膜患者的内膜组织分离培养子宫内膜干细胞，制备药物血清后子宫内膜干细胞分组培养，分为正常对照组，补肾活血中药高、中、低(8.64、4.32、2.16 g/kg)剂量组、补佳乐组。检测各组干细胞 β-catenin/TCF 转录活性、CD_{34}/CD_{117} 蛋白、Oct-4 基因及 ABCG2 蛋白表达。结果，转染相同量的质粒，补肾活血方中、高剂量组和西药组荧光强度显著高于对照组($P<0.05$)；CD_{34}、CD_{117}、Oct-4 基因及 ABCG2 蛋白在子宫内膜干细胞中均呈阳性表达，其中 CD_{34}、CD_{117} 蛋白表达在中药中、高剂量组及西药组均高于对照组($P<0.05$，$P<0.01$)，Oct-4 基因及 ABCG2 蛋白表达在中药低、中、高剂量组及西药组均高于对照组($P<0.05$)。认为补肾活血方能促进子宫内膜干细胞内 β-catenin/TCF 介导的核转录，从而促进 Wnt/β-catenin 信号通路的激活，并可以不同程度的增加 CD_{34}/CD_{117}、Oct4 基因及 ABCG2 蛋白的表达。

在临床研究方面，尹氏等将 60 例薄型子宫内膜排卵障碍患者随机分为两组各 30 例，均予克罗米芬促排卵，对照组予戊酸雌二醇口服，治疗组在对照组的基础上加用补肾活血方，治疗 1 个月经周期。结果，治疗组患者子宫内膜厚度、A 型子宫内膜的比例、PI 及 RI 降低程度、临床妊娠率均明显优于对照组($P<0.05$)。研究表明在克罗米芬促排卵周期中，补肾活血方联合戊酸雌二醇可增加薄型子宫内膜患者子宫内膜容受性，从而提高妊娠率。

羊妹琴等将 120 例薄型子宫内膜不孕患者随机分为两组各 60 例，对照组月经第 5 d 予芬吗通片，观察组在其基础上加用补肾养宫汤(熟地黄、黄芪、紫石英、砂仁、川牛膝、香附等)，治疗 3 个月。结果，观察组 E_2 水平、子宫内膜厚度、子宫内膜形态 A 型率、妊娠率显著高于对照组($P<0.05$)；观察组的子宫内膜 RI 指数显著小于对照组($P<0.05$)。

黄晓桃等将 126 例子宫内膜发育不良性不孕症患者随机分为 3 组各 42 例，西药组于月经周期第 5 d 开始口服补佳乐，中药组于月经干净 3 d 后服补肾养血活血方(熟地黄、丹参、菟丝子、仙灵脾、巴戟天、炙龟板等)，中西药组于月经周期第 5 d 开始服补佳乐，月经干净 3 d 后同时服补肾养血活血方。经治 3 个月，中西药组患者的妊娠率、子宫内膜厚度、子宫内膜类型、子宫动脉血流搏动指数、阻力指数及血清 E_2、P 水平均优于西药组及单纯中药组($P<0.05$)。

王晨晔等观察鲍氏养膜助孕方(菟丝子、制首乌、覆盆子、紫河车、王不留行、杜仲等)对薄型子宫不孕症患者子宫容受性的影响。将 30 例薄型子宫内膜不孕症患者为治疗组，内服鲍氏养膜助孕方，自月经周期第 5 d 起连服 21 d 为 1 个疗程，连续治疗 3 个疗程；30 例月经周期规律、子宫内膜厚度正常的育龄期女性(因男方因素或宫颈因素拟行人工受精者)为对照组；两组患者均在优势卵泡直径≥18 mm 时，予以 HCG 5000IU 肌注诱发排卵。结果，治疗组黄体中期子宫内膜厚度、PI 及 RI 的参数较治疗前均明显改善($P<0.01$)；治疗组血清及子宫内膜中 VEGF 的表达较治疗前明显增加($P<0.05$)；治疗组与对照组妊娠率无统计学差异($P>0.05$)。

黄亚哲等将 100 例子宫内膜薄型不孕症患者随机分成两组各 50 例，均使用克罗米粉促排卵，在月经第 4 d 开始口服，连续用药 5 d，对照组加用戊酸雌二醇，观察组采用戊酸雌二醇联合复方玄驹胶囊(大黑蚂蚁、枸杞子、淫羊藿、蛇床子)。4 周后，治疗期间两组患者均未发生不良反应；观察组患者的总有效率、子宫内膜厚度、卵巢血流、卵泡直径、妊娠率、血清 E_2、P 水平均高于对照组($P<0.05$)；FSH 水平明显低于对照组($P<0.05$)；而两组优势卵泡数及排卵率对比无明显统计学差异($P>0.05$)。

（撰稿：田禾 刘瑛　审阅：罗颂平）

【盆腔炎性疾病后遗症的治疗与研究】

盆腔炎性疾病后遗症(SPID)是指盆腔炎性疾病的遗留病变，多因盆腔炎性疾病急性期未能及时、规范、彻底治疗或患者体质较差，疾病迁延不愈而导致的一系列后遗症。此病迁延难愈、反复发作，严重影响广大妇女的身心健康。

彭燕等调查分析 SPID 患者的中医体质类型分布并分析体质检测对临床运用的指导意义。以横断面现场调查法通过现场调查收集资料，对 120 例 SPID 患者及同期 109 名健康女性进行中医体质类型判定，结果两组偏颇体质各占 68.3%和 73.6%；偏颇体质按最高值统计，排前三位的 SPID 组气郁质 28 例(23.3%)、阳虚质 20 例(16.7%)、气虚、湿热质各 10 例(8.3%)，对照组阳虚质 26 例(23.9%)、气郁质 13 例(11.9%)、湿热质 11 例(10.1%)；按转化分值达到偏颇体质统计，两组阳虚质均居最高，SPID 阳虚质 50 例(41.7%)，对照组阳虚质 44 例(40.4%)；两组气郁质检出率差异显著，慢性盆腔炎性疾病患者气郁质明显多于对照组人群($P<0.05$)；两种证候兼夹以上者 SPID 组 58 例(48.3%)，对照组 61 例(56.0%)($P>0.05$)，但 SPID 组复杂性有更高的趋势。认为 SPID 患者中医体质检测中以阳虚质、气郁质最为多见，且夹杂其他体质类型，为中医辨证类型提供佐证。

徐燕等探析冲任理论辨证治疗 SPID，认为该病主因“湿、热、瘀、虚”等致病因素损伤任带二脉而产生，主要责之于肝、脾、肾三脏，治则以清热祛湿，化瘀通任；疏肝消瘀，通任止痛；益肾健脾，固摄带脉为主。该病急性或亚急性发作时，以带下色黄量多，发热、下腹痛为主症，以清利湿热为法；若见患者下腹坠胀疼痛，情绪易怒，抑郁寡欢，带下色黄有异味，经前甚者，以疏肝活血为法；若病情反复发作，或劳累后明显加重，腰膝酸软，白带质清，小腹冷痛为主症时，以益肾健脾，固摄止带为法。赵天琳等从心论治，认为该病的病位为胞宫，而心通过胞脉、经脉与胞宫相通，并以冲、任、督、带四脉作为心与胞宫联系的中介，说明心既可通过胞脉直接与胞宫相通，又可通过经脉、气血与胞宫相联系，即心可影响胞宫。心主血脉，而 SPID 慢性疼痛主因其“不荣则痛”“不通则痛”，认为心与疼痛的产生关系密切。

段丽云等将 94 例患者随机分为两组各 47 例，对照组 46 例(脱落 1 例)内服康妇炎胶囊，试验组 43 例(脱落 4 例)予妇科千金胶囊(千斤拔、单面针、功劳木、穿心莲、金樱根、当归等)和康妇炎胶囊模拟剂。经治 8 周，试验组愈显率为 62.8%(27/43)，高于对照组 28.3%(13/46)($P<0.05$)。

韩云等观察逍遥逐瘀汤(川芎、延胡索、川楝子、当归、柴胡、香附等)辅助治疗气滞血瘀型 SPID 的临床疗效。将 84 例患者分为对照组(头孢西丁钠)和观察组(头孢西丁钠、逍遥逐瘀汤)各 42 例。经治 15 d，观察组总有效率为 92.9%(39/42)，明显高于对照组 71.4%(30/42)($P<0.05$)；治疗后两组患者 VAS 评分、盆腔积液量、盆腔包块大小均较治疗前下降或缩小($P<0.05$)，且观察组较对照组各项指标下降或缩小明显($P<0.05$)。

谢菁观察膈下逐瘀汤(当归、川芎、延胡索、牡丹皮、乌药、桃仁等)治疗气滞血瘀型 SPID 患者炎性细胞因子的影响。将 70 例患者随机分为两组各 35 例，对照组注射头孢西丁钠，观察组在其基础上加用膈下逐瘀汤。经治 30 d，观察组治疗总有效率为 91.4%(32/35)，对照组为 71.4%(25/35)($P<0.05$)；观察组治疗后血清 TNF-α 水平较对照组患者明显降低，血清 IL-2、IL-10 水平较对照组明显升高($P<0.05$)。

吕姝菡等研究逍遥舒坤汤(大血藤、败酱草、赤芍药、王不留行、皂角刺、柴胡等)联合灌肠治疗气滞血瘀型 SPID 的临床疗效及免疫学影响。将 104 例患者随机分为两组各 52 例，联合组（逍遥舒坤汤口服及灌肠治疗）和对照组（妇炎舒胶囊）。经治 28 d，联合组总有效率为 84.6%（44/52），明显高于对照组 67.3%（35/52）（$P<0.05$）；联合组各项中医证候总有效率均明显高于对照组（$P<0.05$）；联合组用药后血清 IL-6 及 TNF-α 较用药前明显升高，IL-10 则明显降低（均 $P<0.01$）。

包春燕等探讨红藤汤（红藤、苍术、夏天无、白头翁、秦皮、川芎等）联合桂枝肌瘤丸（丹参、桃仁、牡丹皮、桂枝、茯苓、赤芍药等）对盆腔炎性疾病的疗效及对免疫状况的影响。将 110 例患者随机分为观察组（桂枝肌瘤丸及红藤汤）和对照组（桂枝肌瘤丸）各 55 例，连续治疗 10 d。结果，治疗后两组免疫球蛋白 IgG、IgA、IgM、CD_3^+、CD_4^+、CD_4^+/CD_8^+ 均较治疗前显著升高，且观察组明显高于对照组（$P<0.05$）；两组下腹胀痛刺痛、腰骶胀痛、经期腹痛、月经不调、带下异常、低热等中医证候积分较治疗前明显降低，观察组各积分均明显低于对照组（均 $P<0.05$）；观察组总有效率为 92.7%（51/55），明显高于对照组 72.7%（40/55）（$P<0.05$）。

周夏等认为多数 SPID 患者辨证分型以寒湿凝滞型居多，故观察二联和三联疗法治疗寒湿凝滞型 SPID 的临床疗效。将 120 例患者随机分为两组各 60 例，分别予以二联疗法即少腹逐瘀汤合桂枝茯苓丸加减（小茴香、干姜、延胡索、当归、川芎、赤芍药等）口服和中药（水蛭、桂枝、乌药、延胡索、川芎、三棱等）灌肠，三联疗法在二联基础上加上红外光理疗治疗。经治 2 个月，两组各项体征积分均明显降低，三联疗法组的综合疗效愈、中医证候疗效愈、局部体征疗效愈均高于二联疗法组（均 $P<0.05$）。

李晓平将 156 例患者随机分为 3 组，治疗Ⅰ组 60 例予红藤化瘀汤（红藤、黄柏、蒲公英、丹皮参、当归、制乳没等）浓煎灌肠及频谱仪理疗，治疗Ⅱ组 50 例予红藤化瘀汤浓煎灌肠、口服盐酸左氧氟沙星胶囊与频谱仪理疗，对照组 46 例口服抗生素盐酸左氧氟沙星胶囊与频谱仪理疗。经治 15 d，治疗Ⅰ组、Ⅱ组显效率与总有效率均明显高于对照组（均 $P<0.05$）；治疗Ⅰ组和治疗Ⅱ组之间疗效比较差异无统计学意义（$P>0.05$）；3 组治疗后血液流变学指标均较治疗前改善（均 $P<0.05$）。

罗桂珍等观察中医封包综合治疗仪干预 SPID 的临床疗效。将 102 例患者随机分为两组各 51 例，对照组（口服抗生素）及治疗组（口服抗生素与中医封包综合治疗仪），连续治疗 3 个月经周期。结果，治疗组总有效率为 94.1%（48/51），复发率为 15.2%（5/33），均优于对照组 82.4%（42/51）、52.4%（11/21）（均 $P<0.05$）。

张秀荣等研究银蒲四逆四妙失笑散加减（银花藤、蒲公英、柴胡、枳壳、赤芍药、苍术等）治疗湿热瘀阻型 SPID 的临床疗效及对 T 淋巴细胞亚群和 TH1/TH2 细胞因子的调节作用。将 132 例患者随机分为两组各 66 例，均予盆炎清灌肠方（丹参、赤芍药、连翘、皂角刺、透骨草、制乳香等），对照组加服妇科千金胶囊，观察组加服银蒲四逆四妙失笑散，连续治疗 3 个月经周期。结果，观察组湿热瘀阻证和盆腔体征评分均低于对照组（$P<0.01$），生活量表各维度评分和总分均高于对照组（$P<0.01$），CD_4^+ 水平和 CD_4^+/CD_8^+ 比例均高于对照组（$P<0.05$），CD_8^+ 低于对照组（$P<0.05$）；观察组血清 IL-2、IL-4 和 IL-10 均高于对照组（$P<0.01$），IL-6、IL-8 和 TNF-α 均低于对照组（$P<0.01$）；观察组总有效率为 95.2%（59/62），高于对照组 83.3%（50/60）（$P<0.05$）。

梁丽芬等将 80 例 SPID 患者随机分为两组各 40 例，治疗组采用盆炎方（当归、赤芍药、牡丹皮、丹参、香附、木香等）保留灌肠及臭氧治疗，对照组静滴头孢类抗生素和甲硝唑注射液。经治 4 周，治疗组总有效率为 92.5%（37/40），不良反应 0 例，优于对照组 72.5%（29/40）、6 例（$P<0.05$）。

（撰稿：林炜娴　廖秀平　刘瑛　审阅：罗颂平）

【子痫前期的治疗】

子痫前期是妊娠期特发性高血压疾病，其临床特征为孕 20 周后出现高血压与蛋白尿，发病率与致死率分别为 5%～8%、10%～16%，且患者多伴有心、脑、肝、肾等多种器官功能损害，严重威胁孕产妇与围产儿的生命安全，因此阻止子痫前期发展为子痫并延长孕周对子痫前期的治疗极为重要。该病病情进展迅速且易引发较多并发症，因此临床治疗相对棘手，目前硫酸镁是子痫前期中最有效的解痉药物，从总体上来说，虽然取得了一定的治疗效果，然而母婴预后仍较差。

丁玉重等探讨小剂量阿司匹林联合复方丹参片用于不同孕周子痫前期高危孕妇对新生儿脑损伤及颅脑发育的影响。对 135 例有子痫前期高危因素的孕妇进行回顾性分析。其中孕 10～16 周，给予肠溶阿司匹林与复方丹参片口服的孕妇为早期组；孕周＞16 周，给予肠溶阿司匹林与复方丹参片口服的孕妇为晚期组；妊娠期间因各种原因未进行孕检而未服用肠溶阿司匹林与复方丹参片的孕妇为对照组，每组各 45 例。结果显示，早、晚期组孕妇的新生儿颅脑超声异常例数均明显低于对照组（$P<0.05$，$P<0.01$）；早期组孕妇的新生儿颅脑超声异常例数明显低于晚期组（$P<0.05$，$P<0.01$）；早、晚期组孕妇的新生儿 NSE、S100B 水平在产后 1、3 d 时均低于对照组（$P<0.05$）；早期组孕妇的新生儿 NSE、S100B 水平在产后 1、3 d 时均低于晚期组（$P<0.05$）。认为有子痫前期高危因素的孕妇在孕 10 周开始口服小剂量肠溶阿司匹林与复方丹参片，能明显降低新生儿颅脑损伤发生率。

吴艳芳等将 92 例患者随机分为两组各 46 例，对照组用硝苯地平片治疗，观察组联合葛根汤（葛根、芍药、桂枝、大枣、麻黄、生姜皮等）治疗，疗程 7 d。结果，两组收缩压、舒张压、24 h 尿蛋白量较治疗前均显著降低（均 $P<0.05$），观察组各项指标均明显低于对照组（均 $P<0.05$）；两组治疗后过氧化氢酶（CAT）、谷胱甘肽过氧化物酶（GPX）较治疗前显著升高，血清活性氧（ROS）、丙二醛（MDA）较治疗前显著增加（$P<0.05$），观察组血清 CAT、GPX 明显高于对照组，血清 ROS、MDA 明显低于对照组（$P<0.05$）；观察组临床疗效总有效率明显高于对照组（$P<0.05$），剖宫产率明显低于对照组（$P<0.05$）；观察组宫缩乏力、产后出血、新生儿宫内窘迫发生率均明显低于对照组（$P<0.05$）。

林娟等将 64 例患者随机分为两组各 32 例，对照组予硫酸镁治疗，试验组在其基础上皮下注射低分子肝素钠 4 100 U 及静脉滴注黄芪注射液 30 ml，疗程 1 周。结果，试验组患者糖蛋白 GPⅡ/Ⅲα 水平、血清 D-二聚体水平低于对照组（$P<0.05$），血清 E_2 水平高于对照组（$P<0.05$）；试验组患者妊娠终止孕周长于对照组（$P<0.05$），新生儿体重高于对照组（$P<0.05$）；两组间药物不良反应发生率差异无统计学意义（$P>0.05$）。

徐慧等观察复方丹参注射液联合硫酸镁对早发型重度子痫前期患者肝肾功能及血管内皮功能的影响。将 102 例患者随机分为两组，54 例对照组患者在常规治疗基础上给予硫酸镁，48 例观察组在对照组基础上给予复方丹参注射液 16 ml 加入 250 ml 葡萄糖注射液静脉滴注，治疗 7 d。结果，两组患者收缩压、舒张压及 24 h 尿蛋白水平均较治疗前显著降低，24 h 尿量较治疗前显著增加；且观察组均优于对照组（均 $P<0.05$）；治疗后两组丙氨酸转氨酶、天冬氨酸转氨酶、血尿素氮及血肌酐水平及内皮素-1/NO 比值均显著降低，NO 较治疗前显著升高，且以观察组治疗后上述指标的变化较对照组更显著（均 $P<0.05$）。

刘静等认为子痫的病机以血瘀为主，观察川芎嗪联合低分子肝素钠对早发型重度子痫患者的疗效及妊娠结局的影响。将 52 例患者随机分为两组各 26 例，对照组采用硫酸镁常规治疗，治疗组在硫酸镁治疗基础上采用川芎嗪注射液联合低分子肝素钠治疗，疗程 7 d。结果，两组治疗后血清中钙水平升高，镁、铁降低，基质金属蛋白酶-2（MMP-2）升高，基质金属蛋白酶-9（MMP-9）降低，血清血管内皮生长因子（VEGF）升高，血清血管内皮生长因子受体（sFlt-1）降低（均 $P<0.05$）；与对照组比较，治

疗组治疗后血清中钙较高，镁、铁水平较低，MMP-2较高，MMP-9较低，VEGF较高，sFlt-1较低（均$P<0.05$）。认为川芎嗪注射液联合低分子肝素钠可以改善早发型重度子痫患者外周血离子、基质金属蛋白酶，提高血管内皮功能，改善孕产妇及新生儿预后。刘氏等另将48例早发型重度子痫前期患者随机分为两组各24例，对照组采用硫酸镁常规治疗，治疗组在硫酸镁上采用川芎嗪注射液联合低分子肝素钠治疗，疗程7 d。结果，两组患者治疗后血清胎盘生长因子（PIGF）、25-羟维生素D（25-OH-VD）、脂联素表达水平升高，血清瘦素、MMP-2、抑制因子（TIMP-2）表达水平均较治疗前降低（均$P<0.05$），且各项指标治疗组均优于对照组（均$P<0.05$）；治疗组收缩压、舒张压低于对照组，终止妊娠孕周、新生儿出生体重高于对照组（均$P<0.05$）。

王琳研究血塞通注射液联合硫酸镁对早发型重度子痫前期患者妊娠结局的影响。将131例患者随机分为两组，对照组65例予以硫酸镁解痉、镇静、利尿降压、促进胎儿肺成熟、低脂高蛋白饮食等常规治疗，观察组66例在对照组基础上加用血塞通注射液治疗。连续治疗2周，研究组平均动脉压、肾功能指标均有显著下降，各项指标改善情况均优于对照组（$P<0.05$）；活化部分凝血活酶时间明显延长、D-二聚体水平明显降低、纤维蛋白原指数均有显著上升，各项指标的改善情况均优于对照组（$P<0.05$）；研究组妊娠结局中孕妇的终止妊娠孕周、产后出血量、生产方式、宫缩乏力例数、产后出血例数与对照组相比（$P<0.05$）。

杨学芳等认为子痫前期的病机主要为肝阳化风，灼伤肾阴，故研究滋阴平肝法（羚羊角、钩藤、桑叶、竹茹、菊花、白芍药等）治疗子痫前期患者的疗效。将140例患者随机分为两组，均采用西医常规治疗，观察组加用滋阴平肝法进行治疗，连续治疗直至患者分娩或终止妊娠。结果，治疗后两组患者头痛、眩晕、腹部疼痛等中医证候积分均较治疗前下降，且观察组低于对照组（$P<0.01$）；与治疗前比较，治疗后两组患者总胆固醇、甘油三酯、低密度脂蛋白、动脉压与24 h尿蛋白排泄量水平均显著下降（$P<0.01$），且观察组显著低于对照组（$P<0.05$或$P<0.01$）；两组血清高密度脂蛋白水平均升高，且观察组高于对照组（$P<0.01$）；治疗后观察组总有效率高于对照组（$P<0.05$）；观察组计划外终止妊娠例数少于对照组，计划内终止妊娠例数多于对照组（均$P<0.05$）；观察组终止妊娠前平均延长孕周时间显著长于对照组（$P<0.01$），两组间产后出血量与新生儿体重无显著差异（$P>0.05$）。

（撰稿：陈思韵　麦观艳　审阅：罗颂平）

[附]　参考文献

B

班胜.班秀文教授治疗带下病经验总结[J].云南中医中药杂志，2018，39(3)：1

班胜.国医大师班秀文教授治疗带下病常用药对浅析[J].光明中医，2018，33(8)：1086

包春燕，卢白玉，李彩霞，等.红藤汤联合桂枝肌瘤丸对慢性盆腔炎疗效及对免疫状况影响[J].辽宁中医药大学学报，2018，20(2)：133

C

柴洪佳.补肾调周法联合针刺治疗肾虚型卵巢储备功能下降的临床观察[J].中国民族民间医药，2018，27(11)：88

D

邓彦之，周学平.国医大师周仲瑛教授从营卫论治产后风湿[J].浙江中医药大学学报，2018，42(9)：703

丁玉重，文彩铃.阿司匹林联合复方丹参片用于子痫前

期高危孕妇对新生儿脑损伤的影响[J].解放军药学学报，2018，34(3)：281

段丽云，张丽娟.妇科千金胶囊治疗盆腔炎性疾病后遗症性疼痛疗效观察[J].实用中医药杂志，2018，34(9)：1124

G

高涛，方晓红，马景，等.月经周期阶段性中药方剂在子宫内膜异位不孕症患者中的应用及对血清免疫因子的影响[J].中国临床药理学与治疗学，2018，23(6)：672

H

何菊.中药周期治疗子宫腺肌病的临床效果观察[J].中国中医药科技，2018，25(3)：453

韩云，王兆霞.逍遥逐瘀汤辅助治疗气滞血瘀型盆腔炎性疾病后遗症临床疗效及对患者盆腔积液及包块情况的影响[J].四川中医，2018，36(1)：146

韩小学，张崴.韩冰教授运用补肾调冲法治疗卵巢储备功能减退经验[J].云南中医中药杂志，2018，39(6)：5

和丽娟，区淑娟.中药结合分期埋线治疗寒凝血瘀型痛经临床观察[J].西部中医药，2018，31(7)：98

黄晓桃，梁少荣，葛曼.补肾养血活血方治疗子宫内膜发育不良性不孕症临床研究[J].湖北中医药大学学报，2018，20(4)：64

黄亚哲，陈建玲，吴佩蔚.复方玄驹胶囊对子宫内膜薄型不孕症患者促排卵周期卵巢血流及子宫内膜厚度的影响[J].陕西中医，2018，39(8)：1057

胡子衡，郭雯雯.基于中医体质辨识的女大学生月经期保健策略探讨[J].光明中医，2018，33(10)：1372

L

李敬，杜冠华.补肾序贯疗法治疗早发性卵巢功能不全临床研究[J].河北中医，2018，40(5)：713

李珊珊，佟庆，柴嵩岩.国医大师柴嵩岩论治卵巢储备功能低下经验[J].湖南中医药大学学报，2018，38(7)：725

李晓平.红藤化瘀汤灌肠配合频谱治疗盆腔炎性疾病后遗症临床观察[J].现代中西医结合杂志，2018，27(29)：3251

梁慧，吴丽敏.中药周期疗法治疗肾虚型多囊卵巢综合征所致月经不调40例临床观察[J].甘肃中医药大学学报，2018，35(4)：65

梁丽芬，李秋容，韦蔓莉.中药保留灌肠联合臭氧治疗盆腔炎性疾病后遗症临床观察[J].山西中医，2018，34(6)：38

林娟，关红琼，叶春燕，等.黄芪注射液联合低分子肝素钠治疗子痫前期患者的临床研究[J].中国临床药理学杂志，2018，34(1)：10

刘迪，刘静君.基于中医心身医学理论探讨情志因素与妇科疾病的相关性[J].云南中医中药杂志，2018，39(3)：11

刘静，张志英，李丹.川芎嗪联合低分子肝素钠对早发型重度子痫患者妊娠结局与相关指标的影响[J].中医药导报，2018，24(14)：69

刘静，张志英，李丹.川芎嗪注射液联合低分子肝素钠治疗早发型重度子痫的临床研究[J].中医药导报，2018，24(9)：75

刘培培，李晖.褚玉霞教授采用经方治疗妊娠病验案2则[J].中医研究，2018，31(9)：28

刘秋瑾，傅金英.中药周期疗法治疗经行吐衄临床体会[J].中国民族民间医药，2018，27(11)：66

刘秋霞，蒋祖玲，戴铭.基于关联规则的国医大师班秀文治疗月经不调用药规律研究[J].湖南中医药大学学报，2018，38(2)：173

卢大为，赖鹏华，李鹏程，等.女子特殊生理时期的常见舌象探讨[J].中华中医药杂志，2018，33(7)：2937

罗桂珍，刘百祥，厉碧荣，等.中医封包综合治疗仪干预盆腔炎性疾病后遗症51例[J].湖南中医杂志，2018，34(2)：102

吕姝菡，刘金星，师伟，等.逍遥舒坤汤口服联合灌肠对盆腔炎性疾病后遗症的治疗效果及免疫学影响[J].辽宁中医杂志，2018，45(6)：1196

M

马雯雯，徐莲薇.卵巢储备功能下降中医证型分布研究[J].中医药临床杂志，2018，30(6)：1068

毛常峰.门成福教授中医药助孕女性再生育经验[J].中医研究，2018，31(4)：41

N

宁桂兰，卓小媛，马丽，等.基于关联规则挖掘国医大师

班秀文治疗产后病的用药规律[J].广西中医药，2018，41(4)：49

P

彭燕，戴峻，郭修权，等.120 例盆腔炎性疾病后遗症患者中医体质检测结果分析[J].黑龙江中医药，2018，47(4)：127

彭田芳，刘晓静，门成福.门成福教授从肾论治多囊卵巢综合征经验总结[J].中国民族民间医药，2018，27(13)：63

濮凌云，柴嵩岩.柴嵩岩治疗子宫内膜异位症病机理论及遣方用药[J].北京中医药，2018，37(4)：300

S

邵译萱，周惠芳.调周法论治经间期出血经验[J].环球中医药，2018，11(4)：585

孙振高，张兴兴，宋景艳，等.基于卵泡液代谢组学的《黄帝内经》"七七理论"临床研究[J].中国中西医结合杂志，2018，38(10)：1168

W

王宪，刘桂荣.基于数据挖掘对中医周期疗法治疗多囊卵巢综合征用药规律及作用机制研究[J].中国中医基础医学杂志，2018，24(5)：688

王嘉，赵可宁.夏桂成治疗崩漏经验述要[J].浙江中医药大学学报，2018，42(8)：607

王琳.血塞通注射液联合硫酸镁对早发型重度子痫前期患者炎性介质、血管内皮功能及妊娠结局的影响[J].陕西中医，2018，39(7)：830

王晨晔，丁彩飞，鲍严钟.鲍氏养膜助孕方对薄型子宫内膜不孕症子宫内膜容受性的影响[J].浙江中医杂志，2018，53(7)：518

王文娟，杨雁鸿，卢宗林.补肾祛瘀法分期治疗子宫内膜异位症性不孕症疗效观察[J].中国民族民间医药，2018，27(8)：83

吴艳芳，姜文.葛根汤联合硝苯地平治疗子痫前期临床疗效及对氧化应激与母婴结局的影响[J].陕西中医，2018，39(4)：428

X

谢芳，孙孔云，刘桂荣，等.国医大师张志远治疗盆腔炎经验[J].湖南中医药大学学报，2018，38(3)：242

谢京蕊，冯彦君.补肾调周法治疗原发性痛经临床疗效观察[J].中医临床研究，2018，10(20)：95

谢菁.膈下逐瘀汤治疗气滞血瘀型盆腔炎性疾病后遗症的疗效及对炎性细胞因子的影响[J].四川中医，2018，36(2)：163

辛雪艳，王春梅，韩延华.韩百灵运用百灵育阴汤治疗妇科疾病经验[J].中医学报，2018，33(10)：1938

徐慧，宋晓晖，王玉兰.复方丹参注射液联合硫酸镁对早发型重度子痫前期患者肝肾功能及血管内皮功能的影响[J].中国中西医结合急救杂志，2018，25(4)：392

徐燕，张小霞，杜永红.冲任理论辨证治疗盆腔炎性疾病后遗症的探析[J].云南中医中药杂志，2018，39(4)：101

许华云，金毓莉，付金荣，等.蔡氏育肾调周法论治无排卵性不孕症的思路与临证[J].中医药导报，2018，24(5)：111

Y

羊妹琴，郑新秋，华海琴，等.补肾养宫汤联合芬吗通对薄型子宫内膜不孕患者子宫内膜厚度、雌激素水平及妊娠率的影响[J].中药药理与临床，2018，34(2)：112

杨学芳，王爱蓉，陈庆昭.滋阴平肝法对子痫前期孕妇血脂水平及妊娠结局的影响[J].世界中医药，2018，13(5)：1115

尹晓丹，何军琴，杨维，等.补肾活血方对薄型子宫内膜干细胞 Wnt/β-catenin 信号通路的影响[J].北京中医药大学学报，2018，41(2)：118

尹晓丹，杨维，辛明蔚，等.补肾活血方对薄型子宫内膜排卵障碍患者子宫内膜容受性及临床妊娠率的影响[J].上海中医药杂志，2018，52(3)：55

尹晓丹，王景尚，何军琴，等.补肾活血中药对薄型子宫内膜大鼠子宫内膜干细胞标志物的影响[J].吉林中医药，2018，38(6)：676

余知影，戴铭.国医大师班秀文运用六经辨证论治妊娠病经验[J].西部中医药，2018，31(9)：66

Z

张家玮，余婷，黄缨.刘云鹏教授辨治不孕症六法[J].湖南中医药大学学报，2018，38(8)：900

张秀荣，郝浩.银蒲四逆四妙失笑散加减辨治盆腔炎性

疾病远期后遗症及对免疫—炎症因子的调节作用[J].中国实验方剂学杂志,2018, 24(11):179

赵天琳,徐晓宇.从心论治盆腔炎性疾病后遗症之慢性盆腔痛[J].天津中医药大学学报,2018, 37(5):376

赵志梅,成艳君.韩冰教授补肾活血化痰汤治疗多囊卵巢综合征经验[J].天津中医药,2018, 35(5):321

周夏,王嘉梅,柴华,等.寒湿凝滞型盆腔炎性疾病后遗症二联和三联疗法的临床研究[J].北京中医药,2018, 37(4):307

朱小琳,韩亚光,包蕾,等.龙江韩氏妇科诊治子宫内膜异位症临证荟萃[J].四川中医,2018, 36(7):12

朱小琳,韩亚光,王雪莲,等.龙江韩氏妇科基于"伏邪学说"探析子宫内膜异位症辨治思路[J].环球中医药,2018, 11(7):1060

(六)儿　科

【概述】

2018年,公开发表的学术论文1 800余篇,内容涉及基础理论、临床治疗、名医经验、实验研究和预防保健等方面。较好地体现了中医药在危急重症、传染病、新生儿疾病及重大公共卫生事件的广泛参与,优势传统项目的日臻成熟,涉猎领域更加广阔,中医诊疗指南的更加规范。

1. 急重症、传染病及新生儿疾病的治疗

急重症的中医治疗继续保持良好的态势,肺炎合并心衰、高热惊厥、病毒性脑炎、化脓性脑炎、重症病毒性心肌炎、感染性休克、多重耐药菌感染等研究成果均有报道。注重对急危重症合并症的治疗,且不断探索更多、更快捷的治疗方式。

(1) 小儿高热惊厥　帅云飞等采用羚角钩藤汤预防本病复发40例,与对照组均予安定治疗。治疗组在发热次数、惊厥次数、复发例数、癫痫例数方面均优于对照组($P<0.05$)。杜晓亚以复方小儿退热栓(板蓝根、对乙酰氨基酚、体外培育牛黄)治疗本病45例,设对乙酰氨基酚混悬滴剂对照。经治5 d,治疗组总有效率为91.1%(41/45),中医证候疗效总有效率为93.3%(42/45),优于对照组75.6%(34/45)、77.8%(35/45)($P<0.05$);治疗组治疗后中医证候积分和惊厥发生次数、惊厥好转时间、高热消退时间、住院时间以及治疗后脑电图异常率、心肌酶异常率及免疫功能异常率均低于对照组(均$P<0.05$)。

(2) 重症肺炎　郑指挥等以纤支镜肺泡灌洗联合清肺化痰汤(黄芩、栀子、知母、桑白皮、白术、瓜蒌仁等)治疗本病合并呼吸衰竭30例,与对照组均给予常规疗法联合纤支镜肺泡灌洗。经治14 d,治疗组肺功能各指标和PaO_2、$PaCO_2$以及$CD_{11}b$阳性的中性粒细胞比例、HMGB-1和sTREM-1均较治疗前明显改善($P<0.05$),治疗组更显著($P<0.05$);治疗组胸部CT影像学改善程度优于对照组($P<0.05$)。方柯南以参麦注射液治疗本病50例,与对照组均予利奈唑胺治疗,疗程均14 d。结果,治疗组总有效率为92.0%(46/50),优于对照组72.0%(36/50)($P<0.05$);治疗组咳嗽、发热、呼吸、心律以及肺部啰音等体征改善时间和不良反应发生率均显著低于对照组(均$P<0.05$);治疗后两组IL-6、IL-8、CRP以及TNF-α水平显著下降(均$P<0.05$),且治疗组更显著($P<0.05$)。

(3) 儿童阻塞性睡眠呼吸暂停低通气综合征　邓健等以补肺健脾通窍汤(五指毛桃、太子参、毛冬青、蛤壳、白术、连翘等)治疗80例。经治4周,总有效率为80.0%(64/80);治疗后中医证候积分和SAO_2、AMI、QHI均优于治疗前($P<0.05$)。

(4) 病毒性脑炎　李金萍等以菖蒲郁金汤(石菖蒲、郁金、栀子、连翘、牡丹皮、天竺黄等)治疗65例,与对照组均予丙种球蛋白静滴。经治3 d,治疗组总有效率为95.4%(62/65),优于对照组84.6%(55/65)($P<0.05$);两组治疗后S100-β蛋白、人脑髓鞘碱性蛋白、神经元特异性烯醇化酶和神经生长因子含量均明显下降($P<0.05$)、脊液中S100-β蛋白、sVCAM-1表达水平均明显下降($P<0.05$),且治疗组更显著($P<0.05$)。连新生以热毒宁(栀子、金银花、青蒿)治疗130例,与对照组均予常规西药治疗。结果,治疗组抽搐、发热、意识障碍和呕吐等症状的消失时间明显短于对照组($P<0.05$);CD_3^+、

CD_4^+、CD_8^+ 水平和后遗症发生率明显优于治疗前($P<0.05$)；治疗组总有效率为96.2%(125/130)，优于对照组73.1%(95/130)($P<0.05$)。

(5) 化脓性脑膜炎 袁泉等以醒脑静注射液(栀子、麝香、冰片等)治疗本病49例，与对照组均予美罗培南静滴。经治7 d，治疗组总有效率为95.9%(47/49)，明显高于对照组75.5%(37/49)($P<0.05$)。

(6) 急性阑尾炎 金明均等分证(病程不超过3 d，且化脓性粘连不严重，以阑尾清化汤：金银花、蒲公英、牡丹皮、大黄、元胡、赤芍药等，术后1 d起用保留灌肠，肛门排气后改为口服。病程超过7～8 d以上或坏疽、穿孔及粘连严重阑尾炎患儿，术后第2 d开始大承气汤保留灌肠)治疗本病重症150例，与对照组均行腹腔镜手术。结果治疗组术后胃肠道恢复时间和术后出现粘连性肠梗阻、腹腔脓肿等并发症发生率均优于对照组(均$P<0.05$)。

(7) 小儿急性重症病毒性心肌炎合并心力衰竭 许丽琴等以丹参酮ⅡA磺酸钠注射液联合丙种球蛋白治疗37例，对照组予西药常规治疗。在治疗7 d和14 d时，两组收缩压、舒张压和脉压差、LVEF、左室舒张末内径、左室最大上升/下降速率和心脏指数、左室收缩末期肺毛细血管楔压以及LDH、CK、CK-MB、CD_4^+、NK、CD_3^+和CD_8^+水平均显著改善(均$P<0.05$)；治疗组总有效率为97.3%(36/37)，优于对照组89.7%(35/39)($P<0.05$)。

(8) 重症支原体肺炎合并呼吸衰竭 李雅莉以双黄连氧气驱动雾化吸入治疗45例，与对照组均予NCPAP治疗。结果，两组治疗后CPIS评分中体温、白细胞计数、氧合情况、气管分泌物、X线胸片、气管吸取物培养积分和总评分均显著降低(均$P<0.05$)，动脉血气指标和血清Leptin、IL-17、IL-33水平均显著改善(均$P<0.05$)，且治疗组更显著(均$P<0.05$)；治疗组无创转气管插管率、住院时间、住院费用明显优于对照组($P<0.05$)。

2. 新生儿疾病的治疗

新生儿疾病有新生儿肺炎、缺氧缺血性脑病、早产儿喂养不耐受等，治疗手段更为丰富(如音乐、外治、抚触等)。

(1) 新生儿缺氧缺血性脑病 尹雪梅等以参芎葡萄糖注射液(川芎嗪、丹参素)治疗37例，与对照组均静脉滴注脑苷肌肽注射液。经治14 d，治疗组总有效率为83.8%(31/37)，优于对照组73.3%(22/30)($P<0.05$)；治疗组中、重度患儿意识障碍恢复时间、肌张力恢复时间均短于对照组($P<0.05$)，轻、中、重度患儿原始反射恢复时间均短于对照组(均$P<0.05$)；两组治疗后血清NO、APN、IGF-1、ET-1水平和NBNA评分均优于治疗前($P<0.05$)，且治疗组更显著(均$P<0.05$)；回访时，治疗组MDI和PDI评分显著高于对照组($P<0.05$)。

(2) 新生儿喂养不耐受 张欢以中药(黄芪、炒白术、党参、茯苓、炙甘草、当归等)熏洗联合烫熨治疗40例，设立单用中药熏洗或烫熨对照，三组均予常规方法进行护理干预。结果，治疗组平均住院时间、静脉营养时间、体质量增长情况和日平均最大潴留量、日潴留次数占喂养次数的百分比、日潴留量占喂养量的百分比及腹胀、加奶困难发生例数均优于两组对照组(均$P<0.05$)，而对照组间比较均无显著差异(均$P>0.05$)。

(3) 新生儿呼吸机相关性肺炎并发中毒性肠麻痹 李俊丽等以自拟泄热通腑汤(大黄、厚朴、丹参、黄芩、柴胡等)灌肠结合推拿按摩治疗105例，与对照组均予单纯西医治疗。结果，治疗组总有效率为92.4%(97/105)，显著高于对照组67.6%(71/105)($P<0.05$)；治疗组肠鸣音恢复时间、首次排气时间、肠鸣音分级和胃肠反应分级均优于对照组($P<0.05$)。

有关“新生儿高胆红素血的治疗”详见专条。

3. 急性传染病的研究

急性传染病包括手足口病、传染性单核细胞增多症、婴儿巨细胞病毒肝炎、水痘、百日咳等等，在治疗上充分体现了中医治疗的优势。

(1) 婴儿巨细胞病毒肝炎 袁凯等以自拟方

(三棱、莪术、芒硝、甘遂按 5∶5∶25∶1.5 比例制成)巴布剂外敷(日月穴、期门穴、章门穴)治疗 50 例,与对照组均予熊去氧胆酸口服。经治 6 周,治疗组总有效率为 86.0%(43/50),治愈率为 72.0%(36/50),优于对照组 70.0%(35/50)、52.0%(26/50)(均 $P<0.05$);两组治疗后 ALT、GGT、ALP、TBA、T-BIL 均较前明显下降($P<0.05$, $P<0.01$),且治疗组优于对照组($P<0.05$, $P<0.01$)。

(2) 手足口病　欧彩香等以升降散加减(蝉蜕、白僵蚕、姜黄、大黄、青蒿、金银花等)治疗 32 例,设立阿昔洛韦口服对照,两组均常规对症治疗。经治 7 d,治疗组退热、疱疹消退时间优于对照组($P<0.05$);治疗组治疗后 COR、IgG、IgA 水平优于对照组($P<0.05$)。刘静以银翘散加藿朴夏苓汤(藿香、金银花、半夏、薄荷、甘草、生薏苡仁等)治疗 53 例,与对照组均予利巴韦林注射液治疗。经治 1 周,治疗组总有效率为 96.2%(51/53),显著高于对照组 79.3%(42/53)($P<0.05$);治疗组发热持续、疱疹消退、住院时间和空腹血糖水平、中性粒细胞百分数均显著低于对照组(均 $P<0.05$)。

(3) 传染性单核细胞增多症　胡文森以连花清瘟颗粒治疗 32 例,与对照组均予更昔洛韦治疗,疗程 7～14 d。结果,治疗组总有效率为 90.7%(29/32),显著高于对照组 70.0%(21/30)($P<0.05$);治疗组体温恢复正常,咽峡炎、颈部淋巴结肿大缓解,肝、脾回缩时间均短于对照组($P<0.05$)。

(4) 流行性腮腺炎　葛春霞等以季德胜蛇药外敷联合喜炎平治疗 82 例,与对照组均予利巴韦林静脉滴注,疗程 3～5 d。结果,治疗组总有效率为 93.9%(77/82),显著高于对照组 73.4%(33/45)($P<0.01$);治疗组在体温下降、疼痛缓解、消肿时间及治疗天数等方面均短于对照组($P<0.01$)。

4. 常见病、多发病的治疗

(1) 肺系疾病的治疗　仍是今年研究的重点。对小儿外感发热、支原体肺炎、哮喘等进行了深入的研究。治法研究更注重临床(如复感儿的多重治疗,慢性咳嗽的温肺、养阴、宁肝、益肺活血治疗,支原体肺炎的清肺止痉活血治疗,复感儿的扶阳建中治疗),治疗手段不断丰富(如外感发热、哮喘的治疗)。在“小儿咳嗽变异性哮喘的治疗”专条中也有详细介绍。①小儿外感发热:伍红星等以羚羊角煎剂治疗本病持续发热 87 例,与对照组均常规西药治疗。经治 72 h,治疗组患儿的血清 TNF-α、IL-6 含量显著低于对照组($P<0.05$)。姜宁以温浴熏洗方(荆芥、香薷、艾叶)治疗 100 例,与对照组均予口服布洛芬混悬液。经治 3 d,治疗组总有效率为 92.0%(92/100),优于对照组 82.0%(82/100)($P<0.05$)。②小儿反复呼吸道感染:覃玉芳以败酱草散(败酱草、柴胡、黄芪、白术、防风)治疗 81 例,与对照组均予匹多莫德治疗。经治 8 周,治疗组总有效率为 95.1%(77/81),优于对照组 84.0%(68/81)($P<0.05$);治疗组血清 IgA、IgG、IgM、TNF-α、IL-6、IFN-γ、IL-2 和外周血 CD_3^+、CD_4^+、CD_4^+/CD_8^+ 水平优于对照组($P<0.05$);治疗组大便性状、排便时长、排便畅否、腹胀频率症状评分均优于对照组(均 $P<0.05$)。刘云等以橘半枳术丸加味(陈皮、法半夏、炒枳实、生白术、黄芩、黄连等,前 2 周 1 剂/d; 2 周后去半夏,加防风)治疗本病胃肠积热证 60 例,设脾氨肽口服液对照,疗程 12 周。结果,治疗组总有效率为 71.7%(43/60),优于对照组 36.7%(22/60)($P<0.05$);治疗组治疗前后呼吸道感染次数及症状持续时间、中医证候量化积分疗效均优于对照组(均 $P<0.05$)。范鹏等以益气活血运脾方(甘草、鸡内金、陈皮、青皮、炒麦芽、炒谷芽等)治疗 31 例,对照组予匹多莫德颗粒。经治 1 个月,治疗组总有效率为 93.6%(29/31),优于对照组 77.4%(24/31)($P<0.05$);治疗组主要症状改善时间、复发次数优于对照组($P<0.05$)。③支气管炎:莫琼珊等以大桑菊合剂(桑叶、菊花、浙贝母、甘草、黄芩、薄荷等)治疗本病风热犯肺证 50 例,对照组服用小儿咳喘灵口服液。经治 10 d,治疗组总有效率、中医证候总有效率分别为 86.0%(43/50)、92.0%(46/50),优于对照组 64.0%(32/50)、76.0%(38/50)($P<0.05$);治疗组咳嗽、咳

痰、体温恢复正常、肺部听诊湿啰音消失、白细胞计数恢复正常时间短于对照组($P<0.05$)。④小儿慢性咳嗽:季留青等以沙参麦冬汤加减(沙参、麦冬、玉竹、天花粉、桑叶、生甘草等)治疗本病肺阴亏虚证40例,与对照组均予抗炎、祛痰、止咳平喘等西药治疗。经治14 d,治疗组治愈率和总有效率分别为70.0%(28/40)、95.0%(38/40),优于对照组22.5%(9/45)、75.0%(30/40)($P<0.01$, $P<0.05$);治疗组药物起效、咳嗽消失时间和复发率均优于对照组($P<0.05$)。林忠嗣等以防咳喘固本膏(太子参、麦冬、五味子、黄芪、党参、白术等)治疗本病35例,设立孟鲁司特钠对照。经治2个月,治疗组总有效率为94.3%(33/35),优于对照组71.4%(25/35)($P<0.05$);治疗组治疗后临床症状积分、复发率均优于对照组(均$P<0.05$)。⑤小儿类百日咳综合征:李前前以小柴胡汤合泻白散加减(柴胡、黄芩、法半夏、生姜、桑白皮、地骨皮等)治疗34例,与对照组均予红霉素静脉滴联合雾化吸入治疗。结果,治疗组总有效率97.1%(33/34),优于对照组85.3%(29/34)($P<0.05$);治疗组痉咳消失、肺部啰音消失、平均住院时间明显短于对照组($P<0.05$)。⑥支气管肺炎:龙建新以泻白温胆汤(地骨皮、桑白皮、茯苓、侧柏叶、炙百部、陈皮等)合中药(大黄、桃仁及芒硝)外敷治疗45例,对照组单用泻白温胆汤。经治7 d,治疗组总有效率为93.3%(42/45),优于对照组75.6%(34/45)($P<0.05$);两组治疗后IL-6、IL-8及TNF-α水平均明显降低,且治疗组更明显($P<0.05$)。曾伟兰等自拟涤痰平喘方(桑白皮、黄芩、款冬花、地骨皮、苍术、苏子等)治疗53例,与对照组均予常规西医治疗,疗程7～10 d。治疗组系列症状出现概率、持续时间少于对照组($P<0.05$)。杨见辉等以麻杏化瘀汤加减(炙麻黄、杏仁、浙贝母、鱼腥草、黄芩、莪术等)治疗本病痰热闭肺证40例,与对照组均予阿奇霉素口服药物治疗。经治1周,治疗组总有效率为97.5%(39/40),明显高于对照组70.0%(28/40)($P<0.05$);治疗组喘嗽改善、咳痰缓解、气促改善、机体发热改善、湿罗音消失时间和不良反应发生率均优于对照组(均$P<0.05$)。⑦大叶性肺炎:管志伟等以清肺解毒汤治疗60例,与对照组均予常规基础治疗。结果,两组CD_3^+、CD_4^+、CD_4^+/CD_8^+、IgA、IgG、BPC、Fib、D-D、TT、APTT含量均明显改善($P<0.05$),且治疗组更显著($P<0.05$);治疗组不良反应发生率低于对照组($P<0.05$)。⑧支原体肺炎:马亚超等以清肺通络法(麻黄、生石膏、杏仁、苏子、地龙、鱼腥草等)治疗本病痰热闭肺证35例,与对照组均予常规西医治疗。经治7 d,治疗组总有效率优于对照组($P<0.05$);治疗组住院天数、发热、咳嗽、咳痰、便干、尿黄持续天数优于对照组($P<0.05$);两组治疗后IFN-γ水平优于治疗前($P<0.05$),且治疗组更显著($P<0.05$)。沈英等以宣肺清营方(炙麻黄、浙贝母、桑白皮、枇杷叶、蝉蜕、薄荷等)治疗本病急性期32例,与对照组均予西医常规疗法。经治7 d,治疗组总有效率为96.9%(31/32),优于对照组80.0%(24/30)($P<0.05$);治疗组X线病灶完全吸收、退热、咳嗽消失、湿啰音消失、哮鸣音消失时间均明显短于对照组(均$P<0.05$)。王勤等以五虎汤加减(炙麻黄、苦杏仁、石膏、甘草、桑白皮、蚤休等)治疗本病痰热闭肺证67例,与对照组均予阿奇霉素序贯治疗。经治14 d,治疗组总有效率为94.0%(63/67),优于对照组85.3%(58/68)($P<0.05$);两组治疗后IL-2、IL-4、IL-6、IL-10、TNF-α水平和PaO_2、PaO_2/FiO_2、呼吸频率明显改善,且治疗组更显著($P<0.05$)。⑨支气管哮喘:杜娟以麻杏石甘汤合升降散加减(炙麻黄、炙甘草、苦杏仁、僵蚕、石膏、桔梗等)治疗本病发作期43例,与对照组常规西药治疗。经治7 d,治疗组总有效率为88.4%(38/43),优于对照组72.1%(31/43)($P<0.05$);治疗组治疗后在喘息、夜间睡眠、紫绀方面的评分和IgE水平均优于对照组(均$P<0.05$)。赵倩义以益气补肾止喘汤(黄芪、白术、丹参、党参、紫苏子、麦冬等)治疗62例,与对照组均常规西医治疗。经治1个月,两组治疗后肺功能指标、超敏CRP、IL-1β、TNF-α和中医症状积分均明显改善,且治疗组更显著($P<0.05$);半年随访,治疗组呼吸道感染次数、哮

喘发作次数均少于对照组($P<0.05$)。景晓平等以宝根1号方(党参、沙参、白术、白芍药、生地黄、当归等)治疗本病缓解期肺脾气虚证78例,与对照组均予沙美特罗替卡松雾化吸入、孟鲁司特钠口服,治疗2个月后,两组IgA、IgG、IgM、IgE、EOS、IL-4、IFN-γ水平优于治疗前($P<0.05$),且治疗组EOS、IL-4、IFN-γ水平优于对照组($P<0.05$);两组治疗后FEV_1%、PEF水平及Ch-CACT评分均显著升高($P<0.05$),但组间比较无显著差异($P>0.05$)。刘莉萍等以补肾纳气汤(生地黄、山药、辛夷花、桔梗、山茱萸、补骨脂等)治疗本病缓解期60例,与对照组均予糖皮质激素吸入,疗程3个月。结果,治疗组IgE、IL-4、IFN-γ水平和PEF、FEV_1高于对照组($P<0.05$)。

(2) 脾系疾病的治疗　消化系统疾病的研究颇多突破,脾系急、重症的研究逐步增多,有关便秘、疳证、肠系膜淋巴炎的治疗都有特色,体现在辨证、治法、用药、给药途径等各个方面。①小儿消化不良:马延娜以运脾化湿汤(炒麦芽、焦神曲、藿香、薏苡仁、山药、茯苓等)治疗100例,设常规西药治疗对照。经治6～9 d,治疗组总有效率为91.0%(91/100),优于对照组74.0%(74/100)($P<0.05$);治疗组止泻时间和药物治疗时间均短于对照组(均$P<0.05$);两组治疗后症状评分均低于治疗前($P<0.05$),且治疗组更显著($P<0.05$)。辛秀锦以白苓健脾颗粒(炒白术、茯苓、山楂、陈皮、含锌猪血水解物以及硫酸亚铁)治疗55例,设思密达、酪酸梭菌二联活菌胶囊对照。经治15 d,治疗组总有效率为94.6%(52/55),优于对照组80.0%(44/55)($P<0.05$);治疗组止泻时间及症状评分明显低于对照组($P<0.05$)。②小儿疳积:李秀兰等以家传疳积散(麦芽、山楂、陈皮、布渣叶、瓦楞粉、枳椇子等)治疗30例,与对照组均予枯草杆菌二联活菌颗粒。经治4周,治疗组总有效率为96.7%(29/30),优于对照组83.3%(25/30)($P<0.05$);两组血清PAB、IGF-1和HGB治疗后均有好转,且治疗组HGB、PAB升高更明显($P<0.05$)。③厌食:李向云以藿朴夏苓汤加减(藿香、厚朴、姜半夏、赤茯苓、杏仁、生苡仁等)配合刺四缝治疗本病脾胃湿热证120例,设单用藿朴夏苓汤加减治疗对照。经治4周,治疗组总有效率为96.7%(114/120),优于对照组79.2%(95/120)($P<0.05$),食欲恢复正常、食量达到正常水平时间短于对照组($P<0.05$),体质量指标、血红蛋白水平、锌元素和钙元素水平优于对照组($P<0.05$)。④便秘:王海俊等以泻白散加味(桑白皮、地骨皮、黄芩、知母、麦冬、瓜蒌仁等)治疗本病肺热证30例,设麻子仁丸对照,疗程2周。结果,治疗组总有效率为96.7%(29/30),显著高于对照组90.0%(27/30)($P<0.01$);两组治疗后中医证候主证和次症量化积分均低于治疗前(均$P<0.05$),且治疗组更显著($P<0.05$)。赵玲玲以补中益气汤加味(黄芪、生白术、党参、陈皮、当归、火麻仁等)治疗本病脾虚气弱证33例,设乳果糖口服液对照。结果,治疗组总有效率为87.9%(29/33),明显高于对照组63.6%(21/33)($P<0.05$);治疗前两组中医证候积分无显著差异($P>0.05$),治疗后治疗组明显低于对照组($P<0.05$)。⑤小儿抗生素相关性腹泻:张敏珍以健脾补肾固摄汤(金樱子、薏苡仁、杜仲、建曲、车前子、诃子等)治疗39例,与对照组均予蒙脱石散、双歧杆菌乳杆菌三联活菌片、口服补液盐静。经治7 d,治疗组总有效率为97.4%(38/39),优于对照组79.5%(31/39)($P<0.05$);治疗组腹泻频率、持续时间明显少于对照组($P<0.05$)。田恬等以醒脾养儿颗粒(一点红、毛大丁草、蜘蛛香、山栀茶)治疗抗生素相关性腹泻幼儿85例,对照组予酪酸梭菌二联活菌散。经治5～7 d,治疗组腹泻次数和体温正常、止泻、住院时间及二胺氧化酶水平均优于对照组($P<0.05$);治疗组总有效率为97.7%(84/85),优于对照组86.3%(69/80)($P<0.05$)。

有关“小儿腹泻的治疗”“小儿功能性腹痛的治疗”详见专条。

(3) 心系疾病的治疗　重点研究了病毒性心肌炎、心律失常的治疗,虽然报道不多,但较有特色。①心律失常:王芳洁等以稳心颗粒治疗小儿心律失常52例,与对照组均予小剂量胺碘酮治疗。经治8

周，治疗组总有效率为94.2%(49/52)，高于对照组78.8%(41/52)($P<0.05$)；两组治疗后最大Q-T值、最小Q-T、Q-Td值显著高于治疗前($P<0.05$)，且治疗组更显著($P<0.05$)；治疗组不良反应发生率7.7%(4/52)，显著低于对照组23.1%(12/52)($P<0.05$)。②心肌损伤：章翔等以加味生脉汤(太子参、麦冬、五味子、瓜蒌皮、薤白、浮小麦等)治疗儿童肺炎支原体性心肌损伤30例，与对照组均予阿奇霉素、磷酸肌酸钠等对症治疗。经治7 d，治疗组总有效率为100%，优于对照组96.7%(29/30)($P<0.05$)；两组治疗主症(胸闷憋气、心悸、胸痛、乏力、头晕)及次症(精神、食欲食量、恶心呕吐)积分均较显著下降($P<0.05$，$P<0.01$)，治疗组在改善胸闷憋气、乏力、食欲食量方面优于对照组($P<0.05$，$P<0.01$)；两组治疗后CK、CK-MB、AST、LDH、α-HBDH水平均较前显著下降($P<0.05$，$P<0.01$)，且治疗组更显著($P<0.05$，$P<0.01$)。

(4) 肾系疾病的治疗　肾病综合征(治疗方案逐步规范、注重药物影响、中西医结合治疗、研究难治性肾病)、紫癜性肾炎(综合治疗手段，治法多样化，适应临床等)、血尿和遗尿等仍是今年研究的重点。①小儿急性肾小球肾炎：耿玉青等以消肾清炎汤(黄芪、白茅根、茯苓、连翘、党参、当归等)治疗小儿急性肾小球肾炎61例，与对照组均予利尿剂、抗生素、GSH治疗，疗程7 d。结果，两组治疗后BUN、Cr、24 h尿蛋白定量及血清VEGF、GM-CSF、TNF-α水平均较治疗前明显降低($P<0.05$)，且治疗组更显著($P<0.05$)；治疗组总有效率为90.2%(55/61)，优于对照组75.4%(46/61)($P<0.05$)。②儿童肾病综合征：曹广海等以健脾补肾法(黄芪、六月雪、玉米须、石韦、青风藤、鱼腥草等)治疗本病脾虚湿困证34例，与对照组均予基础性治疗和强的松，疗程3个月。结果，两组中医证候评分和N-MID、BGP、BALP、PTH、尿β2-MG、α1-MG、血清白蛋白水平以及24 h尿蛋白定量均改善($P<0.05$)，且治疗组更显著($P<0.05$)；随访1年，治疗组复发率为17.7%(6/34)，优于对照组47.1%(16/34)($P<0.05$)。夏松青等以保肾消浊汤(白术、人参、木香、茯苓、枳壳、厚朴等)治疗难治性39例，与对照组均口服泼尼松片。经治2个月，两组治疗后24 h UPr、BUN、TC水平低于治疗前($P<0.05$)，且治疗组更显著($P<0.05$)；治疗组有效率为82.1%(32/39)，优于对照组61.5%(24/39)($P<0.05$)；治疗组不良反应率18.0%(7/39)，低于对照组43.6%(17/39)($P<0.05$)。林丽丽等以祛湿泄浊中药(生地黄、熟地黄、山茱萸、五味子、白花蛇舌草、黄精等)治疗难治性45例，与对照组予西医多靶点疗法。治疗6个月，两组水肿、倦怠、腹胀、尿频或夜尿多、食少纳呆及腰膝酸软积分、尿蛋白定量、血脂指标、炎症相关细胞因子和凝血指标水平、总蛋白及白蛋白水平均显著提高(均$P<0.05$)，且治疗组更显著($P<0.05$)；治疗组总有效率显著高于对照组($P<0.05$)。③遗尿：麻建辉以温肾清心汤(桑螵蛸、补骨脂、菟丝子、鸡内金、炙麻黄、石菖蒲等)治疗68例。经治1个月，总有效率为91.2%(64/68)。赵童童等以益智止遗糖浆治疗本病脾肾气虚证60例，与对照组均予行为治疗，疗程6周。结果，治疗组总有效率为93.3%(56/60)，明显高于对照组73.3%(44/60)($P<0.05$)；两组治疗后遗尿次数、夜间睡眠情况积分和ADH水平均有所改善(均$P<0.05$)，且治疗组更显著($P<0.05$)。

有关“小儿过敏性紫癜性肾炎的治疗”详见专条。

(5) 神经系疾病的治疗　研究更加广泛，其中小儿智力低下、小儿脑瘫的研究取得了较大的进展，对偏头痛、强迫症等也有报道。①痉挛型脑瘫：张玲等以参茸健脑胶囊(人参、鹿茸、茯苓、当归、杜仲、菟丝子等)治疗150例，与对照组均予针刺治疗、运动康复、中药痉瘫康熏洗方(桑枝、伸筋草、白芍药、川芎、钩藤、葛根等)治疗，疗程12周。结果，填精补髓法治疗痉挛型脑瘫患儿粗大运动功能、肌张力改善和脑瘫患儿综合功能评定等疗效指标改善效果显著。吴伟等以中药熏蒸治疗40例，与对照组采用功能训练，疗程3个月。结果，治疗组总有效率为

97.5%(39/40)，高于对照组 82.5%(33/40)($P<0.05$)；治疗后两组 Ashworth、GMFM 评分和关节活动度均改善($P<0.05$)，且治疗组更显著($P<0.05$)。②小儿智力低下：陈冬梅等以益智膏(熟地黄、淮山药、山茱萸、制巴戟天、枸杞子、制何首乌等)治疗 34 例，与对照组均予针刺、康复训练。经治 3 个月，治疗组总有效率为 94.1%(32/34)，优于对照组 85.3%(29/34)($P<0.05$)。③小儿癫痫：侯春福等口服抗癫痫胶囊(石菖蒲、牵牛子、石决明、磁石、全蝎、田三七等)治疗 240 例，与对照组均予德巴金口服，连续治疗 1 年，结果，治疗组总有效率为 97.5%(234/240)，优于对照组 80.0%(192/240)($P<0.05$)；治疗组月平均发作次数(0.9±0.8)次，优于对照组(1.5±0.9)次($P<0.05$)。④感觉统合失调：冯璐等以六味地黄汤(炙甘草、山药、山茱萸、熟地黄、泽泻、五味子等)治疗本病肝肾阴虚证 72 例，与对照组均予感觉统合训练治疗。治疗 10 周，两组本体感失调、学习能力发展、前庭失衡、触觉过分防御等各项能力评分和冲动任性症状、肝肾阴虚主证积分均优于治疗前(均 $P<0.05$)，且治疗组更优($P<0.05$)；治疗组总有效率为 94.4%(68/72)，优于对照组 72.2%(52/72)($P<0.05$)。

有关“儿童抽动障碍的治疗及实验研究”“儿童注意缺陷多动障碍的治疗”详见专条。

(6) 血液系统疾病的治疗　研究较为丰富，除保持对缺铁性贫血、腹型过敏性紫癜的中医治疗特色外，还对地中海贫血的治疗具有一定深度。①缺铁性贫血：罗映霞以参苓白术散(石菖蒲、陈皮、炙甘草、山药、薏苡仁、太子参等)联合捏脊疗法治疗 52 例，设立常规西药对照。经治 1 个月，治疗组总有效率为 94.2%(49/52)，优于对照组 80.8%(42/52)($P<0.05$)；两组治疗后血红蛋白、血清铁蛋白水平明显上升($P<0.05$)，且治疗组更明显($P<0.05$)；治疗组不良反应发生率低于对照组($P<0.05$)。吴冬梅等以健脾生血颗粒(党参、茯苓、白术、炙甘草、醋南五味子、煅牡蛎等)联合推拿治疗 92 例，对照组予推拿联合富马酸亚铁治疗。经治 3 个月，两组中医证候总积分(面色、食欲、神疲乏力、大便、唇舌色)较治疗前明显降低，且治疗组更显著($P<0.05$)。②过敏性紫癜：秦瑞君等以凉血逐瘀汤(生地黄、黄芪、防风、赤芍药、牡丹皮、紫草等)治疗本病血热妄行证 68 例，与对照组均予孟鲁司特钠咀嚼片治疗，疗程 2 周。结果，治疗组总有效率为 92.7%(63/68)，优于对照组 76.8%(53/69)($P<0.05$)；治疗组皮肤紫癜、关节肿痛、腹痛、血尿及蛋白尿缓解或消失时间均短于对照组(均 $P<0.05$)；两组治疗后 TNF-α、IL-6、IL-8 水平和 CD_4^+、CD_4^+/CD_8^+ 值均较治疗前改善(均 $P<0.05$)，且治疗组更优($P<0.05$)。朱浩宇等以小儿紫癜疹消颗粒(紫草、白薇、生地黄、黄芩、侧柏叶、白鲜皮等)治疗 30 例，与对照组均予喜炎平注射液、维生素 C、10%葡萄糖酸钙注射液静脉滴注。经治 7 d，治疗组总有效率为 93.3%(28/30)，优于对照组 73.3%(22/30)($P<0.05$)；治疗组血清 IgA1 水平较对照组明显下降，且优于对照组($P<0.05$)。③地中海贫血：李蕾芳以补气益精生血方(黄芪、党参、龟甲)治疗 50 例，与对照组均采用一致的基础疗法。经治 12 周，治疗组总有效率为 58.0%(29/50)，高于对照组 38.0%(19/50)($P<0.05$)；治疗组治疗后 Hb、RBC、MCH、HbF 水平和 SOD、SCF、GM-CSF 值均优于对照组(均 $P<0.05$)。

(7) 耳鼻喉、眼系疾病的治疗　研究日益成熟，内治、外用等综合疗法形成规模，更有不同治疗法则在治疗慢性鼻、鼻窦、腺样体疾病中运用。①疱疹性咽峡炎：梁秋娟等以清心解毒汤(金银花、黄芩、生地黄、玄参、牡丹皮、板蓝根等)联合康复新液治疗 32 例，设常规西医治疗对照。经治 5 d，治疗组总有效率为 93.8%(30/32)，优于对照组 75.0%(24/32)($P<0.05$)；两组治疗后疱疹分布、疼痛、咽部体征、发热症状积分和疱疹愈合、体温恢复正常、咽痛流涎消失、饮食恢复时间均短于对照组($P<0.05$)；血清 TNF-α、CRP、IL-10 均较治疗前改善($P<0.05$)，且治疗组更显著($P<0.05$)。②化脓性扁桃体炎：杨东新等以甘露消毒丹合升降散(绵茵陈、射干、黄芩、通草、白蔻仁、飞滑石等)治疗 100 例，设阿莫西林克拉

维酸钾片口服对照100例。经治5 d,治疗组总有效率及临床治愈率分别为98.0%(98/100)、78.0%(78/100),优于对照组88.0%(88/100)、58.0%(58/100)($P<0.05$);治疗组在体温恢复正常、咽痛完全缓解、扁桃体脓点消失、扁桃体肿大或充血消退时间上优于对照组($P<0.05$)。靳松丽以甘露消毒丹加减(茵陈、神曲、黄芩、白豆蔻、甘草、石菖蒲等)治疗54例,与对照组均西医常规治疗。经治5 d,治疗组治愈率、总有效率分别为48.2%(26/54)、98.2%(53/54),显著高于对照组27.8%(15/54)、85.2%(46/54)($P<0.05$);治疗组退热、渗出物消失、扁桃体缩小、充血缓解时间均显著短于对照组(均$P<0.05$)。③腺样体肥大:杨永庆等以清肺散结汤(川芎、菊花、桑白皮、地骨皮、苍耳子、辛夷等)合普济消毒饮(牛蒡子、黄芩、黄连、甘草、桔梗、板蓝根等)治疗47例,对照组予清肺散结汤免煎颗粒治疗。经治15 d,治疗组总有效率为91.5%(43/47),优于对照组76.1%(35/46)($P<0.05$);治疗组睡中打鼾、鼻塞、张口呼吸、耳鸣消失时间均短于对照组(均$P<0.05$);两组治疗后腺样体体积均较治疗前缩小($P<0.05$),治疗组更显著($P<0.05$)。蔡燕文等以通窍散结汤(夏枯草、昆布、黄芩、栀子、菊花、黄芪等)治疗本病肺脾气虚证60例,对照组行常规西药治疗。经治30 d,治疗组总有效率为91.7%(55/60),明显高于对照组76.7%(46/60)($P<0.05$);治疗组中医症状评分、鼻咽侧位片鼻咽腔比率值及儿童阻塞性睡眠呼吸暂停疾病特异性生存质量调查表评分明显低于对照组($P<0.05$)。张方方等以益气固表中药(白术、防风、当归、北柴胡、乌梅、桂枝等)治疗30例,与对照组予以氟替卡松鼻喷剂和地氯雷他定糖浆、孟鲁司特钠口服。经治4周,治疗组症状体征积分优于对照组($P<0.05$);两组治疗后A/N均降低,而治疗组下降更明显($P<0.05$)。④变应性鼻炎:宋卫军等以益气脱敏汤(炙黄芪、白芍药、防风、柴胡、桂枝、乌梅等)治疗38例,设氯雷他定对照。经治3周,两组总有效率相当($P>0.05$);停药3个月后,治疗组总有效率为79.0%(30/38),高于对照组55.3%(21/38)($P<0.05$),且治疗组治疗后喷嚏、流涕、鼻塞、鼻痒等症状积分和血清IgE、IL-4水平明显改善($P<0.05$)。⑤慢性鼻窦炎:李果丽等以益气通窍汤(人参、黄芪、茯苓、白术、桔梗、金银花等)治疗本病肺脾气虚证70例,与对照组均口服阿莫西林克拉维酸钾和丙酸氟替卡松鼻喷雾剂喷鼻。经治40 d,治疗组总有效率为95.7%(67/70),优于对照组86.8%(59/68)($P<0.05$);治疗组鼻窦分泌中IL-1β、IL-8浓度水平明显低于对照组($P<0.05$)。

(8) 其他疾病的治疗　①特发性真性性早熟:张亦群等以中药序贯(第1阶段滋肾阴泻火中药方:生地黄、炙龟甲粉、黄柏、知母、玄参、牡丹皮等;第2阶段改用益肾填精中药方:熟地黄、龟板胶、仙灵脾、鹿角胶、菟丝子、山茱萸等)治疗本病27例,设甲地孕酮对照组和不愿进行任何治疗观察组。中药组第1阶段(治疗至年龄10.5岁)服用滋阴泻火方,第2阶段(年龄10.5±11.5岁)服用益肾填精方。治疗第1阶段,治疗组乳核单位、子宫容积、LH峰值下降并低于药物对照组($P<0.05$, $P<0.01$),骨龄差/年龄差、骨密度、骨钙素下降并低于对照组和观察组($P<0.05$, $P<0.01$);对照组乳核单位、子宫容积、LH峰值下降,并低于观察组($P<0.05$, $P<0.01$),但骨密度上升($P<0.05$);观察组乳核单位、子宫容积、卵巢容积、骨密度上升($P<0.05$)。治疗第2阶段,中药组子宫容积增大并高于同期对照组和观察组,乳核单位、卵巢容积、LH峰值上升并高于对照组,骨龄差/年龄差、骨密度、骨钙素上升低于同期对照组和观察组($P<0.05$, $P<0.01$),最终身高预测值增加并高于同期对照组和观察组($P<0.01$);治疗组乳核单位、子宫容积、卵巢容积、LH峰值低于同期观察组($P<0.05$, $P<0.01$),骨龄差/年龄差、骨密度、血清骨钙素均无下降;观察组骨密度上升($P<0.05$),最终身高的预测值下降($P<0.01$)。②肥胖症:杨凡等以加味温胆汤(大枣、茯苓、泽泻、竹茹、半夏、甘草等)治疗54例,与对照组均予基础治疗(饮食控制、运动),干预12周。结果,治疗组总有效率为92.6%(50/54),显著高于对照组77.8%

(42/54)($P<0.01$)；两组治疗后中医证候积分均显著低于治疗前($P<0.01$)，且治疗更明显($P<0.01$)；两组治疗后 TG、TC、LDL、aPoB、HDL 显著优于治疗前($P<0.05$，$P<0.01$)，治疗组治疗后的 TG、TC 显著低于对照组($P<0.01$)；两组治疗后，体重改善情况均优于治疗前($P<0.05$，$P<0.01$)，治疗组治疗后的体重、BMI、体脂百分率均低于对照组($P<0.05$)；治疗组不良反应发生率、随访 6 个月反弹率均优于对照组($P<0.05$)。刘应科等以小儿消脂方(太子参、生黄芪、紫丹参、生山楂、干荷叶、玉米须等)治疗本病脾虚湿盛证 35 例，与对照组均饮食和运动干预。经治 12 周，治疗组总有效率为 91.4%(32/35)，高于对照组 54.6%(18/33)($P<0.05$)；治疗后两组肥胖儿童黑棘皮发生率、体质量、血压和 ALT、AST、BUN、CR、TC、TG、HDL-C、LDL-C、空腹血糖水平均有改善，且治疗组更明显($P<0.01$，$P<0.05$)；治疗组脂肪肝均消失，而对照组无改善($P<0.01$)。③小儿肛周脓肿术后：于飞以仙方活命饮治疗 30 例，与对照组均常规手术治疗。结果，治疗组总有效率为 93.3%(28/30)，高于对照组 70.0%(21/30)($P<0.05$)；治疗组创面愈合时间、脓肿复发率和肛瘘发生率低于对照组($P<0.05$)；两组术后 1 d 的创面长度、宽度、水肿、渗液症状积分均显著下降(均 $P<0.05$)，治疗组在术后 14 d 均显著低于对照组($P<0.05$)。④干眼症：任娜欣以芪明颗粒(黄芪、葛根、地黄、枸杞子、决明子、茺蔚子等)治疗中重度干眼症 62 例，与对照组均予氟米龙滴眼液治疗。经治 8 周，治疗组总有效率为 90.3%(56/62)，优于对照组 72.6%(45/62)；眼部症状评分亦优于对照组($P<0.05$)；治疗后治疗组 SIt 试验值、NIBUT 优于对照组($P<0.05$)。⑤特异性皮炎：文珍等以健脾润肤膏方(白芍药、桂枝、炒白术、苍术、当归、鸡血藤等)治疗 30 例，设立西替利嗪对照，所有患儿均予他克莫司软膏外用，疗程 12 周。结果，治疗组总有效率为 96.7%(29/30)，明显高于对照组 86.7%(26/30)($P<0.05$)；两组治疗后 SCORAD 积分较前均显著降低($P<0.05$)，且治疗组更明显($P<0.05$)。⑥荨麻疹：庞俊慧等以健脾汤(北沙参、布渣叶、薏苡仁、蝉蜕、茯苓、白术等)联合中药(防风、蝉蜕)贴脐治疗 35 例，设氯雷他定分散片对照，治疗 4 周。结果，治疗组总有效率为 94.3%(33/35)，复发率为 14.3%(5/35)，优于对照组 74.4%(26/35)($P<0.05$)、51.4%(18/35)($P<0.05$)。

回顾 2018 年，中医儿科的临床研究仍有较大的突破空间，传统治疗的多样性、中医治疗的临证应用和中医儿科基础理论研究，有待进一步提高。

（撰稿：高修安　审阅：朱锦善）

【新生儿高胆红素血症的治疗】

宋淑芬等以三黄汤(茵陈、栀子、黄芩、黄连、甘草、大黄)联合蓝光治疗 70 例患者，设单用蓝光对照。经治 1 周，两组患儿皮肤、巩膜、黏膜黄染积分和血清经皮胆红素、总胆红素水平均较治疗前降低($P<0.05$)，且治疗组优于对照组($P<0.05$)；治疗组总有效率 98.6%(69/70)，优于对照组 90.0%(63/70)($P<0.05$)。卢洪萍等以祛黄汤(茵陈蒿、大黄、茯苓、薏苡仁)治疗 110 例，与对照组均予蓝光照射、苯巴比妥口服。经治 7 d，治疗组血清白蛋白、非结合胆红素、TBIL 改善明显($P<0.05$)；治疗组总有效率为 94.5%(104/110)，优于对照组 83.6%(92/110)($P<0.05$)。孙献丽以茵陈五味汤(茵陈、黄芩、栀子、大黄、板蓝根等)治疗 43 例，与对照组均予蓝光照射及头孢唑林钠治疗。经治 5 d，治疗组总有效率为 97.7%(42/43)，优于对照组 79.1%(34/43)($P<0.05$)；治疗后治疗组 hsCRP、WBC 及经皮胆红素值水平低于对照组($P<0.05$)。

李勇裴等自拟方(茵陈、栀子、大黄、地肤子、黄柏、白鲜皮等)水疗联合茵栀黄口服液治疗 196 例，设常规沐浴联合口服茵栀黄口服液对照。经治 14 d，治疗组黄疸指数、黄疸消退时间、治疗后的体重质量均优于对照组($P<0.05$)；治疗后治疗组血清总胆红素、谷丙转氨酶、总胆汁酸、CRP、IL-6、IL-8 和 IgA、IgG、IgM 水平及红细胞 C3b 受体明显优于

对照组($P<0.05$)。孔凡玲等以四磨汤(木香、枳壳、槟榔、乌药等)联合水疗治疗 60 例,设单用水疗对照。经治 5 d,治疗组黄疸指数、消退时间和 IgA、IgG、TRF 含量以及血清中胆红素浓度、下降人数均优于对照组(均 $P<0.05$);治疗组总有效率为 90.0%(54/60),高于对照组 76.7%(46/60)($P<0.05$)。

陈宗礼等以黄疸洗剂(茵陈蒿、栀子、大黄、黄连、蒲公英、茯苓)药浴联合益生菌口服治疗 60 例,与对照组均予蓝光治疗、肝酶诱导剂、碱化血液、输注白蛋白等。经治 5 d,治疗组总有效率为 96.7%(58/60),优于对照组 86.7%(52/60)($P<0.05$);两组治疗后血清胆红素、住院天数均优于对照组($P<0.05$)。李丽采用中药方(茵陈蒿、栀子、金银花、黄芩等)洗浴治疗 41 例,与对照组均予蓝光照射。经治 7 d,治疗组总胆红素、总胆汁酸、碱性磷酸酶、谷草转氨酶、谷丙转氨酶、转铁蛋白、CRP 水平均优于对照组(均 $P<0.05$);治疗组总有效率为 95.1%(39/41),高于对照组 76.2%(32/42)($P<0.05$)。史玉琴等采用中药(茵陈、栀子、柴胡、黄芩、黄柏、大黄等)外洗治疗 40 例,与对照组均予蓝光治疗,疗程 3 周。结果,治疗组总有效率为 87.5%(35/40),优于对照组 65.0%(26/40)($P<0.05$);两组治疗后血中胆红素较治疗前下降明显($P<0.05$),且治疗组优于对照组($P<0.05$)。邹祥阳等采用中药(茵陈蒿、栀子、大黄、野菊花、桑叶、鸡内金等)洗浴联合蓝光照射治疗 30 例,设单用蓝光照射、茵栀黄口服液联合蓝光照射两组对照。经治 5 d,治疗组总有效率为 96.7%(29/30),优于单用蓝光对照组 83.3%(25/30)($P<0.05$);治疗组和茵栀黄联合治疗组总有效率差异不显著($P>0.05$)。党仁源等采用中药(茵陈、龙胆草、青蒿、苍术、丹参、苏木等)药浴治疗 45 例,与对照组均予蓝光。经治 7 d,治疗组总有效率为 97.8%(44/45),优于对照组 86.7%(39/45)($P<0.05$)。

张春宇等以退黄协定方(茵陈、炒枳壳、丹参、栀子、生麦芽等)熏洗治疗本病湿热郁蒸证 36 例,与对照组均予常规蓝光治疗、口服茵栀黄口服液。经治 4 d,两组经皮测定胆红素值、血清胆红素均明显改善($P<0.05$, $P<0.01$),治疗组治疗 72 h 后经皮测定胆红素值、血清胆红素明显低于对照组($P<0.01$);治疗组每日平均睡眠时间、哭吵次数明显少于对照组($P<0.01$)。王恩杰等以降黄散(茵陈、山楂、栀子、佛手、赤芍药、大黄等)熏蒸治疗本病湿热内蕴证 55 例,与对照组均予接受蓝光照射,对照组加用茵栀黄颗粒口服。经治 5 d,两组治疗后血清总胆红素水平均较治疗前降低($P<0.05$);治疗组黄疸消退时间、不良反应发生率优于对照组($P<0.05$)。

于瑛以四磨汤(木香、枳壳、槟榔、乌药)灌肠治疗新生儿病理性黄疸 54 例,设常规西医治疗对照。经治 5 d,治疗组总有效率为 90.7%(49/54),优于对照组 76.9%(40/52)($P<0.05$);治疗组在排大便次数、退黄时间、住院天数和治疗后血清胆红素水平上明显低于对照组($P<0.05$)。

(撰稿:高修安 刘瑜　审阅:朱锦善)

【小儿流感的治疗】

郑芳丽以柴葛解肌汤合银翘散加减(白茅根、芦根、连翘、炒牛蒡子、枳壳、苦杏仁等)治疗小儿流感发热 35 例,设奥司他韦对照(体温高于 38.5 ℃加布洛芬)。经治 5 d,治疗组总有效率 100%,优于对照组 80.0%(28/35)($P<0.05$)。钱丹等以小柴胡汤(柴胡、黄芩、太子参、半夏、炙甘草、干姜等)治疗 45 例,设磷酸奥司他韦对照。经治 7 d,两组疗效无统计学差异($P>0.05$);治疗组完全退热、临床痊愈时间和不良反应发生率显著低于对照组($P<0.05$)。朱丽臻等以清解剂(鱼腥草、板蓝根、金银花、连翘、蒲公英、黄芩等)治疗 40 例,设磷酸奥司他韦对照。经治 5 d,治疗组总有效率为 97.5%(39/40),优于对照组 80.0%(32/40)($P<0.05$);治疗组在退热时间和鼻塞、咽红、咳嗽等症状缓解时间与不良反应发生率均优于对照组($P<0.05$)。赵有德等以大青龙汤加减(石膏、生麻黄、桂枝、杏仁、炙甘草、生姜等)治疗 30 例。经治 3 d,总有效率为 93.3%(28/30)。

郑伟伟以连花清瘟胶囊(连翘、金银花、炙麻黄、炒苦杏仁、石膏、板蓝根等)治疗 40 例,设磷酸奥司他韦对照。经治 10 d,治疗组总有效率为 97.5%(39/40),高于对照组 90.0%(36/40)($P<0.05$)。高硕以抗病毒合剂(金银花、大青叶、野菊花等)治疗本病 1 139 例,与对照组均予奥司他韦治疗。经治 5 d,治疗组总有效率为 93.0%(1 059/1 139),优于对照组 72.4%(825/1 139)($P<0.05$)。黄晓燕等以克感利咽颗粒(银花、黄芪、连翘、玄参等)治疗 56 例,与对照组均予奥司他韦。经治 5 d,治疗组总有效率为 100.0%,优于对照组 92.9%(52/56)($P<0.05$);治疗后两组发热、鼻塞流涕、咳嗽咯痰、头痛、恶寒和全身乏力积分均较治疗前明显降低($P<0.05$),且治疗组均明显低于对照组($P<0.05$)。宋文仕等以小儿豉翘颗粒(连翘、淡豆豉、薄荷、荆芥、炒栀子、大黄等)治疗 68 例,与对照组均予奥司他韦。经治 5 d,治疗组总有效率为 97.1%(66/68),优于对照组 80.0%(48/60)($P<0.05$);治疗组 24 h 后热峰下降时间、流感症状消失时间短于对照组($P<0.05$)。方丽以小儿热速清颗粒(柴胡、黄芩、银花、连翘、葛根、水牛角等)治疗本病风热犯卫证 70 例,与对照组均予奥司他韦。经治 3 d,治疗组总有效率为 97.0%(64/66),高于对照组 84.6%(55/65)($P<0.05$);治疗后两组发热、咳嗽、鼻塞流涕及汗出评分均较治疗前降低($P<0.01$),且治疗组优于对照组($P<0.01$)。周金芳以小儿双金清热口服液(金银花、蒲公英、大青叶、板蓝根、赤芍药、柴胡等)治疗甲型本病 57 例,与对照组均予磷酸奥司他韦。经治 5 d,治疗组总有效率为 96.5%(55/57),优于对照组 83.9%(47/56)($P<0.05$);治疗组体温恢复、症状消失和病毒核酸阳性持续时间显著短于对照组($P<0.05$);治疗后两组血清 CD_8^+ 水平显著降低,CD_4^+、IgA、IgM 水平均显著升高($P<0.05$),且治疗组优于对照组($P<0.05$)。刘晶等以小儿牛黄清心散(牛黄、水牛角浓缩粉、大黄、天麻、胆南星、黄连等)治疗 49 例,与对照组均予磷酸奥司他韦。结果,治疗组发热、咽喉红肿、咳嗽、头痛及全身痛的缓解时间、症状评分和血清炎症因子水平(TFN-γ、TNF-a、CRP)均明显低于对照组($P<0.05$)。

(撰稿:刘瑜 高修安 审阅:朱锦善)

【小儿咳嗽变异性哮喘的治疗】

王春荣以疏风清肺方(蝉蜕、防风、桔梗、苦杏仁、紫苏子、炙麻黄等)治疗本病风邪伏肺证 37 例,设孟鲁司特钠对照,疗程 2 周。结果,治疗后两组主、次症积分均显著下降($P<0.01$),且治疗组优于对照组($P<0.05$);治疗组总有效率 97.3%(36/37),优于对照组 85.3%(29/34)($P<0.01$)。华美英以平肝清肺颗粒加减(桑白皮、牡丹皮、钩藤、柴胡、防风、款冬花等)治疗 25 例,设博利康尼、孟鲁司特钠对照,疗程 1 个月。结果,治疗组症状改善时间、住院总耗时均短于对照组($P<0.05$)。沈毅韵等以疏肝平喘方(炙麻黄、苦杏仁、炙苏子、莱菔子、地龙等)治疗本病肝气犯肺证 44 例,设顺尔宁对照,治疗 2 周。结果,两组治疗后日间、夜间咳嗽程度均较前改善($P<0.05$, $P<0.01$),但治疗后组间比较无差异($P>0.05$);两组治疗后主要证候、次要证候、证候总积分均较前改善($P<0.05$, $P<0.01$),治疗组次要证候、证候总积分优于对照组($P<0.05$, $P<0.01$);两组治疗后 EOS、总 IgE、IL-6 均较前改善($P<0.01$),治疗后组间比较,EOS 百分比具有显著性差异($P<0.01$),总 IgE、IL-6 无差异($P>0.05$)。

李静洁以宣肺止咳方(炙麻黄、法半夏、前胡、黄芩、蜜桑白皮、炒杏仁等)治疗 40 例,与对照组均予孟鲁司特钠。经治 4 周,治疗组总有效率为 92.5%(37/40),优于对照组 72.5%(29/40)($P<0.05$);治疗后两组单项中医症候积分、总积分和 VCmax、FEV_1、FEV_1/FVC、PEF 与 EOS、总 IgE 水平均明显改善,且治疗组优于对照组($P<0.05$)。寇东灿等以射干麻黄汤(射干、麻黄、半夏、款冬花、五味子、细辛等)治疗本病寒饮停肺证 30 例,与对照组均予孟鲁司特咀嚼片口服,疗程 2 周。结果,治疗组总有效率 93.3%(28/30),优于对照组 73.3%(22/30)($P<0.05$);两组治疗后 FEV_1、FVC、PEF 均较治疗前明

显改善($P<0.05$),且治疗组优于对照组($P<0.05$)。袁方以温肺化痰饮(炙麻黄、法半夏、桂枝、甘草、杏仁、陈皮等)治疗46例,与对照组均予布地奈德雾化吸入。经治7 d,治疗组总有效率为95.7%(44/46),优于对照组82.6%(38/46)($P<0.05$)。朱国清等以黄龙四子汤(地龙、莱菔子、苏子、白芥子、五味子、杏仁等)加减治疗42例,与对照组均予布地奈德、沙丁胺醇气雾吸入,疗程8 d。结果,治疗组总有效率为92.9%(39/42),高于对照组83.3%(35/42)($P<0.05$);治疗后,治疗组血清CD_4^+、CD_8^+、EOS、TSLP、IFN-γ、IgE、IgG水平均明显优于对照组($P<0.05$)。王良军等以祛痰宣肺方(橘红、茯苓、清半夏、白前、前胡、紫苏子等)治疗40例,与对照组均予孟鲁司特钠,疗程4周。结果,治疗组总有效率为95.0%(38/40),优于对照组75.0%(30/40)($P<0.05$);两组治疗后血清IgA、IgG、IgE水平均优于治疗前($P<0.01$),且治疗组优于对照组($P<0.01$)。郑耀建以麻黄附子细辛汤(黄芪、党参、山茱萸、仙茅、陈皮、木香等)治疗48例,与对照组均予舒利迭吸入。结果,治疗组总有效率为93.8%(45/48),明显高于对照组77.1%(37/48)($P<0.05$);治疗组治疗后喘息、咳嗽、咯痰、哮鸣音积分和FEV_1、FEV_1%、FEV_1/FVC、PEF%显著高于对照组($P<0.05$)。金瑛等以清热通腑汤(虎杖、忍冬藤、车前子、赤芍药、黄柏、蒲公英等)治疗本病痰湿壅肺证68例,与对照组均予盐酸丙卡特罗片,疗程4周。结果,两组治疗后FEV_1、PEF、IgE水平和证候积分、生存质量评分均优于治疗前($P<0.05$),且治疗组优于对照组($P<0.05$);治疗组总有效率92.7%(63/68),明显高于对照组79.4%(54/68)($P<0.05$)。刘倩华采用润肺止咳汤(前胡、炙紫菀、桔梗、陈皮、法半夏、川贝母等)治疗55例,与对照组均予氯雷他定、孟鲁司特钠,均疗程7 d。结果,治疗组总有效率为96.4%(53/55),优于对照组72.7%(40/55)($P<0.05$);治疗组治疗后咳嗽、咽痒、咳痰、气急、咽干等症状积分和IL-2、IL-6、TNF-α水平均优于治疗前($P<0.05$)。李璟等采用过敏煎(黄芪、炒白术、党参、百部、北沙参、麦冬等)治疗60例,与对照组均予孟鲁司特钠,疗程3个月。结果,治疗组治疗后总有效率为96.7%(58/60),与对照组91.7%(55/60)无显著差异($P>0.05$);两组治疗后咳嗽评分和肺功能指标均优于治疗前($P<0.001$),且治疗组优于对照组($P<0.05$)。李文劲以黄龙止咳方(黄芪、地龙、淫羊藿、桔梗、射干、炙麻黄等)治疗37例,与对照组均予布地奈德雾化吸入,疗程2周。结果,治疗组总有效率为94.6%(35/37),高于对照组78.4%(29/37)($P<0.05$);治疗组哮喘持续、咳嗽持续、肺部哮鸣音消失时间短于对照组($P<0.05$);治疗组治疗后EOS、ECP、IL-5、FEV_1、PEF%水平高于对照租($P<0.05$)。

莫珊等以培土生金穴位敷贴(发作期选温化寒痰贴:细辛、干姜、麻黄、姜半夏,取定喘、天突、膻中、肺俞穴,敷贴1～2周;症状缓解后转用缓解期选健脾开胃贴:艾叶、附子、白芥子等,取脾俞、中脘、气海、足三里穴,敷贴4～5周)治疗40例,与对照组均予盐酸丙卡特罗、孟鲁司特钠、地氯雷他定治疗。经治6周,两组面色萎黄、喉间痰鸣、多汗、纳呆、大便稀薄积分均降低,治疗组降幅高于对照组($P<0.05$);治疗组总有效率为92.5%(37/40),优于对照组70.0%(28/40)($P<0.05$);治疗组IgA、IgG、CD_4^+、CD_4^+/CD_8^+、IgE、CD_8^+均优于对照组($P<0.05$)。

(撰稿:高修安 刘瑜　审阅:朱锦善)

【小儿腹泻的治疗】

潘玉梅等以泻儿康(葛根、黄芩、川连、木香、扁豆花、通草等)治疗小儿轮状病毒腹泻湿热证43例,对照组43例予思连康、消旋卡多曲、ORS或静脉补液纠正脱水等。经治3 d,治疗组总有效率为90.7%(39/43),优于对照组74.4%(32/43)($P<0.05$)。赵锁林等以止泻汤(瞿麦、车前子、白术、肉豆蔻、泽泻、黄芪等)治疗本病69例,与对照组均予蒙脱石散。经治7 d,治疗组总有效率为97.1%(67/69),优于对照组78.3%(54/69)($P<0.05$);治疗组排便次数、性

状、大便常规恢复正常时间均少于对照组($P<0.05$)。周嫒嫒以消积健脾汤(党参、炒白术、茯苓、车前子、炙甘草、独脚金等)治疗小本病脾虚夹积证42例,设小儿健脾丸对照,疗程1个月。结果,治疗组治疗后血清IgA、IgM、IgG、血锌水平和不良反应发生率均优于对照组($P<0.05$);治疗组总有效率为88.1%(37/42),优于对照组69.0%(29/42)($P<0.05$)。

张慧媛等以敷脐散(丁香、吴茱萸、藿香、肉桂、木香)治疗本病40例,设蒙脱石散和酪酸梭菌活菌散对照,疗程5 d。结果,治疗组总有效率为95.0%(38/40),优于对照组82.5%(33/40)($P<0.05$);治疗组治疗后中医证候总积分、主证积分均显著低于对照组($P<0.05$)。赵荷等自拟方(苍术、车前子、肉桂、黄柏、石榴皮、芍药)敷脐治疗小儿腹泻25例,与对照组均予西药常规治疗,疗程5 d。结果,治疗组总有效率为92.0%(23/25),优于对照组64.0%(16/25)($P<0.05$);治疗组腹泻、脱水纠正时间和平均疗程均优于对照组(均$P<0.05$)。王霞以二术止泻贴(炒白术、炒苍术、泽泻、五倍子、丁香、肉桂)敷脐配合小儿推拿(摩腹、揉脐、推脾经及大肠;运内八卦;揉龟尾,推上七节骨)治疗本病40例,设蒙脱石散对照,疗程10 d。结果,治疗组总有效率为92.5%(37/40),优于对照组75.0%(30/40)($P<0.05$);治疗组呕吐、发热、腹痛缓解、大便常规复常时间和IgG、IgA、CD_4/CD_8水平改善均优于对照组($P<0.05$)。李金鸾以藿香正气水(藿香、白芷、陈皮、苏叶、桔梗、云茯苓等)联合旋磁按摩仪、电磁波治疗仪照射腹部治疗本病30例,与对照组均予双歧杆菌三联活菌胶囊和布拉氏酵母菌胶囊。经治3 d,治疗组总有效率为93.3%(28/30),优于对照组66.7%(20/30)($P<0.05$);治疗组治疗后腹痛、呕吐消失和退热、大便常规恢复正常时间均短于对照组($P<0.05$)。吴瑾以中药离子导入(炒白术、茯苓、炒苍术、山药等)治疗本病32例,与对照组均予双歧杆菌四联活菌片、蒙脱石散。经治3 d,治疗组大便次数、性状改善和痊愈所需时间优于对照组($P<0.05$);治疗组总有效率为93.8%(30/32),优于对照组71.9%(23/32)($P<0.05$)。

林国彬等以运脾厚肠鱼胶汤(红参、茯苓、炒白术、厚朴花、淮山、陈皮等)治疗迁延性本病脾虚证30例,设妈咪爱、思密达对照,疗程均5 d。结果,治疗组总有效率96.7%(29/30),优于对照组76.7%(23/30)($P<0.05$);两组治疗后大便次数、性状证候积分和高迁移率蛋白1水平均较治疗前改善($P<0.05$, $P<0.01$),且治疗组更明显($P<0.05$)。丁松峰以健脾止泻宁颗粒(党参、白术、茯苓、黄芩、葛根、黄连等)治疗迁延性本病脾虚湿热证55例,设小儿泻速停颗粒对照。经治5 d,治疗组治疗后中医证候总积分、止泻时间均优于对照组($P<0.05$);治疗组总有效率为96.4%(53/55),优于对照组85.5%(47/55)($P<0.05$)。秦海金自拟固肠止泻汤(菟丝子、益智仁、赤石脂)治疗慢性本病60例,设酪酸梭菌活菌散对照。经治5 d,治疗组总有效率为96.7%(58/60),优于对照组61.7%(37/60)($P<0.05$)。

(撰稿:刘瑜　审阅:高修安)

【小儿功能性腹痛的治疗】

陈永辉等以小儿康颗粒(太子参、山楂、葫芦茶、槟榔、乌梅、白芍药等)治疗42例,设口服双歧杆菌三联活菌散20例作为对照组,疗程2周。结果,治疗组总有效率为92.9%(39/42),明显高于对照组80.0%(16/20)($P<0.05$);治疗组在改善腹痛症状、减少腹痛发作次数以及减轻腹痛程度方面均优于对照组($P<0.01$)。杜建民以童芍痛安汤(太子参、白芍药、炒白术、焦神曲、陈皮、延胡索等)治疗30例,设口服培菲康双歧杆菌三联活菌胶囊对照,疗程3周。结果,治疗组总有效率为93.3%(28/30),优于对照组70.0%(21/30)($P<0.05$);两组治疗后症状积分(腹痛、食欲不振、精神状态、面色)均优于治疗前($P<0.05$),且治疗组优于对照组($P<0.05$)。李若蒙等以加味逍遥散(当归、白芍药、柴胡、茯苓、炒白术、生姜等)治疗35例,与对照组均予消旋山莨菪碱片和妈咪爱口服,疗程2周。结果,治疗组总有效率为97.1%(34/35),优于对照组82.9%(29/35)

($P<0.05$);治疗组腹痛症状消失时间、复发率明显优于对照组($P<0.05$)。

张哲以芍药甘草汤(芍药、甘草)治疗 75 例,设多潘立酮对照,疗程均 28 d。结果,治疗组总有效率为 96.0%(72/75),优于对照组 77.3%(58/75)($P<0.05$);两组治疗后 VAS 评分均优于治疗前($P<0.05$);随访 6 个月,治疗组复发率 6.9%(5/72),优于对照组 22.4%(13/58)($P<0.05$)。席颖颖等以腹痛宁颗粒(苍术、炒白芍药、枳壳、茯苓、香附、焦山楂等)治疗 122 例,设复方胃蛋白酶散 65 例作为对照组,治疗 2 周,并进行 6 个月的随访观察。结果,治疗组(5 例失访)总有效率为 92.3%(108/117),优于对照组(3 例失访)71.0%(44/62)($P<0.05$),腹部中寒、脾胃虚寒、乳食积滞、肝郁气滞、血络瘀阻、胃肠结热等各证型总有效率均优于对照组($P<0.05$);两组各证型胃肠证候积分及其总积分均较治疗前明显降低($P<0.05$, 0.01),且治疗组优于对照组($P<0.05$)。

杨玲玲以理气止痛汤(苍术、陈皮、厚朴、砂仁、香附、枳壳等)配合理气止痛敷贴膏(茴香、白芷、香附、乌药、干松、延胡索)外敷神厥穴治疗 60 例,连续治疗 2 周。结果,总有效率为 90.0%(54/60)。袁增辉以理气止痛中药贴(白芍药、生甘草、川芎、延胡索等)敷脐治疗 40 例,3 次/周,连续 4 周。结果,总有效率为 95.0%(38/40);治疗后每周腹痛发作次数、时间均优于治疗前($P<0.05$)。

(撰稿:刘瑜　审阅:高修安)

【小儿过敏性紫癜性肾炎的治疗】

陈团营等以清热活血方(黄芩、连翘、大青叶、生地黄、牡丹皮、紫草等)治疗本病 32 例,与对照组均予常规治疗。治疗 4 周,两组 24 h 尿蛋白定量、组织纤维溶酶原激活物含量、血浆纤溶酶原激活物抑制剂-1 水平较治疗前均减低(均 $P<0.01$),且治疗组更显著($P<0.01$)。侯月等以祛湿解毒法(凤尾草、倒扣草、石韦、苦参、连翘、赤小豆等)治疗本病湿毒内蕴证 37 例,设口服卡托普利片、双嘧达莫对照,治疗 12 周。结果,两组治疗 8 周 24 h 尿蛋白定量、β_2 微球蛋白、N-乙酰-β-D-氨基葡萄糖苷酶较前均改善($P<0.05$),但组间差异不显著($P>0.05$);两组治疗 4、8、12 周时视黄醇结合蛋白均优于治疗前($P<0.05$)。陈美雪等采用消风祛毒汤(紫草、地肤子、苦参、白鲜皮、防风、生地黄等)治疗本病 45 例,与对照组均予氯雷他定、复方芦丁、阿司匹林等常规治疗,对照组加用低分子肝素钠。经治 2 周,治疗组总有效率为 95.6%(43/45),高于对照组 82.2%(37/45)($P<0.05$);两组尿微量白蛋白、β_2-微球蛋白和各症状、总症状积分较治疗前均明显降低(均 $P<0.05$),且治疗组更明显(均 $P<0.05$)。黄国淳等采用清热止血方(小蓟、生地黄、茜草、丹参、旱莲草、牡丹皮等)联合雷公藤多苷口服、香丹注射液静滴治疗本病 78 例,与对照组均予醋酸波尼松片、双嘧达莫口服和肝素钠注射液静滴。经治 2 周,治疗组总有效率为 92.3%(72/78),优于对照组 79.5(62/78)($P<0.05$);治疗组治疗后尿红细胞计数、24 h 尿蛋白定量、β_2 微球蛋白、尿微量白蛋白水平和蛋白尿转阴、镜下血尿转阴时间均优于对照组(均 $P<0.05$)。卢桢婉等以丹芍汤(生地黄、赤芍药、鸡血藤、小蓟、水牛角、丹参等)治疗本病 28 例,与对照组均予醋酸泼尼松片、雷公藤多苷片、双嘧达莫片口服。经治 2 月,治疗组总有效率为 96.4%(27/28),优于对照组 77.8%(21/27)($P<0.05$);治疗组治疗后中医证候评分显著低于对照组($P<0.05$);两组治疗后尿蛋白定量、尿红细胞、尿 β_2 微球蛋白、尿微量白蛋白水平均显著降低,且治疗组低于对照组($P<0.05$)。迟妍以凉血化瘀通络方(甘草、蝉蜕、小蓟、鸡血藤、丹参、赤芍药等)治疗本病 82 例,与对照组均予维生素 C、潘生丁、雷公藤多苷、强的松等常规治疗。经治 3 个月,治疗组总有效率为 96.3%(79/82),优于对照组 89.7%(70/78)($P<0.05$)。赵红等以肺肾同治方(黄芪、生地黄、黄芩、赤芍药、牡丹皮、紫草等)治疗本病 35 例,与对照组均予西医常规治疗。经治 3 月,治疗组总有效率为 94.3%(33/35),优于对照组 77.1%(27/35)($P<0.05$);两组治疗后 24 h 尿蛋白

定量、尿红细胞计数、血清 hs-CRP 均显著降低($P<0.05$),且治疗组优于对照组($P<0.05$);两组治疗后 IgA 较治疗前降低($P<0.05$),且治疗组优于对照组($P<0.05$),两组治疗前后 IgG、IgM 无显著差异($P>0.05$);治疗组治疗后 CD_4^+、CD_8^+、CD_4^+/CD_8^+ 均优于治疗前($P<0.05$),对照组治疗前后无明显变化($P>0.05$)。皇玲玲等以芪芎茜根散(生黄芪、茜根草、山萸肉、生地黄、阿胶、当归等)治疗本病 31 例,设依那普利、潘生丁、复方芦丁口服对照和健康儿童对照。经治 2 个月,治疗组总有效率为 83.9%(26/31),优于对照组 51.6%(16/31)($P<0.05$);治疗组治疗后蛋白定量、尿畸形红细胞计数、IgA、IgG、IgM、CD_4、CD_4/CD_8、CD_8、CD_{19} 和复发率显著优于对照组(均 $P<0.05$),且治疗组上述指标与健康组无显著差异($P>0.05$)。

(撰稿:高修安 刘瑜 审阅:朱锦善)

【儿童抽动障碍的治疗及实验研究】

张晓慧总结马融以银翘散加减(金银花、连翘、牛蒡子、薄荷、桔梗、枳壳等)治疗本病风邪犯肺证 30 例,疗程 8 周。结果,治疗后运动抽动、发声抽动的次数、频率、强度、复杂性、干扰、缺损率均较治疗前降低($P<0.05$);中医证候主症、次症、总分优于治疗前($P<0.05$)。武琪琳以菖蒲温胆汤(石菖蒲、茯苓、姜竹茹、蝉蜕、玄参、浙贝母等)治疗本病痰火扰神证 61 例,设泰必利对照,疗程 12 周。结果,治疗组总有效率为 93.4%(57/61),优于对照组 80.3%(49/61)($P<0.05$);治疗组发声性抽动、运动性抽动、睡眠不安、烦躁易怒 4 个单项症状恢复率均优于对照组($P<0.05$)。熊其江等以天藤熄风方(天麻、钩藤、石决明、石菖蒲、胆南星、白芍药等)治疗本病 102 例,与对照组均口服盐酸硫必利。连用 6 周,治疗组有显率为 80.4%(82/102),总有效率为 95.1%(97/102),优于对照组 45.3%(43/95)、85.3%(81/95)($P<0.01$);治疗组运动性抽动、发声性抽动、烦躁易怒、眩晕、多梦、胸闷呕恶的消失率均高于对照组($P<0.01$);两组血清多巴胺、神经肽 P 物质表达和血清 5-羟色胺水平均显著优于治疗前,且治疗组低于对照组($P<0.01$)。谭淑文等以龙蝎钩藤汤(煅龙骨、全蝎、钩藤、珍珠母、女贞子、白芍药等)治疗本病 40 例,设氟哌啶醇对照,疗程 6 个月。结果,治疗组临床痊愈 17 例、显效 14 例、有效 5 例、无效 4 例,优于对照组 9、12、9、10 例($P<0.01$);两组治疗后中医证候评分优于治疗前($P<0.05$),且治疗组优于对照组($P<0.05$)。杨传楹以羚羊角胶囊(羚羊角、牛蒡子等)治疗本病 71 例,与对照组均口服盐酸硫必利,治疗 12 周。结果,治疗组临床总有效率为 98.6%(70/71),优于对照组 87.3%(62/71)($P<0.05$);两组自控能力评分、阳性数显著改善($P<0.05$),且治疗组高于对照组($P<0.05$);两组治疗后去甲肾上腺素、γ-氨基丁酸、多巴胺、5-羟色胺、谷氨酸、天冬氨酸水平优于治疗前($P<0.05$),且治疗组单胺类神经递质、氨基酸神经递质水平优于对照组($P<0.05$)。宋淑萍以参赭镇气汤(代赭石、山药、龙骨、牡蛎、苏子、牛蒡子等)治疗本病 30 例,设氟哌啶醇,疗程 8 周。结果,治疗组临床总有效率 86.7%(26/30),与对照组 83.3%(25/30)相当($P>0.05$),但中医证候有效率 100%,优于对照组 36.7%(11/30)($P<0.05$);治疗组治疗后副作用发生率、半年内复发率均优于对照组($P<0.05$)。杨晨羲等以宣氏抽动方(生龙齿、石决明、茯苓、生白芍药、郁金、石菖蒲等)治疗学龄前本病 30 例,设硫必利对照,疗程 12 周。两组治疗后抽动总积分均优于治疗前($P<0.05$),但组间比较无显著差异($P>0.05$);治疗组临床总有效率为 93.3%(28/30),与对照组 90.0%(27/30)相当($P>0.05$)。葛平以缓肝理脾汤加减(桂枝、白茯苓、炒白术、羌活、僵蚕、炙甘草等)治疗本病肝郁脾虚证 40 例,设盐酸硫必利、阿立哌唑等对照。疗程 2 个月,治疗组总有效率为 77.5%(31/40),与对照组总有效率 80.0%(32/40)相当($P>0.05$);治疗组治疗后 6 个月、12 个月后总有效率 85.0%(34/40)、80.0%(32/40),明显高于对照组 62.5%(25/40)、55.0%(22/40)(均 $P<0.05$)。郭圣璇等以抽

动宁胶囊(人参、白术、天麻、钩藤、石菖蒲、僵蚕等)治疗本病脾虚痰聚证120例(剔除2例),设泰必利片和抽动宁胶囊模拟药对照,疗程6周。结果,治疗组耶鲁综合抽动严重程度量表抽动症状总有效率为71.2%(84/118),与对照组67.5%(81/120)相当;两组治疗后YGTSS抽动症状总积分、运动性抽动、发声性抽动因子分和社会功能损害积分均优于治疗前($P<0.05$, $P<0.001$),治疗后组间比较无差异(均$P>0.05$)。曹勇以金童颗粒(熟地黄、龙胆草、天麻、钩藤、龙骨、僵蚕等)治疗本病肾阴亏损、肝风内动证45例,与对照组均予盐酸硫必利,疗程8周。结果,治疗组愈显率为57.8%(26/45),明显高于对照组35.6%(16/45)($P<0.05$);两组治疗后YGTSS评分中运动评分、发声评分、总评分均较前降低($P<0.05$),且治疗组更明显($P<0.05$);治疗组治疗后四项中医症候评分均较治疗前及同期对照组降低($P<0.05$),对照组仅手足抽动评分较治疗前明显降低($P<0.05$)。孔敏等以小儿智力糖浆(龟板、龙骨、远志、石菖蒲、雄鸡)治疗本病30例,设口服盐酸硫必利对照,疗程3个月。结果,两组治疗后耶鲁抽动障碍整体严重度量表总积分优于治疗前($P<0.05$),治疗后组间比较无显著差异($P>0.05$);两组总有效率相当($P>0.05$),但治疗组副反应积分显著低于对照组($P<0.05$)。申广生等以奔豚汤加减(葛根、桑白皮、当归、法半夏、川芎、黄芩等)治疗本病气郁化火证29例,设硫必利对照,疗程均4周。结果,治疗组总有效率优于对照组;治疗组中医症状、抽动程度评分优于对照组。

杨德爽等以柴胡加龙骨牡蛎汤(柴胡、法半夏、桂枝、茯苓、黄芩、大枣等)治疗本病模型大鼠10只,同时设正常生理盐水、生理盐水模型和硫必利3组对照,疗程4周。结果,造模后模型组运动行为学积分高于正常组($P<0.01$),治疗后硫必利组、中药组运动行为和刻板行为学积分低于模型组($P<0.05$);治疗后模型组血浆多巴胺、纹状体多巴胺受体含量升高($P<0.01$),纹状体DA降低($P<0.05$)优于正常组;硫必利组、中药组血浆DA含量下降($P<0.01$, $P<0.05$),纹状体DA含量升高($P<0.01$, $P<0.05$)优于模型组。

(撰稿:刘瑜　审阅:高修安)

【儿童注意缺陷多动障碍的治疗】

刘华等以益智宁(熟地黄、党参、龙骨、龟甲、石菖蒲、远志等)治疗本病62例,对照组45例采用盐酸托莫西汀胶囊治疗,疗程3个月。结果,治疗组总有效率为82.3%(51/62),与对照组84.4%(38/45)相当($P>0.05$);治疗4、8、12周后,两组症状量表评分均较治疗前改善($P<0.01$),且治疗4周后,治疗组评分高于对照组($P<0.01$),治疗8、12周后无差异($P>0.05$);两组治疗12周后,注意力商数(综合注意力商数、听觉注意力商数、视觉注意力商数)、控制力商数(综合尺度控制商数、听觉反应控制商数、视觉反应控制商数)和2-back正确反应次数、平均时间均较治疗前改善($P<0.01$),但治疗后组间比较无差异($P>0.05$)。丁一芸等以静宁颗粒(太子参、熟地黄、枸杞子、五味子、远志、石菖蒲等)治疗本病30例,同时设托莫西汀和空白两组对照,疗程均12周。结果,两药物治疗组治疗后SNAP量表积分均优于治疗前($P<0.05$, $P<0.01$),且治疗后两药物治疗组均高于空白对照组,静宁颗粒组优于托莫西汀对照组($P<0.05$);两药物治疗组治疗后翻手试验、对指试验、指鼻试验阳性率均优于治疗前($P<0.05$),且明显优于空白对照组,但组间比较无显著差异($P>0.05$)。

胡绘平等以地牡宁神口服液(熟地黄、山萸肉、枸杞子、淮山药、女贞子、知母等)治疗本病40例,与对照组均予盐酸哌甲酯控释片口服,疗程8周。结果,治疗组临床愈显率90.0%(36/40),优于对照组72.5%(29/40)($P<0.05$);两组治疗后各项中医证候积分(多动多语、急躁易怒、易惊少寐、五心烦热)、康纳多动症评分均较治疗前明显降低(均$P<0.05$),且治疗组优于对照组($P<0.05$)。武金霞等以小儿黄龙颗粒(熟地、知母、五味子、煅龙骨等)治

疗本病 39 例，与对照组均予盐酸哌甲酯片口服，疗程均 6 周。结果，治疗组总有效率为 97.4%(38/39)，优于对照组 82.1%(32/39)(P<0.05)；两组多动不宁、神思涣散、多言多语、性急易怒评分和 SNAP-Ⅳ量表、Conner 简明症状量表评分表、儿童自我意识量表评分、数字划消试验失误率以及血清泌乳素、S100β 蛋白、25-羟维生素 D 水平均优于治疗前(均 P<0.05)，且治疗组优于对照组(均 P<0.05)。

冯璐等以多动静安汤(黄芪、珍珠母、党参、柴胡、女贞子、白蒺藜等)治疗本病 44 例，与对照组均予感觉统合训练，疗程 20 d。结果，总有效率优于对照组(P<0.05)；治疗组行为量表分值优于对照组(P<0.05)。

(撰稿：刘瑜　审阅：高修安)

［附］　参考文献

C

曹勇.金童颗粒联合盐酸硫必利片治疗肾阴亏损、肝风内动证小儿抽动障碍疗效观察[J].现代中西医结合杂志，2018，27(32)：3609

迟妍.凉血化瘀通络方治疗小儿过敏性紫癜肾炎的临床疗效观察[J].中国医药指南，2018，16(4)：165

蔡燕文，黎柱培，汪泳涛.通窍散结汤佐治肺脾气虚型小儿腺样体肥大 60 例临床观察[J].国医论坛，2018，33(1)：46

曹广海，刘翠华，张小方.健脾补肾法联合强的松对脾虚湿困型小儿肾病综合征骨代谢、尿 $β_2$-MG 及 $α_1$-MG 的影响[J].中国实验方剂学杂志，2018，24(5)：176

曾伟兰，谢良超，罗光亮.自拟涤痰平喘方辅助治疗小儿支气管肺炎的可行性分析[J].江西中医药大学学报，2018，30(4)：50

陈冬梅，刘玉堂，赵亮.益智膏治疗小儿智力低下 34 例临床观察[J].天津中医药，2018，35(3)：192

陈美雪，乐原，王金凤，等.自拟消风祛毒汤治疗小儿过敏性紫癜性肾炎临床观察[J].四川中医，2018，36(8)：107

陈团营，朱珊，祝志朋，等.清热活血方药对过敏性紫癜肾炎患儿 t-PA 和 PAI-1 水平的影响[J].中华中医药杂志，2018，33(4)：1574

陈永辉，孙吉萍，麻建辉.小儿康颗粒治疗功能性腹痛 42 例临床观察[J].中医儿科杂志，2018，14(1)：26

陈宗礼，李小兰，周婷，等.中药药浴联合益生菌佐治新生儿高胆红素血症临床疗效观察[J].贵阳中医学院学报，2018，40(4)：35

D

邓健，张静，卢焯明，等.补肺健脾通窍汤治疗儿童阻塞性睡眠呼吸暂停低通气综合征临床观察[J].新中医，2018，50(7)：144

党仁源，周广华.中药药浴联合蓝光照射治疗新生儿黄疸的疗效观察[J].中国中医药科技，2018，25(1)：137

丁松峰.健脾止泻宁颗粒治疗小儿迁延性腹泻脾虚湿热证疗效观察[J].实用中医药杂志，2018，34(5)：616

丁一芸，王雅璇，任昕昕，等.静宁颗粒对注意力缺陷多动症患儿运动协调障碍的影响[J].中华中医药学刊，2018，36(4)：869

杜娟.麻杏石甘汤合升降散加减治疗小儿支气管哮喘发作期临床观察[J].光明中医，2018，33(6)：799

杜建民，桑杲，孟迈其，等.童芍痛安汤治疗小儿再发性腹痛临床观察[J].浙江中医杂志，2018，53(6)：428

杜晓亚.复方小儿退热栓治疗小儿高热惊厥 45 例[J].河南中医，2018，38(6)：937

F

范鹏，徐述章.探讨益气活血运脾方治疗小儿反复呼吸道感染的疗效[J].中医临床研究，2018，10(14)：124

冯璐，郝乔，李姝欣，等.中药治疗配合感觉统合训练治疗儿童多动症的有效性[J].辽宁中医杂志，2018，45(8)：1639

冯璐，赵曼池，郝乔，等.六味地黄汤治疗肝肾阴虚型感觉统合失调患儿的临床分析[J].中华中医药学刊，2018，36(6)：1439

方丽.小儿热速清颗粒治疗儿童甲型流感风热犯卫证临床观察[J].新中医,2018, 50(4):140

方柯南.参麦注射液联合利奈唑胺治疗儿童重症肺炎临床疗效及对患者炎性因子的影响[J].陕西中医,2018, 39(9):1187

G

高硕.抗病毒合剂联合奥司他韦治疗小儿流行性感冒疗效观察[J].临床医药文献电子杂志,2018, 5(86):75

葛平,梁小平,王超明.扶土抑木法治疗儿童抽动障碍肝郁脾虚证 40 例疗效观察[J].浙江中医杂志,2018, 23(4):271

葛春霞,李民,顾尔莉,等.季德胜蛇药外敷联合喜炎平辅助治疗流行性腮腺炎 82 例临床观察[J].中医儿科杂志,2018, 14(2):42

耿玉青,王雪峰,曹静.消肾清炎汤联合还原型谷胱甘肽治疗小儿急性肾小球肾炎的疗效及对血清血管内皮生长因子、巨噬细胞集落刺激因子、肿瘤坏死因子 α 的影响[J].河北中医,2018, 40(2):230

管志伟,宋桂华,张岩,等.清肺解毒汤对儿童大叶性肺炎免疫凝血状态的影响[J].新中医,2018, 50(9):127

郭圣璇,胡思源,刘虹,等.抽动宁胶囊治疗小儿多发性抽动症脾虚痰聚证有效性和安全性的多中心Ⅱ期临床研究[J].中草药,2018, 49(4):891

H

侯月,甄小芳,陈芳.祛湿解毒法对小儿过敏性紫癜肾炎肾小管间质损害的改善作用[J].北京中医药,2018, 37(7):680

侯春福,林秀玲,曾庆生.中西医结合治疗小儿癫病 240 例临床分析与研究[J].中医临床研究,2018, 10(1):100

胡绘平,厉兰.盐酸哌甲酯控释片联合地牡宁神治疗小儿注意缺陷多动障碍效果及安全性研究[J].现代中西医结合杂志,2018, 27(5):512

胡文森.连花清瘟颗粒辅治儿童传染性单核细胞增多症疗效观察[J].中国中西医结合儿科学,2018, 10(2):127

华美英.平肝清肺颗粒加减治疗小儿咳嗽变异性哮喘的临床效果评价[J].中医临床研究,2018, 10(22):116

皇玲玲,宗岩,赵晓峰.芪芎茜根散治疗小儿紫癜性肾炎非肾病水平蛋白尿临床及免疫学研究[J].中医药学报,2018, 46(4):100

黄国淳,孙艳娜,陆桂宁.雷公藤多苷联合清热止血方和香丹注射液治疗小儿紫癜性肾炎疗效观察[J].现代中西医结合杂志,2018, 27(5):527

黄晓燕,高健群.克感利咽颗粒联合奥司他韦治疗儿童流行性感冒的疗效观察[J].现代药物与临床,2018, 33(2):286

J

姜宁.温浴熏洗方治疗小儿外感发热的疗效观察[J].中国中医药科技,2018, 25(2):271

季留青,揣丽娜,陈奇才.沙参麦冬汤加减联合西药治疗小儿顽固性咳嗽肺阴亏虚证临床观察[J].新中医,2018, 50(2):87

金瑛.清热通腑汤对痰湿壅肺型咳嗽变异性哮喘患儿肺功能及血清 IgE 的影响[J].中医学报,2018, 33(10):1886

金明均,董亮,杨宏,等.腹腔镜手术联合中药治疗小儿重症阑尾炎的疗效分析[J].中国中西医结合外科杂志,2018, 24(2):215

靳松丽,郭莹莹.甘露消毒丹加减治疗儿童急性化脓性扁桃体炎临床观察[J].中国中西医结合儿科学,2018, 10(4):333

景晓平,李继君,孙剑玥,等."宝根 1 号方"治疗儿童哮喘缓解期(肺脾气虚证)的多中心随机对照临床研究[J].上海中医药大学学报,2018, 32(5):28

K

孔敏,郝爱青,陈丙涛,等.小儿智力糖浆治疗儿童抽动障碍的临床疗效观察[J].中国中西医结合儿科学,2018, 10(4):295

孔凡玲,胡绍举,刘宽,等.四磨汤联合水疗保健对新生儿黄疸免疫能力、黄疸指数及临床疗效的影响[J].中华中医药学刊,2018, 36(7):1700

寇东灿,王宏权,钱春莉,等.射干麻黄汤治疗寒饮停肺型小儿咳嗽变异性哮喘临床分析[J].新中医,2018, 50(9):131

李璟,吴春红,刘丽.过敏煎联合孟鲁司特钠对咳嗽变异性哮喘患儿肺功能影响的研究[J].中华中医药学刊,2018, 36(2):499

李丽.中药方洗浴对新生儿黄疸血清转铁蛋白与C反应蛋白的影响[J].陕西中医,2018, 39(4):443

李果丽,符晓,龚兴宏,等.益气通窍汤治疗肺脾气虚型儿童慢性鼻窦炎70例[J].中国民族民间医药,2018, 27(16):98

李金鸾.藿香正气水联合腹部理疗治疗小儿腹泻的临床效果观察[J].实用中西医结合临床,2018, 18(6):6

李金萍,唐俊.菖蒲郁金汤联合丙种球蛋白治疗小儿病毒性脑炎疗效观察[J].中医学报,2018, 33(8):1519

李静洁.宣肺止咳方联合孟鲁司特钠对咳嗽变异性哮喘患儿肺功能和血清总IgE的影响[J].陕西中医,2018, 39(1):29

李俊丽,李淑娟,赵俊荣,等.中医综合疗法对新生儿VAP并发中毒性肠麻痹治疗的疗效研究[J].河北中医药学报,2018, 33(1):33

李蕾芳.补气益精生血方对地中海贫血患儿氧化损伤及造血细胞因子的影响[J].中华中医药学刊,2018, 36(8):1978

李前前,葛国岚,韩雪.小柴胡汤合泻白散加减治疗小儿类百日咳综合征临床观察[J].光明中医,2018, 33(20):3027

李若蒙,常冬梅,王悦.中西医结合治疗小儿功能性腹痛35例临床观察[J].中国民族民间医药,2018, 27(6):63

李文劲.黄龙止咳方联合西药治疗小儿咳嗽变异性哮喘临床观察[J].四川中医,2018, 36(1):95

李向云.藿朴夏苓汤加减配合刺四缝治疗小儿厌食症脾胃湿热证临床观察[J].实用中医药杂志,2018, 34(1):24

李秀兰,彭天托,何胜尧,等.家传疳积散配方颗粒联合西药治疗疳积30例临床观察[J].中国民族民间医药,2018, 27(10):99

李雅莉,张波.双黄连氧气驱动雾化吸入联合NCPAP治疗小儿重症支原体肺炎合并呼吸衰竭的疗效及对血清Leptin、IL-17、IL-33的影响[J].现代中西医结合杂志,2018, 27(14):1505

李勇裴,朱云霞,黄婷.中药水疗联合茵栀黄口服液对新生儿黄疸的临床疗效[J].中国临床药理学与治疗学,2018, 23(9):1047

连新生.热毒宁在小儿病毒性脑炎中的疗效观察[J].实用中西医结合临床,2018, 18(4):48

梁秋娟,周花枝,郭涛.清心解毒汤联合康复新液治疗小儿疱疹性口腔炎的疗效及对患者血清炎症因子水平的影响[J].河北中医,2018, 40(9):1321

林国彬,黄又新,林秋甘,等.运脾厚肠鱼胶汤治疗小儿迁延性腹泻(脾虚型)的疗效观察[J].广州中医药大学学报,2018, 35(3):407

林丽丽,欧丽黎.祛湿泄浊中药联合西医多靶点疗法治疗儿童难治性肾病综合征疗效及安全性[J].现代中西医结合杂志,2018, 27(32):3606

林忠嗣,张雅凤,于雪峰,等.防咳喘固本膏治疗小儿反复咳喘临床观察[J].中华中医药学刊,2018, 36(2):449

刘华,欧阳学认,沈凌,等.中药益智宁治疗儿童注意缺陷多动障碍的临床研究[J].广州中医药大学学报,2018, 35(4):628

刘晶,李永红.磷酸奥司他韦颗粒联合小儿牛黄清心散治疗小儿季节性流感中的临床效果[J].内蒙古中医药,2018, 37(4):66

刘静.探讨银翘散加藿朴夏苓汤治疗小儿手足口病的临床疗效[J].按摩与康复医学,2018, 9(10):42

刘云,何庆娟,李辛夷,等.橘半枳术丸加味治疗小儿反复呼吸道感染胃肠积热型临床观察[J].中医儿科杂志,2018, 14(1):48

刘莉萍,王艳丽.补肾纳气汤对哮喘缓解期患儿炎症因子和肺功能的影响[J].吉林中医药,2018, 38(6):666

刘倩华.润肺止咳汤在小儿咳嗽变异性哮喘治疗中的应用[J].中医临床研究,2018, 10(9):1

刘应科,杨晔,王秋莉,等.小儿消脂方治疗脾虚湿盛型单纯性肥胖症患儿临床疗效观察[J].湖南中医药大学学报,2018, 38(9):1052

龙建新.泻白温胆汤合中药外敷治疗小儿支气管肺炎的临床观察[J].内蒙古中医药,2018, 37(7):37

卢洪萍,罗菁,王丽珍.祛黄汤对新生儿黄疸血清白蛋白与非结合胆红素的影响[J].中华中医药学刊,2018, 36(4):989

卢桢婉,庄旭煌.丹芍汤辅助常规综合治疗小儿过敏性紫癜肾炎的效果评价[J].广西中医药大学学报,2018, 21(2):72

罗映霞.参苓白术散联合捏脊疗法治疗小儿缺铁性贫血疗效观察[J].中医临床研究,2018, 10(14):122

M

麻建辉.温肾清心汤治疗小儿遗尿68例[J].中国中医

药现代远程教育,2018, 16(1):112

马亚超,王玉水.清肺通络法对支原体肺炎痰热闭肺证患儿临床疗效及血清 IFN-γ 水平的影响[J].天津中医药大学学报,2018, 37(5):379

马延娜.运脾化湿汤治疗小儿消化不良性腹泻临床研究[J].亚太传统医药,2018, 14(7):203

莫珊,黎家楼,黄卓红,等.培土生金穴位敷贴治疗对儿童咳嗽变异型哮喘的临床症状及 IgE 的影响[J].时珍国医国药,2018, 29(4):907

莫琼珊,余德钊.大桑菊合剂治疗风热犯肺型小儿支气管炎 50 例[J].河南中医,2018, 38(4):593

O

欧彩香,何德根,雷壹,等.升降散加减对手足口病患儿神经内分泌、免疫功能的影响[J].河南中医,2018, 38(6):890

P

潘玉梅,杨若莹,瞿慧.泻儿康合剂治疗小儿轮状病毒腹泻湿热证疗效观察[J].山西中医,2018, 34(4):18

庞俊慧,崔伟霞.健脾汤联合中药贴脐治疗小儿荨麻疹疗效观察[J].山西中医,2018, 34(8):21

Q

钱丹,黄向红,成琳.小柴胡汤治疗小儿流行性感冒有效性及安全性观察[J].中医药临床杂志,2018, 30(7):1276

秦海金,郭志勇.固肠止泻汤治疗慢性小儿泄泻疗效观察[J].山西中医,2018, 34(2):35

秦瑞君,王宏杰,孟牛安.凉血逐瘀汤联合孟鲁司特钠咀嚼片治疗小儿过敏性紫癜血热妄行证临床观察[J].新中医,2018, 50(4):136

R

任娜欣.芪明颗粒联合氟米龙滴眼液治疗儿童中重度干眼症的疗效观察[J].陕西中医,2018, 39(1):26

S

申广生,张炜.奔豚汤加减治疗小儿多发性抽动症气郁化火型临床观察[J].实用中医药杂志,2018, 34(9):1040

沈英,黄小波,陈秀敏,等.宣肺清营方对急性期小儿肺炎支原体肺炎影响的临床观察[J].上海中医药杂志,2018, 52(10):57

沈毅韵,庄承,刘小敏.疏肝平喘方治疗小儿咳嗽变异性哮喘的临床研究[J].南京中医药大学学报,2018, 34(4):348

史玉琴,岳雄,高红霞,等.中药外洗方治疗新生儿黄疸疗效观察[J].西部中医药,2018, 31(9):112

帅云飞,葛君芸,李鑫,等.羚角钩藤汤预防小儿热性惊厥复发 40 例疗效观察[J].湖南中医杂志,2018, 34(7):13

宋淑芬.蓝光照射配合三黄汤治疗新生儿病理性黄疸临床观察[J].实用中医药杂志,2018, 34(6):686

宋淑萍.参赭镇气汤治疗小儿多发性抽动症临床疗效观察[J].中国中西医结合儿科学,2018, 10(4):304

宋卫军,黄坤平,黄嘉韵,等.益气脱敏汤治疗小儿变应性鼻炎疗效分析[J].中华中医药学刊,2018, 36(6):1519

宋文仕,张海艳.小儿豉翘联合奥司他韦治疗儿童流行性感冒临床疗效分析[J].临床医药文献电子杂志,2018, 60(5):161

孙献丽.中西医结合治疗新生儿感染性黄疸临床观察[J].实用中医药杂志,2018, 34(8):970

T

田恬,景芳丽,高小倩.醒脾养儿颗粒辅助治疗婴幼儿抗生素相关性腹泻临床研究[J].陕西中医,2018, 39(8):1112

覃玉芳,刁本恕.败酱草散对反复上呼吸道感染小儿免疫功能及肠道功能影响的临床研究[J].中医临床研究,2018, 10(10):8

谭淑文,崔伟堂,张雪君,等.龙蝎钩藤汤治疗儿童抽动障碍的临床观察[J].中医临床研究,2018, 10(4):86

W

魏磊,刘翠华.儿童原发性 IgA 肾病的临床表现、病理类型与中医辨证分型相关性研究[J].中医儿科杂志,2018, 14(3):9

王勤,张小方,张爱娥.五虎汤加减联合阿奇霉素序贯疗法治疗痰热闭肺型小儿支原体肺炎疗效及对抗炎、促炎因子及呼吸功能的影响[J].中国实验方剂学杂志,2018, 24(8):154

王霞.二术止泻贴配合小儿推拿治疗小儿腹泻效果分

析及对免疫指标的影响[J].中国中西医结合儿科学,2018,10(3):242

王春荣.疏风清肺方治疗小儿咳嗽变异性哮喘风邪伏肺证 37 例临床观察[J].中医儿科杂志,2018,14(4):29

王恩杰,王晓燕,张朝霞,等.降黄散熏蒸治疗湿热内蕴型新生儿黄疸 55 例[J].安徽中医药大学学报,2018,37(1):23

王芳洁,冯迎军.稳心颗粒配合小剂量胺碘酮对小儿心律失常疗效及 Q-T 离散度的影响[J].深圳中西医结合杂志,2018,28(4):38

王海俊,周鸿云,赵琼,等.泻白散加味治疗小儿肺热型便秘临床疗效观察[J].中国中西医结合儿科学,2018,10(4):330

王良军,邹小卫,蔡礼松,等.祛痰宣肺方治疗小儿咳嗽变异性哮喘 40 例[J].浙江中医杂志,2018,53(9):668

吴瑾.中药离子导入辅助治疗小儿腹泻病临床疗效观察[J].中国中西医结合儿科学,2018,10(4):311

吴伟,陈海琼,黄礼华,等.中药熏蒸联合功能训练治疗小儿痉挛型脑瘫临床研究[J].中华中医药学刊,2018,36(8):1920

吴冬梅,周娟娟,徐佳妮,等.健脾生血颗粒联合推拿治疗小儿营养性缺铁性贫血[J].吉林中医药,2018,38(7):849

伍红星,陈敬国,李振华.羚羊角煎剂对持续发热患儿血清 TNF-α、IL-6 的影响[J].中国民族民间医药,2018,27(14):79

武金霞,武婷婷,高桂香,等.小儿黄龙颗粒联合哌甲酯治疗儿童注意缺陷多动障碍的临床研究[J].现代药物与临床,2018,33(5):1198

武琪琳.菖蒲温胆汤治疗儿童多发性抽动症 61 例临床观察[J].中国民族民间医药,2018,27(6):114

X

席颖颖,杨硕平.腹痛宁颗粒治疗小儿功能性腹痛的临床研究[J].广州中医药大学学报,2018,35(2):237

夏松青,李楠,杨国华.保肾消浊汤治疗儿童难治性肾病综合征 39 例[J].河南中医,2018,38(10):1552

辛秀锦.中西药结合治疗小儿消化不良性腹泻的临床疗效[J].实用中西医结合临床,2018,18(1):46

熊其江,丁丽红,刘帅.天藤熄风方联合盐酸硫必利片治疗小儿抽动障碍临床观察[J].北方药学,2018,15(2):5

许爽,任献青.从瘀论治紫癜性肾炎临证经验浅析[J].中国中西医结合儿科学,2018,10(4):363

许丽琴,潘军,曹觅,等.丹参酮ⅡA 磺酸钠注射液联合丙种球蛋白治疗小儿急性重症病毒性心肌炎合并心力衰竭疗效观察[J].现代中西医结合杂志,2018,27(26):2917

Y

杨凡,缪华,黄荣.加味温胆汤治疗小儿单纯性肥胖的脂代谢、体质量的改善研究[J].湖南中医药大学学报,2018,38(4):470

杨晨羲,刘敏,沈丹平,等.宣氏抽动方治疗学龄前儿童多发性抽动症临床观察[J].中医儿科杂志,2018,14(3):64

杨传楹.羚羊角胶囊联合硫必利治疗儿童多发性抽动症的临床研究[J].现代药物与临床,2018,33(5):1207

杨德爽,孟州令,国文文,等.柴胡加龙骨牡蛎汤对多发性抽动症模型大鼠行为学和多巴胺系统的影响[J].中国中西医结合杂志,2018,38(1):76

杨东新,曾可,王波,等.甘露消毒丹合升降散治疗小儿急性化脓性扁桃体炎 100 例临床观察[J].中国民族民间医药,2018,27(16):125

杨见辉,孙海鹏,陈竹,等.麻杏化瘀汤加减治疗痰热闭肺型小儿肺炎喘嗽临床效果评价[J].中华中医药学刊,2018,36(7):1714

杨玲玲.中药内外合治小儿功能性再发性腹痛 60 例[J].实用中医药杂志,2018,34(3):306

杨永庆,石宗珂.清肺散结汤联合普济消毒饮治疗小儿腺样体肥大临床观察[J].新中医,2018,50(2):81

叶文珍,陈梦学.健脾润肤膏方治疗儿童期特应性皮炎 30 例临床观察[J].湖南中医杂志,2018,34(8):16

尹雪梅,余艾霞,陈少宏,等.参芎葡萄糖注射液联合脑苷肌肽治疗新生儿缺氧缺血性脑病的临床研究[J].现代药物与临床,2018,33(3):550

于飞.仙方活命饮治疗小儿肛周脓肿术后 30 例临床观察[J].中医儿科杂志,2018,14(3):67

于瑛.中药灌肠辅助治疗新生儿病理性黄疸 54 例[J].现代中医药,2018,38(5):68

袁方.温肺化痰饮治疗小儿咳嗽变异性哮喘疗效观察[J].山西中医,2018,34(9):23

袁凯,吴淼,韩杰.中药巴布剂外敷治疗婴儿巨细胞病毒感染胆汁淤积性肝病的疗效分析研究[J].时珍国医国

药,2018, 29(7):1665

袁泉,郑帅,张祎.美罗培南联合醒脑静注射液治疗小儿化脓性脑膜炎的临床研究[J].北方药学,2018, 15(7):61

袁增辉.理气止痛中药贴敷脐治疗小儿功能性再发性腹痛疗效观察[J].实用中医药杂志,2018, 34(9):1121

Z

张欢,王淼,马宏.中药熏洗联合烫熨治疗新生儿喂养不耐受 40 例[J].西部中医药,2018, 31(6):117

张玲,宋虎杰,王兴.填精补髓法治疗痉挛型脑瘫患儿临床研究[J].山东中医杂志,2018, 37(1):43

张田.泛福舒胶囊对咳嗽变异性哮喘儿童血清 IL-4、IL-10 水平的影响[J].陕西中医,2018, 39(4):449

张哲.芍药甘草汤治疗儿童功能性腹痛 75 例临床观察[J].湖南中医杂志,2018, 34(10):69

张春宇,傅根莲,王甜甜,等.退黄协定方熏洗辅助治疗湿热郁蒸型新生儿病理性黄疸临床观察[J].浙江中西医结合杂志,2018, 28(7):593

张方方,刘钢,吴飞虎.益气固表中药对变应性鼻炎合并腺样体肥大患儿腺样体鼻咽腔比例的影响及疗效观察[J].中医药临床杂志,2018, 30(2):304

张慧媛,张丽琛.敷脐散治疗小儿风寒泻的临床疗效观察[J].实用中西医结合临床,2018, 18(5):38

张敏珍.中西医结合治疗小儿抗生素相关性腹泻 39 例临床观察[J].中国民族民间医药,2018, 27(15):106

张晓慧,马融,戎萍,等.马融教授运用银翘散治疗儿童抽动障碍风邪犯肺证 30 例临床观察[J].辽宁中医药大学学报,2018, 20(3):92

张亦群,蔡德培.滋阴泻火与益肾填精中药序贯治疗特发性真性性早熟女性患儿临床观察[J].中国中西医结合杂志,2018, 38(1):33

章翔,彭浩,雷小明.加味生脉汤辅助治疗儿童肺炎支原体性心肌损伤 30 例临床观察[J].中医儿科杂志,2018, 14(5):29

赵荷.药敷脐+西药对小儿腹泻的治疗效果[J].光明中医,2018, 33(15):2267

赵红,李玉秋,赵晨阳.肺肾同治方治疗儿童过敏性紫癜性肾炎 35 例临床观察[J].中国民族民间医药,2018, 27(16):94

赵玲玲.补中益气汤加味治疗脾虚气弱型功能性便秘患儿的效果观察[J].实用中西医结合临床,2018, 18(1):84

赵倩义,闫永彬.益气补肾止喘汤联合西药治疗小儿哮喘疗效研究[J].陕西中医,2018, 39(6):726

赵锁林,韩伟,刘甜.止泻汤联合蒙脱石散治疗小儿腹泻临床研究[J].现代中医药,2018, 38(4):68

赵童童,杨卉.益智止遗糖浆对小儿遗尿症脾肾气虚型血浆抗利尿激素的影响.中医儿科杂志,2018, 14(3):50

赵有德,王飞.大青龙汤加减治疗小儿流感疗效观察[J].山西中医,2018, 34(8):50

郑芳丽.柴葛解肌汤合银翘散加减治疗小儿流行性感冒发热疗效观察[J].实用中医药杂志,2018, 34(10):1168

郑伟伟.连花清瘟胶囊治疗儿童流行性感冒的临床疗效[J].中国继续医学教育,2018, 10(33):157

郑耀建,庄晓诚,文洁珍.麻黄附子细辛汤加味治疗小儿肺肾阳虚证咳嗽变异性哮喘疗效分析[J].四川中医,2018, 36(10):69

郑指挥,王付启.纤支镜肺泡灌洗联合清肺化痰汤治疗重症肺炎合并呼吸衰竭临床观察[J].实用中医药杂志,2018, 34(9):1062

周金芳,宜雄雄.小儿双金清热口服液联合奥司他韦治疗甲型流行性感冒的临床研究[J].现代药物与临床,2018, 33(7):1660

周媛媛.消积健脾汤治疗脾虚夹积型小儿腹泻临床观察[J].光明中医,2018, 33(16):2365

朱国清,黄玮宏,郝秀元,等.黄龙四子汤治疗小儿咳嗽变异性哮喘的疗效及对机体免疫功能的影响[J].云南中医学院学报,2018, 41(2):26

朱浩宇,冯晓纯,钱美加.小儿紫癜疹消颗粒对过敏性紫癜患儿 IgA1 影响[J].中医药通报,2018, 17(3):51

朱丽臻,石艳红.清解剂治疗儿童流行性感冒 40 例临床观察[J].湖南中医杂志,2018, 34(11):64

邹祥阳,陈园园,阮为勇,等.中药洗浴治疗新生儿黄疸临床观察及 β-葡萄糖苷酸酶水平探究[J].中医药临床杂志,2018, 30(7):1307

（七）外　科

【概述】

2018年，有关外科的文献约2 300篇，内容较为广泛，以临床研究为主，部分名医经验和结合中医经典的论述研究。实验研究主要集中在慢性皮肤溃疡、糖尿病足、急性胰腺炎、湿疹、银屑病、混合痔、乳腺增生、前列腺增生、烧烫伤等方面。除了中药内服、外用和手术疗法，也有运用针刺、推拿、拔罐等方法治疗的报道。

1. 疮疡

临床治疗的文献以慢性皮肤溃疡居多，其次为皮肤丹毒、褥疮、化脓性疾病等，涉及实验研究的主要有慢性皮肤溃疡。

徐杰男等将96例下肢慢性溃疡患者随机分为两组，治疗组(48例，实际完成44例)采用祛瘀补虚煨脓长肉外治疗法，予复黄生肌愈创油膏(大黄、蛋黄油、血竭、珍珠粉、紫草等)外用；对照组(48例，实际完成45例)采用西医常规外治疗法(贝复剂150 μ/cm^{2}外用)，两组均换药1次/d，治疗4周。结果，治疗组总有效率为95.5%(42/44)，高于对照组68.9%(31/45)($P<0.01$)；治疗组在第14±3 d、第28±3 d的创面愈合率、创面愈合速度均高于对照组(均$P<0.01$)；中医证候疗效方面，治疗组总有效率为95.5%(42/44)，高于对照组51.1%(23/45)($P<0.01$)；中医证候积分方面，治疗组总积分及创面脓液(形质、色泽、性状)、肉芽(色泽、量、质地)、新生上皮量、创周肤色、创周瘀滞区范围、创面疼痛(程度、频率)等各项积分在第14±3 d、第28±3 d均较对照组下降($P<0.01$，$P<0.05$)；治疗组创面愈合后瘢痕面积与原始创面面积比值较对照组小($P<0.01$)。

戴奇明等将急性期下肢丹毒患者随机分为两组各44例，均静滴青霉素，观察组加服四妙散加味(川牛膝、黄柏、苦参、苍术、地肤子、薏苡仁)联合活血生肌膏(制乳香、制没药、白芷、制象皮、麻油)外用。经治14 d，观察组总有效率为97.7%(43/44)，高于对照组81.8%(36/44)($P<0.05$)；观察组平均治愈时间较对照组短($P<0.05$)。

彭艳群将60例褥疮患者随机分为两组各30例，对照组采用疮疡灵散剂(当归、川芎、大黄、红花、白芷、土鳖虫等制成，3 mg/贴)外用，观察组在其基础上联合负压创面技术(将一次性负压治疗吸附垫放至创面处，对创面进行密封处理；使用创面负压治疗机对患者进行负压治疗，治疗8 h/d，2 d为1个疗程)。经治1个月，观察组总有效率为100%，高于对照组73.3%(22/30)($P<0.05$)。

徐强等将50只大鼠随机分为空白组、预治疗组、治疗组、对照组、模型组，每组各10只。空白组后背注射1 ml生理盐水造模，其余4组皮下注射金黄色葡萄球菌液1 ml(菌群5×10^{12}/L)造模皮下脓肿。预治疗组于造模4 h后即采用如意金黄散加减酊剂2 ml外敷；治疗组、对照组、模型组均于造模1～2 d出现脓肿后分别采用如意金黄散加减酊剂2 ml外敷、莫匹罗星软膏2 g外敷以及生理盐水2 ml外敷，换药1次/d。分别于治疗8、13、18、22、25 d提取大鼠脓肿周围1、2、3 cm皮下组织中巨噬细胞标记物(CD_{68})、髓过氧化物酶(MPO)阳性表达。结果：①在预治疗组、治疗组、对照组、模型组大鼠脓肿1 cm周围组织内，CD_{68}和MPO免疫组化染色表达呈强阳性，以预治疗组与治疗组最为明显。随着距离脓肿中心位置增大两因子阳性细胞数明显减少。对照组及模型组 MPO 阳性细胞数较其他组减少明显，而预治疗组与治疗组在距离创周 3 cm 处仍有强阳性表达。②脓肿形成后，治疗组 CD_{68} 及 MPO 表达值则高于其他组($P<0.05$，$P<0.01$)。③脓肿未形成期，应用如意金黄散加减酊剂的预治疗组 CD_{68} 及 MPO 表达值不同程度地低于其他治疗组($P<0.05$，$P<0.01$)，而脓肿形成后采用如意金黄散加减酊剂的治疗组 CD_{68} 及 MPO 表达值则不同程度高于其他治疗组($P<0.05$，$P<0.01$)。

2. 乳腺病

以急性乳腺炎、乳腺增生病、非哺乳期乳腺炎、乳腺癌为主，也可见乳头溢液、男性乳房异常发育等临床治疗，实验研究主要集中在乳腺增生病和急性乳腺炎。

李政将浆细胞性乳腺炎患者随机分为乳管镜组 23 例、阳和汤组 23 例和联合组 22 例。乳管镜组行纤维乳管镜治疗(5 mg 地塞米松注＋200 mg 利福平注入乳管，7 d/次)，阳和汤组予阳和汤(熟地黄、夏枯草、金银花、白芥子、路路通、鹿角胶等)，联合组采用阳和汤联合纤维乳管镜治疗。经治 3 个月，3 组患者血清 Hs-CRP、TNF-α、IL-6、IL-1β 水平及中医证候积分均低于治疗前；治疗后联合组 Hs-CRP、TNF-α、IL-6、IL-1β 水平及中医证候积分均低于纤维乳管镜组、阳和汤组；联合组有效率高于乳管镜组、阳和汤组。吴晶晶等总结陈红风的治疗经验，认为复杂性粉刺性乳痈多由气滞血凝，经络阻塞，郁久化热，蒸酿肉腐而为脓肿，溃后容易成瘘。根据疾病的不同阶段，可选用"切扩-拖线-熏洗-垫棉"四联综合疗法进行治疗。

张小花等将 160 例乳腺增生病患者随机分为两组，治疗组(80 例，最终纳入 76 例)经前及经期第 1～2 d 口服Ⅰ号方(柴胡、赤芍药、枳实、川楝子、夏枯草、蒺藜等)，经后口服Ⅱ方(柴胡、醋香附、延胡索、王不留行、川楝子、夏枯草等)；对照组(80 例，最终纳入 73 例)口服乳癖消片。经治 3 个月，治疗组总有效率为 96.0%(73/76)，优于对照组 84.9%(62/73)($P<0.05$)；两组疼痛评分及乳房肿块体积均较治疗前减小($P<0.05$，$P<0.01$)。

郭新荣等将雌性 SD 大鼠随机分为空白组(A)、模型组(B)、电针治疗组(C)、甲基睾丸素治疗组(D)、针药结合治疗组(E)，每组 12 只。除空白组予 0.9%NaCl 造模外，其余 4 组均于大鼠后肢外侧皮下注射苯甲酸雌二醇 0.5 mg/kg，持续 25 d；黄体酮注射液 5 mg/kg，持续 5 d；共 30 d 进行乳腺增生造模。A、B 组抓拿 1 次/d 进行干预，不治疗；C 组给予电针(天宗、肝俞、足三里、屋翳、合谷、膻中)；D 组予甲基睾丸素溶水后 0.2 mg/ml，1 d 灌胃 1 ml/100 g；E 组联合 C、D 两组的治疗。各组均以 5 次为 1 个疗程，疗程间休息 2 d，共治疗 4 个疗程。结果：①C、D 与 B 组比较，第 2 对乳头直径和高度测量明显缩小($P<0.05$)，而 E 组与 B 组比较缩小更明显($P<0.01$)。②C、D 乳腺形态均有改善，E 组更明显。③C、D 组 E_2 含量均显著低于模型组($P<0.05$)，而 E 组降低更为显著($P<0.01$)。C、D 组 P 含量明显高于 B 组，而 E 组更为显著($P<0.01$)。④蛋白印迹法检测显示雌激素受体 α(ER α)和 PR 水平：B 与 A 组比较，ERα 含量上调、PR 含量下调($P<0.01$)；C、D、E 与 B 组比较，ER α 含量下调、孕激素受体(PR)含量上调($P<0.01$)；E 与 C、D 组比较，E 组调整更明显($P<0.05$)。

聂佳欣等总结刘丽芳的治疗经验，认为肝气郁滞是乳头溢液的主要病机，脾胃功能失调是其发病的重要条件，痰瘀两邪为其致病因素。临证采用柴芍乳癖汤(柴胡、白芍药、当归、青皮、郁金、瓜蒌皮等)或乳核袋泡剂(丹参、三棱、姜黄、赤芍药、海藻、莪术等)加减治疗。

有关"急性乳腺炎治疗及实验研究"详见专条。

有关"中医药治疗乳腺癌的临床及实验研究"详见"肿瘤"栏目。

3. 肛肠病

集中在对痔疮、肛周脓肿、肛瘘、肛裂、肛门湿疹、脱肛等的治疗和研究报道。

韩远峰将80例痔术后患者随机分为两组各40例，术后换药均予1∶5 000高锰酸钾溶液熏洗，其后对照组予凡士林外敷，治疗组于术后当天口服益气活血方（黄芪、党参、丹参、赤芍药、蒲黄、三棱等）联合黄连膏外敷（黄连、当归尾、生地黄、黄柏、姜黄）。术后第3、5 、7、10 d观察两组患者疼痛、水肿、出血评分及创面愈合时间等指标。结果，治疗组创面愈合天数明显少于对照组（$P<0.05$）；术后第3、5、7 d进行评估，治疗组VAS疼痛评分、肛周水肿评分均较对照组低（均$P<0.05$）；治疗组术后3、5 d创面出血评分均较对照组低（均$P<0.05$）。

姜华等采用肛周注射75%冰醋酸法制作SD大鼠Ⅲ度内痔模型，观察组（10只）使用加味补中益气汤（白术、黄芪、甘草、人参、柴胡、当归等）灌胃，对照组（10只）予无菌蒸馏水灌胃，给药14 d。结果，与模型组相比，观察组治疗前后大鼠痔核脱出评分、便血评分显著降低，较造模后差异有统计学意义（$P<0.05$）；观察组大鼠Fibulin-5mRNA与Fibulin-5蛋白表达均高于对照组（$P<0.05$）；观察组大鼠血清纤维蛋白原、D-二聚体含量及血浆凝血酶原时间和凝血酶原时间较对照组显著降低（$P<0.05$），部分活血凝血活酶时间较对照组升高（$P<0.05$）。

丁雅卿等将3个临床研究中心按1∶1∶1随机纳入低位复杂性肛瘘患者120例，每一个分中心有治疗组、对照组各20例。治疗组采用多切口分段拖线法，对照组采用肛瘘切开术。术后均常规2次/d早晚或便后换药。治疗组配合坐压治疗（以30 min为时间单元，坐压1个单元适当休息，总时长达到4 h/d）。结果，治疗组在术后疼痛、术后渗出、愈合后6个月的肛管静息压改善方面优于对照组（均$P<0.05$）；愈合时间、住院天数及住院费用均少于对照组（均$P<0.05$）；治疗组治愈率为96.7%（58/60），对照组为98.3%（59/60），差异无统计学意义（$P>0.05$）。

谢兴龙将60例老年慢性肛门湿疹患者随机分为两组各30例，对照组局部外用苦参汤熏洗（苦参、黄柏、白鲜皮、蛇床子、地肤子、苍术等），观察组在其基础上联合内服消风散加减方（丹参、生地黄、水牛角、地骨皮、桑白皮、刺蒺藜等）。经治30 d，观察组总有效率为83.3%（25/30），显著高于对照组56.7%（17/30）（$P<0.05$）；两组治疗后主症积分、次症积分、总积分均较治疗前显著降低（均$P<0.05$），且观察组显著低于对照组（$P<0.05$）；观察组主要临床症状（肛周瘙痒、肛门潮湿、皮损肥厚）改善率显著高于对照组（$P<0.05$）。

有关“周脓肿的治疗与研究”详见专条。

4. 男性泌尿性疾病

以前列腺炎、前列腺增生和男性不育症的文献为多，也有附睾炎、男性更年期的临床报道。

李泰标将慢性前列腺炎患者随机分为两组各50例，对照组口服盐酸坦索罗辛缓释胶囊，治疗组在其基础上加热敏灸治疗。经治20 d，治疗组前列腺症状指数评分、前列腺液中白细胞、卵磷脂小体及血液流变学各指标优于对照组同期（$P<0.05$）；治疗组总有效率为86.0%（43/50），高于对照组70.0%（35/50）（$P<0.05$）。

陈膺仲将50只雄性SD大鼠随机分为5组，每组各10只。除空白组外，其余4组均采取去势加皮下注射苯甲酸雌二醇制作慢性非细菌性前列腺炎动物模型。空白组、模型组每日予以生理盐水（2 ml/100 g体重）灌胃；前列化浊丸（蒲公英、败酱草、赤芍药、丹参、桃仁、川楝子等）低、中、高（0.85、1.7、3.4 g/kg）剂量组溶液灌胃，连续用药30 d。结果，与空白组比较，模型组前列腺组织内白细胞数量增加（$P<0.05$）；与模型组比较，前列化浊丸低、中、高剂量组前列腺组织内白细胞数量减少；IL-2、IL-8、TNF-α和IL-10水平下降（$P<0.05$）。

赵占景等采用益肾生精汤（黄精、制何首乌、菟丝子、覆盆子、枸杞子、党参等）治疗68例少弱精症所致不育症患者，3个月为1个疗程。经治2个疗程，总有效率为85.3%（58/68）；与治疗前比较，患者精子成活率、精液a级精子、a级+b级精子百分比显著增加，精子畸形率明显下降（$P<0.05$）。

代恒恒等总结李曰庆治疗经验，认为附睾炎的病因病机为感受寒湿、伤及阳气，或饮食肥甘、湿热下注，或房事不洁、感受邪毒，或跌仆外伤而致阳气受损，邪毒凝聚于肾。治疗上，阳虚寒凝型多以橘核丸通阳化气，软坚散结；湿热瘀结型多用龙胆泻肝汤合桂枝茯苓丸加减；肝郁气滞型以逍遥丸加减；脾肾亏虚型多用补中益气汤化裁治疗。

周青等将 48 只 C57BL/6 小鼠随机分为麝香组、乳香组、配伍组和对照组，每组 12 只。按组别分别予麝香($0.021\ g \cdot kg^{-1} \cdot d^{-1}$)、乳香($2.083\ g \cdot kg^{-1} \cdot d^{-1}$)、麝香＋乳香(以上两药结合)、生理盐水灌胃。乳香悬浊液配置采用乳香超微颗粒 0.46 g 溶于 15 ml 蒸馏水中；麝香超微颗粒 0.062 g 溶于 15 ml 蒸馏水中配置麝香悬浊液；混合组选用 0.062 g 麝香溶于乳香混悬液 15 ml 中配置。每只小鼠按相应组别用药物混悬液 0.5 ml 灌胃 1 次，对照组予等剂量生理盐水。一次灌胃后分别于 24、48 h 时每组各处死 6 只取前列腺组织。结果，24 h 时，与对照组比较配伍组 Claudin-2、Claudin-3、Claudin-4、Claudin-8 表达下调($P<0.05$，$P<0.01$)。与麝香组和乳香组比较，配伍组 Claudin-2、Claudin-3、Claudin-4、Claudin-5、Claudin-8 表达下调($P<0.05$，$P<0.01$)。48 h 时，与对照组比较麝香组 Claudin-2、Claudin-3、Claudin-4、Claudin-5、Claudin-8mRNA 表达下调($P<0.05$，$P<0.01$)，乳香组 Claudin-5mRNA 表达下调($P<0.05$)，配伍组 Claudin-5mRNA 表达下调($P<0.05$)；与配伍组比较，麝香组 Claudin-2、Claudin-8mRNA 表达下调($P<0.05$，$P<0.01$)。

有关“前列腺增生症的治疗及实验研究”详见专条。

5. 周围血管疾病

以治疗糖尿病足、下肢深静脉血栓、下肢动脉粥样硬化、臁疮为主，也有静脉炎、动脉炎等治疗的报道。

何飞等将 86 例血栓闭塞性脉管炎患者随机分为两组各 43 例，对照组采用抗血小板、改善微循环及神经功能等治疗，研究组在此基础上加服清热凉血、活血化瘀组方(当归、丹参、鸡血藤、玄参、生地黄、黄芪等)配合该方外用熏蒸。经治 3、6 周时，两组 SOD、NO 值升高，ET-1 值降低，纤溶酶原激活物抑制物(PAI-1)、Fbg 值降低，组织型纤溶酶原激活物(t-PA)值升高($P<0.05$)，且治疗组变化更显著($P<0.05$)；研究组有效率为 90.7%(39/43)，优于对照组 72.1%(31/43)($P<0.05$)。

余杨等将 40 例早期下肢动脉硬化闭塞症患者随机分为两组，均行常规治疗，观察组加用丹红注射液，对照组加用银杏叶提取物注射液，连续治疗 14 d。结果，观察组超敏 C 反应蛋白(CRP)水平较治疗前降低($P<0.05$)；对照组 CRP 水平与治疗前比较，差异无统计学意义($P>0.05$)；两组同型半胱氨酸(Hcy)水平均较治疗前降低($P<0.05$)，但组间比较差异无统计学意义($P>0.05$)；两组踝肱指数(ABI)均较治疗前升高($P<0.05$)，且观察组改善情况优于对照组($P<0.05$)。

回雪颖等将 48 只 Wistar 大鼠建立下肢深静脉血栓形成模型，随机分为空白组(生理盐水)、大黄䗪虫丸(熟地黄、土鳖虫、水蛭、虻虫、蛴螬、干漆等)高、中、低(2.16、1.08、0.54 g/kg)剂量组、通塞脉片组、模型组(生理盐水)，灌胃给药 10 d。8 只/组，雌雄各半。结果，大黄蛰虫丸可升高大鼠血清中总一氧化氮合酶(TNOS)的含量，降低血清中诱导型一氧化氮合酶(iNOS)的含量，与模型组比较，差异有统计学意义($P<0.05$)；光镜电镜下与空白对照组比较，大黄蛰虫丸组可保护血管内皮($P<0.05$)。

有关“糖尿病足的治疗与实验研究”“下肢静脉血栓的治疗与实验研究”详见专条。

6. 其他外科疾病

有关急性胰腺炎、阑尾炎、胆囊炎、胆石症、肠梗阻、外伤、脓毒症的临床报道较多，也有冻疮、烧伤、毒蛇咬伤、各类术后的报道。实验研究则集中在急性胰腺炎和烧烫伤方面。

陈建林将肝胆气郁型胆总管结石患者随机分为

两组各30例,对照组予ERCP取石治疗,治疗组予ERCP取石联合内服柴胡疏肝散(柴胡、枳壳、香附、陈皮、川芎、白芍药等),治疗7 d。结果,术后第3、7 d胆汁成分与术中比较,两组总胆汁酸(TBA)含量均升高,β-葡萄糖醛酸苷酶(β-Gase)、总胆红素(TBil)、直接胆红素(DBil)和钙离子(Ca^{2+})水平均降低($P<0.01$);术后第7 d,治疗组TBA较对照组升高,β-Gase、TBil、DBil和Ca^{2+}水平较对照组均明显降低(均$P<0.01$)。

吴明芳等将84例术后小肠梗阻患者随机分为两组各42例,观察组在对照组单纯小肠减压管治疗基础上联合大承气汤(大黄、厚朴、枳实、芒硝)治疗。经治7 d,观察组临床有效率为97.6%(41/42),优于对照组90.5%(38/42)($P<0.05$);观察组腹痛减轻时间、腹胀缓解时间、肠鸣音恢复时间、首次排便时间均较对照组短(均$P<0.05$);两组症状积分、血清内毒素(LPS)、D-乳酸、丙二醛(MDA)水平均较治疗前降低($P<0.05$),SOD水平则较治疗前升高($P<0.05$),观察组变化幅度大于对照组($P<0.05$)。

朱晓铭将72只粘连性肠梗阻Wistar大鼠随机分为正常组、假手术组、模型组及茴香枳术汤低、中、高(小茴香、枳壳、白术、苍术、香附、桂枝,1.13、2.25、3.38 g/ml)剂量组,12只/组。经治3 d,与正常组比较,模型组IL-2含量、TNF-α水平显著增加($P<0.01$);与模型组比较,茴香枳术汤低、中、高剂量组血浆IL-2含量、TNF-α水平显著下降($P<0.01$),且高剂量组效果优于中、低剂量组($P<0.01$)。

吴熙等将86例肝胆湿热型急性梗阻性化脓性胆管炎(AOSC)患者随机分为两组各43例,对照组予常规西医治疗,观察组在其基础上加服消炎利胆汤(柴胡、厚朴、白芍药、枳实、薏苡仁、黄芩等)。经治2周,观察组体温恢复时间、黄疸减轻时间、腹痛缓解时间和总住院时间均低于对照组(均$P<0.05$);观察组肝功能指标ALT、AST、D-Bil、I-Bil低于对照组,而胆碱酯酶(CHE)高于对照组($P<0.05$);观察组血清IL-10高于对照组,IL-6、降钙素原(PCT)和TNF-α低于对照组($P<0.05$);观察组情绪功能、躯体功能、社会功能、角色功能、认知功能等评分高于对照组($P<0.01$)。

陈海东等将90例蝮蛇咬伤患者随机分为两组各45例,对照组伤口消毒后予抗蝮蛇毒血清、抗生素、破伤风免疫球蛋白,并补充能量,纠正水、电解质紊乱。试验组在其基础上加服蝮蛇解毒汤(重楼、半边莲、半枝莲、金银花、大黄、白茅根等),并在伤肢肿胀最明显处进行红光照射,疗程6 d。结果,试验组治疗3、6 d后和对照组治疗6 d后患肢肿胀较本组治疗前明显改善($P<0.01$);试验组与对照组分别在治疗3、6 d同一时点比较,试验组患肢肿胀消退明显($P<0.01$);两组治疗后CRP、5-HT、TNF-α、IL-6水平较治疗前均降低($P<0.05$);试验组治疗后CRP、5-HT、组胺水平明显低于对照组($P<0.05$)。

有关“烧伤和急性胰腺炎的治疗及实验研究”详见专条。

(撰稿:陈红风 孟畑 审阅:秦国政)

【痤疮的治疗与研究】

白冬洁总结白彦萍治疗经验,认为痤疮可从性别论治,女性注重疏肝理气,当选柴胡、香附、川楝子、郁金;男性多见胃肠湿热蕴结,可重用生石膏、栀子、黄芩、黄连、生薏苡仁、生白术,囊肿型重用乳香、没药、穿山甲。还可从部位论治,前额候心、左颊候肝、右颊候肺、鼻候脾胃、下颌候阴虚火旺。

李思琪等总结王琦治疗经验,认为痤疮与湿热体质具有明显的相关性,应通过早期的体质辨别,找出痤疮的易发人群,从“治未病”角度进行干预,做到“未病先防”“已病防变”。通过调节湿热体质,可以从根源上达到治疗痤疮,防止复发的目的。

卢薪竹总结田静治疗经验,根据同病异治,结合现代人中医体质特点,将“湿热体质”的痤疮患者辨证为肝胆湿热证,选取龙胆泻肝汤为主方加减。肖康等总结胡爱民临证经验,认为痤疮以实热证为主,多因脾胃积热、湿热互结、酝酿成毒、循经上熏、上壅于颜面而致，治以清热解毒、散结消肿为主，以五味消毒饮化裁。临证时根据痤疮的多发部位、具体形态及颜色随症加减，疗效显著。

罗献英认为难治性痤疮主要病机为阳气内郁，肺失宣发，脾肾阳虚，痰湿瘀阻。湿、痰、瘀三邪相互影响、相互转化、相互胶结。治疗上强调三焦并治，上下分消，以绝生痰之源；痰瘀同祛，散结消肿，活血生肌；兼温补脾肾之阳，使阳助阴化，从而使湿痰消，气血畅，结节散，疤痕平。

李峰等将 99 例患者随机分为 3 组，药膜组 33 例口服加味清肺祛脂方（生地黄、黄芩、桑白皮、地骨皮、生山楂、女贞子等），外用巨樱霜石膏倒膜；中药组 33 例口服加味清肺祛脂方；西药组 33 例口服米诺环素胶囊，连续用药 6 周。结果，药膜组总有效率为 97.0%(32/33)，优于西药组 86.7%(26/30)($P<0.05$)，而与中药组 93.9%比较，差异无统计学意义(31/33)($P>0.05$)；3 组治疗后较治疗前皮疹评分、皮疹严重分级、VAS 评分均降低（均 $P<0.01$）；改善程度方面，药膜组优于中药组($P<0.05$)，药膜组优于西药组($P<0.05$)，中药组与西药组相当($P>0.05$)。

陈雁等将 100 例患者随机分为两组各 50 例，对照组予维胺酯胶囊内服联合芦荟胶外用治疗，治疗组予二蛇汤（乌梢蛇、白花蛇舌草、女贞子、墨旱莲、制首乌、鱼腥草等）内服联合中药面膜冰敷。经治 3 周，治疗组有效率为 96.0%(48/50)，不良反应发生率为 6.0%(30/50)，优于对照组 88.0%(44/50)($P<0.05$)、14.0%(7/50)($P<0.05$)。

傅燕华将 120 例患者随机分为两组各 60 例，治疗组予三黄止痒搽剂（苦参、大黄、黄芩、黄柏）联合耳背静脉放血治疗，对照组采用 0.025%维 A 酸乳膏外涂。经治 4 周，治疗组临床总有效率为 86.8%(52/60)，不良反应发生率为 8.3%(5/60)，优于对照组 56.3%(32/60)、38.3%(23/60)($P<0.001$)；治疗组皮损积分明显低于对照组($P<0.05$)。

张芳等将 65 例中、重度痤疮患者随机分为两组，对照组 34 例口服维胺脂胶囊，同时照红蓝光治疗，治疗组 31 例在对照组治疗基础上加用刺络放血（大椎、肺俞、脾俞、胃俞、委中）治疗，疗程 6 周。结果，治疗组愈显率为 97.1%(33/34)，复发率为 11.8%(2/17)，优于对照组 64.5%(20/31)、66.7%(4/6)($P<0.05$)。

席明健等将 80 例患者随机分为两组各 40 例，治疗组口服加味逍遥散（牡丹皮、栀子、当归、白芍药、柴胡、白术等），同时 1 次/周梅花针穴位叩刺拔罐；对照组口服异维 A 酸。经治 6 周，治疗组总有效率为 92.5%(37/40)，优于对照组 85.0%(34/40)($P<0.05$)；两组临床证候积分均较治疗前降低，且治疗组优于对照组($P<0.05$)。在安全性方面，治疗组局部不良反应及对肝功能、血脂的影响明显低于对照组($P<0.05$)。

熊蓉等将 60 例肺经风热型寻常痤疮患者随机分为两组各 30 例，观察组予枇杷清肺饮加减（枇杷叶、桑白皮、黄芩、石膏、知母、甘草等）联合火针治疗，对照组予枇杷清肺饮加减。经治 8 周，观察组总有效率为 93.3%(28/30)，优于对照组 66.7%(20/30)($P<0.05$)。

王双双等从清热解毒、凉血消痈治法入手，将 120 例患者随机分为两组各 60 例，治疗组采用清热消痤汤（金银花、蒲公英、连翘、柴胡、生地黄、赤芍药等）配合挑治放血拔罐治疗，对照组单用清热消痤汤。经治 4 周，治疗组总有效率为 93.3%(56/60)，优于对照组 86.7%(52/60)($P<0.05$)；两组男性和女性治疗前后组内比较，差异均有统计学意义($P<0.05$)；男性治疗后组间比较，差异有统计学意义($P<0.05$)。

（撰稿：郭冬婕 周蜜　审阅：陈红风）

【带状疱疹的治疗】

张春玉等将 120 例患者随机分为两组各 60 例，均予伐昔洛韦口服，治疗组予外治序贯疗法。第 1 周，青黄散中药封包（将青黛、黄柏、冰片、滑石粉等）联合电针围刺；第 2 周，刺络拔罐联合电针围刺。对照组外治采用氦氖激光局部照射。经治 14 d，治疗组红斑减轻时间、止疱时间、结痂时间与脱痂时间均显著短于对照组(均 $P<0.05$);治疗第 7、14 d 及皮疹消退后随访 28 d、3 个月,治疗组视觉模拟量表(VAS)评分较对照组降低幅度更明显,缓解疼痛效果更佳($P<0.05$);治疗组总有效率为 96.7%(58/60),明显高于对照组 81.7%(49/60)($P<0.05$);随访 28 d、3 个月治疗组后遗神经痛发生率明显低于对照组($P<0.05$)。曾令先等将 180 例患者随机分为两组各 90 例,治疗组予灯草灸配合中药外敷(施灸后皮肤呈轻度灼伤,以雄黄粉适量和新鲜的鸡蛋清调成糊状,涂于灸后的患处,以能全部遮盖疱疹和皮损为度),对照组用聚肌胞注射。经治 1 周,治疗组有效率为 98.9%(89/90),显著优于对照组 76.7%(69/90)($P<0.05$)。曹榕娟等将 60 例带状疱疹患者随机分为两组各 30 例,对照组予常规西药治疗,观察组予棉花灸治疗,疗程 10 d。结果,两组治疗后疼痛程度、疱疹数量、疱疹色泽以及糜烂渗出积分均较治疗前显著下降(均 $P<0.05$),且观察组降低程度更为显著($P<0.05$);观察组疼痛缓解时间、止疱时间以及结痂时间均明显短于对照组(均 $P<0.05$);观察组总有效率为 93.3%(28/30),优于对照组 73.3%(22/30)($P<0.05$);观察组感染、后遗神经痛等并发症发生率明显低于对照组($P<0.05$)。于志国等将 230 例带状疱疹后遗神经痛(PHN)患者随机分为两组各 115 例,对照组予西药口服,治疗组予梅花针叩刺、刺络拔罐及穿山甲蜈蚣五灵止痛散(穿山甲、蜈蚣、五灵脂、蒲黄、冰片、全蝎等)口服。经治 12 d,治疗组有效率为 93.9%(108/115),不良反应发生率为 1.7%(2/115),明显优于对照组 77.4%(89/115)、13.0%(15/115)($P<0.05$)。李中平等将 60 例血瘀型 PHN 患者随机分为两组各 30 例,对照组予活血散瘀汤(鸡血藤、鬼箭羽、红花、桃仁、元胡、川楝子等)口服,治疗组在对照组基础上联合火针治疗,疗程 30 d。结果,治疗组有效率为 96.7%(29/30),显著优于对照组 73.3%(22/30)($P<0.05$)。诸华健将 86 例带状疱疹患者随机分为两组各 43 例,对照组予常规西药治疗,治疗组在此基础上加用如意金黄散外敷。经治 10 d,治疗组总有效率为 97.7%(42/43),显著优于对照组 81.4%(35/43)($P<0.05$);治疗组疼痛完全消失时间、皮损停止进展时间、结痂时间均明显短于对照组(均 $P<0.05$)。李彩乔等将 100 例带状疱疹患者随机分为两组各 50 例,均予西药治疗,治疗组在此基础上加用雄青散(青黛、黄连、黄柏、黄芩、生大黄、石膏等)外敷。经治 10 d,治疗组在缩短疱疹结痂、痂皮脱落时间及疼痛强度改善方面均优于对照组(均 $P<0.05$),止痂时间两组比较差异无统计学意义($P>0.05$);治疗组临床治愈率为 46.0%(23/50),优于对照组 26.0%(13/50)($P<0.05$)。刘波等将 142 例带状疱疹患者随机分为两组各 71 例,对照组采用常规西药治疗,治疗组在此基础上配合中药方(紫草、野菊花、地榆、苦参、大黄、蒲公英等)外洗,7 d 为 1 个疗程。经治 2 个疗程,治疗组有效率为 95.8%(68/71),优于对照组 85.9%(61/71)($P<0.05$);和西药组相比,观察组患者止疱、结痂以及脱痂时间明显缩短($P<0.05$);两组治疗 1、2 个疗程后,VAS 评分较治疗前呈下降趋势,而观察组下降速度更快,治疗前后及组间比较差异有统计学意义($P<0.05$)。

秦涛等将 100 例带状疱疹患者随机分为两组各 50 例,对照组予抗病毒药物治疗,观察组在此基础上加服龙胆泻肝汤(栀子、泽泻、木通、车前子、龙胆草、黄芩等)。经治 2 周,观察组总有效率为 94.0%(47/50),优于对照组 64.0%(32/50)($P<0.05$);观察组治疗后睡眠评分、疼痛评分及抑郁情绪的改善明显优于对照组($P<0.05$)。玉男将 90 例带状疱疹急性发作(气滞血瘀型)患者随机分为两组各 45 例,对照组予西药治疗,观察组在此基础上予行气祛瘀止痛汤(黄芪、丹参、延胡索、当归、金银花、茵陈等)。经治 14 d,观察组有效率为 95.6%(43/45),明显高于对照组 80.0%(36/45)($P<0.05$)。陈慧娟等将 200 例 PHN 患者随机分为两组各 100 例,对照组予吲哚美辛片,观察组予带痛方(郁金、延胡索、黄芪、丹参、白芍药、炒酸枣仁等)。经治 4 周,观察组总有效率为 89.0%(89/100),不良反应发生率为 6.0%

(6/100),优于对照组 72.0%(72/100)、17.0%(17/100)(P<0.05)。高岩等将 82 例 PHN 患者随机分为两组各 41 例,对照组予阿昔洛韦片,治疗组在此基础上加服活血散瘀汤(鬼箭羽、苏木、赤芍药、白芍药、草红花、桃仁等)。经治 4 周,治疗组总有效率为 92.7%(38/41),优于对照组 73.2%(30/41)(P<0.05)。

(撰稿:茹意 周蜜　审阅:陈红风)

【湿疹的治疗及实验研究】

陈相宜从疾病的认识、辨证、论治用药三个方面介绍吴承艳的临证经验,认为风、寒、湿是湿疹的诱发因素,痰、热是该病的基本病理因素,辨证不仅在于辨风、湿、热之孰轻孰重,还在于辨体质而扶正、辨三焦而祛邪;治法以疏风、清热、祛湿、养血、脱敏为主,因人施治,分期论治。早期湿疹多用防风通圣散加减(防风、荆芥、薄荷、连翘、石膏、生薏苡仁等),中期血分有热宜清营汤加减(丹参、牡丹皮、生地黄、麦冬、金银花、桑叶等),湿重于热宜三妙汤加减(黄柏、苍术、牛膝),慢性期则多用六味地黄丸加减(熟地黄、山药、山茱萸、泽泻、茯苓、牡丹皮);强调内外合治,重视平素调护是治疗湿疹之关键。

张亚南等总结李斌的治疗经验,认为治疗湿疹首先应倡"血热阳浮"之说,立"重镇潜阳"之法,用夏氏外科代表方芩珠凉血方加减(珍珠母、磁石、代赭石、牡蛎、黄芩、紫草等)。在注重辨病和辨证论治的同时,强调六经辨证随证加减,制方药少而精,效如桴鼓。

谌建平等将 80 例慢性肛周湿疹患者随机分为两组各 40 例,治疗组采用苦参汤(苦参、蛇床子、地肤子、白芷、金银花、野菊花等)坐浴联合青鹏软膏(棘豆、亚大黄、铁棒锤、诃子、毛诃子、余甘子等)外用,对照组外用派瑞松乳膏,治疗 4 周。结果,治疗组有效率为 97.5%(39/40),优于对照组 90.0%(36/40)(P<0.05);治疗组临床痊愈病例在 3 月、6 月后复发率分别为 17.2%(5/29)、24.1%(7/29),低于对照组 47.6%(10/21)、71.4%(15/21)(P<0.05),治疗后治疗组积分低于对照组(P<0.05)。

黄丽霞等将 100 例亚急性手足部湿疹患者随机分为两组各 50 例,治疗组予双花湿热清(金银花、土茯苓、白鲜皮、地肤子、生地黄、牡丹皮等)口服,对照组予卤米松乳膏外涂。经治 3 周,治疗组总有效率为 98.0%(49/50),优于对照组 86.0%(43/50)(P<0.05);治疗后两组红疹颜色情况、渗出程度、角化状态、皮损面积、皲裂程度、皮肤瘙痒程度以及总分均低于治疗前(均 P<0.05),手足活动受限、皮损稳定情况、治疗满意度、疾病认识度以及总分均高于治疗前(均 P<0.05),且治疗组优于对照组(P<0.05)。

侯明等将 95 例患者随机分为试验组 65 例和对照组 30 例,其中试验组:湿热蕴结型(45 例)口服湿疹湿热方(金银花、荆芥、防风等);血虚风燥型(30 例)口服湿疹风燥方(当归、生地黄、白鲜皮等)。对照组:湿热蕴结型(20 例)口服黄柏胶囊,血虚风燥型(10 例)口服润燥止痒胶。渗出明显者皆用湿疹外洗方(金银花、连翘、防风等)。湿热蕴结型治疗 30 d,血虚风燥型治疗 60 d,运用统计学方法对疗效、皮损形态、瘙痒程度、皮损面积、临床症状总积分、相关化验指标等进行分析。结果,试验组湿热蕴结型和血虚风燥型的症状总积分、皮损面积、皮损形态、瘙痒程度等均优于对照组(均 P<0.05)。

罗茜等将 116 例湿热蕴结型急性湿疹患者随机分为两组各 56 例,对照组采用西医常规治疗,治疗采用湿疹Ⅰ号方(龙胆草、黄芩、生地黄、荆芥、栀子、苍术等)治疗。经治 1～2 周,两组患者 COX_2 mRNA 表达均降低,其中治疗组差异有统计学意义(P<0.05);且治疗组治疗后 COX_{-2} mRNA 表达低于对照组(P<0.05);治疗后两组患者严重度指数(EASI)评分均降低,差异有统计学意义(P<0.05);治疗组治疗后 EASI 评分低于对照组(P<0.05);治疗组总有效率为 92.9%(52/56),优于对照组 87.5%(44/56)(P<0.05)。

陈佳等研究野菊花提取物治疗湿疹的作用机制。造模组用二硝基氯苯丙酮溶液刺激小鼠耳部造模,将小鼠设为 5 组,空白组、模型组、儿肤康搽剂组

(阳性组)、野菊花水提物组、野菊花醇提物组,魅族设定 8 只小鼠。结果,野菊花水提物可明显降低湿疹模型小鼠血清 IgE、TNF-α,显著降低 IL-4、LTB4 因子的表达,同时能够上调 IFN-γ 含有量($P<0.05$)。范慧婕等探讨荆芥连翘汤(黄芩、黄连、黄柏、栀子、川芎、当归等)对 DNCB 诱导慢性湿疹小鼠的治疗机制。研究发现,荆芥连翘汤能减轻模型小鼠耳厚度肿胀度,降低模型小鼠耳变应评分,脾脏体重比及脾脏 CD_4^+/CD_8^+ 比值,减少血清 IL-1α、IL-1β、IL-2、IL-4、IL-6、TNF-α 的分泌。其通过调节免疫系统及减轻炎症反应,改善皮肤炎症细胞的浸润和病变程度。王永慧等研究藏药二十五味儿茶凝胶(制欧曲、儿茶、乳香、决明子、黄葵子、肉豆蔻等)治疗大鼠慢性湿疹的疗效。将造模小鼠分为空白组、模型组、阳性对照组、藏药二十五味儿茶凝胶高(0.35 g/kg)、中(0.21 g/kg)、低(0.14 g/kg)剂量组 5 组。阳性对照组予丁酸氢化可的松乳膏。实验发现,藏药二十五味儿茶凝胶能降低慢性湿疹模型大鼠血清白三烯 B-4(LTB-4)和白三烯 C-4(LTC-4)含量,其作用机制可能与免疫调节及减轻炎症反应相关。葛一漫研究马齿苋提取液对急性湿疹大鼠背部皮肤组胺受体 1(H1R)、蛋白酶激活受体 2(PAR-2)和瞬时感受器电位受体 1(TRPV1)表达的影响及其对 H1R、PAR-2/TRPV1 信号通路的调控作用。将大鼠分为正常组、模型组、马齿苋组,造模后进行湿疹面积及 EASI 评分。研究发现马齿苋可减少 H1R、PAR-2 含量及降低 Ca^{2+} 浓度,发挥治疗急性湿疹的作用,其机制可能是通过降低上游分子 H1R、PAR-2 含量,使其下游分子 TRPV1 失活,减少 Ca^{2+} 内流,达到抗瘙痒的作用。

(撰稿:茅婧怡 周蜜　审阅:陈红凤)

【银屑病的治疗及实验研究】

朴勇洙等总结卢芳的治疗经验,认为银屑病为内伤病,以内生邪气致病为主,外邪为诱因,故以内因调体质为要。当下之人多属湿热血瘀之体,在气分为湿、为热,在血分为血瘀,此为疾病之根本。采用清热利湿、活血化瘀的治疗原则,自拟抑免汤加减(生地黄、连翘、牡丹皮、赤芍药、土大黄、徐长卿等)治疗此病,既能达到免疫抑制的疗效,又能避免激素和免疫抑制剂在造成代谢紊乱、加重感染等方面的副作用。

侯绍伟等总结边天羽的治疗经验,将银屑病的病机总结为:风邪侵袭肌肤,郁久化热,热入营血,营卫失和,热毒炽盛,血热而燥,肌肤失养。在治疗过程中,辨证分为气血风热证、血热毒热证、湿热血瘀证、血燥证四个证型。气血风热证,治以凉血清热、解毒祛风,方用凉血消风汤(生地黄、白茅根、生石膏、金银花、白芍药、知母等);血热毒热证,治以清热解毒,凉血活血,方用清热解毒汤(土茯苓、金银花、连翘、黄芩、大青叶、板蓝根等);湿热血瘀证,治以活血化瘀,清热除湿,方用祛湿活血汤(土茯苓、茵陈、三棱、莪术、生地黄、玄参等);血燥证,治以养血润燥,祛风止痒,方用血燥方(熟地黄、白芍药、当归、制何首乌、露蜂房、白鲜皮等)。

邱四君等总结解发良的治疗经验,认为银屑病总的病机为邪毒袭表,郁而化热,久则耗伤阴血,生风生燥,肌肤失养所致,提倡分期辨治、从肺论治、内外合治,初期以清热凉血,解毒除湿为主,后期治以养血润燥,祛风止痒。临证将此病分为风湿血热型、风湿热毒型、热毒血瘀型和血虚风燥型,分别采用清营汤、犀角地黄汤合丹参活血汤、除湿化斑汤、养血润肤汤或除癣 1 号方(羚羊角、水牛角、生地黄、玄参、牡丹皮、紫草等)口服治疗,自拟除癣外洗方(艾叶、苦参、土茯苓、白鲜皮、蛇床子、龙胆草等)外用,临床获满意疗效。

段艳琼将 160 例患者随机分为两组各 80 例,实验组予复方甘草酸苷联合雷公藤多甙片治疗,对照组单用复方甘草酸苷治疗。经治 8 周,实验组各项 T 淋巴细胞亚群水平明显优于对照组($P<0.05$),且有效率为 95.0%(76/80),优于对照组 75.0%(60/80)($P<0.05$)。

张娜将 72 例患者随机分为甲、乙两组各 36

例，甲组予消银颗粒加减（玄参、白鲜皮、赤芍药、防风、牛蒡子、生地黄等）联合外用卡泊三醇治疗，乙组予外用卡泊三醇治疗。经治 8 周，甲组总有效率为 88.9%（32/36），明显高于乙组 72.2%（26/36）（$P<0.05$）；甲组治疗后 PASI 评分明显低于乙组（$P<0.05$）。

夏露露等将 70 例"火炎土焦"银屑病患者随机分为两组，治疗组 36 例内服坎离方（知母、生地黄、北沙参、麦冬、栀子、百合等），对照组 34 例外用卡泊三醇；治疗期间治疗组及对照组均联合外用黄芩油膏，1 次/晚。经治 6 周，治疗组有效率为 75.0%（27/36），优于对照组 44.1%（15/34）（$P<0.05$）。

戴媛媛将 76 例银屑病患者随机分为两组各 38 例，常规组予以西药（阿维 A 30～40 mg/d＋维生素 C 5 g 与 5%葡萄糖 500 ml 混合溶液滴注）治疗，辨证组在此基础上予以中医辨证治疗。血瘀风燥型，以皮损多、基底暗红为表现，以祛风凉血为主，药用生地黄、金银花、人参、大青叶、苦参、当归等；血热风燥型，以点滴状皮疹、基底潮红且表面附着银白色鳞屑，治以止痒祛风、清热，药用生地黄、大青叶、白鲜皮、人参、牡丹皮、牛蒡子等；湿热型，以皮疹潮红、舌红苔白为主要表现，治以利湿解毒、凉血清热，采用龙胆泻肝汤加减治疗。观察两组疗效并分析辨证治疗对血清总免疫球蛋白 E（t-IgE）、嗜酸细胞阳离子蛋白（ECP）水平的影响。结果，辨证组总有效率为 94.7%（36/38），1 年复发率为 2.6%（1/38），优于对照组 73.9%（28/38）、18.4%（7/38）（$P<0.05$）；治疗后辨证组血清 t-IgE、ECP 水平低于常规组（$P<0.05$）。

米宜静等观察解毒化瘀汤（生地黄、土茯苓、板蓝根、当归、桃仁、红花等）治疗寻常型银屑病（血瘀热结证）临床效果及对血清中 TNF-α、CRP、IL-8 的影响。将 80 例患者随机分为两组各 40 例，试验组采用解毒化瘀汤加减治疗，对照组口服复方青黛胶囊。经治 8 周，试验组总有效率为 86.7%（35/40），显著高于对照组 77.5%（31/40）（$P<0.05$）；两组治疗后血清中 TNF-α、CRP、IL-8 水平均明显低于治疗前（均 $P<0.05$），且实验组低于对照组（$P<0.05$）。

雷鸣等探讨龙胆泻肝汤加减（金银花、土茯苓、柴胡、龙胆草、山栀子、黄芩等）治疗寻常型银屑病临床疗效及对 p38 MAPK/Th17 信号通路的影响。检测 10 例银屑病患者皮损与外科手术切除正常皮肤混合样本中 p38 MAPK 基因的表达及该人群外周血中 IL-17、IL-6 细胞因子水平，并统计 p38 MAPK 基因与 2 种细胞因子是否存在相关性；同时检测 42 例银屑病患者经龙胆泻肝汤加减治疗前后与 30 例健康对照者外周血 5 种细胞因子的表达水平及与患者 PASI 评分的相关性。结果，p38 MAPK 基因及 IL-17、IL-6 在银屑病患者皮损与外周血中表达高于健康对照组，且二者表达水平呈正相关；患者外周血中 5 种细胞因子的表达水平明显高于健康对照组，经龙胆泻肝汤加减治疗后患者外周血 5 种细胞因子的表达水平均明显下降，且与 PASI 评分呈正相关。认为龙胆泻肝汤加减治疗寻常型银屑病临床疗效显著，可能与降低 p38 MAPK/IL-17 信号通路相关细胞因子的表达有关。

宋红霞等建立银屑病样小鼠阴道上皮模型，分别以高、中、低（69.0、34.5、17.3 g/kg）剂量消银汤（黄芩、生地黄、牡丹皮、赤芍药、半枝莲、白花蛇舌草等）进行干预，14 d 后采用酶联免疫吸附法（ELISA）检测小鼠血清 TNF-α、IL-10 的含量，并观察消银汤对小鼠阴道上皮细胞有丝分裂的影响。结果，不同剂量均可明显抑制小鼠阴道上皮的有丝分裂（$P<0.01$），高、中剂量可明显降低小鼠血清中 TNF-α 水平（$P<0.01$）、升高 IL-10 水平（$P<0.05$，$P<0.01$）。认为消银汤对银屑病样小鼠的治疗作用可能与其抑制表皮细胞增殖并降低血清中 TNF-α 水平，升高 IL-10 水平有关。

（撰稿：刘柳　周蜜　审阅：陈红凤）

【急性乳腺炎的治疗及实验研究】

王伟治疗急性单纯性乳腺炎 298 例，对照组 142 例予阿莫西林分散片，观察组 156 例予阿莫西林分散片联合活血解毒丸（乳香、没药、蜈蚣、黄米、石菖蒲、雄黄)。经治 7 d,观察组主要症状积分优于对照组($P<0.05$),退热时间、红肿消退时间、肿痛消失时间及通乳时间均较对照组短(均 $P<0.05$);两组患者治疗后淋巴细胞、CRP 及 IL-6 水平均较治疗前下降,且观察组下降水平低于对照组($P<0.05$);观察组患者 1 年内乳房肿块、乳房疼痛及乳房溢液的总复发率为 1.3%(2/156),低于对照组 6.3%(9/142)($P<0.05$)。陶颖娜等采用乳痈方(柴胡、黄芩、牡丹皮、赤芍药、蒲公英、栀子等)治疗 52 例哺乳期乳腺炎患者,发热者加生石膏、知母、金银花、连翘。经治 1 周,患者乳房肿块缩小,乳房胀痛缓解、乳汁欠畅改善、乳房局部皮色变化及灼热缓解、恶寒发热均明显好转(均 $P<0.05$),乳汁中葡萄球菌数量患侧减少更明显($P<0.05$),而双歧杆菌数量患侧增多更明显($P<0.05$)。周毅等将 120 例哺乳期急性乳腺炎患者随机分为两组各 60 例,均先予患者患侧乳房进行按摩通乳,对照组予静滴头孢唑啉钠+生理盐水,观察组予四逆散加味(柴胡、枳实、白芍药、赤芍药等)及外敷消肿解毒膏(大黄、黄连、蒲公英、野菊花、牡丹皮、赤芍药等)。经治 1 周,观察组总有效率为 95.0%(57/60),优于对照组 78.3%(47/60)($P<0.05$);观察组通乳时间为(1.27±0.45)d,少于对照组(2.85±0.86)d。徐碧红等将 60 例哺乳期乳腺炎早期患者随机分为两组,西医组口服头孢呋辛酯片,对头孢类药物过敏者,予口服克林霉素分散片,并外敷 50%硫酸镁溶液;中医组予煎服蒲粉汤、外用金黄膏及揉抓排乳治疗(以乳房松软、疼痛减轻为宜,2~3 次/日)。经治 3 d,中医组总有效率为 96.7%(29/30),优于西医组 86.7%(26/30)($P<0.05$)。

汪永坚等将急性乳腺炎患者随机分为两组,对照组 28 例予乳房按摩(将郁滞乳汁从乳房四周向乳头方向轻轻推出),30 min/次,1 次/d,疗程为 1 周。治疗组 35 例在此基础上,采用扶阳罐循经温刮法治疗(将艾绒放入扶阳罐预热至 60 ℃,温灸膀胱经背俞穴、肩井及天宗穴)。结果,治疗组总有效率为 94.3%(33/35),明显高于对照组 64.3%(18/28)($P<0.01$)。沈静将 120 例哺乳期急性乳腺炎患者随机分为两组各 60 例,对照组用 50%硫酸镁纱布局部热敷肿痛处(15 min/次,2 次/d),同步配合吸奶器或哺乳将乳汁吸净;观察组用消癖酊敷料外敷患处,配合 TDP 照射治疗,辅助点穴(乳根、屋翳、天溪、食窦等,2 min/穴),并采用揉、推、挤、抓的手法使宿乳呈喷射状排出(30~45 min/次,1 次/d),3 d 为 1 个疗程。经治 1~2 个疗程后,观察组总有效率分别为 86.7%(52/60)、98.4%(59/60),优于对照组 51.7%(31/60)、70.0%(42/60)($P<0.05$)。王爽等将 60 例哺乳期急性乳腺炎患者随机分为 3 组各 20 例,外敷组药粉(乳香、香附、郁金、生白芷、青皮、皂角刺等)加米醋或蛋清调匀外敷局部;推拿组予乳腺疏导推拿治疗(红光照射患乳 20 min,点按乳根、膻中等穴 2~3 min,把淤积奶汁由结块处推向乳头,食指点按刺激乳头,拇指和食指轻捏乳晕);观察组予乳腺疏导推拿配合中药(乳香、香附、郁金、生白芷、青皮、皂角刺等)外敷治疗。经治 7 d,观察组总有效率为 90.0%(18/20),优于推拿组 75.0%(15/20)、外敷组 60.0%(12/20)($P<0.05$);治疗后观察组局部肿块、乳汁排泄、局部疼痛及发热症状的恢复时间均少于推拿组及外敷组(均 $P<0.05$)。治疗后 3 组均能降低 WBC、CRP 水平(均 $P<0.05$),观察组分别与外敷组及推拿组比较,差异有统计学意义(均 $P<0.05$),外敷组与推拿组比较差异无统计学意义($P>0.05$)。张万云将 60 例乳痈初期患者随机分为两组各 30 例,对照组用金黄散外敷患处(2 次/d);治疗组予推拿(先在患部周围轻揉 5 min,后以两手拇指在肿块上自乳根向乳头方向交替抹推数次,30 min/次)及针刺(取双侧太冲、期门、内庭、足三里、足临泣、内关等,行针 1 次/10 min,留针 30 min),1 次/d。经治 3 d,治疗组临床痊愈 27 例,显效 2 例,有效 1 例,高于对照组 19 例、9 例、2 例($P<0.05$);治疗组患者血清 CRP(4.07±2.48)mg/L,要低于对照组(9.44±2.26)mg/L($P<0.05$)。张莉莉等将产后早期急性乳腺炎随机分为两组各 48 例,对照组予艾灸治疗(双侧乳根、期门、肩井、膻中、

足三里、阿是穴，艾柱直接灸，直至患者局部皮肤产生红晕、灼痛），研究组予艾灸联合蒲鹿清消汤煎服（蒲公英、天花粉、全瓜蒌、鹿角霜、金银花、连翘等）。经治 5 d，研究组总有效率为 100%，高于对照组 87.5%(42/48)($P<0.05$)；治疗后两组症状评分、白细胞计数、中性粒细胞计数水平、血清 IL-1α、IL-6 及 CRP 水平均低于治疗前（均 $P<0.05$），且研究组降低更明显($P<0.05$)。顾锡冬等将 120 例郁滞期急性乳腺炎随机分为 3 组各 40 例，手法通乳组予手法通乳（30 min/次，2 次/周），温通中药组予煎服温通中药（熟地黄、炮姜炭、炙麻黄、路路通、鹿角片、炮穿山甲等），手法中药组予手法通乳及煎服温通中药。经治 2 周，手法通乳组、温通中药组及手法中药组有效率分别为 92.5%(37/40)、87.5%(35/40)及 100%，3 组之间有效率差异具有统计学意义($P<0.05$)。

金佳佳等将 100 只 SD 孕鼠产后随机分为空白对照组、模型组、蒲公英多糖穴位离子导入高、低强度组、阿莫西林组 5 组，20 只/组。除正常产后大鼠外，其余各组采用金黄色葡萄球菌建立哺乳期急性乳腺炎大鼠模型。造模成功（第 4 对乳腺肿胀变硬、充血，体温升高，精神萎靡）24 h 后，高强度组大鼠取仰卧位并固定，将一端的正、负两个治疗电极板内放入已在蒲公英多糖离子液中浸湿的自制衬垫，先用 75%的酒精涂擦前大鼠胸部皮肤，再将正、负电极板分别置于“乳根”及“膻中”穴（乳根在胸部第 5 肋间隙，前正中线旁开 4 寸；膻中在胸部横平第 4 肋间隙，前正中线上），选择电流深度为 6 级，强度为 45 Hz 进行治疗。低强度组大鼠电流强度为 30 Hz，其余处理同高强度组；空白对照组与模型组大鼠予蒸馏水浸湿自制衬垫，其余处理同高强度组；阿莫西林组予阿莫西林混悬液（含药 150 mg/kg 灌胃）。不同的电流强度大鼠均能耐受，20 min/次，1 次/d。经治 2 周，选取各组大鼠乳腺组织做病理切片。结果，空白对照组大鼠乳腺腺泡结构完整，未看到明显的病理变化；模型组外膜间质有淋巴细胞，腺泡上皮细胞脱落，有明显充血情况，空泡变性；蒲公英穴位离子导入高强度组腺泡未脱落，治疗效果最好；阿莫西林组轻微充血，有上皮细胞脱落，症状减轻，外膜结构清晰。低强度组腺泡饱满，充血不明显，症状明显减轻，外膜未见淋巴细胞，正常腺泡较多，个别有脱落。与空白组比较，模型组乳腺组织中及血清中 TNF-α、IL-1β 及 IL-6 表达量升高($P<0.05$)；与模型组比较，蒲公英穴位离子导入高、低强度组、阿莫西林组乳腺组织及血清中 TNF-α、IL-1β 及 IL-6 表达量均降低（均 $P<0.05$）。

（撰稿：陈红凤 林晓茹　审阅：秦国政）

【急性胰腺炎的治疗及实验研究】

陈辉等总结肖国辉治疗经验，提出“腑实”为急性胰腺炎(AP)根本病机，通腑泄浊、清热解毒、活血散瘀、行气止痛为总体治则，从发病病机、分期辨治、预后判断、饮食调摄及变证处理 5 个方面进行详尽而全面的阐述。同时，在整个治疗过程中重视“查腹部、看排便、畅情志、调饮食”，出现变证、坏证后积极调方化裁。董彬武等总结蔡炳勤治疗经验，提出分期分型论治，急性反应期治以急下水热浊邪，阻其化浊成毒，方药常选用甘遂末、复方大承气汤等加减；全身感染期治以泄热逐水，佐以清泻三焦、清热凉血、透达膜原，方药常选用大柴胡汤、清胰汤、清瘟败毒饮、柴胡达原饮等；残余感染期治以扶正祛邪，寒热并调，方药常选用半夏泻心汤加减。

李强等将 104 例 AP 患者随机分为两组各 52 例，均予常规内科综合治疗，观察组加用柴胡承气汤（枳实、白芍药、芒硝、大黄等）。经治 1 周，观察组总有效率为 96.2%(50/52)，高于对照组 76.9%(40/52)($P<0.05$)；上腹部压痛消失时间、腹痛消失时间、血清淀粉酶(AMY)恢复正常时间均短于对照组（均 $P<0.05$）；治疗后两组 IL-6、IL-1β、TNF-α 及 CRP 表达水平较治疗前均有降低（均 $P<0.05$），且观察组较对照组降低更明显($P<0.05$)。门燕荣等将 60 例重症急性胰腺炎(SAP)患者随机分为两组各 30 例，对照组予西医常规治疗（包括重症监护，早期胃肠减压、营养支持等），治疗组在此基础上加大

承气汤加味(大黄、芒硝、厚朴、枳实、川芎、桃仁等)。经治 10 d,观察组治愈率为 80.0%(24/30),总有效率为 93.3%(28/30),优于对照组 33.3%(10/30)、70.0%(21/30)($P<0.05$);治疗组腹痛、腹胀缓解时间,肠鸣音恢复时间及住院时间均短于对照组(均 $P<0.05$)。治疗组急性呼吸窘迫综合征(ARDS)、多器官功能障碍综合征(MODS)、急性肾衰竭(ARF)发生率及并发症总发生率均低于对照组(均 $P<0.05$);血清、尿淀粉酶水平均较治疗前显著下降,急性生理学与慢性健康状况评分系统Ⅱ(APACHE Ⅱ)评分较治疗前降低,且治疗组 AMY、AMS、APACHE Ⅱ评分低于对照组(均 $P<0.05$)。贾伟路等将 60 例轻型急性胰腺炎患者随机分为两组各 30 例,对照组予西医常规治疗,治疗组在其基础上加用双柏散(大黄、侧柏叶、黄柏、泽兰、薄荷等)热敷贴于上腹部正中,7 h/次,2 次/d。经治 7 d,双柏散组总有效率为 96.7%(29/30),高于对照组 80.0%(24/30)($P<0.05$);治疗组腹痛改善率、腹部压痛缓解率、肠鸣音和排气排便恢复率均明显优于对照组(均 $P<0.05$);生存分析 Log-rank 检验结果显示,治疗组腹痛改善时间、腹部压痛缓解时间、肠鸣音和排气排便恢复时间均明显短于对照组(均 $P<0.05$);血白细胞(WBC)和 AMY、AMS 恢复正常时间均明显短于对照组(均 $P<0.05$)。熊艳等将 90 例湿热毒蕴型 SAP 患者随机分为两组各 45 例,对照组予常规治疗,观察组在此基础上联合通腑行气活血方(大黄、枳实、丹参、莪术、川芎、金银花等),3 次/剂胃管注入,另 1 剂分 2 次保留灌肠。经治 14 d,观察组临床疗效总有效率为 95.6%(43/45),高于对照组 75.6%(34/45)($P<0.05$);观察组首次排便、腹胀缓解、腹痛缓解、肠鸣音恢复时间均明显比对照组短(均 $P<0.05$);两组 APACHE Ⅱ评分、AMY、内毒素(LPS)、D 乳酸较治疗前比较均显著改善($P<0.05$),观察组 APACHE Ⅱ评分、血清淀粉酶、内毒素、D 乳酸均明显低于对照组(均 $P<0.05$);随访 3 个月,观察组全身炎症反应综合征(SIRS)、多器官功能障碍综合征发生率均低于对照组(均 $P<0.05$)。潘以丰等将 60 例 SAP 患者随机分为两组各 30 例,对照组予常规西医治疗,观察组在此基础上加用通腑泄热、行气活血法中药(大黄、柴胡、黄芩、芍药、法半夏等)鼻饲,大承气汤(大黄、芒硝、枳实、厚朴)灌肠。经治 14 d,观察组总有效率为 96.7%(29/30),高于对照组 83.3%(25/30)($P<0.05$);观察组腹痛缓解、腹胀缓解时间和肠鸣音恢复时间及首次排便时间均短于对照组(均 $P<0.05$);治疗后,两组 AMY、CRP、WBC 水平均较治疗前降低(均 $P<0.05$),且观察组改善程度优于对照组($P<0.05$)。耿兢等将 80 例 SAP 患者随机分成两组各 40 例,两组患者在常规治疗的基础上均予大黄芒硝汤(生大黄、芒硝)保留灌肠,试验组在此基础上加用中医定向透药治疗(桃仁、红花、丹参、川芎、当归、生地黄等;取穴:双下肢足三里穴、三阴交穴,30 min/次,2 次/d)。经治 7 d,治疗后试验组血浆凝血酶原时间(PT)、活化部分凝血活酶时间(APTT)均高于对照组(均 $P<0.05$),且 D-二聚体低于对照组($P<0.05$);试验组深静脉血栓形成(DVT)的发生率低于对照组($P<0.05$);两组干预前后的股静脉血流峰速度及平均速度差值比较,试验组改善程度优于对照组($P<0.05$)。熊利红等选取 76 例 AP 患者随机分为两组各 38 例,对照组予常规治疗,观察组在此基础上加用中药通腑清胰方(生大黄、芒硝、厚朴、赤芍药、枳实、野菊花等,1 剂/d,水煎取汁 300 ml,取 100 ml 温服或胃管灌入;剩余 200 ml 保留灌肠),两组疗程均为 14 d。结果,观察组患者的排便与排气恢复正常时间、肠鸣音消失时间以及腹痛与腹胀缓解时间较对照组显著缩短($P<0.05$);观察组患者 AMY、AMS 及血脂肪酶恢复正常时间短于对照组($P<0.05$);治疗后观察组总有效率为 94.7%(36/38),优于对照组 73.7%(28/38)($P<0.05$)。

实验研究方面,苗同国等将 40 只 SD 大鼠随机分成 5 组,分别为假手术模型组(SO 组)、SAP 组和加味锦红汤组(JWJHD 组)、生长抑素组(SS 组)、加味锦红汤联合生长抑素组(JAS 组),8 只/组。采用经胰胆管逆行注射 3.5%牛黄胆酸钠(0.1 ml/100 g)

的方法造模，观察到大鼠胰腺出现肿胀、点状出血、皂化斑形成、坏死等改变，即为造模成功。SO 组仅翻动胰腺和十二指肠，然后关腹。SO 组、SAP 组分别在造模前 1 d、造模完成后及术后 6 h 给予生理盐水灌胃；SS 组在此基础上，于造模成功后即在大鼠背部皮下注射生长抑素 0.75 μg/ml, 0.01 ml·g^{-1}·h^{-1}。JWJHD 组在造模前 1 d、造模完成后及术后 6 h 分别经口给予加味锦红汤灌胃；JAS 组在此基础上，于造模成功后即在大鼠背部皮下注射生长抑素 0.75 μg/ml, 0.01 ml·g^{-1}·h^{-1}。造模 12 h 后，检测大鼠血清 AMY、TNF-α、IL-6，以及前列腺素 $F_{1α}$($PGF_{1α}$)和血栓素 B2(TXB_2)。结果，SS 组、JWJHD 组、JAS 组 AMY 值较 SAP 组有所下降；JAS 组血清 AMY 低于 SS 组、JWJHD 组(均 $P<0.05$)；SS 组、JWJHD 组、JAS 组血清 TNF-a、IL-6、TXB_2 浓度明显降低，$PGF_{1α}$ 含量显著提高，与 SAP 组比较，$P<0.01$；JAS 组与 JWJHD 组、SS 组相比有显著性差异($P<0.01$，$P<0.05$)。研究显示，JWJHD、SS 及两者联合应用可减少血清 AMY、TNF-α、IL-6、TXB_2 含量，提高 $PGF_{1α}$ 含量，减轻胰腺病理损害，这可能是中西医结合治疗重症急性胰腺炎的作用机制之一。汤建军等将 80 只 SD 健康雄性大鼠均尾静脉注射自噬双标腺病毒，其中 60 只经胰胆管逆行注射 3.5%牛黄胆酸钠(0.1 ml/100 g)制备 SAP 模型，并随机分为模型组、善宁组、黄芩苷组各 20 只，每组又随机分为 3、6、12 h 3 个亚组。另 20 只为假手术组，也随机分为 3、6、12 h 3 个亚组。造模成功后 10 min 善宁组、黄芩苷组分别进行药物干预，其余两组大鼠给予等量生理盐水。大鼠静脉给药 3、6、12 h 后测定血清 AMY 和胰蛋白酶原激活肽(TAP)含量。于相应时间点处死各组大鼠，HE 染色检测胰腺组织病理变化，对胰腺水肿、坏死、出血、炎症程度进行综合评分(Schmidt 评分标准)；12 h 免疫荧光观察胰腺腺泡细胞自噬情况；12 h Western blot 检测自噬相关蛋白(LC3-Ⅱ)、丝苏氨酸蛋白激酶(Akt)、磷酸化蛋白激酶 B(p-Akt)、哺乳动物雷帕霉素靶蛋白(mTOR)、哺乳动物雷帕霉素靶蛋白通路蛋白(p-mTOR)表达变化。结果相应时间点，黄芩苷组大鼠 AMY 和 TAP 水平均显著低于模型组、善宁组($P<0.05$)；HE 染色发现，黄芩苷干预后大鼠胰腺组织损伤程度显著降低；黄芩苷组大鼠胰腺组织损伤病理学评分较假手术组显著升高($P<0.05$)。荧光结果显示，12 h 模型组、黄芩苷组大鼠胰腺自噬流绿色荧光显著强于假手术组，黄芩苷干预后显著低于模型组、善宁组。Western blot 结果显示，12 h 模型组大鼠胰腺组织 LC3-Ⅱ蛋白表达水平较假手术组升高，黄芩苷干预后低于模型组和善宁组，差异有统计学意义($P<0.05$)；12 h 黄芩苷组大鼠胰腺组织 p-Akt、p-mTOR 蛋白表达水平显著低于模型组和善宁组，差异有统计学意义($P<0.05$)。黄芩苷能明显减轻 SAP 大鼠的病情和胰腺细胞自噬程度，其机制可能与 Akt/mTOR 信号通路受到抑制有关。

（撰稿：陈红风　马丽娜　审阅：秦国政）

【肛周脓肿的治疗与研究】

刘越军等将初期肛周脓肿患者随机分为两组各 36 例，对照组口服头孢拉定胶囊及甲硝唑片，治疗组在对照组治疗的基础上予消痈汤内服(黄芩、蒲公英、浙贝母、穿山甲、金银花、当归等)，外敷如意金黄散。经治 7 d，治疗组临床总有效率为 91.7%(33/36)，优于对照组 80.6%(29/36)($P<0.05$)；两组患者治疗后疼痛程度评分、肿块范围评分、肿块质地评分、全身症状评分均较治疗前降低，差异有统计学意义(均 $P<0.05$)；治疗组治疗后 WBC、CRP、IL-6、IL-8 改善程度均优于对照组(均 $P<0.05$)。陈树山等将 84 例低位肛周脓肿未成脓期患者随机分为两组各 42 例，对照组口服左氧氟沙星胶囊、甲硝唑片，治疗组在此基础上以清化肛宁汤加减内服(黄芩、黄柏、茵陈、柴胡、浙贝母、穿山甲等)。经治 14 d，治疗组总有效率为 92.9%(39/42)，高于对照组 76.2%(32/42)($P<0.05$)。两组治疗后肛门疼痛评分、肿块大小、肿块质地评分、全身症状评分及 CRP、WBC、IL-6 炎症因子水平均较治疗前降低(均 $P<$

0.05)，且治疗组降低程度大于对照组（$P<0.05$）。张升涛将68例未成脓期低位肛周脓肿患者随机分为两组，对照组口服左氧氟沙星胶囊、甲硝唑片，治疗组在此基础上加服清解消痈方（金银花、连翘、蒲公英、紫花地丁、瓜蒌、川芎等）。经治14 d，治疗组临床总有效率为91.2%(31/34)，高于对照组79.4%(27/34)（$P<0.05$）；治疗后治疗组在肛门疼痛评分、肿块大小评分、肿块质地评分、全身症状评分及WBC、CRP、IL-6、肿瘤坏死因子-α（TNF-α）水平均较治疗前降低（均$P<0.05$），且降低幅度均优于对照组（均$P<0.05$）。

张志君等将100例高位肛周脓肿切开引流术后患者随机分为两组各50例，对照组术后当天开始静滴海替舒，术后第1 d开始予痔疾洗液熏洗创口；治疗组术后当天口服肛痈方（水牛角、黄芪、生地黄、栀子、黄芩、黄柏等），术后第1 d开始予肛痈方药液熏洗创口。经治7 d，治疗组IL-6、IL-8、IL-1β含量降低幅度明显大于对照组（均$P<0.05$）；治疗组创面pH值显示酸性，对照组pH值仍显示碱性，治疗组创面pH值下降幅度明显大于对照组（$P<0.05$）。王建勋将96例肛周脓肿患者随机分为两组各48例，两组均施行一次性根除术，对照组术后换药予1∶5 000高锰酸钾溶液熏洗＋凡士林纱条外用；试验组予黄连解毒汤水煎液（黄连、栀子、黄柏、黄芩）坐浴＋金玄痔科熏洗散治疗。经治7 d，试验组总有效率为93.8%(45/48)，高于对照组77.1%(37/48)（$P<0.05$）；试验组治疗第3、5、7 d创面水肿程度评分、创面愈合时间均低于对照组（均$P<0.05$）。周丽波将多间隙肛周脓肿患者64例随机分为对照组31例及治疗组33例，均行脓肿多窗口切开引流术，术后均予基础治疗（手术后当天开始予以静脉滴注敏感抗生素，治疗3 d；术后次日开始，晨起及睡前采用痔科外洗方（椿皮、生地榆、苦楝皮、石榴皮等）熏洗。对照组创面换药德湿银敷料隧道式填塞，治疗组创面换药予糖果状复合敷料（含银离子"黄连合剂"）隧道式填塞。两组均填塞至隧道闭塞。结果，治疗组患者的创面愈合时间、创面拭子细菌培养转阴时间均低于对照组（$P<0.05$）；治疗组换药时肛门疼痛积分、渗出积分在术后第3、7 d均低于对照组（均$P<0.05$）。随访1年，两组患者脓肿复发率、肛瘘发生率组间比较差异无统计学意义（$P>0.05$）。

王世霞将60例肛周脓肿合并糖尿病患者随机分为两组各30例，均根据患者情况控制血糖水平，在肛周脓肿根治术后，对照组予1∶5 000的高锰酸钾溶液熏洗及坐浴，研究组予银蒲红酱汤（金银花、蒲公英、红藤、败酱草、连翘、乳香等）熏洗及坐浴，两组熏洗及坐浴15～30 min/次，至少1次/d。结果，研究组总有效率为93.3%(28/30)，高于对照组73.3%(22/30)（$P<0.05$）；研究组VAS疼痛评分低于对照组（$P<0.05$），创面渗液消失时间、创面愈合时间均低于对照组（均$P<0.05$）。

曾进等总结贺向东的治疗经验。认为湿热体质是肛周脓肿病发生的关键。主张整体与局部并重，内因与外因结合，辨证论治的基础上结合影像学检查，提出肛周脓肿或者高位肛瘘的内口为"筛眼"状的片区这一观点。手术细节上提出根据"筛眼"状的片区选择处理内口做放射状切口，不但要向下切还要向上切开0.5 cm，结扎两侧的黏膜充分引流，切口的顶端还要缝一针防止排便时撕裂。内口较深者，可予以挂线治疗，保留更多的深部肌肉组织，同时可配合痔炎灵浓缩液（黄芩、地榆、黄柏、金银花、麻子仁等）内服和外用以燥湿泻火解毒，化瘀止血，促进创面愈合。

（撰稿：陈红风　董兰蔚　审阅：秦国政）

【前列腺增生症的治疗及实验研究】

张春和等总结李曰庆的治疗经验，认为年老肾虚为前列腺增生（BPH）发病之本，瘀血内结为发病之标，本虚标实是本病的病机特点。强调该病的基本病机为肾虚血瘀，主张在治疗上益气补肾治其本，祛瘀通窍治其标，标本缓急重气化。临证常以补肾祛瘀汤（黄芪、水蛭、菟丝子、乌药、肉桂、穿山甲等）为基础方进行辨证论治，并根据不同兼证，灵活加减用药。李宪锐等总结张耀圣治疗经验，提出前列腺即“男子胞”，任脉主要络属于前列腺的移行区，BPH与任脉密切相关。该病的病理以阴质结聚、阳气虚弱为主，治疗以补托、破血为主，兼以补肾、化痰、散结等。

王国政等将80例良性BPH患者随机分为两组各40例，对照组口服非那雄胺片，观察组在其基础上加用通癃软结汤（黄芪、桂枝、牡丹皮、泽兰、丹参等）。经治90 d，观察组总有效率为92.5%(37/40)，高于对照组75.0%(30/40)($P<0.05$)；观察组最大尿流率(Qmax)、膀胱剩余尿量(PVR)、前列腺体积(PV)、国际前列腺症状评分(IPSS)、生活质量评分(QOL)改善情况均显著优于对照组（均$P<0.05$），各项中医证候积分、血清表皮生长因子(EGF)、前列腺特异抗原(PSA)、前列腺素E_2(PGE_2)均显著低于对照组（均$P<0.05$）。刘太阳等将100例BPH患者随机分为两组各50例，对照组口服非那雄胺、坦索罗辛，观察组在其基础上加用阳和三棱汤（熟地黄、鹿角胶、三棱、白芥子、肉桂、麻黄等）。经治2个月，观察组有效率为94.0%(47/50)，优于对照组78.0%(39/50)($P<0.05$)；观察组各项中医证候积分和IPSS、泌尿症状评分、PVR均低于对照组（均$P<0.05$），生活质量各项评分、Qmax均高于对照组（均$P<0.05$）。孔凡俊将62例BPH患者随机分为两组，对照组30例口服非那雄胺，治疗组32例在其基础上加用中药敷脐（将肉桂、熟地黄、山药、益母草、制香附、车前子等分超微粉碎，用生姜汁调成膏状填满肚脐并固封，药粉8～10 g/次，8 h/d)，后因对胶布过敏脱落2例，共计30例。经治4周，治疗组有效率为93.3%(28/30)，高于对照组80.0%(24/30)($P<0.05$)；治疗组IPSS改善情况优于对照组($P<0.05$)。李志家等将60例BPH患者随机分为两组各30例，均口服坦索罗辛缓释片联合非那雄胺片，观察组另加服癃闭舒胶囊（肉桂、红花、黄芪、茯苓、泽泻、小茴香等），将以上药物等分研磨至粉末状，然后用蜂蜜调制成黏稠膏状，用医用胶布制成大小约10 mm×10 mm，厚约3 mm的膏药，贴敷穴位为中极、关元、石门，2次/d，贴敷4 h/次。经治1个月，观察组有效率为93.3%(28/30)，高于对照组70.0%(21/30)($P<0.05$)；观察组PV、PVR均小于对照组，Qmax大于对照组($P<0.05$)。

李刚琴等基于“风胜湿”理论治疗湿蕴下焦型BPH患者，将65例患者随机分为两组，观察组35例口服风灵颗粒（威灵仙、防风、独活、白芷、红藤等)，对照组30例口服盐酸坦络新缓释胶囊、爱普列特片。经治1个月，两组总有效率分别为77.1%(27/35)、80.0%(24/30)，组间比较无显著性差异($P>0.05$)；观察组IPSS评分、QOL评分、Qmax较对照组有所改善($P<0.05$)；残余尿量两组均有降低($P<0.05$)，组间比较未见明显差异($P>0.05$)。李世强等将120例肾虚血瘀型的BPH伴勃起功能障碍患者随机分为两组各60例，对照组口服坦索罗辛，观察组加用益肾通方（王不留行、山茱萸、肉苁蓉、党参等）。经治8周，观察组主要证候积分、IPSS低于对照组（均$P<0.05$），国际勃起功能指数(IIEF-5)、阴茎动脉血管阻力指数(RI)、阴茎动脉收缩期最大流速(PSV)及阴茎动脉舒张末期血流速度(EDV)改善情况均优于对照组（均$P<0.05$）。游旭军等将65例肾虚血瘀证BPH患者随机分为两组，中药组33例口服通癃启闭汤（制附子、生地黄、车前子、川牛膝、三棱、海藻等），对照组32例口服非那雄胺片，30 d为1个疗程，治疗2个疗程，疗程中间隔5 d。试验期间治疗组脱落2例，对照组脱落1例，各纳入31例。结果，中药组总有效率为87.1%(27/31)，高于对照组67.7%(21/31)($P<0.05$)；中药组中医证候积分、血清E_2、IIEF-5改善均优于对照组（均$P<0.05$）。

实验研究方面，徐薇等采用丙酸睾酮皮下注射法成功诱导前列腺增生SD大鼠50只，随机分成5组：模型对照组（等体积生理盐水腹腔注射）、非那雄胺胶囊组（1 mg/kg非那雄胺灌胃）、黄芪腹腔注射液低、中、高（2、4、8 g/kg）剂量组。经治6周，4组治疗组大鼠的前列腺湿重、体积和前列腺指数较模型对照组均显著降低($P<0.01$)；黄芪低、中、高3组与非那雄胺组相比，三项指标差异无统计学意义

($P>0.05$)。镜下观察，非那雄胺组、黄芪高中剂量组与模型对照组相比，前列腺增生显著减轻，腺体数量减少，形态接近于正常；黄芪低剂量组与模型对照组镜下形态学对比差异不明显。刘馨等采取雄性大鼠去势同时给予定量丙酸睾酮的方法制作大鼠前列腺增生模型，随机分为 7 组(各 8 只)：模型组、肾精子(低、中、高、超高剂量，分别为 10、20、40、80 mg/kg)剂量组、前列康组(1.9 g/kg)及非那雄胺组(0.5 mg/kg)，分别予等量纯化水或相应药物灌胃治疗 4 周。结果，观察到肾精子低、中、高剂量组前列腺脏器指数降低，与模型组比较具有统计学意义($P<0.05$，$P<0.01$)；模型组前列腺上皮细胞大量增生变高，局部腺泡细胞排列紊乱，非那雄胺组、前列康组腺泡均有扩张，局部上皮细胞增生；肾精子高中低剂量组，部分上皮细胞增生变高。袁轶峰等观察益气活血消癥方(黄芪、白术、炮山甲、三棱、蒲黄、五灵脂等)对 BPH 大鼠细胞凋亡的影响，将雄性 SD 大鼠去势加丙酸睾酮注射法制作前列腺增生模型后，以 10 只/组的量随机分为模型组(生理盐水)、阳性对照组(癃开颗粒混悬液 11 mg/100 g)和消癥方低、中、高(10、20、40 mg/100 g)剂量组，分别 1 次/d，连续 30 d 灌胃治疗。结果，与模型组比较，各给药组大鼠前列腺组织 Bcl-2 表达显著降低，Bax 表达显著升高，差异有统计学意义($P<0.05$，$P<0.01$)，以消癥方高剂量组两者改善幅度最大。

(撰稿：陈红凤 金岚　审阅：秦国政)

【烧伤的治疗及实验研究】

沙前坤等将 600 例深Ⅱ度烧伤患者分为 3 组各 200 例，均行清创，对照组予磺胺嘧啶银霜，治疗组予虎黄烧伤搽剂，用药厚度 0.1 mm，2 次/d；联合抗生素治疗组予虎黄烧伤搽剂(厚度 0.1 mm，1～3 次/d)，同时口服头孢类抗生素。结果，治疗后联合抗生素治疗组总有效率为 99.0%(198/200)，高于治疗组 90.0%(180/200)、对照组 83.0%(166/200)($P<0.05$)；联合抗生素治疗组治愈时间明显短于治疗组、对照组(均 $P<0.05$)。夏宏鹏等观察 90 例烧伤患者随机分为两组各 45 例，研究组采用中药汤剂(金银花、茯苓、连翘、栀子、苦参、泽泻等)口服，同时外用湿润烧伤膏，对照组采用中药汤剂联合碘伏常规消毒换药治疗。经治 14 d，研究组总有效率为 91.1%(41/45)，明显优于对照组 62.2%(28/45)($P<0.01$)。马建斌将 60 例深Ⅱ度烧伤患者随机分两组各 30 例，对照组使用磺胺嘧啶银霜剂，观察组先使用磺胺嘧啶银霜剂，伤后 15 d 后开始外用生肌膏，换药 1 次/1～2 d，直至创面完全愈合。结果，观察组愈合后水疱发生率为 16.7%(5/30)，低于对照组 43.3%(13/30)($P<0.05$)；观察组平均愈合时间低于对照组($P<0.05$)。晏朝操将 80 例患者随机分为两组各 40 例，对照组予磺胺嘧啶银霜剂，观察组外用功劳烫伤膏(十大功劳 500 g，红根皮 100 g，芝麻油 1 000 ml，凡士林 500 g 及白蜡 200 g)，均以全身综合治疗。结果，观察组愈合时间低于对照组，其使用止痛药、愈合后瘢痕发生及皮肤色素沉着或脱失发生例数均低于对照组(均 $P<0.05$)。

马秀云等对 51 例烧伤及慢性创面患者，均行清创、消毒、全身抗感染治疗，根据创面大小使用较创面范围大 1～2 cm 的负压引流敷料并置引流管，与中心负压机器相连，完成封闭式负压吸引(VSD)(负压维持 90 mmHg 左右，持续 3～5 d，最长 7 d)。结果其创面平均愈合时间(15.26±1.79)d，术后平均换药次数为(3.11±0.43)次，治疗总有效率为 94.1%(48/51)。张美光等将 30 例深Ⅱ度、Ⅲ度烧伤患者随机分为单纯 VSD 组(9 例，负压－30～－25 kPa)、VSD 冲洗组(10 例，负压－30～－25 kPa＋生理盐水冲洗 40 滴/min)、VSD 冲洗联合局部氧疗组(11 例，1.0 L/min 的纯氧灌注，余同 VSD 冲洗组)。经治 7 d，VSD 冲洗联合局部氧疗组创面床新鲜程度优于 VSD 冲洗组和单纯 VSD 组。VSD 冲洗联合局部氧疗组肉芽组织覆盖率[(95±4)%]高于 VSD 冲洗组[(82±7)%]与单纯 VSD 组[(68±9)%]($P<0.01$)。谢龙炜等将 62 例四肢急诊烧伤患者随机分为两组各 31 例，均行切痂植皮术，术后常规换药及

包扎，实验组予 VSD(50～70 mmHg，7 d)，实验组术后第 1、3、7 d 疼痛程度评分均低于对照组；术后第 3、7 d 创面细菌计数均少于对照组；植皮后 14 d 创面愈合率为(95.32±4.42)%，高于对照组(89.25±6.84%)；术后并发症发生率为 6.5%(2/31)，低于对照组 29.0%(9/31)(P<0.05)。张皎蓉将 86 例深Ⅱ度烧伤患者随机分为磨削痂组 44 例和传统换药组 42 例，传统换药组予清创、包扎、全身抗感染治疗后予抗菌敷料及无菌纱布包扎，换药 1 次/2～3 d，7 d 后根据创面愈合情况予以半暴露治疗，外喷生长因子及局部应用抗感染药物。磨削痂手术在伤后 48 h 内完成，全麻下以磨削仪或手术刀磨刮创面至创面红润、渗血，1%双氧水和 0.9%氯化钠注射液反复冲洗 2～3 次，余同传统换药组。发现磨削痂组的创面完全愈合时间(18±6 d)低于传统换药组(19±6 d)；6 个月后查瘢痕指数，磨削痂组(8.4±2.3)少于传统换药组(10.2±1.9)(P<0.05)。

实验研究方面，王春城等通过体表烫伤法，在新西兰兔背部建立深Ⅱ度烧伤模型。将模型兔随机分为模型组与实验组，模型组予 0.9%生理盐水灌胃，实验组予硫辛酸(40 mg/kg)灌胃，待家兔创面愈合后停药。观测发现在用药 5 d 后发现，硫辛酸可明显降低深Ⅱ度烧伤模型家兔血清中 TNF-α、IL-8、IL-6 含量及降低 MDA 水平，烧伤后创面愈合时间明显缩短，上述指标两组比较，均 P<0.05。姜胜攀等通过磁共振 Bold-fMRI、DWI 及 DTI 成像技术，选取 35 只健康雄性新西兰大白兔随机分成对照组及烧伤组，采用体表烫伤法制作兔严重烧伤模型。连续观测烧伤后 1、2、3、4、5、6 h 时兔的双侧额叶、颞叶及顶叶皮质、基底节区及小脑选择面积为 6 mm^2 感兴趣区(ROI)进行定量学测量。结果，与对照组相比，烧伤组烧伤后 4～6 h 兔脑所测 ROI 范围内表观弥散系数(ADC 值)出现显著降低(P<0.05)，兔脑含水量明显增加，且在 1～6 h 呈升高趋势。提示重度烧伤后脑神经症状的出现并非是由于白质纤维束损伤所致而是脑组织细胞内水含量增加所致。

(撰稿：殷玉莲　陈红凤　审阅：秦国政)

【下肢静脉血栓的治疗及实验研究】

林晶等总结庞鹤的治疗经验，认为下肢静脉血栓发生发展过程中的核心环节为有形之血阻于血脉经络，相较而言血脉瘀阻程度极重，非寻常活血化瘀之草木可破逐。受大黄䗪虫丸理法方药特点的启发，结合西医学理论，应用虫类药治疗。因虫类药其药性钻透、破坚瘕、消血积、力专而缓，有祛干血、陈血的功效，将地龙、䗪虫、水蛭 3 种虫类药配伍应用，可同时破除阻于经脉、血络及散于脉外的瘀血，现代药理研究亦证实这 3 种虫类药对抗凝血的机制并不相同，可互补使用。

陈魁等将 68 例下肢深静脉血栓(DVT)患者随机分为两组各 34 例，对照组采用尿激酶(30 万 U+500 ml 0.9% NaCl，经患肢足背浅静脉微量泵入，1 次/d)、低分子肝素(0.4 ml 皮下注射，2 次/d)治疗，联合组在此基础上用血栓通冻干粉针剂(250 mg 加入 10%葡萄糖 250 ml 静脉注射，1 次/d)。经治 2 周，联合组中医证候积分疗效总有效率为 91.2%(31/34)，高于对照组 79.4%(27/34)(P<0.05)；联合组髌骨腿围及胫骨腿围差值、VAS 评分均低于对照组(均 P<0.05)。陆南山等将 48 例下肢 DVT 患者随机分为两组各 24 例，对照组予溶栓、抗凝及中药辩证治疗，湿热下注型采用四妙活血汤加减，血瘀湿阻型用桃红四物汤加味，脾肾阳虚型予温肾健脾汤加减，中药熏洗组在此基础上结合熏洗治疗，将活血通脉煎剂(丹参、玄参、当归、延胡索、红花、水蛭等)加清水 3 000 ml，煎至 70 ℃，倒入熏洗盆，围盖患处及盆，药液蒸汽熏患处 5～10 min，待温度降至 38 ℃～45 ℃揭开浴巾，将患处浸泡于药液 20～30 min，早晚各 1 次。经治 4 周，中药熏洗组治疗前后大、小腿周径差差值高于对照组(均 P<0.05)；熏洗组治愈率为 41.7%(10/24)，优于对照组 12.5%(3/24)(P<0.05)。滕腾等将 78 例急性下肢 DVT 患者随机分为两组各 39 例，对照组予注射低分子肝素抗凝及口服华法林，治疗组联合四妙勇安汤加味

(银花、玄参、当归、甘草等)内服。经治 2 周,治疗组的总有效率为 97.4%(38/39),高于对照组 84.6%(33/39)。

程亚锋等采用化瘀通脉灵汤(丹参、郁金、桂枝、桃仁、红花等)防治人工髋关节置换术后 DVT 形成,对照组用低分子肝素抗凝,两组均连续用药至术后 14 d。结果,实验组 70 例发生 DVT 4 例(5.7%),对照组 70 例发生 DVT 6 例(8.6%),两组比较,差异无统计学意义($P>0.05$)。郭珈宜等将 106 例行髋部大手术患者随机分为试验组和对照组各 53 例,均口服利伐沙班,试验组同时口服活血灵汤(当归、柴胡、续断、红花、牛膝、赤芍药等),治疗均由术后第 2 d 持续至术后第 14 d。结果,试验组术后并发下肢 DVT 3 例,对照组并发下肢 DVT 4 例,组间比较,差异无统计学意义($P>0.05$)。余芳等将 80 例行手术治疗的髋部周围骨折患者随机分为两组各 40 例,对照组术后 8 h 开始口服 10 mg 利伐沙班,1 次/d,观察组予 10 mg 利伐沙班联合补阳还五汤(红花、黄芪、地龙、桃仁、赤芍药、川芎等)内服。结果,两组治疗后第 2、15 d 各血液流变学指标均较治疗前有所改善,且观察组各血液流变学指标在治疗后各时段较对照组改善明显($P<0.05$);观察组在治疗后各时段 D-D 水平、患肢周径及肿胀率均较对照组低(均 $P<0.05$)。朱一飞等将 80 例股骨粗隆骨折需行手术治疗的患者随机分为两组各 40 例,术后对照组使用低分子肝素钙 4100AXaIU 皮下注射 1 次/12 h,观察组在此基础上加服血府逐瘀丸(桃仁、红花、当归、生地黄、牛膝、枳壳等)。经治 7 d,观察组 DVT 发生率为 5%(2/40),优于对照组 12.5%(5/40)($P<0.05$)。

简功辉等选取 45 只新西兰大白兔,27 只采用股静脉钳夹法建造血栓模型,分为消栓饮组(A 组)、低分子肝素钠组(B 组)、模型组(C 组),余下 18 只分为假手术组(D 组)及空白组(E 组)各 9 只。通过人兔等效剂量换算,得出 A 组大兔消栓饮(黄芪、丹参、大腹皮、白芍药、归尾等)灌胃量为 9.9 $g\cdot kg^{-1}\cdot d^{-1}$,2 次/d,B 组予腹腔皮下注射低分子肝素钠 40IU(kg/次),1 次/d,C、D、E 组以等剂量 0.9%氯化钠灌胃。各组于第 1、3、7 d 第 2 次灌胃 4 h 后每次随机取 3 只大兔进行股静脉取样及腹主动脉采血。结果,与假手术组比较,消栓饮组、低分子肝素钠组、模型组血清 NF-κB 含量、静脉壁 NF-κB p65 mRNA 减低,IKBa mRNA 增加($P<0.01$);与模型组比,消栓饮组、低分子肝素钠组血清 NF-κB 含量、静脉壁 NF-κB p65 mRNA 减低,IKBa mRNA 增加($P<0.01$)。张波等将 60 只 SD 大鼠随机分为空白组、模型组、阳性药物对照组、消栓通络饮组各 15 只,除空白组外,其余 3 组大鼠均参考文献建立 DVT 模型(39 只复制成功)。阳性药物对照组采用低分子肝素钙 366.43IU kg/d 皮下注射,消栓通络饮组采用消栓通络饮(黄芪、当归、丹参、川芎、赤芍药等)药液(24.36 $g\cdot kg^{-1}\cdot d^{-1}$)灌胃,空白组、模型组以等体积蒸馏水灌胃,治疗从造模前 7 d 至造模后 7 d 共 14 d。治疗后取各组大鼠腹腔血液检查凝血指标,取股静脉血栓、测量血栓干湿质量。结果,与空白组比较,模型组 APTT、PT、TT 均不同程度降低,FIB、d-dimer 升高($P<0.05$);与模型组比较,阳性药物对照,消栓通络饮两组 APTT、PT、TT 有所回升,FIB、d-dimer 均降低,血栓干质量均显著降低(均 $P<0.05$);与阳性药物对照组比较,消栓通络饮组 FIB、d-dimer 均低于阳性对照组(均 $P<0.05$)。

(撰稿:陈红风 周悦　审阅:秦国政)

【糖尿病足的治疗及实验研究】

谢佳楠将 82 例糖尿病足(DF)溃疡患者随机分为两组各 41 例,均予基础治疗,换药 1 次/1～2 d,治疗组采用生肌橡皮膏(当归、甘草、白芷、紫草、血竭、轻粉)外敷,对照组采用无菌凡士林纱布外敷。经治 4 周,治疗组总有效率为 90.2%(37/41)优于对照组 78.1%(32/41)($P<0.05$);治疗组创面愈合率(53.44±12.19%)高于对照组(42.59±13.11%)($P<0.01$)。刘惠洁将 160 例阳虚血瘀型 DF 患者分为 3 组,A 组 55 例在常规治疗基础上加服归龙汤(赤芍药、路路通、银杏叶、地龙、当归尾、桂枝等),

B组55例加用西药依帕司他片,C组50例采用归龙汤联合西药治疗。经治3月,C组总有效率味98.0%(49/50)高于A组81.8%(45/55)、B组83.6%(46/55)(均 $P<0.05$);C组全血高切黏度(HBV)、全血低切黏度(LBV)、血浆黏度(PV)、全血还原黏度(WBRV)、红细胞压积(HCT)均低于A、B组(均 $P<0.05$);C组可溶性血管内皮细胞蛋白C受体(sEPCR)、血管性血友病因子(vWF)均低于A、B组(均 $P<0.05$)。何伟将60例DF患者随机分为两组各30例,均予西医基础治疗,治疗组加服糖足方冲剂(茵陈、泽兰、金银花、垂盆草、重楼)联合负压封闭引流术(VSD)治疗,对照组予安慰剂联合VSD治疗。经治4周,两组患者的溃疡面积均较治疗前缩小(均 $P<0.05$);治疗组空腹血糖(FPG)、餐后2h血糖(2hPG)、糖化血红蛋白(HbA_1C)、超敏C反应蛋白(hs-CRP)、TNF-α水平均较治疗前降低(均 $P<0.05$),且治疗组较对照组降低更明显($P<0.05$)。彭皓将40例DF患者随机分为两组各20例,对照组采用常规西医方法治疗,观察组在此基础上联合应用中医清热解毒活血通络法,包括口服清热解毒活血通络方(大黄、蜈蚣、全蝎、地龙、牛膝、紫花地丁等)及药物浸泡(苦参、黄柏、大黄、络石藤、忍冬藤、鸡血藤等),水煎汁3000ml,1剂/d,30min/次。经治3个月,观察组有效率为90.0%(18/20),优于对照组75.0%(15/20)($P<0.05$);观察组治疗后疮面面积低于对照组($P<0.05$)。

郗玉玲等采用腹腔注射链脲佐菌素(STZ)加足部薄铁片固定法制备DF动物模型,随机分为中药煎剂高剂量(原液)组、中剂量组(1∶1稀释液)、低剂量组(1∶2稀释液)、二甲双胍($100\ mg\cdot kg^{-1}\cdot d^{-1}$)组和模型对照组,每组10只。中药煎剂组(黄芪、四季青、赤芍药、三七、蜈蚣、血竭等)按上述浓度煎剂浸泡左后足30min,二甲双胍组予二甲双胍灌胃,1次/d;模型对照组大鼠以等量蒸馏水浸泡30min,1次/d,给药3周。结果,中药煎剂各剂量组、二甲双胍组大鼠下肢溃疡症状评分、饮水量及进食量、血糖水平均低于同期模型对照组(均 $P<0.05$);中药煎剂中、高剂量组,二甲双胍组均低于中药煎剂低剂量组(均 $P<0.05$);各给药组大鼠全血黏度高、中、低切及红细胞聚集数均显著低于模型对照组(均 $P<0.05$);各给药组大鼠血清VEGF水平均高于模型对照组(均 $P<0.05$),模型对照组、中药煎剂低、中剂量组及二甲双胍组均低于中药煎剂高剂量组(均 $P<0.05$)。杨元庆选用Wistat大鼠,采用腹腔注射STZ诱导及行足部手术的方式制作DF足大鼠模型,随机法分为针刺组(采用“调理脾胃针法”加减进行针刺,取曲池、合谷、血海、足三里、丰隆、阴陵泉等,$30\ min\cdot 次^{-1}\cdot d^{-1}$,5次/周)10只、模型组10只,并取10只健康大鼠作为空白组。结果,与模型组比较,针刺组空腹血清胰岛素(FINS)含量下降($P<0.01$);TC、TG、LDL-C、全血黏度水平降低,HDL-C水平升高($P<0.01$);针刺组DF大鼠创面愈合快、PT、TT、APTT相对延长,NO、6-K-$PGF_{1\alpha}$含量增加,ET、TXB_2下降($P<0.01$)。何雄文等在STZ腹腔注射法建立糖尿病模型的基础上,通过液氮棉签法建立DF足大鼠模型。将60只大鼠随机分为模型对照组、外周血干细胞组、活血生肌汤+外周血干细胞组,20只/组。经治30d,与模型对照组对比,活血生肌汤+外周血干细胞组血清VEGF水平、溃疡局部组织中VEGF mRNA表达增加($P<0.01$);与外周血干细胞组对比,活血生肌汤+外周血干细胞组血清VEGF水平增加($P<0.05$)、溃疡局部组织VEGF mRNA表达增加($P<0.01$);外周血干细胞组较模型对照组的CD_{34}、CD_{38}表达升高($P<0.05$),活血生肌汤+外周血干细胞组较外周血干细胞组的CD_{34}、CD_{44}、CD_{38}表达升高($P<0.05$);活血生肌汤+外周血干细胞组较外周血干细胞组的溃疡面的长径、短径均缩小($P<0.01$)。

金彩云等总结谢春光治疗0级DF的经验。以寒凝、脉阻为辨证要点,主张以温经通络、祛瘀止痛为基本治则,采用足浴方(透骨草、川椒、艾叶、木瓜、苏木、红花等)直接针对糖尿病足血脉瘀阻的病机治疗。李菲等总结张朝晖的治疗经验。以卫气营血理论为主辨治DF,认为其病机之本在于营卫气血不和，其标为痰浊瘀，治疗当围绕卫气营血理论，并依其伴随血瘀、血虚等证而方取桂枝汤、四物汤、补阳还五汤、血府逐瘀汤等。

（撰稿：陈红风 仲芫沅 审阅：秦国政）

［附］ 参考文献

B

白冬洁，白彦萍.白彦萍治疗痤疮经验[J].湖南中医杂志，2018，34(6)：42

C

曹榕娟，邱晓虎，蓝先金.棉花灸疗法治疗带状疱疹临床观察[J].福建中医药，2018，49(3)：20

陈辉，喻玉，向未，等.肖国辉教授中西医结合治疗急性胰腺炎经验总结[J].中国中医急症，2018，27(3)：533

陈佳，郭敏，周黎旸，等.野菊花提取物对小鼠湿疹模型 Th_1/Th_2 免疫功能的影响[J].中成药，2018，40(2)：440

陈魁，史吏，潘浩，等.低分子肝素联合血栓通治疗下肢深静脉血栓形成疗效分析[J].新中医，2018，50(8)：53

陈雁，黄融琪，许阿亮.二蛇汤联合中药冰敷疗法治疗痤疮的临床研究[J].黑龙江中医药，2018，47(1)：25

陈海东，龚旭初，陶菊，等.蝮蛇解毒汤联合红光治疗蝮蛇咬伤伤肢肿胀临床研究[J].中国中医药信息杂志，2018，25(6)：26

陈惠娟，洪文，成林平，等.带痛方治疗带状疱疹后遗神经痛临床观察[J].新中医，2018，50(8)：164

陈建林，陈锦锋，韩宇斌，等.柴胡疏肝散对 ERCP 术后胆总管结石患者胆汁成分的影响[J].新中医，2018，50(1)：98

陈树山，李春耕.清化肛宁汤治疗低位肛周脓肿未成脓期临床观察[J].中国中医急症，2018，27(1)：145

陈相宜，吴承艳.吴承艳治疗湿疹经验[J].中国中医基础医学杂志，2018，24(5)：693

陈膺仲，宫小勇，郑伟.前列化浊丸对慢性非细菌性前列腺炎大鼠的干预机制研究[J].安徽中医药大学学报，2018，37(3)：71

谌建平，朱忠，章敏，等.苦参汤坐浴联合青鹏软膏外用治疗慢性肛周湿疹 40 例临床报道[J].时珍国医国药，2018，29(2)：379

程亚锋.化瘀通脉灵汤预防人工全髋关节置换术后深静脉血栓形成临床研究[J].实用中医药杂志，2018，34(5)：528

D

代恒恒，李海松，王继升.李曰庆教授辨证治疗慢性附睾炎经验[J].现代中医临床，2018，25(3)：15

戴奇明，徐节坤.内服四妙散加味联合外用活血生肌膏治疗下肢丹毒的临床疗效观察[J].中国中医药科技，2018，25(4)：567

戴媛媛.银屑病患者辨证治疗效果及对血清 t-IgE、ECP 的变化研究[J].中国中医药现代远程教育，2018，16(2)：101

丁雅卿，董青军，林晖，等.顾氏外科特色多切口分段拖线疗法治疗低位复杂性肛瘘的多中心临床研究[J].西部中医药，2018，31(5)：4

董彬武，彭建新，郑志鹏，等.蔡炳勤分期辨治重症急性胰腺炎经验[J].广州中医药大学学报，2018，35(4)：730

段艳琼.复方甘草酸苷联合雷公藤多甙片治疗寻常型银屑病的临床观察[J].北方药学，2018，15(3)：140

F

范慧婕，陆梓雯，文凤，等.荆芥连翘汤对慢性湿疹小鼠的抗炎及免疫调节作用[J].辽宁中医杂志，2018，45(4)：854

傅燕华.三黄止痒搽剂联合耳背静脉放血治疗轻度痤疮疗效观察[J].山东中医杂志，2018，37(5)：371

G

高岩，姚杰，付晓华.活血散瘀汤合阿昔洛韦治疗带状疱疹后遗神经痛疗效观察[J].现代中西医结合杂志，2018，27(15)：1658

葛一漫，胡一梅，王毅，等.基于 H1R、PAR-2/TRPV1 痒信号通路探讨马齿苋对急性湿疹的干预作用[J].中国免疫学杂志，2018，34(2)：210

耿兢.大黄芒硝汤保留灌肠联合中医定向透药预防重症胰腺炎并发下肢深静脉血栓疗效评价[J].四川中医，2018，36(8)：92

顾锡冬，韩淼，陈晓洁，等.手法通乳联合中药治疗郁滞期急性乳腺炎疗效观察[J].辽宁中医药大学学报，2018，20(9)：124

郭珈宜，范仪铭，崔宏勋，等.平乐正骨活血灵方联合低剂量利伐沙班预防髋部大手术下肢深静脉血栓的临床观察[J].中国中医骨伤科杂志，2018，26(3)：17

郭新荣，孟菊星，马小卫，等.针药结合对乳腺增生模型大鼠血清 E_2、P 及 ERα、PR 的影响[J].辽宁中医杂志，2018，45(10)：2214

H

韩远峰，孙桂红，徐志刚，等.益气活血方结合黄连膏外敷加速痔术后创面愈合的临床研究[J].广州中医药大学学报，2018，35(5)：819

何飞，吕延伟，李大勇，等.清热凉血化瘀法配合外用熏蒸对血栓闭塞性脉管炎患者氧化应激及 t-PA 影响[J].辽宁中医药大学学报，2018，20(2)：118

何伟，柳国斌.糖足方联合 VSD 治疗糖尿病足溃疡的临床观察[J].上海中医药大学，2018，32(5)：24

何雄文，牛美兰.活血生肌汤联合外周血干细胞移植干预大鼠糖尿病足溃疡模型的研究[J].中医研究，2018，31(5)：67

侯明，王迎春.湿疹中医辨证施治临床疗效研究[J].辽宁中医杂志，2018，45(3)：557

侯绍伟，王红梅.边天羽治疗银屑病经验撷菁[J].辽宁中医杂志，2018，45(1)：34

黄丽霞，田静，于萍.双花湿热清治疗亚急性手足部湿疹的疗效观察[J].中国中医急症，2018，27(3)：502

回雪颖，郭伟光，滕林，等.大黄蛰虫丸对大鼠深静脉血栓形成模型 TNOS、iNOS 及超微结构的影响[J].中医药信息，2018，35(2)：47

J

贾伟路，翟淑萍，王永亮，等.双柏散外敷治疗轻型急性胰腺炎的疗效观察[J].广州中医药大学学报，2018，35(6)：997

简功辉，陈俊龙，黄永松，等.消栓饮对创伤性深静脉血栓兔核因子 NF-κB 的影响[J].中国中医急症，2018，27(6)：967

姜华，梁靖华.加味补中益气汤治疗Ⅲ度大鼠内痔分子生物学作用机制分析[J].四川中医，2018，36(7)：74

姜胜攀，谭一清，郑石林，等.运用磁共振 Bold-fMRI、DWI 及 DTI 成像技术探索兔严重烧伤早期脑组织损伤的神经机制[J].临床和实验医学杂志，2018，17(19)：2061

金彩云，张恒，龚光明，等.谢春光自拟足浴方防止 0 级糖尿病足经验初探[J].中医外治杂志，2018，27(3)：63

金佳佳，陈建华，季晓亮，等.蒲公英多糖穴位离子导入对急性乳腺炎大鼠炎性因子的改善作用[J].中国中医急症，2018，27(9)：1556

K

孔凡俊.中药敷脐治疗良性前列腺增生症的临床观察[J].中医临床研究，2018，10(23)：57

L

雷鸣，李伟宁，姚斌，等.龙胆泻肝汤加减对寻常型银屑病患者 p38 MAPK/IL-17 信号通路的影响[J].中国中医基础医学杂志，2018，24(1)：83

李菲，徐强，张朝晖.张朝晖以卫气营血理论为主辨治糖尿病足经验[J].上海中医药杂志，2018，52(9)：26

李峰，高春芳，张玲琳，等."药—膜"结合治疗轻中度寻常痤疮的临床研究[J].时珍国医国药，2018，29(2)：377

李强，张永莉.奥曲肽联合柴胡承气汤治疗急性胰腺炎 52 例[J].西部中医药，2018，31(8)：1

李政.阳和汤联合纤维乳管镜治疗浆细胞性乳腺炎疗效观察[J].中医学报，2018，33(6)：1128

李彩乔，朱少华.雄青散外用治疗带状疱疹疗效观察[J].西部中医药，2018，31(3)：94

李刚琴，何映.从"风胜湿"论治湿蕴下焦型前列腺增生[J].江西中医药，2018，49(4)：43

李世强，侯建平，智静涛，等.益肾通方联合坦索罗辛治疗肾虚血瘀型良性前列腺增生伴勃起功能障碍疗效观察[J].现代中西医结合杂志，2018，27(27)：3000

李思琪，俞若熙，姜厚望，等.痤疮的从湿热体质论治

[J].世界中医药,2018,13(1):236

李泰标,张芸,谢洪武.热敏灸联合盐酸坦索罗辛缓释胶囊治疗慢性前列腺炎临床观察及对血液流变影响[J].中华中医药杂志,2018,33(12):5694

李宪锐,商建伟,张耀圣,等.从任脉论治前列腺增生症临床经验[J].环球中医药,2018,11(2):258

李志家,黄求整,胡一迪.癃闭舒胶囊联合中药穴位贴敷治疗良性前列腺增生症临床研究[J].新中医,2018,50(11):174

李中平,谌莉媚,屈婷婷,等.活血散瘀汤联合火针治疗带状疱疹后遗神经痛临床观察[J].中国民族民间医药,2018,27(6):86

林晶,李友山,张凡帆,等.庞鹤教授运用虫类药治疗下肢深静脉血栓经验总结[J].现代中医临床,2018,25(4):36

刘波,高海燕.自拟中药方联合常规疗法治疗带状疱疹临床疗效观察[J].四川中医,2018,36(3):166

刘馨,赵思俊,王春芳,等.中药肾精子对大鼠前列腺增生模型的影响研究[J].山西中医,2018,34(6):53

刘惠洁.归龙汤联合西药治疗糖尿病足对患者血液流变学及血管内皮细胞功能的影响[J].新中医,2018,50(3):84

刘太阳,李杰,沈雁冰,等.阳和三棱汤治疗前列腺增生症疗效研究[J].陕西中医,2018,39(12):1712

刘越军,高建根,孙英杰.内外合治法治疗肛周脓肿初期的疗效观察[J].中国中医急症,2018,27(1):133

卢薪竹,田静.痤疮肝胆湿热证的中医治疗和机理初探[J].江西中医药,2018,49(9):13

陆南山,邓柏杨,周涛.中药熏洗辅助治疗下肢深静脉血栓的疗效及对血液流变学和血流动力学的影响[J].现代中西医结合杂志,2018,27(22):2431

罗茜,彭旭玲,胡周静.湿疹Ⅰ号方对湿热蕴结型急性湿疹 COX_{-2} mRNA 表达的影响[J].四川中医,2018,36(1):159

罗献英.从痰湿瘀阻论治难治性痤疮[J].湖南中医杂志,2018,34(3):46

M

马建斌.生肌膏对深Ⅱ度烧伤创面愈合后期的临床疗效观察[J].天津中医药,2018,35(12):908

马秀云.封闭式负压吸引技术在烧伤及慢性创面中的效果探讨[J].中外医疗,2018,12(28):65

门燕荣.中西医结合早期治疗重症急性胰腺炎 30 例疗效观察[J].河北中医,2018,40(1):83

米宜静,米柏岳.解毒化瘀汤治疗寻常型银屑病(血瘀热结证)临床效果及对血清中 TNF-α、CRP、IL-8 的影响[J].中国中西医结合皮肤性病学杂志,2018,17(1):15

苗同国,刘琼,王建民,等.加味锦红汤改善重症急性胰腺炎大鼠胰腺损伤作用机制探讨[J].辽宁中医药大学学报,2018,20(8):40

N

聂佳欣,李松莲,周媛,等.刘丽芳治疗乳头溢液经验[J].湖南中医杂志,2018,34(10):39

P

潘以丰,蔡海荣,陈锦锋,等.通腑泄热、行气活血法治疗重症急性胰腺炎的疗效观察[J].中国中医急症,2018,27(5):895

彭皓.探讨清热解毒活血通络法治疗糖尿病足的临床效果[J].新中医,2018,6(6):11

彭艳群.疮疡灵散联合负压创面技术治疗褥疮的临床观察[J].中医临床研究,2018,10(6):89

朴勇洙,王波,苏萌,等.国医大师卢芳运用抑免汤治疗湿热血瘀型银屑病经验[J].浙江中医药大学学报,2018,42(7):516

Q

秦涛,赵婵.龙胆泻肝汤联合常规抗病毒治疗伴中重度抑郁带状疱疹[J].吉林中医药,2018,38(7):801

邱四君,马珂,邓静,等.解发良教授辨治顽固性银屑病经验[J].湖南中医药大学学报,2018,38(4):427

S

沙前坤,刘富春,陈瑾,等.虎黄烧伤搽剂联合抗生素治疗深Ⅱ度烧伤的疗效评价[J].中国医学创新,2018,15(29):45

沈静,贺友建,庄美容.中医三联疗法治疗哺乳期乳腺炎(郁滞期)的临床疗效观察[J].时珍国医国药,2018,29(10):2431

宋红霞,薛晓东.消银汤对银屑病样模型小鼠 TNF-α 及

IL-10 的影响[J].西部中医药,2018, 31(1):16

T

汤建军,林晶晶,韩小乐,等.黄芩苷对急性胰腺炎大鼠胰腺细胞自噬及 Akt/mTOR 通路的影响[J].中国中医急症,2018, 27(5):858

陶颖娜,万华,仲姗姗,等.乳痈方调节乳腺菌群治疗哺乳期乳腺炎的临床研究[J].上海中医药杂志,2018, 52(5):46

滕腾,陆姿赢,王晓栋,等.四妙勇安汤联合抗凝治疗急性下肢深静脉血栓形成 39 例疗效观察[J].浙江中医杂志,2018, 53(9):691

W

汪永坚,王舒洁,陈晓洁.扶阳罐循经温刮干预郁滞期乳痈疗效观察[J].上海针灸杂志,2018, 37(10):1165

王爽,张亚英,李亚珍,等.乳腺疏导推拿配合中药外敷治疗哺乳期急性乳腺炎的疗效观察[J].中国妇幼保健,2018, 33(6):1216

王伟.活血解毒丸联合阿莫西林分散片对急性乳腺炎的疗效及对淋巴细胞、炎症因子水平的影响[J].药物评价研究,2018, 41(6):1082

王春城,唐宇菲,张玥,等.硫辛酸对烧伤家兔炎症介质和氧化应激的影响[J].中国临床药理学杂志,2018, 34(21):2526

王国政,方捷,邹永平,等.通癃软结汤治疗良性前列腺增生症效果及对前列腺功能和血清 EGF、PSA、PGE_2 水平的影响[J].四川中医,2018, 36(5):117

王建勋.黄连解毒汤水煎液坐浴联合金玄痔科熏洗散对肛周脓肿术后患者创面愈合及生活质量的影响[J].亚太传统医药,2018, 14(6):181

王世霞,唐孝良,王亚儒,等.银蒲红酱汤熏洗治疗肛周脓肿术后合并糖尿病疗效观察[J].四川中医,2018, 36(3):144

王双双,孙淑娜,张万里,等.清热消痤汤配合挑治放血拔罐治疗痤疮 60 例总结[J].湖南中医杂志,2018, 34(10):13

王永慧,王思农,肖静秋,等.藏药二十五味儿茶凝胶对大鼠慢性湿疹模型 LTB-4、LTC-4 因子的影响[J].中国皮肤性病学杂志,2018, 32(5):568

吴熙,陈高,陈泽.消炎利胆汤治疗急性梗阻性化脓性胆管炎的疗效及对肝功能和炎症因子的影响[J].中医药信息,2018, 35(1):98

吴晶晶,陈红风.陈红风以“切扩—拖线—熏洗—垫棉”四联外治法为主辨治复杂性粉刺性乳痈经验[J].上海中医药杂志,2018, 52(6):21

吴明芳,张俊,利跑.大承气汤辨证加味联合小肠减压管治疗小肠梗阻的疗效及对肠黏膜屏障功能和肠道功能的影响[J].四川中医,2018, 36(7):108

X

郗玉玲,王涛,邓智建.自拟中药煎剂对糖尿病足模型大鼠的影响[J].中医药信息,2018, 35(5):18

席明健,吕红莉,翟艳萍,等.加味逍遥散结合叩刺拔罐治疗成年女性痤疮的临床观察[J].上海中医药大学学报,2018, 32(3):47

夏宏鹏,李鑫,姜巍.自拟中药汤剂联合湿润烧伤膏治疗烧伤残余创面临床疗效分析[J].中国烧伤创疡杂志,2018, 30(4):252

夏露露,张琪,谭城.坎离方治疗“火炎土焦证”银屑病的临床观察[J].时珍国医国药,2018, 29(8):1897

肖康,江勋,胡爱民.胡爱民教授治疗痤疮临床经验[J].甘肃中医药大学学报,2018, 35(1):33

熊蓉,谌莉媚.枇杷清肺饮联合火针治疗寻常痤疮(肺经风热型)30 例[J].江西中医药大学学报,2018, 30(5):37

熊艳.通腑行气活血方内服外用对重症急性胰腺湿热毒蕴证的辨证治疗效果分析[J].辽宁中医杂志,2018, 45(5):1012

谢佳楠,邹晓玲.象皮生肌膏治疗糖尿病足溃疡 41 例临床观察[J].湖南中医杂志,2018, 34(6):60

谢龙炜,虞俊杰,黄崇根.切痂植皮联合 VSD 技术治疗烧伤患者的疗效及安全性分析[J].中国地方病防治杂志,2018, 33(6):712

谢兴龙.苦参方治疗肛门湿疡病 60 例[J].浙江中西医结合杂志,2018, 28(2):135

熊利红.通腑清胰方治疗急性胰腺炎临床观察及对胃肠功能的影响[J].四川中医,2018, 36(7):121

徐强,刘婷婷,王婉莹,等.护场理论指导下的如意金黄散加减酊剂箍围法对皮肤脓肿大鼠组织 CD_{68}、MPO 表达的影响[J].北京中医药大学学报,2018, 41(9):771

徐薇，庄田畋，刘杨，等.黄芪抗大鼠前列腺增生的实验研究[J].贵阳中医学院学报，2018，40(1)：18

徐碧红.中医综合治疗哺乳期急性乳腺炎早期30例的临床观察[J].中国中医急症，2018，27(9)：1623

徐杰男，阙华发，唐汉钧."祛瘀补虚煨脓长肉"外治疗法治疗下肢慢性溃疡临床研究[J].辽宁中医杂志，2018，45(9)：1882

Y

晏朝操.观察院内制剂"功劳烫伤膏"在治疗烧烫伤过程中的临床药效作用[J].名医，2018，(8)：11

杨元庆，李思，张智龙，等.针刺对2型糖尿病足大鼠血管内皮因子的影响[J].中华中医药杂志，2018，33(6)：2332

游旭军，李其信，傅伟，等.通癃启闭汤对良性前列腺增生症患者血清性激素水平及IPSS和IIEF-5评分的影响[J].广州中医药大学学报，2018，35(3)：402

于志国，姚雪靖，梁瑞阁，等.化瘀通络理论指导下中医综合疗法治疗带状疱疹后遗神经痛的临床研究[J].河北中医，2018，40(7)：1021

余芳，李志华，付霞丽，等.补阳还五汤联合利伐沙班预防髋部周围骨折术后深静脉血栓形成的疗效分析[J].四川中医，2018，36(2)：140

余杨，陈慧永，孙超.丹红注射液对早期下肢动脉硬化闭塞症患者C反应蛋白及同型半胱氨酸水平的影响[J].世界中医药，2018，13(4)：909

玉男.行气祛瘀止痛法治疗带状疱疹急性发作(气滞血瘀型)的疗效观察[J].中国中医急症，2018，27(1)：122

袁轶峰，傅显文，朱文雄，等.益气活血消癥方对良性前列腺增生大鼠细胞凋亡的影响[J].中国中医药信息杂志，2018，25(9)：52

Z

曾进，张磊.贺向东教授治疗肛周脓肿经验总结[J].陕西中医药大学学报，2018，41(4)：40

曾令先，陈润林，张令.灯草灸配合中药外敷治疗带状疱疹疗效观察[J].实用中医药杂志，2018，34(8)：995

张波，穆世民.消栓通络饮对深静脉血栓模型大鼠凝血指标及血栓干湿质量的影响[J].中国中医急症，2018，27(9)：1584

张芳，梁森.刺络放血联合维胺脂胶囊和红蓝光治疗中、重度痤疮34例疗效观察[J].湖南中医杂志，2018，34(5)：105

张娜.消银颗粒加减联合外用卡泊三醇治疗寻常型银屑病疗效评价[J].中医临床研究，2018，10(23)：116

张春和，李焱风，李曰庆.李曰庆教授基于肾虚血瘀论治良性前列腺增生症临证经验[J].现代中医临床，2018，25(3)：7

张春玉，沈芳，赖永贤，等."药-针-罐"序贯疗法治疗带状疱疹及预防后遗神经痛的临床研究[J].中国中医急症，2018，27(1)：74

张皎蓉.磨削痂法治疗深Ⅱ度烧伤创面的效果观察[J].中国药物与临床，2018，18(12)：2153

张军斌，孙淑娜，张晓杰.清热消痤汤配合外治法治疗寻常型痤疮临床观察[J].中国民族民间医药，2018，27(8)：87

张莉莉，彭建美.蒲鹿清消汤联合艾灸对产后早期急性乳腺炎患者红肿疼痛症状、血常规指标及血清IL-1α、IL-6、CRP水平的影响[J].中国中医急症，2018，27(10)：1726

张美光，阳纯兵，肖勇，等.负压封闭引流冲洗联合局部氧疗治疗深度烧伤创面的临床观察[J].中华损伤与修复杂志，2018，13(5)：336

张升涛，李春耕.清解消痈饮治疗未成脓期低位肛周脓肿的临床观察[J].中国中医急症，2018，27(4)：679

张万云.推拿结合针刺治疗急性乳腺炎的临床研究[J].中国中医急症，2018，27(9)：1580

张小花，武权生，申剑.周期疗法治疗乳腺增生病76例临床观察[J].甘肃中医药大学学报，2018，35(3)：60

张亚南，李欣，陈瑜，等.李斌教授从重镇潜阳治疗湿疹临床经验[J].中国中西医结合皮肤性病学杂志，2018，17(1)：72

张志君，郑德，汪庆明，等."肛痈方"内服外用促进高位肛周脓肿术后创面愈合50例临床研究[J].江苏中医药，2018，50(8)：41

赵占景，高章圈，刘冉.益肾生精汤治疗少弱精症所致不育症68例[J].河南中医，2018，38(1)：121

周青，高瑞松，刘慧英，等.麝香配伍乳香调节小鼠前列腺Claudins mRNA表达的实验研究[J].中国中西医结合杂志，2018，38(5)：564

周毅，徐苗苗，林祥，等.四逆散加味配合外敷消肿解毒膏治疗哺乳期急性乳腺炎的临床观察[J].中国中西医结合

杂志,2018, 38(11):1316

周丽波,潘友珍,郑振麟,等.糖果状复合敷料隧道式填塞治疗多间隙肛周脓肿术后创面的临床评价[J].河北中医药学报,2018, 33(4):23

朱晓铭,李亮,唐晓勇,等.茴香枳术汤对实验性大鼠粘连性肠梗阻血浆 IL-2、TNF-α 的影响[J].西部中医药,2018, 31(7):27

朱一飞,杨晶晶,钱天昱,等.中西医结合预防股骨粗隆骨折术后下肢深静脉血栓 40 例观察[J].浙江中医杂志,2018, 53(6):449

诸华健.如意金黄散联合伐昔洛韦治疗带状疱疹的临床研究[J].现代药物与临床,2018, 33(6):1502

（八）骨伤科

【概述】

2018年，中医骨伤科发表学术论文约2 000篇，内容涵盖基础实验研究、中西医结合治疗研究、中医临床研究及专家经验总结等方面。骨伤科常见疾病如桡骨远端骨折、骨性关节炎、颈椎病、胸腰椎压缩性骨折、腰椎间盘突出症是研究热点。

1. 基础研究

中药有效成分干预骨伤科疾病的疗效机制研究依然是基础研究的热点。王欢等利用通络止痛方的中药活性成分桂皮醛和白芍总苷干预滑膜成纤维细胞，研究固有免疫系统中TLR2和TLR4及其介导的信号通路的下游产物白介素1β(IL-1β)和基质金属蛋白酶在骨关节炎(OA)滑膜炎性反应中的表达及其相互关系。结果发现，桂皮醛和白芍总苷均可不同程度抑制炎症诱导滑膜成纤维细胞释放IL-1β、MMP-13，降低TLR2和TLR4基因表达；TLR2、TLR4、IL-1β、MMP-13之间均存在显著的正相关性。认为桂皮醛和白芍总苷具有通过调控固有免疫应答进程而抑制滑膜炎性反应的作用，明确了固有免疫效应网中不同环节元件的相关性，为中药有效成分作用靶点的探寻及未来防治OA有效方案的制定提供数据支持及新的思路。

针灸对骨伤科疾病疗效的机制研究。邹恩苗等通过不同配穴电针方式干预脊髓损伤大鼠，观察IL-1β、IL-6及IL-10表达变化，探讨电针在脊髓损伤修复过程中的作用机制。结果发现，术后第7 d对照组、夹脊电针组、督脉电针组的BBB评分均低于假手术组，夹脊电针组、督脉电针组的BBB评分均高于对照组；对照组、夹脊电针组、督脉电针组IL-1β、IL-6及IL-10mRNA的表达量均高于假手术组；夹脊电针组、督脉电针组IL-1β、IL-6mRNA的表达量均低于对照组；夹脊电针组、督脉电针组IL-10mRNA的表达量均高于对照组；夹脊电针组与督脉电针组IL-1β、IL-6及IL-10mRNA的表达差异无统计学意义。认为夹脊、督脉电针均可以改善大鼠脊髓损伤后下肢运动功能，降低IL-1β和IL-6的表达，增加IL-10的表达，抑制脊髓损伤后炎症反应。

万磊等以氨基葡萄糖作为对照组观察对比消瘀散对骨关节炎患者Th细胞因子、血小板活化因子(PAF)/血小板活化因子-乙酰水解酶(PAF-AH)、血栓素B_2(TXB_2)/6-酮-前列腺素$F_{1\alpha}$(6-keto-$PGF_{1\alpha}$)的影响。治疗8周，研究组显效率明显高于对照组，与对照组比较，研究组在降低关节刺痛、关节僵硬、皮下瘀斑、血瘀状态总积分方面优于对照组；与治疗前比较，研究组治疗后血沉、C反应蛋白、血小板、D-二聚体、纤维蛋白原、白细胞介素、IL-17、PAF、TXB_2明显降低，IL-4、IL-10、PAF-AH、6-keto-$PGF_{1\alpha}$明显升高。治疗后，与对照组比较，研究组PLT、FIB、IL-17、TXB_2降低，6-keto-$PGF_{1\alpha}$升高。认为消瘀散调节Th细胞因子动态平衡，从而抑制IL-1、IL-17表达，调节血栓素/前列腺素平衡，改善骨关节炎血瘀状态。

生物力学影响椎间盘病理改变的机制研究方面。展嘉文等通过研究持续压力对离体培养兔脊柱运动节段终板内血管内皮生长因子(VEGF)及β-catenin表达的影响探讨VEGF与椎间盘退变之间的分子作用机制。结果，在持续压力条件下椎体终板形态逐渐破坏，血管芽数量显著下降；免疫组化检测发现持续压力下培养1周后，终板内VEGF染色强度显著下降，培养 2 周时染色强度进一步降低；相反，持续压力上调了终板内 β-catenin 的表达，培养期间与对照组相比差异均有统计学意义；Western blot 检测发现持续压力同样引起 VEGF 显著下降，却上调了 β-catenin 的表达。认为持续压力导致离体培养兔脊柱运动节段内椎体终板血管芽数量减少、VEGF 表达下降、β-catenin 表达上调，持续压力可能是通过 Wnt/β-Catenin 信号通路调节椎体终板内 VEGF 表达。

2. 临床研究

中医骨伤学科在临床应用方面注重发挥中西医结合的优势。在膝骨关节炎临床研究方面，徐卫东等利用强筋壮骨方（淫羊藿、生地黄、秦艽、杜仲、丹参、牛膝等）联合硫酸氨基葡萄糖胶囊治疗膝骨性关节炎（KOA）患者，并观察临床疗效，探讨中药复方联合西药治疗 KOA 的疗效及安全性。将 90 例患者随机分为 3 组（A 组服用强筋壮骨方，B 组服用硫酸氨基葡萄糖胶囊，C 组以上 2 种药物联合服用）。疼痛较剧烈时，3 组患者均可加外用扶他林软膏，涂抹患处。1 个月为 1 个疗程，治疗 3 个疗程。结果，3 组治疗后 ESD、CRP 较治疗前显著下降，其中 C 组优于 A 组和 B 组；3 组治疗后的关节疼痛、关节压痛、关节肿胀、关节功能活动障碍、20 m 行走时间等方面均有显著差异，其中 C 组优于 A 组和 B 组。在临床疗效方面，C 组优于 A 组和 B 组。表明强筋壮骨方联合硫酸氨基葡萄糖胶囊治疗 KOA 疗效显著，值得临床推广应用。

中医骨伤学科临床注重运用药物内服与手法治疗的联合运用。在治疗肩周炎方面，陈达等将 128 例肩周炎寒湿痹阻证患者随机分为两组各 64 例，均采用手法整复治疗，对照组另予小活络丸内服，观察组另予加味葛根汤（芍药、鸡血藤、葛根、秦艽、附子、杜仲等）内服。经治 4 周，观察组总有效率为 95.0%（57/60），高于对照组 83.1%（49/59）（$P<0.05$）；两组治疗后疼痛分级指数（PRI）、视觉模拟评分法（VAS）、现在疼痛状况（PPI）评分及总分均较治疗前下降，且观察组均低于对照组（均 $P<0.05$）；两组 5 项肩关节功能评分及总分均较治疗前上升，且观察组均高于对照组（均 $P<0.01$）。两组中医证候积分均较治疗前下降，ASES 评分均较治疗前升高，观察组均优于对照组（均 $P<0.01$）。表明加味葛根汤联合手法整复治疗寒湿痹阻型肩周炎可以有效改善患者的肩关节功能，缓解疼痛，临床疗效显著。

3. 专家经验总结

针对中医骨伤科循证临床实践指南制定中存在的共性问题，刘军等在美国骨科医师协会治疗指南、英国国家卫生与临床优化研究所指南的基础上结合中华中医药学会骨伤科分会第一批中医临床诊疗指南终审会评审专家组的专家建议，由预测评估小组初筛出中医骨伤科循证临床实践指南制定问题的不同观点，将其编制成共性问题专家调查问卷，对国内骨伤科专家进行专家意见征询，形成专家共识意见。征集过程采用描述性统计分析方法对专家基本情况、专家意见集中程度及协调程度等进行分析。专家问卷调查共识意见推荐采用骨折辨证中的“三期辨证”；一致性较高的项目有：不同骨折的相同证型，建议采用相同的基础方、指南需要罗列疾病手术治疗的适应证和禁忌证、非手术治疗的适应证和禁忌证及临床疗效确切，但证据质量低的中医药疗法，指南可采用强推荐。故建议中医骨伤科循证临床实践指南应包含疾病的手术治疗内容，同时应对手术和非手术治疗的适应证和禁忌证等具体内容进行细化。本次问卷调查初步形成了专家共识，为后续中医骨伤科循证临床实践指南制定形成规范化、标准化的制作流程提供参考。

中医小夹板是中医骨伤科的传统特色诊疗技术工具，随着科学技术的发展小夹板也发生着巨大变化。孔博等总结前人关于小夹板作用机理的讨论及关于各种新型小夹板研发的文献，就如何进一步改良传统小夹板，改进其舒适性与匹配性，加强其在治疗方面的作用，规避现有的缺点，收集小夹板治疗骨折的循证医学证据，系统科学评价小夹板的疗效，为研发高效的中医小夹板提供一些参考和理论指导。

（撰稿：徐浩 施杞　审阅：王拥军）

【骨性关节炎的治疗及实验研究】

1. 基础研究

章海凤等研究热敏灸对膝骨性关节炎（KOA）兔模型 IL-1β、TNF-α、MMP-13 的影响，探讨热敏灸治疗 KOA 的作用机制。将 42 只雄性日本大耳兔随机分为空白组、模型组、假手术组（6 只/组）以及艾灸组（24 只）。空白组正常饲养，模型组与艾灸组采用木瓜蛋白酶注射膝关节建立 KOA 模型，假手术组采用腔内注射 0.9%氯化钠溶液模拟造模，强迫活动 30 min/d，造模 15 d。造模结束后，艾灸组艾灸犊鼻穴，40 min/次，1 次/d，共 14 d，根据兔艾灸过程中温度变化分为热敏灸组和非热敏灸组，两组各随机抽取 6 只；空白组、模型组、假手术组正常饲养，不予任何干预刺激。结果，与空白组相比，模型组、热敏灸组、非热敏灸组、假手术组 IL-1β、TNF-α、MMP-13 表达均升高（$P<0.05$，$P<0.01$）；与模型组相比，热敏灸组、非热敏灸组、假手术组其表达显著降低（$P<0.05$，$P<0.01$）；与非热敏灸组相比，热敏灸组表达明显偏低（$P<0.05$，$P<0.01$）。认为热敏灸能抑制 IL-1β、TNF-α、MMP-13 表达，减少炎症反应，缓解关节损害，这可能是热敏灸治疗 KOA 的效应机制之一。付勇等研究发现，热敏灸可以有效降低 KOA 家兔 MMP-13、iNOS 等的水平，减少炎性反应，保护软骨细胞，从而达到治疗 KOA 的目的。

李具宝等观察独活寄生汤（独活、桑寄生、杜仲、怀牛膝、细辛、秦艽等）血清对 KOA 退变软骨细胞 Aggrecan 和 Collagen X mRNA 表达的影响。截取膝关节置换术患者退变的软骨组织进行原代细胞培养，用 5%、10%、20%独活寄生汤含药血清干预软骨细胞，实时荧光定量 PCR 检测 mRNA 的表达差异。结果，与生理盐水血清组相比，独活寄生汤含药血清组软骨细胞 Aggrecan mRNA 显著上调，而 Collagen X mRNA 显著下调。表明独活寄生汤可能通过调节退变软骨组织的胶原及其蛋白多糖的表达而产生延缓 KOA 退变软骨组织的部分作用。

张婷婷等研究低强度脉冲超声与吡格列酮对骨关节炎（OA）软骨细胞的影响。结果表明，低强度脉冲超声组和吡格列酮组 OA 软骨细胞的 TNF-α、瘦素（LEP）、NO 水平与脂多糖（LPS）组比较，均显著下降，而 COL2 表达明显上升（$P<0.05$）。认为低强度脉冲超声与吡格列酮能参与 OA 软骨细胞的抗炎症、COL2 合成过程，起到 OA 软骨细胞的保护作用。

张栋等进行 KOA 的超声表现特点及其相关性研究。采集 123 例患者膝关节肌骨超声、X 线图像、Lysholm 膝关节功能评价量表。应用 Pearson 相关系数检验、t 检验及秩和检验分析肌骨超声表现与 Lysholm 评分、X 线表现的相关性。结果，相关性分析显示 Lysholm 功能障碍评分方面，膝关节积液深度与“下蹲”评分呈负相关（$r=-0.21$，$P=0.02$）；X 线表现方面，膝关节内侧间隙狭窄程度与半月板膨出程度呈正相关（$r=0.18$，$P=0.04$），与髌韧带止点炎症、髌下脂肪垫炎有相关性（$P<0.05$）。认为膝关节周围软组织炎症是 KOA 患者的主要病理表现，并与膝关节功能障碍、骨性结构病变具有显著相关性，通过影响膝关节功能、促进关节软骨破坏从而影响 KOA 的疾病进程。

宋奕等研究丹参酮ⅡA 对软骨细胞Ⅱ型胶原及 Wnt/β-catenin 信号通路的影响。结果，丹参酮ⅡA 能显著促进软骨细胞Ⅱ型胶原蛋白表达，而抑制 β-catenin 蛋白的表达，丹参酮ⅡA 可抑制 Wnt/β-catenin 信号通路，促进软骨细胞Ⅱ型胶原表达，延缓软骨细胞退变。

李媛等开展六味骨痹汤（淫羊藿、南五加皮、怀牛膝、龟甲、补骨脂、生甘草）对兔 OA 模型关节软骨形态、Ⅱ型胶原蛋白表达及 MMP-13、TNF-α、软骨寡聚基质蛋白（COMP）影响的研究。取 2～3 月龄清洁级新西兰兔 32 只，采用木瓜蛋白酶关节注射法建立兔 OA 模型，随机分为六味骨痹汤组、硫酸氨基葡萄糖(GS)组和模型组，另设正常组。前两组分别予六味骨痹汤 3.83 g・kg^{-1}・d^{-1}、硫酸氨基葡萄糖胶囊 77 mg・kg^{-1}・d^{-1}溶于生理盐水 10 ml 灌胃，模型组和正常组均予生理盐水(10 ml/d)灌胃。造模 6 周后采用 ELISA 检测血清及关节液中 MMP-13、TNF-α 及 COMP 的含量；按 Pelletier 原则对关节软骨大体形态评分、改良 Mankin's 法予组织形态学观察评分及免疫组化染色后对其Ⅱ型胶原蛋白表达情况进行观察评分。结果，与模型组相比，六味骨痹汤组血清和关节液中 MMP-13，TNF-α 及 COMP 含量降低($P<0.05$)；关节软骨 Pelletier 评分和改良 Mankin's 评分显著降低($P<0.05$)；Ⅱ型胶原蛋白表达有所增加($P<0.05$)。认为六味骨痹汤可促进兔 OA 模型软骨修复，其机制可能是通过降低兔血清和关节液中 MMP-13，TNF-α 等因子的含量抑制软骨破坏，从而提高Ⅱ型胶原蛋白的表达来发挥作用。

贾良良等基于"肾主骨"理论探讨 OA 软骨下骨重建失衡的病理机制。软骨下骨是关节的重要组成部分，在 OA 发病及疾病进展中发挥着重要的作用，以软骨下骨重建失衡为切入点，采用病证结合与以方测证的方法，探讨"肾藏精-生髓-主骨"的生理联系与"肾虚精亏-髓减-骨病"的病理联系，揭示了肾调控软骨下骨重建的作用机制，探索补肾药物治疗 OA 的潜在作用靶点，从而丰富"肾主骨"的科学内涵，为从"肾"论治 OA 提供科学的理论基础。

2. 临床研究

都帅刚等将 152 例 KOA 患者随机分为两组各 76 例，分别予传统针刀(脱落 4 例)和弧刃针刀(脱落 2 例)治疗，1 次/周，连续治疗 4 次。结果，弧刃针刀组总有效率为 97.3%(72/74)，优于传统针刀组 81.9%(59/72)；治疗后及随访 3 个月与治疗前比较，WOMAC 积分、JOA 积分以及实验室指标比较均有明显改善(均 $P<0.05$)，且弧刃针刀组改善优于传统针刀组($P<0.05$)。

陈璐等将 72 例 KOA 肝肾不足、痰瘀互阻证患者随机分为两组各 36 例，治疗组予尪痹片(熟地黄、生地黄、知母、淫羊藿、续断、狗脊等)内服，对照组予盐酸氨基葡萄糖胶囊治疗，12 周为 1 个疗程。结果，在治疗 4、12 周后 VAS 评分方面，两组与本组治疗前比较均有显著改善(均 $P<0.05$)；在治疗 12 周后 WOMAC 评分及中医证候学积分方面，两组与本组治疗前比较有均有显著改善(均 $P<0.05$)；观察期间，未出现不良反应。

陈元川等进行 KOA 膝痛分布及其与影像学特征的关系研究。提出了一种新方法 CKPM，以期能够更直接有效的描述膝痛。方法：通过观察 300 例患膝 KPM 疼痛类型和经筋病证类型的特点，并结合 X 线 K-L 分级、MRI 半定量评估(WORMS 法)以及 WOMAC 的临床症状描述法分析两者与这些指标间的相关性以及两者间的相关性，验证 CKPM 的有效性和可靠性的同时提出常见的 KPM 疼痛以及经筋分布类型。结果表明，膝痛 KPM 疼痛类型出现频率依次为混合性疼痛、复合性疼痛和单关节痛。经筋病证类型依次为两经筋病变、多经筋病和单经筋病变，KPM 疼痛类型与经筋病证类型呈一致性，与 KL 分级、WORMS 法以及 WOMAC 临床症情改变情况呈正相关。认为在膝骨关节炎中 CKPM 疼痛类型较复杂的或者说疼痛范围较大的其临床表现(包括临床症状和影像学表现)相对较重。CKPM 可以作为膝骨关节炎诊疗评估的有效的、可靠的一种手段。

方亮等将 75 例 KOA 肝肾亏虚证患者随机分为富血小板血浆关节腔注射联合补肾活血方(熟地黄、山药、山茱萸、枸杞子、炮附子、肉桂等)和单纯富血小板血浆关节腔注射治疗，比较两组患者 VAS 评分和 WOMAC 骨关节炎指数量表评分，疗程 12 周。结果，联合治疗组的膝关节疼痛 VAS 评分、WOMAC 骨关节炎指数量表评分均低于单纯关节腔注射组(均 $P<0.05$)。

唐荣阳等将 180 例初次行单侧膝关节置换术的 KOA 患者随机分为两组各 90 例，对照组术前 2 d 及术后口服塞来昔布，治疗组在此基础上口服身痛逐瘀汤(桃仁、当归、川芎、五灵脂、秦艽、香附等)；两组患者术中使用镇痛泵配合局部关节腔内注射鸡尾酒疗法镇痛，均治疗 30 d。结果，两组患者 VAS 评分：术后第 3、30 d 比较，差异无统计学意义($P>0.05$)；术后第 7、14 d 比较，差异有统计学意义($P<0.05$)。两组患者 ROM 评分：术后第 3 d 比较，差异无统计学意义($P>0.05$)；术后第 7、14、30 d 比较，差异有统计学意义($P<0.05$)。两组患者出院后 1 个月总体满意度、HSS 评分及 PSQI 评分比较，差异有统计学意义($P<0.05$)。

(撰稿：张霆　审阅：王拥军)

【颈椎病的治疗与研究】

骆政杰等总结陈朝明治疗经验，以“通督导气”为大法，以督脉论治，温阳为主，兼以益气、滋肾、化瘀、利湿为治疗大法。取穴以督脉穴为主，取百会、大椎、神道、至阳、颈夹脊穴以通阳固本、通经活络、行气化瘀。并将该病分为 4 个证型辨证论治：肝肾亏虚型、脾胃虚弱型、痰湿瘀阻型及气滞血瘀型，并配合整脊手法，包括颈椎、胸椎、腰椎 3 个部分，采用颈椎定位旋转扳法、胸椎对抗复位法和腰椎定位旋转扳法。

崔学军等对脊髓型颈椎病的中医证型规范与证候分布特征进行初步探讨，以期对今后进行更加深入的脊髓型颈椎病的理论研究及中医药诊疗临床提供实践依据与临床参考。通过德尔菲法制定“脊髓型颈椎病的中医四诊资料采集问卷”。采用临床流行病学现场调查的方法，对脊髓型颈椎病患者进行问卷调查，采用关联规则分析脊髓型颈椎病的证候分布规律，采用聚类分析法对脊髓型颈椎病的中医证素进行聚类，明确其证型特点。通过文献研究，共得出脊髓型颈椎病相关证素 17 条，分别是肝、脾、肾、心、筋骨、气虚、血虚、气滞、血瘀、风、寒、湿、痰、阴虚、阳虚、精亏；相关证候 340 条。筛选后选择相关性较高的 87 条建立了“脊髓型颈椎病中医四诊资料采集问卷”，通过统计学分析得到脊髓型颈椎病证候分布规律 18 条；通过聚类分析得出脊髓型颈椎病的中医证型可分为心脾两虚、肾阳亏虚及经脉闭阻三大类。

杜涛等观察动态调整手法治疗神经根型颈椎病的疗效。将 100 例神经根型颈椎病患者随机分成两组各 50 例，治疗组予动态调整手法治疗，对照组予常规推拿手法治疗，观察两组患者治疗前后的疼痛评分、颈椎活动度积分、叩顶试验、臂丛神经牵拉试验、椎间孔挤压试验情况。结果，研究组有效率为 96.0%(48/50)，优于对照组 90.0%(45/50)($P<0.05$)；研究组治疗后疼痛评分、颈椎活动度积分、叩顶试验、臂丛神经牵拉试验、椎间孔挤压试验阳性率均优于对照组(均 $P<0.05$)。

孙武权等评价应用颈椎特异性短杠杆微调手法治疗神经根型颈椎病的价值。将 120 例患者随机分期为 3 组各 40 例，宣教组通过健康教育指导患者纠正以往各种可能诱发颈椎病的不良习惯，长杠杆手法组按照《推拿学》中颈椎病推拿手法操作规范进行手法治疗，短杠杆手法组采用颈椎特异性短杠杆微调手法治疗，疗程 4 周。治疗结束后，颈椎功能障碍指数(NDI)比较：短杠杆手法组的 NDI 低于宣教组和长杠杆手法组，长杠杆手法组的 NDI 低于宣教组。3 组患者治疗前后 NDI 差值比较，差异有统计学意义；短杠杆手法组治疗前后 NDI 差值大于宣教组和长杠杆手法组，长杠杆手法组治疗前后 NDI 差值大于宣教组。治疗结束后成绩评分比较：短杠杆手法组和长杠杆手法组治疗结束后的治疗成绩评分均高于宣教组；短杠杆手法组和长杠杆手法组治疗结束后的治疗成绩评分比较，差异无统计学意义。治疗成绩评分差值比较：短杠杆手法组和长杠杆手法组治疗前后治疗成绩评分差值均大于宣教组；短杠杆手法组和长杠杆手法组治疗前后治疗成绩评分差值比较，差异无统计学意义。SF-36 评分比较：短杠杆手法组治疗结束后的 SF-36 评分高于宣教组和长杠杆手法组，长杠杆手法组治疗结束后的 SF-36 评分高于宣教组。3 组患者治疗前后 SF-36 评分差值比较，差异有统计学意义；短杠杆手法组和长杠杆手法组治疗前后 SF-36 评分差值均大于宣教组；短杠杆手法组和长杠杆手法组治疗前后 SF-36 评分差值比较，差异无统计学意义。短杠杆手法组的疗效费用比高于长杠杆手法组。颈椎特异性短杠杆微调手法治疗神经根型颈椎病，疗效优于单纯宣教和长杠杆手法，疗效费用比优于长杠杆手法治疗。

李义凯教授认为手法治疗颈椎病特别是神经根型颈椎病疗效确切，但学术界尚存在一些认识上的误区，使手法治疗颈椎病的一些基本问题尚未得到有效解决，有关手法的一些基本问题尚未得到科学、合理的阐释。正视手法应用所面临的一系列问题，对于手法治疗颈椎病，乃至对于整个推拿学科的顺利、健康发展非常必要。从手法应用的客观依据、手法操作的安全性、手法的作用机制和疗效评价几个方面对手法治疗颈椎病存在的问题必须进行深入分析和探讨。重视手法操作的安全性，在明确颈椎病具体病因和病理机制的基础上选择合适的手法，方能实现精细化的"辨病论治"。同时，开展科学、严谨的作用机制研究和疗效评价，将是今后努力的方向。

（撰稿：崔学军　审阅：王拥军）

【桡骨远端骨折的治疗与研究】

1. 手法复位

刘盼等将 65 例老年患者按骨折内固定研究协会(AO)分型分为 A 型组 35 例和 C 型组 30 例，均采用丙泊酚静脉麻醉无痛"一牵二折三尺偏"正骨手法复位和小夹板外固定治疗，具体操作：丙泊酚静脉麻醉，患者平伸患肢，助手握住患肢前臂上端，术者两掌夹患腕，牵拉 1 min，矫正骨折断端短缩移位，保持牵引下，将骨折远端和腕关节按骨折移位方向进行反折，矫正成角移位；继续维持牵引力，尺偏腕关节，以恢复桡骨的尺偏角。骨折复位满意后，维持牵引下，根据骨折类型用小夹板固定，夹板固定后嘱患者积极作指间关节、肩肘部活动，解除固定后作腕关节屈伸和前臂旋转等锻炼，6～18 个月后随访。结果，A 型组优良率为 94.3%(33/35)，优于 C 型组 80.0%(24/30)($P<0.05$)；A 型组一次复位成功率，复位后 1 d、3 d 的 VAS 疼痛评分及患手肿胀情况，复位后 3 个月 X 线片的掌倾角、尺偏角和桡骨短缩值优于 C 型组($P<0.05$)。表明"一牵二折三尺偏"无痛正骨手法复位治疗老年桡骨远端骨折，轻微力量牵引，复位瞬间完成，对 A 型、C 型桡骨远端骨折具有确切的疗效，但 A 型疗效更确切，值得推广应用。

金海兵等采用拔伸牵引法整复老年伸直型桡骨远端骨折 178 例，先以利多卡因气雾剂外喷皮肤麻醉，患者取仰卧位，近端助手双手握持前臂近端，远端助手握患者手指，做对抗维持牵引，持续 1 min，做牵拉拔伸动作，然后行分骨手法，纠正桡偏移位，再用端提或折顶提按手法纠正掌背侧成角移位。整复完成后用 4 块小夹板固定于掌屈尺偏位，指导患者行康复锻炼，整复优良率 91.0%(162/178)。

武庆生等采用三步整复法＋小夹板外固定治疗老年伸直型桡骨远端骨折 120 例，患者取坐位后分三步操作。第一步，助手双手握住前臂下端保持前臂旋前位，术者双手拇指握于骨折端背侧，余手指握于掌侧；第二步，术者拿住骨折断端后双手拇指向掌侧折压，使骨折端松动，向掌侧成角加大；第三步，术者手指向背侧顶起，同时将患肢腕关节掌屈至功能位。骨折复位后维持牵引，小夹板固定骨折。6 周后，拆除夹板，行腕关节功能锻炼。3～6 个月后随访，患者骨折愈合好，腕关节功能评分优良率为 97.5%(117/120)。

李跃等用指套悬吊牵引结合手法复位＋夹板外固定治疗 2 636 例新鲜闭合性桡骨远端骨折患者，取坐位或卧位，选择适中指套，一般设置为 2～4 kg，牵引时间 20～30 min，牵引方向与前臂纵轴夹角 30°～40°。后采用手法复位，手法整复后予小夹板固定，复位固定后 3 周内，每隔 2～3 d 行指套悬吊牵引 1～2 次，固定第 1 d 开始握拳功能锻炼。随访 12～18 个月后，腕关节功能评分优良率为 94.4%(2 488/2 636)。

2. 中药外敷

信金党等采用手法复位后小夹板外固定配合金黄膏(大黄、黄柏、姜黄、天南星、苍术、天花粉等)外敷2周治疗68例患者,对比未采用金黄膏外敷的对照组,在骨折愈合后拆除夹板固定,优良率两组差异无统计学意义,但在疼痛消退和消肿时间上,治疗组均显著优于对照组(均 $P<0.05$)。

叶穗强等将68例患者随机分为两组各39例,均采用手法复位后中立位小夹板治疗,观察组在此基础上加敷消活散(防风、白芷、儿茶、独活、羌活、骨碎补等),上述药物打粉后开水与蜂蜜混合后在患处外敷,以纱布包扎后以小夹板固定,换药1次/d。经治2个月,治疗组优良率94.9%(37/39),优于对照组79.5%(31/39)($P<0.05$),在疼痛及肿胀程度改善上,治疗组均显著优于对照组(均 $P<0.05$)。

陈燕梅等将120例患者随机分为两组各60例,对照组采用手法复位、小夹板固定治疗,观察组在此基础上加敷白药膏(黄凡士林、精熟石膏、黄芩、大黄、桐树油等),定期换药。经治30~45 d,观察组优良率为95.0%(57/60),明显高于对照组86.7%(52/60)($P<0.05$)。

严炜彦等将60例Colles骨折患者随机分为两组各30例,均接受手法复位及小夹板外固定,观察组在此基础上加用海桐皮汤外用(海桐皮、透骨草、伸筋草、乳香、没药、当归等),将骨折部位浸泡于药汁内,浸泡20 min,10 d为1个疗程。经治3个月,治疗组总有效率为96.7%(29/30),优于对照组83.3%(25/30)($P<0.05$);治疗组腕关节功能、掌倾角、尺偏角及桡骨缩短程度恢复更佳,且治疗组Ca、P、ALP、BGP、OPG升高更明显。

陈永华将56例桡骨远端Colles骨折患者随机分为两组各28例,均采用手法复位小夹板固定,观察组加用中药(细辛、川乌、草乌、鸡血藤、红花、川牛膝等)外敷,持续4周,3个月随访。结果,治疗组Gartland-Werley腕关节功能评分、骨折临床愈合时间、骨性愈合时间、完全康复疗效稳定时间均优于对照组($P<0.05$)。

3. 中药内服

孙军等将108例稳定性桡骨远端骨折患者随机分为两组各54例,均予手法整复、夹板外固定,常规组予碳酸钙D3片治疗,治疗组予丹参接骨胶囊(丹参、续断、土鳖虫、炒甜瓜子、自然铜、骨碎补等),服用1个月,随访1年。结果,两组总有效率差异无统计学意义,但治疗组在缩短骨折愈合时间、腕关节功能改善上显著优于常规组($P<0.05$)。

乔正茂将60例桡骨远端骨折患者随机分为两组各30例,对照组采用手法复位和小夹板固定治疗后,治疗后运用抗生素3~5 d,治疗组在其基础上加用骨折速愈汤(苏木、鸡血藤、续断、骨碎补、黄芪、延胡索等),服用8周,随访6个月。结果,治疗后两组掌倾角均小于治疗前(均 $P<0.01$),尺偏角大于治疗前($P<0.01$),且治疗组优于对照组($P<0.01$);两组VAS评分均少于治疗前(均 $P<0.01$),且治疗组低于对照组($P<0.01$)。

刘应开等采用桃红四物汤(生地黄、桃仁、丹参、当归、红花、桑枝等)联合手法复位及夹板外固定治疗48例桡骨远端骨折患者,对照组48例仅予手法复位和夹板外固定治疗,治疗14 d。结果,治疗组腕关节功能恢复优良率为91.7%(44/48),优于对照组75.0%(36/48)($P<0.05$);在缩短骨折愈合时间,降低复杂性区域疼痛综合征(CRPS)发生率,改善Cooney腕关节功能评分方面,观察组亦优于对照组($P<0.05$)。

靳京采用续筋活血汤(骨碎补、泽兰、自然铜、丹参、当归、生地黄等)联合手法复位及小夹板固定治疗32例桡骨远端骨折患者,与仅予手法复位后小夹板固定对照组进行比较。经治3个月,治疗组症状积分、腕关节患者自行评估量表(PRWE)、Gartland-Werley腕关节功能评分标准均优于对照组($P<0.05$),治疗组疼痛缓解时间、消肿时间、骨折愈合时间均较对照组改善明显($P<0.05$)。

方涬灏等将60例骨质疏松性桡骨远端骨折患

者随机分为两组各30例，均予手法复位石膏固定保守治疗，采用中医"正骨八法"相关手法，复位后根据不同骨折类型行相应石膏固定，固定4～6周；对照组加服钙尔奇D，治疗组加服复方杜仲健骨颗粒（杜仲、枸杞子、牡蛎、淫羊藿、三七、鸡血藤等），连续服用6个月。结果，治疗组骨密度水平显著升高，VAS评分、Gartland-Werley腕关节功能评分，以及骨折愈合时间均显著优于对照组（均$P<0.05$）。

张秀杰将120例患者随机分为两组各60例，均予传统正骨手法复位结合小夹板外固定，治疗组加用三七活血接骨胶囊（三七、红花、土鳖虫、骨碎补、血竭、自然铜等），对照组加用伤科接骨片，连续服用4周。结果，两组骨折愈合时间及第7、10、14 d肿胀评分以及第5、7 d疼痛比较，治疗组均优于对照组（均$P<0.05$）。

（撰稿：程少丹　审阅：王拥军）

【胸腰椎压缩性骨折的治疗及实验研究】

刘义辉等将90例骨质疏松症胸腰椎压缩性骨折（OTCF）患者随机分为两组各45例，均行皮椎体成形术治疗，治疗组在此基础上给予补肾活血汤（熟地黄、山药、山茱萸、附子、鹿衔草、肉苁蓉等），连续服用3个月。结果，两组治疗后患者疼痛症状、身体功能、社会适应能力、心理精神功能积分均比治疗前减少，且治疗组治疗后COQOL各项指标积分减少更显著（$P<0.05$）；与对照组比较，治疗组患者血清OPG水平显著高于对照组血清（$P<0.05$）；治疗组患者血清RANKL水平明显低于对照组（$P<0.05$）。

索生云等将80例老年骨质疏松性OTCF患者随机分为两组，常规组采用常规西药治疗，联合组在此基础上联合中药（乳香、当归、延胡索、雄黄、明矾、续断等）外敷内服。结果，联合组总有效率为92.5%（37/40），优于对照组77.5%（31/40）（$P<0.05$）；两组患者疼痛评分均较治疗前缓解，且联合组低于常规组（$P<0.05$）。

黄桂忠等将120例单纯性胸腰椎骨折致胃肠功能紊乱患者随机分为两组各60例，治疗组口服润肠丸（大黄、桃仁、枳实、厚朴、当归、槐花等），对照组予甲基硫酸新斯的明注射液穴位注射足三里，观察两组治疗后肠鸣音恢复时间、首次肛门排气时间、排便时间。结果，治疗组肠鸣音恢复时间、首次排气时间、首次排便时间短于对照组（$P<0.05$）；总有效率治疗组为91.7%（55/60），高于对照组73.3%（44/60）（$P<0.05$）。

陈文盛等探讨术前垫枕联合经皮椎体成形（PVP）治疗骨质疏松性OTCF的临床应用效果。将60例骨质疏松性OTCF患者随机分为两组各30例，对照组予PVP治疗，研究组术前垫枕联合PVP治疗，比较两组患者的临床疗效以及术前、术后的疼痛视觉模拟量表（VAS）评分、椎前缘高度压缩率。结果，研究组患者临床总有效率为96.7%（29/30），显著高于对照组76.7%（23/30）（$P<0.05$）；两组患者术后3、6个月的VAS评分显著低于术前，且研究组低于对照组（$P<0.05$），研究组患者椎前缘高度压缩率显著低于对照组（$P<0.05$）。

潘锰等将51例老年骨质疏松OTCF术后出现残留痛的患者随机分为两组，对照组25例采用塞来昔布胶囊治疗，观察组26例采用补阳还五汤（黄芪、当归尾、川芎、赤芍药、桃仁、红花等）配合针刺治疗，疗程5～7 d。结果，治疗3 d、1周后，两组VAS评分均较治疗前降低（均$P<0.05$），且治疗下降更明显（$P<0.05$）；治疗3 d、1周后，两组ODI评分均较治疗前升高（均$P<0.05$）；且观察组高于对照组（$P<0.05$）。

肌筋膜激痛点（MTrP）为骨骼肌上的一高度敏感点，机械刺激时可产生牵涉痛及局部抽搐反应，是气血凝滞的部位，按压、针刺或艾灸可起到行气活血止痛的作用。严定丰等采用激痛点浮针治疗骨质疏松性OTCF 50例，结果临床总有效率为96.0%（48/50）。

秦桂芳等观察仙灵骨葆胶囊（淫羊藿、补骨脂、川续断、生地黄等）对大鼠骨质疏松性骨折（OF）愈合过程中骨形态发生蛋白2（BMP-2）和血小板衍生生长因子(PDGF)表达的影响并探讨其机制。雄性SD大鼠96只,先将其中72只采用手术切除双侧睾丸的同时颈部皮下注射D-半乳糖(100 mg/kg)以建立大鼠骨质疏松模型,8周后再手术折断右侧股骨干中段制备骨质疏松性骨折模型,成模后随机分为模型组、睾酮组和干预组(各24只)。另24只不手术造模,设为假手术组对照。干预组给予仙灵骨葆胶囊(250 mg·kg^{-1}·d^{-1})灌胃治疗18周,睾酮组给予十一酸睾酮(2 mg·kg^{-1}·d^{-1})灌胃作为阳性对照,假手术组和模型组灌等量0.9%氯化钠注射液18周。分别于治疗第5、9、18周取大鼠静脉血采用酶联免疫吸附法测定大鼠静脉血PDGF、前列腺环素(PGI 2)和前列腺素E_2(PGE_2)含量,取骨痂和关节软骨组织采用免疫组织化学染色法分别检测大鼠BMP-2及基质金属蛋白酶抑制因子-1(TIMP-1)的表达,采用骨密度仪测量大鼠骨密度(BMD)。结果,仙灵骨葆在骨折初期(第5、9周)可上调PDGF、BMP-2和TIMP-1。作为骨成长因子,BMP-2增高可刺激和诱导间充质细胞在骨组织形成区的分化和增生,刺激成骨细胞分化增殖,加速骨重建以促进骨折愈合。

(撰稿:杨燕萍　审阅:王拥军)

【腰椎间盘突出症的治疗及实验研究】

夏炳江等通过对中医理论、文献、临床和基础研究等方面进行系统、深入研究,提出椎间盘退变性疾病的基本病机为"本虚标实,五脏虚损为本,痰浊瘀血为标"的观点。认为五脏虚损为其内在病理基础,五脏亏虚,气化无力,津液与血运行失常,聚而成痰、成瘀;而痰瘀内停,又可使经脉痹阻,因虚致实,因实致虚,虚实夹杂形成椎间盘退变性疾病本虚标实的病理过程。

徐洪等将152例腰椎间盘突出症(LDH)患者随机分为治疗组和对照组各76例,均采用椎间孔镜技术,治疗组联合口服强筋接骨胶囊(熟地黄、山药、山茱萸、续断、骨碎补、三七等)治疗,根据住院天数及术后7 d、1个月、6个月下肢疼痛VAS评分,以及治疗半年后改良MacNab疗效评定标准两项指标进行结果评定。结果,试验组较对照组在下肢疼痛评分明显降低,半年后改良MacNab评定标准优良率明显高于对照组(P<0.01)。

赖锦泉等对40例LDH需要手术且术后中医辨证属肝肾亏虚型的患者采用经皮椎间孔镜髓核摘除术,并在术后口服益督丸(杜仲、鹿角胶、菟丝子、川牛膝、续断等)1个月。结果,患者在术后7 d、1个月的VAS评分、JOA评分均优于治疗前(均P<0.05);治疗后1个月与治疗后7 d比较,差异有统计学意义(P<0.05);治疗后7 d及治疗后1个月总有效率分别为87.5%(35/40)、97.5%(39/40),两者差异有统计学意义(P<0.05);术后并发症明显缓解。

朱杰等采用强腰祛痛汤(炒白芍药、鸡血藤、生黄芪、炙黄芪、川桂枝、川牛膝等)、甲钴胺胶囊及塞来昔布胶囊治疗LDH经皮椎间孔镜髓核摘除术后残留神经症状患者43例,术后7 d开始口服药物,强腰祛痛汤连续服用2周为1个疗程,共治疗4个疗程;甲钴胺胶囊及塞来昔布胶囊连续服用1个月为1个疗程,共治疗2个疗程,总有效率为88.4%(38/43)。

陈光华等将90例LDH急性期患者随机分为两组各45例,对照组采用经皮髓核微创摘除术治疗,治疗组在此基础上加用补肾活血利水方(黑顺片、仙茅、巴戟天、牛膝、大血藤、路路通等)治疗,疗程2周。结果,两组治疗后腰部疼痛、步行困难、腰椎活动度及直腿抬高试验评分较治疗前均降低(均P<0.05),治疗组降低程度均大于对照组(均P<0.05);两组Oswestry功能障碍指数(ODI)及疼痛视觉模拟量表(VAS)评分较治疗前均降低(均P<0.05),治疗降低程度均大于对照组(均P<0.05);两组日本骨科协会评估治疗(JOA)评分较治疗前均升高(均P<0.05),治疗组升高程度大于对照组(P<0.05);治疗组总有效率为97.8%(44/45),高于对照组88.9%(40/45)(P<0.05)。

朱海滨等将80例患者随机分为两组各40例，手术组用经皮椎间孔镜治疗，手术联合针灸组用经皮椎间孔镜联合针灸（主穴：阿是穴、夹脊穴、承山、环跳、委中、肾俞）治疗。治疗10次为1个疗程，治疗2个疗程，疗程中间间隔1周。结果，结手术联合针灸组腰椎间盘突出症症状缓解率高于手术组（$P<0.05$），手术联合针灸组腰椎间盘突出症疼痛缓解时间、出院时间短于手术组（$P<0.05$），手术联合针灸组下肢疼痛、腰椎功能障碍、生命质量、JOA评分优于手术组（$P<0.05$），手术联合针灸组术后残余症状发生率低于手术组（$P<0.05$）。

张志红等将120例患者随机分为两组各60例，治疗组采用“三步九法”推拿治疗，对照组予常规针灸治疗。治疗20 d，治疗组总有效率为96.7%（58/60），显著高于对照组76.7%（46/60）（$P<0.05$）。

陈翔等将60例急性患者随机分为两组各30例，对照组采取西医常规治疗，治疗组采用中医拨筋归槽手法配合中药（北刘寄奴、独活、秦艽、制川乌、制草乌、艾叶等）外敷。经治7 d，治疗组疗效优于对照组（$P<0.05$）；治疗组总有效率为96.7%（29/30），优于对照组83.3%（25/30）（$P<0.05$）；治疗3、5、7 d后，两组VAS评分、ODI评分均显著性降低（均$P<0.05$），且治疗组均低于对照组（均$P<0.05$）。

孟利峰等将86例老年肾虚型LDH患者随机分为两组各43例，对照组采用补肾培元推拿法联合中药安慰剂治疗，治疗组接受补肾培元推拿法联合中药补肾活血汤（熟地黄、当归、杜仲、淫羊藿、巴戟天、菟丝子等）治疗。经治28 d，治疗组评分高于对照组（$P<0.05$）；治疗后两组弓顶距明显增高，椎间高度比值下降，且治疗组明显优于对照组（$P<0.05$）；两组CD_3^+、CD_4^+和CD_4^+/CD_8^+水平高于入组时水平，且治疗组明显高于对照组（$P<0.05$）；CD_8^+水平则无明显变化（$P>0.05$）；治疗组总有效率为90.7%（39/43），高于对照组72.1%（31/43）（$P<0.05$）。

熊轶喆等对89例（8例失访）包容性LDH患者进行石氏伤科大推拿治疗，在治疗后6 h、3 d、14 d、90 d分别采集患者VAS评分，ODI评分和直腿抬高试验角度，与治疗前及前一观察节点进行疗效前后对比，观察该治疗方法的临床疗效。结果，随访到3个月时，痊愈44.4%（36/81），显效30.9%（25/81），有效17.3%（14/81），无效7.4%（6/81），总有效率为92.6%（75/81）。

杨永奇等将120例肾虚型LDH患者随机分为两组各60例，对照组采用三维正脊推拿疗法治疗，治疗组在此基础上加用参芪益肾强脊丸（熟地黄、当归、白术、淫羊藿、黄芪、肉苁蓉等）。经治10 d，治疗组有效率为96.7%（58/60），优于对照组80.0%（48/60）（$P<0.05$）。

许雷等将120例肝肾亏虚型患者随机分为两组各60例，治疗组予强筋壮骨方（毛姜、仙茅、淫羊藿、杜仲、续断、桑寄生等）内服外敷，对照组予骶管注射治疗，连续治疗2个月。结果，治疗组总有效率为88.3%（53/60），明显高于对照组73.3%（44/60）（$P<0.05$）；两组患者治疗后WHOQOL-BREF评分均明显高于治疗前（均$P<0.05$），且治疗组明显高于对照组（$P<0.05$）。

王明熹等将80例肾阴虚夹湿热型LDH患者随机分为两组各40例，试验组予六味地黄丸联合四妙丸（熟地黄、山药、山茱萸、牡丹皮、泽泻、茯苓等）治疗，对照组予双氯芬酸钠肠溶片治疗，疗程4周。结果，试验组治疗后1、2、3、4周JOA评分均比对照组高，VAS评分比对照组低（均$P<0.05$）；治疗3周结束后，试验组血常规、尿常规、大便常规＋潜血及肝功能、肾功能、心电图检查结果无异常，对照组有3例出现大便潜血试验阳性，停药后大便潜血试验阴性。

张旭等将132例寒湿血瘀型LDH随机分为两组，治疗组68例口服盘龙七片配合中药（刘寄奴、独活、秦艽、川断、川乌、草乌等）热敷，对照组64例口服塞来昔布胶囊配合腰椎牵引。经治12 d，治疗组有效率为95.5%（63/66），优于对照组84.1%（53/63）（$P<0.05$）；治疗组治疗后VAS评分、ODI评分明显低于对照组（$P<0.05$），JOA评分明显高于对照组（$P<0.05$）。

刘宗超等探讨独活寄生汤(独活、桑寄生、杜仲、牛膝、细辛、秦艽等)延缓人椎间盘退变的作用及其可能的分子机制。运用 Western blot 和 Real-time PCR 法检测正常与退变人椎间盘标本发现退变髓核组织中 TNF-α、IL-1β、MMP-3、MMP-13 表达明显升高($P<0.05$)。在体外髓核细胞实验中,运用基质细胞衍生因子 1(SDF-1, 10 μg/L)刺激髓核细胞,独活寄生汤可降低 TNF-α、IL-1β, MMP-3, MMP-13 表达水平。进一步研究发现通过 CXCR4-siRNA 转染髓核细胞,SDF-1 可以明显提高 CXCR4 和 p65 的表达,促进 p65 向核内转移,而给予独活寄生汤或 CXCR4-siRNA 处理后其作用明显被抑制。提示独活寄生汤可抑制炎症因子表达,促进胞外基质合成,其潜在机制与 SDF-1/CXCR4/NF-κB 信号通路有关。

夏炳江等观察五福饮(人参、熟地黄、当归、白术、炙甘草等)对大鼠退变椎间盘聚蛋白聚糖Ⅱ型胶原表达的影响。将 48 只 SD 大鼠分成空白对照组、模型组、五福饮组各 16 只,模型组及五福饮组大鼠应用细纤维环穿刺结合 TNF-α 椎间盘尾部椎间盘并向椎间盘内注入 TNF-α,空白对照组大鼠不做任何处理。造模成功后(造模开始后 4 周)五福饮组以 20 ml/kg 剂量的五福饮灌胃,空白对照组和模型组给予等量生理盐水灌胃,1 次/d,连续灌胃 8 周。结果造模后,大鼠椎间盘出现明显退变特征,表明造模成功。灌服五福饮 8 周后,大鼠造模椎间隙相对高度硬组织学巡变均有改善;五福饮组大鼠与模型组大鼠相比较,椎间盘聚蛋白聚糖与Ⅱ型胶原 mRNA 表达均有明显提高($P<0.05$)。

郭亦杰等采取大鼠自体髓核移植法建立腰椎间盘突出症模型。将实验大鼠分为 8 组,分别为空白组,假手术组,龙丹腰痹宁(丹参、地龙、当归、延胡索等)低、中、高(0.817、1.64、3.27 g/kg)剂量组,中药(腰痹通)对照组,西药(双氯芬酸)对照组。给药 21 d 后处死大鼠,断头取血测血细胞及其分类,ELISA 法测定血清细胞因子 TNF-α、IL-1β、β-NGF 表达情况。结果,假手术组和模型组大鼠白细胞总数明显高于空白组($P<0.05$);龙丹腰痹宁低、中、高剂量组、中药对照组、西药对照组白细胞总数均明显低于模型组($P<0.05$),模型组 TNF-α、IL-1β 明显高于空白组与假手术组($P<0.05$);龙丹腰痹宁低、中、高剂量组、中药对照组、西药对照组 TNF-α、IL-1β 均明显低于模型组($P<0.05$)。

刘志超等探明静水压下髓核细胞凋亡及基质代谢的相关分子生物学机制,研究身痛逐瘀汤方(秦艽、羌活、桃仁、川芎、红花、当归等)对静水压下髓核细胞凋亡及基质代谢的调控机制及作用靶点。将 8 只新西兰兔处死后无菌条件下取出髓核,分为 8 组,将 8 组髓核细胞分离培养、鉴定及传代后,加入身痛逐瘀汤方含药血清中,在体外静水压加载系统中进行干预,在 0.3、1、3 Mpa 压力下作用 4、24 h 后,使用倒置相差显微镜观察髓核细胞加压前后的形态及生长状况;采用透射电镜观察各组髓核细胞超微结构的变化及差异;使用 Cell counting Kit-8 法检测各组髓核细胞的增殖活性;使用 Annexin V-FITC/Propidium Iodide 双染法检验各组髓核细胞的凋亡状况;使用凝胶电泳迁移法(EMSA)检验各组髓核细胞中 PI3K/AKT[(磷脂酰肌醇 3 激酶)/(丝氨酸/苏氨酸激酶)]的活跃情况;Western Blot 法检验 Sox9, Collagen Ⅱ, BAD, Caspase-9 及 GSK-3 在髓核细胞中含量的变化。研究发现,身痛逐瘀汤可保持在体外静水压系统干预的髓核细胞形态及超微结构保存完整性,并且生长状况更好;CCK-8 法示中药干预组髓核细胞增殖活性更高;Annexin V-FITC 检验结果示中药干预组髓核细胞凋亡百分比更低;凝胶电泳迁移法及 Western Blot 法示 PI3K/AKT 通路相关蛋白表达水平明显升高。

(撰稿:梁倩倩　审阅:王拥军)

[附] 参考文献

C

陈达，陈志远，谢陈孙.加味葛根汤联合手法整复治疗肩周炎寒湿痹阻证临床观察[J].新中医，2018，50(3)：108

陈璐，阎小萍，鄢泽然，等.尪痹片治疗膝骨性关节炎有效性及安全性的临床研究[J].中华中医药杂志，2018，33(8)：3366

陈翔，李亚亚，张大伟.拨筋归槽手法结合中药外敷治疗急性腰椎间盘突出症30例[J].现代中医药，2018，38(4)：59

陈光华，李春耕.补肾活血利水方联合经皮髓核微创摘除术治疗腰椎间盘突出症急性期的临床观察[J].中国中医急症，2018，27(10)：1830

陈文盛，中连成，龙厚才，等.术前垫枕联合经皮椎体成形术治疗骨质疏松性胸腰椎压缩性骨折的效果评价[J].中国当代医药，2018，25(17)：62

陈燕梅，廖慧晶，郭泽慧，等.观察白药膏对桡骨远端骨折的临床疗效[J].中医临床研究，2018，10(17)：78

陈永华.手法复位小夹板固定加中药外敷治疗桡骨远端colles骨折的临床效果[J].内蒙古中医药，2018，37(8)：89

陈元川，庞坚，石印玉，等.膝骨关节炎膝痛分布及其与影像学特征的关系研究[J].中国中医骨伤科杂志，2018，26(5)：39

崔学军，杨龙，姚敏，等.脊髓型颈椎病的中医证型规范与证候特征研究[J].中国中医骨伤科杂志，2018，26(6)：11

D

杜涛，杨芝仙，马海雯，等.动态调整手法治疗神经根型颈椎病临床观察[J].河南中医，2018，38(1)：132

都帅刚，郭中华，孔倩倩，等.弧刃针刀治疗膝骨性关节炎的临床研究[J].中华中医药杂志，2018，33(4)：1657

F

方亮，董睿，金红婷，等.富血小板血浆关节腔注射联合补肾活血方口服治疗膝骨关节炎肝肾亏虚证的临床研究[J].中医正骨，2018，30(11)：1

方涬灏，许超，庞卫祥，等.复方杜仲健骨颗粒治疗骨质疏松性桡骨远端骨折30例[J].陕西中医药大学学报，2018，41(3)：41

付勇，冒姣娜，陈树涛，等.热敏灸对膝骨性关节炎兔模型MMP-13、iNOS及Ⅱ型胶原的影响[J].中华中医药杂志，2018，33(10)：4381

G

郭亦杰，师振予，曾嵘，等.龙丹腰痹宁对腰椎间盘突出症模型大鼠血细胞及血清细胞因子表达的影响[J].中医药导报，2018，24(16)：57

H

黄桂忠，王少伟，陈丽玲，等.润肠丸治疗单纯性胸腰椎压缩性骨折后胃肠功能紊乱疗效分析[J].实用中医药杂志，2018，34(3)：271

J

靳京.续筋活血汤联合手法复位小夹板固定治疗桡骨远端骨折32例[J].中医研究，2018，31(2)：28

贾良良，许云腾，王圣杰，等.基于“肾主骨”理论探讨骨关节炎软骨下骨重建失衡的病理机制[J].风湿病与关节炎，2018，7(12)：42

金海兵，钟杨，金天龙.拔伸牵引法整复老年伸直型桡骨远端骨折178例[J].中国中医骨伤科杂志，2018，26(1)：71

乔正茂.骨折速愈汤对桡骨远端骨折患者关节活动度及疼痛程度的影响[J].中医研究，2018，31(2)：24

K

孔博，颜威，李飞跃，等.中医小夹板作用机理及发展[J].世界中医药，2018，13(1)：229

L

赖锦泉，曹亚飞，余伟吉，等.经皮椎间孔镜联合益督丸治疗腰椎间盘突出症临床疗效观察[J].中国中医骨伤科杂志，2018，26(10)：63

李具宝，何瑞建，高焕焕，等.独活寄生汤对膝骨性关节炎退变软骨细胞 Aggrecan 和 Collagen Ⅹ mRNA 表达的影响[J].中华中医药杂志，2018，33(11)：5125

李义凯.手法治疗颈椎病的若干问题[J].中医正骨，2018，30(3)：4

李媛，陈达，余阗，等.六味骨痹汤对兔骨关节炎软骨的修复作用及其机制初探[J].中国中医骨伤科杂志，2018，26(9)：9

李跃，万春友，徐卫国，等.指套悬吊牵引结合手法复位夹板外固定治疗新鲜闭合性桡骨远端骨折[J].中医正骨，2018，30(5)：50

刘军，曾令烽，潘建科，等.中医骨伤科循证临床实践指南制定共性问题的专家共识[J].中华中医药杂志，2018，33(8)：3228

刘盼，马勇，刘德明，等."一牵二折三尺偏"正骨手法复位治疗老年桡骨远端骨折 65 例[J].中国中医骨伤科杂志，2018，26(9)：69

刘义辉，陈冬梅，王立忠.补肾活血汤对骨质疏松性胸腰椎压缩骨折患者术后血清 OPG、RANKL 水平的影响[J].国际检验医学杂志，2018，39(24)：3036

刘应开，张森，单海洋.桃红四物汤联合手法复位夹板外固定对桡骨远端骨折患者骨折愈合时间及腕关节功能的影响[J].中医药临床杂志，2018，30(7)：1255

刘志超，张帆，祝永刚，等.身痛逐瘀汤方对椎间盘退变中 PI3K/AKT 通路影响的研究[J].中国中医骨伤科杂志，2018，26(10)：14

刘宗超，蒋燕，黄陈翼，等.独活寄生汤延缓人椎间盘髓核细胞退变机制的研究[J].中国中药杂志，2018，43(13)：2764

骆政杰，张彩荣，陈朝明.陈朝明教授"通督导气法"治疗脊髓型颈椎病经验[J].中医药导报，2018，24(10)：67

M

孟利锋，王春成.补肾培元推拿法联合补肾活血汤治疗老年肾虚型腰椎间盘突出症的临床研究[J].陕西中医，2018，39(3)：368

P

潘锰，皮安平，辛志强，等.补阳还五汤配合针刺治疗老年骨质疏松胸腰椎压缩性骨折术后残留痛临床观察[J].新中医，2018，49(7)：113

Q

秦桂芳，李霞清.仙灵骨葆胶囊对大鼠骨质疏松性骨折愈合过程中骨形态发生蛋白 2 和血小板衍生生长因子表达的影响[J].中国中医急症，2018，27(7)：1171

S

宋奕，朱寅，丁道芳.丹参酮ⅡA 对软骨细胞Ⅱ型胶原及 Wnt/β-catenin 信号通路的影响[J].中国中医骨伤科杂志，2018，26(9)：1

孙军，王希强，孙仁光，等.丹参接骨胶囊对稳定型桡骨远端骨折愈合的影响[J].河南中医，2018，38(12)：1933

孙武权，房敏，周楠，等.颈椎特异性短杠杆微调手法治疗神经根型颈椎病的多中心临床研究[J].中医正骨，2018，30(5)：1

索生云，冯云升，陈波.中西医结合治疗老年骨质疏松性胸腰椎压缩性骨折的临床观察[J].中医临床研究，2018，10(4)：103

T

唐荣阳，赵建磊，李健阳.身痛逐瘀汤对全膝关节置换术后快速康复的影响[J].风湿病与关节炎，2018，7(2)：29

W

万磊，刘健，黄传兵，等.消瘀散对骨关节炎患者 Th 细胞因子、PAF/PAF-AH、TXB2/6-keto-PGF1α 的影响[J].中华中医药杂志，2018，33(4)：1634

王欢，王庆甫，史榕荇，等.桂皮醛及白芍总苷对骨关节炎滑膜炎性反应的影响[J].中华中医药杂志，2018，33(8)：3356

王明熹.六味地黄丸联合四妙丸治疗肾阴虚夹湿热型腰椎间盘突出症[J].中医药临床杂志，2018，30(3)：529

武庆生，黄阿勇，栗国强.三步整复法小夹板外固定治疗老年 Colles 骨折[J].中医正骨，2018，30(3)：76

X

夏炳江，侯明生，张磊，等.五福饮对大鼠退变椎间盘聚蛋白聚糖与Ⅱ型胶原表达的影响[J].中国中医急症，2018，27(2)：276

夏炳江，凌义龙，童培建.从五脏虚损论椎间盘退变性疾病[J].山东中医杂志，2018，37(7)：541

信金党，郑昆仑.手法复位小夹板固定配合金黄膏外用治疗稳定型桡骨远端骨折 68 例[J].山东中医杂志，2018，37(6)：488

熊轶喆，邓真，沈知彼，等.石氏伤科大推拿治疗包容性腰椎间盘突出症的疗效观察[J].中国中医骨伤科杂志，2018，26(9)：41

徐洪，李建才，黄东来.经皮椎间孔镜结合中药治疗腰椎间盘突出症 76 例分析[J].四川中医，2018，36(5)：142

徐卫东，陈正，吴滢，等.强筋壮骨方联合硫酸氨基葡萄糖胶囊治疗膝骨性关节炎临床研究[J].中华中医药杂志，2018，33(4)：1663

许雷，杭柏亚."强筋壮骨方"内服外敷治疗肝肾亏虚型腰椎间盘突出症 60 例临床研究[J].江苏中医药，2018，50(9)：41

Y

严定丰，李卫林，郭太品.激痛点浮针治疗骨质疏松性胸腰椎压缩性骨折 50 例[J].中国针灸，2018，38(5)：539

严炜彦，丘青中，邢振龙.海桐皮汤外用对 Colles 骨折腕关节功能的影响[J].世界中医药，2018，13(7)：1644

杨永奇，王勋伟，吴焕卿，等.参芪益肾强脊丸治疗肾虚型腰椎间盘突出症临床研究[J].陕西中医，2018，39(9)：1250

叶穗强，邱春翠，叶美容.手法复位中立位小夹板固定联合消活外敷散治疗桡骨远端骨折 39 例[J].中医外治杂志，2018，27(2)：18

Z

展嘉文，王尚全，朱立国，等.持续压力对离体培养兔脊柱运动节段终板内血管内皮生长因子及 β-catenin 的影响[J].中国中医骨伤科杂志，2018，26(6)：1

张栋，王庆甫，杨黎黎，等.膝骨性关节炎的超声表现特点及其相关性研究[J].中国骨伤，2018，31(12)：1108

张旭，李文雄，李小群，等.盘龙七片配合中药外敷治疗腰椎间盘突出症的临床研究[J].中国中医骨伤科杂志，2018，26(7)：54

张婷婷，高明霞，夏鹏，等.低强度脉冲超声与吡格列酮对骨关节炎软骨细胞的影响[J].中华物理医学与康复杂志，2018，40(3)：167

张秀杰.三七活血接骨胶囊治疗桡骨远端骨折 60 例临床观察[J].湖南中医杂志，2018，34(8)：84

张志红，迪力努尔·托乎提，徐华明，等.三步九法推拿治疗腰椎间盘突出症的疗效观察[J].按摩与康复医学，2018，9(23)：31

章海凤，陈树涛，冒姣娜，等.热敏灸对膝骨性关节炎兔模型 IL-1β、TNF-α、MMP-13 的影响[J].中华中医药杂志，2018，33(9)：3913

朱杰，李宇卫.强腰祛痛汤联合甲钴胺及塞来昔布治疗腰椎间盘突出症经皮椎间孔镜髓核摘除术后残留神经症状[J].中医正骨，2018，30(4)：63

朱海滨.经皮椎间孔镜联合针灸治疗腰椎间盘突出症临床观察[J].实用中医药杂志，2018，34(6)：728

邹恩苗，胡洁，高丽萍，等.电针刺激对大鼠脊髓损伤后炎症反应的影响[J].中国中医骨伤科杂志，2018，26(10)：10

（九）五官科

【糖尿病性视网膜病变的治疗与研究】

蒋莉娅基于干支象数理论探讨眼科五运六气与五轮八廓学说，从五轮应于五脏、八廓对应八卦出发，在脏腑表里相关理论指导下，结合糖尿病性视网膜病变(DR)病因病机，探讨中药糖网方组方配伍规律。共选用12味药物组成中药对应八廓：黄芪、生地黄、麦冬、葛根、苍术、升麻、夏枯草、郁金、枸杞子、泽泻、瞿麦、知母。其配伍组方重点在于调理肝脾，结合五运六气学说，根据发病流年及节气酌情加减用药。

杨敏等将64例(97眼)2型糖尿病非增殖期视网膜病变患者随机分为两组，对照组应用常规降糖药物治疗，观察组在此基础上联合右归丸加减治疗，疗程均为3个月。结果，观察组总有效率为91.8%(45/49)，对照组为79.2%(38/48)，组间比较$P<0.05$；与对照组比较，观察组血清中VEGF水平明显降低($P<0.05$)。邓翠等将80例(160眼)DR患者随机分为两组，均接受口服降糖药或皮下注射胰岛素保证血糖水平平稳，对伴基础疾病适当降压、降脂药物治疗，对照组再予羟苯磺酸钙胶囊，研究组在此基础上加服当归补血汤加减(黄芪、当归、三七、川芎、丹参)，疗程均为3个月。结果，研究组总有效率为75.0%(30/40)，对照组为45.0%(18/40)，组间比较$P<0.05$；两组血清hs-CRP、TNF-α、ICAM-1、IL-6、VEGF、ET-1水平均显著降低，血管瘤体积、视野灰度值、出血斑面积以及黄斑厚度均显著降低，且研究组更甚(均$P<0.01$)。

田丽珍等采用STZ腹腔注射造模，将大鼠随机分为空白组，模型组，大黄䗪虫丸高、中、低(0.7、0.3、0.2 $g \cdot kg^{-1} \cdot d^{-1}$)剂量组。灌胃12周，与空白组比较，模型组视网膜中PI3K、AKT mRNA表达水平下降，PI3K、AKT蛋白相对表达量下降，Caspase-9蛋白相对表达量上升(均$P<0.05$)；与模型组比较，大黄䗪虫丸各剂量组视网膜中PI3K、AKT mRNA含量均升高，PI3K、AKT蛋白相对表达量升高，Caspase-9蛋白相对表达量下降(均$P<0.05$)。而中剂量组PI3K、AKT mRNA表达最接近空白组。研究提示，大黄䗪虫丸可抑制糖尿病大鼠视网膜微血管周细胞的凋亡，从而发挥其对DR微血管损伤的保护作用。孙利等以链脲佐菌素(STZ)复制模型，将大鼠随机分为正常组，模型组，阳性对照组(二甲双胍)，糖可明(黄芪、当归、丹参、五味子、枸杞、天花粉等)高、中、低(55.0、27.5、13.8 g/kg)剂量组，灌胃8周。结果，与正常组比较，模型组伊文思蓝的渗透量增加，视网膜occludin mRNA表达量明显减少(均$P<0.01$)；与模型组比较，糖可明高、中剂量组伊文思蓝的渗透量均减少，视网膜occludin mRNA表达量增加($P<0.01$，$P<0.05$)。研究提示，糖可明可能通过下调糖尿病(DM)大鼠视网膜VEGF的表达来增加occludin的表达，从而发挥其保护血-视网膜屏障、降低BRB通透性、延缓DR进程的作用。雷晓琴等以腹腔注射STZ造模，将大鼠随机分为模型组、通络驻景丸(熟地黄、车前子、菟丝子、墨旱莲、蒲黄、三七等)组，另设空白组，灌胃12周。结果，与空白组比较，模型组Nrf2、HO-1、VEGF的表达量均增加(均$P<0.05$)；与模型组比较，通络驻景丸组Nrf2、HO-1的表达量均增加，VEGF的表达量降低(均$P<0.05$)。研究提示，通络驻景丸可促进DM大鼠视网膜组织中Nrf2、HO-1的表达，可通过Nrf2/HO-1途径增

强DM大鼠视网膜抗氧化应激损伤能力，并且可降低VEGF表达，发挥对DM大鼠视网膜的保护作用。彭俊等采用STZ一次性尾静脉注射造模，将大鼠随机分为正常组、模型组、双丹明目组（女贞子、旱莲草、山茱萸、怀山药、茯苓、泽泻等）、阳性对照组（羟苯磺酸钙溶液灌胃＋重组人血管内皮抑制素玻璃体内注射），均用药8周。结果，与正常组比较，模型组视网膜中VEGF-a、VEGF-b蛋白表达平均灰度值均降低，平均光密度值均升高（均$P<0.01$）；与模型组比较，双丹明目组、阳性对照组VEGF-a、VEGF-b表达的平均灰度值均升高，平均光密度值均降低（$P<0.05$，$P<0.01$）。研究提示，双丹明目胶囊对DM模型大鼠视网膜毛细血管有一定的保护作用。李青春等灌胃白藜芦醇来（Res）观察对STZ诱导的DM大鼠视网膜中Bcl-2及Bax表达的影响。将大鼠随机分为正常、DM组和白藜芦醇治疗组（Res组），连续给药12周。结果，与正常组比较，DM组视网膜总厚度及视网膜内、外核层厚度均减少（均$P<0.01$）；与DM组比较，Res组视网膜总厚度及视网膜内、外核层厚度均增加（均$P<0.05$）；与正常组比较，DM组Bcl-2表达减弱，Bax表达增强，Bcl-2/Bax比值下降；与DM组比较，Res组Bcl-2表达增强，Bax表达减弱，Bcl-2/Bax比值升高（均$P<0.01$）。研究提示，Res可通过上调Bcl-2的表达及下调Bax的表达，调整Bcl-2/Bax比值，抑制视网膜神经节的细胞凋亡，从而延缓DR的发生发展。

（撰稿：王素羽　审阅：熊大经）

【干眼症的治疗与研究】

郑露从津液学说角度辨治干眼症。肺阴不足证方用养阴清肺汤加减，若黑睛生翳，可加蝉蜕、密蒙花等退翳明目；肝肾亏虚证方用沙参麦冬汤加减；邪热留恋证方用桑白皮汤加减，可加用金银花、薄荷疏散外邪；脾胃湿热证方用三仁汤和二至丸加减。蒋鹏飞等介绍彭清华采用上病下取法治疗干眼症。彭氏以升阳疏肝、补肾养血论治：阳气的功能得到恢复，有助阴液生成；补肾则可补充肝血，使泪液生化之源充裕。以滋阴药配伍升阳药，取肝肾俱在下焦，非风药行经不可达之意，使药物直达下焦肝肾与上部病位眼，善用逍遥散加减。

史俊等将90例（180眼）干眼症肺阴亏虚证患者随机分为两组，对照组予玻璃酸钠滴眼液滴眼，观察组在此基础上加用参麦润燥方（生地黄、太子参、石斛、赤芍药、生黄芪、生栀子等）内服联合熏敷治疗。经治4周，观察组的总有效率为88.9%（80/90），对照组为75.6%（68/90），组间比较$P<0.05$；两组自觉干涩感、异物感、烧灼感、畏光、视物疲劳、眼红的评分均降低，其中观察组干涩感、烧灼感、畏光、视物疲劳评分下降更甚（均$P<0.05$）。罗素芳将68例（128眼）阴虚湿热证患者随机分为两组，对照组予玻璃酸钠局部点滴，治疗组在此基础上加用《太平惠民和剂局方》之甘露饮内服联合蒸汽熏，并随证加减。经治1个月，治疗组总有效率为88.2%（60/68），对照组为63.3%（38/60），组间比较$P<0.05$。陈雯雯将96例（192眼）患者随机分为两组，对照组予玻璃酸钠滴眼液滴眼，观察组服用逍生散颗粒（柴胡、白芍药、党参、当归、麦冬、五味子等），疗程均为28 d。结果，治疗组总有效率为90.6%（87/96），对照组为78.1%（75/96），组间比较$P<0.01$；与对照组比较，观察组杯状细胞数及泪液分泌均增加（均$P<0.05$）。吴桂莲等将80例（160眼）患者随机分为两组，对照组予新泪然眼液滴眼，观察组予鱼腥草滴眼液雾化熏洗，连续治疗4周。结果，治疗组总有效率为85.0%（68/80），对照组为45.0%（36/80），组间比较$P<0.05$。

张月等采用高渗盐水点眼诱导干眼症小鼠模型，将小鼠随机分为空白组，模型组，益气润目汤（黄芪、当归、淡竹叶、蝉蜕、谷精草、金银花等）高、中、低剂量（0.8、0.4、0.2 g/ml）组，西药组（玻璃酸钠滴眼液），中药组灌胃、西药组滴眼均14 d。结果，与模型组比较，中药各剂量组角结膜上皮IL-1β、磷酸化氨基末端蛋白激酶（P-JNK）阳性表达均明显降低；IL-1β mRNA 表达水平亦减少(均 $P<0.05$)。研究提示,益气润目汤可明显减少炎症相关因子的分泌,抑制炎症,减少眼表损伤,稳定泪膜。彭俊等探讨密蒙花颗粒剂(密蒙花、枸杞、菊花)治疗干眼症的机制。将雄兔随机分为空白组、模型组、密蒙花颗粒剂组、安慰剂组、睾酮组。除空白组外,其余各组以双侧睾丸及附睾切除术建立干眼症雄兔模型。密蒙花颗粒剂组及安慰剂组灌胃、睾酮组肌肉注射给药 4 周。结果,与空白组比较,模型组及安慰剂组 TNF-α、IL-1β 的表达显著升高;与模型组比较,密蒙花颗粒剂组及睾酮组此二指标则显著降低(均 $P<0.01$)。研究提示,密蒙花颗粒剂可通过抑制泪腺细胞炎性因子 TNF-α、IL-1β 表达而治疗干眼症。

(撰稿:王素羽 审阅:熊大经)

【年龄相关性黄斑变性的治疗与研究】

高辉等在庞赞襄"玄府学说-目病多郁论"基础上,提出辨证论治年龄相关性黄斑变性(AMD):中虚湿阻证予黄芪建中汤加减,肝郁脾虚证予经验方清肝解郁益阴渗湿汤(柴胡、菊花、蝉蜕、木贼、防风、羌活等),内热挟风证予经验方双解汤(金银花、花粉、黄芩、龙胆草、防风、荆芥等),肾虚肝郁证予经验方滋阴养血和解汤(生地黄、枸杞子、麦冬、沙参、柴胡、半夏等)。

汪兵将 58 例(62 眼)痰瘀互结证渗出性 AMD 随机分为两组,对照组予维生素 E+维生素 C+葡萄糖酸锌片口服,观察组予活络散结汤(水蛭、茯苓、红花、桃仁、茺蔚子、半夏等),疗程均为 1 个月。结果,观察组总有效率为 80.6%(25/31),对照组为 51.6%(16/31),组间比较 $P<0.05$。邓杰将 60 例(120 眼)干性 AMD 肝肾阴虚证患者随机分为两组,对照组叶黄素软胶囊、维生素 C 片、维生素 E 软胶囊口服,治疗组予增视明目汤(墨旱莲、女贞子、枸杞子、红景天、山药、茯苓等),疗程均为 28 d。结果,治疗组视力总有效率为 63.3%(38/60),对照组为 40.0%(24/60),组间比较 $P<0.05$;中医证候总有效率分别为 76.7%(46/60)、53.3%(32/60),组间比较 $P<0.01$。李雅萍等将 64 例(100 眼)干性 AMD 肝肾阴虚证患者随机分为两组,对照组口服维生素 C 片、维生素 E 软胶囊,治疗组口服加味十全明目片(熟地黄、生地黄、黄芪、楮实子、车前子、女贞子等),疗程均为 90 d。结果,治疗组总有效率为 76.0%(38/50),对照组为 52.0%(26/50),组间比较 $P<0.05$。吴学志等将 86 例(114 眼)脾气虚弱证 AMD 随机分为两组,对照组予维生素 E、维生素 C、硫酸锌口服,观察组予健脾化瘀汤(炙黄芪、葛根、熟地黄、茯苓、丹参、枸杞子等)随证加减治疗,疗程均为 12 周。结果,与对照组比较,观察组临床症状积分降低,视力、视敏感度均升高;观察组收缩期峰流速度(PSV)、舒张末期速度(EDV)均加快($P<0.01$, $P<0.05$),阻力指数(RI)下降($P<0.05$)。

谢婧等研究补肾益气活血方(枸杞子、桑椹子、菟丝子、太子参、葛根、生山楂等)对干性 AMD 模型小鼠视网膜氧化损伤的保护作用及机制。将小鼠随机分为模型组,乐盯组,补肾益气活血方高、中、低(21.6、10.8、5.4 g/kg)剂量组,以高脂饮食+氢醌饲养造模,均灌胃 3 个月。结果,与模型组比较,各给药组血清及视网膜组织 ROS、MDA 含量均下降($P<0.05$, $P<0.01$);补肾益气活血方各剂量组 RPE 下沉积物减少,高、中剂量组及乐盯组 Bruch 膜增厚均不明显(均 $P<0.05$);补肾益气活血方低剂量血清及视网膜组织 GSH-Px,血清 CAT 酶活性增强,中剂量组血清 SOD、GSH-Px、CAT 酶活性均增强,高剂量组血清及视网膜组织此 3 种酶活性均增强;补肾益气活血方高、中剂量组 Nrf2、HO-1、NQO-1、GCL 表达水平上升($P<0.05$, $P<0.01$)。研究提示,该方可能通过激活 Nrf2 通路,提高 SOD、GSH-Px、CAT 酶活性,上调下游靶基因酶 HO-1、NQO-1、GCL 表达水平来增强对模型小鼠体内活性氧的清除作用,从而对干性 AMD 模型小鼠视网膜氧化损伤发挥保护作用。

(撰稿:鲍健欣 审阅:熊大经)

【病毒性角膜炎的治疗与研究】

江丹等选取初发性单纯疱疹病毒性角膜炎(HSK)患者90例(90眼),随机分为两组。对照组仅予0.1%更昔洛韦眼药水、0.5%更昔洛韦眼用凝胶等局部对症治疗,治疗组是在此基础上加服秦皮汤(秦皮、秦艽、防风、黄芪、白术、柴胡等)。均治疗4周后,脱失9例,最终病例数为治疗组42例(42眼),对照组39例(39眼)。结果,治疗组总有效率为95.2%(40/42),对照组为74.4%(29/39),组间比较$P<0.05$;与对照组比较,治疗组中央角膜厚度值明显下降($P<0.05$)。谢思健等将80例(80眼)HSK患者随机分为两组。对照组予阿昔洛韦滴眼液、玻璃酸钠滴眼液滴眼及口服维生素C片、维生素B_2片,治疗组在此基础上加用清热明目汤(秦皮、荆芥、防风、金银花、野菊花、板蓝根等)超声雾化治疗,疗程均为14 d。结果,78例患者完成疗效观察,治疗组总显效率为78.9%(30/38),对照组为57.5%(23/40),组间比较$P<0.05$。

程娟等从细胞免疫水平探讨除翳解毒方(黄芪、金银花、连翘、蒲公英、赤芍药、生地黄等)对HSK的作用机制。除正常组外,其余各组采用滴加单纯疱疹病毒液联合紫外线照射制造复发感染模型。将大鼠随机分为正常组、模型组、中西药组(除翳解毒方+更昔洛韦眼凝胶)、西药组(更昔洛韦眼凝胶),给药4周后。结果,与模型组比较,中西药组、西药组CD_4^+ T细胞增加,CD_8^+ T细胞减少,CD_4^+/CD_8^+升高(均$P<0.01$)且以中西药组变化更甚(均$P<0.05$)。陈智将家兔随机分为空白组、模型组、阿昔洛韦组、银黄温敏凝胶(有效成分为金银花总有机酸、金银花总黄酮、黄芩总黄酮等)组,6只/组(12只眼),除空白组外,其余各组以角膜划痕接种1型单纯疱疹病毒制备模型,滴眼12 d。结果,与正常组比较,模型组角膜上皮细胞排列较为疏松,边界不清,其中细胞核具有高发光结构,上皮基质层细胞间可见大量炎症细胞浸润,其体积较小,具有高反光结构;与模型组比较,银黄凝胶组上皮细胞恢复规则排列、低反光、炎症细胞含量明显降低;与正常组比较,模型组角膜透明区内皮细胞可见,细胞无明显水肿、排列紊乱,六边形结构形状不规则,呈现多种形状,可见高反光结构;与模型组比较,银黄凝胶组高反光现象降低,细胞边界较为清晰。

朱彦青选取国内30年内出现的中文数据库中关于中药治疗病毒性角膜炎的文献,使用中医传承辅助系统对中药治疗中药物的频次以及其相关的规律进行研究和分析,根据出现的高频药物和高关联度的药物进行分析。结果,370首方剂中,有200种药物具有相关的特征,并提取出60种常用药物(金银花、甘草、柴胡、黄芩、防风、蝉蜕等),总结出4个相关的核心药物(黄芩、甘草、栀子、柴胡)。

(撰稿:王素羽　鲍健欣　审阅:熊大经)

【耳鸣的治疗】

谭政等介绍蓝肇熙治疗运动性耳鸣经验。蓝氏结合四川盆地一年的运气,认为耳鸣应遵循"肝寄窍于耳,心寄窍于耳,肾在窍为耳,取决于胆也"之理论,治宜疏肝气、泻心火、滋肾阴及利胆气的原则,处以四逆散、小柴胡汤、柴芩连温胆汤、逍遥散与地黄汤加减。王鑫等介绍裴正学经验,裴氏提出"西医诊断,中医辨证,中药为主,西药为辅"的中西医结合"十六字"方针,以虚实为纲,将耳鸣辨证分为肾精亏虚、肝火上扰、风寒闭窍、脾胃虚弱等证。程坤等介绍阮士怡经验,注重肾、肝、心三脏精血亏虚之本虚,同时辨证不忘胆火、痰热、瘀血等之标实,标本兼顾,心、肾、肝、胆脏腑同调,多以滋补心、肝、肾之阴治本,兼顾清热化痰逐瘀治标。吴俊等介绍涂晋文经验。涂氏结合实践提出"精气并济"的理念,即从精和气的角度去辨治耳鸣,不局限于某一脏腑,认为或因精亏耳失濡养而发,或因气少、气郁、气逆导致耳部经络闭塞,经气痹阻而发。由此提出益精填髓(龟鹿二仙胶加减)、益气升阳(四君子汤方加减)、疏肝调气(龙胆泻肝汤、丹栀逍遥散或柴胡疏肝散加减)

及重镇降逆(常用磁石、生龙齿、生龙骨、生牡蛎、赭石等,并酌情辅以白术、陈皮、神曲等健脾和胃)四大治法。曾智力等介绍王行宽经验。王氏认为慢性神经性耳鸣多由于机体正气不足,风邪趁机而入,上犯清窍,风吹裂隙则鸣。辨证可分为肾虚精亏、髓海不足,心肝血虚、脉络空虚,脾气虚陷、清阳不升,血脉瘀滞、痰火壅结等证。在此基础上以治一脏或二脏为主,兼顾调节他脏,多脏调燮。并倡导"杂病治肝",不忘疏泄调达肝木。

刘芝蓉等将86例耳鸣患者随机分为两组,对照组予常规扩血管及营养神经药物(口服西比灵、地巴唑、甲钴胺),治疗组在此基础上加服复聪汤(熟地黄、骨碎补、丹参、川芎、水蛭、磁石等)。经治1个月,治疗组总有效率为81.4%(35/43),对照组为65.1%(28/43),组间比较 $P<0.05$。张琦等将160例特发性耳鸣肝气郁结证患者随机分为两组,治疗组以中医五行音乐疗法,让患者在《步步高》《花好月圆》等徵调音乐曲库中试听,然后选取感觉舒适的曲目,音量的调节以能掩盖住耳鸣且感觉舒适为佳。治疗1次/d, 30 min/次。对照组以耳鸣掩蔽治疗。经治4周,与对照组比较,治疗组耳鸣匹配响度下降,THI量表评分及耳鸣严重程度评分均降低($P<0.05$)。

(撰稿:鲍健欣　审阅:熊大经)

【分泌性中耳炎的治疗与研究】

谢卫旭等将87例(109耳)分泌性中耳炎患者随机分为两组,对照组予头孢克洛、鲁司特钠咀嚼片口服,伴有耳闭耳胀症状者予捏鼻鼓气法治疗及咽鼓管吹张,鼓室积液者予鼓膜穿刺术。治疗组在此基础上予中医辨证施治,外邪袭肺证予银翘散加减、荆防败毒散加减或九味羌活汤加减,痰湿聚耳证、气血痹阻脉络证、脾气虚弱证、肝肾不足证分别予二陈汤合四苓散加减、补阳还五汤加减、补中益气汤合通气散加减、耳聋左慈丸加减治疗,疗程均为14 d。结果,观察组总有效率为88.9%(48/54),对照组为69.1%(38/55),组间比较 $P<0.01$;治疗组鼓室压值、语频气导听阈值均升高(均 $P<0.01$)。李卫平将104耳脾虚湿滞清窍证患者随机分为两组,对照组予口服桉柠蒎肠溶软胶囊联合咽鼓管吹张治疗,治疗组在此基础上加服自拟通窍汤(党参、白术、陈皮、茯苓、制半夏、川芎等),疗程均为2周。结果,治疗组A型鼓室导抗图比率为30.8%(16/52),对照组为13.5%(7/52),组间比较 $P<0.05$;与对照组比较,治疗组血清及中耳积液IL-6、IL-10水平均下降(均 $P<0.05$)。刘守东将114例分泌性中耳炎患者随机分为两组,A组患者接受常规治疗(口服头孢克肟分散片、吉诺通胶囊、盐酸左西替利嗪胶囊,麻黄素滴鼻液滴鼻),B组在此基础上加服通气散合泽泻汤加减(柴胡、香附、川芎、泽泻、白术、石菖蒲)。以鼓室积液抽吸干净,鼓膜听力恢复正常,声导抗测试呈A型为治愈;主要症状明显改善,鼓膜基本正常,听力提升≥15 dB,声导抗测试呈A/As型为显效;症状有所改善,听力提升不足15 dB,声导抗测试呈As型为有效。经治14 d, B组总有效率为96.5%(55/57), A组为84.2%(48/57),组间比较 $P<0.05$。王秉权等将60例慢性分泌性中耳炎患者随机分为两组,对照组口服仙璐贝滴剂,治疗组口服通耳合剂(麻黄、杏仁、甘草、防风、柴胡、荆芥等),疗程均为1个月。结果,治疗组总有效率为86.7%(26/30),对照组为73.3%(22/30),组间比较 $P<0.05$;与对照组比较,治疗组电测听平均听阈值下降明显($P<0.05$);声阻抗曲线图变化治疗组出现A型12例,对照组出现9例。

李兰芳等研究了利水通窍汤治疗分泌性中耳炎的机理,将大鼠随机分为正常组,模型组,头孢克洛组,利水通窍汤(茯苓、路路通、黄芩、金银花、泽泻、桑白皮等)高、中、低(1.5、1.0、0.5 g/ml)剂量组,除正常组外,其余各组采用听泡内注入内毒素制成大鼠急性分泌性中耳炎动物模型,各给药组均干预7 d。结果,与正常比较,模型组的中耳鼓室黏膜厚度、中耳黏膜中性粒细胞计数、中耳黏膜中VEGF的表达显著升高(均 $P<0.05$);与模型组比较,利水通

窍汤各剂量组及头孢克洛组的中耳鼓室黏膜厚度、中耳黏膜中性粒细胞计数、中耳黏膜中 VEGF 的表达显著降低(均 $P<0.05$)。

(撰稿:鲍健欣　审阅:熊大经)

【变应性鼻炎的治疗与研究】

李洁旋等认为"肺-脾-肾"轴是变应性鼻炎(AR)的病机转变枢纽,总结其病机转变过程为禀赋羸弱、久病耗损,劳倦过度,淫欲不节、起居饮食失和等致肾气亏虚,肾阴阳失和,进而致使脾阳亏虚,水湿内停,气机不畅,肺失宣降;或因肾气不足,肺气亏虚,感受外邪而致。治疗当以益气健脾、温肾助阳、补益肺气为法,同时根据兼见邪气之不同,酌加祛湿、活血、清热之品。雷刚等将"伏邪理论"与变应原、变应性鼻炎发病机理结合进行分析。认为变应原与疫戾之气类似,可视为一种风邪夹杂物质。致敏阶段,即风邪夹异气"由口鼻而入",予疏风解表或阳气振奋后风邪得以疏解,而异气留恋不去,病不解而邪气深入,入于"三焦募原"或"少阳枢机"或"少阴"等邪气易于深伏之处。"正气愈损,邪气愈伏",一旦风邪夹异气再次入侵,引动内伏之邪,则出现急性发作,与变应原再次接触鼻黏膜,与附在肥大细胞表面的 IgE 发生抗原-抗体反应,具有相似之处。阎晓琳等介绍张勤修诊治经验,张氏在治疗中重视对气血的调节,以补气养血、活血化瘀、调畅情志为原则。在川芎茶调散的基础上进行加减化裁。兼夹外感风寒酌加射干、麻黄、桂枝等;兼夹外感风热酌加银翘、桑叶、菊花;情志不畅者酌加柴胡、郁金;兼夹肾虚者酌加附子、巴戟天、蛤蚧、熟地黄、女贞子等;兼见脾气虚弱者酌加人参、白术、茯苓等。每因感冒而复发者,则酌加黄芪、白术。冉小册等介绍常克经验。常氏认为该病病机为饮停少阳证,肺脾肾失调致饮邪置留,郁滞少阳。其休作有时,反复发作,清浊交替,左右鼻塞交替,亦符合少阳证之辨证要点。以小青龙汤与小柴胡汤化裁成半青汤与半柴汤,组成双半汤(细辛、干姜、五味子、白芍药、柴胡、黄芩等)加减治疗。

李峰等将 96 例老年常年性脾肾阳虚证患者随机分为两组,对照组予西替利嗪口服,观察组予自拟升阳益肾汤(桔梗、桃仁、紫苏子、苍耳子、补骨脂、升麻等)治疗,疗程均为 30 d,随访 6 个月。结果,观察组总有效率为 85.4%(41/48),对照组为 64.6%(31/48),组间比较 $P<0.05$。与对照组比较,观察组血清 IL-4 水平明显下降($P<0.05$)。景朝丽将 128 例肺气虚寒证患者随机分为两组,对照组予口服氯雷他定分散片,观察组予温肺止流丹(甘草、诃子、石首鱼脑骨、桔梗、细辛、荆芥等)治疗,疗程均为 60 d。结果,观察组总有效率为 92.2%(59/64),对照组为 65.6%(42/64),组间比较 $P<0.05$。

孟伟等观察鼻敏康合剂(黄芪、防风、细辛、蝉蜕、地龙、川芎等)对 AR 大鼠鼻黏膜病理及血清分泌型黏蛋白 5AC(MUC5AC)、黏蛋白 5B(MUC5B)水平的影响。将大鼠随机分为空白组,模型组,地氯雷他定组,中药高、中、低(10.1、5.1、2.5 g/ml)剂量组,除空白组外,其余各组以卵清蛋白(OVA)全身致敏及鼻腔局部激发建立模型,均灌胃 2 周。结果,与空白组比较,模型组鼻黏膜有不同程度的变性、坏死,以嗜酸性粒细胞为主的炎细胞浸润明显,部分区域可见坏死、脱落;与模型组比较,中药高、中剂量组及西药组鼻黏膜以嗜酸性粒细胞为主的炎细胞浸润程度减轻,中药低剂量组鼻黏膜炎症程度改善不明显;血清 MUC5AC、MUC5B 水平由高到低依次为模型组、西药组、中药低剂量组、中药高剂量组、中药中剂量组、空白组,除西药组与中药低剂量组无明显差异外,其他各组组间比较均有显著差异(均 $P<0.01$)。庄翔莉等观察醒鼻凝胶滴鼻剂(徐长卿、蝉蜕、人工牛黄、天然冰片等)干预 AR 豚鼠鼻黏膜成纤维细胞对 Fyn-STAT5 信号通路的影响。将成纤维细胞随机分为正常组、模型组、TGF-β_1 组、醒鼻剂组、雷诺考特组,除正常组外,其余各组以 OVA 致敏法造模,并体外分离培养 AR 豚鼠鼻黏膜成纤维细胞,分别进行检测。结果,与正常组比较,模型组的 Fyn mRNA 及蛋白与 SCF mRNA 呈高表达,IL-

10 mRNA 与 STAT5 蛋白呈低表达(均 $P<0.01$);与模型组比较,各给药组分别干预 12 h 与 24 h 后,Fyn mRNA 及蛋白、SCF mRNA 的表达均显著降低,IL-10 mRNA、STAT5 蛋白显著升高($P<0.01$, $P<0.05$),干预 48 h 后,酸鼻剂组及雷诺考特组 IL-10 mRNA 仍明显升高(均 $P<0.01$)。研究提示,醒鼻凝胶滴鼻剂可能通过降低 Fyn 和 SCF 表达,同时上调 STAT5 和 IL-10,从而抑制 Fyn-STAT5 信号传导通路,减轻 AR 成纤维细胞免疫反应。

(撰稿:鲍健欣　审阅:熊大经)

【慢性鼻窦炎的治疗与研究】

朱晓朴等依据玄府理论的渊源,提出玄府郁闭、气液不通是鼻窦炎的基本玄府病机,当以开通玄府、疏和脏腑为其基本治疗原则。可以广藿香、黄芩、苍耳子、辛夷、白芷、桔梗、鱼腥草、生甘草为基础方,随证加减。李艳青等介绍张重华治疗慢性鼻窦炎经验。张氏认为该病有虚实之分:实证多因外邪侵袭,引起肺、脾胃、肝胆等脏腑失调,郁热或湿热上蒸鼻窍而为病;虚证多因久病肺脾气虚,湿浊困阻鼻窍所致。治疗应以扶正培本为主,辅以健脾益肺,或化湿通窍,或消痈托毒排脓,并尤其重视健脾、增强体质。拟定经验方逐渊汤(生黄芪、皂角刺、川芎、藿香、陈皮、薏苡仁等)治疗。用药时重视保护脾胃,同时重视预防与日常保健,以及情绪、心理调节。

马莉等将 186 例慢性鼻窦炎患儿随机分为观察组和对照组,均服用鼻乐颗粒,观察组加服槐杞黄颗粒(槐耳、枸杞子、黄精),疗程 28 d。结果,观察组总有效率为 95.8%(92/96),对照组为 81.1%(73/90),组间比较 $P<0.05$。张杨等将 100 例胆腑郁热证患者随机分为两组,均予常规西药治疗(口服乙酰螺旋霉素片、桉柠蒎肠溶软胶囊,外用曲安奈德鼻喷雾剂),观察组加服龙胆泻肝片与清眩片(川芎、白芷、薄荷、荆芥穗),疗程 4 周。结果,治疗组总有效率为 94.0%(47/50),对照组为 68.0%(34/50),组间比较 $P<0.05$。郑海明将 75 例患者随机分为两组,均予常规西药治疗(口服莫西沙星、头孢地尼),观察组在此基础上联合中药方剂(甘草、白术、桑叶、黄芩、石膏、白芷等)治疗,疗程 45 d。结果,治疗组总有效率为 94.7%(36/38),对照组为 70.3%(26/37),组间比较 $P<0.05$。杨硕等将 80 例患儿随机分为两组,均予西医常规治疗(有急性发作迹象及化脓性并发症者给予阿莫西林克拉维酸钾干混悬剂及盐酸氨溴索颗粒口服,鼻腔局部给予华蟾素注射液与曲安奈德注射液的混悬液湿敷),治疗组加用苓甘五味姜辛汤加味(茯苓、甘草、五味子、干姜、细辛、苍耳子等)治疗,疗程 4 周。结果,治疗组总有效率为 90.0%(36/40),对照组为 62.5%(25/40),组间比较 $P<0.05$;与对照组比较,治疗组鼻黏膜纤毛输送率(MTR)、鼻黏膜纤毛清除率(MCC)均升高(均 $P<0.05$)。

(撰稿:鲍健欣　审阅:熊大经)

【慢性咽炎的治疗与研究】

张铭倩等介绍王树槐临证经验。王氏多将该病辨为急性发作期与缓解期,急则攻之,常以解热毒、凉安血、化浊痰、补气血四联复合法及泄腑通浊法攻补兼施;缓则图之,以宣肺升脾降胃、凉血滋阴、温肾扶阳、活血通络等治法标本同治,同时注重药物治疗与自身调养相结合。

路军章等将 180 例气阴不足证患者随机分为两组,观察组口服复方竹叶石膏颗粒(淡竹叶、生石膏、人参、麦冬、清半夏、半枝莲等),对照组口服安慰剂颗粒,疗程均为 2 周。其间观察组脱落 2 例,剔除 1 例;对照组脱落 3 例,剔除 1 例外。结果,总有效率分别为 86.2%(75/87),对照组为 33.7%(29/86),组间比较 $P<0.05$。甄志贤等将 86 例患者随机分为两组,对照组予布地奈德雾化吸入治疗,观察组加服清咽化结汤(生黄芪、党参、法半夏、炒白术、丹参、茯苓等),疗程均为 2 周,随访 6 个月。结果,观察组总有效率为 95.3%(41/43),对照组为 79.1%(34/43),组间比较 $P<0.05$;与对照组比较,观察组血清 TNF-α、IL-6 水平均降低(均 $P<0.05$)。吴祥基等

将的120例患者随机分为两组,对照组予常规地塞米松磷酸钠+庆大霉素雾化治疗,观察组在此基础上联合清开灵滴丸(珍珠母、猪去氧胆酸、栀子、板蓝根、金银花、水牛角等)治疗,均治疗3周。结果,观察组总有效率为93.5%(58/62),对照组为79.3%(46/58),组间比较 $P<0.05$;与对照组比较,观察组血清IL-1β降低,EGF、VCAM-1均明显升高(均 $P<0.05$)。

潘国风等检索PubMed、Medline、Web of Science、CBM、CNKI、VIP、万方数据库,筛选养阴清肺汤及养阴清肺口服液治疗慢性咽炎的随机对照试验(RCT)文献,提取资料,共纳入9个RCT,对1 046例患者进行Meta分析。结果提示,无论是养阴清肺法单用还是联合常规治疗,均比对照组在慢性咽炎治疗中体现出更好的临床疗效。

(撰稿:鲍健欣　审阅:熊大经)

【口腔扁平苔藓的治疗】

熊佳等介绍禤国维治疗口腔扁平苔藓(OLP)经验。禤氏认为其病机主要是脾虚失运,湿热蕴结,日久伤阴,导致肾阴不足,虚火上炎;宜分期而治,随证加减,主张以健脾祛湿,滋阴补肾为法,以六味地黄汤加减方治疗。高彩玲等介绍颜家渝经验。颜氏认为其多有脾胃虚弱为本,兼有肾元不足、阴火上炎、清阳不升之病机,治疗应以补脾胃、益肾元、泻阴火、升阳气为主;以李东垣之补脾胃泻阴火升阳汤加减治疗。赵玉华等介绍曾定伦经验。曾氏认为该病辨证以湿热阴虚为主,以清热解毒、养阴生肌为治法,以"黄连解毒汤"合"银翘半百汤"加减,制定验方"扁藓宁"(金银花、连翘、半枝莲、黄连、玄参、乌梅等),并根据取象比类的思维,采取以皮治皮,皮肤黏膜乃人体之外候,故多加用白鲜皮、地骨皮、苦参等皮类中药,且注重日常的预防调护。

穆宏等将66例糜烂型OLP阴虚内热证患者随机分为两组,对照组35例予口服醋酸泼尼松片及含漱复方氯己定含漱液治疗,治疗组31例服用降藓方(知母、生石膏、熟地黄、女贞子、天冬、麦冬等),疗程均为28 d,随访6个月。其间治疗组失访1例,对照组失访3例。结果,总有效率分别为86.7%(26/30)、78.8%(26/33),组间比较 $P<0.05$;两组疼痛VSA评分降低,充血面积及糜烂面积均减小,以治疗组更为明显(均 $P<0.05$)。杨瑞华等将106例血瘀气虚证患者随机分为两组,对照组予曲安奈德注射液、盐酸利多卡因注射液混合后局部注射于糜烂区黏膜下,治疗组在此基础上加服化瘀扶正汤(黄芪、赤芍药、西洋参、当归、没药、五灵脂等),疗程均为1个月。结果,治疗组总有效率为94.3%(50/53),对照组为77.4%(41/53),组间比较 $P<0.05$;与对照组比较,充血面积及糜烂面积均明显减小(均 $P<0.05$)。林昌将60例脾胃湿热证患者随机分为两组,对照组予转移因子口服液治疗,观察组予清热利湿汤(茵陈、黄芩、玄参、石斛、茯苓、薏苡仁等)治疗。经治4周,治疗组总有效率为90.0%(27/30),对照组为66.7%(20/30),组间比较 $P<0.05$;与对照组比较,观察组IgG水平明显下降($P<0.05$)。

(撰稿:鲍健欣　审阅:熊大经)

【复发性口腔溃疡的治疗】

孟智坚等将80例复发性口腔溃疡脾肾阳虚证患者随机分为两组,对照组予常规治疗(维生素C片、盐酸左旋咪唑片,西吡氯铵漱口液),治疗组在此基础上加服小建中汤加味(黄芪、党参、大枣、附片、桂枝、白芍药等),并随症加减,疗程均为7 d。结果,治疗组总有效率为92.5%(37/40),对照组为70.0%(28/40),组间比较 $P<0.05$;与对照组比较,治疗组 CD_3^+、CD_4^+、CD_4^+/CD_8^+,血清IL-2含量均升高,CD_8^+,血清TNF-α、IL-10含量均降低(均 $P<0.05$)。随访10个月,复发率分别为8.1%(3/37)、39.3%(11/28),组间比较 $P<0.05$。陈富忠等将40例患者随机分为两组,观察组予沙冬肉桂汤(南沙参、麦冬、肉桂、山药、川续断)随症加减,对照组予常规治疗(维生素B片、康复新液),均持续治疗至痊愈

为止，疗程最长时间不超过 30 d。结果，观察组总有效率为 90.0%(18/20)，对照组为 60.0%(12/20)；随访半年，观察组复发 1 例，对照组复发 6 例。姚世宏等将 84 例患者随机分为两组，观察组予口疮清(知母、茵陈、黄芩、滑石、广藿香、射干等)，对照组予西地碘含片，疗程均为 15 d。结果，观察组总有效率为 95.2%(40/42)，对照组为 76.2%(32/42)，组间比较 $P<0.05$。梁润等将 120 例患者随机分为两组，研究组予中药漱口液(藿香、白芷、荆芥、金银花、连翘、土牛膝等)治疗，对照组口服博美欣及患处点涂碘甘油治疗。治疗 10 d，研究组总有效率为 98.3%(59/60)，对照组为 75.0%(45/60)，组间比较 $P<0.05$；研究组 6 个月内累计复发率为 6.7%(4/60)，对照组为 26.7%(16/60)，组间比较 $P<0.01$。陈丰等将 120 例患者随机分为两组，均予康复新液含服，治疗组加服复疮饮免煎颗粒(黄连、石膏、牡丹皮、马勃、山豆根、薏苡仁等)，每个发病周期疗程均为 1 周，溃疡发病期间 7 d 复诊 1 次，观察时间为 6 个发病周期。结果，治疗组痊显率为 52.5%(31/59)，对照组为 27.6%(16/58)，组间比较 $P<0.05$。陈慧霞等将 73 例患者随机分为两组，对照组予常规西医治疗，研究组在此基础上联合口炎清颗粒(熟地黄、生地黄、麦冬、天冬、黄芩、茵陈等)治疗。经治 2 周，研究组总有效率为 94.6%(35/37)，对照组为 72.2%(26/36)，组间比较 $P<0.05$；随访第 6、12 个月时，与对照组比较，研究组溃疡数目明显减少，溃疡发作总间歇时间明显延长(均 $P<0.01$)。

(撰稿：鲍健欣　审阅：熊大经)

【慢性牙周炎的治疗及临床研究】

胡剑沛等将 356 例胃火炽盛证患者随机分为两组，观察组予甲硝唑片口服，并同时服用五味消毒饮变方(金银花、野菊花、蒲公英、紫花地丁、黄芩、黄连等)，对照组则单纯予甲硝唑片。经治 14 d，观察组总有效率为 93.8%(167/178)，对照组为 61.8%(110/178)，组间比较 $P<0.05$；随访 3 个月观察组复发率为 1.69%(3/178)，对照组 10.7%(19/178)，组间比较 $P<0.05$。王杨洋等将 134 例脾肾阳虚证患者随机分为两组，均予牙周基础治疗。对照组加服奥硝唑，观察组加服益气升阳固齿汤(黄芪、人参、陈皮、升麻、骨碎补)，均治疗 4 周。结果，观察组总有效率为 94.0%(63/67)，对照组为 82.1%(55/67)，组间比较 $P<0.05$；两组龈沟液中骨保护素(OPG)水平均有所提升，核因子 κB 受体活化子配体(RANKL)水平、RANKL/OPG 值均下降，以观察组更甚(均 $P<0.05$)。唐贞力等将 200 例患者随机分为两组，均予牙周基础治疗，对照组采用碘甘油置于牙周袋内，治疗组予排毒护齿散(芦子、十大功劳、细辛、大黄炭、三七、升麻等)牙周袋局部上药，8 周后复查。结果，治疗组总有效率为 91.0%(91/100)，对照组为 76.0%(76/100)，组间比较 $P<0.05$；两组牙龈指数(GI)、龈沟出血指数(BI)、全口菌斑指数(PLI)、牙周袋深度(PD)指标均降低，治疗组更甚(均 $P<0.05$)。孟红军等将 60 例患者随机分为两组，对照组予常规治疗，观察组加服自拟养阴清火方(生地黄、熟地黄、山茱萸、山药、白芍药、黄芩等)并随证加减，连续治疗 4 周。结果，观察组总有效率为 93.3%(28/30)，对照组为 73.3%(22/30)，组间比较 $P<0.05$；与对照组比较，治疗组主证候群及次证候群积分均明显下降(均 $P<0.05$)；治疗后 6 个月、12 个月，观察组复发率(2、4 例)显著低于对照组(8、14 例)(均 $P<0.05$)。

孔燕凌等将 114 例慢性牙周炎患者随机分为两组，对照组口服罗红霉素片、甲硝唑片，研究组在此基础上加服加味清胃汤(生地黄、金银花、鱼腥草、当归、升麻、黄连等)治疗，14 d 为 1 个疗程，均连续服用 6 个疗程。结果，与对照组比较，研究组牙周状态各项指标、中医证候积分均降低(均 $P<0.05$)；两组 TNF-α、hs-CRP、IL-6、IL-10 以及 PGE_2 水平均降低，研究组更低(均 $P<0.05$)。

(撰稿：鲍健欣　审阅：熊大经)

[附] 参考文献

C

陈丰,陈守芳,李学麟.复疮饮联合康复新液治疗复发性口腔溃疡的临床研究[J].中外医疗,doi:10.16662/j.cnki.1674-0742.2018.08.109

陈智.眼用银黄温敏凝胶对家兔单纯疱疹病毒性角膜炎的影响[J].时珍国医国药,2018, 29(12):2867

陈富忠,刘改英,吴芳.沙冬肉桂汤治疗复发性口腔溃疡的临床观察[J].光明中医,2018, 33(20):3011

陈慧霞,焦琳皓,高崇.口炎清颗粒治疗复发性口腔溃疡疗效观察[J].新中医,2018, 50(11):159

陈雯雯.逍生散颗粒对干眼杯状细胞影响的临床研究[J].中医临床研究,2018, 10(8):123

程娟,李琦,张红,等.除翳解毒方对复发单纯疱疹病毒性角膜炎大鼠模型血清 CD_4^+、CD_8^+ T 细胞的影响[J].中国中医眼科杂志,2018, 28(5):292

程坤,张军平.阮士怡治疗耳鸣经验[J].中医杂志,2018, 59(6):467

D

邓翠,李京,汤秀珍.当归补血汤加减对糖尿病视网膜病变的疗效及血清 ICAM-1、ET-1 水平的影响[J].中医药信息,2018, 35(1):90

邓杰.增视明目汤治疗干性年龄相关性黄斑变性的临床疗效观察[J].全科口腔医学杂志,2018, 5(36):123

G

高辉,陈儒,李焕丽,等.辨证治疗年龄相关性黄斑变性经验总结[J].中国中医眼科杂志,2018, 28(2):119

高彩玲,颜家渝,王定平,等.颜家渝治脾胃虚弱肾元不足阴火上炎清阳不升证型口腔扁平苔藓的经验总结[J].中药与临床,2018, 9(5):50

H

胡剑沛,汪利键,丁砚农.五味消毒饮变方联合甲硝唑治疗胃热炽盛型青年牙周炎疗效观察[J].中国中医药科技,2018, 25(4):588

J

江丹,刘新泉,张殷建.秦皮汤治疗初发性单纯疱疹病毒性角膜炎的疗效观察[J].中国中医眼科杂志,2018, 28(2):92

蒋莉娅.基于干支象数理论探讨糖尿病性视网膜病变辨治思路[J].中医杂志,2018, 59(8):706

蒋鹏飞,彭俊,彭清华,等.浅析彭清华教授上病下取治疗干眼症经验[J].湖南中医药大学学报,2018, 38(6):661

景朝丽.温肺止流丹加减治疗变应性鼻炎肺气虚寒型疗效观察[J].实用中医药杂志,2018, 34(12):1432

K

孔燕凌,徐月启,张乃晨,等.加味清胃汤治疗慢性牙周炎疗效及对患者牙周菌斑分布、炎症水平、PGE2 水平的影响[J].陕西中医,2018, 39(7):928

L

雷刚,王林林,周昕,等.中医治疗变应性鼻炎的临床经验及"伏邪理论"在变应性鼻炎中的思考[J].中国中西医结合耳鼻咽喉科杂志,2018, 26(3):166

雷晓琴,李高彪,周云云,等.通络驻景丸对糖尿病大鼠视网膜的保护作用研究[J].中国中医眼科杂志,2018, 28(2):81

李峰.升阳益肾汤治疗脾肾阳虚型老年常年性变应性鼻炎[J].中医学报,2018, 33(11):2254

李洁旋,阮岩,邱宝珊.基于"肺-脾-肾"轴浅析变应性鼻炎的病机及治法[J].四川中医,2018, 36(5):34

李兰芳,于娟.利水通窍汤对急性分泌性中耳炎大鼠 VEGF 表达的影响[J].新中医,2018, 50(6):17

李青春,邢怡桥,李岱,等.白藜芦醇对糖尿病大鼠视网膜 Bcl-2 和 Bax 表达的影响[J].实用医学杂志,2018, 34(8):1223

李卫平.自拟通窍汤治疗分泌性中耳炎疗效及对鼓室图恢复、血清及分泌物炎症因子的影响[J].四川中医,2018, 36(7):178

李雅萍,吴利龙,孙洋,等.加味十全明目片治疗干性年

龄相关性黄斑变性 50 眼临床观察[J].湖南中医杂志,2018,34(12):59

李艳青,张重华,臧朝平,等.张重华治疗慢性鼻窦炎经验[J].中国中西医结合耳鼻咽喉科杂志,2018,26(6):469

梁润,刘莉,桂壮.中药漱口液治疗复发性口腔溃疡临床疗效观察[J].湖北中医药大学学报,2018,20(2):61

林昌.清热利湿汤治疗脾胃湿热型口腔扁平苔藓临床研究[J].新中医,2018,50(12):172

刘守东.通气散合泽泻汤加减治疗分泌性中耳炎的临床效果[J].河南医学研究,2018,27(24):4519

刘芝蓉,田争,彭斌.复聪汤治疗耳鸣 43 例疗效观察[J].湖南中医杂志,2018,34(1):68

路军章,王丽娟,孙志高,等.复方竹叶石膏颗粒治疗慢性咽炎的临床效果观察[J].解放军医药杂志,2018,30(9):105

罗素芳.甘露饮(熏蒸+内服)联合玻璃酸钠治疗干眼症(阴虚湿热)随机平行对照研究[J].实用中医内科杂志,2018,32(3):43

M

马莉,李烨.槐杞黄颗粒治疗儿童慢性鼻窦炎 186 例疗效观察[J].中医眼耳鼻喉杂志,2018,1(1):27

孟伟,杜启雪,王仁忠.鼻敏康合剂对变应性鼻炎大鼠鼻黏膜病理及血清分泌型黏蛋白水平的影响[J].山东医药,2018,58(34):37

孟红军,王守儒.养阴清火方治疗慢性牙周炎疗效及对患者 TNF-α、IL-1β、IL-6 影响的研究[J].陕西中医,2018,39(12):1731

孟智坚,张瑜,李云华.小建中汤加味对复发性口腔溃疡患者免疫功能及血清炎性因子表达的影响[J].中医药导报,2018,4(2):99

穆宏,魏俭铭,肖遵胜,等.降藓方治疗糜烂型口腔扁平苔藓阴虚内热证临床观察[J].河北中医,2018,40(9):1296

P

潘国凤,成龙,刘玥,等.养阴清肺汤和养阴清肺口服液治疗慢性咽炎的 Meta 分析[J].中华中医药杂志,2018,33(6):2360

彭俊,欧阳云,谭涵宇,等.密蒙花颗粒剂对去势雄兔泪腺细胞 TNF-α 及 IL-1β 表达的影响[J].中华中医药杂志,2018,33(3):874

彭俊,潘坤,刘峥嵘,等.双丹明目胶囊对糖尿病模型大鼠视网膜 VEGF-a、VEGF-b 表达的影响[J].湖南中医药大学学报,2018,38(6):635

R

冉小册,罗琴,常克.常克教授辨治饮停少阳证变应性鼻炎临床经验[J].亚太传统医药,2018,14(2):153

S

史俊,黄晶,施静,等.参麦润燥方内服加熏眼治疗肺阴亏虚型干眼症疗效观察[J].四川中医,2018,36(5):164

孙利,丁永芳.糖可明对糖尿病视网膜病变中血—视网膜屏障的影响[J].南京中医药大学学报,2018,34(4):400

T

谭政,金毓,蓝肇熙.蓝肇熙名老中医治疗运动性耳鸣经验浅析[J].四川中医,2018,36(4):3

唐贞力,邱江红,李留文,等.排毒护齿散治疗慢性牙周炎的临床观察[J].云南中医中药杂志,2018,39(9):43

田丽珍,郭承伟,郭超红.大黄䗪虫丸对糖尿病大鼠视网膜毛细血管 PI3K-AKT 信号通路相关因子的影响[J].中华中医药杂志,2018,33(9):4191

W

汪兵.活络散结汤治疗痰瘀互结证渗出性年龄相关性黄斑变性临床效果[J].当代医学,2018,24(22):52

王鑫,白丽君,王静.裴正学教授治疗耳鸣的经验[J].中医研究,2018,31(12):37

王秉权,崔伟峰.治肺通耳合剂对慢性分泌性中耳炎患者听功能的影响[J].世界中西医杂志,2018,13(9):1283

王杨洋,赵婵媛,张海龙,等.益气升阳固齿汤联合奥硝唑治疗慢性牙周炎疗效以及对骨保护素水平的影响[J].中华中医药学刊,2018,36(8):2012

吴俊,丁砚兵,吴建萍.涂晋文教授从“精气并济”论治耳鸣经验[J].河北中医,2018,40(1):15

吴桂莲,李晓华,曹岐新.鱼腥草滴眼液雾化熏洗治疗干眼症 40 例疗效观察[J].浙江中医杂志,2018,53(2):119

吴祥基,苏炳泽,吴李仲,等.清开灵滴丸治疗慢性咽炎的疗效及对血清 EGF、IL-1β、VCAM-1 的影响[J].河北医学,2018,24(12):1960

吴学志，杨玉，商宇.健脾化瘀汤对脾气虚弱型老年性黄斑变性患者血液流变学及抗氧化能力的影响[J].上海中医药杂志，2018，52(1):65

X

谢婧，李敏，徐新荣，等.补肾益气活血方对干性年龄相关性黄斑变性模型小鼠视网膜氧化损伤的保护作用[J].南京中医药大学学报，2018，34(2):162

谢思健，樊菁菁，谢康明，等.清热明目汤超声雾化治疗单纯疱疹病毒性角膜炎的疗效观察[J].湖南中医药大学学报，2018，38(9):1066

谢卫旭，潘山，岑翠莲，等.中西医结合治疗分泌性中耳炎的临床观察[J].广东医科大学学报，2018，36(1):94

熊佳，朱培成，李红毅，等.国医大师禤国维教授祛湿补肾法治疗口腔扁平苔藓经验探讨[J].陕西中医，2018，39(12):1811

Y

阎晓琳，高洪娇，牟月，等.张勤修运用川芎茶调散加减治疗变应性鼻炎经验[J].湖南中医杂志，2018，34(12):41

杨敏，罗向霞，康莉，等.右归丸加减治疗2型糖尿病非增殖期视网膜病变临床观察[J].中华中医药学刊，2018，36(7):1613

杨硕，洪源，党媛媛.苓甘五味姜辛汤加味对小儿慢性鼻窦炎鼻黏膜纤毛传输功能及炎性因子的影响[J].现代中西医结合杂志，2018，27(18):2013

杨瑞华，刘世森，黄飞，等.化瘀扶正汤治疗血瘀气虚型口腔扁平苔藓疗效及对患者血清免疫因子表达的研究[J].陕西中医，2018，39(5):611

姚世宏，姜妍.口疮清治疗复发性口腔溃疡临床观察[J].河南中医，2018，38(6):923

Z

曾智力，王行宽，黄柳向.王行宽治疗慢性神经性耳鸣经验[J].中国中医药信息杂志，2018，25(1):102

张琦，石磊，冷辉，等.中医五行音乐疗法治疗肝气郁结型特发性耳鸣患者临床研究[J].辽宁中医药大学学报，2018，20(3):170

张杨，郭洁.中西药合用治疗慢性鼻窦炎胆腑郁热证疗效观察[J].实用中医药杂志，2018，34(6):676

张月，亢泽峰，刘健，等.益气润目汤对干眼小鼠眼表组织IL-1β及P-JNK表达的影响[J].中国中医眼科杂志，2018，28(1):17

张铭倩，刘臻，朱虹，等.王树槐辨治慢性咽炎经验撷菁[J].江苏中医药，2018，50(7):21

赵玉华，曾定伦.曾定伦教授治疗口腔扁平苔藓经验拾遗[J].云南中医药杂志，2018，39(7):3

甄志贤，刘海宁，王勇，等.清咽化结汤联合布地奈德雾化吸入对慢性咽炎患者T淋巴细胞亚群及血清TNF-α、IL-6水平变化的影响[J].世界中西医结合杂志，2018，13(11):1600

郑露.从津液学说角度探讨干眼症的辨证论治[J].中医临床研究，2018，10(10):51

郑海明.中西医结合治疗成年人慢性鼻窦炎临床研究[J].新中医，2018，50(2):72

朱晓朴，王旭."开通玄府"法治疗鼻窦炎的探讨[J].中医药导报，2018，24(8):24

朱彦青.中药治疗病毒性角膜炎组方用药规律分析[J].临床医药文献杂志，2018，5(86):187

庄翔莉，吴博，邱彩霞，等.醒鼻凝胶滴鼻剂对变应性鼻炎豚鼠鼻黏膜成纤维细胞Fyn-STAT5信号通路的影响[J].中华中医药杂志，2018，33(5):1794

（十）针　灸

【概述】

2018 年，在公开学术刊物上共发表与针灸有关的学术论文 5 700 余篇，主要涉及经络、腧穴、刺灸法、针灸实验和临床研究等内容。

1. 经络研究

本年度经络研究仍以经脉循行、经络物质基础以及经络实质研究为主。赵京生通过整理古代文献，认为经络研究需要注重经脉理论对机体上下内外联系规律表达的自身特点，考虑经脉与脏腑关系中掺杂非针灸实践的因素，避免观念先行的干扰和研究误区。王汇成等提出了经络就是人体中的生命信息能量谐振通道新理论。罗晓舟等借助人工智能进行临床数据分析，发现中医体质类型是循经感传效应出现的重要影响因素。王乐琴等通过收集有关跷脉的临床与实验研究，认为跷脉系统与人体平衡系统有密切关系。

2. 腧穴研究

腧穴定位标准校正、腧穴配伍是本年度腧穴研究热点。腧穴治疗效应与机制研究、腧穴敏化、穴位形态结构和生物物理特性研究依然是腧穴研究的主要内容。

赵志恒等通过文献整理发现八邪、八关是两组名称各异、位置不同的经外奇穴。《中华人民共和国国家标准・腧穴名称与定位》(GB/T12346-2006)只是使用了“八邪”之名，而把“八关”的定位描述错误当作“八邪”的取穴标准。

俞大雄等通过文献整理认为腧穴有感应和感传两类，针刺取穴是动态变化的。传统的经络学说只强调了经络感传现象，忽视了经络的感应现象。感传现象存在于线性关系中，而感应现象强调了点面之间的关系。卢湘岳认为耳穴同体内各器官一对一联系的现象，是由于体内存在原初应激系统。原初应激系统是由细胞缝隙连接耦联通路构成的。这个通路在心血管尚未出现时，就输运着小分子物质，支持胚盘的发育。当胚胎生长发育成熟后，该通路输运物质的功能静息，仅当细胞受到伤害性刺激时，相关的通路被激活，恢复胚胎发育时期的输运物质的功能。当受伤害的细胞都修复或更新后，相关的通路又进入静息状态。

张雪琳等认为，阿是穴的思想内涵源于《黄帝内经》，名称源于《备急千金要方》。痛感不是取阿是穴的唯一感应，按之痛解、按之快然、按之有特殊感应、局部皮肤肌肉凹陷等也可作为阿是穴临床取穴的根据，与后世的“不定穴”“天应穴”“压痛点”不同义，与筋膜出发点有一定的机制重合。“反阿是穴”是“阿是穴”的理论延伸。

佘琛等认为腧穴结构是针灸发挥生物学效应的载体。从显微结构入手观察与腧穴相关的多种细胞及其化学成分以及它们之间的相互联系和相互作用，有助于从静态到动态变化的角度增进对腧穴本质的认识。

3. 刺法灸法

侯学思等在中医针灸临床诊疗中，将疾病概括分为形体或局部组织发生实质性病变的“形病”和以功能失调为主的“气病”；辨证阶段通过对形与气不同部位与状态的诊察，分析形病与气病的主次先后及相互兼夹，进而明确其病位、病机、病性及病势；治疗阶段以“形病取局部，气病调整体”为基本法则取穴，注重针刺方法的选择和刺激量的控制，从而达到

"合形与气"的治疗目的。

陈向红基于《难经》提出拔罐补泻遵循"推而内之是为补,动而伸之是为泻"。补法罐力向下向深部渗透,导气而内入;泻法罐力向上向外发散,引气而外出。伍玉文等提出,赖新生对针下辨气的临床应用中"气穴"需要注意穴位定位和进针角度,针下"得气"包括患者与医者的主观感受以及针刺后症状平复的客观反映,辨"邪正虚实"主要以医者主观针下紧疾和缓,坚实虚软判断。最后根据前者邪去正复的动态变化辨"气调而止",完成针灸过程。

陈锦锦等提出,针刺内关得气后大幅度捻转可降低心率,持续小幅度捻转可治疗神志异常,对胃痛呕逆、失眠、咳喘气逆及休克晕厥有效。于春梅等认为,马丹阳天星十二穴选用四肢穴位,安全方便,对治疗失语、癔病性瘫痪、急性腰扭伤以及多汗症均有效。李柠岑总结,郭义针法"孔雀开屏"(穴取风府、风池、天柱、翳风、完骨)、"潜龙入海"(穴取太冲、陷谷、侠溪及第 3、4 趾间指蹼缘后方赤白肉际)、"山羊胡飘"(穴取廉泉、旁廉泉)、"老驴拉磨"(多用于中脘、下脘等腹部穴位),可为治疗颈椎病、脑血管疾病等多种病症的治疗取穴及手法提供借鉴。

徐长琼等将蜂针丛集刺法分为直刺丛集刺法和散点丛集刺法,对痛敏感使用散点法,其他患者使用直刺法。涂少女等认为针灸过程中不良反应的发生与不应天时以及人体机能状态不佳有关。李奕萱等基于"患肌"理论,应用浮针治疗足背痛中发现,"患肌"不与主诉疼痛点重合,但治疗效果显著。温婧等通过总结透灸法临床应用心得,认为透灸法相对刺激量大,使患者可接受刺激范围内,温热力可以透达机体深部,灸感能循经感传,并以医者观察到施灸处肌肤表现和患者机体状态作为灸量评价指征,疗效显著,适应症广泛。王宽等认为,灸向是影响灸法作用的重要因素之一。

4. 临床治疗

据维普、清华同方、万方 3 个数据库统计,本年度针灸临床研究类文献发表 4 940 余篇,与 2017 年文献相比,神经系统疾病文献大幅增加,内分泌、肿瘤、泌尿生殖、临床经验方面略减,其他疾病谱研究文献量有所下降(见表 1)。

表 1　比较 2018 年和 2017 年临床研究数量、所占百分比

病　种	文献(篇)		所占百分比(%)		总结 2018 年增量
	2018	2017	2018	2017	
神经系统疾病	928	696	16.89	12.02	↑ +232
骨伤科疾病	906	948	16.49	16.38	
消化系统疾病	544	614	9.90	10.61	
外科疾病	317	350	5.77	6.05	
妇科疾病	239	271	4.35	4.68	
循环系统疾病	195	237	3.55	4.09	
内分泌系统疾病	191	135	3.48	2.33	↑ +56
泌尿生殖系统疾病	191	178	3.48	3.07	↑ +13
五官科疾病	183	236	3.33	4.08	
呼吸系统疾病	161	194	2.93	3.35	
针灸儿科	146	183	2.66	3.16	
针灸治疗肿瘤	124	99	2.26	1.71	↑ +25
精神神志性疾病	114	141	2.07	2.44	
针灸治疗急症	87	87	1.58	1.50	
针灸临床经验	23	12	0.42	0.21	↑ +11
血液系统疾病	19	18	0.35	0.31	
针灸传染病	17	17	0.31	0.29	
针灸戒除酒毒	3	5	0.05	0.09	

针灸治疗疾病谱较往年略有不同，针灸所涉疾病分布比例亦略有改变。神经系统疾病占比例最高，为16.89%(928篇)，较去年增加232篇，涵盖病种有中风、面瘫、头痛等。骨伤科疾病所占比例回落为第二，占所有相关文献的16.49%(908篇)，涉及的病种以腰椎间盘突出、颈椎病、关节炎、肩周炎为主。其他为消化系统疾病，相关文献占总数的9.90%(544篇)，主要涉及病种有胃炎、肠炎、便秘等。外科疾病相关文献占总数的5.77%(317篇)，主要涉及病种有带状疱疹、荨麻疹、痤疮等。妇科疾病相关文献占总数的4.35%(239篇)，主要涉及病种有痛经、卵巢病等。循环系统相关文献占总数的3.55%(195篇)，其中关于动脉疾病文献70余篇、高血压病文献60余篇。内分泌系统疾病在本年度文献数量有明显增加，较去年增加了56篇，相关文献占总数的3.48%(191篇)，所涉及病种中关于糖尿病的文献量最多有90余篇，其次肥胖近60篇。泌尿生殖系统疾病占比与内分泌系统疾病占比相近，相较去年增加了13篇，主要涉及病种有尿潴留、尿失禁等。五官科疾病相关文献占总数的3.33%(183篇)，主要涉及病种有耳鸣、过敏性鼻炎等。呼吸系统疾病相关文献占总数的2.93%(161篇)，主要涉及哮喘、咳嗽等。针灸儿科占2.66%(146篇)，涉及病种有脑瘫、哮喘等。肿瘤相关报道明显增多，相较去年增加25篇，相关文献占总数的2.26%(124篇)。精神神志疾病相关文献占总数的2.07%(114篇)。针灸治疗急症87篇、针灸临床经验23篇、血液系统疾病19篇、针刺治疗传染病和针刺戒酒戒毒分别为17篇和3篇。

5. 实验研究

针灸的实验研究487篇，研究领域涉及神经系统、心血管系统、内分泌系统、呼吸系统、消化系统。

神经系统方面　王珂等发现，抑制大鼠海马区HMGB1及其下游促炎细胞因子释放可能是电针双侧足三里、阳陵泉改善SD大鼠慢性神经痛的机制之一。于雪萍等认为，电针曲池、足三里可能通过介导Notch通路表达保护神经元，改善脑中动脉栓塞模型大鼠神经行为能力。赵怡坤等发现，针刺百会、单侧内关、神门、太冲能有效改善创伤后应激障碍SD大鼠异常行为，恢复其受损的学习记忆功能。刘晓莹等认为针刺百会透曲鬓可降低脑出血SD大鼠IL-1β表达，减轻脑水肿，改善神经功能。

循环系统方面　成泽东等认为，电针双侧内关、双侧足三里、关元降低动脉粥样硬化兔腹腔巨噬细胞受体CD_{36}蛋白及mRNA表达水平可能是电针治疗作用机制之一。同时，成氏等还认为，电针抑制动脉粥样硬化兔腹腔巨噬细胞中SR-AⅠ蛋白和mRNA的表达可能是针刺防治动脉粥样硬化的新机制。卢圣锋等研究发现，电针双侧内关可能通过活化心肌组织中腺苷酸活化蛋白激酶α(AMPKα)-组蛋白去乙酰化酶5(HDAC5)-缺氧诱导因子(HIF-1α)信号级联，促进血管内皮生长因子(VEGF)表达介导血管新生，减少心肌梗死组织面积，实现心肌保护效应。

消化系统方面　郭奎奎等认为，合募配穴(大肠下合穴上巨虚、募穴天枢)针刺干预机制可能是通过蛋白酶活化受体-2、瞬时受体电位香草酸亚型1降低P物质和降钙素相关肽在大鼠脊髓背根神经节神经元中的表达来降低肠易激综合征大鼠的内脏高敏感性。吴丹等发现，电针天枢穴可能通过抑制肠道炎症反应，降低NF-κBp65 mRNA表达，从而改善溃疡性结肠炎炎症状态及免疫应答。王柳等认为，电针胃俞募穴能够调节功能性消化不良模型大鼠胃运动，可能是通过改变中枢迷走神经背核区N-甲基-D-天冬氨酸受体活性调节血清一氧化氮含量发挥作用的。

内分泌方面　洪肖娟等发现，针刺(双侧足三里、双侧三阴交、百会)对糖尿病抑郁模型大鼠血糖、抑郁情绪及皮质醇昼夜节律具有调节作用，其机制可能是通过下调糖尿病抑郁大鼠下丘脑视交叉上核内Per2基因表达，从而降低对正性过程的反馈抑制而实现。代巧妹等发现，针刺足三里对免疫抑制大鼠有一定的治疗作用，与针刺下调穴区CGRP表达相关。陈宏达等认为,电针足三里减少胃扩张引起的一过性下食管括约肌松弛频率及合并反流发生率可能与孤束核内 GABAB 受体有关。张媛等认为,电针能在胃溃疡发展的不同病理状态下对增殖细胞核抗原 mRNA、P 物质 mRNA 进行双向调节的平衡作用同时促进神经加压素蛋白高表达,进而促进溃疡的修复。李姝婧等发现,针灸对局部产生物理刺激(涉及肌肉、筋膜、神经、肥大细胞、钙离子、P 物质、5-羟色胺、组胺、ATP 等),随后刺激转化为生物信号,引起神经—内分泌—免疫网络的改变。

其他方面　丁美红等通过神阙穴和非穴位参黄散敷贴给药后,发现神阙穴经皮吸收效果优于非穴位。蔡荣林等认为胃俞募配穴针刺及胃俞、中脘单穴针刺引起了不同的脑区采用局部一致性变化。丘脑、后扣带回、楔前叶等脑区可能是胃俞募配穴针刺调节胃运动效应的重点整合脑区。胃俞募配穴针刺对胃运动的调节作用与丘脑、边缘系统和默认网络部分脑区密切相关。徐东升等在参照现存大鼠腧穴定位资料的基础上,结合对大鼠解剖学观察,与人体腧穴标准化定位的比对,从骨骼结构和体表标志入手重新绘制实验大鼠腧穴图谱。段文秀等认为长时间暴露于高浓度艾烟环境会引起肺和支气管组织产生病理改变并引起血浆、支管灌洗液和肺组织匀浆液中 TNF-α 和 IL-1β 表达增高,但对肺功能无明显影响。

6. 针刺镇痛与针刺麻醉

杨勇等认为,针刺复合局部麻醉应用于经皮椎体成形术与局部麻醉配合镇痛药物,具有同样的镇痛效果、镇静效果,可作为经皮椎体成形术术中麻醉更好的方式。蒋秋燕等认为,采用灵龟八法开穴,电针可以提高产妇血清中强啡肽含量。刘婷婷等认为,电针与经皮穴位电刺激均能在人工流产术中发挥镇痛作用,有助于宫颈的扩张,降低术后人流综合征的发生率。刘冉认为,中药(白芥子、甘遂等)穴位贴敷(上肢取臂臑、手三里、曲池、尺泽、外关、合谷等穴;下肢取髀关、风市、伏兔、足三里、悬钟、阿是穴)可治疗关节镜术后疼痛。

眭明红等认为,电针能有效降低完全弗氏佐剂所致炎性痛大鼠对机械痛和热敏痛的反应,缓解炎性痛,其机制可能是电针增高治疗病灶周围组织液中的腺苷而镇痛。张丹等发现,艾灸、针刺天枢和气海对炎症性肠病内脏痛大鼠痛行为、痛情绪均有改善作用,均能降低血清 P 物置的含量;其中艾灸天枢和气海穴的作用更优。项璇儿等发现,100 Hz、2 Hz 电针分别为干预炎性痛和神经病理痛早期的优势频率电针;优势频率电针的镇痛效应可能通过调控炎性痛和神经病理痛大鼠早期脊髓背角辣椒素受体活化实现。

7. 文献与老中医经验

黄志强等认为,苏稼夫的"以通为用"理论是保证气血津液的通畅,主要有温肾、疏肝、通淋利水、软坚散结、降逆通膈、放血通瘀。马强等认为汪氏灸法的主要学术思想是热证可灸、灸勿留瘢、灸需辨证及灸治疮疡。

有关"出土文献之针灸学研究"详见专条。

8. 小结

2018 年我国针灸在临床与机制研究方面都取得了一定进展。临床研究论文仍以经验总结和临床报道为主,机制研究未有大的突破,研究方法亟待与国际通行规则接轨。基础研究成果向临床转化与应用有待进一步加强。

(撰稿:蒋广威　王宇　杨永清　审阅:马铁明)

【穴位敏化研究】

崔翔等发现,自稳态是机体根据内外环境的变化而自主发生的动态调节过程,是生物进化适应生存的原始本能,稳定的内/外环境是生物体生存的基础,当这种稳定被打破时,生存的本能首先会驱使生物体寻求自身调控。经络系统是将多个层次的稳态调节关系联系起来的关键环节,而"激活态"的穴位

(穴位敏化)作为能够与靶器官发生交互作用的体表位域，可以通过皮—脑轴及躯体—内脏联系发挥稳态调控作用，促进机体自愈。

邢贝贝等将家兔分为两组各 10 只。模型组采用可控心肌缺血模型，分别在心肌缺血模型制备过程第 8、14 d(心肌缺血刺激第 1 阶段后)，第 20 d(心肌缺血刺激第 2 阶段后)采集家兔"内关""神门""心俞""太溪"穴处皮下微透析液。心肌缺血第 2 阶段后在"内关"处进行针刺干预 30 min，干预同时及干预后采集"内关"处皮下微透析液。应用液相质谱联用技术对皮下微透析液样品进行检测，利用主成分分析和偏最小二乘方判别分析透析液代谢物的变化情况。家兔对照组中各亚组穴位处皮下微透析液无明显聚类及变化趋势。心肌缺血可导致穴位处皮下微透析液中组氨酸、硬脂酸、9-酮棕榈酸含量显著降低，谷氨酸、苯丙氨酸、3-羟基酸含量显著升高。针刺干预可显著增加"内关"处谷氨酸、硬脂酸、8-异前列腺素 $F_{2\alpha}$ 含量，降低"内关"处组氨酸含量。

Ding N 等认为，穴位的微循环动力会根据机体健康状态而发生变化，但是关于疾病所导致穴位发生"沉寂态"到"激活态"的功能变化依旧没有得以阐明。通过量化敏化过程中的穴位微循环变化，将 SD 大鼠随机分成 5 组：正常组(N)、假手术组(S)、轻微骨关节炎组(A)、中度骨关节炎组(B)和重度骨关节炎组(C)各 6 只，14、21 和 28 d 测得的结果显示"阳陵泉""足三里""鹤顶"在 A、B、C 组中的血液灌注率要比 N 和 S 组高($P<0.01$，$P<0.05$)。同时 21 和 28 d 测得委中穴的血液灌注率在 B 和 C 组中显著提升了($P<0.01$)。第 28 d 测得的"阳陵泉""足三里""鹤顶"在 A、B 和 C 组中血液灌注率也有显著的提高。但是在非穴位区没有出现有差异性的血液灌注率变化。

斯琴高娃等认为，穴位敏化在机体病理状态下普遍存在，具有其自身的特性及表现形式，将穴位敏化理论作为放血疗法的理论基础，应用到放血疗法中，对疾病谱、放血工具、放血部位、放血时机及放血量等均具有临床指导作用，能扩大放血疗法的主治范围、适应证及放血部位，但不能孤立运用穴位敏化理论，需与中医放血理论有机结合，相互补充，以确定科学合理的治疗方案。

徐斌等认为，本态研究中的穴位概念与传统的腧穴概念的内涵不同，当前的穴位可能指的是针灸治疗部位，而不仅仅是腧穴；敏化可能是部位穴位的一种特征，但敏化穴位可能并不是针灸发挥扶正祛邪整体治疗作用的主要部位。

郭鑫等认为，主观得气不是针灸治病的最终目标，客观气至才是针灸治病的最终目标。

张亚等收集秦汉至近现代 77 部古医籍中穴位敏化的相关文献，运用文献计量学研究方法对其定量分析，共检索出与穴位敏化相关的文献 101 条，通过整理穴位敏化现象，发现穴位敏化以痛敏现象为主。脏腑病敏化穴位主要以本经经穴、阿是穴以及背俞穴为主，敏化的部位主要分布在本经循行部位；经络病敏化穴位则是以阿是穴以及病变局部穴位为主，敏化的部位主要分布在局部以及病变经络循行部位。且根据穴位敏化现象表现的不同可反映疾病的虚实病性、辨别病邪的性质。

王旭等采用文献研究方法分析腰痹病的穴位敏化现象与规律，发现腰痹病敏化穴位多出现在腰背及下肢部；经络分布以足太阳膀胱经、足少阳胆经、督脉为主。

贺德广在不同人种中进行问卷调查，总结发现印堂穴"三合感应"现象广泛存在于各种族人群之中，并认为印堂穴的感觉与针灸的得气相似，有一定的治疗作用。

(撰稿：范神栋　王凡　审阅：马铁明)

【针灸治疗哮喘的临床与实验研究】

1. 临床研究

(1) 针灸综合治疗　梁亚光等将缓解期患者分为 3 组各 30 例。A 组给予穴位疗法(两侧 T_{2-4} 夹脊穴、足三里穴位注射，肺俞、定喘穴位敷贴)，B 组只给予穴位注射，C 组给予舒利迭治疗，治疗 8 周。观察治疗 2 个月后(近期)和停止治疗 3 个月后(远期)的哮喘控制情况以及治疗前、治疗 2 个月后(近期)、停止治疗 3 个月后(远期)的皮质醇(COR)、CD_4^+、CD_8^+、CD_4^+/CD_8^+、IL-5、IL-10 的水平,并对 3 组近、远期疗效进行组间比较。结果,A 组近期治疗有效率 96.7%(29/30)明显优于 B 组 80.0%(24/30)和 C 组 66.7%(20/30)($P<0.05$);A 组远期治疗有效率 93.3%(28/30)明显优于 B 组 76.7%(23/30)和 C 组 63.3%(19/30)($P<0.05$);A 组近期与远期观察 COR、CD_4^+、CD_8^+、CD_4^+/CD_8^+、IL-5、IL-10 的水平与 B 组、C 组同期比较 $P<0.05$。

韩健等将急性发作患者分为两组各 94 例。对照组喷吸沙丁胺醇气雾剂;观察组针刺鱼际、孔最、定喘、肺俞,留针 20 min。检测肺功能指标、NGF、基质金属蛋白酶 9(MMP-9)、Th 细胞。结果,治疗 5 min 时两组肺功能均有改善($P<0.05$),且对照组优于观察组($P<0.05$);20 min 时两组肺功能水平无显著差异;对照组治疗后 NGF、Th1/Th17 无改善,观察组治疗 5 min 相对治疗前无改善,治疗 20 min 时显著优于治疗前($P<0.01$);治疗 5 min 两组患者 MMP-9 相对治疗前均无改善,20 min 时两组患者均显著改善($P<0.01$)。

范海军等将患者分为两组各 81 例。两组患者均予以连续 3 月支气管哮喘常规治疗;观察组在常规治疗基础上,采用金匮肾气丸联合穴位贴敷(天突、定喘、肺俞、膏肓、足三里)治疗。比较两组患者治疗前、后肺功能指标(FEV_1、FEV_1/FVC、MVV、FRC、TLC、RV/TLC)变化、成人哮喘患者生命质量各维度及总分的变化,以及治疗后哮喘控制分级。结果,治疗后,观察组哮喘控制良好率明显高于对照组($P<0.05$);两组患者入组前,成人哮喘生命质量各维度评分以及肺功能指标比较 $P>0.05$;治疗后,两组患者的成人哮喘患者生命质量指数各维度评分和总分均明显下降,FEV_1、FEV_1/FVC、MVV 均明显上升,FRC、TLC、RV/TLC 明显下降,且观察组优于对照组($P<0.05$)。

陈小勇等将慢性患者分为两组各 97 例,对照组给予沙美特罗替卡松粉吸入剂治疗,研究组在对照组治疗基础上给予腧穴热敏化艾灸。观察两组治疗前后 ACT 评分、T 淋巴细胞亚群、免疫球蛋白、TLR2rpcp、TLR4rpcp 水平变化。结果,治疗后研究组 FEV_1、$FEV_1\%$、PEF、CD_4^+T 细胞、CD_4^+/CD_8^+、ACT 评分、TLR2rpcp、IgA、IgG 水平均高于对照组(均 $P<0.05$),IgE 水平低于对照组($P<0.05$),治疗效果优于对照组($P<0.05$)。

满运军等将过敏性患者分为两组各 50 例,对照组给予沙美特罗/丙酸氟替卡松鼻喷吸入治疗,观察组在此基础上加用穴位贴敷(选膻中、肺俞、膏肓、定喘)合扶正平喘汤(熟地黄、淫羊藿、制首乌、党参、黄芪、陈皮等)治疗。结果,观察组临床治疗总有效率高于对照组($P<0.05$);观察组治疗后每月急性发作次数均低于对照组(均 $P<0.05$);两组不良反应发生情况无统计学差异($P>0.05$)。

郭洁等将寒哮型患者为两组各 75 例,均常规给予布地奈德福莫特罗粉吸入剂治疗,观察组在此基础上给予神阙穴拔罐联合小青龙汤加减治疗。经治 8 周,两组咳嗽、咳痰、喘息、肺部体征积分均显著降低(均 $P<0.05$),且观察组显著低于对照组(均 $P<0.05$);观察组治疗后 ACT 评分、哮喘控制测试情况分布、Th1/Th2 型细胞因子及气道重塑相关指标改善情况均显著优于对照组(均 $P<0.05$)。

(2) 穴位贴敷　石文英等将患者分为两组各 30 例,均取双侧肺俞、定喘、心俞、膈俞、肾俞穴。观察组采用三伏穴位贴敷(生白芥子、熟白芥子、细辛、延胡索、甘遂、生姜汁)治疗,贴敷 4~6 h/次。分别在初、中、末伏进行贴敷,3 次/年,对照组采用三伏针刺治疗,行平补平泻手法,得气后留针 30 min。于三伏天进行针刺,治疗 1 次/2 d,治疗 15 次/1 年。两组均以 3 年为 1 个疗程。结果,观察组哮喘发作次数、ACT 评分及血清 IgG、IgE、IgA、IgM 含量的变化与对照组比较 $P<0.05$。

刘光武等将缓解期患儿分为两组各 43 例。对照组予以常规西医治疗,观察组予以中药自热贴敷穴位治疗,外用药由白芥子、细辛、甘遂、制附子、延胡索组成，穴位选肺俞、膈俞穴。结果，观察组临床总有效率为 95.3%(41/43)，对照组为 69.8%(30/43)，组间比较 $P<0.05$；治疗后观察组哮喘发作程度、哮喘发作频度、反复感冒以及自汗积分均明显低于对照组(均 $P<0.05$)，观察组 IgM、IgG、IgA 水平均明显高于对照组(均 $P<0.05$)，观察组与对照组血清 IL-13、MIP-1α 及 SAA 水平均明显低于治疗前，观察组明显低于对照组(均 $P<0.05$)。

(3) 单纯针刺　邵素菊等提出，邵氏“五针法”治疗哮喘是由河南邵氏针灸流派创始人、国家级名老中医邵经明教授独创，萌芽于 20 世纪 30 年代，成形于 40—60 年代，确立于 60—70 年代。经 80 余年临床实践检验及大量实验研究证实，不但在哮喘急性发作期具有迅速平喘，即刻解除病痛的作用，而且在提高缓解期患者免疫机能，预防哮喘复发方面亦具有显著疗效。

张君等将患者分为两组各 105 例。试验组采用“三穴五针法”，主穴取肺俞、大椎、风门；对照组采用常规针刺法，主穴取肺俞、中府、定喘等。两组均针灸 1 次/d，连续治疗 12 d。结果，试验组总有效率为 96.9%(95/98)，对照组为 90.9%(90/99)，组间比较 $P<0.01$；治疗后两组症状体征总积分及肺功能比较 $P<0.01$。

2. 实验研究

陈铭等选择雄性新西兰兔分为 4 组各 6 只。空白组不做特殊处理，其余各组支气管哮喘气道重塑模型造模。模型组不干预，实验组、对照组分别于“三伏天”以隔姜灸 9 壮与 3 壮灸量加中药贴敷法干预。实验结束后检测肺组织 TGF-β1 蛋白、基因表达。结果，与空白组比较，模型组 TGF-β1 蛋白、基因表达显著升高($P<0.05$)。隔姜灸可使哮喘模型 TGF-β1 蛋白、基因表达降低($P<0.05$)；隔姜灸 9 壮效果优于隔姜灸 3 壮($P<0.05$)。

刘玉丽等用卵蛋白(OVA)致敏制作哮喘雄性 Wistar 大鼠模型，将大鼠按随机数字表法分为正常组、哮喘模型组、肺俞针刺组、假针刺组。进行为期 3 周的对照或针灸治疗。观察 4 组支气管肺泡灌洗液(BALF)变化。对肺组织进行组织学分析，检测合成酶(ChAT)、乙酰胆碱水解酶(AChE)及其毒蕈碱性受体(mAchRs) M1-M3。结果，哮喘模型肺内有炎性浸润，肺俞针刺可减轻症状；肺俞针刺组 BALF 中嗜酸性粒细胞、中性粒细胞、淋巴细胞均较模型组和假针刺组明显减少；肺俞针刺后肺 ChAT 表达降低，抑制 ACh 释放，而假针刺则没有效果。

董明等将 BALB/c 小鼠分为正常组、哮喘模型组、针刺组和假针刺组各 14 只。针刺组选择大椎、双侧风门、肺俞，假针刺组选择环跳穴，均进行隔日针刺治疗，连续 4 周。结果，与模型组相比，针刺组明显减轻气道高反应性，抑制炎症细胞浸润和黏液高分泌($P<0.05$，$P<0.01$)；增加了肺组织中 T-bet 和 $Foxp3^+$ 表达量、IFN-γ^+ 及 $Foxp3^+$ 的细胞数量，提高了血清中 IL-10 水平($P<0.05$，$P<0.01$)；降低了哮喘模型肺 RORγt、血清 IL-5、IL-13、IL-17A 水平及 IL-17A^+ 细胞数量($P<0.05$，$P<0.01$)。此外，针刺和假针刺均能抑制 p38 和 p44/42 磷酸化($P<0.01$)。董氏等还将 BALB/c 小鼠分为正常组、哮喘模型组、针刺组、假针刺组各 10 只，针刺组选择大椎、风门、肺俞，假针刺组选择环跳。治疗后评估肺功能；检测肺组织的病理改变及黏液分泌以及 TNF-α、IL-1β、IL-33 和 sST2；分析支气管肺泡灌洗液(BALF)中 Th17 细胞的比例和计数。结果，针刺治疗能明显抑制哮喘模型 AHR、慢性炎症和黏液分泌。针刺后哮喘模型气道阻力(RL)降低，肺动态顺应性(Cdyn)升高；TNF-α、IL-1β 和 IL-33 等促炎细胞因子血清浓度显著下降；sST2 水平升高；哮喘模型 BALF 中 CD_4^+、IL-17A^+ 细胞比例和计数降低。

研究表明，针灸及综合疗法治疗哮喘，可调整免疫平衡、改善呼吸功能，但目前临床疗效评价在实验设计、样本量、疗效指标等方面较为单一、局限，有待进一步提升。

(撰稿：卢进　王宇　杨永清　审阅：马铁明)

【针灸治疗椎动脉型颈椎病】

1. 毫针刺法

唐波等将患者分为两组，对照组 52 例给予颈椎牵引，观察组 55 例在此基础上针刺颈夹脊，1 次/d，10 d 为 1 个疗程，疗程间隔 2 d，治疗 1 月。结果，颅内段血流动力学收缩期峰值流速 SPV 均较治疗前升高，观察组总有效率、SPV 优于对照组（$P<0.05$）。

王丹等将患者分为两组各 30 例，对照组口服氟桂利嗪，治疗组用十字颈部针法，取百会、大椎、双侧天柱、陶道、颈夹脊，6 次/周，2 周为 1 疗程，共 2 个疗程。结果，两组均能改善椎动脉型颈椎病的症状及评分，治疗组总有效率为 96.7%(29/30)，对照组 83.3%(25/30)，组间比较 $P<0.05$。

王丽等将患者随机分为两组。对照组 22 例用火山泥湿热敷，治疗组 23 例针刺颈 2、4、6 夹脊、风池（双）、后溪（双），1 次/d，连续 7 d。结果，两组治疗后能改善椎-基底动脉血流速度，治疗组热层析成像、血流速度优于对照组（$P<0.05$）。

王明明等将患者随机分为 3 组各 30 例。针刺组实证取风池、百会、内关、太冲，肝阳上亢加行间、侠溪、太溪，痰湿中阻加头维、丰隆、中脘、阴陵泉，虚证取风池、百会、肝俞、肾俞、足三里，气血两虚加气海、脾俞、胃俞，肾精亏虚加太溪、悬钟、三阴交；项七针组针刺风府、风池、天柱、完骨，1 次/d，6 次为 1 疗程，疗程间隔 1 d，共 2 个疗程。西药组口服甲磺酸倍他司汀片，治疗 2 周。项七针总有效率为 93.3%(28/30)、针刺组 76.7%(23/30)、西药组 70.0%(21/30)；项七针组和针刺组基底动脉 BA、左椎动脉 LVA、右椎动脉 RVA 平均血流速度较治疗前提高，西药组治疗前后比较 $P>0.05$；项七针组 BA、LVA、RVA 平均血流速度提高优于其他两组；3 组症状功能评分、搏动指数 PI、阻力指数 RI 均较治疗前改善，且项七针提升优于针刺组（均 $P<0.05$）。

王艳富等将患者随机分为 4 组。改良双侧组和改良单侧组取人迎刺达 C6 横突处交感神经节；常规双侧组和常规单侧组取人迎直刺，1 次/d，连续治疗 6 d 为 1 疗程，共 2 个疗程。结果，改良双侧组临床疗效 90.0%，改良单侧组 80.0%，常规双侧组 77.5%，常规单侧组 65.0%，组间比较均 $P<0.05$；治疗后各组颈性眩晕症状与功能评估量表 ESCV 评分、VA、BA 的 Vs 明显增加，血浆神经肽 Y、尾加压素Ⅱ降低，改良针刺双侧组上述指标均优于其他 3 组（均 $P<0.05$）；王氏等还将患者随机分为两组各 40 例，疗程同前，改良组临床治愈效果、ESCV 及改善指数、LVA、RVA、BA 的 Vs、血浆神经肽 Y、尾加压素Ⅱ均优于常规组（均 $P<0.01$）。

余乐等观察 40 例患者针刺治疗后的 BA、VA 的 Vs、Vm 等，针刺取颈 2、4、6 夹脊穴配合风池（双）、后溪（双），1 次/d。经治 7 d，BA 和 VA 的 Vs 和 Vm、PI、RI 均较治疗前显著改善；眩晕、头痛、颈肩痛等症状明显缓解，症状评分较治疗前明显升高（均 $P<0.05$）。

2. 温灸疗法

连丽英等将患者分为两组各 125 例。治疗组采用热敏灸配合刺络放血，取颈夹脊、百会、大椎、风池，肺俞回旋灸、雀啄灸，循经往返灸各 2 min，灸感传导穴位灸 20～120 min 不等，1 次/d，10 次为 1 个疗程；取大椎、风池，肺俞点刺，留罐 3～5 min，隔 2 d 治疗，4 次 1 疗程；对照组采用常规针灸治疗，取颈夹脊、风池、完骨、天柱，1 次/d，10 次为 1 个疗程。结果，治疗组总有效率、症状评分及椎基底动脉供血优于对照组（$P<0.05$）。

刘益兵等将患者随机分成两组各 56 例。对照组给予调气活血疗法（葛根、茯苓、当归、熟地黄、桃仁、川芎等），研究组在此基础上给予联合温针治疗，取百会、风池及病变椎体相应的夹脊，灸 2 壮，5 次/周，2 周为 1 个疗程，共 2 个疗程。结果，治疗后研究组总有效率显著高于对照组；两组椎体水平位移以及血清肿瘤坏死因子-α、内皮素、神经元特异性烯醇酶水平较治疗前显著降低，研究组上述指标均显著优于对照组（$P<0.05$）。

王明华等将患者随机分为两组各 30 例。内热针组针刺点选择枕骨上项线、下项线，胸锁乳突肌附着处，颈 2～7 棘突旁椎板，肩胛提肌止肩胛骨内角附着组织压痛点处，1 次/7 d，共 4 次；西药组服用西比灵、敏使朗 14 d。结果，内热针组总有效率明显高于西药组($P<0.05$)。

3. 针刀疗法

黄蓉等将患者随机分成两组各 40 例。对照组采用常规针刺治疗，取大椎、后溪(双)、天柱(双)、风池(双)、颈夹脊、百会穴，风阳上扰加行间、太冲、太溪，痰浊上蒙加内关、中脘、丰隆穴，气血不足加气海、血海、足三里穴，肝肾阴虚加肝俞、肾俞、太溪穴，6 次/周，连续 3 周；治疗组采用针刀配合正清风痛宁穴位注射治疗，针刀定点于枕外隆突下项线寰枕筋膜处、风池(双)、枢椎棘突、后颈区等压痛点，1 次/周，连续 3 次。结果，治疗组总有效率为 97.5%(39/40)、对照组为 82.5%(33/40)，组间比较 $P<0.01$；两组 LVA、RVA、BA 的 Vm 及症状评分量表的组内组间比较 $P<0.01$，$P<0.05$。

(撰稿：王祥云　赵玲　审阅：马铁明)

【针灸治疗慢性萎缩性胃炎临床与实验研究】

1. 临床研究

张丰毅将脾胃虚弱型患者分为两组各 32 例。埋线组埋线穴位：上脘、中脘、下脘、足三里、气海、天枢，埋线 1 次/15 d，6 次为 1 疗程；西药组予叶酸片，服药 3 个月为 1 疗程。2 个疗程后，两种疗法均能显著降低中医症状积分($P<0.05$)，且埋线组降低幅度优于西药组($P<0.05$)；两种疗法均能显著降低胃镜下及病理组织学检测的胃黏膜病变程度($P<0.05$)，且埋线组降低程度优于西药组($P<0.05$)；两种疗法治疗前、治疗 2 个疗程后的中医症状积分与胃镜下胃黏膜病变程度无相关性($P>0.01$)；两种疗法治疗前、治疗 2 个疗程后的中医症状积分与病理组织学检测的胃黏膜病变程度无相关性($P>0.01$)。

徐璇将患者分为两组各 32 例，针刺组选 T7-12 双侧华佗夹脊穴施“金钩钓鱼”针法，1 次/d，留针 30 min，留针期间行针 1 次，针刺 5 d 后休息 2 d；西药组口服胶体果胶铋胶囊、枸橼酸莫沙必利分散片、奥美拉唑肠溶胶囊。3 个月为 1 个疗程。结果，两组临床疗效比较经治疗，针刺组总有效率为 87.5%(28/32)，西药组为 71.9%(23/32)，组间比较 $P<0.05$；两组临床症状改善情况比较治疗前，针刺组临床症状总积分为 13.9±3.1，西药组为 14.2±3.7；治疗后，针刺组临床症状总积分为 4.6±2.8，西药组为 6.9±2.9，组间比较 $P<0.05$。治疗后，两组胃胀痞满、胃痛、嗳气、纳差及睡眠差分度分布情况比较 $P<0.05$；两组乏力症状分度分布情况比较 $P>0.05$。两组患者治疗前后胃镜评价比较与治疗前比较，针刺组胃镜下黏膜相减轻者占本组人数的 78.1%(25/32)，无加重病例；西药组减轻者占本组人数的 40.6%(13/32)，加重 1 人。组间比较 $P<0.05$。两组患者治疗前后病理学变化情况比较治疗前，针刺组病理学总积分为 11.6±4.1，西药组为 11.9±4.2；治疗后，针刺组病理学总积分为 8.0±4.3，西药组为 11.2±4.4，自身前后比较均 $P<0.05$；治疗后针刺组总积分明显低于西药组，组间比较 $P<0.05$。经治后，两组腺体萎缩、慢性炎症分度分布情况比较 $P<0.05$；两组肠上皮化生、异性增生分度分布情况比较 $P>0.05$。

2. 实验研究

杨青将 SD 大鼠随机分为两组，正常组 16 只，模型组 40 只，用 MNNG+乙醇灌胃+饥饱失常法建立慢性萎缩性胃炎(CAG)大鼠模型。造模成功后，继续喂养。第 12 周后，随机取正常组和造模组大鼠各 4 只，观察胃组织病理变化。再将造模组剩余大鼠随机分为模型组、艾灸组、针刺组。艾灸组和针刺组均取双侧足三里和中脘穴，分别给予艾灸和针刺干预。观察实验过程中各组大鼠一般行为及光镜下胃组织病理学改变。杨氏还分别采用 TUNEL 法、

Westernblot 法、RT-PCR 法检测胃黏膜细胞凋亡指数、COX-2、NF-κB、Bcl-2 表达量。结果：①与正常组相比，模型组大鼠精神不振，活动迟缓，缺乏光泽，光镜下可见胃组织形态显著病理改变，胃黏膜细胞凋亡指数显著升高（$P<0.01$）；与模型组相比，艾灸组、针刺组大鼠均精神状态逐渐转好，活动较前明显活跃，光泽较前增加，光镜下可见胃组织病理损伤显著减轻，胃黏膜细胞凋亡指数显著降低（$P<0.01$），艾灸组与针刺组两两比较，胃黏膜细胞凋亡指数无显著性差异（$P>0.05$）。②与正常组相比，模型组大鼠胃黏膜中 COX-2 显著上升（$P<0.01$）；与模型组相比，艾灸组、针刺组大鼠胃黏膜中 COX-2 含量显著降低（$P<0.01$），艾灸组与针刺组两两比较，COX-2 含量无显著性差异（$P>0.05$）。③与正常组相比，模型组大鼠胃黏膜中 NF-κB、Bcl-2 含量明显显著上升（$P<0.01$）；与模型组相比，艾灸组、针刺组大鼠胃黏膜中 NF-κB、Bcl-2 含量显著降低（$P<0.05$，$P<0.01$）；与艾灸组相比，针刺组大鼠胃黏膜中 Bcl-2 的含量显著降低（$P<0.01$），NF-κB 含量无显著性差异（$P>0.05$）。

王坤等将 SD 大鼠分为空白组 12 只与造模组 48 只，复制 CAG 模型。造模过程中死亡 3 只大鼠，造模组剩余 29 只大鼠。空白组大鼠予以正常饲养，于造模成功后剖杀 2 只做胃黏膜病理检测以对比造模组，空白组剩余 10 只大鼠。造模组剩余大鼠随机分为埋线组 10 只、模型组 9 只、自然恢复组 10 只。模型组大鼠予以立即剖杀，并取相关标本以备检，自然恢复组、空白组不予干预措施，埋线组大鼠予以双侧“足三里”“脾俞”及“中脘”穴埋线治疗，治疗 1 次/10 d。经治 6 次，肉眼、光镜下自然恢复组大鼠胃黏膜组织胃壁较薄，弹性较差，胃黏膜颜色较淡白，皱襞较少且较平，埋线组与自然恢复组相比，改善明显；与空白组相比，模型组、自然恢复组 p-JAK 2、p-STAT 3、CyclinD 1、Bcl-2、SOCS 3 表达均升高（$P<0.01$）；与模型组相比，自然恢复组 p-JAK 2、p-STAT 3、CyclinD 1、Bcl-2、SOCS 3 表达差异无统计学意义（$P>0.05$）；与自然恢复组相比，埋线组 p-JAK 2、p-STAT 3、CyclinD 1、Bcl-2 表达均降低（$P<0.01$），SOCS 3 表达升高（$P<0.01$）。王氏等又将 CNKI、CBM、Wan Fang Data、VIP 数据库中针灸治疗慢性萎缩性胃炎文献建立处方数据库，利用统计软件对其进行分析。发现描述性分析结果显示，针灸治疗慢性萎缩性胃炎使用频率最高的前 4 位腧穴依次为足三里、中脘、胃俞、内关，胃经、膀胱经及任脉上的腧穴应用最多并注重特定穴的应用。关联规则结果显示支持度最高的为足三里—内关—中脘，通过聚类分析可得到 12 组核心穴对。

舒文娜将 SD 大鼠随机分为两组，正常组 16 只，模型组 40 只，用 MNNG 法建立 CAG 大鼠模型。造模成功后，继续喂养。第 12 周后，随机取正常组和造模组大鼠各 4 只，观察胃组织病理变化。再将造模组剩余大鼠随机分为模型组、艾灸组、针刺组各 12 只。艾灸组和针刺组均取双侧足三里和中脘穴，分别给予艾灸和针刺干预。观察实验过程中各组大鼠一般行为及光镜下胃组织病理学改变。同时舒氏还采用 Westernblot 法检测 COX-2、IL-6、IL-8 含量；RT-PCR 法检测 IL-1β 含量。结果，与正常组相比，模型组大鼠精神萎靡，反应迟钝，缺乏光泽，光镜下可见明显组织形态学病理改变；与模型组相比，艾灸组、针刺组大鼠均精神状态逐渐转好，活动度较前明显活跃，光泽较前增加，光镜下可见组织形态学病理明显减轻；与正常组相比，模型组大鼠 COX-2 蛋白表达量上升，组间比较 $P<0.01$；与模型组相比，艾灸组、针刺组大鼠 COX-2 蛋白表达量均明显降低，组间比较 $P<0.01$；艾灸组与针刺组两两比较，两组 COX-2 蛋白表达量无明显差异（$P>0.05$）。与正常组相比，慢性萎缩性胃炎模型大鼠 IL-1β、IL-6、IL-8 含量明显上升（$P<0.01$）；与模型组相比，艾灸组、针刺组大鼠胃黏膜的 IL-1β、IL-6、IL-8 含量明显降低（$P<0.01$）；与艾灸组相比，针刺组 IL-1β、IL-6 的含量明显降低（$P<0.05$，$P<0.01$），IL-8 含量无显著性差异（$P>0.05$）。

马明珠将 SD 大鼠随机分为两组，正常组 16 只，模型组 40 只，用 MNNG 法建立 CAG 大鼠模型。造模成功后，继续喂养。第12周后，随机取正常组和造模组大鼠各4只，观察胃组织病理变化。再将造模组剩余大鼠随机分为模型组、艾灸组、针刺组各12只。艾灸组和针刺组均取双侧足三里和中脘穴，分别给予艾灸和针刺干预。观察实验过程中各组大鼠一般行为及光镜下胃组织病理学改变。结果，大鼠一般行为学变化：正常组精神状态佳，反应灵活，活动矫健，被毛有光泽，体重逐步增重，体型较大；造模大鼠精神萎靡，活动稍迟缓，毛发色泽暗淡易脱落，体重增长缓慢，体型相对偏小。艾灸、针刺干预后，大鼠症状逐渐改善，精神状态较前变好，毛发色泽较前改善，活动度增多，体重逐渐缓慢增长。与正常组大鼠相比，模型组大鼠胃体稍扩张，胃壁变薄，弹性差，皱襞低平，走向不规整，黏膜色泽淡白或灰白，可见散在出血点。艾灸组胃黏膜皱襞较规整，色淡红或暗红色，胃分泌液较正常组少，可见个别出血点；针刺组胃黏膜皱襞欠规整，色淡红色，胃分泌液较正常组少，有散在出血点。HE染色光镜下，模型组胃组织病理学检查可见固有腺体变小，数量减少，结构排列紊乱，可见纤维组织增生充填，大量淋巴细胞浸润，符合CAG的病理诊断标准，造模成功。艾灸组及针刺组经治疗后，胃黏膜程度较前好转，胃黏膜厚度相比于正常组稍薄，镜下可见固有腺体保持相对完整，腺体排列尚可。与正常组比较，模型组中大鼠胃黏膜、EGF、EGFR表达均有不同程度的增高（$P<0.01$，$P<0.05$）；与模型组比较，艾灸组、针刺组大鼠胃黏膜中EGF、EGFR表达均明显升高（$P<0.01$，$P<0.05$）；艾灸组与针刺组之间两两比较，胃黏膜中EGF、EGFR表达无明显差异（$P>0.05$）。

（撰稿：陈胤珍　刘堂义　审阅：马铁明）

【针灸治疗周围性面瘫】

朱道成等将受试者分为热敏灸组132例和传统灸感组51例。采用SPSS19.0软件PSM功能均衡组间基线，纳入33对匹配患者，即热敏灸感组33例和传统灸感组33例。分别采用热敏灸翳风穴和温和灸翳风穴。观察艾灸时出现的热敏灸感（灸热从施灸点局部向深部组织穿透，甚至直达胸腹腔脏器）、扩热（灸热从施灸点局部向周围扩散）、传热（灸热从施灸点局部向远处传导）、施灸部位不热或微热而施灸部位远处感觉甚热、施灸部位或远离施灸部位产生非热（酸、胀、压、重、痛、麻、冷等）的6种特殊感觉。热敏灸感组艾灸时间以热敏灸感消失为度；传统灸感组在翳风穴温和灸45 min，局部仅有温热感。每日艾灸结束后予以针刺治疗。针刺取攒竹、阳白、四白、颧髎、颊车、地仓等穴，风热证加曲池，风寒证加风池，取患侧面部腧穴，平补平泻，1次/d，留针30 min/次，10 d为1个疗程。第2个疗程仅用针刺疗法。取穴同第1个疗程，加足三里用补法。疗程间休息2 d。结果，两组Portmann评分较治疗前显著升高（$P<0.01$），热敏灸感组Portmann评分显著高于传统灸感组（$P<0.01$）。

杨增荣等将患者分为两组各30例，治疗组采用三调针法：急性期（发病1周以内）以轻度调节为主，主穴：患侧牵正、合谷；配穴：患侧面部阿是穴，数量2～4个。进针浅，手法轻，进针得气后用小剂量的提插捻转针法或不使用手法，守气30 s，留针15 min后缓慢出针；恢复期（发病1周～3月）以中度调节为主，主穴取患侧牵正、合谷，配穴患侧睛明、颊车、鱼腰，配穴：患者阿是穴、颧髎、阳白、承浆、水沟等。进针得气后可用中等剂量的行针手法（刺手大幅度提插捻转20～30次，使针感传至病所，产生热感，守气1 min，可以使用温针灸或使用电针，留针25 min后缓慢出针），1次/d，10次为1个疗程，疗程间休息2～3 d；发病后期（3月以上）以微调为主，依据患者面神经和面部肌肉力量恢复的情况，以局部凸显症状来选取特定穴位，如患者口角歪斜向健侧较重，从患侧颧髎透刺地仓穴后使用滞针牵拉疗法单纯治疗口眼歪斜。对照组取患者阳白、颧髎、合谷、太阳、睛明，攒竹等穴。每次取穴患侧5～6个，交替使用。配穴：翳风、水沟、地仓、颊车、头维、风池。得气后行平补平泻手法，留针30 min，1次/d，10次为1个疗程，疗程期间休息2～3 d。结果，治疗组有效率

96.7%(29/30)，对照组有效率70.0%(21/30)；两组治疗1疗程和3疗程后House-Brackmann面神经分级标准评分比较$P<0.01$；两组治疗3疗程后遗症发生率比较$P<0.01$。

王浩然等将发病在7 d之内的急性患者分为两组，均予以相同的基础治疗，即在初诊之日予醋酸地塞米松片，连服2～3 d后剂量减半，2～3 d后停药。对照组29例面部取患侧穴位，其他穴位取双侧，具体取穴：太阳、阳白、攒竹、四白、迎香、地仓等。得气后，面部腧穴先施捻转泻法，再施捻转补法，太阳下下关斜刺，次入25 mm，阳白、攒竹提捏进针，阳白刺向鱼腰，四白向迎香方向透刺，颊车向地仓方向透刺，迎香、下关、听会直刺，夹承浆向颊车方向斜刺，人中向患侧方向斜刺，合谷、太冲先用提插泻法，再用提插补法。留针20 min，留针期间不行针。起针后，患者取俯卧位，局部消毒后，用一次性采血针于尺泽、背部两侧膀胱经点刺，于督骶处按摩30 s后点刺，在委中穴处寻找结节或瘀结小络脉点刺放血，后于放血处拔罐，留罐3～5 min，以血色变红为度，出血量视患者体质而异。针刺1次/2 d，5次为1个疗程，每疗程行2～3次放血拔罐。连续治疗25 d。治疗组31例每次治疗时首先运用项七针疗法，即风府、风池(双)、天柱(双)、完骨。均采用捻转平补平泻法，完骨穴直刺，缓慢刺入12～20 mm，使局部酸胀，可扩散至头颈部。风池穴向鼻尖方向刺入20～30 mm，风府穴向下颌方向缓慢刺入12～25 mm，留针20 min，间隔10 min行针1次。后配合应用对照组治疗方案。结果，治疗组总有效率为100.0%(31/31)，对照组为96.6%(28/29)，组间比较$P>0.05$；治疗组痊愈率为64.5%(20/31)，对照组为48.3%(14/29)，组间比较$P<0.05$；治疗组痊愈患者治疗天数为19.55±4.22 d，少于对照组痊愈患者的治疗天数24.34±5.34 d($P<0.01$)；治疗组H-B评分于第5、10、15 d优于对照组($P<0.05$)；治疗组复发率为9.7%(3/31)，对照组复发率为27.6%(8/29)，组间比较$P<0.05$。

(撰稿：安广青　审阅：马铁明)

【针灸治疗肩周炎】

刘而君等将患者分为两组各32例。治疗组取患侧肩关节及其周围痛感最明显的4处痛点，取揿针刺入痛点并固定，8 h后取出揿针，治疗1次/2 d；对照组口服塞来昔布。两组均配合持续被动运动。经治2周，两组治疗前后视觉模拟评分(VAS)、肩关节活动度各项指标(外展、前屈、后伸)及Constant-Murley肩关节功能(CMS)评分与同组治疗前比较$P<0.05$；治疗组治疗后VAS评分、肩关节活动度各项指标及CMS评分与对照组比较$P<0.05$。

罗晓舟等将患者分为两组各39例，两组均取单穴中渚，得气后运动肩关节，循经传导组常规消毒后采用毫针速刺破皮后针向肘关节方向进针0.7～0.8寸，使针感向肘关节传导，完成后嘱患者屈伸、内收、外镇、旋内、旋外、环转肩关节总计15 min。普通针刺组采用相同的针刺手法，但不追求针感的循经传导，完毕后同样活动15 min，两组平均治疗1次/d。经治2周，循经传导针刺疗法对肩周炎患者的疼痛及肩关节活动改善均优于普通针刺疗法($P<0.05$)；ADL评分的临床疗效分布改善，两者比较$P>0.05$；且循经传导针刺疗法的复发率相较于普通针刺疗法更低($P<0.05$)。

胡怀珍等取健侧“手六针”即鱼际、三间、后溪、合谷、八邪(取第二、三和第三、四指蹼缘后方赤白肉际处)穴治疗32例患者，分别刺入25～35 mm，行平补平泻法，留针20 min，同时嘱患者做患侧肩关节的前屈、内收、外展、后伸等运动。1次/d，5次为1个疗程，疗程间休息1 d。经治2个疗程，总有效率为93.8%(30/32)；治疗前VAS评分为(7.23±1.35)分，治疗后为(2.11±0.24)分，治疗前后比较$P<0.05$。随访3个月，疗效稳定，无加重或复发。

王海涛等将患者分为两组各46例。对照组予以常规针刺，选取肩髃、肩前、肩后、阿是穴，得气后均匀提插捻转，提插幅度为3～5 mm，捻转角度为90°～180°，提插捻转频率为60～90次/min，提插与捻转结合，力度均匀施行 30 s 左右，留针约 30 min，间隔 15 min 行针 1 次；其后施以常规推拿手法。观察组选穴、针具同对照组，于进针得气后施行苍龟探穴针法 30 s 左右，具体是针刺进穴位深部得气之后，退回浅层，分别朝上下左右进针，每一个方向均按照浅、中、深三层逐步加深，于获得新的针感后进行捻转，而后于右方深层留针约 30 min，间隔 15 min 行针 1 次，随后采用拨穴通络推拿手法治疗，两组均治疗 15 d。结果，观察组有效率为 89.1%(41/46)，对照组为 71.7%(33/46)，组间对照 $P<0.05$；治疗前两组 VAS、CMS 评分比较 $P>0.05$，治疗后与对照组比较，观察组 VAS 评分降低，CMS 评分提高($P<0.05$)；治疗观察组 SF-36 评分较对照组提高($P<0.05$)。

冯闪闪等将患者分为两组，筋骨针组 39 例使用一次性无菌微型扁圆刃筋骨针，选取肩关节附近的治疗点(前方入路点、肩外侧方入路点和肩后方入路点)，治疗 2 次。毫针组 36 例取毫针针刺肩髎、肩贞、肩前和阿是等穴，以平补平泻为主，留针 30 min/次，1 次/d，两组共治疗 14 d。结果，治疗后即刻、治疗后 14 d、治疗后 1 个月，两组肩关节疼痛程度、关节活动度、WHOQOL-BREF 均有明显改善($P<0.05$)；筋骨针组总有效率为 97.4%(38/39)、毫针组为 86.1%(31/36)，组间比较 $P<0.01$。

韩永亮等将寒湿痹阻型患者分为两组各 59 例，均接受常规康复性功能锻炼。观察组在此基础上，加以针刀松解治疗，1 次/周，2 次为 1 个疗程。结果，观察组总有效率高于对照组($P<0.05$)；观察组治疗后血清中疼痛递质 5-羟色胺、前列腺素 E_2、P 物质的水平低于对照组，炎性递质白细胞介素-6、白细胞介素-10、肿瘤坏死因子-α、中性粒细胞巨噬细胞集落刺激因子的水平低于对照组，NO、一氧化氮合酶低于对照组($P<0.05$)。

张里援等将患者分为两组各 100 例，两组均给予水针刀治疗，取肩前方、外侧方和后方入路点，选用松解液配方(利多卡因、复方倍他米松混悬液、丹参川芎嗪注射液)，刀法采用筋膜扇形分离法，三针法定位。治疗组并结合通痹酊剂(生川乌、生草乌、生乳香、生没药、生半夏、生南星等)热敷。结果，肩痛及肩关节活动范围的评估，疗效评估均较治疗前明显改善，且以治疗组的改善幅度较显著，同时治疗组的临床疗效也明显优于对照组(均 $P<0.05$)；另外两组患者经治疗后，其血浆 β-内啡肽含量均明显增高，P 物质含量均显著降低，并以治疗组的变化幅度较显著，与对照组比较均 $P<0.05$。

王国书等将患者分为两组各 30 例，对照组取肩髃—肩髎、肩贞—外关、阳陵泉—太冲穴行温针灸治疗，1 次/d；治疗组在对照组基础上，取上 4、上 5 行腕踝针治疗。两组均留针 30 min，1 次/d，共 6 次。两组均以 2 周为 1 个疗程。结果，两组均能有效改善肩关节各项功能($P<0.01$)，但治疗组对肩关节的改善更具有优势($P<0.05$)；治疗组总有效率为 93.3%(28/30)，对照组为 80.0%(24/30)，组间比较 $P<0.05$。

宿小满等将患者分为两组，对照组 38 例予单纯米乐祛痛贴治疗，实验组 39 例在此基础上，取肩井、肩髃、肩髎、中府、曲池、天宗等穴中的任意两个，采用艾炷隔姜灸，1 次/d，14 d 为 1 个疗程。连续治疗 3 个疗程后，治疗前两组患者 VAS 评分比较无明显差异($P>0.05$)；治疗后实验组明显低于对照组($P<0.05$)；两组患者治疗前肩关节功能评分比较 $P>0.05$；治疗后较治疗前均有明显改善，但实验组明显低于对照组($P<0.05$)；治疗总有效率比较，实验组明显高于对照组($P<0.05$)。

舒怀等将患者分为两组各 48 例。对照组予塞来昔布胶囊和持续被动运动，观察组在此基础上取肩三带、肩髃，以及配穴天宗、曲池、外关、中渚、合谷、阳陵泉等行刮痧治疗，1 次/5 d，治疗 3 次。结果，观察组总有效率为 95.8%(46/48)，对照组为 81.3%(39/48)，组间比较 $P<0.05$；两组患者治疗后 VAS 评分均较治疗前下降，CMS 评分均较治疗前升高($P<0.05$)；观察组治疗后 VAS 评分及 CMS 评分优于对照组($P<0.05$)。

刘西纺等将患者分成 8 组各 10 例，采用物理疗法、手法治疗、针灸治疗 3 个因素及相应的 2 水平

(红外线和体外冲击波、关节松动术和推拿手法、普通针刺和温针透刺)进行治疗。其中:普通针刺方法为取患侧肩髃、肩前、肩贞、阿是穴;循经远道曲池、外关、条口、阳陵泉、天宗、合谷穴,行提插捻转平补平泻手法,得气后留针 20 min。1 次/d, 10 次为 1 个疗程,休息 3 d 后再进行第 2 个疗程,连续治疗 3 个疗程;温针透刺则取患侧肩髃透极泉,肩髎透臂臑,臑俞透肩贞,阿是穴透刺,必要时取条口透承山,足三里透阳陵泉。进针约 60 mm,行泻法,患者有酸胀感可扩散至肩部整个关节腔,然后用长 2 cm 的清艾条插入针柄末端,点燃施灸,灸 2 壮。1 次/d, 10 次为 1 个疗程,休息 3 d 后再进行第 2 个疗程,连续 3 个疗程。结果,与治疗前比较,3 类治疗的不同组合均能降低肩周炎患者的 VAS 评分,提高肩关节功能评分($P<0.05$)。肩关节疼痛 VAS 评分及功能评分改善的直观分析和方差分析结果显示,物理疗法、手法、针灸治疗是改善患者肩关节疼痛及功能的显著因素($P<0.05$),且物理疗法改善最大,手法治疗其次,针灸治疗最小(RA>RB>RC, rA>rB>rC);在同因素不同水平的对比观察中,体外冲击波改善比红外线更明显(K2>K1, k2>k1),关节松动术改善比推拿手法更明显(K1>K2, k1>k2),温针透刺改善比普通针刺更明显(K2>K1, k2>k1)。

(撰稿:王静　审阅:马铁明)

【针灸治疗膝骨关节炎】

本年度发表有关针灸治疗膝骨关节炎(KOA)文献约 200 篇,主要涉及针刺手法、针药结合、艾灸疗法等方法治疗膝骨关节炎。

1. 针刺疗法

官昌等将患者分成两组各 30 例,观察组采用"全息针刺"疗法,即内关一针,加上第二掌骨侧腿穴一针、肘关节腿穴一针,共三针(左病右治、右病左治原则),留针 30 min/次;对照组采用普通针刺方法,快速进针法针刺内外膝眼、阴陵泉、阳陵泉、血海、足三里,留针 30 min/次。治疗 2 次/周,连续治疗 4 周,采用 WOMAC 骨性关节指数评分表和 VAS 疼痛视觉模拟量表评价。结果观察组疗效优于对照组($P<0.05$)。

程刚等将患者分为两组,对照组 40 例给予普通针刺治疗,即选取患侧血海、鹤顶、内外膝眼、阴陵泉、阳陵泉、膝阳关。捻转手法,平补平泻,留针 30 min,每隔 10 min 行针 1 次。1 次/d, 5 次为 1 个疗程,疗程间休息 2 d。观察组 38 例选取火针"膝五针"(患侧血海、梁丘、内外膝眼、足三里),给予火针"膝五针"治疗。两组均连续治疗 4 周。结果,观察组患者治疗后美国特种外科医院膝关节功能评分、中医症状量化评分优于对照组,组间比较 $P<0.05$;观察组患者治疗总有效率为 89.5%(34/38),对照组为 70.0%(28/40),组间比较 $P<0.05$。

邓杰等将患者分为两组。治疗组 48 例主穴取犊鼻、内膝眼,配穴取足三里、阳陵泉、血海、悬钟、阿是穴。进针时按天三(浅)、人九(中)、地六(深),退针时按地九、人三、天六行针。每层行针 3 遍,共 54 次。患者配合鼻吸口呼,呼气时进针,得气后在吸气时将针柄左右上下拨动,如船之舵,左右拨之,此为补法;若口吸鼻呼,在吸气时进针,得气后在呼气时将针柄左右拨动,此为泻法。足三里、悬钟采用补法;犊鼻、内膝眼采用泻法。留针 30 min/次,针刺 1 次/d。对照组 47 例采用普通针刺法操作。取穴同治疗组。常规消毒后用提插捻转运针,行平补平泻法,得气后留针 30 min,捻转 1 次/15 min。两组均以 6 次为 1 个疗程,共治疗 4 个疗程。结果,两组患者治疗后膝关节功能评分各项指标均有所下降,与治疗前比较,除关节屈曲畸形评分的差异无统计学意义之外($P>0.05$),其他指标差异均有统计学意义($P<0.05$),且治疗组对晨僵、日常活动能力(上下楼)、手杖支持、关节肿胀改善情况优于对照组($P<0.01$);治疗组临床痊愈率为 52.1%(25/48),对照组为 25.5%(12/47),组间比较 $P<0.01$;治疗组总有效率为 97.9%(47/48),对照组为 85.1%(40/47),组间比较 $P<0.01$。

2. 针药结合

王丽娜等将患者分为两组各 59 例。对照组口服塞来昔布，连续 4 周。研究组在此基础上给予温针灸联合祛风除湿、消痹止痛中药治疗。温针灸取梁丘、血海、内膝眼、外膝眼、阴陵泉、阳陵泉等穴位，祛风除湿、消痹止痛中药由独活、羌活、桑寄生、杜仲、牛膝等组成。结果，两组血清 IL-1β、IL-6、TNF-α 水平及 WOMAC 评分均明显低于治疗前，且研究组明显低于对照组（均 $P<0.05$）；研究组治疗总有效率为 93.6%（73/78），明显高于对照组的 82.5%（66/80），组间比较 $P<0.05$；两组不良反应发生率比较 $P>0.05$。

王恒祥将患者分为两组各 30 例，对照组针灸选取血海、梁丘、膝眼等穴，电针血海、梁丘。针灸 1 次/2 d，3 次/周，持续 3 周。研究组给予针灸结合中药贴敷，针灸方法及治疗时间均同对照组，中药贴敷主要采用止痛消炎软膏（独活、生草乌、生天南星、水杨酸甲酯、皂荚、芒硝等）。结果，治疗后研究组总有效率优于对照组高（$P<0.05$），患者 WOMAC 各项评分均明显低于治疗前以及对照组治疗后（$P<0.05$）。

3. 艾灸疗法

张香妮等将患者分为两组各 30 例，两组均选内、外膝眼、足三里为治疗穴位，试验组采用热敏灸，对照组用传统灸法，3 次/周，共治疗 4 周。结果，治疗后 2、4 周相同时间点两组的 VAS 评分、WOMAC 指数均降低，试验组优于对照组；疗效评价试验组总有效率 90.0%（27/30），优于对照组 76.7%（23/30）。

范帅等将患者分成两组各 44 例。治疗组给予隔物灸，即隔物灸Ⅱ型外用，使用 6 h/贴，1 次/d，并联合补肾祛寒方（补骨脂、骨碎补、小茴香等），对照组口服洛索洛芬钠、双醋瑞因。结果，治疗组临床疗效明显优于对照组（$P<0.05$）；两组 WOMAC 生理功能积分、疼痛积分、僵硬积分、总积分及血清 CRP、ESR 均明显降低（均 $P<0.05$），且治疗组各项指标改善情况均明显优于对照组（均 $P<0.05$）；两组均未发生严重不良反应。

（撰稿：许吉　审阅：马铁明）

【针灸治疗腰椎间盘突出症】

腰椎间盘突出症是临床常见病，也是针灸的优势病种之一。2018 年，针灸治疗腰椎间盘突出症相关文献 400 篇左右，大部分是临床观察文献，少部分循证医学及实验研究文献。

1. 临床研究

刘首芳等将患者分为 3 组各 40 例。滚针拔罐组给予滚针拔罐治疗，即以滚针从腰 1 椎体到骶 1 椎体沿督脉、足太阳膀胱经三线滚刺 3～5 min，以皮肤微红可以耐受为度，明显压痛部位及双侧肾俞、大肠俞、委中等穴位重点叩打，然后加拔火罐多只，留罐 10 min，拔出少量瘀血，2 次/周。中药组患者给予腰痛汤（秦艽、川芎、桃仁、红花、当归、菟丝子等），1 剂/d，分早晚两次温服。联合组患者给予滚针拔罐联合腰痛汤加减治疗，方法同滚针拔罐组，用药方式同中药组，均治疗 4 周为 1 个疗程。结果，联合组治疗后 VAS 结果明显低于滚针拔罐组和中药组（$P<0.05$）；联合组治疗后直腿抬高试验评分明显优于滚针拔罐组和中药组（$P<0.05$）；联合组临床有效率为 90.0%（36/40），滚针拔罐组临床有效率为 77.5%（31/40），中药组临床有效率为 77.5%（31/40），联合组显著优于滚针拔罐组和中药组（$P<0.05$）。

胡丹等将患者分为 4 组，均采用艾条悬灸腰阳关穴，其中 A 组施灸 15 min，1 次/d；B 组施灸 15 min，1 次/2 d；C 组施灸 40 min，1 次/2 d；D 组施灸 40 min，1 次/d。4 组受试者均 7 次为 1 个疗程，共治疗 2 个疗程。结果，4 组间日本骨科学会腰痛评分（M-JOA）、VAS 评分比较均 $P<0.01$；其中 A/B、C/D 两组间 M-JOA 评分、VAS 评分比较 $P>0.05$；A 组与 C、D 组组间，B 组与 C、D 组组间 MP-JOA 评分、VAS 评分比较 $P<0.05$。

张波等将分为两组，治疗组 37 例给予三维平衡正脊手法配合针灸治疗，即正脊前先用掖法放松患者腰部约 3 min。正脊时先调整健侧，后调整患侧，具体操作以 L4～L5 左侧突出为例：嘱患者侧卧于床上，上面的髋、膝关节分别屈曲约 80°，下面的髋、膝关节伸直，医师一手扶患者肩部，另一手拇指按推在突出部位上，同时用肘部固定髋关节，使患者腰扭转到一定程度，然后手肘及拇指同时向相反方向猛然用力，闻及响声及指动感即提示复位成功。手法结束后嘱患者仰卧观察 20 min。本手法 1 次/2～3 d，4～5 次为 1 个疗程，一般进行 1～2 个疗程。对照组 36 例给予单纯针灸治疗，即取腰部夹脊穴、肾俞、大肠俞、环跳；配穴取秩边、委中、承山、阳陵泉、足三里、绝骨等。平补平泻，捻转得气向臀部放射，以放射至同侧下肢或小腿、足部最佳，余穴用 2 寸 26 号毫针直刺，进针 1.5～2 寸，留针 30 min，其间醒针 1～2 次，1 次/d，10 次为 1 个疗程。经治 1 个月，治疗组总有效率 94.6%(35/37)优于对照组 77.8%(28/36)，组间比较 $P<0.05$；两组治疗后 VAS 值均较治疗前明显降低($P<0.05$)，且治疗组优于对照组($P<0.05$)；两组治疗后 JOA 值均明显高于治疗前($P<0.05$)，且治疗组优于对照组($P<0.05$)；两组患者治疗前血清 IL-6 及 CGRP 水平均明显高于健康组，两组治疗后均较治疗前明显降低($P<0.05$)，且治疗组两项指标的改善较对照组更显著($P<0.05$)。

2. 其他研究

王丹凤等用循证医学方法评价腹针疗法治疗腰椎间盘突出症临床疗效，共纳入 10 篇文献，合计 912 例患者。用 Meta 分析结果，腹针疗法组与其他常规体针疗法或电针疗法组比较总有效率，各研究间具有较好的同质性(Chi2＝5.29，I2＝0%)，采用固定效应模型合并效应，OR＝3.30，95% CI[1.89，5.76]，Z=4.19($P<0.000\,1$)。

林元杰等将雄性 SD 大鼠分为 4 组各 12 只。正常组采用正常饲养，不给予任何手术处理；模型组和电针组采用自体髓核移植构建 LIDH 模型；假手术组除未放置髓核外，其余步骤均同模型组和电针组。电针组术后 3 d 开始电针治疗。取右侧“肾俞”“大肠俞”“环跳”“阳陵泉”。毫针直刺 10～15 mm，然后连接电针仪(肾俞、大肠俞为 1 组，环跳、阳陵泉为 1 组)，采用连续波，频率为 2 Hz，强度 1 mA，留针 20 min。1 次/d，共治疗 14 d。在电针组治疗期间，正常组、假手术组、模型组每日均做相同的固定处理，20 min/次。结果，模型组和电针组大鼠造模后各时间点(1、3、5、7、9、11、13、16 d)右侧 PWT 呈下降趋势，此后维持在相对稳定的范围，其造模后各时间点(1、3、5、7、9、11、13、16 d)右侧 PWT 与正常组和假手术组比较 $P<0.05$；电针组大鼠造模后 7～16 d 右侧 PWT 与模型组比较 $P<0.05$；模型组造模后 9 d 和 16 d p-JAK2、p-STAT3 蛋白表达显著上调，与正常组和假手术组比较 $P<0.01$；电针组造模后 9 d 和 16 d p-JAK2、p-STAT3 蛋白表达降低，与模型组比较 $P<0.05$，$P<0.01$。

(撰稿：邓宏勇　审阅：马铁明)

【针灸治疗多囊卵巢综合征】

姚敏等将肥胖型患者分为两组各 50 例。对照组予二甲双胍治疗，观察组给予针灸治疗，选膻中、肝俞(双)、天枢(双)、子宫(双)、足三里(双)、期门(双)等穴。直刺得气后连接脉冲电疗仪，连续波，频率 20 Hz，治疗 30 min/次，3 次/周，行经期暂停治疗。两组均治疗 6 个月。结果，观察组有效率为 85.7%(42/49)，对照组为 83.3%(40/48)，组间比较 $P>0.05$；两组治疗后体质量指数(BMI)、腰臀比(WHR)及 Rosenfield 评分、Ferriman-Gaiiway 评分，均明显低于治疗前($P<0.05$)，组间比较 $P>0.05$。与治疗前比较，两组治疗后血清促黄体生成素(LH)、睾酮(T)水平及 LH/卵泡刺激素(FSH)、HOMA-IR，均显著下降($P<0.01$)，但治疗后组间比较 $P>0.05$，两组治疗前后血清 FSH 水平比较 $P>0.05$。两组治疗后 SAS 评分均显著低于治疗前($P<0.01$)；与对照组同期相比，观察组治疗后 SAS

评分，显著更低($P<0.01$)。观察组不良反应发生率为2.1%(1/48)，对照组为22.9%(11/48)，组间比较$P<0.01$。

虞莉青等将患者分为两组各40例。药物组于月经或撤药性出血第5 d口服克罗米芬，连续服用5 d。针药组在此基础上行电针治疗，自月经或撤药性出血第5 d开始治疗，取气海、关元、子宫、大赫、三阴交、中极等为主穴，连续波2 Hz，留针30 min，1次/2 d，3次/周，1个月经周期或1个月为1个疗程。两组均治疗3个月。针药组有2例因同时服用中药而被剔除，药物组有3例因胃肠道不良反应而要求停止治疗。结果，针药组总有效率为86.8%(33/38)，药物组为64.9%(24/37)，组间比较$P<0.05$；针药组排卵率为86.8%(33/38)，药物组为64.9%(24/37)，组间比较$P<0.05$；针药组妊娠率为21.1%(8/38)，药物组为16.2%(6/37)，组间比较$P>0.05$；针药组治疗后子宫内膜厚度、子宫内膜形态(A型率)优于药物组($P<0.01$，$P<0.05$)；治疗后着床窗口期血清E_2、P水平，针药组明显高于药物组(均$P<0.01$)。

安俊丽等将患者分两组各57例。针药组口服中药补肾活血促卵方(菟丝子、桑寄生、川断、枸杞子、女贞子、鸡血藤等)同时加针刺治疗，取关元、气海、中极、归来、子宫、合谷等穴，于上次月经后开始至下次月经来潮，1次/d，6次/周，3个月为1个疗程。西药组患者口服避孕药联合促排卵药氯米芬。3个月后，针药组有效率为86.0%(49/57)，西药组71.9%(41/57)，组间比较$P<0.05$；两组患者的卵泡数量均显著减少，卵巢体积显著增加，最大卵泡直径也显著增加($P<0.05$)，但组间比较$P>0.05$。

林婉珊等将肾阳虚型不孕患者分为两组各30例。对照组口服克罗米芬。采用调任通督针刺法治疗脾肾阳虚型多囊卵巢综合征性不孕症，针刺主穴为中脘、关元、气海、中极、命门、腰阳关、腰俞。气海、关元、命门用补法，其他穴位用平补平泻法。1次/2 d，4次针灸治疗后B超检测卵泡，待卵泡检测长至18 mm及以上改为每日针灸至卵泡排出后停止针刺治疗。每3个月经周期为1个观察疗程。结果，治疗组月经周期较前缩短，子宫内膜最大厚度增加优于对照组($P<0.01$)；双向基础体温、排卵、妊娠例数多于对照组，其中排卵例数与对照组比较$P<0.05$；治疗后两组数据比较，治疗组LH水平及LH/FSH比值低于对照组($P<0.01$)，E_2、P水平高于对照组($P<0.01$)。

许娟等将不孕患者分为两组各30例。对照组在月经第3 d开始常规服用达英-35，以1个月经周期为1个疗程；观察组在服用达英-35同时避开月经期针刺关元、气海、三阴交、足三里、子宫、肾俞等穴，针刺1次/2 d，3次/周。1个月经周期为1个疗程。2个疗程后，观察组LH、睾酮、体质量指数均较治疗前下降明显(均$P<0.05$)，而对照组仅LH较治疗前下降明显($P<0.05$)；两组患者治疗前后差值比较，观察组患者E_2、T、体质量指数均较对照组下降显著(均$P<0.05$)；观察组排卵率为93.3%(28/30)，高于对照组的80.0%(24/30)，临床妊娠率为43.3%(13/30)，高于对照组的33.3%(10/30)；两组治疗后子宫内膜厚度、成熟卵泡数、OHSS和早期自然流产例数比较，差异均无统计学意义(均$P>0.05$)。

吴沛龙等认为，赖氏通元针法治疗该综合征不孕的思路为：强调辨脏、循经取穴，以督脉及五脏背俞穴为主穴通督养神，以任脉及腹部募穴为主穴引气归元，辨证配以五腧穴及其他特定穴，组成平衡阴阳的针灸处方，达到调气机、化痰湿及益精血之目的。

(撰稿：纪军　审阅：马铁明)

【出土文献之针灸学研究】

1. 老官山出土医简

黄龙祥认为，老官山出土医简中361～628简之规格相同，其基本构成、体例与张家山《脉书》相同，应定为同一部书，当命名为“老官山《脉书》”。其中“十二脉”文本是将张家山汉简《脉书》本的《阴阳十一脉灸经》和《足臂十一脉灸经》合抄改编而成；两篇

“别脉”则辑录了早期不同时期十二条脉的名称、循行、病候，其中有 9 条脉病候下还附有灸方，反映了“经脉”概念形成之前不同发展阶段“脉”的特征；在经脉循行方面，增加了足太阳脉从腘窝至肛门的一条分支；在经脉数量上，较原本厘定了一条新脉“心主之脉”。可见老官山《脉书》不仅是已知“十二脉”文本的最早版本，而且还最早明确将“经脉”与“别脉”分开。老官山《脉书》中的“诊脉法”描述的则是“决死生”和“知病之所在”两种不同的诊脉法。黄氏亦认为“老官山《脉书》”不宜称作“扁鹊脉书”，因为在一定程度上，该“脉书”参照了扁鹊医籍之外的文献。黄氏还研究后认为老官山汉墓出土的针方简有论有方，论述了针刺诊断、治疗的规范，以及针具和数种定式刺法的标准；所载 40 首针方是基于理论和经验总结的预设方，而不是临证实际使用的经验方；方中 28 个有专有名称和固定位置的刺灸处皆为脉输，脉输的命名主要采用“部位名＋三阴三阳脉名”命名法；方中针刺部位，不论是脉输，还是随病所而刺，多标明刺数，充分体现出扁鹊针灸“守数精明”“守数据治”的鲜明特征。

对于老官山出土的西汉经穴髹漆人像。刘澄中认为，老官山脉穴木人身上所刻画或描绘的经脉分为红脉与白脉 2 个系统，两者横向错开，并不重合。红脉与双包山经脉木人的红脉系统类同，有脉无穴；白脉则是大量自选俞位刺激所引发的经脉感觉的循行轨迹。刘氏分析了心俞的本脉白脉循行状况，以及肺俞、胃俞及肾俞的环体带脉白脉循行状况，并以相应经脉循行感觉的照片为证，认为该木人以表述白脉为主，可称之为“白脉木人”；与表达红脉系统的双包山“红脉木人”相对照，可见此木人乃是用于观察自选俞位刺激所引发的经脉感觉循行路线的教具。脉穴木人身上的白脉是活路线，显示出“气（经脉循行感觉）至病所”，可应用于临床实践，当称为扁鹊白脉循行系统，这与黄帝经络系统不同，其并非马王堆医籍与《黄帝内经》的“中间环节”，亦非“填补”这一学术过渡时期医学著作上的“空白”。

邱科等则对该漆人手三阴交阴经进行分析，他们对照了历代经脉相关文物、文献，寻找该漆人经脉循行的特点及学术价值，探讨循行变化情况，为梳理经络理论的发展源流提供依据。他们认为，经络的形成是一个由简至繁、由浅入深、从模糊到清晰的复杂过程，它不是一元化的单线发展演变，应是多元化发展的综合结果。

对于老官山汉墓出土的针方简，对于出土医简中《刺(刺)数》的部分，顾漫等研究后认为是关于针刺治法的专篇。运用出土文献、传世文献与出土文物互证的方法，对其中所保存的西汉初期针刺古法进行了钩沉探佚。并认为，该时期腧穴理论尚未成型，故其针刺之部位，不是今天我们惯常理解的“输穴”，而主要是“血脉”和“分肉”，两者又分别对应“脉刺”与“分刺”之法，若对其深入解读，将为破解天回经脉人身上凿刻的圆点及文字提供全新的思路和视野。篇中所述“脉刺”“分刺”“刺水”诸种不同刺法之操作要领，及其所用针具之形制，可与《灵枢》记载及考古发现的“九针”相印证。篇中众多早期的针方，则反映了《史记・仓公传》《素问・缪刺论》等篇及汉画像石“扁鹊行针图”中的针刺方法。该篇显示出针刺与脉诊的密切结合，脉刺的部位多是诊察到的脉有异动之处，即“脉口”（“气口”）部位，此正是所谓“十二节通天”之处，体现了古代经脉医学的“通天”思想。

2. 其他出土文献

杜锋认为，张家山汉简《脉书》“气勭则憂”之“气动”与古医书中所习见的“是勭(动)则病……”之“是动(脉动)”所指一致。在以脉学体系数术化为标志的医学正典化之前，古医者主人体“气一元论”，运用取象比类、司外揣内的思维方式；同时，“气动”是指人体气机失调，相应地表现为体表相关部位“气口(脉口)”的异常“脉动”，并可依此来候察所犯何病。

杨富学等认为，德藏吐鲁番本回鹘文写本残卷 Mainz 725 的针灸图出现于回鹘医药学昌盛的宋元时期，在原有的基础上，不断地吸收周边先进的医药文化，兼容了西域各地医学和中医的特点，进而出现了颇具特色的这一针灸图。残卷留存10个腧穴，其中7个可在敦煌所出汉文《灸经图》中找到对应部位。回鹘文残卷开头部分还出现了针灸中年月日“人神所忌”的内容，尽管所涉内容不多，且无详细解释，但借由敦煌针灸文献及宋代《太平圣惠方》和西夏文《明堂灸经》等，可知其来源应为中医针灸学。该文献与回鹘文《医理精华》同卷书写，从一个侧面反映了回鹘医学与印度医学间的密切关系。

赵希睿等认为，马王堆汉墓医书《足臂十一脉灸经》与《阴阳十一脉灸经》立足于经脉循行，在描述经脉循行路径的同时叙述每条经脉灸法所主治疾病。《脉法》则提出以灸导气进而治疗疾病，并提出了“脓不可灸”的观点。《五十二病方》与《杂疗方》两部方剂学著作，对于不同疾病的治疗提出了不同的灸疗方法。这些疾病多数集中于外科疾病，属于早期中医的外治法范畴。选用材料也多种多样，展现了先秦两汉时期外治法的多样性。《养生方》与《天下至道谈》两部养生与性医学著作，虽然现存的文献中没有明确的灸法，但是根据残片内容以及其他内容判断，仍然可以看出灸法同样应用于房中养生。

（撰稿：张馥晴　刘立公　审阅：马铁明）

【针灸国际化研究】

2018年针灸国际化进程有两大特点：一是政府主导积极推动中医针灸国际化发展；二是针灸国际传播，不仅体现在由针灸发源地（中国）向外输出针灸经典理论与方法，近年逐渐形成基于现代生物医学理论的一批新针灸学理论与方法（包括西方针灸学、干针、应激点针灸）的产生与传播。从国内外发表的临床研究中，反映了针灸临床研究逐渐规范化、国际化，但在研究设计、实施及质量控制等方面仍然有待提高。

1. “一带一路”

中国政府实施中宣部“中华之美海外传播工程”项目、国家中医药管理局“一带一路”中医药国际合作专项、中国科学技术协会“一带一路”国际科技组织合作平台建设项目，旨在通过高层次、高水平、多渠道、宽领域的国际交流互鉴，引领中医针灸学术前沿，弘扬“中医针灸”人类非物质文化遗产，推动中医针灸国际化发展和中华文化走向海外。2018年11月15—18日，为庆祝中医药针灸被列入“人类非物质文化遗产名录”8周年，世界针灸学会联合会、中国中医科学院和五洲传播中心联合主办“世界针灸日走进联合国教科文组织（UNESCO）特别活动”、世界针联2018国际针灸学术研讨会和世界针联“一带一路”中医药针灸风采行英国站系列活动。

于冬冬等认为，近年我国在“一带一路”背景及“走出去”的倡导下，大力加强中医药文化对外传播与“一带一路”的深度结合。为此要规范专业课程设置，统一教材使用标准；加强针推专业人才外语水平建设；成立校与校、国与国间的针推联盟。从而提升中国针灸推拿人才以及技术的国际影响力。

2. 国际传播现状

赵娣等认为，澳大利亚针灸传播者不仅仅局限于华人群体，现已形成了各类中医药学会、中医从业者、西医从业者、普通民众、中医针灸科研教育机构在内的几大本土群体共同发力的局面。截至2017年，中医从业者总注册人数是4 860人，其中包含针灸师的注册人数是3 940人（单纯针灸师注册1 726人，针灸师和中药配药师联合注册3人，针灸师、中医师、中药配药师联合注册33人，针灸师和中医师联合注册人数2 178），在中医从业者中针灸师处于绝对的优势地位。目前被“澳大利亚针灸及中医药协会”认证的正规高等针灸教育院校有6所，分别是悉尼科技大学、西悉尼大学、皇家墨尔本理工大学、南方自然疗法学院、奋进自然健康学院以及悉尼中医学院。其传播内容为针灸外在技术和疗效，未触及针灸内在文化层面和思维层面。为加快澳大利亚针灸与主流医学的融合，还需进一步加强媒体工作者与科研机构的合作，加强各传播者之间的沟通交流，大力输出针灸文化。

朱勉生等认为，中医药传入法国有 4 个历史阶段：13 世纪、16 世纪、17 世纪、18 世纪，所涉内容有 7 个方面：针灸临床、经络研究和临床研究；经典翻译与国际标准；中医教育与考试认证；导引气功的发展；中药研究与中药业；政府合作民间交流；中医药目前状况与合法化前景。并指出，中医药学同法国主流医学、替代医学进行交流、交融的价值和意义在于：和而不同获得增值效应；借石攻玉带来倒逼效应；镜面互鉴引起双赢效应。

王玉娟等通过问卷调查的方式对意大利博洛尼亚地区的针灸发展现状进行分析。结果：①针灸的主要适应证为肌骨系统疼痛、皮肤病、围绝经期综合征等。②针灸在当地发展的阻碍因素主要为：对针灸的认识不够（76.1%），政府政策（38.8%），对针灸治疗效果不确定（29.9%），中西文化差异（20.9%），针灸诊所及医院的缺乏（3.0%），在部分地区药房及其他补充替代医学医疗机构的阻碍（1.5%）。③了解渠道为家人及朋友推荐（71.6%），家庭医生及医院门诊医生的治疗建议（25.3%），新闻媒体及网络（10.4%），以及志愿者推荐（1.5%）。④患者认为针灸费用便宜经济（4.5%），中等能够接受（74.6%），昂贵（14.9%），极其昂贵（1.5%），其他想法（4.5%）。⑤疗效方面：全部缓解 7 例（10.4%），大部分缓解 43 例（64.2%），部分缓解 12 例（17.9%），稍微缓解 4 例（6.0%）；仅有 1 例（1.5%）认为无效。结果表明该地区针灸治疗整体接受度不高。并认为，针灸教育及科研可以提高针灸疗效，有助于将针灸治疗纳入意大利医疗保障体系。

王硕等认为，历经 3 个世纪的发展，中医药已在俄罗斯获得广泛认可，吸引大量专家学者不断研究，出版诸多论著。针灸更是发展成具有俄罗斯特色的针刺反射疗法。为了进一步推进中医药在俄罗斯的发展，需要客观研究当下面临的问题，如学术偏斜、药品注册难和行医不合法等。中医药在俄罗斯健康持续的发展离不开当地法律政策的支持，这是关键保障，要密切配合相关部门推动中医药立法。在此基础上，应当探索新的路径和模式，如参与国际组织多边合作，携手当地企业共同发展，实现利益共享。

傅勤慧等提出，针灸在马耳他应用已 30 余年，江苏省和上海市中医机构分别与当地政府、大学合作开展了针灸医疗与教学合作。马耳他在国家医疗保健法中包含有替代医学法章节，其中有针灸医师管理条例。中国与马耳他合作建成两所医疗中心：江苏省卫生厅建立的“地中海地区中医中心”、上海中医药大学的“马耳他大学中医中心”，为中医针灸在马耳他的发展打下了坚实的基础，有望在中医临床、教学、科研等方面开展更高层次的合作与交流。

黄培冬等提出，泰国北部地区中医诊所数量较少、高校中医针灸师资短缺、尚未开设以中医为主题的孔子学院。可通过重视针灸技能及诊疗能力的培养，开展中医研究生教育，开设中医孔子学院等方式，进一步扩大针灸在泰国北部地区的影响力。

曾钦等认为，泰国高校的中医院系是中医海外传播与发展的重要阵地。目前泰国本土 8 所高校开设了中医本科专业，近 10 年已有千余人取得了中医专业本科学位。泰国碧瑶大学中医系课程在大学四年级安排针灸、推拿课程。曼谷华侨中医院是泰国各大中医院校的主要临床实习基地之一，学生主要在内科、针灸科、推拿科、中药房进行轮训。泰国中医本科专业学生完成 5～6 年学习并通过所有考试，即可以向泰国卫生部行医执照管理局报名，申请参加泰国中医师职业考试，通过笔试和临床两类考核后，获取中医师证书方可从事中医医疗活动。中医师证书有效期两年，期满经考核后可再续。泰国中医本科教育发展存在的主要问题包括：学生汉语语言水平整体不高、中医临床实训和专业课程学时不足、中医本科教育与部分继续教育存在一定冲突。

3. 国际学术发展现状

王厚融等采用定量研究方法，在 2007—2017 年的 Web of Science 核心合集中共收录针灸研究的主题文献总数 5 668 篇。针灸研究的学术话语权的传播能力较好，传播平台以欧美国家刊物为主。中国针灸研究的国际性权威传播平台依然有较大的提升空间。搭建中国自有的具有国际性声誉的学术传播平台，是提升国际针灸研究中国学术话语权的基础。针灸的国际性研究力量以“中国—美国”为轴心的学术群体已经成型。

陈超等对国外临床实践指南中推荐针灸疗法情况进行了调查。共检索到相关临床实践指南 93 篇，以美国国家指南库(NGC)网站收录最多。筛选后符合要求的指南共 68 篇，涉及病症 26 种。自 2012 年以来，提及针灸疗法的临床实践指南出现了较明显的增长。对针灸的推荐情况是：35 篇建议可以使用针刺，约占总数的 51.5%；1 篇为强推荐；10 篇明确提出不推荐使用针刺；没有指南推荐使用艾灸。表明：①国外机构对针灸的推荐意见强度较弱，推荐意见过于简略，不同国家或机构制定的指南质量相差较大，对临床的指导作用有限。应制定专门的针灸临床实践指南，以期更有效地指导针灸临床决策。②目前国外临床实践指南相关针刺内容涉及的疾病与国外治疗病种相比明显偏窄。我国作为针灸的发源国应积极发掘针灸的优势病症，并积极参与国际临床实践指南的制定。③缺乏对艾灸疗法的推荐。

全美中医药学会特邀 11 位专家展开海外针灸发展方向的讨论。会上刘保延认为应从小样本 RCT 和全样本大数据两个方面探索针灸临床疗效；田小明阐述了针灸在美国医学体系中的特殊地位和贡献，推动医改，从常见病到疑难病扩大针灸适应证是针灸在美国的出路；吴滨江号召学习、发展中医理论，阐述循经感传存在的八大规律，传承经典手法；马寿椿提出针灸或者靠拢西医，或者走进中医，没有第三条道路，专病专方，回归经典是出路，一旦针灸在美国全面沦陷，中医将是针灸的最后保障；金观源指出系统医学是针灸医学发展的正确方向，用经典针灸的合理内核来发展现代针灸；焦望义认为针灸和中医不可分，中医针灸是我们的闪亮名片；郝吉顺提出扩大适应证，增加病种，针灸急需创新，争取话语权；陆飚提出传承经典，在真假难辨面前，反思我们的“真”水平；何崇反思中医针灸的度量模糊性、不精确性、兼容性、逻辑性，评判和发展中医更需大智慧者；潘晓川认为中医由道及术，中医有独特的方法论，需要纠正理念偏差、实践偏差、疗效偏差；冷三华认为整合与创新是针灸发展的出路，循证医学是推动针灸发展的强大工具。

张子菱等从 Twitter 上正在进行针灸跨文化传播 8 个粉丝数最高的推主作为研究样本，通过文献研究法、统计分析法等方法，分析其所发推文内容的各项特征与转发量的关系。研究发现包括话题类别、推文长度、是否原创在内的几个因素对针灸文化相关推文的传播效果有显著影响，而有无@符号，有无链接等因素对相关推文传播效果的影响则不是很大。并提出采用提高推文质量、增强内容原创性、加强交流互动、控制推文长度等对策将有助于针灸文化在 Twitter 中传播效果。

王麟鹏认为，针刺治疗头痛类疾病相对于其他病种已经呈现了较好的临床研究趋势，取得了一定的成果。头痛类疾病是具有国际影响的针灸优势病种。

金观源等提出，反映点包括了所有针灸刺激部位(穴位)的特征，可以用于解释与归纳在传统针灸与现代针灸中应用的所有新、老穴位、有效点或刺激点(包括西方近年来流行的干针采用的激痛点)。

陈少宗等认为，针灸的国际化必然伴随着针灸在国外的本地化。美国“干针”事件的发生从侧面反映了针灸在美国的本地化进程。“干针疗法”是以人体解剖和生理学等生物医学理论为基础，与传统中医学的经络理论、脏腑理论、气血理论无关。在传统中医学体系之外探求针灸理论基础的本地化努力，对我国学术界提出了严峻挑战，发展以神经—内分泌—网络学说及腧穴作用规律、针刺作用四大规律为理论核心的现代针灸学体系才能引领学术潮流。现代针灸学与传统针灸学不能相互取代，二者是一种补充关系。

刘保延认为，坚守针灸基本特征，敬畏古代针灸理论，提高民族自信、理论自信、方法学自信，是针灸发展的基础和力量的源泉。

汪敏飞认为，针灸术语具有独特的词汇特征，是形成最佳译文的首要条件，也是译文能够被目的语受众接受的必备条件。目前，针灸术语存在着一词多义、一义多词或译名不统一的现象。中医针灸术语的词汇特征包括：科学性和单义性、民族性、系统性和构词的能产性、普通词汇专业化、隐喻性等。腧穴名称英译已充分实现标准化，但针灸学术语缺乏统一英译标准。为了针灸学的国际传播，英译术语时应在便于理解的基础上尽量保留中国的文化内涵。

4. 美国针灸医疗现状

巩昌镇提出，针灸医学进入美国 40 年，发展迅速，成为美国医疗健康系统中的一支重要力量。美国的针灸从引进、推广、发展至今，表现出了一系列不可逆转的趋势，即创新趋势、多元趋势、整合趋势、广谱趋势、独立趋势、立法趋势。

田开宇等对中美两国针刺疗法中消毒规范进行了比较。针灸操作消毒方面我国执行国家标准《针灸技术操作规范(第 20 部分)：毫针基本刺法》(GB/T21709.20-2009)；针灸器具消毒方面，我国执行《医疗机构消毒技术规范》(WS/T367-2012)，除上海外其他地区均是建议性使用一次性针具；美国执行美国针灸及东方医学学院委员会(CCAOM)第 7 版《洁针技术手册》标准，强制使用一次性无菌针灸针。

近年针灸专业在美国稳步增长。截至 2018 年 1 月 1 日，美国活跃的注册针灸师人数 37 886 人(11.63 人/10 万人)。针灸师人数最多的 10 个州(28 452 人，占美国的 75.09%)包括加利福尼亚、纽约、佛罗里达、科罗拉多、华盛顿、俄勒冈州、得克萨斯州、新泽西州、马里兰州和马萨诸塞州。全美共有 62 所东方医学(AOM)学校，共提供 100 个课程：32 个针灸硕士学位，53 个东方医学硕士学位，13 个研究生博士学位和 2 个入门级博士学位。

2018 年 2 月 7 日，美国退伍军人健康管理局(VHA)出版手册，发布了一项新的职业守则和工作资格标准，允许设施雇用有执照的针灸师提供针灸服务，承认有执照的针灸师是一个独立的职业。

2018 年 10 月，旨在应对鸦片类药物滥用及成瘾危机的包含针灸的 HR.6(支持患者和社区法案)联邦法案，由美国总统特朗普签署，成为正式法律。该法案中提到，针灸作为其中一种治疗疼痛的疗法，将会被美国卫生部评估，综合循证医学的证据，在一年内给出一个疼痛最佳治疗方案的循证分析，这个方案将被联邦保险(Medicare)覆盖。

(撰稿：王宇　审阅：马铁明)

[附]　参考文献

A

安俊丽，王京，丁先娥，等.针刺加中药对多囊卵巢综合征卵泡发育情况及临床疗效分析[J].世界科学技术(中医药现代化)，2018，20(2)：229

C

蔡荣林，管媛媛，武红利，等.胃俞募配穴针刺与胃俞、中脘单穴针刺对健康受试者胃扩张状态下静息态脑功能局部一致性的影响[J].中国针灸，2018，38(4)：379

陈超，刘炜宏，王宏才，等.国外临床实践指南相关针灸内容的调查与分析[J].中国针灸，2018，38(4)：425

陈铭，李淑娟，苏美玲，等.三伏灸不同灸量对支气管哮喘新西兰兔肺组织 TGF-β_1 的影响[J].环球中医药，2018，11(6)：827

陈宏达，朱海燕，施一春，等.孤束核中 GABAB 受体在电针“足三里”抑制一过性食管下括约肌松弛中的作用[J].浙江中医药大学学报，2018，42(6)：479

陈锦锦，邓林林，张航，等.内关穴临证运用探讨[J].中国民间疗法，2018，26(6)：102

陈少宗，朱兵.应当发展开放、包容的现代针灸学——针灸在欧美的本地化挑战与对策思考[J].山东中医杂志，2018，37(12)：971

陈向红，陈泽林，陈波，等.浅论拔罐疗法补泻——推而

内之是谓补，动而伸之是谓泻[J].中国针灸，2018，38(3)：243

陈小勇，邓晓玲，曹阳虎，等.腧穴热敏化艾灸新疗法辅助沙美特罗替卡松粉吸入剂治疗慢性持续期支气管哮喘疗效观察[J].现代中西医结合杂志，2018，27(3)：302

成泽东，宁玉楼，王芮.电针对动脉粥样硬化兔腹腔巨噬细胞受体 CD_{36} 表达的影响[J].中国针灸，2018，38(2)：179

成泽东，张巍.电针对动脉粥样硬化兔腹腔巨噬细胞中清道夫受体 A_I 表达的影响[J].针刺研究，2018，43(4)：242

程刚，吴朔.火针"膝五针"治疗膝骨关节炎 38 例疗效观察[J].深圳中西医结合杂志，2018，28(15)：68

崔翔，何勋，刘坤，等.基于自稳态理论对穴位敏化现象的思考[J].中华中医药杂志，2018，33(8)：3225

D

Ding N，Jiang J，Liu XX，et al. Laser speckle imaging of sensitized acupoints[J]. Evidence-Based Complementary and Alternative Medicine，2018，doi:10.1155/2018/7308767

Dong M，Ma C，Wang WQ，et al. Regulation of the IL-33/ST2 pathway contributes to the anti-inflammatory effect of acupuncture in the ovalbumin-induced murine asthma model[J]. Acupuncture in Medicine：Journal of the British Medical Acupuncture Society，2018，36(5)：319

Dong M，Wang WQ，Chen J，et al. Acupuncture regulates the balance of CD_4^+ T cell subtypes in experimental asthma mice[J]. Chinese Journal of Integrative Medicine，2018，doi:10.1007/s11655-018-3055-6

代巧妹，王美峤，颜培宇，等.针刺"足三里"对免疫抑制大鼠的作用及穴区 CGRP 表达影响的研究[J].针灸临床杂志，2018，34(5)：49

邓杰，黄伟，费兰波，等.改良青龙摆尾针法对膝骨关节炎功能改善的研究[J].上海针灸杂志，2018，37(8)：946

丁美红，吴怡，万浩芳，等.参黄散经神阙穴与非穴位敷贴在新西兰兔血浆中的药代动力学比较[J].中华中医药杂志，2018，33(6)：2321

杜锋，张显成.张家山汉简《脉书》"气動则憂"之"气動"考[J].中国针灸，2018，38(6)：657

段文秀，吴子建，胡玲，等.不同浓度艾烟对大鼠肺功能及血浆、肺组织中肿瘤坏死因子-α 和白介素-1β 含量的影响[J].针刺研究，2018，43(2)：98

F

Fan AY，Stumpf SH，Faggert Alemi S，et al. Distribution of licensed acupuncturists and educational institutions in the United States at the start of 2018[J]. Complementary Therapies in Medicine，2018，41：295

范海军，王磊，翟李娟.金匮肾气汤联合穴位贴敷治疗支气管哮喘临床研究[J].陕西中医，2018，39(6)：730

范帅，李飞龙，曾建春.隔物灸联合补肾祛寒方治疗肾虚寒凝型膝骨关节炎疗效观察[J].现代中西医结合杂志，2018，27(16)：1736

冯闪闪，张勇，傅立新，等.筋骨针疗法治疗肩关节周围炎临床疗效评价的随机对照研究[J].针灸临床杂志，2018，34(5)：34

傅杰，王立，鹿秀云，等.标准化病人在《针灸学》实践教学及技能考核中的应用[J].江西中医药大学学报，2018，30(5)：90

傅勤慧，李艺，裴建，等.马耳他针灸发展现状[J].中国针灸，2018，38(5)：529

G

巩昌镇，刘伟.美国针灸的发展趋势[C].山东中医药大学海外校友会第二届学术研讨会，2018：4

顾漫，周琦，柳长华.天回汉墓医简中的刺法[J].中国针灸，2018，38(10)：1073

官昌，杨容."全息针刺"疗法治疗膝骨关节炎 30 例[J].江西中医药，2018，49(12)：55

眭明红，李晶晶，向云，等.电针对炎性痛大鼠镇痛作用的观察[J].康复学报，2018，28(3)：32

郭洁，田振峰，景璇，等.自拟小青龙汤联合神阙穴拔罐对寒哮型支气管哮喘 Th1/Th2 型细胞因子失衡及气道重塑的影响[J].现代中西医结合杂志，2018，27(20)：2167

郭鑫，刘佳丽，王淑艳.针灸治疗中"得气"与"气至"之我见[J].中医药导报，2018，24(16)：85

郭奎奎，邓多喜，张泓，等.合募配穴针刺对肠易激综合征模型大鼠脊髓背根神经节 PAR-2、TRVP1 及相关致敏细胞因子表达的影响[J].湖南中医药大学学报，2018，38(1)：59

H

韩健，芦珊珊，肖俊艳，等.针刺治疗支气管哮喘急性发作的多靶点效应研究[J].中华中医药杂志，2018，33(8)：3713

韩永亮，孙伟琦，霍尚飞，等.针刀松解辅助治疗寒湿痹阻型肩周炎患者的近期疗效及机制[J].世界中医药，2018，13(5)：1254

贺德广.印堂穴“三合感应”现象及调查[J].中医药导报，2018，24(15)：9

洪肖娟，王蓓蕾，黄家兴，等.针刺对糖尿病抑郁模型大鼠血清 CORT 昼夜节律及 SCN 内 Per1、Per2 基因表达的影响[J].辽宁中医杂志，2018，45(3)：483

侯学思，赵吉平，白鹏，等.浅析“形气相合”对针灸临床诊治的指导作用[J].针灸临床杂志，2018，34(3)：1

胡丹，邓鹏，康明非，等.艾灸治疗腰椎间盘突出症单位灸时 X 施灸间隔多因素分析[J].中华中医药杂志，2018，33(2)：733

胡怀珍，王萌萌，王旭，等.“手六针”巨刺法治疗肩周炎 32 例[J].中国针灸，2018，38(5)：553

黄蓉，彭志高.针刀配合穴位注射治疗椎动脉型颈椎病 40 例临床观察[J].湖南中医杂志，2018，34(5)：107

黄龙祥.老官山出土汉简脉书简解读[J].中国针灸，2018，38(1)：97

黄龙祥.老官山汉墓出土针方简解读[J].中华医史杂志，2018，48(2)：67

黄培冬，陈爱玲，罗楠，等.泰国北部针灸现状及发展[J].中国针灸，2018，38(9)：989

黄志强，苏昭元，付长龙，等.苏稼夫教授“以通为用”理论研究及临床实践[J].上海针灸杂志，2018，37(2)：239

J

蒋秋燕，王梦莹，李妹燕，等.灵龟八法开穴电针对产妇分娩镇痛效应及血清中强啡肽表达水平的影响[J].时珍国医国药，2018，29(2)：355

金观源，巩昌镇.现代与传统的整合：反映点针灸学的崛起[J].中医药导报，2018，24(13)：5

金婷婷，周海，谢文霞.不同电针方法在人工流产术中镇痛效应的临床研究[J].上海针灸杂志，2018，37(5)：531

L

Liu YL，Zhang LD，Ma TM，et al. Feishu acupuncture inhibits acetylcholine synthesis and restores muscarinic acetylcholine receptor M2 expression in the lung when treating allergic asthma[J]. Inflammation，2018，41(3)：741

李柠岑，刘阳阳，郭扬，等.郭义教授传统针刺手法发挥[J].中国针灸，2018，38(8)：873

李姝婧，李玉婕，高树中，等.经络腧穴与针灸信号传导机制的研究进展[J].光明中医，2018，33(9)：1249

李奕萱，刘梦，符仲华，等.以足背痛为例探讨浮针医学中“患肌”理论的运用[J].中国针灸，2018，38(2)：141

连丽英，冀月桃，马燕，等.热敏灸配合刺络放血疗法对椎动脉型颈椎病的治疗干预[J].针灸临床杂志，2018，34(4)：51

梁亚光，李斌，谢俊刚，等.穴位疗法治疗哮病的临床效果及机制[J].世界中医药，2018，13(2)：445

林婉珊，皮敏，卓缘圆，等.调任通督针刺法治疗肾阳虚型多囊卵巢综合征性不孕症的疗效观察[J].中医药导报，2018，24(4)：80

林元杰，张峻峰，康学智，等.电针对腰椎间盘突出症模型大鼠脊髓 JAK2-STAT3 信号通路的影响[J].上海针灸杂志，2018，37(10)：1207

刘冉.中药穴位贴敷对 30 例关节镜术后患者镇痛的效果观察[J].中医研究，2018，31(5)：51

刘保延.坚守民族自信，担当历史使命，勇攀医学高峰，开创针灸发展的新局面[J].中国针灸，2018，38(1)：1

刘澄中.论老官山脉穴木人的白脉循行系统[J].中国针灸，2018，38(2)：198

刘而君，王佳怡，易展.揿针痛点联合持续被动运动治疗肩关节周围炎的临床研究[J].上海针灸杂志，2018，37(12)：1424

刘光武，李原，蔡雯，等.中药自热帖敷穴位治疗儿童哮喘缓解期的临床观察[J].世界中医药，2018，13(6)：1525

刘首芳，郭光昕，胡闯北，等.滚针拔罐联合腰痛汤治疗腰椎间盘突出症[J].中医学报，2018，33(2)：319

刘西纺，王瑾，杨民毅，等.物理疗法、手法和针灸治疗肩周炎优选方案的正交设计研究[J].中国医药导报，2018，15(36)：62

刘晓莹，邹伟，于学平.针刺“百会”透“曲鬓”对 ICH 大

鼠脑水含量及 IL-1βmRNA 表达的影响[J].中医药信息，2018，35(2):79

刘益兵，白玉，赵祯，等.温针百会穴联合调气活血法对椎动脉型颈椎病血流动力学及血清 TNF-α、ET、NSE 的影响研究[J].针灸临床杂志，2018，34(7):13

卢圣锋，丁亚娟，于美玲，等.电针减轻大鼠心肌缺血损伤的 AMPKα-HDAC5-HIF-1α 信号级联机制[J].中国针灸，2018，38(9):978

卢湘岳.耳穴现象基于原初应激系统浅析[J].上海针灸杂志，2018，37(3):348

罗晓舟，李克嵩，张宾，等.借助人工智能技术探讨足三里循经传导效应产生的影响因素[J].中国针灸，2018，38(10):1105

罗晓舟，唐纯志.基于倾向性评分法中渚穴循经传导效应治疗肩周炎的前瞻性队列研究[J].中国中医基础医学杂志，2018，24(4):523

M

马强，王茎，贾学昭，等.汪机灸法学术思想探析[J].中国针灸，2018，38(8):895

马明珠.艾灸与针刺对慢性萎缩性胃炎大鼠胃黏膜 COX-2、EGF 及 EGFR 表达的影响[D].湖南中医药大学，2018

满运军，王硕.穴位贴敷合扶正平喘汤治疗过敏性哮喘疗效及对 ET-1、TXB-2 的影响[J].现代中西医结合杂志，2018，27(20):2220

O

Olson JL. Licensed acupuncturists join the veterans health administration[J]. Medical Acupuncture，2018，30(5):248

Q

邱科，曾芳，孙春春，等.成都老官山汉墓经穴髹漆人像手三阴经循行考证[J].中华中医药杂志，2018，33(4):1480

S

邵素菊，张应虎.邵氏“五针法”治疗哮喘的源流探讨[J].辽宁中医杂志，2018，45(5):1042

佘琛，徐东升，崔晶晶，等.腧穴结构研究的思考[J].针刺研究，2018，43(5):285

石文英，张容毓，罗容，等.三伏穴位贴敷与三伏针刺治疗支气管哮喘临床疗效对比及其免疫机制的研究[J].上海针灸杂志，2018，37(10):1121

舒怀，易展.肩三带为主刮痧治疗肩关节周围炎的疗效观察[J].上海针灸杂志，2018，37(9):1055

舒文娜.针刺、艾灸对慢性萎缩性胃炎大鼠胃黏膜 COX-2 及炎症细胞因子表达影响的对比研究[D].湖南中医药大学，2018

斯琴高娃，牟秋杰，赵江豪，等.穴位敏化理论对放血疗法的临床指导意义[J].中医药导报，2018，24(18):70

T

唐波，单佳靖，鲍淑红，等.针刺颈夹脊穴对椎动脉型颈椎病患者血流动力学的影响[J].云南中医学院学报，2018，41(1):87

田开宇，田韵仪，尚芳芳.中美两国针刺疗法中消毒规范的比较[J].中国感染控制杂志，2018，17(8):742

涂少女，刘建武，涂敏，等.浅谈“时机”与“针害”的关系[J].中华中医药杂志，2018，33(4):1240

W

汪敏飞.针灸术语的词汇特征与翻译策略研究——以世界卫生组织相关标准为例[J].中国科技翻译，2018，31(1):25

王丹，金晓飞.十字颈部针法治疗椎动脉型颈椎病的临床观察[J].光明中医，2018，33(9):1290

王珂，曾亮，周伊人，等.电针对慢性神经痛大鼠海马区高迁移率族蛋白 1 表达的影响[J].针刺研究，2018，43(8):480

王宽，顾沐恩，吴焕淦，等.灸法之灸向探略[J].中国针灸，2018，38(3):281

王坤，马林，汪花，等.穴位埋线对慢性萎缩性胃炎大鼠 JAK 2-STAT 3 信号转导通路相关因子表达的影响[J].针刺研究，2018，43(11):682

王坤，唐纯志，田小婷，等.基于数据挖掘技术针灸治疗慢性萎缩性胃炎选穴规律分析[J].中国中医基础医学杂志，2018，24(9):1276

王丽，李佳，韦丹，等.针刺对椎动脉型颈椎病温度变化和血流动力学的影响[J].中华中医药学刊，2018，36(12):2845

王柳，申国明，王浩，等.电针胃俞募穴对功能性消化不良大鼠胃运动及迷走神经背核 N-甲基-D-天冬氨酸和血清一氧化氮表达的影响[J].中国针灸，2018，38(3)：285

王硕，宋欣阳，韦进深，等."一带一路"倡议下俄罗斯中医药发展前景分析[J].中国医药导报，2018，15(27)：126

王旭，李涓，叶静，等.腰痹病穴位敏化现象与规律研究[J].时珍国医国药，2018，29(6)：1483

王丹凤，吕松谕，王开龙，等.腹针疗法治疗腰椎间盘突出症临床疗效的 Meta 分析[J].辽宁中医杂志，2018，45(10)：2026

王国书，罗丽红，李昌生，等.对穴温针灸联合腕踝针治疗肩关节周围炎的临床研究[J].湖北中医药大学学报，2018，20(3)：88

王海涛，方丽丽，谭占国，等.苍龟探穴针刺疗法联合拨穴通络推拿手法对肩周炎患者 VAS 评分及生活质量的影响[J].中医药临床杂志，2018，30(2)：332

王浩然，付晓燕，张永臣，等.项七针为主治疗急性期周围性面瘫临床研究[J].针灸临床杂志，2018，34(10)：31

王恒祥.针灸结合中药贴敷治疗膝骨关节炎的临床疗效分析[J].世界最新医学信息文摘，2018，18(99)：186

王厚融，孙贵平，郑博阳，等.国际话语权视阈下的针灸研究——基于近 10 年来 Web of Science 核心合集载文的计量分析[J].中国针灸，2018，38(5)：555

王汇成，王而刚，张葆荣.显现经络的理论根据、试验验证和显现经络的意义[J].中国针灸，2018，38(4)：391

王乐琴，杜永康.近年跷脉理论的应用概况及思考[J].光明中医，2018，33(14)：2137

王丽娜，王素芳，王小宁.温针灸联合祛风除湿、消痹止痛中药治疗膝骨关节炎患者 59 例临床分析[J].广西医科大学学报，2018，35(12)：1692

王麟鹏.头痛类疾病——具有国际影响的针灸优势病种[J].中国针灸，2018，38(5)：504

王明华，湛梅圣.内热针治疗椎动脉型颈椎病临床疗效观察[J].湖北中医药大学学报，2018，20(1)：100

王明明，蔡圣朝，魏宝强，等.针刺"项七针"治疗椎动脉型颈椎病临床疗效观察[J].中国针灸，2018，38(9)：925

王艳富，马朝阳，李凌霄，等.改良针刺单/双侧人迎穴治疗椎动脉型颈椎病及对患者血浆 NPY 与 UⅡ浓度的影响[J].中国针灸，2018，38(5)：473

王艳富，马朝阳.人迎穴改良针刺提插法对椎动脉型颈椎病患者血浆 NPY 及 UⅡ浓度的影响[J].中华中医药杂志，2018，33(9)：4231

王玉娟，徐天舒，房其军，等.意大利针灸发展现状浅析[J].中国临床研究，2018，31(5)：676

魏辉，巩昌镇，田海河，等.针灸发展方向访谈(一)[J].中医药导报，2018，24(9)：1

魏辉，巩昌镇，田海河，等.针灸发展方向访谈(二)[J].中医药导报，2018，24(10)：1

温婧，高峻，王孟雨，等.透灸法临床应用心得[J].辽宁中医杂志，2018，45(2)：363

吴丹，梁浩.电针天枢穴对溃疡性结肠炎大鼠 NF-κB 信号通路的影响[J].针灸临床杂志，2018，34(2)：56

吴沛龙，李明珠，王玉妹，等.赖氏通元针法治疗多囊卵巢综合征不孕探微[J].成都中医药大学学报，2018，41(1)：106

伍玉文，王玉妹，邹楚冰，等.赖新生论"针下辨气"[J].四川中医，2018，36(4)：22

X

项璇儿，杜俊英，房军帆，等.不同病理痛早期电针镇痛频率优选及其脊髓背角 TRPV1 活化机制研究[J].中华中医药杂志，2018，33(5)：1707

邢贝贝，黄猛，张迪，等.心肌缺血及针刺效应导致穴位敏化的代谢物图谱特征[J].针刺研究，2018，43(7)：433

宿小满，连树林.艾灸联合米乐祛痛贴治疗肩周炎对患者疼痛感受、关节功能评分的影响[J].辽宁中医杂志，2018，45(9)：1938

徐斌，韩旭.穴位本态与穴位敏化刍议[J].针刺研究，2018，43(5)：273

徐旋."金钩钓鱼"针法针刺华佗夹脊穴治疗慢性萎缩性胃炎的临床研究[D].甘肃中医药大学，2018

徐东升，赵硕，崔晶晶，等.绘制实验大鼠腧穴图谱的新尝试[J].针刺研究，2018，44(1)：1

徐长琼，李万瑶.蜂针丛集刺法探讨[J].针灸临床杂志，2018，34(6)：75

许娟，左玉.针刺辅助治疗多囊卵巢综合征不孕患者疗效观察[J].中国针灸，2018，38(4)：358

Y

杨青.艾灸与针刺对慢性萎缩性胃炎大鼠胃黏膜细胞

凋亡及相关蛋白表达的影响[D].湖南中医药大学,2018

杨勇,林新源,曾婷,等.针刺复合局部麻醉应用于经皮椎体成形术的临床研究[J].中国针灸,2018, 38(7):753

杨富学,张田芳.回鹘文《针灸图》及其与敦煌针灸文献之关联[J].中医药文化,2018, 13(2):5

杨宇洋.东西交融针艾世界——世界针联法国巴黎、英国剑桥系列活动报道[J].中国针灸,2018, 38(12):1298

杨增荣,徐金龙,黄坤等.三调针法治疗周围性面瘫临床观察[J].中医学报,2018, 33(10):2039

姚敏,丁德光,周薇,等.针灸对肥胖型多囊卵巢综合征患者焦虑情绪的影响[J].中医学报,2018, 33(10):2043

于春梅,邢家铭.马丹阳天星十二穴临证心得[J].中国民间疗法,2018, 26(6):59

于冬冬,华金双,范家英."一带一路"战略下针灸推拿专业人才培养浅析[J].中医药管理杂志,2018, 26(15):36

于雪萍,袁秀丽.基于 Notch 信号通路探讨针刺曲池、足三里对 MCAO 大鼠的神经保护机制[J].世界中医药,2018, 13(3):691

余乐,王丽,周仲瑜.针刺对椎动脉型颈椎病患者椎——基底动脉血流动力学的影响[J].上海针灸杂志,2018, 37(4):444

俞大雄,马睿杰,方剑乔.对针刺远道取穴原理的思考——针刺效应的产生有"感传"与"感应"两种[J].中国针灸,2018, 38(7):791

虞莉青,曹莲瑛,谢菁,等.电针联合克罗米芬干预多囊卵巢综合征促排卵助孕的疗效研究[J].中国针灸,2018, 38(3):263

Z

张波,孙国栋,王军涛,等.三维平衡正脊手法配合针灸治疗腰椎间盘突出症临床研究[J].山东中医杂志,2018, 37(2):129

张丹,李志元,黄燕,等.艾灸与针刺治疗炎症性肠病大鼠内脏痛的镇痛效应研究[J].中华中医药学刊,2018, 36(1):94

张君,邵素菊,任重,等."三穴五针法"治疗寒饮伏肺型哮病的多中心临床研究[J].中华中医药杂志,2018, 33(2):797

张亚,任玉兰,李涓,等.基于古代文献回顾的穴位敏化现象和规律研究[J].辽宁中医杂志,2018, 45(8):1584

张媛,刘彩春,连林宇,等.电针促进胃黏膜损伤修复的时效关系及分子机制[J].中国针灸,2018, 38(7):747

张丰毅.穴位埋线治疗脾胃虚弱型慢性萎缩性胃炎的临床疗效观察[D].福建中医药大学,2018

张里援,陈湘宜.水针刀结合通痹酊剂加热敷治疗肩周炎的疗效及对血浆 β-内啡肽和 P 物质含量的影响[J].中华中医药学刊,2018, 36(8):1841

张香妮,卓翠丽,万兆新,等.热敏灸治疗风寒湿痹型膝骨关节炎临床疗效[J].陕西中医,2017, 38(6):800

张雪琳,王孟雨,高希言.阿是穴的古往今来[J].中华中医药杂志,2018, 33(7):3009

张子菱,陈秋云,余新波,等.针灸文化在 Twitter 中传播效果的影响因素研究[J].中医教育,2018, 37(4):40

赵娣,张四红.澳大利亚中医针灸传播者的类型和现状分析[J].中医药导报,2018, 24(21):1

赵京生.上下内外:经脉脏腑相关探赜[J].针刺研究,2018, 43(7):397

赵希睿,王群,孙天石,等.马王堆汉墓医书灸法文献研究与考证[J].中医学报,2018, 33(9):1809

赵怡坤,韩雅迪,张彦峰,等.针刺对创伤后应激障碍大鼠行为及学习记忆功能的影响[J].针刺研究,2018, 43(9):562

赵志恒,董建军,李志道.八邪穴名定位考辨[J].中国针灸,2018, 38(2):221

朱道成,冷程,熊俊,等.基于倾向性评分探讨不同灸感对周围性面瘫疗效的影响——前瞻性队列研究[J].针刺研究,2018, 43(10):666

朱勉生,阿达理,鞠丽雅.中医药在法国的发展史、现状、前景[J].世界中医药,2018, 13(4):1013

曾钦,孙晓生.泰国中医学历教育概览[J].中医药文化,2018, 13(3):86

（十一）推　拿

【概述】

2018年，在各类杂志上发表的有关推拿的论文有1 000篇左右，在海南海口举行的全国第十九次中医推拿学术年会上的学术论文有300多篇，论文仍以临床研究与治疗经验总结者居多。

1. 治疗骨伤疾病

占茂林等将腰椎骨关节炎患者分为两组各30例，观察组采用推拿针刺结合腰部核心肌群锻炼治疗，对照组采用推拿针刺治疗，对比分析两组患者的治疗效果及对生命质量的影响。结果，观察组治疗后JOA评分明显高于对照组（$P<0.05$），生命质量（SF-36）明显优于对照组（$P<0.05$）；6个月后随访，腰部核心肌群锻炼组复发率低。

倪春林等将腰椎间盘突出患者分为两组各144例，对照组采用骶管滴注进行治疗，观察组在此基础上联合四步松解手法，在治疗前、治疗1、2、12周后分别记录患者的疼痛评分（VAS）、JOA腰椎疾患治疗成绩评分、Oswestry功能障碍指数问卷表（ODI）及患者对治疗方法的满意度。结果，在治疗1、2、12周后，观察组总有效率分别为74.3%（107/144）、86.8%（125/144）、94.4%（136/144），均高于对照组的52.8%（76/144）、72.2%（104/144）、87.5%（126/144）（$P<0.05$）；不同治疗周期VAS评分及ODI总评分在治疗后均显著下降，JOA评分在治疗后显著增加，治疗周期越长，变化幅度越大，且观察组的变化幅度均高于对照组（$P<0.05$）；观察组对治疗方法的满意度分别达63.9%（92/144）、82.6%（119/144）、93.1%（134/144），均高于对照组的48.6%（70/144）、58.3%（84/144）、79.2%（114/144）（$P<0.05$）。

喻林将颈型颈椎病患者分为两组各60例，均在有效止痛和神经营养等基础治疗上进行手法推拿治疗，观察组外加用除痹通络汤（秦艽、桂枝、桑枝、羌活、红藤、透骨草等），2周为1个疗程。结果，两组治疗有效率分别为96.7%（58/60）和85.0%（51/60）（$P<0.05$）；治疗后，两组患者各项症状积分均明显降低（$P<0.05$），观察组降低幅度更大（$P<0.05$）；两组患者前屈后伸、左右侧屈及左右旋转角度均明显增大（$P<0.05$），且观察组升高幅度更大（$P<0.05$）；两组治疗前后的提升前后颈椎长度差值以及X轴、Y轴、Z轴方向颈椎角度均明显增大（均$P<0.05$），两组比较差异有统计学意义（$P<0.05$）；两组不良反应无明显差异（$P>0.05$）。

彭鹏将肩周炎患者分为两组各30例，干预组采用点抗推拿联合超激光治疗，对照组使用常规药物治疗。结果，治疗前两组患者陆氏肩关节周围炎疗效评定量表评分结果比较$P>0.05$；治疗后干预组患者评分明显高于对照组（$P<0.05$）；治疗后干预组与对照组评分均高于治疗前（$P<0.05$）。

袁培等将膝骨关节炎患者分为两组各37例，对照组予塞来昔布，治疗组予整体观念指导下的推拿疗法，两组疗程均为3周。结果，最终完成试验者治疗组36例、对照组37例；治疗组总有效率94.4%（34/36）优于对照组81.1%（30/37）（$P<0.05$）；治疗前后组内比较，两组WOMAC各分项评分及总分差异均有统计学意义（$P<0.05$）；组间治疗后比较，治疗组WOMAC各分项评分及总分明显低于对照组（$P<0.05$）。

赵丰等将老年膝骨性关节炎患者分为两组各53

例，均给予健康教育、饮食干预等基础治疗与推拿手法治疗，治疗组在对照组基础上联合中药（透骨草、牛膝、伸筋草、羌活、桂枝、红花等）熏洗治疗。结果，治疗后两组中医证候积分、膝关节功能 VAS 评分低于治疗前（$P<0.05$），且治疗组低于对照组（$P<0.05$）；两组 Lysholm 评分高于治疗前（$P<0.05$），且治疗组高于对照组（$P<0.05$）；治疗后两组血清基质金属蛋白酶-3M、肿瘤坏死因子-α、白介素-6 水平低于治疗前（$P<0.05$），且治疗组低于对照组（$P<0.05$）；治疗组总有效率高于对照组（$P<0.05$）。

沈兴邦等将早期桡骨茎突狭窄性腱鞘炎患者分为两组各 30 例，治疗组采用彭氏“分筋推拿”疗法，对照组采用常规推拿疗法。结果，治疗组总有效率为 96.7%(29/30)，对照组为 73.4%(22/30)，组间比较 $P<0.05$。

2. 治疗内、妇科疾病

成磊等慢性支气管炎迁延期患者随机分为两组各 50 例，治疗组给予内功推拿手法结合穴位贴敷治疗，对照组给予单纯穴位贴敷治疗。结果，治疗后两组咳嗽、咳痰、喘息、哮鸣音程度评分均明显降低（均 $P<0.05$），且治疗组各项评分均明显低于对照组（均 $P<0.05$）；两组生活质量评分均高于治疗前（均 $P<0.05$），且治疗组明显高于对照组（$P<0.05$）。

吴京波等将支气管哮喘慢性持续期患者随机分为两组各 45 例，均吸入布地奈德福莫特罗，治疗组在此基础上给予推拿刮痧治疗。结果，治疗组有效率明显高于对照组（$P<0.05$）；对照组 T 淋巴细胞亚群较治疗前略有升高（$P>0.05$），免疫球蛋白及 Th1/Th2 细胞因子与治疗前比较 $P<0.05$；治疗组 T 淋巴细胞亚群、免疫球蛋白及 Th1/Th2 细胞因子与治疗前比较 $P<0.05$，且明显优于对照组（均 $P<0.05$）。

罗绪等将痔术后患者分为两组各 123 例，均给予饮食指导，健康宣教。对照组术后第 1 d 口服四磨汤，20 ml/次，3 次/d。治疗组在对照组治疗基础上，加八卦推拿法，治疗 7 d 为 1 疗程。结果，治疗组总有效率 94.3%(116/123)，对照组总有效率 86.2%(106/123)（$P<0.05$）；术后水肿治疗组 9 例少于对照组 21 例（$P<0.05$）。

王科等将接受 ICU 机械通气治疗的患者分为两组各 26 例，两组 ICU 住院期间均行常规护理干预，观察组加中医按摩配合早期运动训练。结果，住院期间两组均未发生死亡病例，观察组离开 ICU 时采用英国医学研究理事会（MRC）肌力分级和总体生活自理能力评价均优于对照组（$P<0.05$），观察组急性胃肠损伤（AGI）分级优于对照组（$P<0.05$）。

刘佳宁等将初产妇随机分为两组，对照组 51 例给予导乐分娩，观察组 52 例联合中医穴位按摩干预。结果，观察组 SAS、SDS 评分、产后出血量及第一、第二产程时间均低于对照组，疼痛改善情况优于对照组，Apgar 评分高于对照组，剖宫产率、镇痛分娩率均低于对照组（均 $P<0.05$）。

高丹将行自然分娩产妇分为两组各 40 例。对照组产妇给予常规治疗及护理，试验组产妇在对照组基础上给予穴位按摩配合拔罐法治疗。结果，产妇产后 72 h 乳房胀痛发生、乳房硬度、乳汁充盈状况比较，试验组均优于对照组（均 $P<0.05$）。

3. 治疗耳鼻喉疾病

金焕庭等将耳石症患者分为两组各 51 例，对照组给予甲磺酸倍他司汀片，观察组在此基础上加以手法复位。结果，观察组总有效率较对照组高（$P<0.05$）；治疗后眩晕障碍量表（DHI）比较观察组比对照组低（$P<0.05$）；治疗后生活质量评分量表（SF-36）各项评分观察组均较对照组高（$P<0.05$）。

4. 小儿推拿

吴秋君等对 3 个数据库（中国学术期刊全文数据库、中文科技期刊全文数据库、万方学术期刊全文数据库）中治疗小儿功能性消化不良的推拿处方进行穴位频次统计、组合分析及核心特定穴位组合研究，筛选出治疗小儿功能性消化不良的推拿处方 137 个，涉及穴位 75 个，常用穴位组合 75 个，核心特定穴 6 个(腹、脾经、大肠、七节骨、龟尾和足三里 6 穴)。为临床基础推拿处方使用提供了参考依据。

王小军将维生素 D 缺乏症患儿分为两组各 250 例,治疗组采用刘氏小儿推拿疗法,对照组采用口服维生素 D 滴剂,连续治疗 15 d。结果,与治疗前比较,两组患儿治疗后血清 25-羟维生素 D 水平均升高($P<0.05$);治疗后两组比较,治疗组治疗前后血清 25-羟维生素 D 差值高于对照组($P<0.05$)。

张慧等将支气管哮喘患儿两组各 56 例,两组均在哮喘规范化治疗和解益气汤(黄芪、白术、茯苓、山药、薏苡仁、五味子等)治疗,推拿组在此基础上给予推拿治疗,疗程均为 3 个月。结果,推拿组治疗 3 个月后 CD_4^+、CD_4^+/CD_8^+、白三烯显著低于对照组,1 s 用力呼气容积占预计值百分比($FEV_1\%$)与最高呼气流速占预计值百分比(PEF%)显著高于对照组;推拿组治疗 3 个月内哮喘发作次数、哮喘发作持续时间、呼吸道感染次数显著低于对照组($P<0.05$);推拿组中医证候总有效率显著高于对照组($P<0.05$)。

胡丹将 β-内酰胺类抗菌药物相关性腹泻患儿分为两组各 47 例,均给予常规西医治疗,观察组在此基础上给予中医推拿联合自拟四君子汤直肠滴注,疗程均为 7 d。结果,治疗后两组大便频率、大便性状、腹痛、腹胀、呕吐、食量减少、口干积分均明显降低(均 $P<0.05$),且观察组上述积分均显著低于对照组(均 $P<0.05$);观察组腹泻、呕吐、腹痛、腹胀缓解时间,便常规恢复正常时间,住院时间均明显短于对照组(均 $P<0.05$);治疗后两组粪便球/杆菌比例、sIgA 含量及血清二胺氧化酶、降钙素原(PCT)、IgG、IgA、CD_4^+、CD_4^+/CD_8^+ 均显著改善(均 $P<0.05$),且观察组各指标改善情况均显著优于对照组(均 $P<0.05$)。

5. 足部按摩

尹金玲将糖尿病周围神经病变患者分为两组各 42 例,均给予常规营养神经药物联合大株红景天治疗及常规护理,治疗组加中药(当归、透骨草、桂枝、红花、赤芍、红藤)足浴配合足底穴位按摩,2 周为 1 个疗程,记录两组患者周围神经病变症状改善情况。结果,总有效率治疗组为 90.5%(38/42),对照组为 66.7%(28/42)。

6. 体系和教育方面

黄妙森等探讨中泰传统医学推拿体系的形成、操作方法和临床应用,对系统认识中泰推拿具有重要的指导意义。杨丽芸从多模态 PPT 的构成要素及应用评价两个方面对小儿推拿教学中的应用进行了探讨。

有关“推拿基础实验研究”“推拿手法研究”详见专条。

(撰稿:许军　审阅:严隽陶)

【推拿基础实验研究】

王春红等将坐骨神经切断吻合后的大鼠分为两组各 40 只。治疗组大鼠给予推拿手法—跑台训练干预 1、2、3、4 个月,模型组不做干预。结果,与模型组比较,治疗组大鼠的神经传导速度、神经生长因子(NGF)均较高($P<0.01$),而雪旺细胞无显著差异($P>0.05$);与 1 个月时比较,治疗组和模型组 4 个月时大鼠的神经传导速度均较高;模型组 4 个月时大鼠的 NGF 较高,治疗组 3、4 个月时大鼠的 NGF 均较高;治疗组和模型组大鼠的雪旺细胞在 3、4 个月时均较高($P<0.05$)。

韦斌丽将 SD 大鼠随机分为 4 组各 8 只。正常组自然喂养,不做任何干预;假手术组暴露坐骨神经,不予结扎;模型组参照 Bennett 的方法建立坐骨神经慢性压迫性损伤(CCI)模型;推拿组从造模 3 d 后开始推拿治疗,直至造模后第 14 d 取材,推拿选穴(环跳、风市、阳陵泉穴),1 次/d,9 min/次。于术前及术后第 3、7、10、14 d 观察 SD 大鼠热痛缩腿反应潜伏期(PWL);术后第 14 d 采用 western blot 测定脊髓(L4～L6)磷酸化 p38 MAPK 表达;RT-PCR 检测 IL-1βmRNA 表达。结果,术后第 3 d,正常组及假手术组痛阈较高，模型组和推拿组痛阈明显降低，模型组和推拿组痛阈差异不大($P>0.05$)；经推拿干预后，术后第 7 d，推拿组较模型组痛阈增高($P<0.05$)，术后第 10、14 d 推拿组痛阈持续提高，与模型组比较 $P<0.01$；假手术组手术 3 d 后热痛阈值逐渐升高，至第 14 d 其热痛阈值较正常组比较 $P>0.05$；模型组较正常组及假手术组大鼠脊髓磷酸化 p38MAPK 及 IL-1β mRNA 表达增强($P<0.05$)；与模型组相比，推拿组在造模后第 14 d 可显著下调脊髓磷酸化 p38 蛋白水平及 IL-1β mRNA 表达($P<0.05$)。

向勇等取 30 只家兔制备软组织损伤动物模型分为 3 组(柔和手法治疗组、重手法治疗组、模型组)各 10 只。柔和手法治疗组采用大鱼际揉法和指摩法治疗；重手法治疗组采用点按法和弹拨法治疗；模型组不做任何治疗。结果，柔和手法治疗组骨骼肌中碱性成纤维生长因子、神经生长因子、胰岛素样生长因子-Ⅰ的浓度均高于重手法治疗组和模型组($P<0.05$)。

王志强等将日本大耳白家兔分为正常组、模型组、药物组及推拿组各 10 只，并建立低头位颈椎病模型。于造模后第 2 d 进行干预治疗，药物组予颈复康颗粒灌胃，推拿组采用一指禅推法在大椎穴进行推拿，疗程均为 10 d，对照组和模型组未进行干预。结果，与正常组比较，模型组肌张力明显升高($P<0.01$)，ATP mRNA 表达明显降低($P<0.01$)；与模型组比较，药物组和推拿组干预后的肌张力明显降低($P<0.01$)，以推拿组变化最为显著($P<0.01$)，推拿组 ATP mRNA 表达明显提高($P<0.05$)。

何琪等将 39 只 SD 雄性幼鼠随机分为 3 组(实验组、模型对照组和空白对照组)，实验组和模型对照组在幼鼠出生后第 3 d 制备脑瘫模型。在第 5 d 实验组开始进行推拿干预，1 次/d，15 min/次，持续 4 周，空白对照组和模型对照组不予任何干预。第 33 d 处死所有幼鼠进行取材，取幼鼠脑内海马组织并保存于－80 ℃，采用蛋白质印迹法检测海马中的 TNF-α 和 IL-10 蛋白变化并分别以 Sequenam 质谱检测法和焦磷酸测序法检测各组海马组织内 TNF-α 和 IL-10 DNA 甲基化水平并以先检测蛋白后检测甲基化。结果，实验组 IL-10 蛋白表达水平低于空白对照组，组间比较 $P>0.05$；实验组和空白对照组 IL-10 蛋白表达水平高于模型对照组($P<0.05$)；实验组 TNF-α 蛋白表达水平高于空白对照组($P>0.05$)；与模型对照组相比，实验组和空白对照组 TNF-α 蛋白表达水平较低($P<0.05$)；3 组间 IL-10 基因启动子区域甲基化水平差异无统计学意义($P>0.05$)，TNF-α 基因启动子区域三组间差异有统计学意义($P<0.05$)。何氏等还将雄性幼鼠分为 4 组各 10 只。模型对照组、模型推拿组在出生后第 3 d 制备脑瘫模型，并于出生后第 5 d 开始进行脊柱推拿，持续 28 d。结果，模型对照组和模型推拿组在 Morris 水迷宫实验中找到平台的潜伏期高于空白对照组；正常推拿组穿越平台的次数多于空白对照组($P<0.05$)；跳台实验中，模型对照组跳下平台的潜伏期明显低于空白对照组，跳下平台的次数明显多于空白对照组($P<0.05$)，模型对照组海马组织内去甲肾上腺素和 5-羟色胺含量明显低于空白对照组($P<0.05$)；正常推拿组、模型推拿组海马组织内肾上腺素均明显高于空白对照组($P<0.05$)；正常推拿组和模型推拿组肾上腺素明显高于模型对照组($P<0.05$)，模型对照组海马组织内多巴胺明显高于空白对照组($P<0.05$)。

熊英等将 44 只 SD 雄性幼年大鼠分为正常对照组、哮喘组、脾虚哮喘组和捏脊脾虚哮喘组。在脾虚基础上建立大鼠哮喘模型，并运用捏脊法对脾虚进行干预、以 HE 染色、ELISA 检测观察肺部病理及 BALF 中脂质介质水平。结果，与哮喘组比较，脾虚哮喘组肺组织病理改变更严重，$LXA_4/CysLT_8$ 比值显著降低，PGE_2 显著上升；与脾虚哮喘组比较，捏脊脾虚哮喘组的肺组织病理改变较轻，$LXA_4/CysLT_8$ 比值显著升高，PGE_2 水平显著降低。

王海军等选取健康 SD 大鼠 12 只，随机分为正常组、模型组、捏脊组。采用苦寒破气中药灌胃法、游泳力竭法和饮食饥饱失常法三因素结合的方法复制大鼠脾气虚模型，连续 7 d，随即进行捏脊治疗，连续7 d。结果,与正常组相比,脾虚模型组大鼠胸腺指数、淋巴细胞数、脾脏以及胸腺IL-2浓度较正常组下降明显,捏脊治疗组在治疗后相对脾虚模型组有所升高($P<0.05$);白细胞计数和血清IL-2浓度仅有相应趋势($P>0.05$)。

张欣将28只家兔随机平均分为对照组、模型组、推拿组和药物组,除对照组外,其余各组均采用D-半乳糖腹腔注射形成亚急性衰老模型的方法造模。推拿组采用背部推拿法干预,药物组采用口服黄芪精口服液干预。结果,模型组与空白组比较,家兔局部皮肤中IL-33表达减少($P<0.05$);推拿组和药物组与模型组比较,家兔局部皮肤与脑组织IL-33蛋白表达增强($P<0.05$)。

祁冀等将新西兰兔分为3组,颈椎旋转组15只和CAS组15只兔行左侧颈总动脉CAS造模;造模成功后,颈椎旋转组予颈椎旋转手法治疗2周,CAS组和对照组10只不干预。每组于造模后、手法干预后分别取血浆检测hs-CRP的浓度;手法干预后处死所有兔,取左侧颈动脉行HE、Masson三色和CD68免疫组化染色,半定量分析斑块中脂质、胶原纤维、巨噬细胞的含量。结果,与对照组比较,颈椎旋转组和CAS组兔造模后的血清hs-CRP水平显著性升高($P<0.05$);与手法干预前比较,干预后颈椎旋转组兔的血清hs-CRP水平升高($P<0.05$);与CAS组和对照组比较,手法干预后颈椎旋转组兔的血清hs-CRP水平升高($P<0.05$);与CAS组比较,颈椎旋转组的胶原纤维在斑块处明显减少、CD68阳性表达水平显著下降($P<0.05$)。

王超等将50只大耳白兔分为空白组、模型组、推拿10 min组、推拿20 min组和推拿30 min组各10只。除空白组外均行注射硬化剂法制备CSA家兔模型,推拿10、20、30 min组,1次/d,连续10 d。结果,治疗前后椎动脉血流量变化方面比较,模型组与推拿20 min、30 min组比较$P<0.01$,推拿10 min与推拿20、30 min组比较$P<0.01$。治疗前后血清神经肽含量变化方面比较,模型组与推拿10 min组比较$P<0.05$;模型组与推拿20 min、推拿30 min组比较$P<0.01$;推拿10 min与推拿20、30 min组比较$P<0.01$;ET-1含量变化方面比较,模型组与推拿20 min、推拿30 min组比较$P<0.01$;推拿10 min与推拿20、30 min组比较$P<0.01$。

杨松滨等将大白兔随机分为3组(正常组、模型组和手法组)各8只,除正常组外,其余两组动物均采用手术方法建立膝骨关节炎模型。造模4周后对手法组给予髌骨按揉、关节被动屈伸等形式的手法治疗。干预8周后处死动物,暴露膝关节行形态学观察,并取股骨髁部做病理切片,行HE染色,镜下观察其组织病理学特征并进行Mankin's评分,比较各组关节软骨退变情况。结果,手法组关节软骨退变程度较模型组明显减轻,Mankin's评分分值显著低于模型组($P<0.05$);手法组软骨p38、ERK1/2及滑膜组织IL-1β、iNOS、MMP-13的mRNA表达水平较模型组显著下调($P<0.05$);模型组和手法组的MMP-13、p-ERK1/2的蛋白表达较正常关节软骨明显增强,而手法组MMP-13、p-ERK1/2的蛋白活化程度与模型组比较明显受到抑制。

(撰稿:许军　审阅:严隽陶)

【推拿手法研究】

严晓慧等应用三维运动解析系统和推拿手法测试系统同步采集受试者的手法操作数据。受试者为掌擦法专家3名,根据受试者临床实践中用力的轻重分为轻、中、重三型进行采集,测试采样结束后运用自行开发的软件进行数据处理,分析掌擦法的三维力、周期和频率。结果,掌擦法随着垂向力的增大、频率的增快,测力仪表面温度差值也增大,表面温度的升高在一定范围之内。掌擦法的操作参数为垂向力前擦范围5.256～70.235 N,回擦范围3.903～42.169 N,频率1.27～1.81 Hz,即76～109次/min。严氏等还研究认为,目前手法分类存在的问题主要有:分类不相称、分类标准不统一、分类层次不清、分类的名称需斟酌或重新确定。应在明确分类的概念及作用,确定手法分类的原则以后,对手法进行分类。首先按手法应用对象年龄的不同分为两大类，即成人手法和小儿手法。对成人手法再分类，可以根据手法的应用数量对成人手法进行分类，分为单式手法与复合手法两类。对单式手法再分类可以分为软组织类手法与运动关节类手法。对软组织类手法再分类，可以根据手法的动作形态把软组织类手法分为摆动类、摩擦类、按拿类、振动类及叩击类等5类手法。对小儿手法再分类可以分为小儿基础手法和复式手法。

陈玲等利用推拿手法测定仪分别采集推拿专业老师及在校学生进行按法的操作图像，从按法的作用力大小、持续时间、频率3个方面对两组手法进行分析。结果，教师组与学生组所获得的最大压力、频率及持续时间性差异均有统计学意义($P<0.01$)；学生组中男生与女生最大按压力比较$P<0.05$，在频率及持续时间的比较$P>0.05$。

卢群文等采集、对比分析3个不同推拿流派拇指揉法的力学参数。采用ZTC-Ⅰ智能推拿手法参数测试系统分别采集筋伤、骨伤、小儿推拿流派高年资临床推拿医师拇指揉法的力学参数，运用SAS9.2统计软件包对具体数据进行统计分析。结果，3个流派测试者手法波形稳定，说明其均能熟练运用拇指揉法，但手法的频率、时间周期差异显著($P<0.05$)，振幅受力差异主要体现在Z轴(垂直)方向，不同推拿流派拇指揉法一定程度上反映了各自流派临床治疗疾病的特点。

余啟林等通过RM6240C型生理实验系统记录胃运动过缓家兔胃运动情况，观察不同捏脊方向(正向：由长强至大椎；反向：由大椎至长强)对胃运动过缓家兔胃运动的影响。结果，捏脊正、反方向对胃运动过缓家兔的胃运动均有促进趋势($P<0.05$)，两者比较$P>0.05$，但捏脊方向由从长强到大椎对胃运动过缓家兔的促进趋势更好。

沈夏虹等将48只新西兰家兔随机抽取8只为空白对照组(K组)，其余接受灌胃造脾虚模型，将造模家兔随机分为A、B、C、D和模型对照组(P组)各8只。A、B、C、D组分别在中脘、天枢(双)给予50～100、101～150、151～200和201～250次/min频率段的一指禅推法。实验结束后取各组胃黏膜制成标本，通过比较各组光镜以分析手法治疗效应。结果，一指禅推法干预后，B组脾虚家兔其胃黏膜厚度均值、主细胞数均值、壁细胞数均值、炎细胞数均值与P组比较均明显改善($P<0.01$，$P<0.05$)。

解小波等将48只家兔分为A、B、C、D、P、K共6组各8只。其中K组为空白对照组，其余组采用苦寒泻下法制作脾虚模型，以不同频率摩腹法对A组(50～100次/min)、B组(101～150次/min)、C组(151～200次/min)、D组(201～250次/min)4组进行为期10 d的手法干预，P组作为模型对照组，手法结束后家兔空腹1 d再进行处死和解剖，截取胃肠标本制片放光镜下观察十二指肠黏膜细胞病理变化。结果光镜下显示，K组家兔十二指肠黏膜细胞形态规则、层次清晰、结构完整；P组黏膜上皮细胞坏死脱落明显，大量炎性细胞浸润，绒毛结构破坏，手法干预的4组家兔从黏膜厚度、吸收细胞大小、十二指肠腺数量、炎细胞数量、血管数量、杯状细胞数量6个方面综合分析，得出十二指肠黏膜细胞有不同程度的再生和重构，不同频率摩腹法可以有效地缓解脾虚型家兔病理学改变，改善并修复苦寒泻下药液对胃肠黏膜的损伤。其中B组手法频率的摩腹法效果最佳，D组效果较差。

范志勇等将21名男性推拿操作者分为专家组、熟练者组、初学者组，连续在压力测试系统上操作7次，均重复3次/人，将收集的图形及数据指标进行处理分析。结果，专家组手法操作时间—力曲线的图形规律，平均预加载力为(147.25±26.04)N，持续时间为(0.98±0.20)s，谷值平均值(79.22±9.50)N，最大冲击力(706.26±56.21)N，扳动时间(0.44±0.09)s，扳动速度(1 666.33±411.91)N/s，冲量(310.95±56.67)N/s。熟练者手法与专家组手法图形基本相似，各组指标相差不大，但平均最大冲击力相对较小，为(464.51±53.49)N。初学者手法图形轨迹大致可分为3类，Ⅰ类杂乱无章型，无规律可循；Ⅱ类只有冲击相无预加载相，且最大冲击力大小不一；Ⅲ类既有冲击相又有预加载相，且力量较稳定，但两者力度均偏小。

龙翔宇等对按压弹拨手法的操作进行细化和规范，初步建立了躯干用力按压弹拨手法的操作规范，并对其作用原理进行了探讨。

（撰稿：许军　审阅：严隽陶）

【推拿治疗亚健康综合征】

1. 临床研究

李庆兵等将亚健康疲劳状态受试者分为两组各40例，治疗组接受峨眉伤科循膀胱经推拿，对照组接受常规推拿。结果，两组治疗前后全血黏度、血浆黏度、红细胞变形、红细胞聚集指数组内比较 $P<0.05$；全血黏度、红细胞变形指数变化，组间比较 $P<0.05$；两组治疗后血浆黏度、红细胞聚集指数，组间比较 $P>0.05$；两组治疗后疲劳量表(FS-14)积分均显著降低($P<0.05$)；治疗组 FS-14 积分降低程度明显大于对照组($P<0.05$)。

周祥华等将亚健康失眠者分为两组各 50 例。对照组予普通针刺治疗，选百会、神门、三阴交、照海、申脉、安眠穴，得气后留针 30 min，1 次/d，连续治疗 30 d。治疗组在此基础上加背部推拿治疗，采用滚背法、揉背法、推背法、点背法、擦背法、拍背法。经治 15 d，2 组患者 PSQI 指数都下降，与治疗前比较 $P<0.05$，组间比较 $P>0.05$。治疗后 3 个月和治疗半年，2 组患者的 PSQI 指数均下降，与治疗前比较 $P<0.05$，组间比较 $P<0.05$。

张海英等将失眠型亚健康状态患者随机分为两组各 50 例。观察组采用推拿足三阴经在下肢循行部位的推拿方法，对照组采用全国高等中医药院校规划教材《推拿学》(10 版)推拿方法。两组均 6 d 为 1 个疗程，疗程与疗程之间休息 1 d。经治 2 个疗程，两组临床疗效比较，观察组优于对照组($P<0.05$)；两组所采用的治疗方法对失眠型亚健康状态 PSQI 均有改善作用($P<0.05$)，但观察组在睡眠质量、睡眠效率、睡眠障碍及总分等 4 个维度评分均明显低于对照组($P<0.05$)。

张红伟等选取 68 例亚健康综合征患者，随机均分为两组各 34 例，给予益气温阳膏方(狗脊、炒白术、仙灵脾、鹿肉、玉竹、党参等)治疗。研究组在对照组基础上联合推拿、饮食调理治疗。结果，研究组总有效率 88.2%(30/34)，对照组 67.7%(23/34)，组间比较 $P<0.05$；两组治疗后精神萎靡、腰酸背痛症状中医评分、PSQT 量表评分分别均较治疗前显著降低，且治疗后研究组精神萎靡、腰酸背痛症状中医评分、PSQT 量表评分分别均较对照组降低显著(均 $P<0.05$)；两组药物不良反应比较 $P>0.05$。

2. 实验研究

王宇航等选取 Wistar 雄性大鼠分为空白组、模型组和治疗组，建立慢性疲劳综合征肾虚型大鼠模型。治疗组造模后第 2 d 即用机械振动器对治疗组大鼠在百会、关元、肾俞、太溪、三阴交等穴进行推拿治疗，1 min/穴，力量 120±20 Gf；督脉、膀胱经往返 3 次，频率 120 次/min，速度 2.5 mm/s，力量 120±20 Gf，1 次/d，治疗 7、15 d。空白组与模型组不接受治疗。各组正常饲养 7 d 随机分组后及造模后，对大鼠称重；然后于治疗后第 7、15 d 进行观察和检测。结果，治疗组大鼠在机械推拿治疗后各项行为学观察指标以及一般情况好于模型组，有显著性差别($P<0.05$)；对大鼠血清 IL-1β、IL-6 检测：模型组较空白组高，而治疗组较模型组 IL-1β、IL-6 浓度低($P<0.01$)。

潘波洋等将 Wistar 成年大鼠随机分为 3 组(正常组、模型组与推拿干预组)各 20 只。模型组连续 21 d 造模干预，给予 3 h/d 的连续束缚以限制其活动；干预组于造模后 1 h/d 给予背部循经推拿；正常组正常饲养，每天亦经过前两组同样的抓取、固定而非束缚等过程。结果，与正常组比较，模型组大鼠下丘脑 CRH mRNA 及其蛋白表达量升高($P<0.05$)；与模型组比较，干预组大鼠下丘脑 CRH mRNA 及其蛋白表达量均明显下降($P<0.05$)；模型组血清 CORT 浓度高于正常组($P<0.05$)，干预组 CORT

浓度较模型组低($P<0.05$);与正常组比较差异无显著性($P>0.05$);模型组、干预组血清 ACTH 浓度均高于正常组($P<0.05$),但干预组 ACTH 浓度低于模型组($P<0.05$)。

甘炜等将普通级健康成年豚鼠分为空白组、模型组、艾灸组、推拿组各 8 只。除空白组外其余 3 组制作肾阳虚豚鼠模型。并同时进行推拿及艾灸干预,实验结束后观察各组豚鼠脾脏、胸腺重量和免疫指数及胸腺组织形态学变化。结果,3 组豚鼠免疫器官脏器指数均不同程度的低于空白对照组($P<0.05$),胸腺组织细胞形态学受到不同程度的影响($P<0.05$)。

(撰稿:许军　审阅:严隽陶)

[附]　参考文献

C

陈玲,朱茂,彭劲,等.按法操作图像的对比分析[J].中医药导报,2017, 23(19):132

成磊,周楠,盛锋,等.内功推拿手法结合穴位贴敷治疗慢性支气管炎迁延期疗效观察[J].现代中西医结合杂志,2018, 27(5):538

F

范志勇,李黎,田强,等.林氏腰椎提拉旋转斜扳手法力学特点分析[J].医用生物力学,2018, 33(1):70

G

甘炜,唐宏亮,庞军,等.枢经推拿对亚健康肾阳虚豚鼠免疫器官的影响[J].山西中医,2018, 34(4):51

高丹.穴位按摩配合拔罐对产后乳房胀痛的改善之研究[J].中国中医药现代远程教育,2018, 16(15):135

H

何琪,邰先桃,张骞,等.推拿对脑瘫幼鼠海马炎症的拮抗作用及 DNA 甲基化调控机制[J].时珍国医国药,2018, 29(5):1241

何琪,张骞,邰先桃,等.脊柱推拿对脑瘫幼鼠学习记忆的影响及机制研究[J].中医药导报,2018, 24(11):36

胡丹.中医推拿联合自拟四君子汤直肠滴注治疗小儿β-内酰胺类抗菌药物相关性腹泻的疗效及对肠道菌群和免疫功能影响[J].现代中西医结合杂志,2018, 27(5):488

黄妙森,肖永芝,沈佳成,等.中泰医学推拿比较系统探析[J].中医药通报,2018, 17(1):34

J

金焕庭,李琴,熊奇斌,等.手法复位联合甲磺酸倍他司汀片治疗耳石症的疗效[J].深圳中西医结合杂志,2018, 28(11):35

L

李庆兵,何成奇,罗才贵.峨眉伤科循膀胱经推拿干预亚健康疲劳状态疗效观察[J].安徽中医药大学学报,2018, 37(1):44

李庆兵,何成奇,徐尧,等.循膀胱经推拿对亚健康人群血液流变学指标的影响[J].陕西中医药大学学报,2018, 41(4):85

刘佳宁,马翠霞,娄静.导乐分娩联合穴位按摩对初产妇产程、负面情绪及母婴结局的影响[J].中医药临床杂志,2018, 30(8):1543

龙翔宇,苏嘉,李明潭,等.躯干用力按压弹拨手法的规范化操作与解析[J].中医正骨,2017, 29(8):58

卢群文,万义文,罗才贵,等.三种不同推拿流派拇指揉法力学采集与参数对比分析[J].辽宁中医杂志,2017, 44(12):2611

罗绪,尚献会."八卦推拿法"联合四磨汤预防痔术后便秘随机平行对照研究[J].实用中医内科杂志,2018, 32(3):56

N

倪春林,陆爱清,施建东,等.不同治疗周期骶管滴注联合四步松解手法治疗腰椎间盘突出症的临床效果分析[J].中国中医急症,2018, 27(1):57

P

潘波洋，雷龙鸣，邱石源，等.背部循经推拿对亚健康模型大鼠 HPA 轴及下丘脑 CRH 蛋白表达的影响[J].中华中医药学刊，2018，36(12)：2903

彭鹏，胡桂兴，江涛，等.点抗推拿联合超激光治疗对肩周炎血清 CK 及 LDH 浓度的影响及临床疗效观察[J].黑龙江中医药，2018，47(3)：56

Q

祁冀，张少群，张磊，等.颈椎旋转手法对兔颈动脉重度粥样硬化斑块稳定性的影响[J].中华中医药杂志，2018，33(7)：2776

S

沈夏虹，王继红.不同频率一指禅推法对脾虚家兔胃黏膜形态学改变的影响[J].中华中医药杂志，2018，33(8)：3593

沈兴邦，彭旭明.彭氏“分筋推拿”疗法治疗早期桡骨茎突狭窄性腱鞘炎疗效观察[J].中医药导报，2018，24(13)：87

W

王超，朱俊琛，熊应宗，等.推拿改善兔椎动脉型颈椎病血供时效性的实验研究[J].中国骨伤，2018，31(8)：769

王科，许毅，张艳.中医按摩配合早期运动用于 ICU 机械通气患者的临床疗效研究[J].湖南中医药大学学报，2018，38(5)：554

王春红，严隽陶，马书杰，等.推拿联合跑台训练对大鼠坐骨神经吻合术后雪旺细胞及相关神经因子影响的研究[J].新中医，2018，50(10)：6

王海军，李忠正，李青敏，等.捏脊疗法对脾虚大鼠外观行为学表现及部分免疫指标影响实验研究[J].辽宁中医药大学学报，2018，20(1)：154

王小军，赵向平，王承则，等.刘氏小儿推拿疗法对维生素 D 缺乏症患儿血清 25-羟维生素 D 水平的影响[J].中医药导报，2018，24(11)：47

王宇航，魏小丽，宋石龙，等.机械推拿对慢性疲劳综合征肾虚型大鼠行为学及血清 IL-1β、IL-6 的影响[J].时珍国医国药，2018，29(5)：1235

王志强，窦思东，林丽莉，等.推拿手法对颈椎病家兔骨骼肌 ATP mRNA 表达的影响[J].福建中医药，2018，49(3)：42

韦斌丽，唐宏亮，王雄将，等.推拿对神经病理性疼痛大鼠脊髓磷酸化 P38MAPK 表达及炎性因子 IL-1B 的影响[J].时珍国医国药，2018，29(5)：1245

吴京波，张淳珂，高海妮.推拿刮痧联合布地奈德福莫特罗对哮喘慢性持续期患者免疫功能的影响[J].现代中西医结合杂志，2018，27(26)：2937

吴秋君，赵娜，范青，等.基于数据挖掘探讨小儿功能性消化不良推拿选穴规律[J].天津中医药，2018，35(7)：517

X

向勇，王春林，董有康，等.柔和手法对兔骨骼肌慢性损伤修复过程中生长因子的影响[J].河南中医，2018，38(7)：1016

解小波，王继红.基于不同频率摩腹法干预对脾虚型家兔十二指肠黏膜细胞病理差异分析[J].中华中医药杂志，2018，33(2)：686

熊英，樊璞，沈楚楚，等.脾虚对哮喘大鼠脂质介质水平影响及捏脊法的干预效应研究[J].中国中医基础医学杂志，2018，24(7)：916

Y

严晓慧，严隽陶，龚利，等.掌擦法运动生物力学与热效应研究[J].中国中医基础医学杂志，2018，24(1)：56

严晓慧，严隽陶.推拿手法分类探讨[J].中医学报，2017，32(2)：300

杨丽芸.多模态 PPT 演示在小儿推拿教学中的应用及评价[J].时珍国医国药，2018，29(4)：967

杨松滨，刘益杰，冯伟，等.中医手法对兔膝骨关节炎软骨退变及 MAPK 信号转导通路的影响[J].上海中医药杂志，2018，52(6)：72

尹金玲.中药足浴配合足底按摩治疗糖尿病周围神经病变的临床研究[J].光明中医，2018，33(20)：3080

余啟林，李学超，李建雄，等.不同捏脊方向对胃运动过缓家兔胃运动的影响[J].中华中医药杂志，2018，33(8)：3603

喻林.除痹通络汤联合手法推拿治疗对颈型颈椎病患者颈椎长度及角度的影响[J].四川中医，2018，36(8)：133

袁培，司井夫.基于“整体观念”推拿治疗膝骨关节炎的随机、阳性药平行对照临床研究[J].上海中医药杂志，2018，52(10):60

Z

占茂林，吴以诚，陆剑挺，等.推拿针刺结合腰部核心肌群锻炼对老年腰椎退行性骨关节炎疗效及生命质量影响[J].中国中医药现代远程教育，2018，16(5):119

张慧，程风华.推拿配合和解益气汤治疗小儿支气管哮喘对其外周血白三烯水平的影响[J].四川中医，2018，36(10):183

张欣，崔建，刘明军，等.背部推拿法对亚急性衰老并免疫功能低下家兔局部皮肤与脑组织 IL-33 表达的影响[J].长春中医药大学学报，2018，34(5):854

张海英，韦小霞，雷龙鸣.循经推拿足三阴经调治失眠型亚健康状态的临床观察[J].中华中医药学刊，2018，36(7):1616

张红伟，刘晓安.益气温阳膏方联合推拿、饮食调理对亚健康综合症患者精神萎靡、腰酸背痛症状的影响[J].四川中医，2018，36(2):128

赵丰，李勇涛，宋李华，等.推拿手法联合中药熏洗对老年膝骨性关节炎疼痛及疼痛因子的影响[J].中医药导报，2018，24(8):91

周祥华，刘厚君，张欣.背部推拿法结合针刺治疗亚健康状态失眠的临床观察[J].中国中医药现代远程教育，2018，16(5):116

（十二）气　功

【概述】

2018年，在中文检索平台（中国知网、万方、维普等）和外文检索平台（Springer、Web of Science、ProQuest Health & Medical Complete）检索，时间为2018年1月1日～12月31日，分别以“气功”“Qigong”为关键词。结果，中国知网检索出373条、万方数据检索出313条、维普共检索出306条；Springer检索出201条、Web of Science（SCI）检索出59条、ProQuest Health & Medical Complete（PHMC）检索出165条。

通过分析发现，国外文献较关注气功功法的实用性，多应用RCT的研究方式，观察气功对慢性病康复的有效性和安全性评价，而对于学术界的“气功为什么有作用”“这些作用的效应机制是什么”等问题报道较少。国内文献较关注气功的效应机制是否科学性，气功的有效和安全点，更关注气功训练中“心对身”“身对心”的问题。

1. 气功调控机制研究

吕嘉轩等研究了站桩调节腰椎的平衡效应，将34名在校大学生分为两组，研究过程中脱落1人，剔除3人，共30人完成实验。治疗组（15例）行“三圆式”站桩功（连续8周，1次/d，30 min/次），对照组（15例）平行空白对照法，应用脊柱测量仪检测两组的脊柱在直立位、负重位以及矢状面、冠状面的腰椎椎体间夹角角度的变化。结果表明，静功训练对腰椎形态有调节作用，能够纠正腰椎失衡。张琳等应用上述方法研究了五禽戏对脊柱曲度和柔韧性的调节作用。结果表明，五禽戏可缓解胸腰侧弯程度，使其向0°趋近，能够调节左右侧弯活动度平衡，增加脊柱前屈、侧屈活动能力，进而改善脊柱柔韧性。

2. 意识影响经络穴位研究

范志文等对68名健康在校大学生的右手合谷穴加意念前后分别进行太赫兹波检测。发现加入意念后合谷穴的太赫兹波辐射量较加入意念前有明显变化，辐射量的变化程度因人而异。杜菁等观察了48名在校大学生练功前后的人体导电性变化，通过AMSAT人体体电仪检测手太阴肺经循行部位。结果发现，练功前意守手太阴肺经与未意守比较，有10处体区导电性发生改变（$P<0.05$）；练功后意守手太阴肺经与未意守比较，有22处体区导电性发生改变（$P<0.01$）。邹雪芳等对38名健康在校大学生于气功锻炼前后进行红外热成像检测。结果发现，气功锻炼2周后，意想手太阴肺经经脉发热3 min，双手尺泽、太渊、鱼际穴温度升高。曾雅婷等用上述方法检测双侧劳宫穴和少府穴。结果显示，意想后劳宫穴温度升高，少府穴无明显变化，以此证明劳宫穴在气功锻炼中的特殊性。

3. 文献研究

章文春从历史规律和气功机理两方面梳理了气功与宗教和气功与邪教的关系。视远古人类的生活实践为气功的源头，视诸子百家对气功的阐释为其修身治学的根本方法，将这一时期称为“朴素气功时期”。从汉初到清末的“宗教气功时期”表现为儒家气功的萎缩、道家气功的异化和佛家气功的改造三大特点。民国之后，气功走入科学化道路，为“科学气功时期”。并基于气功的机理对宗教及邪教中的“神秘现象”加以科学解释，从而来区分气功与宗教，并铲除邪教。郑会丽等通过查阅大量国内外相关文献，从两者理论基础、习练方法、研究成果、现代传播与发展等几个角度比较了放松功与印度瑜伽休息术。提出，两者同属东方文化的灿烂瑰宝，均拥有悠久历史，有所不同却又紧密联系；两者虽有不同的理论体系，但在呼吸、意守、观想等方法上具有相似之处，在医学领域研究方向均集中于精神系统与循环系统；两者发展模式不同，可相互借鉴。

刘峰等基于“二十四史”和《云笈七签》中有关“辟谷”文献的梳理，结合其自身辟谷经验，探讨辟谷真实的涵义，认为辟谷其修炼涵义的核心是“服气”，服气达到一定水平，可以伴随“辟谷”现象；辟谷是为达到或者促进修炼境界而设，也可以成为修炼境界层次的一个必然的客观标准。因而辟谷是“服气辟谷”的简称，服气技术属于中医气功范畴。对照现代医学，辟谷相当于中医气功和限食疗法的复合方法。吕嘉轩等从姿势的平衡性、动作的协调性两方面对《遵生八笺》中的坐式功法进行了归纳和总结。根据“陈希夷季春二气导引坐功图”所示，调身功法多采取盘坐式中的自然盘，既能达到“拔背”的效果，又能使脊柱各节段受力均匀，使人体气血流行通畅；上肢动作多采取伸展方法，操作时多要求做到松肩坠肘，虚腋悬腕，胸微微向内含，通过肋骨的作用使脊柱向上提拉，达到拔背的效果，疏通经络，调理气机。以此为基础的左式调身功法简单易学，操作简便，适宜日常的养生保健锻炼。

4. 外气研究

饶斌等开展了外气干预对金黄色葡萄球菌生长的抑制作用的实验，重复进行三次条件相同的实验，记为实验 A、实验 B、实验 C，每个实验含外气组、对照组各 15 支试管，气功师用意识调控组建一个抑制金黄色葡萄球菌生长的“气场”干预外气组的试管，意念内容为杀灭试管内细菌，作用时长为 10 min，干预完成后立刻进行吸光度测量，然后将两组放入温箱中培养 6 h 后进行测量。结果，外气干预后首次测量出的外气组菌液吸光度均较对照组有明显降低，即对细菌生长有抑制作用，差异显著($P<0.05$)，6 h 后测量的数值无明显差异($P>0.05$)。表明人体意识调控“气场”可以抑制金黄色葡萄球菌的生长，起到一定的抑制作用，但对细菌发气后 6 h 内的生长速度没有明显影响，仍需进一步深入研究。

有关 α 频带的效应一直是关注的热点。详见“气功的方法论研究”专条。

（撰稿：魏玉龙　审阅：王克勤）

【动功功法对抑郁焦虑的临床效应】

李戈媛将符合条件的 108 例心脏神经症患者按 SPSS 软件生成的随机数字表分为 A 组(西药组)、B 组(中药组)、C 组(双心组)各 36 例。A 组服用谷维素片，B 组服用调肝健脾养心方，C 组在 B 组基础上进行支持性心理调节(包括认知行为疗法与八段锦运动疗法)。经治 4 周，共参与治疗的 91 例，中医证候疗效有效率 A 组 60.0%(18/30)、B 组 83.9%(26/31)、C 组 96.7%(29/30)，组间比较 $P<0.05$，$P<0.01$；中医症状总积分较治疗前降低($P<0.01$)，组间比较均 $P<0.01$；中医单项症状如心悸、气短、胸闷或胸痛、情绪低落或急躁易怒、善太息、倦怠乏力、不寐症状积分改善，均 $P<0.05$；汉密尔顿焦虑量表(HAMA)评分均较治疗前降低($P<0.01$)，A 组有效率为 60.0%(18/30)、B 组为 77.4%(24/31)、C 组为 90.0%(27/30)，AC、BC 组间比较 $P<0.05$，$P<0.01$；汉密尔顿抑郁量表(HAMD)评分降低($P<0.01$)，A 组有效率为 56.7%(17/30)、B 组为 83.9%(26/31)、C 组为 96.7%(29/30)，组间比较 $P<0.05$，$P<0.01$。

李国彬等探讨太极球联合八段锦运动对冠心病急性心肌梗死患者 PCI 术后的心脏康复作用。采用随机、对照、前瞻性研究方案将符合标准的 60 例患者随机分为两组，对照组行常规药物治疗，治疗组在其基础上行坐式太极球联合八段锦运动。术后 7 d 为第Ⅰ期，于第 2～7 d 行坐式太极球锻炼，第 6～7 d 开始练习八段锦；7 d 后为第Ⅱ期，仅练习八段锦。

8周后，治疗组在心理状态、心肺功能、中医证候、西雅图心绞痛量表评分以及HAMA、HAMD评分结果方面的改善程度均优于对照组($P<0.05$)。

林秋分析八段锦联合中医措施对老年脑卒中恢复期患者康复的应用效果。将90例患者均分为两组，对照组采取中医综合干预(安神静志法、针灸、按摩、中药熏蒸)，治疗组在此基础上联合八段锦运动。12、24周后，治疗组的神经功能缺损程度评分、改良巴氏指数、功能综合评定量表、HAMD、肢体功能治疗总有效率均优于对照组($P<0.05$)。

沈鹤军等观察不同中医运动治未病锻炼对大学生睡眠质量、抑郁与焦虑水平的影响，将132名大学生按受试者意愿分组，研究过程中脱失19例，其余学生分为易筋经组31例、八段锦组30例、五禽戏组27例、太极拳组29例、慢跑步组15例，运动45 min/次，5～6次/周，每2周进行集中指导。根据受试者情况及时调整运动强度，连续8周。结果：①匹兹堡睡眠质量指数量表(PSQI)评分显示，5种运动干预后均可改善受试者睡眠情况，在睡眠质量、入睡时间、睡眠时间、睡眠效率、睡眠障碍、睡眠药物、日间功能障碍方面各有侧重。②简明心境量表(BFS)评分显示，易筋经组干预后活跃性总分、思虑性总分、愤怒性总分、激动性总分、抑郁性总分较干预前改善($P<0.05$)；五禽戏组干预后活跃性总分、愉悦性总分、平静性总分较干预前改善($P<0.05$)。③焦虑自评量表(SAS)评分显示，易筋经组、八段锦组、慢跑步组总分、标准分较前改善($P<0.05$)；易筋经组、八段锦组、慢跑步组SAS标准分值较前改善($P<0.05$)。④抑郁自评量表(SDS)评分显示，5组干预前后SDS各项评分比较无变化($P>0.05$)。

房舒等将60例阿森斯失眠量表>6分、PSQI>7分的在校大学生随机均分为易筋经组和重复经颅磁刺激(rTMS)组。易筋经组行易筋经练习，rTMS组予重复经颅磁刺激治疗，8周后评估结果，12周后随访PSQI、HAMA、HAMD情况。结果：①多导睡眠图分析显示，睡眠进程中，rTMS组在提高SE、增加TST时间方面优于易筋经组($P<0.05$)；睡眠结构中，在降低S1时间，提高SE，增加REM时间方面，rTMS组优于易筋经组；在增加S3方面，易筋经组优于rTMS组($P<0.05$)。②PSQI评分结果显示，易筋经组日间功能优于rTMS组($P<0.05$)；睡眠质量、入睡时间、睡眠障碍、睡眠效率、催眠药物及总分比较无差异($P>0.05$)。12周后，易筋经组睡眠质量、入睡时间、睡眠时间、睡眠效率、睡眠障碍评分及总分高于rTMS组($P<0.05$)。③HAMA评分显示，易筋经组总分低于rTMS组($P<0.05$)。随访时组内对比：治疗8周后，两组的HAMA总分均较前降低($P<0.05$)。④HAMD评分显示，易筋经组高于rTMS组($P<0.05$)。随访时组间对比，易筋经组的HAMD评分高于rTMS组($P<0.05$)；组内对比，两组较治疗8周后上升($P<0.05$)。

高凤智等将100例中老年原发性失眠患者随机分成治疗组(八段锦联合穴位按摩法)和对照组(步行)，连续干预8周。结果，治疗组的PSQI各项评分及总分均降低($P<0.05$)，对照组在睡眠质量、睡眠持续性、睡眠效率、睡眠紊乱、促眠药物、日间功能紊乱情况方面有明显好转($P<0.05$)，在睡眠潜伏期得分上无明显改善($P>0.05$)；两组的抑郁量表(SDS)评分均无改善($P>0.05$)，焦虑量表(SAS)均改善，且治疗组优于对照组(均$P<0.05$)。

刘敏等探讨八段锦在原发性失眠伴焦虑患者临床康复中的作用，随机将120例原发性失眠合焦虑症状患者分为两组，对照组予常规药物、饮食、运动、心理治疗，治疗组在此基础上予八段锦干预。12周后：①临床总有效率，治疗组优于对照组，组间比较$P<0.01$。②PSQI评分显示，两组评分均降低，组间同期比较$P<0.05$，$P<0.01$。③HAMA评分显示，治疗后两组评分均降低，组间同期比较$P<0.05$，$P<0.01$。18周后，评估复发率，治疗组复发率为8.3%(3/36)，对照组为33.3%(7/21)，组间比较$P<0.05$。

康萌等观察八段锦对女大学生原发性痛经的改善作用。将126例女大学生分为功法组和对照组，功法组予八段锦锻炼，3次/周，练习3遍/次，对照组在同一时间内予课外活动锻炼。12 周后，功法组痛经改善总有效率为 85.9%(54/63)，对照组为 28.6%(18/63)，组间比较 $P<0.05$；两组视觉疼痛模拟评分均降低，功法组优于对照组($P<0.05$)；两组均能降低抑郁、焦虑因子，功法组优于对照组($P<0.05$)。

李琰等将 60 例多囊卵巢综合征患者分为治疗组与对照组，2 组均以低热量饮食为基础，且不接受药物及手术治疗。治疗组每周有 5 d 进行八段锦运动，早晚各 1 h；对照组除日常活动外，不刻意进行体育运动。24 周后，相较对照组，治疗组焦虑、抑郁程度明显降低，SCL-90 量表中的躯体化、人际关系敏感、抑郁、焦虑、强迫症及总积分明显降低(均 $P<0.05$)。

（撰稿：陆颖　审阅：王克勤）

【气功的方法论研究】

刘天君立足于气功练习的自主性与可操作性特点，经历了长期的探索与尝试，在现代科学方法论的框架内提出了具有学科特色、适用于气功现代实验研究的模式与内容。经过多年实践证明，双向设计、关联检测、相互释义的实验研究模式确实可行，为气功的现代科学实验研究提供了方法论的工具。在此模式的指导下，对气功临床治疗效果和机制的实验研究取得了一定的成果，随着研究的深入，气功的科学性和普适性得到广泛的认同，气功推广也得到了国家的进一步支持和发展。近 5 年，关于气功的研究内容多样而丰富，主要是气功方法学研究、气功的生理心理效应机制研究和应用研究，重点是进行有意境作业和三圆式站桩功的研究，其他还有研究五禽戏、八段锦等功法。

1. 方法学研究

郭郁基于现代气功研究模式与循证医学方法论研究分别进行了意境作业与三圆式站桩功的研究设计，设计采用了随机平行对照试验，并对评估和统计人员进行盲法控制。首次从气功内涵角度提出系统随机对照试验方案。意境作业研究中采用了相关分子机制评价气功练习对大学生心理健康的影响。将大学生受试者随机均分为意境作业干预组和对照组(仅保持生活方式与实验组一致，其他不做干预，不公开分组结果)。实验周期为 12 周，1～4 周进行辅导训练，4～8 周自主训练，8 周后停止干预，在 12 周后进行随访。以受试者在实验开始前的初次检测结果作为基线，在第 5、9、13 周时进行检测，4 次检测结果由不知晓实验内容、未参与实验过程的专业人员进行统计评估。结果表明，气功实验中对受试者生活环境的控制十分重要，由于气功操作的自主性，气功实验中无法实现全部参与人员的盲法，所以特定步骤中对实验干预人员、数据采集与分析人员分别实行盲法是实验顺利进行的保证。

三圆式站桩功的实验设计与意境作业相似，仅在功法操作的培训方面有所不同，作为静力性站式功法，三圆式站桩功更加注重姿势动作的操作，结合放松身体，调节呼吸、冥想、意守，旨在提升健康水平和促进身心协同作用。培训方式除了导引词引导操作外还加入了站桩图片展示和示范内容，注意纠正受试者动作，预防出现偏差也是实验研究中需要注意的内容。通过对比站桩功练习前后血压、心率的观察可以研究心血管系统的功能，采用主观自评量表对受试者的人格、自尊、睡眠质量等参数进行评价，并纳入气功练习自评量表收集受试者的练功感受，是本实验设计的亮点。

2. 分子机制研究

魏玉龙对 10 名受试者研究发现，意境作业将良性的思维主题经意识的主动加工后转化为意境，进而使受试者身心融合于良性的心理和谐状态，以调整不良的心理情绪，外周血检测发现钙离子信号通路、细胞因子——细胞因子受体信号通路等 12 个信号通路的基因表达在意境作业训练前后变化较为显著。提示意境作业可能是通过调控脂肪酸代谢通路、细胞因子通路、信号通路、神经活性配体受体信号通路的基因表达而发挥其安神解郁作用的。

3. 应用研究

郭郁等将在校大学生根据性别进行分组，给予八段锦训练后进行常规脑电监测。α_1 频带功率检测结果表明，八段锦能提升大学生各脑区的安静程度，女生更显著；α_2 频带功率检测结果表明，八段锦在提高“放松性警觉”的兴奋倾向效应上对男生更显著。β_1 频带功率检测结果表明，八段锦具有显著提高男性大学生大脑皮层的兴奋性和注意力、认知行为方面的专注程度的“双重效应”；对于女性大学生八段锦具有提高注意力、认知行为方面的专注程度和降低皮层兴奋性的“双向效应”倾向。表明八段锦训练课由“身之平衡”进而诱发“心”效应。

郭郁等进行了常规脑电监测不同人格在校大学生八段锦训练前后 δ 和 θ 频带功率和空间导联变化研究，通过中文版艾森克人格问卷(成人版)的 E 量表把受试大学生分为外向型人格和中间型人格，进行八段锦训练干预(集中培训 2 周，3 次/周，60 min/次；辅导训练 1 月，1 次/d，15 min/次；独立训练 1 月，1 次/d，15 min/次)，运用 NT9200 系列脑电图仪进行脑电检测。结果发现，八段锦训练对外向型人格产生兴奋效应，对中间型人格有安神效应。

王卫卫对 48 名在校大学生进行的研究证实意境作业具有安神解郁作用。比较 α、β、δ、θ 四个频带的功率值发现意境作业能够诱发明显的 a 节律，δ、θ 频带功率值在时段上表现出类余弦曲线变化的特征；对照组节律性反应不明显，思维集中性较弱，处于昏沉状态。表现为 δ 频带功率偏高，其余三个频带功率均值偏低。意境作业过程中，实验组 α、β 频带功率值均呈现平稳态势，以 80～90 μv^2 的高功率值压倒其他频带，且这两个频带的空域反应效应显著，表明了意境作业过程中大脑规律性的变化，静心状态显著。

胡庆川通过脑电分析意境作业 3 个良性情绪主题在 α 频带绝对功率的时序特征，发现意境作业干预后实验组脑内状态较对照组安静。对每次意境作业后设置的静息态进行观察发现，实验组意境作业的后续干预效应明显，对照组则未显示这种效应。但通过将实验组意境作业后的 3 个静息态分别与初始静息态比较，发现意境作业后续效应随着时间的延续呈逐渐降低的趋势，说明随着主题作业次数的增多，干预产生的后续效应会减弱，这可能与长时间集中性思维作业会产生脑的适应性减效有关。

李神奕通过测量不同思维主题下意境作业 α 频带的脑电功率值分析其对各脑功能区的特异性效应。发现不同的意境作业引发不同的脑电功率变化，思维主题“我在玫瑰花丛中漫步”下的意境作业时，左右脑对侧导联在 FP1-FP2、F7-F8、C3-C4、P3-P4、T5-T6、O1-O2 均有显著性差异，且右侧导联功率均大于左侧，作业结束后的静息态枕区功率降低；思维主题“春天的阳光温暖着我的身体”“我的每一个毛孔都在自由地呼吸”下的意境作业，仅 F7-F8、P3-P4 对侧导联有显著性差异。提示不同意境作业引发的各种感觉效应可能与对应的各个脑功能区反应相关。作业结束后的静息态枕区功率升高，在最后一次静息态功率升至最高，可以认为顶叶、枕叶的 α 频带高功率体现了意境作业的静心安神效应；通过意境作业练习可以使大脑更容易进入和保持安静状态。

张琳通过抑郁自评量表纳入 24 名抑郁状态的学生进行意境作业干预发现，4 周的意境作业训练对抑郁状态具有缓解作用。干预后静息态 α 频带相对功率普遍高于实验前，且实验组后脑区功率与对照组呈显著差异；在意境作业操作过程中，实验组 α 频带相对功率整体高于对照组，并从枕区近乎均匀向前扩散至中顶额区高相对功率处，表明意境作业能缓解大脑紧张状态。

翟向阳等对禅修与其模拟安静态脑电进行了分析，将禅修的内在主观操作步骤与外在相关联的客观生理、心理检测指标相对应，通过自身前后对照、与正常人对照，观察少林禅修功夫对人体生理、心理的影响和作用机制，同步检测整个禅修过程，寻找其特征性变化规律，实现了从实验科学角度验证禅修功夫操作态的特异性。既对气功调心的心理操作过程的研究具有奠基意义，也是东方思维心理学研究的创新和突破。

章文春根据中医气学说的理论对自身生命活动自我认知的实践方法提出中医内证体察法。认为中医内证体察基于中医生命观形、气、神三位一体的理论之上，通过气功锻炼使形、气、神达到三位一体的机制强化人体内的感知功能，察知人体内的生命运动状况。

刘超等对蹲墙功进行了三调合一的操作设计，对大学生躯体化、强迫症状、人际关系敏感、抑郁、焦虑、敌对、恐怖、偏执、精神病性和其他 10 个因子进行了问卷调查，同时监测受试者身体形态的变化。实验设计重在通过主观感受进行功法练习的效果评价，以自评方式判断心理状态及干预效果；配合对身体形态、机能的客观检测，分别从调形、调气、调神三方面探讨了蹲墙功对大学生心理健康水平的影响，证实了蹲墙功练习对大学生心理健康水平具有积极意义，且能增强大学生心肺功能、移动速度、灵敏度以及下肢、腰腹的力量和柔韧性，增进大学生体质健康。

陈昌乐对气功诊疗规范进行了研究，提出气功诊疗规范的真实性、可靠性、可重复性和可操作性特征需要基于循证医学的指导思想，强调临床常见的共性环节，选取较为公认、流传较广、疗效确定的功法，研究诊疗规范并形成模板，提高医疗气功诊疗规范和水平；同时，结合气功专业特点，把握重要操作环节，遵从气功行业的学术和作业规范，不断补充结合高质量的临床试验结果，为临床应用打下坚实的基础。

（撰稿：魏玉龙　吕嘉轩　审阅：王克勤）

【《福寿丹书》研究】

夏林炜等通过对《福寿丹书·延龄篇》中描述的用于治疗虚实腹痛的 5 条气功导引法来挖掘古代盱江医学气功导引法的丰富内容，指出实证腹痛选用“端坐抱脐法”“顶天立地法”，虚证腹痛选用“搬肩转目法”“仰卧搬肩法”“端坐托天法”，是采用导引法对形、气、神的锻炼和调控来达到治疗腹痛的目的。

范志文等就《福寿丹书·延龄篇》中用于治疗感冒的气功导引法进行分析，从原文、操作、方药等几个方面阐释了盱江医学的时行感冒行“王玉阳散痛法”兼服人参顺气散、风寒感冒宜“陈自得大睡功”兼服防风通圣散、体虚感冒用“兜礼治伤寒法”。

曾雅婷等就《福寿丹书·延龄篇》中针对头部和眼部病症的导引法进行了分析，发现掩耳叩齿法治疗头昏咬牙、背坐抱耳法治疗湿脑头风，以及摩热脐轮法治疗三焦血热上攻致眼目昏暗、降火提水法治疗火眼肿痛以及具有明目功效的退导明目法共 5 种气功导引。

张舟南等就《福寿丹书·延龄篇》中针对心痛胸闷的四条气功导引法，按膝神注法、左右开胸法、回顾拔剑法、低头含胸法进行逐条分析，对每条导引法的原文、具体操作、作用原理 3 个方面进行了具体的阐述。

杜菁等就《福寿丹书·延龄篇》中治疗腰背部疼痛的 5 条导引法进行分析。提出腰痛病机为肾气肾阳虚弱，邪实为感受风寒湿，阻滞经脉，经脉气血不通。并详列弯腰揖拜法、舒脚按膝法、靠拐膝扫法、俯身按地法、乌龙探爪法等 5 种功法提供有效治疗。

刘争强等就《福寿丹书·延龄篇》中用于治疗精关不固、遗精虚损的 6 条气功导引法，散精法、截精法、搬搓脚心法、握固存想法、擦抹腹部法、手擦脚心法等进行逐条分析，揭示气功导引法的实质，开拓预防和治疗疾病的新思路、新手段。

（撰稿：李丛　审阅：张如青）

［附］ 参考文献

C

陈昌乐.医疗气功诊疗规范制定过程中的几个问题与思考[C].中国医学气功学会:中国医学气功学会 2012 年学术研讨会论文集,2012:3

D

杜菁,夏林炜,邱烈泽,等.基于 AMSAT 体电仪研究气功锻炼对意识运用的影响[J].江西中医药,2018,49(7):44

杜菁,邢欢,刘争强,等.《福寿丹书》腰背部疼痛病症气功导引法探析[J].江西中医药大学学报,2018,49(6):5

F

范志文,刘争强,张敬文.《福寿丹书》感冒气功导引法和方药治疗探析[J].江西中医药大学学报,2018,49(9):5

范志文,张敬文,邱烈泽,等.意守合谷穴前后太赫兹波特征研究[J].江西中医药,2018,49(12):44

房舒.健身气功·易筋经对在校大学生原发性失眠症的影响[D].南京中医药大学,2018

G

高凤智.习练八段锦联合穴位按摩疗法对社区中老年失眠患者睡眠质量影响的研究[D].北京中医药大学,2018

郭郁,王卫卫,魏泽仁,等.基于 α 频带脑电功率谱分析八段锦诱发的不同性别大学生"调心"效应差异[J].中华中医药杂志,2018,33(6):2377

郭郁,魏泽仁,胡庆川,等.基于 β 频带脑电功率谱分析八段锦诱发的不同性别大学生"心"效应差异[J].北京中医药大学学报,2017,40(8):653

郭郁,张琳,张佳蕾,等.基于 δ 和 θ 频带脑电功率分析八段锦对中间型和外向型人格大学生的"调心"效应差异[J].中华中医药杂志,2018,33(12):5620

H

胡庆川,李神奕,王卫卫,等.基于 α 频带脑电功率时序特征分析意境作业的静心安神效应[J].北京中医药大学学报,2016,39(2):128

K

康萌,王宾,吴志坤,等.八段锦对女大学生原发性痛经的改善作用[J].上海中医药大学学报,2018,32(4):52

L

李琰,彭晓玲,刘梨,等.八段锦对多囊卵巢综合征患者心理健康的影响[J].湖南中医杂志,2018,34(2):7

李戈媛."双心医学"模式在肝郁脾虚型心脏神经症患者中的临床研究[D].云南中医学院,2018

李国彬.太极球联合八段锦运动对急性心肌梗死患者PCI术后心脏康复作用的临床研究[D].广州中医药大学,2018

李神奕,胡庆川,王卫卫,等.基于 α 频带分析意境作业静心安神效应的空间特异性研究[J].北京中医药大学学报,2016,39(7):562

林秋.45 例老年脑卒中恢复期患者八段锦联合中医措施康复效果的应用分析[J].辽宁中医杂志,2018,45(2):302

刘超,章道宁,王帅,等.蹲墙功对大学生心理健康水平影响的实验研究[J].中医药导报,2017,23(19):77

刘超,章道宁,王帅,等.蹲墙功对健康大学生体质影响的实验研究[J].中医药导报,2016,22(23):29

刘峰,赵勇,李巧林,等.辟谷本义[J].中华中医药杂志,2018,33(2):641

刘敏,李梓香,邓兴瑞,等,八段锦对原发性失眠伴焦虑患者临床康复的作用研究[J].世界中西医结合杂志,2018,13(4):563

刘天君.双向设计　关联检测　相互释义——气功现代科学研究的方法论探索[J].上海中医药杂志,2007,41(7):1

刘争强,刘建城,章文春.《福寿丹书》遗精病症气功导引法探析[J].江西中医药大学学报,2018,49(5):6

吕嘉轩,郭郁,胡庆川,等.应用脊柱夹角测量法分析站桩调节腰椎的平衡效应[J].陕西中医药大学学报,2018,41(2):40

吕嘉轩,郭郁,闫健,等.《遵生八笺》所载导引法坐式的

养生作用浅释[J].中医药导报,2018,24(7):16

吕嘉轩,魏泽仁,郭郁,等.基于胸椎三维度测量分析站桩调节脊柱平衡的效应[J].北京中医药大学学报,2017,40(11):909

R

饶斌,曾雅婷,章文春.以人体意识调控“气场”抑制金黄色葡萄球菌生长的研究[J].江西中医药,2018,49(7):46

S

沈鹤军,曹彦俊,裴悦,等.不同中医运动治未病锻炼对大学生睡眠质量、抑郁与焦虑水平的影响[J].中国中医药信息杂志,2018,25(2):15

W

王卫卫.应用EEG功率谱分析意境作业调节睡眠的效应研究[D].北京中医药大学,2017

X

夏林炜,刘争强,章文春.《福寿丹书》腹痛气功导引法探析[J].江西中医药大学学报,2018,49(4):5

Z

曾雅婷,邹雪芳,邱烈泽,等.气功锻炼对劳宫穴红外热像图变化研究[J].江西中医药,2018,49(6):31

曾稚婷,刘争强,刘建城,等.《福寿丹书》头面病证气功导引法探析[J].江西中医药大学学报,2018,49(11):5

翟向阳,魏玉龙,刘天君.禅修与其模拟安静态脑电分析中差值的功率普分析[C].中国医学气功学会:中国医学气功学会第五届会员代表大会暨2014年学术年会论文集,2014:7

翟向阳,魏玉龙.禅修的心理学分析与中医养生[J].中医学报,2012,27(8):961

张琳,王卫卫,乔延云,等.基于α频带功率谱分析意境作业对抑郁状态安神解郁效应[J].中华中医药学刊,2018,36(5):1112

张琳,魏泽仁,郭郁,等.基于脑电波α频带相对功率分析意境作业对抑郁状态大学生的解郁效应[J].北京中医药大学学报,2018,41(9):744

张琳,张佳蕾,郭郁,等.基于Cobb角测量法分析五禽戏调节脊柱曲度及柔韧性研究[J].辽宁中医药大学学报,2018,20(4):94

张舟南,刘争强,李姝池,等.《福寿丹书》心胸病症气功导引法探析[J].江西中医药大学学报,2018,49(7):5

章文春,刘争强.中医内证体察是中医学研究的重要方法与手段[J].中华中医药杂志,2018,33(12):5406

章文春.气功发展必须厘清与宗教和邪教的关系[J].江西中医药大学学报,2018,49(5):17

郑会丽,Ida Ayu Anom Rastiti,陈昌乐.放松功与瑜伽休息术之比较研究[J].中国医药导报,2018,15(30):28

邹雪芳,邱烈泽,肖微,等.气功锻炼前后意想对手太阴肺经红外热像图变化的影响[J].江西中医药,2018,49(4):53

(十三)护　理

【概述】

中医护理是在中医理论指导下,应用整体观、辨证施护方法、传统的护理技术,指导临床护理、预防、养生、保健和康复的一门学科。近年来,国家制订颁布了一系列大力扶植中医药事业和中医护理发展的政策,为中医护理发展带来了机遇和挑战。2018年,中医护理注重理论研究、辨证施护、情志护理、康复护理以及优势病种中医护理方案等,运用中医护理技术,在内科、外科、妇科、儿科各个领域发挥作用,有效改善患者症状,体现中医护理特色内涵。

1. 中医护理理论

中医体质辨识提倡综合运用中医理论“天人合一”的整体观,以期实现“未病先防、既病防变”的目的。袁野等探讨基于体质辨识中医老年综合评估(CGA)在养老照护中的应用效果。将180例老年人随机分为干预组、对照组、空白组,3组均开展基于体质辨识的CGA,干预组在向评估对象及照护人员公开全部评估结果的基础上进行综合干预;对照组则隐藏中医体质辨识评估结果,仅在常规医养照护基础上根据评估结果进行综合干预;空白组隐藏全部评估结果,仅给予常规医养照护,观察12个月。结果,第3、6、12个月干预组生命质量量表(WHO-QOL)评分、日常生活能力量表(ADL)评分均显著高于其他两组(均 $P<0.05$);第12个月3组的收缩压、TC、TG、FBG及干预组舒张压均显著下降,干预组各指标水平优于其他两组(均 $P<0.05$),且对照组显著低于空白组($P<0.05$);12个月内干预组住院率显著低于对照组及空白组($P<0.05$),但对照组与空白组住院率无差异($P>0.05$)。

中医强调“治病求本”“缓则治其本”,慢性疾病的“本”应在于体质。周佩夏等依据中医体质和养生理论制订了中医辨体质施护措施以干预支气管哮喘缓解期患者症状,将188例支气管哮喘患者随机分为两组,参照《支气管哮喘防治指南》制订常规西医治疗方案以控制感染、解痉及平喘,对照组给予基础护理、用药指导、心理护理、健康教育等常规护理,试验组在对照组基础上,将患者再分为气虚质、阳虚质、痰湿质及湿热质制订辨体质施护方法,包括饮食、运动、音乐疗法等。结果,试验组哮喘控制测试量表(ACT)评分、哮喘生存质量评估表(AQLQ)评分及 FEV_1%明显升高(均 $P<0.05$)。

姚芳等将子午流注理论用于刮痧治疗,将80例气滞血瘀型腰椎间盘突出症(LDH)患者按就诊顺序分为两组,均采用刮痧疗法,择时组刮痧时间限定于申时(15:00～17:00),对照组由患者自由选择门诊时间,刮1次/5 d,3次为一疗程。结果,两个疗程后,择时组JOA评分、VAS评分及疼痛改善程度显著优于对照组(均 $P<0.01$)。

2. 辨证施护

中医辨证施护研究重点主要集中在辨证施术、辨证用药效果观察与安全护理、中医康复保健等。近年来应用辨证施护和传统技术手段对中医优势病种干预研究较多,且循证文献量逐渐增多。

龙丽等将120例消渴病痹证患者随机分为两组,对照组根据《中医护理常规技术操作规程》给予中医护理,观察组采用制定的消渴病痹证辨证施护病例报告表(CRF),将患者再分为阴虚血瘀、阴阳俱虚、气阴两虚,从病、证、症3个方面制定施护方案,对患者生活起居、用药、施膳、施情等进行辨证施护。经治 15 d,观察组的多伦多临床症状积分、生活质量、自我效能评价及满意度均优于对照组(均 $P<0.05$)。

乐丽珍等将 100 例冠心病患者随机分为两组,对照组予基础护理、健康宣教、用药指导、饮食教育、适当锻炼等常规护理,观察组在其基础上,将患者再分为 3 种中医证型予以辨证施护,给予不同的生活起居、饮食、情志以及穴位刺激等护理。结果,两组患者 SF-12 评分明显增高,SAS、SDS 评分明显降低,且观察组均优于对照组(均 $P<0.05$)。

沈灿等将 90 例寒湿痹阻型 LDH 患者随机分为两组,对照组予基础治疗及常规护理,中医辨证施护组在此基础上进行辨证施护,指导寒湿痹阻型病人多食温经散寒、祛湿通络之品,并采用耳穴埋籽、穴位贴敷等。中药湿热敷组在中医辨证施护组的基础上,予中药湿热敷(红花、生地、川芎、白芍、白芷、当归等),选穴于肾俞、环跳、腰阳关、承山、委中等穴。经治 3 周,中药湿热敷组 VAS、JOA 评分优于其余两组($P<0.05$, $P<0.01$),中药湿热敷组、中医辨证施护组病人 6 个月内再次入院率均低于对照组,中药湿热敷组 JOA 改善优良率、总有效率高于其他两组,但差异无统计学意义(均 $P>0.05$)。

3. 情志护理

戴想荣等将 60 例气郁质银屑病患者随机分为两组,均按中西医诊疗规范进行治疗,对照组参照 2014 年国家中医药管理局制定颁布的白疕中医护理方案及《常见皮肤病护理常规及操作规范》实施常规护理,包括生活护理、饮食护理、用药护理、情志护理、健康宣教等。观察组在此基础上加用五行角调音乐干预。经治 4 周,两组 BDI-Ⅱ、DLQI、PASI 评分均下降,观察组下降更明显(均 $P<0.05$);总有效率观察组 90%(27/30)高于对照组 80%(24/30),$P<0.05$。

邱华丽等将 168 例视网膜脱离术后被动体位焦虑患者随机分为两组,对照组予常规护理,研究组在其基础上给予中医情志护理,包括解疑释惑法、顺情从欲法、移情易性法、情志宣泄法、以情胜情法、语言开导法等。结果研究组 SAS 评分低于对照组($P<0.05$)。

曹阳等随机抽取长春市消防官兵 100 名随机分为两组,均予常规心理干预,包括重大灾难事件后晤谈、倾听、解释、建议、疏导等心理支持方法,观察组在此基础上联合中医情志护理和穴位按摩法,包括以情胜情法、借情疗法、暗示疗法、穴位按摩法(内关)等。结果,观察组 SAS、SDS 评分均明显低于对照组,SF-36 评分高于对照组(均 $P<0.05$)。

阮彦君等将 60 例中风后吞咽障碍患者随机分为两组,两组均予常规护理,对照组加用移情易性法、言语开导法、行为干预法等情志护理。结果,治疗组洼田饮水试验评级和 VFSS 评分改善优于对照组(均 $P<0.05$);总有效率治疗组 93.3%(28/30)高于对照组 66.7%(23/30)$P<0.05$。

4. 康复护理

王丽娟等将 86 例产妇随机分为两组,对照组给予指导科学母乳喂养、情志调护、TZ-CH300 产后康复综合治疗仪治疗等强化专科护理,观察组在其基础上联合中医药特色疗法治疗:①中药穴位敷贴,将益气升提散(白术、黄芪、升麻等)敷贴气海、关元、脾俞、肾俞、足三里等穴位。②中药足浴:自拟产后足浴方(当归、川芎、鸡血藤、红花、益母草、浮小麦等)40 ℃~45 ℃足浴,配合足底按摩。结果,产后 1 d,两组出血量及泌乳量无显著差异($P>0.05$),观察组产后 2、3、7 d 出血量显著少于对照组,泌乳量显著多于对照组(均 $P<0.05$)。治疗后,观察组Ⅰ类及Ⅱ类肌纤维肌力均显著高于对照组,首次排尿时间及泌乳始动时间显著早于对照组,宫缩痛持续时间及恶露持续时间显著短于对照组;观察组产后乳房胀痛、尿潴留、产褥感染、产后便秘、子宫复旧不全、产后失眠并发症发生率均显著低于对照组(均 $P<0.05$)。

石瑞芳等将 80 例腰椎间盘突出症椎间孔镜术后患者随机分为两组,对照组住院期间给予疾病、用药、饮食和康复知识等常规医疗护理，观察组在其基础上于出院前 3 d 制定延续性中医护理工作方案，包括发放护理服务联系卡、指导日常监测、电话随访、家庭访问等。经治 6 个月，观察组的 SF-36 生活质量评定量表各维度得分、Oswestry 功能障碍指数(ODI)指数以及 VAS 视觉模拟评分优于对照组(均 $P<0.05$)。

张静等将 124 例膝关节骨性关节炎患者随机分为两组，常规治疗护理外，对照组给予屈膝蹬腿康复训练，治疗组在此基础上给予中医特色通痹护理，包括"通痹酊"药酒(乌梢蛇、花椒、蜈蚣、没药、乳香等)涂擦，"海桐皮汤"(海桐皮、威灵仙、透骨草、红花、乳香、没药等)熏洗，"武藤散"药膏(大血藤、青风藤、鸡血藤、黑骨藤、雷公藤、薄荷脑等)敷贴。经治 2 周，两组 VAS 疼痛评分、膝骨关节炎严重性指数(ISOA)、关节炎生活质量(AIMS2-SF)评分均有所改善，治疗组优于对照组(均 $P<0.05$)；治疗组总有效率 95.2%(59/92)显著高于对照组 77.4%(48/62)，两组比较 $P<0.05$。

况丽等将 96 例全膝关节置换术后患者随机分为两组，均予围手术期常规护理，干预组在此基础上予中西医结合护理干预，包括情志护理、饮食调护、康复调护、中药熏洗(海桐皮、透骨草、伸筋草各、桑枝、艾叶、川椒等)以及出院调护等。结果，术后第 1、7、14 d，两组的膝部疼痛时 VAS 评分、膝关节 HSS 评分以及膝关节 ROM，干预组均优于对照组(均 $P<0.05$)；术后 6 个月并发症发生率，干预组低于对照组($P<0.05$)。

(撰稿：董春玲　审阅：张雅丽)

【围手术期护理】

胡芳等将 150 例行全麻三叉神经微血管减压术的患者随机分为两组，对照组采用围手术期常规护理方法，治疗组在其基础上辨证施护，根据不同证型给予饮食调护以及中医护理技术，包括中药熏洗、针灸、艾灸(神阙、天枢、气海、关元等)以及耳穴埋豆(神门)。结果，较之对照组，治疗组头痛头晕、恶心呕吐、尿潴留、便秘、面颊麻木、听力下降、负面情绪等症状明显减少，满意度明显提升(均 $P<0.05$)。

李纯衍等将 80 例妇科腹腔镜手术患者随机分为两组，均予术后常规护理。观察组在此基础上给予中医整体护理干预，包括足三里电针、中药封包(吴茱萸、莱菔子、白芥子、紫苏子、粗盐等)、吴茱萸穴位贴敷(足三里、三阴交、中脘)、耳穴压豆(内分泌、胃、脾、三焦、小肠、大肠等)、口服中药汤剂(四磨汤)以及神灯照射。结果，观察组的肠鸣音恢复时间、首次排气排便时间、腹胀腹痛程度、尿潴留、食欲不振、便秘发生率均低于对照组，护患满意度优于对照组(均 $P<0.05$)。

王莹等将 120 例行关节置换术的患者随机分为两组，对照组给予术后西医常规护理，治疗组在此基础上将患者再分为气滞血瘀、湿热瘀结、气血亏虚型、肝肾亏虚 4 型予辨证施护。结果，治疗组 Harris 髋关节评分和护理满意率显著高于对照组，并发症发生率低于对照组(均 $P<0.05$)。

胡克萍等将 80 例行关节镜下膝前交叉韧带重建术后的患者随机分为两组，对照组予术后常规康复训练护理，治疗组在此基础上加用中医护理，包括饮食护理、中药熏洗(玄参、虎杖、两面针、伸筋草、透骨草、威灵仙等)、穴位针刺(梁丘、犊鼻、足三里、阳陵泉、血海、阴陵泉等)、红外线治疗、推拿按摩(足少阳胆经、足阳明胃经和足太阴脾经 3 条经络)。经治 4 周，治疗组的膝关节肿胀程度、VAS 评分均低于对照组，膝关节活动度、Lysholm 评分明显优于对照组(均 $P<0.05$)。

(撰稿：董春玲　审阅：张雅丽)

【肿瘤的护理】

2017 国家癌症中心发布的中国最新癌症数据显示，中国每年新发癌症病例达 429 万，占全球新发病例的 20%，每天有超过 1 万人被确诊为癌症，可见我国进行防癌抗癌的重要性。

1. 肿瘤护理

缪蓓等探讨了癌因性疲乏的中医饮食调护对策，认为饮食调护应当强调饮食有节、饮食有洁、谨守五味、寒热适中、饮食宜忌、慎饮酒、膳食均衡等基本原则，辨证施食也应该注意因人、因时、因地施食。

宋文玉等将88例鼻咽癌患者随机分为两组，对照组采取常规护理，包括心理护理、专科基础护理、病情观察、疼痛护理、放射野皮肤保护指导、口腔卫生指导、饮食指导等。观察组在其基础上采取中医特色护理技术联合健康宣教，健康宣教方法：①入院后介绍病区环境等以减轻其对陌生环境的恐惧感。②放疗前5 d，责任护士对患者进行一对一教育，发放放疗健康教育手册，讲解内容包括鼻咽癌发病原因、放疗作用、放疗不良反应及注意事项、口腔护理知识、皮肤护理知识、饮食知识等，同时鼓励患者自行阅读手册。5 d后评估患者健康教育知识掌握情况，并对重点知识点进行强化教育。③1次/2周健康知识小课堂以巩固教育内容。中医护理方法包括：情志护理、中医饮食护理、穴位按摩（以曲池、廉泉、外金津、玉液、太溪为主穴，辅以照海、列缺等配穴）、中药煎剂漱口（板蓝根、蒲公英、玄参、生地黄等）。结果，观察组放疗健康教育知识掌握率高于对照组（$P<0.05$）；观察组皮肤反应程度与对照组比较，差异无统计学意义（$P>0.05$），但口腔黏膜反应、张口受限、体重下降、胃肠道反应Ⅱ～Ⅳ级患者占比低于对照组（$P<0.05$）；两组护理后癌症患者生命质量测定量表（EORTC QLQ-C30）评分均明显高于护理前（$P<0.05$），且观察组高于对照组（$P<0.05$）。

杨术兰等将120例乳腺癌术后第1次接受化疗的患者随机分为两组，对照组采用常规护理方法，包括环境介绍、药物宣教等，观察组在常规护理基础上结合辨证施护的中医护理方法（结合患者的手诊结果、舌苔以及体质特点进行针对性的饮食的辨证施护），依据中医“以性胜情”法进行情志护理，采用生脉散加味以益气养阴，以及穴位按摩（内关、合谷、足三里等穴）和艾灸（内关、足三里、合谷、神阙等）。结果，两组患者经护理后都有所好转，中医护理干预的患者消化道反应、骨髓抑制、发热、脱发等不良反应发生率低于常规护理患者，且中医护理患者的干预效果优于常规护理患者（$P<0.05$）。

胡春燕等将136例膀胱肿瘤患者随机分为两组，对照组给予常规护理，观察组在其基础上给予中医延伸护理，包括辨证施膳，耳穴压豆、推拿、中药浴足等中医理疗、情志以及生活起居护理。结果，观察组的药物管理、饮食管理、心理及社会适应、症状管理评分均明显高于对照组（$P<0.05$）；观察组SF-36评分中总体健康、生理职能、生理功能、躯体疼痛、活力、社会功能、情感职能、精神健康评分均显著高于对照组（均$P<0.05$）。

2. 肿瘤并发症护理

钟巧燕等采用中药冰硝散外敷治疗恶性肿瘤并发肢体肿胀患者90例，将冰片和芒硝按照5：1 000的配比碾碎混匀，取1～3 kg装入布袋，外敷于肢体肿胀部位，2 h后冰硝散变硬即更换。治疗后，总有效率为87.8%（79/90）。

杜家宜等将164例鼻咽癌放疗后患者随机分为两组，对照组给予常规护理，实验组在此基础上加用中医辨证护理包括生活起居、中医情志以及中药液（板蓝根、生地、玄参、蒲公英）漱口及中药（生地黄、知母、半枝莲、浙贝母、玄参、马勃等）口服等护理。结果，实验组1、2、4、8周的口腔感染率均低于对照组，总有效率93.9%（77/82）显著高于对照组67.08%（55/82）（均$P<0.05$）。

江淑聘等将70例癌因性疲乏的乳腺癌患者随机分为两组，均予TEC方案（紫杉醇＋表柔比星＋环磷酰胺）辅助化疗以及系统化护理干预方案，实验组在此基础上予四花灸治疗，选穴膈俞、胆俞，涂跌打万花油后行艾柱灸。21 d后，治疗组Piper疲乏修订量表（PFS-R）评分、卡氏评分（KPS）、NRS评分以及血清IL-1、TNF-α、TGF-β、CRP、皮质醇改善程度均优于对照组（均$P<0.05$）。

（撰稿：董春玲　审阅：张雅丽）

【呼吸道疾病的护理】

中医学与现代医学的排痰机制及排痰措施均不相同，但均认为痰液的生成与疾病发展、人体衰老关系密切，痰液的滞留是疾病加重和衰老进程加速的重要因素。

刘莉等将136例肝火犯肺型慢性咳嗽患者随机分为两组，对照组给予翻身拍背、健康指导等呼吸道感染常规护理并服用愈美颗粒，观察组采用中药(栀子、海蛤壳、瓜蒌仁、知母、麦冬、沙参等)内服联合针灸治疗(期门、支沟、肺俞、肝俞、尺泽、太冲等)，并给予中药煎制及服药护理、膳食调护等。经治14 d，治疗组临床护理满意度优于对照组、总有效率88.2%(67/76)高于对照组63.3%(38/60)、咳嗽症状评分改善优于对照组、起效时间和症状消失时间也均短于对照组(均$P<0.05$)。

康惠娟等将92例咳嗽变异性哮喘患者随机分为两组，对照组采取入院宣教、用药指导、健康宣教等常规护理。患者入院后依据其性格特征、文化程度及疾病认知水平，而采取有针对性的健康宣教，内容涵盖COPD发病机制、危险因素、治疗方法及常见并发症的预防等，每2周邀请康复出院患者分享成功康复经验，提升其康复信心。观察组在此基础上予知信行理论指导下的中医特色护理：将患者分为风寒束肺、痰瘀互结、水气凌心、肝肾阴虚4型辨证施护，包括强化知识宣教、生活护理、饮食护理、功能锻炼、建立信念、行为改变等内容。观察组予知信行理论指导下的中医特色护理，包括强化知识宣教、建立信念、行为改变等内容。干预后，观察组在健康知识知晓、遵医用药、保持健康行为、按时复诊等方面的依从性均较对照组高($P<0.05$)；观察组FEV_1、FVC与FEV_1/FVC等肺功能指标数值、生活质量综合评定量表(GQOLI-74)各维度评分及总分均显著高于对照组(均$P<0.05$)。康慧娟等选取COPD稳定期患者77名，分为对照组(38例)和观察组(39例)。对照组采取常规干预，观察组在此基础上采取辨证分型护理。结果：干预前，两组的FVC、FEV_1、FEV_1/FVC无差异；干预后，观察组高于对照组($P<0.05$)。呼吸困难程度及护理满意度，观察组均优于对照组($P<0.05$)；干预后，两组的抑郁、焦虑自评量表均改善，但组间比较无明显差异。

杨秀琴等将102例呼吸机相关性肺炎患者(VAP)随机分为两组，两组均根据痰培养结果应用敏感抗生素加盐酸氨溴索面罩雾化治疗，如痰培养中病原菌对抗生素均耐药或未能分离出病原菌，临床则经验性使用抗生素。两组均采用VAP常规护理，包括人工气道护理、吸痰、翻身拍背、呼吸环路的消毒及管理、口鼻咽护理、喂饲护理等。观察组在此基础上予中医护理技术，包括穴位敷贴(白芥子、细辛、苏子、吴茱萸、甘遂等)解痉平喘、化痰止咳(敷贴4～6 h/d)，单侧耳穴埋豆(肺穴，每3 d更换一侧)，肺俞穴拍背(翻身改变体位时，10～15次)，针灸(足三里、合谷、上巨虚、下巨虚、曲池穴等，1次/d)，按摩(对四肢肌肉及各大小关节实施由远到近松动性按摩，重点循经指按交足阳明胃经，配合强刺激按压涌泉穴)，踏渍(高度白酒调大黄粉在神阙穴踏渍15 min，1次/d)。结果，观察组临床疗效总有效率达86.5%(45/52)，明显高于对照组64.0%(32/50)($P<0.05$)；且与对照组相比，观察组平均苏醒时间明显缩短，辅助通气脱机率、1个疗程后胃肠功能障碍评分，观察组优于对照组(均$P<0.05$)。

(撰稿：董春玲　审阅：张雅丽)

【中医护理方案】

近年来，国家中医药管理局颁发的中医护理方案，对发挥中医特色护理起到了积极的推进作用。宋红梅等将脑梗死急性期患者60例随机分为两组，对照组采用基础护理、用药护理、饮食护理、心理护理和健康宣教等常规护理，观察组在其基础上实施中医护理方案进行辨证施护，包括良肢位摆放、情志护理、饮食指导等，并采用穴位按摩、中药熏洗、中频脉冲电治疗、耳穴贴压、穴位贴敷等中医护理技术。

干预后，观察组 Barthel 指数评分(52.7±3.1)高于对照组(43.9±2.6)，观察组总有效率 90.0%(27/30)高于对照组 63.0%(19/30)(均 $P<0.05$)。谢雅红等考察了《乳腺癌中医症状分级量化评价表》在中医护理方案临床应用中的信效度和反应度。采用该量表对 112 例乳腺癌患者进行调查，《乳腺癌中医症状分级量化评价表》的 Cronbach's α 系数和分半信度分别为 0.79、0.74，内容效度 I-CVI 值为 0.80～1.00，S-CVI/Ave 值为 0.95，患者总的中医症状评分与简明健康调查量表(SF-36)各维度均呈负相关($P<0.01$)；中医护理方案干预后患者中医症状评分明显降低($P<0.01$)。表明《乳腺癌中医症状分级量化评价表》具有较好的信度、效度及反应度，可作为评价中医护理方案改善乳腺癌患者中医症状的效果评价工具。

陈纯等采用国家中医药管理局下发胫腓骨骨折中医护理方案，护理 78 例胫腓骨骨折患者，责任护士根据辨证分型和中医护理评估症候表现，给予患者症状/证候护理、中医个性化健康指导，包括情志护理、疼痛护理、肢体肿胀护理、功能活动障碍的护理、饮食护理、康复指导等，并在“中医护理方案效果表”上客观记录辨证施护措施实施效果。干预后，患者均顺利完成手术，未发生骨筋膜室综合征、压疮、深静脉血栓等并发症，采用 Johner 和 Wruhs 胫骨骨折评分疗效评定标准恢复效果，优良率为 96.2%(75/78)。

谢海莲等将 220 例膝关节骨性关节炎瘀血痹阻证患者分为两组，对照组采用低频红外线物理治疗、功能锻炼、健康指导等常规护理方法，观察组采用特色中医治疗方案，包括自制消瘀跌打酒涂药、中药(白芥子、莱菔子、紫苏子、吴茱萸等)热熨、艾灸(阿是穴、阳陵泉、内膝眼、外膝眼)、骨外洗方中药熏洗，中药敷药(自制金黄散)等。分别治疗 2、4 周后，观察组膝关节疼痛度、SF-36 评分、膝关节 Lysholm 评分优于对照组(均 $P<0.05$)。马燕将 196 例膝关节骨性关节炎随机分为两组，对照组予常规护理，观察组在此基础上根据中医护理方案进行辨证分型及个性化护理，治疗两周。结果，观察组的 Lysholm 膝关节功能评分、疗效评价及满意度均优于对照组($P<0.05$)。

(撰稿：董春玲　审阅：张雅丽)

[附]　参考文献

C

曹阳，鲍金雷，孙淑清，等.中医情志护理联合穴位按摩对消防官兵心理健康状况的影响[J].长春中医药大学学报，2018，34(3)：568

陈纯，李香娥.胫腓骨骨折中医护理方案的临床应用体会[J].内蒙古中医药，2018，37(1)：123

D

戴想荣，彭芳芳，苗雅琇，等.五行角调音乐对气郁质银屑病患者干预效果的护理观察[J].湖南中医药大学学报，2018，38(6)：715

杜家宜，宋君利，郑爱荣，等.中医辨证护理干预对预防鼻咽癌放疗后口腔感染的影响[J].四川中医，2018，36(6)：208

H

胡芳，贺桂英，胡宴波，等.三叉神经痛微血管减压术后中医护理的效果观察[J].现代中医药，2018，38(3)：61

胡春燕，邬韬，程树林，等.中医延伸护理对膀胱肿瘤患者生活质量的影响[J].四川中医，2018，36(8)：217

胡克萍，谭艳庆，陈玉梅，等.中医特色护理在膝前交叉韧带重建术后的早期应用研究[J].中国中医急症，2018，27(4)：750

J

江淑聘，肖志伟.系统护理干预配合四花灸法对中晚期乳腺癌患者癌因性疲乏的临床研究[J].中医药导报，2018，24(13)：111

K

康惠娟，刘蕙菁.辨证分型护理对慢性阻塞性肺疾病稳定期患者肺功能和呼吸困难程度的影响[J].中医药导报，2018，24(14)：101

康惠娟，刘蕙菁.知信行理论指导下的中医特色护理对咳嗽变异性哮喘的影响[J].中医药导报，2018，24(17)：125

况丽，程海冬.中西医结合护理对全膝关节置换术后患肢疼痛改善和康复效果的影响[J].四川中医，2018，36(4)：212

L

乐丽珍，严金霞，李燕萍，等.辨证施护对冠心病患者生活质量及情绪障碍的影响[J].护士进修杂志，2018，33(14)：1338

李纯衍，贺海霞.中医整体护理在妇科腹腔镜术后患者中的应用[J].中国中医急症，2018，27(2)：374

刘莉，吴天适，许珍珍，等.肝火犯肺型慢性咳嗽的中医治疗及护理疗效观察[J].湖南中医药大学学报，2018，38(2)：220

龙丽，张春玲，陈露，等.消渴病痹证辨证施护模式的构建及应用研究[J].护士进修杂志，2018，33(5)：391

M

马燕.膝骨性关节炎中医护理方案观察[J].山西中医，2018，34(3)：61

缪蓓，姜海，郑桃云.浅析癌因性疲乏中医饮食调护对策[J].湖北中医杂志，2018，40(7)：44

Q

邱华丽，王琴，吕珺珩.情志护理对视网膜脱离术后被动体位患者焦虑状态的影响[J].中医药导报，2018，24(14)：99

R

阮彦君，杨欢.中医情志护理对中风后吞咽障碍患者临床疗效的影响[J].湖北中医药大学学报，2018，20(4)：107

S

石瑞芳，王想福，陈伟国，等.延续性中医护理对腰椎间盘突出症椎间孔镜术后患者的影响[J].西部中医药，2018，31(8)：127

宋红梅，张泰标.脑梗死急性期中医护理方案临床应用效果评价[J].护理研究，2018，32(4)：633

宋文玉，陆中友.中医护理技术结合健康宣教在鼻咽癌放疗患者中的应用观察[J].中医药导报，2018，24(15)：107

W

王莹，李春敏.中医辨证施护结合西医常规护理在股骨头坏死患者行髋关节置换术后中的应用[J].四川中医，2018，36(3)：203

X

谢海莲，齐志敏，黎群足，等.特色中医护理方案在瘀血痹阻证膝骨关节炎治疗的临床观察[J].中医临床研究，2018，10(13)：117

谢雅红，祝亚男.《乳腺癌中医症状分级量化评价表》在中医护理方案临床应用中的信效度分析[J].北京中医药，2018，37(8)：724

Y

杨术兰，何燕，王丹.乳腺癌化疗患者的中医护理干预[J].时珍国医国药，2018，29(5)：1145

杨秀琴，曹红九，黄璇.中医护理技术干预呼吸机相关性肺炎的应用评价[J].湖南中医药大学学报，2018，38(11)：1316

姚芳，俞红.择时刮痧缓解气滞血瘀型腰椎间盘突出症疼痛[J].护理学杂志，2018，33(3)：57

袁野，杨威英，龙驹，等.基于体质辨识中医老年综合评估在养老照护中的应用[J].世界中医药，2018，13(7)：1782

Z

张静，刘娟，陈媛媛.中医特色通痹护理配合康复训练对膝关节骨性关节炎功能恢复及生活质量的影响[J].中医药导报，2018，24(5)：120

钟巧燕，张瑞，黄丽.中药冰硝散外敷对恶性肿瘤并发肢体肿胀的临床护理研究[J].新疆中医药，2018，36(2)：59

周佩夏，马晓业，刘海燕，等.基于中医养生理论的辨体质施护对支气管哮喘缓解期患者的影响[J].北京中医药，2018，37(8)：719

三、中　药

（一）中药资源

【概述】

2018 年，药用植物分子生物学的功能基因克隆、生物信息学分析研究，以及栽培技术研究等仍是中药资源研究的重点，特别是中药材无公害栽培研究成为了新的研究热点。而有关药材地理信息的产地区划研究较少。

1. 药用植物分子生物学的研究

史超等将构建的重组紫穗槐-4，11-二烯氧化酶基因在大肠杆菌中进行功能性表达，获得青蒿素生物合成途径上这一关键酶目的蛋白，为批量生产青蒿素奠定了基础。夏菁等从青蒿中克隆并鉴定 2 个茉莉酸信号通路中的负调控因子 JAZ 基因，茉莉酸甲酯和机械伤害处理均能显著提高 AaJAZ5（叶中高表达）和 AaJAZ6（根中高表达）的表达，其中 AaJAZ5 在茉莉酸信号通路中可能具有更加重要的作用，为进一步分析青蒿 JAZ 家族成员的功能分化和 JA 信号调控青蒿素生物合成的分子机制奠定基础。陈延清等从冬凌草的叶与茎获得 37 961 个 Unigene 基因，其中有 60 条参与萜类化合物骨架合成、6 条参与各种萜类化合物合成、26 条参与二萜化合物合成途径；1 668 个在茎中较高表达，2 697 个在叶中较高表达，15 个与二萜类化合物合成相关，为深入研究冬凌草中冬凌草甲素等有效成分的生物合成途径及其调控机制提供基础。张婷婷等从青蒿中克隆到黄烷酮 3-羟化酶基因（AaF3H），全长为 1 095 bp，编码 364 个氨基酸。AaF3H 转基因的过表达可增加青蒿素生物合成的其他相关基因表达量，显著升高青蒿素的含量。徐志超等研究丹参蛋白磷酸酶 2C 家族基因的结构、组织表达部位及逆境胁迫下的响应，为揭示丹参响应生物或非生物胁迫的分子机制研究提供理论依据。席秀利等从浙江磐安、安徽亳州、四川中江和山东菏泽的 22 个居群白芍样品中以 SCoT 碱基序列为引物扩增出 121 条带，其中多态性条带有 77 条，多态百分率为 63.60%，品种间的相似系数在 0.78～0.94 之间，不同产地白芍分别聚为一类，可用于基原鉴定和药材的溯源。邬龙怡等从不同品系化橘红扩增出 81 条带，其中多态性条带有 44 条，种内品系间的相似系数在 0.75～1 之间，不同品系化橘红分别聚为一类。冯帅等基于 ITS2、trnH-psbA 条形码的不同产地连翘 DNA 分子鉴定新技术构建的 NJ 树、UP 树可以用于不同产地连翘区域性的鉴别。朱凤洁等从金银花转录组中获得一条热休克蛋白 Hsp70 基因和一条可能靶向 Hsp70 基因的新型 miRNA。miRNA 与 Hsp70 基因在不同花期中表达量趋势相反，可能调控 Hsp70 参与金银花的花发育阶段，可为金银花花期调控、响应环境胁迫等机制研究提供新的思路。陈媞颖等克隆的 6 个碱性/螺旋-环-螺旋（bHLH）转录因子基因分属 6 个亚家族，其中 2 个有完整的开放阅读框。100 μmol/L GA3 可促进 bHLH2 和 bHLH3 表达，降低 bHLH1 和 bHLH5～7 表达；bHLH1、bHLH2、bHLH5、bHLH7 在花中表达量最高，bHLH3 在根中表达量最高。bHLH 基因与黄酮类成分生物合成及调控基因表达水平具有一定相关性，为进一步完善黄芩黄酮类成分的分子调控网络奠定基础。谭彧文等建立了蜜环菌和昭通乌天麻营养繁殖茎的测序文库并进行测序，注释了蜜环菌与天麻共生有 38 838 条序列中有 23 333 条基因发生显著差异表达，其中 1 595 条基因呈上调表达，21 738 条呈下调表达，分析显示蜜环菌侵染天麻与其共生的过程中蜜环菌的生命活动减弱，为进一步研究天麻蜜环菌共生分子机制提供大量有价值的基因资源。原晓龙等对牛樟芝聚酮合酶基因（AcPKS1 和 AcPKS2）、三萜合成途径中鲨烯环氧酶基因（AcSE）、3-羟-3-甲基戊二酸单酰辅酶 A 还原酶（AcHMGR）的克隆及表达分析，为 AcPKS1 功能鉴定以及牛樟芝基因资源利用、三萜合成途径中的作用奠定基础。

2. 中药资源生理生态学研究

梁林波等研究不同海拔高度和土壤类型的紫丹参主要有效成分含量变化，紫丹参中丹参酮类（丹参酮ⅡA、隐丹参酮、丹参酮Ⅰ）的含量随着海拔高度升高而增加，丹酚酸 B 的含量受海拔高度影响作用不明显，相同海拔的黏土和砂壤土中丹参酮类和丹酚酸 B 含量变化较大。梁泰帅等喷施芸苔素内酯能有效提升 Cd 胁迫下黄芪幼苗体内 AsA-GSH 循环关键酶 APX、DHAR、MDHAR 和 GR 活性，提升抗氧化物质 AsA、GSH 含量以及 AsA/DHA、GSH/GSSG 比值，显著减少 O_2^- ·和 MDA 含量，明显缓解活性氧过度累积和膜脂过氧化，增强蒙古黄芪幼苗的耐 Cd 能力。李铜等研究发现，野生川麦冬植株块根光合产物积累量与生育年限为显著正相关，有效组分含量及其积累量与生育年限均为极显著正相关。朱再标等研究显示，60%透光处理垂盆草生物量总黄酮和总酚含量最高，水提物清除 DPPH 自由基、抑制脂质过氧化及还原能力较强；100%透光处理槲皮素和异鼠李素含量最高，各处理山柰素含量无显著差异。认为实现垂盆草的优质高产光照强度应不低于 60%；田间持水量 75%～80%处理垂盆草的总黄酮含量最高，55%～60%处理次之；总酚含量以 55%～80%处理最高。杨金凤等研究显示，15%～20%处理槲皮素、山柰素、异鼠李素及 3 者总含量较高，随水量增加而降低；75%～80%处理获得最高活性成分产量，并且水提物清除 DPPH 自由基、抑制脂质过氧化能力及还原能力最强，综合比较 75%～80%田间持水量可实现垂盆草的优质高产。刘景玲等研究证明，丹参叶片在地上部分快速生长前期比后期对 UV-B 辐射更加敏感，生长后期由于细胞膜系统被破坏，敏感性降低。丹参叶片对短期 UV-B 辐射敏感，增强 UV-B 辐射抑制丹参生物量和根中活性成分积累，促进叶片中酚酸物质积累。鹿江南等将黄花蒿幼苗放置在 25 ℃和 40 ℃条件下，40 ℃处理 3、12、36 h 后青蒿素质量分数分别提高 20%、42%、68%；FDS、ALDH1、CYP71AV1 和 ADS 的表达量分别上调 4.3、3.3、2.5、1.9 倍，SQS 和 BPS 的表达量下调了 37%和 90%，表明高温促进青蒿素合成途径合成酶基因表达，并且抑制青蒿素竞争途径合成酶基因的表达，从而促进青蒿素的生物合成。朱艳霞等研究表明，喷施赤霉素显著提高金银花内源激素 GA3、IAA、ZR、DHZR、iPA 水平，C4H1、C4H2、4CL1、HQT2 基因表达量及活性成分绿原酸、木樨草素、木樨草苷、异槲皮素和咖啡酸的含量，而喷施抑制剂缩节胺对金银花活性成分的累积无影响或起抑制作用。

3. 中药材产地和生境的研究

刘方舟等考证不同时代的本草著作，通过聚类分析将 10 个产地来源的栀子药材划分为 3 大类，江西为栀子最优产区，河南、湖北、福建、四川次之，其余产区栀子质量不佳。丛薇等研究了苦参不同部位的生长规律，认为生长期是选择苦参种植区域的主要因素。

孟磊等、商彤等都以采自四川、宁夏、甘肃、陕西的 8 个掌叶大黄和唐古特大黄种源为试验材料，分别在四川若尔盖、甘肃宕昌和河北沽源 3 个试验点布置种源试验。结果表明，酚酸类成分含量主要受环境因素影响，游离蒽醌、结合蒽醌和二蒽酮苷类成分受环境和遗传共同主导。四川种植环境可能有利于掌叶大黄游离蒽醌类成分含量的积累，甘肃种植环境可能有利于结合蒽醌类、酚酸类和二蒽酮苷类成分含量的积累。张玉等研究山东省内25个产区丹参药材脂溶性成分，以总丹参酮量计，莱芜高达2.40%，而临沂费县朱田镇低至0.175 8%；以丹参酮ⅡA计，莱芜高达0.75%，而临沂费县朱田镇低至0.07%。陈宝等测定不同产地桔梗中13种核苷类成分的含量，总含量最高为山东泰安(1 451.40 μg/g)，最低为河南南阳(325.86 μg/g)。李建军等研究显示，焦作产皂角形态最大、活性成分含量高，临沂皂角品质较优，运城皂角品质一般。许一鸣等比较江苏、安徽、浙江、湖北、福建等21个产地薄荷中咖啡酸、迷迭香酸、橙皮苷、蒙花苷、香叶木素等成分的含量，同一产地中的不同成分、不同产地中的同一成分均存在一定差异，安徽太和县的薄荷样品综合品质评价最优。王菁菁等采用灰色关联分析研究发现，年极低温度和年日照时数对桉油精和樟脑含量的影响较大，年降水量和年有效积温对松油烯-4-醇和石竹烯含量的影响较大，而年日照时数和年极高温度对丁香酚影响较大，提示长日照与极端温度条件可能更有利于艾叶挥发性物质的积累。刘梦菲等从艾叶中鉴定了烯类、醇类和酮类等187种化合物，不同产地及不同品种艾叶的挥发性成分存在差异，其中湖北蕲春所产的五尖艾品质最好。王庆等对西南不同产区3种天麻变型的主要化学成分含量进行比较和主成分分析，四川北川的乌天麻游离氨基酸、总多酚和天麻素含量均最高、贵州大方的绿天麻多糖含量最高、云南昭通的乌天麻的对羟基苯甲醇含量最高，且均达到显著性差异。

李永杰等研究黄芩生长特性和药材产量的地理变异格局，发现纬度与株高呈显著正相关、与根鲜重呈显著负相关，气温与根直径、重量呈显著正相关，年蒸发量与株高呈极显著负相关。杨健等对安徽亳州、湖北荆门和四川西昌3个何首乌产区的70个药材样本的3种稳定同位素比率及44种元素含量进行分析。结果显示，稳定同位素比值可以有效地区分何首乌产地，可应用于产地溯源。

4. 中药种质资源的研究

朱凤洁等应用LC-MS技术，对不同产地的41个金银花种质进行检测，建立了金银花种质资源化学指纹图谱，并确定23个共有峰，其中17个共有峰归属明确，其变异范围在0.99～0.12，为金银花优良种质选育、药材道地性形成机制和评价研究提供基础。李永杰等研究不同种源黄芩药用成分含量的遗传差异，不同种源黄芩(子代)中所含黄芩苷含量具有显著差异，其中黄芩素的变异达到了极显著水平。河北承德地区种源可以划分为2个独立的种群，而其他2个种群地域跨度较大，说明黄芩的药用成分存在较为显著的地理变异。夏静等采用山东的平邑、蒙阴和河南的方城、渑池、嵩县、卢氏丹参种子在河南同一产地进行种植，发现不同丹参种源的隐丹参酮、丹参酮Ⅰ、丹参酮ⅡA和丹酚酸B含量存在差异，其中方城和卢氏种源的丹参药材质量较高。

5. 无公害药材生产技术研究

生态农业具有安全、有效、有序、可持续的特点，是当代国际上公认的最先进的环境友好型农业模式。通过建立无公害种植技术体系，减少农药的使用，提高品质，可促进其种植产业的健康可持续发展。康传志等提出了中药材生态种植模式及技术的评估原则，构建了质量安全、经济效益、生态效益和社会效益等种植评估指标体系。在全国范围内开展了银杏、黄连、半夏、黄芪、重楼等多种药材的生态种植技术，主要包括适宜产区选择、优良品种选育、合理的田间管理方法以及病虫害综合防治等。

采用化学农药防治病虫害和化肥的大量使用是导致药材质量下降的主要原因之一。丁万隆等从12种市售微生物菌剂产品中分离对人参黑斑病菌和人参灰霉菌有抑菌效果的菌株。结果发现，芽孢杆菌和木霉杀菌剂均具有防治人参病害的潜力，考虑菌剂产品的稳定性和环境耐受力,芽孢杆菌类微生物菌剂更适合人参病害的田间防控。姜云等从人参内生及根际的298株菌株中筛选得到1株成团泛菌具有广谱抗菌效果,并且具有固氮、解钾和产IAA、铁载体能力的菌株TY15,对人参成株期锈腐病平均防效为68.02%,可使人参鲜重增加22.73%。宋利沙等从健康肿节风的根系土壤里分离筛选到棘孢木霉,可造成肿节风黑斑病菌的菌丝断裂、膨大和畸形,对肿节风黑斑病菌具有抑菌作用;分离筛选到的甲基营养型芽胞杆菌可造成肿节风炭疽病病原菌菌丝膨大、畸形、断裂。吴伟等从连翘根际土壤中分离筛选出解有机磷能力较强的细菌9株,分属于嗜麦芽寡养单胞菌、嗜根寡养单胞菌、荧光假单胞菌、蜡状芽孢杆菌及密歇根克雷伯菌。

6. 中药生产技术研究

孟宪敏等研究表明,连翘发芽温度25 ℃/20 ℃,且以10 mg/L 6-BA引发处理组合能显著提高连翘种子发芽率。胡平等研究显示,5~25 ℃下,种子均可以发芽,15~20 ℃种子发芽率较高,20 ℃时发芽效果最好。徐荣等对太子参种苗分级对其药材产量及质量的影响进行研究,出苗期幼苗长势为:一级>二级>三级;粗多糖含量一级、二级显著高于三级;太子参环肽B含量二级显著高于未分级。西坡环境相对适宜于太子参的生长和其产量形成。崔广林、崔莹等研究了青蒿氮、磷、钾的吸收、累积与分配规律。结果发现,养分累积量以钾最多、氮次之、磷最少,不同施肥水平下氮磷钾的吸收、累积与分配规律存在差异,青蒿种植的最佳施肥比例为N∶P∶K=1∶1∶2,适当增施钾肥有利于黄花蒿产量和青蒿素含量的提高。黄勇等研究显示,添加4%生物质炭处理,牛膝根干重和鲜重分别增加22.28%和21.82%,根中β-蜕皮甾酮含量比对照增加28.47%。薛启等研究显示,氮、锌互作能显著影响藿香的生长发育、产量和挥发油成分含量。

马哲龙等研究发现,浙江塘栖的各品种枇杷叶中齐墩果酸含量在4~5月份最高,其次是9~10月份;熊果酸的含量在一年中的变化较小;黄酮类成分槲皮素和山柰酚的含量4~5月份含量最高,7~8月份含量最低,9月份开始黄酮类含量逐渐升高。提示最佳采摘时间为9~10月份。李建军等研究发现,皂角刺槲皮素积累动态呈现先逐渐增加后逐渐降低的趋势,总多酚积累动态呈现先大幅降低后逐渐增加再逐渐降低的趋势,提示皂角刺最佳采收期为成熟前期。张盼盼等研究发现,牛至叶总酚含量以开花期7月份采收最高,体外抗氧化活性最强;总黄酮含量以成熟期9月份采收的最高;10月份采收的牛至叶提取物体外降血糖活性最强。任龙飞等测定箭叶淫羊藿叶不同采收期4种黄酮成分朝藿定A、朝藿定B、朝藿定C和淫羊藿苷的含量。结果,4种成分3月底含量最高,8月底产量最高。

(撰稿:王喜军　孟祥才　审阅:寇俊萍)

【中药材种质评价及选育】

中药材种质是指生物体亲代传递给子代的遗传物质,它往往存在于特定品种或品系中。中药材的品质与其种质密切相关,在长期自然与人工选择过程中,形成了中药材诸多品种或品系,导致植株形态、药材产量与质量均呈现出不同程度的差异。中药种质资源研究包括农艺性状、化学成分、生物效应、遗传学特性和生态环境等。通过中药种质评价分析,可进一步筛选优质种质资源,为相应药材品种选育提供基础。

1. 地黄

石海霞等采用SRAP分子标记分析21份(1~21号)地黄种质的遗传多样性,并结合HPLC测定其梓醇和毛蕊花糖苷的含量。结果显示,梓醇和毛蕊花糖苷的质量分数分别为2.393%~6.519%和0.063%~0.478%,其中14、15、16、20号的梓醇及毛蕊花糖苷含量较高;10对引物共扩增出57条带,其中40条为多态性条带,基于遗传一致度,21份种质聚为2类,地黄种质遗传多样性水平为中等偏低水平。综合考虑梓醇、毛蕊花糖苷含量和遗传多样性水平，种质7(河南省温县祥云镇，金九)和种质18(安徽省太和县李兴镇，栽培)可作为地黄栽培的优选材料；种质15(河南省温县武德镇，怀地-9)和种质16(河南省温县武德镇，北京1号)可作为地黄种质的保存和品种选育对象。

谢彩侠等比较沁怀、85-5、北京1号、QH-1、1706、白选6种地黄生育期内菊花心与非菊花心部位中多种指标性成分的含量，分析不同种质资源的成分差异及质量特征。结果，85-5与1706地黄菊花心部位中梓醇含量远高于非菊花心部位，北京1号与QH-1地黄的非菊花心部位明显高于菊花心部位；85-5、1706及QH-1地黄中毛蕊花糖苷在菊花心部位中的含量明显高于非菊花心部位，其他3个种质分布相对均匀；沁怀和北京1号地黄块根非菊花心部位中地黄苷A的含量明显高于菊花心部位；85-5、北京1号、1706地黄块根非菊花心部位中地黄苷D的含量均明显高于菊花心中的含量，其他种质差异不大；85-5、白选和1706地黄菊花心与非菊花心部位益母草苷含量差异不大，而北京1号、沁怀、QH-1地黄则为菊花心部位远高于非菊花心部位，差异达2～4倍；6种地黄块根非菊花心部位中的多糖含量明显高于菊花心部位。实验结果揭示了各地黄种质次生代谢产物的积累与分布，可为其种质评价提供依据。

2. 金铁锁

金铁锁是“云南白药”的重要组成药物，为我国西南地区的特有二级濒危保护植物。吴利玲等采用关键酶基因(β-AS)作为核基因标记，对金铁锁11个野生居群进行了谱系地理学研究，基于多样性分析结果构建金铁锁核心种质。结果显示，在所有居群中，总共检测到36个单倍型，单倍型多样性(Hd＝0.905)较高，居群间存在一定的遗传分化(GST＝0.280)；金铁锁居群内遗传多样性较低(22.57％)，居群间的遗传变异占77.43％；单倍型分布结合网状进化分析结果显示，Hap1为普通单倍型，且位于网状图的中心位置，可判断为祖先单倍型；Hap2、Hap4、Hap15、Hap16为共享单倍型，剩余的为居群特有单倍型。在此基础上，为了最大限度的保存金铁锁的遗传多样性，依据药用植物核心种质构建的标准提出金铁锁核心种质的构建策略，需要对WN(威宁)、XW(宣威)2个居群进行优先保护，其他9个居群也需要实施就地保护。

3. 橘核

胡静等研究橘核种质资源遗传多样性与柠檬苦素类化合物含量的相关性，为筛选橘核的主要基原品种提供参考。以四川不同产地、不同品种的35份橘核样品为材料，首先对ISSR标记结果进行多态性分析；再采用UPLC测定橘核样品中柠檬苦素类化合物(柠檬苦素、诺米林、黄柏酮)的含量；最后对二者数据进行相关性分析。结果，筛选出的33条ISSR引物共扩增出240条清晰可辨DNA条带，遗传相似系数变化范围为0.72～0.92；其中椪柑与大红袍亲缘关系最近，且柠檬苦素类化合物含量类似，而其余品种橘核与大红袍亲缘关系较远，柠檬苦素类化合物含量差异较大。与大红袍亲缘关系越接近的品种其类柠檬苦素含量越高，为此可考虑选择将椪柑作为橘核的主要基原品种。

4. 金银花

朱凤洁等利用22对SSR引物，对20个产地58个农家种金银花进行扩增，从中筛选出7对多态性较强、扩增带型稳定的引物，建立金银花种质资源DNA身份证。7对核心引物可将58个农家种金银花区分，遗传相似系数变异范围为0.366 7～0.916 7。依据相似系数，可反映58个农家种金银花之间的亲缘关系，并基于农家种间遗传相似系数可将农家种金银花遗传一致性分成A、B、C、D共4个等级，如A等级包括38号山东亚特青蕾与39号山东亚特良种等，可为金银花的优良种质选育提供参考信息。

5. 鱼腥草

张思荻等通过测定47份鱼腥草种质资源的主

要挥发性成分,筛选挥发性成分高含种质,为专用型鱼腥草的繁育提供理论依据。采用 GC-MS 对所收集的 47 份鱼腥草种质的主要挥发性成分(4-萜烯醇、α-松油醇、乙酸龙脑酯和甲基正壬酮)的含量进行测定,优选出 4 种挥发性成分总含量最高的鱼腥草种质。47 份鱼腥草种质资源中,38 号的甲基正壬酮含量最高(90.4 μg/g);19 号的乙酸龙脑酯含量最高(25.98 μg/g);2 号的 4-萜品醇含量最高(17.09 μg/g);28 号的 α-松油醇含量最高(1.18 μg/g);4 种挥发性成分的总含量是 24 号最高(130.57 μg/g)。综合含量数据表明,8、18、22、23、24、30、31、38、40、43、46、47 号的 12 份种质可作为专用型鱼腥草原料药材的优良种质。

6. 滇龙胆

王琴琴等采用 HPLC 与傅立叶变换红外光谱(FTIR)数据融合,结合偏最小二乘判别分析对不同产地滇龙胆进行比较研究,辅以多指标成分含量分析,为滇龙胆的鉴别、质量评价、最佳产区及种质筛选提供参考。采集云南、四川、广西、贵州共 169 份样品的 FTIR 和 HPLC 指纹图谱;比较 FTIR, HPLC 及低级、中级数据融合鉴别效果;利用 HPLC 分析样品中龙胆苦苷、獐牙菜苦苷、马钱苷酸与当药苷含量。结果,云南滇龙胆 4 种环烯醚萜苷含量均高于其他省份,其中指标性成分龙胆苦苷平均质量分数为 47.40 mg/g,最大值达到 79.83 mg/g,且龙胆苦苷、马钱苷酸与当药苷含量同其他省份含量差异显著。云南省不同地区滇龙胆 4 种环烯醚萜苷总含量比较发现,大理洱源、丽江玉龙的种质较高,并且同楚雄武定、玉溪澄江、昆明寻甸等地的种质差异显著,可作为滇龙胆栽培和优良种质资源筛选的参考产地。

7. 商陆

周恺麟等收集全国主分布区商陆野生种质资源 23 份,考察其经纬度、海拔、农艺性状,用热浸法测定块根水溶性浸出物含量,用 HPLC-ELSD 法测定块根商陆皂苷甲含量,通过单因素方差分析、相关性分析、主成分分析与聚类分析,为商陆种质资源利用与优良品种选育提供依据。结果,商陆不同种源间农艺性状存在显著差异,其中福建、广西种源长势好、植株高大、茎粗、叶片大而多狭长、块根产量高;不同种源间水溶性浸出物、商陆皂苷甲含量也存在显著差异,2 个成分变异规律相似,与种源地、经纬度、海拔、农艺性状存在相关性,其中陕西、浙江种源含量较高,与株高、茎粗、叶片长、叶片宽、叶柄长、块根纵径、块根横径、块根产量呈负相关关系,与根形指数、纬度、海拔呈正相关关系,与叶形指数、经度相关性较低;12 个生长与成分性状指标可简化为 5 个主成分,累计贡献率达 93.61%;23 个种源可划分为 5 类。高纬度、高海拔种植商陆有利于块根中水溶性浸出物与商陆皂苷甲含量积累;共筛选出 5 个农艺性状优良种源与 4 个高成分含量优良种源,可作为高产、优质商陆品种选育的备选种质。

8. 甘草

李文斌等通过野生甘草的野外调查收集繁殖材料,以种植于同一环境下的全国不同产区的 14 个种质资源类型的甘草植株作为观察对象,基于 20 个数量性状和 7 个质量性状,通过方差分析、聚类分析、主成分分析等方法,探讨甘草种质性状的变异。结果,在相同的地理环境下,14 个种质资源类型的甘草除节间长、实际果序长/果序柄长外的 18 个数量性状间存在显著性差异,且不仅仅以地理位置的远近而聚类,内蒙古、宁夏和陕西交界处的 5 个种质资源类型的地缘关系依旧保持,其余 9 个种质资源类型的地缘关系被打破。具有分类学意义的性状为:株高、序柄长、小叶宽、果序宽、实际果序长/果序宽、株高/株幅、小叶数上限、小叶长、叶尖形状等。客观上证实甘草种内存在丰富的变异,可以开展进一步的种植分类研究,有利于甘草种质资源的快速掌握与优良新品种的培育。

9. 远志

Peng YQ 等通过扩增片段长度多态性(AFLP)

标记,对 24 个野生和栽培居群的远志样品进行遗传多样性检测分析。物种水平呈现较高的遗传多样性,多态性位点百分比(PPL)为 84.2%,Nei 基因多样性(h)为 0.329 6,Shannon 信息指数(I)为 0.482 2。结果表明,野生种群的遗传多样性要明显高于栽培种群,影响远志资源持久性的主要因素是生态和人为因素,而不是遗传因素。提示不同产地远志的多样性水平评价,可为合理进行药用及设计保护、管理方案,如就地保护、设置资源再生的采挖时间间隔、栽培代替野生资源药用等提供依据。

(撰稿:倪梁红　审阅:寇俊萍)

【中药材种植与加工】

中药材中农药残留量、重金属超标等问题严重影响中药的安全性,成为制约中医药事业发展的重大瓶颈,严重阻碍中医药产业的国际化进程。为此,在中药种植与加工等方面开展了较多工作,提出中药材科学种植系统观,即中药材无公害精细栽培技术体系理论及技术规程,将有利于中药材生产的示范推广,为中药材健康可持续发展提供保障。

1. 药用植物种植

(1) 中药材无公害精细栽培技术体系　针对中药材无序生产、农药残留和重金属超标、药材品质下降等问题,陈士林等通过 GIS 信息技术指导药用植物精准选址,以现代组学方法辅助药用植物育种,以宏基因组学指导土壤复合改良,以合理施肥及病虫害综合防治为主的田间精细管理,建立了中药材无公害精细栽培技术体系。通过解析中药基原物种基因组遗传背景,建立药用植物优质品种选育平台,获得一批新品种和良种,可降低病虫害发生率;基于病虫害基因检测技术和无公害农药安全性评价技术,使人参、三七、丹参、西洋参、五味子等中药材的化学农药用量减少 20%～80%。

王旭等基于无公害栽培技术体系对"四大怀药"(地黄、牛膝、山药、菊花)进行研究,提出利用 GIS 生态适宜性区划系统指导栽培选地、结合"土壤消毒+绿肥回田+菌剂调控"的土壤复合改良措施整地、利用现代育种技术开展抗性品种选育、制定种子种苗标准、实行有机肥为主的"基肥+追肥+叶面肥"的施肥模式以及病虫害的综合防治等关键技术为一体的"四大怀药"无公害栽培体系。为了指导无公害人参属植物的种植与生产,生产高品质中药材,沈亮等建立了人参属药材无公害精细栽培技术体系,包括精确的栽培选地、系统的土壤改良、优良的种质种苗选育、科学的无公害种植模式及高效的病虫害综合防治技术等。于东悦等运用产地生态适宜性区划信息系统,以药材野生分布区的气候和土壤因子信息为依据,对淫羊藿药材栽培地的科学选址进行预测,对现有淫羊藿药材种质资源、新品种选育情况及现有优良品种"中科箭叶 1 号""中科黔北 1 号""中科巫山 1 号"进行阐述,研究了淫羊藿药材无公害种植体系的土壤复合改良、种苗繁育、病虫害综合防治、合理施肥和田间综合管理等技术。刘淼等基于 403 个黄芩产区地理位点生态因子,通过 GMPGIS 系统获得适宜黄芩生长的生态因子值,指导黄芩引种扩种,并从良种选育、田间管理、肥料农药施用、病虫害生物防治等角度建立规范,总结了黄芩无公害栽培生产技术体系。梁从莲等在常规山茱萸栽培技术基础上,对栽培选地、优良种质选育、种植管理、合理施肥及病虫害防治技术进行了探讨,提出山茱萸适宜生态因子及潜在种植产区,汇总了山茱萸优良品种,系统总结山茱萸科学施肥及种植方法,并提出"预防为主、综合防治"的植保方针,构建山茱萸无公害病虫害的综合防治技术体系,为优质山茱萸药材的生产提供参考。

(2) 无公害中药材生产技术规程及标准　针对中药材生产过程中农药残留及重金属超标等问题,董林林等建立以无公害中药材为目的生产技术规程,该规程涵盖了产地环境、生产过程、产品质量等控制中药材质量的关键环节。无公害中药材生产产地生态环境应依据《中国药材产地生态适宜性区划(第二版)》规定的生态因子进行产地的选择,空气环境质量应达到GB/T3095-2012一、二级标准值要求，种植地土壤必须符合GB15618和NY/T391的一级或二级土壤质量标准要求，灌溉水的水源质量必须符合GB5084-2005的规定要求。针对中药材生产情况，选择适宜当地抗病优质品种，加强优良种子及种苗的培育；无公害中药材合理施肥应符合使用肥料的原则和要求、允许使用和禁止使用肥料的种类等按DB13/T454执行。产品质量达到无公害中药材质量标准，其中高毒性、高检出率的农药残留及铅、镉、汞、砷、铜重金属及有害元素限量达到无公害中药材质量通用标准。

种植基地作为无公害中药材生产不可或缺的物质基础，其环境质量标准制定是中药材质量控制中的重要一环。孟祥霄等通过总结我国无公害农产品产地环境质量标准的发展进程及研究现状，结合中药材种植方法，借鉴已有成熟标准，建立了无公害中药材产地环境质量标准；同时提出运用“药用植物全球产地生态适宜性区划信息系统”，以药材野生分布区、道地产区及主产区样点的气候和土壤因子信息为依据，对栽培选地进行科学预测，得出潜在的无公害中药材生态适宜产区，最终达到降低药材农残及重金属含量，提高药材品质，生产无公害中药材的目的。

(3) 符合GAP要求的中药材栽培技术规程　韦荣昌等以中药材GAP为指导原则，对广西田七道地中药材栽培及产地加工的术语和定义、道地产区生态环境、选地整地、搭棚、育苗、移栽、田间管理、采收、产地加工、包装、贮存进行了规定，制订广西田七栽培及产地加工技术规范。同时韦荣昌等对广西田七松树林下种植的栽培物种、产地环境、栽培技术、病虫害防治、采收加工、质量要求和档案记录进行了规定，制订了广西田七松树林下种植技术规程，为提高其产量和质量提供技术保障。吴庆华等制定广西莪术地膜覆盖栽培技术规程，规定了覆膜栽培的园地条件、整地、选种、播种、覆膜、田间管理、病虫害防治、采收加工和包装储藏的技术方法和参数。鲍康阜根据中药材GAP生产指导原则，制订了九华黄精的栽培技术规程，规定选地、繁殖、栽种、田间管理、病虫害防治、采收加工的技术方法和参数。朱宇佳等制订了毛酸浆高效栽培技术规程，规定栽前准备、育苗、移栽定植、田间管理、病虫害防治和适时采收等技术方法和参数。

(4) 种植模式创新　金彦博等在当归道地产区甘肃省岷县，通过定向种植小麦、黄芪、马铃薯和当归培育作物茬口基础上，再行当归育苗。结果显示，各茬口条件下当归出苗数和幼苗地上部分生长指标均表现显著差异，小麦茬和黄芪茬当归成苗数和地上生长指标均维持在较高水平，根系发达，生长势强，个体质量优异，根病发病率和病情指数均低，而马铃薯茬和当归重茬苗栽受季节影响较大，随生长期延后当归死苗率提高，易形成老小苗，表明岷县正茬黄芪和小麦茬口是适宜当归熟地育苗的优异床土资源。袁洪超等采用秦艽、羌活轮作当归，以当归连作为对照，测定土壤特性和药材产量指标，利用主成分分析确定各指标权重，并结合隶属综合因子分析和聚类分析。结果表明，不同作物轮作对当归田土壤特性和药材产量均具有显著影响，当归成药率和药材产量依次为：秦艽-当归＞当归-当归＞羌活-当归，综合指数大小依次为：秦艽-当归＞羌活-当归＞当归-当归。张文静等为探讨间作对桔梗根系发育及产量和品质的影响，在连种3年桔梗的地块进行桔梗辣椒间作试验。试验采取桔梗单作、桔梗与辣椒间作行比为3∶2、4∶2、5∶2。结果表明，桔梗辣椒行比4∶2间作具有产量优势，桔梗根总产量和主根产量增加，总皂苷和蛋白质含量增加，而根腐病发病率显著降低。徐杰等通过分析阳春市境内5个自然杂木林和5个人造龙眼林下阳春砂种植地的生态因子与阳春砂产量的关系，显示适宜光照、水分、通风与合理施肥有利于阳春砂的增产，而杀虫剂的使用和土壤碱化阻碍了阳春砂的增产，过高的荫蔽度、杀虫剂的滥用可能是限制龙眼林下阳春砂产量的主要原因。韩多红等在大田环境下，设置不同的播种量，以产量和含量测定品质评价为指标，研究了不同播种量与药用部位品质的关系。结果表明，在河西走廊菘蓝产区，播种量以 75 kg/hm^2 为宜，有利于获得产量高、品质好，经济效益好的板蓝根药材。魏红国等开展了短柱肖菝葜野生抚育技术等方面的研究。结果表明，块茎抚育模式比种子及其他抚育模式出苗率高，生育期短，雌雄比例易控，通过疏灌木、搭架、圈枝、病虫害防治等技术措施，缩短生育期。

(5) 中药材种植与环境关系　罗林等在喀斯特山区药用植物栽植地块，按不同环境取土样检测土壤重金属等元素。结果显示，岩性、土壤类型、土层厚度、坡位、坡形对一些化学元素的影响已达到极显著性，可作为药用植物栽培上进行土壤地块选择评价的主导因子。周应书等在地处西南喀斯特腹地的毕节市七星关区岔河镇足纳村的黄壤坡地上，建立5个药用植物泥沙侵蚀监测小区，得到土壤侵蚀量与植物覆盖度、枝叶层厚度、根系条数的监测数据，以此建立 3-32-1 结构的 BP 神经网络模型，对药用植物的水土保持效益进行科学评价。对调查的 20 种药用植物进行模拟，泥沙减蚀率最少为 11.8%，最大为 58.73%，大部分为 55%左右，通过 BP 神经网络，能将部分药用植物的水土流失径流小区监测结果扩展到多种药用植物，得出其水土流失减蚀量，模拟结果较为切合实际。

(6) 合理施肥　丁丹丹等对目前农业上的施肥现状及相关标准进行了整理，根据无公害、绿色、有机农业对肥料质量及施肥技术的相关标准要求，提出优质中药材合理施肥原则应遵循有机肥为主，辅以其他肥料使用，养分最大效率及无害化原则。氮肥精细化管理是人参无公害农田栽培技术体系的关键环节，郭丽丽等以两年生营养生长阶段人参为试材，分别施加不同的氮质量浓度的培养液，以探究氮肥精细化管理对人参生长阶段生物量积累及次生代谢产物合成的影响。结果表明，适宜人参营养生长阶段的最适氮质量浓度为 20 mg/L，该浓度也是人参的最适皂苷合成的氮浓度。高普珠等设计不同梯度的磷酸二铵用量，在相同种植条件下，观察并记录不同施肥量下延胡索的主要生长指标，采收后按照《中国药典》(2015 年版)要求，测定总灰分、醇溶性浸出物和延胡索乙素含量，并进行分析比较。结果表明，磷酸二铵用量为 375 kg/hm^2 时延胡索长势最旺，折干率最高(33.7%)，块茎最大(直径为 2.57 cm/个)，鲜产量最高(5 482.2 kg/hm^2)，比对照增产 38.2%，总灰分最低为 3.0%，醇溶性浸出物和延胡索乙素含量最高，分别为 24.8%、0.128%。

(7) 病害防治　沈亮等对无公害中药材病虫害防治技术进行了分析，总结了近年来我国中药材病虫害综合防控技术及相关防治标准发展历程，并结合中药材病虫害防治策略，探讨了无公害中药材病虫害综合防治准则，包括重视土壤改良、加强种子种苗检疫、注重种植过程中绿色防控技术、加强仓储及运输环节的病虫害防治等要求。Dong L 等筛选出 1 株可以高效防治人参腐皮镰刀菌的枯草芽孢杆菌，接种该菌后，人参死亡率和镰刀菌数量分别下降了 63.3%和 46.1%，开发成生防菌剂可有效减少化学农药的使用量。

(8) 药用植物健康栽植新理念　基于多年人参等药用植物栽培研究的工作积累，张亚玉提出以中药材的疗效为中心、品质管护为保障的药用植物健康栽培新理念。

(9) 药用植物栽培史考　杨凯将唐代农书和医书相关资料结合起来，考察研究此期的药用植物栽培技术。认为唐代《千金翼方》“种造药”一节开创古代医书系统介绍药草栽培方法之先河，此外农书《四时纂要》、敦煌吐鲁番文书和唐人诗文皆为研究此期药草栽培史提供了宝贵材料。唐人掌握了包括择地择时、整地、作畦或作垄、种子处理、播种、施肥、浇灌、锄草、采收加工在内的完整的药草栽培流程，其中不乏技术创新，为后世药草栽培技术的发展奠定了基础。

2. 药用植物加工炮制

(1) 产地一体化加工炮制　郑英等采用一体化和传统炮制方法对何首乌饮片清蒸和黑豆汁拌蒸，在不同时间点取样，分别测定二苯乙烯苷、游离蒽醌类和总多糖的含量。结果表明，在同一时间取样，2种炮制方法对二苯乙烯苷及总多糖含量均无显著性影响，随着蒸制时间的延长，样品中二苯乙烯苷的质量分数呈逐渐降低的趋势；2种炮制方法对游离蒽醌类成分的含量具有显著性影响，且一体化方法中游离蒽醌类成分的含量明显低于传统炮制方法。孙冬月等比较产地加工炮制一体化与传统切制法炮制的香薷，对复合因素致肺阳虚大鼠的影响。研究表明，香薷挥发油和水煎液均能改善肺阳虚大鼠一般体征和自主活动情况，提高肺阳虚大鼠体质量、肛温、血清 IgG 含量，降低大鼠心、肝、脾、肺、肾脏器系数，血清 NO，MDA，TXB2，IL-8 含量，血白细胞水平和大鼠肺组织中 TNF-α 平均光密度，差异有统计学意义($P<0.01$，$P<0.05$)，产地加工炮制一体化的香薷挥发油和水煎液作用略有提高。梁献葵等通过测定栀子中指标性成分的含量，考察不同产地加工方法对栀子药材质量的影响，确定栀子产地加工炮制最佳煮制时间。通过测定不同产地加工炮制品存放前、存放半年后、存放一年后栀子中栀子苷、西红花苷Ⅰ、总环烯醚萜苷的含量，发现栀子采摘后直接烘干不能达到杀酶保苷的作用，栀子产地加工炮制蒸制的时间 13 min、水煮(加明矾)8 min 后，指标性成分降解的酶类基本被破坏，达到杀酶保苷的作用。在中药饮片炮制工艺研究中还存在很多问题，突出表现在炮制工艺不统一，工艺参数差异大，饮片生产工艺不稳定等等，秦昆明等提出了推动产地加工与饮片生产一体化等 4 项中药炮制工艺研究对策。

(2) 加工炮制与质量关系　房庆伟等以大黄总蒽醌的含量为指标，对烘干温度、烘干时间及“发汗”时间进行考察，筛选的烘干工艺的最佳条件为烘干温度 60 ℃、烘干时间 15 h、“发汗”时间 18 h，大黄总蒽醌的含量为 41.2 mg/g，此法适用于大黄生药材的初加工。吕东方以大黄、黄芪、甘草等中药为实验材料，对比传统中药炮制法和微波技术炮制法。结果表明，微波技术炮制法比传统炮制法，水浸出物概率、指纹图谱总峰面积都更高，有利于提高中药炮制品的品质。杨军宣等考察不同剂量硫磺熏蒸对党参多糖、5-羟甲基糠醛、党参炔苷等化学成分的影响及硫熏党参饮片不同贮藏期化学成分变化。结果表明，硫熏对党参化学成分有显著影响，建议严格控制药材加工处理及炮制过程中硫磺的使用，确保中药材及饮片的质量。陈江鹏等选择炒制温度、炒制时间、米种类和米用量 4 个因素，分别应用形性指标和化学指标正交优选米炒党参炮制工艺。研究表明，最佳炮制工艺参数为使用粳米为原料，炒制温度 140 ℃、炒制时间 10 min、饮片与大米的比例为 100：30，形性指标与化学指标间呈显著正相关关系，能够作为米炒党参炮制过程中炮制品质量评价的依据。

（撰稿：荆晓烨　吴立宏　审阅：寇俊萍）

【中药材种子生物学及生理生态研究】

中药材大多以种子为主要繁殖手段。种子萌发是繁殖的关键环节，受植物自身萌发能力和外界环境因素双重影响。系统的种子生物学研究及种子生理生态研究对中药材质量控制具有重要的意义。

1. 种子萌发特性研究

郭先龙等通过对 77 份山西恒山野生蒙古黄芪种子的长度、千粒重、硬实率、萌发率等生物学指标进行比较，筛选出 2 份自然萌发率较高的种质，为蒙古黄芪标准化栽培生产、良种选育提供良好的种质资源。Nadarajan J 等使用同位素标记、生物学指标和组织培养等技术，对裸子植物中的 1 个濒危类群—苏铁类植物进行种子和花粉生物学的比较研究，为濒危植物更好的保护和可持续利用提供了依据。种子休眠机理也是种子萌发特性研究的一个重要方面，杨凯等通过体视镜观察三七种子萌发过程中种胚发育情况，发现种胚发育不完全是导致三七种子生理休眠的重要因素。

2. 影响种子萌发的外部因素研究

通过筛选最优种子萌发条件以提高药用植物产

量及质量受到关注。种子萌发受外部诸多因素，如植物生长调节剂的浸种浓度、浸种方式、光照、温湿度、贮藏方式等影响。Turner SR 等通过一系列实验室和田间实验，寻找缓解大戟科药用植物种子休眠和促进种子萌发的关键因素，以及原产地和迁移产地的环境差异。研究发现，大戟科新鲜种子具有发育完全的线性胚和生理休眠，通过烟水、KAR1、GA3 可缓解休眠，提高发芽率。而强光和高水压对萌发具有一定的抑制作用。Cross AT 等以澳洲 6 种近缘植物为研究对象，对其种子休眠和萌发特性进行了研究。结果发现，浅沙壤土(小于 20 cm 土壤深度)上的种群比深沙壤土(大于 40 cm)或重裂黏土上的同类种群产生的休眠种子要少，浅沙壤土的温度高、湿度小。表明生境的温度和湿度条件上的细微差别似乎是休眠深度的强大驱动因素。曹昊等研究显示，10 mg/L 的 GA_3 溶液对打破东北铁线莲种子休眠、提高发芽率效果最好，而室外沙藏越冬是较适合东北铁线莲种子的处理方式。刘婷等研究发现，50 mg/L 的吲哚乙酸溶液最适宜天仙子种子萌发，350 mg/L 的硼酸溶液最适宜龙胆种子萌发。许陶瑜等研究表明，机械破种和浸种可提高黄芪种子萌发率。张辉红等通过考察短时高温对 4 种松科植物种子萌发的影响，深入了解森林中松科植物与火的关系，为药用植物森林管理措施提供了依据。赵停等研究发现，红光可促进远志种子萌发和幼苗生长，并促进其总酚生成，白光促进其总黄酮生成，不同光强对远志种子发芽和幼苗生长也具有不同的影响。刘根喜等发现，党参种子为光不敏感型，其最适发芽温度是 25 ℃。

近年来随着社会发展，环境破坏和土壤污染问题日益凸显。干旱和土壤盐碱化成为阻碍种子萌发和抑制胚发育的重要因素。如何提高种子应对干旱和盐胁迫的环境越来越受到关注。王楠等研究显示，低浓度的 PEG 和 NaCl 能促进膜荚黄芪的种子萌发，SA 浸种能促进重度 PEG 和 NaCl 胁迫下的种子发芽率。赵停等发现，低浓度的钠盐对远志种子萌发无影响，随着浓度增大，对远志种子的发芽具有显著的抑制作用。李玉梅等研究表明，东北薄荷种子对 4 种单盐胁迫的耐受性由大到小依次为 NaCl、$NaHCO_3$、Na_2SO_4、Na_2CO_3。常晖等研究表明，黄精种子抗旱能力较差，对碱性盐 $NaHCO_3$ 的耐受性要强于中性盐 NaCl。

3. 影响种子萌发的内部因素研究

除外部因素外，种子内部激素、酶、内生真菌等也是种子休眠和萌发的关键因素。杨凯等利用 LC-MS 测定不同后熟期 6 种内源激素的动态变化，发现内源激素之间平衡关系的改变是调控三七种子休眠解除和萌发的关键因素之一。苏海兰等通过测定云南重楼种子不同阶段的酶和内源激素的变化，发现 SOD、POD、GA_3 是种子出苗阶段的关键物质，TZ、SA、JA 对种子休眠解除具有重要影响，IAA/ABA、GA_3/ABA、SA/ABA 增大对种子休眠解除和出苗具有促进作用。邵财等通过提取物对白菜幼苗生长的抑制活性实验，发现黄精种子中存在抑制物质，用温水浸泡 24 h 可有效除去种子抑制物质。刘序等发现，香榧种子外种皮、内种皮和胚乳均含萌发抑制物质，其中外种皮和胚乳抑制作用强，种皮甲醇萃取液所含的烷类物质及胚乳甲醇萃取液所含的邻苯二酚抑制作用最强。

4. 种子 DNA 鉴定方法的建立

目前，探索 DNA 条形码分子鉴定法在中药材种子种苗质量控制中成为研究热点。刘金欣等发现，黄芩 ITS2 条形码数据库稳定可靠，可用于黄芩种子的物种鉴定。任海龙研究表明，高盐、低 pH 法提取大黄种子 DNA 得率高，PCR 扩增条带清晰。姜春丽等探索不同光质对原花青素代谢途径中关键合成基因 ANR、LAR 的表达影响，发现红光对所克隆基因表达的影响呈现出与其他光相反的作用。

（撰稿：吴靳荣　审阅：寇俊萍）

【中药资源调查研究】

第 4 次全国中药资源普查(试点)工作自 2011

年8月启动至2018年已是第7年。2018年1月16日，国家中医药管理局中药资源普查试点办公室在北京发布《2017中药资源普查年度报告》，宣布于2018年全面启动第4次全国中药资源普查工作，并印发《2018年中药资源普查工作要点》。2018年，全国有16个省、自治区，27个县(市、区)报道了普查区域内野生中药资源种类的新变化、新分布、新记录，以及重点药材的蕴藏量，对制定区域中药资源保护、生产区划以及开发利用具有实际指导意义。

1. 辽宁省

(1) 凤城市　邢艳萍等对凤城地区历时2年多中药资源普查试点，共记录凤城地区药用植物600种以上，其中水生药用植物25科47种，发现茶菱 *Trapella sinensis*、微齿眼子菜 *Potamogeton maackianus*、水烛香蒲 *Typha angustifolia*、萍蓬草 *Nuphar pumilum*、菱 *Trapa bispinosa*、浮萍 *Lemna minor*、泽泻 *Alisma plantago-aquatica* 等特色水生植物；盐生药用植物28科45种。发现省级新记录种无缨橐吾 *Ligularia biceps*、辽东水蜡树 *Ligustrum obtusifolium*、大花棘豆 *Oxytropis grandiflora* 以及疑似新种的白头翁等；凤城地区重点药材东北铁线莲、朝鲜淫羊藿和北乌头蕴藏量达1 000吨以上，桔梗、朝鲜苍术、北细辛在50吨左右。

(2) 宽甸满族自治县　邢艳萍等对宽甸满族自治县历时2年多中药资源普查试点，共记录宽甸地区药用植物600种以上，其中水生药用植物15科31种，耐盐药用植物29科46种。发现省级新记录种硬毛南芥 *Arabis hirsuta*、披针叶屈曲 *Iberis intermedia*、紫花野菊 *Dendranthema zawadskii* 等。宽甸地区重点药材穿龙薯蓣的蕴藏量达到3 000吨以上，彩绒革盖菌 *Coriolus versicolor* 达1 000吨以上，鲜黄连 *Plagiorhegma dubium* 达500吨以上。

(3) 清原满族自治县　赵容等对中药资源普查信息管理系统拟合的清原满族自治县6个代表区域、36个样地进行了中药资源普查。结果显示，抚顺市野生药用资源丰富，共有野生药用植物87科538种，其中国家重点调查品种42种，特色药材31种。菊科、蔷薇科、百合科、豆科、毛茛科药用植物居多，蕴藏量较大的有五味子、木贼、升麻、威灵仙、玉竹等。特产名贵中药材有山参、园参、牛黄、鹿茸、林蛙等560种，资源蕴藏量达17万吨，是辽宁省重点商品药材基地。

2. 甘肃省

(1) 迭部县　毛王选等发现迭部县分布1个新记录属，为辐花属 *Lomatogoniopsis*；2个新记录种，为辐花 *L. alpina* 和蓝钟喉毛花 *Comastoma cyananthiflorum*。凭证标本均保存于甘肃农业大学树木标本室(GAUF)。

(2) 文县　毛王选等发现文县分布1个新记录属，为蔓龙胆属 *Crawfurdia*；3个新记录种，为无柄蔓龙胆 *G. sessiliflora*、丝萼龙胆 *Gentiana filisepala* 和西南獐牙菜 *Swertia cincta*。凭证标本均保存于GAUF。

3. 陕西省

(1) 合阳县　孙艺方等调查表明，合阳县现有药用植物70科174属214种，相比于文献记载(50科110属127种)，科、属、种的数量分别增加了40%、58%和69%。资源蕴藏量较大的种类有远志、杠柳、地构叶、香附子、白茅等。

(2) 华阴市　焦茹雅等通过文献调查、走访调查和外业调查，发现华阴市分布有我国濒危药用植物23科26属29种2变种，其中8科8属8种2变种为分布新纪录；入侵药用植物种类10科14属16种，均为被子植物，其中栽培逸生的有牵牛、曼陀罗、刺槐、红车轴草、假酸浆等。

(3) 镇巴县　葛人杰等对镇巴县19个镇的37个样地185个样方套1 110个样方进行了中药资源调查，涉及药用植物96个科341种，其中国家重点调查品种41种。分布于700～1 600 m海拔区域药用植物有306种，占资源普查总药用植物种的91.89%。

4. 西藏藏族自治区

墨脱县　刘江等在全国第四次中药资源普查西藏自治区(试点)墨脱县调查中,发现5个西藏分布新记录种:尖舌苣苔 *Rhynchoglossum obliquum*、星果草 *Asteropyrum peltatum*、波叶梵天花 *Urena repanda*、扁盘鹅掌柴 *Schefflera khasiana* 和南红藤 *Mimulus tenellus*,其中尖舌苣苔属 *Rhynchoglossum* 和星果草属 *Asteropyrum* 为西藏新分布记录。凭证标本均保存于西藏农牧学院标本馆和西藏高原生态研究所植物标本室(XZE)。

5. 四川省

万源市　林娟等完成万源市11个镇25个乡37个样地1 110个样方的中药资源调查,万源市共有药用植物93科192属231种,其中列入中国珍稀濒危植物名录的有银杏、厚朴、黄皮树、杜仲、大叶火烧兰等7种,川产道地药材的基原植物种类丰富,有川芎、川射干、川楝子、川乌、大黄等17种,《中国药典》(2015年版)收载中药的基原植物有94种,党参、川射干、川楝子、川乌、大黄等蕴藏量丰富。

6. 贵州省

侯小琪等对贵州省中部的乌当区、修文县,贵州北部的遵义县、赤水市、习水县、绥阳县、道真县、正安县,贵州西部的六枝特区、盘县特区、安顺市西秀区、紫云县、关岭县、普定县、毕节市七星关区、大方县、织金县、赫章县、威宁县,贵州东北部的德江县、松桃县、江口县、石阡县、玉屏县,黔东南的施秉县、剑河县、雷山县、锦屏县,黔南的龙里县、罗甸县、独山县,黔西南州的兴义市、安龙县33个普查试点县(区)进行了中药资源普查,调查到药用植物资源共有265科1 432属5 296种,其中藻类、菌类、地衣类、苔藓类共35科43属57种,蕨类48科120属453种,裸子植物11科22属61种,被子植物167科1 243属4 721种。与贵州省全国第三次中药资源普查相关数据进行比较,33个试点县的蕨类、裸子植物和被子植物种数都远超过第三次,总计多1 000余种。

(1) 江口县　鲁道旺等对江口县40个样地1 200个样方,10条样带分布的蕨类药用植物进行了调查。结果表明,江口县共有蕨类药用植物41科88属246种,其中国家重点调查品种8种,药用新资源10科14属15种,珍稀濒危品种9科9属14种。国家二级保护植物有金毛狗、蛇足石杉,珍稀濒危种有皱边石杉、粗齿黔蕨、截基盾蕨、薄叶阴地蕨、华东阴地蕨等12种。

(2) 关岭县　吴海燕等完成了关岭县38个样地1 140个样方中药资源调查,共计有野生药用植物119科330属440种,其中国家重点调查品种76种。蕴藏量超过1 000吨的约占2.0%,蕴藏量在100吨以上的占2.0%,蕴藏量在10吨以下的占81.6%。

(3) 松桃县　刘丹等调查松桃县47个样地1 128个样方野生药用植物资源,表明松桃县共有野生药用植物124科396属486种,其中国家重点调查品种73种,药用植物的物种比第三次中药资源普查(971种)少33科99属333种,重点药用植物品种比第三次中药资源普查多26种。对松桃县244种药材蕴藏量调查表明,蕴藏多的药材有功劳木、川莓、石楠叶、飞龙掌血、山茶根等。

7. 云南省

(1) 丽江市古城区　侯志江等完成丽江市古城区6个乡(镇)36个样地1 080个样方的调查,首次查明古城区有药用植物142科430属678种,其中26种野生重点药材资源蕴藏量大,蕴藏量在100万千克以上的有岩陀、葛根、黄芩、续断,50～100万千克的有升麻、小红参、秦艽、天南星,10～50万千克的有牛膝、黄精、草乌、卷柏、灯盏花等9种,1～10万千克的有滇丹参、独蒜兰、薄荷、麦冬、重楼等8种,1万千克以下只有贝母1种,古城区主要种植药材品种有续断,云木香、重楼、当归、玛咖等20余种。

(2) 永胜县　戚淑威等完成永胜县15个乡镇37个样地1 110个样方野生药用植物资源调查,共发现药用植物 139 科 454 属 640 种，其中重点药用植物 100 种，与全国第三次中药资源普查结果(283 种)相比，新增品种 357 种。重要野生药材有云南红豆杉、黄精、黎芦、天麻、珠子参等。该县栽培面积大、产量高的品种是红花、续断、天麻、天冬；主要推广的中药材品种有红花、天冬、附子、续断、金铁锁等 9 个。

8. 河北省

邯郸市　武鑫等应用现代 3S 技术调查了柴胡、知母等 24 种邯郸市域内 15 个(市)县 37 个乡镇野生道地中药材的蕴藏量。结果显示，野生蕴藏量在千吨以上的野生中药材有酸枣仁、丹参、益母草，百吨至千吨之间的有葛根、连翘、柴胡、地榆、冬凌草等 12 种，百吨以下的有党参、草乌、桔梗、上天梯、知母等 9 种。

9. 山东省

泰山　苏钺凯等在泰山地区第四次中药资源普查试点中共完成样地 36 个样方套 180 个。调查表明，泰山地区分布植物类中药资源 97 科 431 种，其中国家重点调查品种 28 种，水生、耐盐品种 42 种，通过与第三次中药资源普查有关资料核实，发现泰山地区新记录物种有透茎冷水花、叶下珠、鸡矢藤、达胡里黄芪、丝叶球柱草等 6 种。而被誉为“泰山四大名药”的白首乌、四叶参、紫草、黄精药材数量锐减，野生紫草在泰山已濒临绝迹，保护泰山野生中药资源刻不容缓。

10. 安徽省

南陵县　李银娉等调查了芜湖市南陵县 23 个样地 115 个样方，发现有植物药资源 170 科 618 属 891 种。南陵道地特色品种主要有凤丹皮、夏天无、马兜铃、何首乌、杜仲等，其中以铜陵凤凰山和南陵丫山所产“凤丹”为丹皮中之珍品。蕴藏量在 10 万千克及以上的药材有葛根、路路通、虎杖等，5 万千克以上有黄精、金钱草、天葵子等，1 万千克以上有垂盆草等，不足 100 千克有白及等。

11. 江苏省

常熟市　朱爱国等对江苏常熟虞山国家森林公园区域内的野生药用植物进行了调查，发现该地区有野生中药材原植物 96 科 276 种，其中双子叶植物占 50%以上，半夏、天南星、野葛以及藓类植物储量较为丰富，云芝和地钱草数量稀少；动物类药材中，蟾蜍、蜈蚣和天龙(壁虎)数量正在急剧减少。

12. 湖南省

(1) 湘西土家族苗族自治州　杨慧玲等在湘西土家族苗族自治州的 8 县(市)进行植物调查采集过程中，发现湖南分布的 4 种药用植物新记录，隶属于 4 个科 4 个属，分别为深绿双盖蕨 *Diplazium viridissimum*、云贵铁线莲 *Clematis vaniotii*、贵州葛 *Pueraria bouffordii* 和贵州蛇根草 *Ophiorrhiza guizhouensis*，标本均保存于吉首大学植物标本馆(JIU)。

(2) 沅陵县　沅陵县位于湖南省西北部，雪峰山与武陵山的交汇处。县境内溪流纵横、地貌复杂、气候多变，为各种生物提供了广阔的生长环境。刘光华等在全国第四次中药资源普查工作中运用交叉学科调查技术方法，发现沅陵县有中药资源种类达 1 500 种以上，包括 1 个石蒜属新种，其中药用动物 101 科 191 种，药用矿物 11 种。

13. 江西省

茨坪镇　刘洋等通过对井冈山市茨坪镇野生中药资源实地调查及制作标本鉴定统计，当地药用植物资源来源于 87 科 198 种，其中《中国药典》(2015 年版)收录品种 112 种，占普查总数的 56.6%。国家一、二级重点保护野生植物有 6 种：红豆杉、银杏，杜仲、半枫荷、香樟和金荞麦；江西省道地药材 6 种：栀子、金银花、江香薷、车前子、枳壳和钩藤。

14. 福建省

(1) 泉港区　安昌、黄炳文等对泉州市泉港区境内的 38 个样地(含沿途调查)及 52 条样线调查采集的标本进行了鉴定,发现泉港区有药用植物 196 科 750 属 1 166 种,其中国家重点调查品种 58 种,福建省特色中药资源 49 种。泉港区域内梅叶冬青 *Ilex asprella*、草珊瑚 *Sarcandra glabra*、石菖蒲 *Acorus tatarinowii*、栀子 *Gardenia jasminoides*、金樱子 *Rosa laevigata* 等资源丰富,蕴藏量多。

(2) 武夷山自然保护区　张晓俊等在福建省武夷山药用植物资源普查中,采集到 2 种兰科植物,经鉴定为七角叶芋兰 *Nervilia mackinnonii* 和柄叶羊耳蒜 *Liparis petiolata*,皆为福建省新记录。凭证标本存放于福建中医药大学标本室(FJTCM)。

15. 广西壮族自治区

那坡县　农东新等在广西那坡县老虎跳保护区进行药用植物资源调查时,采集到 1 种开花的夹竹桃科球兰属 *Hoya* 植物标本,并引种至广西药用植物园。经过标本研究、活体观察以及查阅相关文献,鉴定该植物是三岛球兰 *Hoya tamdaoensis*,属于中国新记录物种。凭证标本存放于广西药用植物园标本馆(GXMG)。

16. 广东省

(1) 徐闻县　刘恩彤等对徐闻县 36 个样地及样线调查所采集的标本进行鉴定,发现徐闻境内有药用植物 100 科 469 种,其中国家重点调查品种 56 种,222 种是第三次中药资源普查资料中没有记录而新增的,广东省特色中药资源 28 种。传统地产及名特药材的基原植物主要有高良姜、天门冬、穿心莲、楝、鸦胆子等。野生药用植物资源的蕴藏量极少。徐闻县高良姜种质资源丰富,种植历史悠久,且因其色泽金黄、气味馨香、含粉率高、质地好而被国家质检总局列为地理标志产品加以保护。适量发展收益较好、生长周期短、粗生耐旱的草本药材,如穿心莲、广藿香、广金钱等,也可适量发展既可药用又可固沙的药用植物,如单叶蔓荆。

(4) 普宁市　王德伟等通过对普宁市 12 个乡镇药用植物资源的调查,整理出具有药用价值的植物 108 科 394 种,调查表明,普宁市药用植物资源共有 394 种,其中国家级保护药用植物有金毛狗脊、樟、青梅、巴戟天、白木香等 6 种,广东道地药材有佛手、广金钱草、广州相思子、高良姜、溪黄草等 10 种。

(撰稿:陈建伟　邱海龙　审阅:寇俊萍)

[附]　参考文献

A

安昌,蔡沓栗,杨成梓,等.福建泉州市泉港区药用植物资源初报[J].亚热带植物科学,2018, 47(1):54

B

鲍康阜.九华黄精的 GAP 栽培技术规程[J].安徽农业科学,2018, 46(4):43

C

Cross AT, Barrett MD, Turner SR, et al. Seed-dormancy depth is partitioned more strongly among habitats than among species in tropical ephemerals[J]. Australian Journal of Botany, 2018, 66(3):230

曹昊,刘瑰琦,施汉钰,等.不同浓度 GA3 溶液处理对东北铁线莲发芽率影响的研究[J].林业科技,2018, 43(2):5

常晖,杨神辰,王二欢,等.水盐胁迫对黄精种子萌发的影响[J].种子,2018, 37(3):32

陈宝,王燕华,王玉方,等.UPLC 法同时测定不同产地桔梗中 13 种核苷类成分[J].中药材,2018, 41(2):381

陈江鹏,戴俊东,裴纹萱,等.基于功效成分与形性指标

相关性分析的米炒党参炮制工艺标准化研究[J].中国中药杂志,2018, 43(12):2543

陈士林,董林林,郭巧生,等.中药材无公害精细栽培体系研究[J].中国中药杂志,2018, 43(8):1517

陈媞颖,刘娟,袁媛,等.黄芩 bHLH 转录因子基因家族生物信息学及表达分析[J].中草药,2018, 49(3):671

陈延清,胡志刚,刘大会,等.药用植物冬凌草高通量转录组测序与分析[J].中国现代中药,2018, 20(12):1476

丛薇,李波,张颖,等.不同生产区域栽培苦参与产量相关性研究[J].现代中药研究与实践,2018, 32(2):1

崔广林,李隆云.不同施肥水平下青蒿氮、磷、钾养分吸收特性[J].热带作物学报,2018, 39(11):2118

崔莹.氮磷钾肥配比对黄花蒿青蒿素含量及产量的影响[J].江西农业,2018, (16):34

D

Dong L, Xu J, Zhang L, et al. Rhizospheric microbial communities are driven by *Panax ginseng* at different growth stages and biocontrol bacteria alleviates replanting mortality [J]. Acta Pharmaceutica Sinica B, 2018, 8(2):272

丁丹丹,李西文,陈士林,等.优质中药材栽培合理施肥探讨[J].世界科学技术(中医药现代化),2018, 20(7):1114

丁万隆,王蓉,郝单丽,等.人参病害生防微生物菌剂的抑菌活性评价[J].中国现代中药,2018, 20(9):1122

董林林,苏丽丽,尉广飞,等.无公害中药材生产技术规程研究[J].中国中药杂志,2018, 43(15):3070

F

房庆伟,王海彬,苟家保,等.经典烘干工艺对大黄中总蒽醌含量的影响[J].上海中医药大学学报,2018, 32(3):92

冯帅,李峰,刘杨,等.基于 ITS2、trnH-psbA 条形码的不同产地连翘及其伪品 DNA 分子鉴定[J].中药材,2018, 41(3):556

G

高普珠,晋小军,张喜民,等.施用磷酸二铵对延胡索产量品质的影响[J].中草药,2018, 49(15):3687

葛人杰,李鹏,李柳柳,等.陕西镇巴县中药资源普查与分析[J].大众科技,2018, 20(11):50

郭丽丽,郭帅,董林林,等.无公害人参氮肥精细化栽培关键技术研究[J].中国中药杂志,2018, 43(7):1427

郭先龙,冯津,王君杰,等.77 份山西恒山野生蒙古黄芪种子萌发特性研究[J].种子,2018, 37(10):64

H

韩多红,王恩军,陈垣,等.播种量对河西走廊栽培菘蓝生长、产量和品质的影响[J].时珍国医国药,2018, 29(7):1720

侯小琪,江维克,宋培浪,等.贵州 33 个中药资源普查试点县(区)药用资源多样性分析[J].中国中药杂志,2019, 44(2):265

侯志江,王碧波,康平德,等.丽江市古城区药用植物资源调查和分析研究[J].西南农业学报,2018, 31(5):923

胡静,王黎,裴瑾,等.橘核遗传多样性与柠檬苦素类化合物含量的相关性分析[J].中草药,2018, 49(3):678

胡平,夏燕莉,杨玉霞,等.温度对太白贝母种子萌发的影响[J].现代中药研究与实践,2018, 32(1):7

黄炳文,安昌,王乐,等.福建省泉州市泉港区药用植物资源调查分析[J].福建医药杂志,2018, 40(4):136

黄勇,张红瑞,周艳,等.土壤增施生物质炭对牛膝生长和有效成分含量的影响[J].现代中药研究与实践,2018, 32(1):4

J

姜云,冉超,陈长卿,等.人参抗病/促生菌的筛选及田间效果评价[J].中国中药杂志,2018, 43(11):2230

姜春丽,苏新尧,许亚春,等.光照对药食同源植物苦荞麦种子中原花青素积累关键酶 FtANR, FtLAR 基因表达的影响[J].中国中药杂志,2018, 43(3):469

焦茹雅,程江雪,李卫中,等.华阴市濒危药用植物和入侵药用植物资源分析[J].现代中医药,2018, 38(3):85

金彦博,郭凤霞,陈垣,等.岷县不同茬口对当归苗栽生长及抗病性的影响[J].草业科学,2018, 27(4):69

K

康传志,王升,黄璐琦,等.中药材生态种植模式及技术的评估[J].中国现代中药,2018, 20(10):1189

L

李晶,林雄杰,王泽辉,等.牛樟芝鲨烯环氧酶基因的克

隆、生物信息学及表达分析[J].中草药，2018，49(10)：2440

李铜，张兴国，李德柱，等.不同生育年限野生川麦冬植株块根发育过程中生物量及有效组分积累相关性的原位动态分析[J].现代中药研究与实践，2018，32(3)：6

李建军，马静潇，尚星晨，等.不同产地大皂角、皂角刺形态特征与药用代表成分比较分析[J].中药材，2018，41(10)：2044

李建军，尚星晨，马静潇，等.大皂角不同形态特征及总皂苷、刺囊酸的比较分析[J].中药材，2018，41(3)：551

李建军，尚星晨，马静潇，等.皂角刺发育过程形态特征变化规律与槲皮素、总多酚积累动态研究[J].中国中药杂志，2018，43(16)：3249

李文斌，罗琳，赵梓邯，等.不同产区甘草种质资源类型的形态特征及分类学研究[J].中国现代中药，2018，20(5)：510

李银娉，黄磊，杨鹏，等.南陵县中草药资源调查研究[J].安徽农学通报，2018，24(9)：88

李永杰，刘容秀，丁一明，等.黄芩生长特性和药材产量的地理变异及其生态学机制研究[J].中国现代中药，2018，20(1)：53

李永杰，刘容秀，田文仓，等.不同种源黄芩(子代)药用成分含量的地理变异研究[J].中国中药杂志，2018，43(13)：2664

李玉梅，姜云天，董雪松.盐胁迫对东北薄荷种子萌发的影响[J].东北林业大学学报，2018，46(2)：22

梁从莲，侯典云，王蕾，等.优质山茱萸栽培技术探讨[J].世界科学技术(中医药现代化)，2018，20(7)：1130

梁林波，习学良，李俊南，等.不同海拔核桃林下紫丹参主要有效成分含量变化[J].现代中药研究与实践，2018，32(5)：12

梁泰帅，赵肖琼.油菜素内酯对镉胁迫下蒙古黄芪幼苗AsA-GSH循环的影响[J].现代中药研究与实践，2018，32(6)：1

梁献葵，王艳慧，雷敬卫，等.不同产地加工炮制方法对栀子质量的影响[J].中国中药杂志，2018，43(16)：3795

林娟，陈铁柱，余盛祥，等.四川万源市重点药用植物资源调查[J].中药材，2018，(9)：1815

刘丹，葛玉梅，胡成刚.松桃县第4次中药资源普查研究[J].安徽农业科学，2018，46(30)：1

刘江，赵芳玉，徐元江，等.西藏药用植物新记录[J].中国中药杂志，2019，44(3)：472

刘淼，李西文，张元科，等.黄芩无公害栽培生产体系研究[J].世界中医药，2018，13(12)：2969

刘婷，史宝胜.硼酸、吲哚乙酸、硫酸铜溶液对天仙子和龙胆种子萌发的影响[J].河北科技师范学院学报，2018，32(2)：44

刘序，陈黎，高捍东.香榧种子抑制其发芽和生长的内源物筛选研究[J].西南林业大学学报，2018，38(1)：28

刘洋，肖日传，黄渊，等.井冈山市茨坪镇中药资源的调查分析[J].江西中医药，2018，49(4)：7

刘恩彤，方楚楠，吴晓丹，等.广东省徐闻县药用植物资源调查[J].亚热带植物科学，2018，47(2)：149

刘方舟，杨阳，张一颖，等.栀子药材道地性系统评价与分析[J].中国现代中药，2018，20(11)：1330

刘根喜，陈亮，崔芬芬，等.温度与光照对党参种子发芽的影响[J].山西农业科学，2018，46(2)：193

刘光华，伍贤进，全妙华，等.传统中药资源普查的创新——以湖南省沅陵县为例[J].农产品加工，2018，(1)：33

刘金欣，魏妙洁，李耿，等.黄芩ITS2条形码数据库构建及其种子的DNA条形码鉴定方法建立[J].中国实验方剂学杂志，2018，24(9)：37

刘景玲，白朕卿，位刚，等.丹参叶片在快速生长期对短期UV-B辐射的敏感性[J].中成药，2018，40(11)：2497

刘梦菲，江汉美，肖宇硕，等.HS-SPME-GC-MS联用技术分析不同产地艾叶挥发性成分[J].中国实验方剂学杂志，2018，24(10)：79

鲁道旺，江维克，潘承魁，等.贵州江口县蕨类药用植物资源调查研究[J].世界科学技术(中医药现代化)，2018，20(1)：151

鹿江南，张栋，丁丹丹，等.高温促进黄花蒿中青蒿素生物合成的机制研究[J].中国中药杂志，2018，43(20)：4169

罗林，周应书，毕宁，等.喀斯特山区药用植物栽培环境变化与土壤化学性质的相关性[J].西部林业科学，2018，47(3)：35

吕东方.微波技术在中药炮制中的应用探讨[J].临床医药文献电子杂志，2018(98)：149

M

马哲龙，吴增艳，蒋福升，等.浙江塘栖产不同品种枇杷叶的最佳采收期的研究[J].中药材，2018，41(12)：2536

毛王选,孙学刚,刘晓娟.甘肃省龙胆科药用植物分布新记录[J].林业科技通讯,2018,(9):77

孟磊,胡会娟,商彤,等.遗传和环境对掌叶大黄功效成分含量的影响研究[J].中国中药杂志,2018, 43(12):2495

孟宪敏,陈翠果,侯广欣,等.连翘种子萌发特性研究[J].中药材,2018, 41(9):1807

孟祥霄,沈亮,黄林芳,等.无公害中药材产地环境质量标准探讨[J].中国实验方剂学杂志,2018, 24(23):1

N

Nadarajan J, Benson EE, Xaba P, et al. Comparative biology of cycad pollen, seed and tissue-a plant conservation perspective[J]. Botanical Review, 2018, 84(3):295

农东新,彭玉德,黄宝优,等.三岛球兰,中国夹竹桃科一新记录种[J].热带亚热带植物学报,2018, 26(1):82

P

Peng YQ, Fan LL, Mao FY, et al. Genetic diversity and population structure of a protected species: *Polygala tenuifolia* Willd[J]. Comptes Rendus Biologies, 2018, 341(3):152

Q

戚淑威,杨少华,汤王外,等.永胜县药用植物资源调查研究[J].中国农学通报,2018, 34(2):28

秦昆明,曹岗,金俊杰,等.中药饮片炮制工艺现代研究中存在的问题与对策[J].中国中药杂志,2018, 43(18):3795

R

任海龙.药用植物大黄种子基因组DNA的提取方法研究[J].山西农业科学,2018, 46(3):325

任龙飞,董诚明,苏秀红,等.箭叶淫羊藿适宜采收期的研究[J].中国现代中药,2018, 20(8):999

S

商彤,胡会娟,孟磊,等.遗传和环境对唐古特大黄功效成分含量的影响研究[J].中国中药杂志,2018, 43(11):2246

邵财,刘继永,刘宁,等.黄精种子萌发抑制物质及其去除方法研究初探[J].天津农业科学,2018, 24(3):16

沈亮,徐江,陈士林,等.无公害中药材病虫害防治技术探讨[J].中国现代中药,2018, 20(9):1039

沈亮,徐江,孟祥霄,等.人参属药用植物无公害种植技术探讨[J].中国实验方剂学杂志,2018, 24(23):8

石海霞,肖承鸿,周涛,等.地黄不同种质的遗传多样性和质量分析[J].中国中药杂志,2018, 43(21):4210

史超,邓洁,常振战.青蒿素生物合成关键酶CYP71AV1的表达纯化和晶体培养[J].中国中药杂志,2018, 43(15):3064

宋利沙,蒋妮,缪剑华,等.肿节风炭疽病拮抗细菌的筛选与鉴定[J].植物保护,2018, 44(6):61

宋利沙,蒋妮.肿节风黑斑病拮抗真菌zjts7的抑菌作用测定与鉴定[J].中国现代中药,2018, 20(11):1392

苏海兰,周先治,李希,等.云南重楼种子萌发过程内源激素含量及酶活性变化研究[J].核农学报,2018, 32(1):141

苏钺凯,李景宇,邱镜仁,等.泰山地区药用植物资源现状调查与分析[J].中国野生植物资源,2018, 37(5):61

孙冬月,王馨雅,王晓婷,等.香薷产地加工炮制一体化与传统切制对肺阳虚大鼠作用比较[J].中国中药杂志,2018, 43(12):2537

孙艺方,房敏峰.陕西合阳中药资源调查与分析[J].现代医学与健康研究电子杂志,2018, 2(11):146

T

Turner SR, Wolfgang L, Elliott CP, et al. Seed ecology informs restoration approaches for threatened species in water-limited environments: a case study on the short-range banded ironstone endemic ricinocarpos brevis (euphorbiaceae)[J]. Australian Journal of Botany, 2017, 65(8):661

谭彧文,包燚,操璟璟,等.蜜环菌与天麻共生分子机制的转录组分析[J].中草药,2018, 49(17):4125

W

王楠,高静,黄文静,等.旱、盐胁迫下黄芪种子萌发及其对水杨酸的响应[J].草业科学,2018, 35(1):106

王庆,李丹丹,陈艾萌,等.西南不同产区3种天麻变型主要化学成分含量比较[J].中草药,2018, 49(11):2646

王旭，李西文，陈士林，等."四大怀药"地黄、牛膝、山药、菊花的无公害栽培体系研究[J].世界中医药，2018，13(12)：2941

王德伟，唐晓敏，程轩轩，等.普宁市药用植物资源调查[J].广东化工，2018，45(19)：183

王菁菁，郝文芳，张继文，等.艾叶挥发性成分对气候因子的响应研究[J].中国中药杂志，2018，43(15)：3163

王琴琴，沈涛，左智天，等.基于数据融合和多指标定量对滇龙胆产地鉴别和质量评价[J].中国中药杂志，2018，43(6)：1162

韦荣昌，闫志刚，潘丽梅，等.广西田七松树林下种植技术规程[J].热带农业科学，2018，38(6)：38

韦荣昌，闫志刚，韦莹，等.道地中药材广西田七栽培及产地加工技术规范[J].热带农业科学，2018，38(12)：16

魏红国，雷振宏，关扎根，等.短柱肖菝葜野生抚育技术研究[J].中国中药杂志，2018，43(22)：4427

邬龙怡，胡珊，杨志业，等.SCoT 分子标记对不同品种化橘红的亲缘关系分析[J].现代中药研究与实践，2018，32(6)：12

吴伟，张鹏飞，张桂萍，等.连翘根际高效解有机磷细菌的筛选鉴定及促生长特性研究[J].西南林业大学学报(自然科学)，2018，38(3)：93

吴海燕，骆红，胡成刚.贵州省关岭县中药资源现状[J].贵州科学，2018，36(6)：23

吴利玲，高亚芳，钱子刚，等.基于 β-AS 基因多态性的金铁锁核心种质构建[J].中国中药杂志，2018，43(21)：4220

吴庆华，黄宝优，韦荣昌.广西莪术地膜覆盖栽培技术规程[J].热带农业科学，2018，38(9)：33

武鑫，王亮，王洪博，等.应用现代 3S 技术调查邯郸市野生道地中药材蕴藏量及现状综合评价[J].中国医药导报，2018，15(27)：130

X

席秀利，胡珊，邬龙怡，等.SCoT 分子标记对不同产地白芍亲缘关系的研究[J].中国现代中药，2018，20(6)：658

夏菁，简东琴，曾俊岚，等.青蒿 JAZ 基因克隆及其功能分析[J].药学学报，2018，53(5)：812

夏静，梁惠瑜，黄勇，等.不同种源丹参质量比较研究[J].现代中药研究与实践，2018，32(4)：5

谢彩侠，李雅静，张苗，等.不同种质地黄块根菊花心与非菊花心部位有效成分特征分析[J].中国实验方剂学杂志，2018，24(20)：75

邢艳萍，蔡振娇，许亮，等.辽宁省丹东凤城、宽甸地区水生耐盐药用植物资源调查研究[J].辽宁中医药大学学报，2018，20(5)：157

徐杰，李明晓，苏景，等.阳春砂-龙眼生态立体种植模式的研究[J].中国中药杂志，2018，43(2)：288

徐荣，周涛，江维克，等.太子参分级种苗与药材品质的相关性研究[J].中药材，2018，41(8)：1842

徐志超，浦香东，宋经元.基于丹参基因组的蛋白磷酸酶 2C 家族的系统分析[J].中国现代中药，2018，20(6)：652

许陶瑜，郭淑红，田洪岭，等.不同预处理及光照条件对黄芪种子萌发的影响[J].山西农业科学，2018，46(2)：196

许一鸣，吴啟南，乐巍，等.不同产地薄荷药材有机酸与黄酮类成分分析[J].中药材，2018，41(2)：299

薛启，王康才，梁永富，等.氮锌互作对藿香生长、产量及有效成分的影响[J].中国中药杂志，2018，43(13)：2654

Y

杨健，吴浩，杨光，等.基于稳定同位素比和元素分析技术的何首乌产地识别研究[J].中国中药杂志，2018，43(13)：2676

杨凯，杨景煌，刘绍伟，等.三七种子后熟过程种胚发育和 6 种内源激素的动态变化[J].中药材，2018，41(3)：519

杨凯.唐代药用植物栽培史考述[J].农业考古，2018，(4)：147

杨慧玲，牟村，石琳军，等.湖南 4 种药用植物新记录[J].吉首大学学报(自然科学版)，2018，39(6)：53

杨金凤，郭巧生，朱再标，等.不同水分梯度下垂盆草生长发育、品质及抗氧化活性关系研究[J].中草药，2018，49(14)：3382

杨军宣，郭振宇，张毅，等.不同剂量硫磺熏蒸对党参化学成分的影响[J].中国现代应用药学，2018，35(2)：235

于东悦，王瑛，孙伟，等.淫羊藿属药用植物无公害种植技术探讨[J].世界科学技术(中医药现代化)，2018，20(11)：2058

袁洪超，郭凤霞，陈垣，等.高寒区轮作模式对当归田土壤特性及药材产量的影响[J].草业学报，2018，27(10)：183

原晓龙，华梅，陈剑，等.牛樟芝非还原型聚酮合酶基因

的克隆及表达分析[J].中草药,2018, 49(20):4870

原晓龙,华梅,陈剑,等.牛樟芝中一个新型还原型聚酮合酶基因的克隆及表达分析[J].广西植物,2018, 38(9):1146

原晓龙,肖支叶,陈丽英,等.牛樟芝 HMGR 基因的克隆和表达分析[J].基因组学与应用生物学,2018, 37(1):358

Z

张玉,戚莹雪,王蕾,等.山东丹参脂溶性成分的地域分布特点研究[J].中药材,2018, 41(11):2271

张辉红,孟丽媛,余婷,等.短时高温处理对 4 种松树种子萌发的影响[J].种子,2018, 37(1):32

张盼盼,程莹,张桢,等.不同采收期牛至叶提取物体外抗氧化和降糖活性研究[J].中草药,2018, 49(7):1617

张思荻,何金晓,施佳,等.基于 4 种挥发性成分对鱼腥草种质资源的初步评价研究[J].中药与临床,2018, 9(2):3

张婷婷,马嘉伟,王路尧,等.过量表达黄烷酮 3-羟化酶基因(AaF3H)提高青蒿中青蒿素的含量[J].生物技术进展,2018, 8(1):55

张文静,王鹏,陈香香,等.桔梗辣椒间作对桔梗根系生长及产量品质的影响[J].中国中药杂志,2018, 43(6):1111

张晓俊,郑丽香,范世明,等.福建省兰科植物 2 种新记录[J].亚热带植物科学,2018, 47(3):269

张晓云,丁万隆,王蓉,等.人参病害生防细菌分离鉴定及其抑菌活性测定[J].中国现代中药,2018, 20(11):1387

张亚玉.药用植物健康栽培新理念及技术体系[J].吉林农业大学学报,2018, 40(4):440

赵容,尹海波,刘影,等.辽宁清原县野生药用植物资源调查[J].辽宁中医药大学学报,2018, 20(3):111

赵停,李静,安衍茹,等.光质、光强对远志种子萌发和幼苗生理特性的影响[J].中国实验方剂学杂志,2018, 24(17):68

赵停,李静,彭亮,等.钠盐胁迫对远志种子萌发特性的影响[J].中国实验方剂学杂志,2018, 24(17):60

郑英,李玮,赵贵,等.基于过程控制的何首乌产地加工与炮制一体化方法分析[J].中国实验方剂学杂志,2018, 24(15):29

周恺麟,吕伟旗,汤晟凌.商陆水溶性浸出物、商陆皂苷甲含量变异规律与优良种源筛选[J].中国实验方剂学杂志,2018, 24(4):44

周应书,罗林,毕宁,等.基于 BP 神经网络的药用栽培植物泥沙减蚀量模拟[J].土壤通报,2018, 49(2):447

朱爱国,支伟锋,朱惠中,等.常熟虞山地区野生中药材资源的调查与研究[J].抗感染药学,2018, 15(7):1119

朱凤洁,刘娟,袁媛,等.不同开花期金银花 Hsp70 基因相关 miRNA 的表达研究[J].药学学报,2018, 53(8):1202

朱凤洁,杨健,袁媛,等.金银花种质资源化学指纹图谱及代谢物相似性分析[J].中国中药杂志,2018, 43(12):2575

朱凤洁,张山山,袁媛,等.金银花种质资源 DNA 身份证构建及遗传相似性分析[J].中国中药杂志,2018, 43(9):1825

朱艳霞,秦双双,蒋超,等.GA3 和 DPC 对金银花活性成分的影响及其作用机制研究[J].中国中药杂志,2018, 43(24):817

朱宇佳,焦凯丽,冯尚国,等.药食两用植物毛酸浆高效栽培技术规程[J].浙江农业科学,2018, 59(6):957

朱再标,杨金凤,郭巧生,等.不同光强对垂盆草生长和药材品质及抗氧化活性的影响[J].中国中药杂志,2018, 43(22):4404

（二）中药质量评价

【概述】

2018年，中药质量评价在动物类药材特异性基因扩增鉴别，中药质量标志物(Q-Marker)的质量评价与预测，中药特征指标性成分含量及其特征图谱的质量表征关联分析，特征指纹图谱结合化学计量学的中药材质量评价，一测多评法或多指标成分结合特征(指纹)图谱的中药质量评价与控制，中药对照提取物的中药质量控制和中药配方颗粒的质量一致性研究等方面均取得一定进展。

1. 基于COI基因序列特异性扩增技术动物类药材鉴定

菲牛蛭 *Poecilobdella manillensis* 又称金边蚂蟥，有效成分主要是水蛭素、菲牛蛭素A、菲牛蛭素B，其身体两侧的金边为其鉴定特征，但是菲牛蛭死后及其干品金边消失，不易分辨、鉴定。过立农等通过聚合酶链式反应(PCR)对水蛭样品的COI序列进行扩增，针对菲牛蛭素的编码基因序列，在GenBank数据库上搜索得到菲牛蛭素的蛋白序列CAA51293.1，由该段蛋白序列推导出的编码基因的序列为X72786.1，根据基因序列X72786.1利用Primer Premier 5软件设计引物，利用MEGA 6.06软件构建NJ树聚类分析。结果表明，通过COI序列的NJ树聚类分析可以确定20批水蛭样品中的9批为菲牛蛭，PCR扩增和琼脂糖凝胶电泳预实验筛选出的引物7为最佳实验引物。李楠等根据龟甲与鳖甲及3种常见伪品的全基因组序列的差异，设计了5对特异性引物(PCR、PTS、PMS、PPS、PAF)，采用SDS法、酚仿[酚:三氯甲烷:异戊醇(25∶24∶1)]抽提法从龟甲与鳖甲中提取与纯化DNA，并通过PCR对目标片段进行扩增，产物以琼脂糖凝胶电泳分析及凝胶成像系统检测，并根据电泳条带的有无及分子量大小以鉴定真伪。结果，龟甲与鳖甲及其常见伪品巴西龟 *Trachemys scripta*、花龟 *Mauremys sinensis*、佛罗里达鳖 *Apalone ferox* 的DNA经扩增后分别在120、120、81、114 bp处产生条带，且引物间无交叉反应，体现出很强的专属性，5个物种DNA的检出限为1ng。40批市售样品经特异性扩增后均成功鉴定了其动物基原，18批龟甲药材与饮片来源于乌龟 *Chinemys reevesii*，20批鳖甲药材与饮片来源于鳖 *Pekodiscus sinensis*，2批龟甲药材来源于伪品巴西龟。

2. 基于Q-Marker为核心的中药质量评价与预测

Q-Marker是建立以疗效为核心质量控制体系的关键。张铁军等从质量传递与溯源、成分特有性、成分的有效性、成分可测性以及复方配伍环境5个方面，系统论述Q-Marker的科学内涵及其发现和确定的原则、思路和方法，提出了基于“五原则”的复方中药Q-Marker发现的基本思路方法和研究路径，强调Q-Marker概念的重要意义在于聚焦中药质量属性的本质特征以及质量评价与质量控制。以“五原则”统领复方中药质量评价和质量控制体现在4个方面：①通过“有效”和“特有”的原则反映质量评价体系与有效性的关联和专有性的特点。②基于“配伍环境”使质量研究回归和还原到中医药理论和临床作用的本质特点。③以“可测性”的“点—线—面—体”的基本原则和研究思路再现中药质量属性的全貌。④以“质量传递与溯源”指导和应用全程质量控制体系的建立。侯小涛等基于肉桂及其复方的传统功效，在对肉桂资源、化学成分、主要药理活性研究的基础上，分析挥发油、多酚类、二萜类等成分与药效的关系，分析生源途径、传统功效、现代药理作用与化学成分之间的关系，提出肉桂中的挥发油及其中的肉桂醛和肉桂酸、多酚类、黄烷醇类和萜类成分与其有效性密切相关，是其可能的主要药效物质基础，可作为肉桂的 Q-Marker。李冲冲等从化学成分与传统药性、传统功效、临床新用途相关性、入血成分、可测成分、不同配伍中显效成分、贮藏时间影响含量成分的变化，并结合车前属植物环烯醚萜类成分生源途径分析，对车前子 Q-Marker 的筛选和确定进行系统性的文献分析和论证，提出了 Q-Marker 分析的可行路径和可参照的模式方法。许姗姗通过对陈皮、枳实、枳壳 3 药药效、药性、药理作用及化学成分的特异性、生源途径、成分的含量等的分析，对陈皮、枳实、枳壳的 Q-Marker 进行预测。结果，橙皮苷、川陈皮素、辛弗林可作为陈皮 Q-Marker；新橙皮苷、柚皮苷、芸香柚皮苷、辛弗林可作为枳实、枳壳 Q-Marker。虽然 3 种中药均含有橙皮苷，但陈皮中橙皮苷的含量远高于枳实、枳壳；枳实、枳壳均含有柚皮苷和新橙皮苷，但枳实中柚皮苷和新橙皮苷的含量为枳壳的 1.5～3 倍；3 种中药辛弗林的含量随着酸橙果实成熟度的增加而有下降的趋势。张笑敏等研究发现，夏天无和延胡索同属罂粟科紫堇属 *Corydalis* 植物，传统功效辨识上虽都具有止痛的功效，但侧重点不同；主要有效成分虽均为生物碱类，延胡索以原小檗碱型生物碱、原阿片碱型生物碱和阿朴啡类生物碱为主，而夏天无以苯酞异喹啉类生物碱、原阿片碱型生物碱和简单异喹啉类生物碱为主；化学成分类型及含量的不同导致其药理作用的差异及临床应用不同，临床上延胡索主要用于胸胁脘腹疼痛、跌打损伤等，而夏天无主要用于治疗高血压、偏瘫、小儿麻痹后遗症等。通过系统的文献论证和预测分析，认为可将原阿片碱、延胡索乙素、巴马汀、毕枯枯灵、四氢药根碱、别隐品碱作为夏天无 Q-Marker。

3. 基于中药特征指标性成分含量测定及其特征图谱构建质量表征关联分析

李倩等采用 HPLC-PDA 法对 16 批百合药材中的酚酸类指标性成分(阿魏酸)和皂苷类指标性成分(薯蓣皂苷)进行含量测定，并建立百合特征图谱(酚酸类特征峰 12 个，皂苷类特征峰 9 个)，基于特征图谱中特征峰的梳理及其所属化学类型对 16 批百合药材进行质的表征，基于特征图谱中指标性成分阿魏酸、薯蓣皂苷及酚酸类(以阿魏酸为表征)、皂苷类(以薯蓣皂苷为表征)的含量和峰面积分别对 16 批百合药材进行量的表征，并基于基准药材将 16 批百合药材质与量的表征结果进行关联性分析，综合评价得出批号优良度居前的样品。刘璐等基于决明子(小决明 *Cassia tora*)中的酚类成分(萘骈吡喃酮类成分和蒽醌类成分)在降血脂方面均为药物体系的基本组成成分，且去甲红镰霉素 6-*O*-*β*-D-龙胆二糖苷、红镰霉素 6-*O*-*β*-D-龙胆二糖苷、决明子苷、决明子苷 C 和蒽醌类成分橙黄决明素 6-*O*-*β*-D-葡萄糖苷及橙黄决明素为其主要特征性成分，采用 HPLC-PDA 法检测决明子药物体系构架的特征图谱(12 个酚类特征峰)，基于特征图谱中特征峰的梳理及所属化学类型对 11 批决明子药材进行质的表征，基于特征图谱中 6 个特征指标性成分和萘骈吡喃酮类、蒽醌类的含量对 11 批决明子药材进行量的表征，并基于基准药材将 11 批决明子药材质与量的表征结果分别进行关联性分析，综合评价得出批号优良度居前的样品。张元元等采用 HPLC-PDA 法建立了同时测定酚类(原儿茶酸、鞣花酸、槲皮素、异鼠李素)和黄酮类(水仙苷)成分及其沙棘酚类特征图谱(酚类特征峰 3 个，黄酮类特征峰 15 个)质量表征方法，对 11 批沙棘药材进行质与量的表征及关联性分析，综合评价得出批号优良度居前的样品。吕珊等基于砂仁中的酚类成分为促胃动力药效物质基础，采用 HPLC-PDA 法同时测定砂仁饮片中 5 个酚类特征指标性成分(原儿茶酸、香草酸、儿茶素、表儿茶素、槲皮苷)的含量，并建立砂仁饮片酚类特征图谱(酚类特征峰2个，黄酮类特征峰9个)，基于特征图谱中特征峰的数量及其所属化学类型对11批砂仁饮片进行质的表征，以及特征图谱中特征指标性成分及黄酮类(以儿茶素表征)成分的含量和峰面积分别对11批砂仁饮片进行量的表征，并基于基准参比饮片将11批砂仁饮片质与量的表征结果进行关联性分析，依据特征性成分、类型成分的含量、相对含量、峰面积及相对峰面积的质量表征综合评价得出批号优良居前样品。陈梦杰等采用HPLC对15批蒲公英饮片中的酚类特征成分(原儿茶酸、单咖啡酰酒石酸、绿原酸、咖啡酸、对香豆酸等)含量进行测定，并建立了蒲公英酚类特征图谱(酚酸类特征峰10个，黄酮类特征峰4个)，基于特征图谱中特征峰的梳理及所属化学类型对15批蒲公英饮片进行质的表征，以及特征成分原儿茶酸、单咖啡酰酒石酸、绿原酸、咖啡酸、对香豆酸、异绿原酸A、菊苣酸、木犀草苷、木犀草素及酚酸类(以咖啡酸表征)，黄酮类(以木犀草素表征)的含量和峰面积分别对15批蒲公英饮片进行量的表征，并基于基准饮片对15批蒲公英饮片质与量的表征结果进行关联性分析，综合评价得出批号优良度居前的样品。

4. 基于特征(指纹)图谱结合化学计量学中药材质量评价

周娟娟等采用UPLC法建立防己药材指纹图谱，以全谱图色谱峰峰面积及共有峰峰面积为变量，利用SIMCA-P(11.5)等软件进行相似度分析、主成分分析和聚类分析，并测定粉防己碱和防己诺林碱的含量。结果，17批防己药材指纹图谱共生成8个共有峰，指认出2个色谱峰(防己碱和防己诺林碱)，除1批相似度0.706外，其余16批相似度介于0.946～0.997，表明16批防己样品的内在质量较为一致，防己药材中粉防己碱和防己诺林碱含量分别在4.874 7～20.226 6，4.240 7～9.544 0 mg/g之间。黄春跃等通过对安徽产22批生地黄饮片进行二维指纹图谱分析，运用《中药色谱指纹图谱相似度评价系统》，分别确定了26个和10个色谱峰作为生地黄HPLC-PDA和HPLC-ELSD指纹图谱的共有峰，对多个来源、不同种类的41批地黄样品的二维指纹图谱进行化学计量分析。结果，HPLC-PDA指纹图谱能很好地区分不同来源的生地黄样品，HPLC-ELSD指纹图谱能敏锐鉴定生地黄和熟地黄；建立的生地黄二维指纹图谱方法色谱峰分离度高、化学信息丰富、指认的化学成分多，包括4种环烯醚萜苷类、2种苯乙醇苷类、2种核苷类、9种糖类成分。李琴瑜等采用HPLC测定了11批茅苍术、21批北苍术、8批关苍术药材中7个主要成分(白术内酯Ⅲ、Ⅱ、Ⅰ及(4*E*，6*E*，12*E*)-十四癸三烯-8，10二炔-1，3-二乙酸酯、苍术素、*β*-桉叶醇、苍术酮)的含量。结果表明，3种苍术中均含有一定量的7个成分，主成分分析法(PCA)和正交偏最小二乘判别分析法(OPLS-DA)可有效区分茅苍术、北苍术和关苍术，苍术素和*β*-桉叶醇为区分3种苍术的关键差异成分。周亚楠等建立40批首乌藤饮片的UHPLC特征图谱(6个特征峰)，测定2，3，5，4′-四羟基二苯乙烯-2-*O*-*β*-D-葡萄糖苷、大黄素和大黄素甲醚的含量。结合聚类分析法(CA)和PCA方法对首乌藤饮片的质量进行研究。结果，40批首乌藤的相似度为0.655 0～0.998；2，3，5，4′-四羟基二苯乙烯-2-*O*-*β*-D-葡萄糖苷、大黄素及大黄素甲醚含量分别为0.01～1.96、0.02～3.15和0.01～1.48 mg/g，PCA和CA可将首乌藤饮片分为3类，反映了不同批次首乌藤饮片的质量特征。郭龙等采用HPLC法建立了艾叶非挥发性成分化学指纹图谱，共标定了10个共有峰，艾叶样品的相似度均在0.940之上，同时对艾叶及其混伪品野艾叶药材中的新绿原酸、绿原酸、3，4-二咖啡酰奎宁酸、3，5-二咖啡酰奎宁酸、4，5-二咖啡酰奎宁酸等7种指标性成分进行了含量测定，并采用CA和PCA方法对艾叶和野艾叶药材进行了区分与比较。

5. 基于特征(指纹)图谱结合多指标成分中药质量综合评价

王丹丹等采用UPLC法，建立不同规格等级远志药材的指纹图谱，并测定远志药材中sibiricose

A5、sibiricose A6、lancerin、sibiricoxanthone B、glomeratose A 等 10 种指标性成分的含量，同时建立综合质量评价函数。结果表明，建立的指纹图谱共标定 37 个共有峰，指认出其中 22 个峰，7 批不同规格等级远志药材样品间的相似度在 0.927～0.971，10 种指标性成分含量均有不同程度的差异。综合质量评价函数表明，大筒远志药材样品的整体质量优于中筒远志药材样品，野生远志药材样品的整体质量优于栽培品。田双双等采用 HPLC 法建立了 32 批茯苓药材三萜类成分的特征图谱，并同时测定 16α-羟基松苓新酸、茯苓新酸 B、去氢土莫酸、茯苓新酸 A、猪苓酸 C 等 10 种三萜类成分的含量。结果，所建立的特征图谱具有 11 个特征峰，分别为 16α-羟基松苓新酸、茯苓新酸 B、去氢土莫酸、茯苓新酸 A、猪苓酸 C 等；32 批茯苓药材和 32 批茯苓饮片中 10 种三萜类成分之间具有正相关；产地收集的药材中各成分的含量均高于市售饮片；湖北、云南产茯苓 10 种三萜类成分的总含量略高于安徽，但安徽产茯苓中各成分的含量波动范围较小。

6. 基于一测多评法结合特征(指纹)图谱的中药材质量控制

杨世艳等以绿原酸为参照物，建立泸州古蔺山银花(灰毡毛忍冬 *Lonicera macranthoides* 的干燥花蕾) HPLC 指纹图谱，10 批样品的相似度均在 0.99 以上，标定了 11 个共有峰，指认了其中 9 个共有峰，分别为新绿原酸、绿原酸、隐绿原酸、獐牙菜苷、3，4-二咖啡酰奎宁酸等。王鹏飞等采用 HPLC 法对 15 批次市售蟾酥样品进行了分析，建立了以五羟色胺、日蟾毒它灵、沙蟾毒精、嚏根草配基、远华蟾毒精等为特征峰的蟾酥药材对照特征图谱，经 UPLC-Q-TOF-MS 分析，鉴定了 18 个共有峰，分别为五羟色胺、*N*-甲基五羟色胺、*N*，*N* 二甲基五羟色胺、*N*，*N*，*N*-三甲基五羟色胺、日蟾毒它灵等；以华蟾酥毒基为内参物，采用一测多评法对 15 批药材中 5 种主要蟾毒配基的含量同时进行了测定。结果表明，建立的特征图谱和一测多评法可以有效控制蟾酥药材的质量。

7. 基于中药对照提取物的中药质量控制

周德勇等选择橙皮苷、香叶木苷、蒙花苷、香蜂草苷、迷迭香酸 5 种酚类化合物为指标性成分，制备薄荷酚类对照提取物，建立了薄荷药材中上述 5 种酚类指标性成分的 HPLC 含量测定方法，并比较了以对照提取物和单体对照品为对照的薄荷药材含量。结果表明，对照提取物法与对照品法所得测定结果具有一致性，薄荷酚类对照提取物可有效替代单体对照品进行薄荷质量评价。皮文霞等采用水提法制备槐花对照提取物，以芦丁、水仙苷、山柰酚-3-*O*-芸香糖苷、槲皮素为对照品，采用 HPLC 法测定其提取物中 4 个黄酮类成分的含量，采用 SPSS 17.0 行配对 t 检验进行比较测定。结果，6 批样品中，芦丁、山柰酚-3-*O*-芸香糖苷、水仙苷和槲皮素对应的 P 分别为 0.380、1.181、0.859、0.135(均 $P>0.05$)，显示二者之间差异无统计学意义，表明槐花对照提取物为对照可以进行槐花质量控制。王菲菲等采用优化的《中国药典》(2015 年版)方法制备马钱子对照提取物，并应用该对照提取物对 5 批马钱子药材和 3 批次含马钱子骨刺片复方制剂进行含量测定。结果表明，马钱子对照提取物的均匀性和稳定性良好，士的宁和马钱子碱的平均含量分别为 49.9%和 45.4%，马钱子对照提取物可替代单体对照品用于马钱子药材及复方制剂的质量控制。

8. 中药配方颗粒的质量一致性研究

唐进法等采用 HPLC-MS/MS 法同时测定附子配方颗粒中乌头碱、新乌头碱、次乌头碱、印乌头碱、苯甲酰乌头原碱等 14 种毒效成分含量，并结合 CA、PCA、PLS-DA 等化学计量学方法对 29 个批次附子配方颗粒的质量一致性进行评价。结果显示，14 种毒效成分在各自浓度范围内线性关系良好，所有批次附子配方颗粒的剧毒成分极低，安全性高，但有效成分含量差异较大。CA 与 PCA 表明，2 个厂家生产的附子配方颗粒存在明显差异，即使同一厂家不同批次产品也存在一定差异；但A厂家样品的变异性小于B厂家。PLS-DA分析发现，A厂家生产的配方颗粒在强心成分去甲猪毛菜碱含量上普遍高于B厂家产品；但在镇痛抗炎的苯甲酰新乌头原碱、附子灵等成分含量上普遍低于B厂家产品。提示所测批次附子配方颗粒的安全性较好，但一致性尚有待提高。吕晋等应用近红外光谱仪，结合OPUS软件，将收集的23批大黄样品及其伪品中的10批次正品大黄样本为训练集，用于建立一致性鉴别模型，剩余的正品和所有的伪品作为验证集，用于评价模型的质量和有效性。结果表明，16批次的大黄均在模型设定CI限度范围内，而7批次的伪品均在模型设定CI限度范围外。

（撰稿：陈建伟　审阅：寇俊萍）

【基于DNA条形码技术的中药材基原鉴定与商品调查】

随着中药材DNA条形码识别系统（植物药以ITS2为主体序列、psbA-trnH为辅助序列；动物药COI为主体序列，ITS2为辅助序列）的建立与应用，中药材DNA条形码技术从基因层面识别中药材及混伪品的物种差异的DNA条形码技术在植(动)物性药材及其近缘种、混伪品基原鉴定以及中药材商品流通市场监管上发挥着越来越重要的技术支撑作用。

1. 中药材市场流通商品调查

(1) 湖北省中药材市场流通商品的抽样调查　汪波等利用DNA条形码鉴定技术抽取湖北中药材市场植物药494份(包括根及根茎类药材365份、皮类及茎木类药材35份、叶类及全草类药材3份、果实及种子类药材79份、其他类药材12份)及动物药12份样本，提取总DNA并扩增相应鉴定序列，比对标准数据库(中药材DNA条形码识别系统)。获得鉴定序列COI 12条，ITS2 482条，扩增成功率为98%；477份样品准确鉴定到种，鉴定成功率97%；共鉴定出伪品28份，占所抽查样品的5.5%，其中皂角刺(豆科植物皂荚*Gleditsia sinensis*的干燥棘刺)掺伪9%，川贝母(百合科植物川贝母*Fritillaria cirrhosa*、暗紫贝母*F. unibracteata*、甘肃贝母*F. przewalskii*、梭砂贝母*F. Delavayi*等的干燥鳞茎)掺伪20%，桃仁(蔷薇科植物桃*Prunus persica*或山桃*P. davidiana*的干燥成熟种子)掺伪44%。

(2) 新疆进口民族民间药材基原考证　李亚伟等采用ITS2序列、*psbA-trnh*序列，对30份进口维吾尔药材样品DNA，进行PCR扩增并双向测序，利用MEGA7.0等软件分析序列信息，将序列在DNA条形码基原植物鉴定数据库及GenBank数据库中进行比对，搜索相似性最高的植物，判定药材可能的基原。综合25种药材ITS2序列及26种药材*psbA-trnh*序列在基原植物GenBank数据库中BLAST鉴定结果。30种维吾尔进口药材中，28份药材样品得到有效的鉴定结果，香茅、奶桃、玉竹、阿勃勒、天仙子等15种药材与本草中记载的基原植物相似度为100%，与文献记载基原植物一致；药西瓜、红茶、刺糖、秋水仙、洋菝葜根等7种药材与基原植物是同属植物(近缘种)；锦灯笼、细辛、洋甘菊、神香草、野苜蓿等6种药材与本草中记载的是不同属植物。

2. 中药材及其近缘种、混伪品的基原鉴定

(1) 乌头属10种藏药的基原鉴定　任瑶瑶等从青藏高原地区(西藏、青海、甘肃、陕西及四川省的康定等地)采集展花乌头*Aconitum chasmanthum*、凉山乌头*A. liangshanicum*、工布乌头*A. kongboense*、露蕊乌头*A. gymnandrum*、铁棒锤*A. pendulum*等12种乌头属藏药样品50份，分别提取样品DNA，对ITS2目标序列进行PCR扩增、测序，构建NJ树。结果，乌头属藏药植物样本种间最小距离大于种内最大距离，NJ树显示各种乌头属植物种内之间各单独形成一个分支，从K2P遗传距离、NJ进化树、ITS2序列二级结构等方面均可将各种乌头属藏药植物样本区分开，ITS2序列对乌头属藏药植物的鉴定能力强。

(2) 白头翁属植物药源鉴定　梁勇满等实地调

查了辽宁省 8 种 47 个样本的白头翁属植物以及 1 种银莲花属植物、1 种獐耳细辛属植物的形态特征、花粉粒微观形态、进行了基于 ITS2 序列的 DNA 条形码的分子鉴定，确证了 1 个新种—岩生白头翁 *Pulsatilla saxatilis*，以及 2 个辽宁省新记录—兴安白头翁 *P. dahurica* 和白花白头翁 *P. chinensis* 的分布；确证了在大连市大黑山、鞍山市千山有金县白头翁 *P. chinensis* var. *kissii* 的存在。NJ 树聚类分析表明，8 种白头翁属植物自成大 1 支，包括白头翁、朝鲜白头翁 *P. cernua*、兴安白头翁 *P. dahurica*、金县白头翁、岩生白头翁、肾叶白头翁 *P. patens*、细叶白头翁 *P. turczaninovii* 和 *P. tongkanensis*；银莲花属 *Anemone* 和獐耳细辛属 *Hepatica* 植物各为 1 支。

(3) 防己及其混伪品的鉴定　防己正品为防己科植物粉防己 *Stephania tetrandra* 的干燥根，目前市场上出现了较多常见混伪品。杨美青等选取了正品防己及其常见的 11 种混伪品作为研究类群，其中防己科 4 种，马兜铃科 6 种，木通科 1 种，从 GenBank 上下载 36 条防己及其混伪品的 ITS 序列，使用 MEGA7.0 软件进行分析，构建 NJ 树及 PNJ 树。结果显示，防己及其混伪品种内平均 K2P 遗传距离(0.005)远小于种间平均 K2P 遗传距离(0.410)，并已达到序列差异的标准阈值，由构建的 NJ 树可以看出，正品防己单独聚成一支，并与其他混伪品基原植物明显区分开。NJ 树显示防己及其混伪品聚为 6 个分支，即头花千金藤 *Stephania cephalantha*、耳叶马兜铃 *Aristolochia tagala*、木防己 *Cocculus orbiculatus*、三叶木通 *Akebia trifoliata* 所有个体聚为一支，而汉中防己 *Aristolochia kaempferi heterophylla*、大叶马兜铃 *A. kaempferi*、广防己 *A. fangchi* 和川防己 *A. kwangsiensis* 共同聚为一支。

(4) 竹节参及其近缘物种和混伪品的鉴定　陈镜安等对竹节参 *Panax japonicus* 样品进行 ITS2 基因片段扩增和正向测序，并从 GenBank 数据库下载竹节参、近缘物种和混伪品的 ITS2 序列，通过 ITS2 database 剪切最终共获得 24 个物种(包含五加科人参属 9 种、毛茛科乌头属 1 种、小檗科红毛七属 1 种、鬼臼属 6 种、山荷叶属 1 种、景天科景天属 1 种，以及未收录于《中国植物志》，与竹节参同属的三叶参、*P. assamicus*、*P. variabilis*、野三七和越南人参)102 条序列，使用 DAMBE 软件进行序列替代饱和度检测，使用 MEGA6.06 软件进行分析，构建 NJ 树，并预测 ITS2 二级结构。结果，竹节参 ITS2 序列长度均为 230 bp，平均 GC 含量 63.7%，ITS2 序列平均遗传距离分析、NJ 树、二级结构特征均显示竹节参与非同属混伪品和部分近缘物种(屏边三七 *P. stipuleanatus*、假人参 *P. pseudoginseng*、三叶参 *P. trifolius*、野三七 *P. vietnamensis* var. fuscidiscus 和越南人参 *P. vietnamensis*)存在极大差异，能有效区分，而鉴定近缘物种西洋参、人参、三七 *P. notoginseng*、珠子参 *P. japonicus* var. *major*、羽叶三七 *P. japonicus* var *bipinnatifidus*、*P. assamicus*、*P. variabilis* 和狭叶竹节参 *P. japonicus* var *angustifolius* 序列分辨率较低，具有一定局限性。

(5) 鬼臼类中药材鉴定　鬼臼类中药材主要来源于小檗科 Berberidaceae 鬼臼属 *Dysosma*、桃儿七属 *Sinopodophyllum*、山荷叶属 *Diphylleia* 及足叶草属 *Podophyllum* 12 种药用植物。鹿江南等收集 5 种 26 份鬼臼类中药材八角莲 *D. versipellis*、南方山荷叶 *D. sinensis*、桃儿七 *S. hexandrum*、小八角莲 *D. difformis* 和六角莲 *D. pleiantha* 样品，以 ITS2 作为条形码序列，对各鬼臼类中药材提取基因组 DNA，PCR 扩增 ITS2 序列并进行双向测序。所得序列经 CodonCodeAligner 拼接并剪切后，采用 MEGA5.1 软件进行分析，构建 NJ 树。结果显示，5 种药材种间存在明显差异，各物种种内最大 K2P 遗传距离均远小于种间最小 K2P 遗传距离；从 NJ 树可知，5 种药材各自聚为一支，可以有效区分。

(6) 防风及其混杂品鉴定　罗丹丹等采集防风 *Saposhnikovia divaricata*、竹叶防风 *Seseli mairei*、杏叶防风 *Pimpinella candolleana* 及华山前胡 *Peucedanum ledebourielloides* 4 个物种 8 个植物样本，

并从GenBank下载防风常见伪品的ITS2序列16条,共计24条ITS2序列用于构建防风及其混伪品的标准条形码数据库。市场收集药材采用DNA条形码技术,通过序列比对、变异位点分析、遗传距离计算和NJ树构建,对市售28批基原不详,标签为防风的药材进行鉴定。结果显示,当前市售防风药材来源混杂,仅有10批为正品防风,其余药材植物基原包括竹叶防风、杏叶防风、华山前胡等多种。

(7) 芦根及其混伪品基原鉴定　韩正洲等应用*psb* A-*trn* H序列对芦根(芦苇 *Phragmites communis* 的新鲜或干燥根茎)及其基原物种(芦苇、芦竹 *Arundo donax*、芒 *Miscanthus sinensis* 和菰 *Zizania latifolia*)40份样品进行DNA提取、PCR扩增*psb*A-*trn*H序列、双向测序,结合GenBank下载序列分析,构建NJ树。结果显示,芦根*psb*A-*trn*H序列长度为482～483 bp,种内有2个变异位点,有2种单倍型,G+C含量为37.7%～37.8%。芦根*psb*A-*trn*H序列种内遗传距离为0～0.004 2,芦根与其混伪品的种间遗传距离为0.008 3～0.036 1,大于芦根种内最大遗传距离。基于*psb*A-*trn*H序列构建的NJ聚类树显示,芦根样品单独聚为一支,其混伪品各自聚为一支。

(8) 连翘及其伪品鉴别　冯帅等采用植物DNA条形码候选序列中的ITS2、*trn*H-*psb*A作为目标条形码,探讨了其对不同产地连翘 *Forsythia suspensa*、正品连翘与其易混伪品金钟花 *F. viridissima* 的鉴别。从NJ树可见,连翘与金钟花能够明显地分为两支,不同产地的连翘也表现出了一定的区域相似性。

(9) 小茴香、孜然、葛缕子、莳萝子及其混伪品鉴定　香辛料小茴香、孜然、葛缕子、莳萝子分别为伞形科植物茴香 *Foeniculum vulgare*、葛缕子 *Carum carvi*、莳萝 *Anethum graveolens* 和孜然芹 *Cuminum cyminum* 的干燥成熟果实。张梦婷等收集小茴香等香辛料及其混伪品样本23份,作为参照样本(包括小茴香5份、孜然7份、莳萝子3份、葛缕子2份及其混伪品蛇床 *Cnidium monnieri* 子3份、防风 *Saposhnikovia divaricate* 3份)。另外从香辛料市场收集到小茴香4份、孜然6份、莳萝子5份、葛缕子2份,共17份(分别编号为N1～N17),作为市场样本。基于ITS2序列通过PCR进一步确定物种,并应用HRM技术建立检测方法和熔解曲线模型。结果表明,小茴香、孜然、葛缕子、莳萝子、蛇床子、防风子的熔解曲线均表现出良好差异性,能明显区分开;17份市场样本中,编号N1和N3样品熔解曲线与标签显示的莳萝子熔解曲线具有明显差异,进一步测序结果显示二者均为毒芹子。

(10) 肉苁蓉、管花肉苁蓉及其相近种基原鉴定　肉苁蓉药材为列当科植物肉苁蓉 *Cistanche deserticola* 或管花肉苁蓉 *C. tubulosa* 的干燥带鳞叶的肉质茎。过立农等建立了肉苁蓉样品的高分辨率熔解曲线(HRM)鉴定方法,通过PCR对采自内蒙古自治区西部地区的30批肉苁蓉(其中野生品15批、栽培品15批)、19批采自和田地区的管花肉苁蓉(其中野生品6批、栽培品13批)以及采自乌兹别克斯坦境内的肉苁蓉属植物19批(均为野生品)的ITS和ITS2序列进行扩增;利用MEGA6.06软件建立NJ树;通过ITS2序列利用Primer Premier5软件进行引物设计并分析,建立肉苁蓉的HRM鉴定方法。结果显示,通过ITS和ITS2序列的NJ树聚类分析可以有效区分3种肉苁蓉(肉苁蓉、管花肉苁蓉及采自乌兹别克斯坦的肉苁蓉相近种),且肉苁蓉和管花肉苁蓉各自的栽培品与野生品不存在明显差异。

(11) 白花蛇舌草及其伪品鉴别　周敏等采用4个常用的DNA条形码序列ITS2、rbcL、*psb*A-*trn*H和*mat*K的通用引物对白花蛇舌草 *Hedyotis diffusa* 及其6种伪品(包括茜草科耳草属植物伞房花耳草 *H. corymbosa*、纤花耳草 *H. tenelliflora*,番杏科粟米草属植物粟米草 *Mollugo stricta*、菊科球菊属植物鹅不食草 *Epaltes australis*、石竹科繁缕属雀舌草 *Stellaria uliginosa* 及桔梗科半边莲属植物半边莲 *Lobelia chinensis*)进行PCR扩增并测序，通过比较各序列扩增和测序成功率、鉴定效率、barcoding gap 检验及 NJ 树评价不同序列的的鉴别能力。Barcoding gap 分析显示 ITS2 可作为白花蛇舌草真伪鉴别的理想候选序列，ITS 二级结构的构建表明不同物种的茎环结构有显著差异。

（12）姜科药用植物 DNA 条形码鉴定　钟志敏等用 *ycf*1 通用引物对姜科 6 属 16 种药用植物（山柰 *Kaempferia galanga*、华山姜 *Alpinia chinensis*、艳山姜 *A. zerumbet*、美人蕉 *Canna indica*、草豆蔻 *A. katsumadai* 等）进行 PCR 扩增和测序，用 BioEditv7.0.9.0 及 MEGA6.0 对目的序列进行比对分析，以美人蕉为外类群构建系统进化树。结果表明，姜科 *ycf*1 序列长度约为 900 bp，17 条目的序列差异位点 150 个，除山姜属 4 个种的种间遗传距离为 0 无法鉴别以外，其余 5 个属种间均存在序列差异；构建的系统进化树显示，*ycf*1 序列能明显区分姜科 6 个属的植物。张桂芳等应用 *mat*K 序列对姜科 10 属 21 种植物进行鉴定及聚类分析，用 SnapGene Viewer 校正拼接测序所得姜科的 *mat*K 序列，应用 BioEditv7.0.9.0 软件及 Mega6.0 对实验所得的 22 条及 GenBank 数据库中下载的 21 条 *mat*K 序列进行比对分析，计算 K2P 遗传距离，构建系统进化树进行聚类分析。结果显示，姜科的 *mat*K 序列长度约为 1 200 bp，43 条目的序列差异位点 241 个，不同姜科种间均存在序列差异，以美人蕉科美人蕉为外类群，构建的系统进化树显示，同属的姜科植物能聚为一类。

（13）金钗石斛 3 种遗传变异种　李园园等以 60 份贵州赤水产金钗石斛 *Dendrobium nobile*（包括鱼肚兰、竹叶兰和圆茎兰，各 20 份）为研究对象，提取其基因组 DNA 作为 PCR 扩增模板，扩增核糖体 ITS2 基因片段，并进行测序和相关分析。结果显示，金钗石斛 3 种种质核糖体 ITS2 共有序列相似度达 96.69%，两两比较，相似度均为 100.0%，长度分别为圆茎兰 491 bp、竹叶兰 492 bp、鱼肚兰 493 bp。将 3 种种质的核糖体 ITS2 共有序列分别上传“中药材 DNA 条形码鉴定系统”，显示最接近的物种为中药材金钗石斛，表明用核糖体 ITS2 序列可将金钗石斛与其他物种区分开。

（14）霍山石斛及其混伪品的鉴定　王晖等使用核基因组 ITS2 通用引物对 9 种 109 份石斛属植物进行扩增测序，比较各序列的扩增和测序成功率，种内和种间的变异等指标，运用 BioEdit，MEGA5.0 等软件分析序列。结果表明，ITS2 序列不仅在石斛属种内变异和种间变异最大，而且有明显的条形码间隙，种内变异和种间变异重合较少，ITS2 序列不同石斛种形成单系分支的百分比也最高，能较好区分不同种类的石斛。赵群等利用最大简约法（MP）和贝叶斯法（BI）构建霍山石斛 *Dendrobium huoshanense* 及常见混伪品的系统发育树，并基于 ITS 序列上变异位点以霍山石斛为正品设计特异性 PCR 引物 SH-CP9s/SH-CP9a、SH-CP25s/SH-CP25a、SH-CP29s/SH-CP29a，优选扩增条件，用于霍山石斛及其混伪品（铁皮石斛 *D. officinale* 和河南石斛 *D. henanens*）鉴别。结果显示，在系统发育树中霍山石斛聚类为一个单系。霍山石斛与河南石斛互为姐妹类群，形成并系，亲缘关系更近，而铁皮石斛与霍山石斛和河南石斛亲缘关系较远。通过对 PCR 反应的退火温度、DNA 模板用量进行优化，并对不同型号的 PCR 仪和 Taq 酶进行考察，分别获得霍山石斛的特异性 PCR 反应程序。在 PCR 产物中，正品出现目的条带，而混伪品不出现条带。

（15）海龙商品药材的基原鉴定　刘富艳等从我国 8 个主要药材市场收集到 126 份海龙类商品样本，通过形态鉴别和 DNA 分子鉴别（将海龙肌肉组织样品提取的 DNA，使用 *COI* 通用引物、鱼类通用引物 Fish1 或鱼类通用引物 Fish2 进行 PCR 扩增，取阳性扩增产物经纯化、以对应引物进行双向测序，使用 BioEdit 7.2.6 软件对测序峰图进行校对、去除引物序列及拼接，获得对应测序结果。序列使用 DNAsp 5.0 软件进行单倍型分析，每种单倍型均经 NCBI 数据库和 BOLD Systems v3 进行 BLAST 比对，获得最相似物种信息。利用 MEGA6.0 对获得的单倍型序列进行分析，基于 Kimura-2-Parameter

模型构建 NJ 树，确定出 11 种海龙商品基原，包括刁海龙 *Solenognathus hardwickii*、黑斑刁海龙 *S.lettiensis*、斗氏刁海龙 *S. dunckeri*、光粗吻海龙 *Trachyrhamphus bicoarctatus*、长吻粗吻海龙 *T. longirostris* 等 11 种基原，其中黑斑刁海龙、斗氏刁海龙、光粗吻海龙、长吻粗吻海龙为首次在中药市场中发现。

(16) 蝠鲼鳃药材基原鉴定　蝠鲼鳃的基原物种主要为产自中国海的大型软骨鱼类中的鲼形目(Myliobatiformes)蝠鲼科(Mobulidae)种类。全球的 11 种蝠鲼科种类中，大部分被 IUCN 红色名录列为濒危、易危或近危等级。国内对蝠鲼分类的混乱以及研究的匮乏，致使蝠鲼鳃的基原物种仍不明确，同时也阻碍了蝠鲼种群保护政策的制定与执行。陈凯彪等采用 DNA 条形码技术获得了广州清平中药材市场 13 家商铺的 31 份蝠鲼鳃样品的 COI 基因序列，对其进行了系统发育分析。结果显示，广州清平中药材市场销售的蝠鲼鳃主要来自日本蝠鲼(*Mobula japonica*)、双吻前口蝠鲼(*Manta birostris*)、褐背蝠鲼(*M. tarapacana*)和印度蝠鲼(*M. thurstoni*)(检出比例依次为 41.9%、32.3%、22.6%和 3.2%)，与台湾鱼类资料库中记录的 4 个种类完全吻合。

(17) 市售金钱白花蛇药源构成调查　石林春等收集 51 份市售金钱白花蛇(眼镜蛇科银环蛇 *Bungarus multicinctus* 的幼蛇干燥体)样品，分别获取每份样品头部和尾部的 COI 序列，通过构建 NJ 树进行物种鉴定。共获得 60 条金钱白花蛇正品及其主要混伪品的 COI 条形码，银环蛇种内最大遗传距离 0.020 1，与金环蛇、赤链蛇和赤链华游蛇的种间最小遗传距离分别为 0.156 1，0.208 8 和 0.209 3，种内最大变异小于种间最小变异；金钱白花蛇正品及其混伪品在 NJ 树上聚为独立的支，金钱白花蛇正品及其混伪品在系统发育树上可明确区分。所有市售金钱白花蛇样品均可从头部和尾部成功获得 COI 序列，药源调查结果表明，银环蛇 *Bungarus multicinctus* 29 份，赤链蛇 *Lycodon rufozonatus* 20 份，赤链华游蛇 *Sinonatrix annularis* 2 份，混伪品占比 43%；基于头部和尾部的鉴定结果一致。

(18) 熊胆粉及混伪品的鉴定　许亚春等对收集到的 12 份熊胆粉样品进行 DNA 提取、PCR 扩增并双向测序、运用 CodonCode AlignerV7.0.1 进行序列剪切去除引物区得到 COI 序列，同时与 GenBank 中得到棕熊及混伪品 5 个物种 38 条 COI 序列，运用 MEGA7.0 对研究的 5 个物种 50 条序列比对分析，计算变异位点及种内和种间 K2P 遗传距离并构建邻接(NJ)树。结果表明，黑熊 *Ursus thibetanus*、棕熊 *U. arctos* 的种内最大 K2P 遗传距离远小于其混伪品间最小 K2P 遗传距离；NJ 树结果显示黑熊、棕熊各聚为一支，均可以与混伪品(*Bos tauru*、*Ovis aries*、*Sus scrofa*)明显区分开。

(19) 阿胶的原材料及其混伪品鉴定　马科动物驴 *Equus asinus* 的皮是制作名贵中药阿胶的原材料，《中国药典》(2015 年版)规定阿胶为新鲜或干燥的驴皮经煎煮、浓缩制成的固体胶块。严华等针对马科动物驴的基因序列变异位点优化 COI 通用引物及 PCR 扩增条件，PCR 扩增产物双向测序，测得的序列与 GenBank 下载的基因序列 Blast 比对分析样品的基原；采用 MEGA6.0 软件计算序列的碱基组成、种内和种间 K2P 的遗传距离，采用 NJ 法构建系统树，对中药阿胶的原料驴皮及其混伪品马皮、骡皮、牛皮进行基原鉴定。结果表明，22 份来自马科和牛科动物的驴、马、牛的皮样品的基因序列与 GenBank 序列 Blast 比对结果一致性均大于 99%。采用 NJ 法构建的系统树结果显示驴、马、牛的皮样品具有较好的单系性，均分别独立聚为 1 个分支，可以显著区分；牛科和马科动物样品的 K2P 种间平均遗传距离均远大于种内平均遗传距离。

(撰稿：陈建伟　张园娇　审阅：寇俊萍)

【不同产地中药材质量评价】

近年来，采用 HPLC 指纹图谱、多指标成分含量比较及多元统计分析相结合的方法进行不同产地中药材的质量评价，为科学评价不同产地的中药材质量提供借鉴。

1. 根及根茎类

（1）关升麻　关升麻药材的基原为毛茛科植物大三叶升麻 *Cimicifuga heracleifolia* 的干燥根茎，仅产于辽宁、吉林、黑龙江地区。焦光磊等对3个产区15个产地关升麻药材样品进行了HPLC指纹图谱研究，采用相似度评价确定了10个共有峰，相似度在0.80以上，聚类分析、主成分分析分为2类。3个产区中以辽宁省产的关升麻质量最好，同一产区中不同产地间关升麻质量差异较大。

（2）北柴胡　侯会平等以柴胡皂苷a、b2、c、d、e和f的含量为指标，研究了4个不同产地、8个不同采收期北柴胡 *Bupleurum chinense* 中皂苷类成分的含量差异。结果表明，4个产地中，辽宁、陕西和甘肃的北柴胡中柴胡皂苷的含量在5月和8月均较高，而山西产只在8月达到最大值。

（3）秦艽　秦艽药材来源于龙胆科植物秦艽 *Gentiana macrophylla*、麻花秦艽 *G. straminea*、粗茎秦艽 *G. crassicaulis* 或小秦艽 *G. dahurica* 的干燥根。前3种按性状不同分别习称"秦艽"和"麻花艽"，后一种习称"小秦艽"。1987年列入《国家重点保护野生药材物种名录》。张泽坤等对《中国药典》（2015年版）规定的不同产地、不同生长环境的4种秦艽的有效成分（獐牙菜苷、獐牙菜苦苷、龙胆苦苷、马钱苷酸）进行含量测定和特征图谱研究。结果表明，4种不同基原的秦艽有效成分含量受到环境和生长条件的影响，会出现高低不同的情况，但其均一性较高，4种有效成分含量均为龙胆苦苷＞马钱苷酸＞獐牙菜苦苷＞獐牙菜苷，不同基原的秦艽具有很高的相似性；30批秦艽药材特征图谱具有10个共有峰，相似度在0.957～0.998；30批药材中龙胆苦苷和马钱苷酸含量均符合《中国药典》（2015年版）的规定，其中栽培品平均含量高于野生品，云南栽培秦艽平均有效成分含量较高。

（4）苍术　肖春萍等对产地吉林省敦化、蛟河、柳河、通化、集安、靖宇、舒兰、白山的北苍术 *Atractylodes chinensis* 质量进行评价研究。结果表明，8个不同产地的北苍术药材的性状鉴别、显微鉴别、薄层鉴别均符合《中国药典》（2015年版）规定。通化、集安、蛟河、柳河、舒兰种植的北苍术中苍术素含量高于《中国药典》（2015年版）标准，其中通化和集安种植的北苍术质量好，苍术素含量分别为0.77%和0.80%。

（5）半夏　李坤等基于指纹图谱与聚类分析，对10个不同产地半夏 *Pinellia ternata* 药材进行质量评价，确定了半夏药材（20%甲醇提取液）HPLC指纹图谱的12个共有峰，指认了次黄嘌呤、尿苷、鸟苷、腺苷成分。并以鸟苷为参照峰，对10个不同产地的半夏药材指纹图谱进行分析，表明10个产地半夏相似度为0.906～0.973，具有较好的一致性。聚类分析显示接近的地区分为一类，10个产地样品可分为两大类，一类为湖北地区4个产地样品，一类为四川、甘肃和山东6个产地样品，此分类可能与地理位置（南北方）及生长条件（气候、土壤）等有关。

2. 皮类

白鲜皮　冀艳花等基于指纹图谱与聚类分析考察了15个产地（批）的白鲜皮 *Dictamnus dasycarpus* 药材质量。结果显示，15批白鲜皮药材的相似度均大于0.9，13个共有峰中指认出白鲜碱、黄柏酮、梣酮3种成分，聚类分析将其大致分为3类，黑龙江、辽宁、吉林各产地及内蒙宁城等10个产地为一类，河北各产地及内蒙扎鲁特旗等3个产地为一类，内蒙翁牛特旗单独为一类。

3. 叶类

艾叶　河南南阳所产艾叶自东汉起即为医圣张仲景及世人推崇，具有品质高、产量大、疗效显著等优点，故称之为"宛艾"。王宇卿等采用多元统计方法，分析比较了包括南阳市16个乡镇产宛艾在内的31个产地（批）野生艾叶（*Artemisiae argyi*）的HPLC指纹图谱。结果表明，31批艾叶、15批宛艾指纹图谱中分别有 18、25 个共有峰，相似度均大于 0.9；31 批艾叶，除河南邓州、漯河及安徽产地外，其他各产地相似度均较高，聚为一类；16 批宛艾中 15 批可与蕲艾聚为一类，艾叶 4 个主成分累计贡献率达 86.049%，12 批宛艾的综合得分高于蕲艾。

4. 果实种子类

(1) 五味子　吴浩善等利用 HPLC 测定了 29 批不同产地五味子 *Schisandra chinensis* 药材中 5 种木脂素类成分(五味子醇甲、五味子醇乙、五味子甲素、五味子乙素、五味子丙素)含量。结果表明，29 批样品中，总木脂素含量最高为 13.98 mg/g，产自辽宁，且辽宁各批次木脂素含量整体均较高，优于吉林、黑龙江产区的五味子。绝大部分样品中五味子醇甲的含量均≥4 mg/g，符合《中国药典》(2015 年版)要求。五味子醇甲在 5 种木脂素类化合物中含量最高，另外几种木脂素类成分的含量也较高。

(2) 连翘　张洪峰等采用 HPLC 法，对 12 个产地 20 批连翘药材进行了指纹图谱分析，确认 19 个峰为共有峰，指认出共有峰的连翘苷、连翘酯苷 A、连翘酯苷 B 及芦丁成分，20 批连翘药材的相似度为 0.862～0.978，聚类分析将连翘药材从质量上分为两大类。

5. 全草类

(1) 麻黄　毛福英等采用 HPLC 指纹图谱结合主成分分析和聚类分析法，对不同产地正品麻黄和伪品麻黄药材的质量进行比较研究。通过 42 批(41 个产地)(14 个产地草麻黄 *Ephedra sinica*，23 个产地、24 批中麻黄 *E. intermedia* 和 4 个产地膜果麻黄 *E. przewalskii*)不同品种麻黄药材的指纹图谱相似度比较，麻黄药材的相似度为 0.319～0.959(其中伪品膜果麻黄为 0.319～0.701)。确定了包含麻黄碱和伪麻黄碱在内的 7 个主要共有色谱峰峰面积，以及共有峰相对峰面积，作为麻黄药材质量评价变量指标，并筛选出累计贡献率达到 83.117% 的 4 个主成分。聚类分析将 42 批麻黄药材聚为 5 类：草麻黄聚为两大类，其中宁夏不同产地的 3 批草麻黄被聚在一起，山西不同产地的 3 批草麻黄被聚为一类；中麻黄聚为两类，其中甘肃安宁产的 1 个批次中麻黄与其他中麻黄差异较大，被聚为一类，其余产地中麻黄被聚为一类；产自新疆 4 个产地的膜果麻黄(系伪品麻黄)聚为一类。

(2) 绞股蓝　马泽刚等采用 HPLC 法，比较 8 个不同产地绞股蓝 *Gynostemma pentaphyllum* 药材中人参皂苷 Rb1、Rb3、Rc、Rd 的含量。结果表明，内蒙古产的人参皂苷 Rb1 含量最高，江西产的人参皂苷 Rb3、Rd 含量最高，湖北产的人参皂苷 Rc 含量最高，广东和江西产的绞股蓝中 4 种人参皂苷在成分和含量上都较为占优势。

(3) 锁阳　李旺等建立不同产地锁阳 *Cynomorium songaricum* 药材 HPLC 指纹图谱，并测定其中 2 种黄酮成分(儿茶素、根皮苷)的含量。结果显示，锁阳药材 HPLC 指纹图谱有 22 个共有峰，12 批锁阳药材的相似度均>0.90，儿茶素、根皮苷含量均值分别为 0.320、0.057 mg/g；聚类分析将 12 批次锁阳药材分为 4 类，反映了 12 个不同产区锁阳药材的质量特征，结合儿茶素和根皮苷的含量分析，新疆阿克苏县质量优，新疆阜康县质量较好，青海、内蒙 4 批质量次之，甘肃的 6 批质量较差。

(4) 连钱草　张晶等采用化学计量学方法评价不同产地连钱草 *Glechoma longituha* 药材的质量。结果表明，22 批次连钱草在主成分分析中分布在两个区域，只有安徽产地 3 个批次与其他产地不同批次的化学成分存在明显差异性，其差异性化学成分鉴定为萜类化合物，说明除安徽产地之外，其他不同产地连钱草化学成分总体相似。

(撰稿：陈建伟　向燕茹　审阅：寇俊萍)

【中药饮片标准汤剂质量标准研究】

中药饮片标准汤剂(即标准煎液)是以中医理论为指导、临床应用为基础，参考现代提取方法，经标准化工艺制备而成的单味饮片水煎剂。中药饮片标准汤剂也是进行中药质量标志物研究的重要手段和关键物质，作为中药质量标志物的核心样本，其制备方法标准、规范，易于进行定性和定量分析。中药饮片标准汤剂作为经典名方制剂的质量基准和衡量中药配方颗粒的标准参照物，是当前中医药行业关注的焦点，建立中药饮片标准汤剂的质量评价方法，能为相关制剂的质量控制方法的制定提供参考。

1. 根和根茎类中药

(1) 大黄　赵曼佳等采用 UPLC-Q-TOF-MS 法对有代表性的 10 批合格的大黄药材建立大黄汤剂指纹图谱，对主要色谱峰进行确认，明确了汤剂中主要成分为蒽醌类；标准汤剂出膏率为 28.1±3.8%、转移率为 19.9±6.3%。

(2) 黄连　马浩等采用 HPLC 法测定标准化工艺制备的黄连标准汤剂中表小檗碱、黄连碱、巴马汀、小檗碱的含量。结果显示，15 批黄连标准汤剂的出膏率范围为 17.53%～26.82%(均值为 20.36%)；表小檗碱含量范围为 36.51～48.05 mg/g(均值为 44.21 mg/g)，其转移率范围为 55.59%～70.72%(均值为 62.80%)；黄连碱含量范围为 42.89～54.68 mg/g(均值为 50.89 mg/g)，其转移率范围为 52.50%～64.86%(均值为 57.76%)；巴马汀含量范围为 41.30～46.78 mg/g(均值为 44.08 mg/g)，其转移率范围为 56.42%～67.94%(均值为 61.48%)；小檗碱含量范围为 149.8～185.6 mg/g(均值为 169.18 mg/g)，其转移率范围为 53.32%～65.97%(均值为 59.68%)。指纹图谱得到共有峰 9 个，相似度在 0.99 以上，黄连饮片与标准汤剂指纹图谱具有较好的一致性，表明 15 批不同产地黄连标准汤剂与其饮片的基本属性一致。

(3) 三颗针　徐玉玲等制备了 15 批三颗针标准汤剂，显示与盐酸小檗碱对照品、三颗针对照药材溶液在同一硅胶 G 薄层板相同位置显相同颜色的荧光斑点；采用 HPLC 法对指标成分进行含量测定，盐酸小檗碱的质量分数为 7.53%～13.98%，出膏率为 3.42%～6.36%，总转移率为 39.64%～73.62%；红外指纹图谱显示共有峰率下限为 50.0%，变异峰率为 0～62.5%；紫外指纹图谱相似度均大于 0.9，变异可接受范围为 0.768～1.000。

(4) 柴胡　何根祥等通过优化制备过程中的相关关键参数，建立柴胡标准汤剂含量测定方法及特征图谱，以柴胡皂苷 A 含量及特征谱图峰数、峰面积等参数为指标，筛选出最优制备工艺，采用溶剂/物料比为 20：1 的水为提取溶剂，提取温度为 120 ℃，煎煮时间 60 min×2 次，并采用冷冻干燥方法干燥提取液。

(5) 地黄　陈素娟以水为提取溶剂，参照标准化工艺制备了 15 批不同产地的熟地黄标准汤剂，测定其毛蕊花糖苷的质量浓度为 0.011～0.025 mg/ml，出膏率为 40.19%～60.79%，指纹图谱包含 10 个共有峰，指认的 5-羟甲基糠醛和毛蕊花糖苷，相似度均大于 0.9。

(6) 桔梗　邓杏好等采用 HPLC 法，以桔梗皂苷 D 为参照物，对 10 批桔梗标准汤剂进行了含量测定研究。结果表明，桔梗皂苷 D 的平均含量为 3.32 mg/g，转移率在 12.24%～42.57%之间；指纹图谱共标注出 8 个共有峰，各共有峰保留时间 RSD 值在 0.38%～0.87%之间。

(7) 紫菀　张开雪等制备 14 批蜜紫菀标准汤剂，出膏率范围为 45.8%～61.4%，pH 值范围为 4.50～4.81；同时建立了 HPLC 指纹图谱分析方法，相似度均大于 0.88，确定共有峰 12 个，指认其中 3 个并对其进行简易定量分析，因标准汤剂中紫菀酮转移率极低，故也可选择槲皮素等作为其定量指标成分。

(8) 姜黄　邓哲等制备 13 批姜黄饮片标准汤剂，以姜黄素为定量指标成分，建立了 HPLC 图谱分析方法。13 批姜黄饮片标准汤剂中姜黄素的转移率为 0.67%～2.24%，干膏得率 9.95%～18.36%，pH3.86～6.05，指纹图谱确定了 16 个共有峰，指认其中的 3 个，分别为双去甲氧基姜黄素、去甲氧基姜黄素和姜黄素。对 13 批姜黄饮片进行相似度评价，其相似度均大于 0.78。

2. 皮类中药

(1) 肉桂　邓哲等制备14批肉桂饮片标准汤剂。结果表明，肉桂标准汤剂中桂皮醛的转移率为25.0%～68.4%，出膏率为3.7%～10.1%，pH 3.72～5.48；同时进行了指纹图谱分析，找到4个共有峰，指认的香豆素、肉桂酸和桂皮醛，指纹图谱相似度为1.0。

(2) 牡丹皮　焦梦娇等制备14批牡丹皮饮片标准汤剂。结果表明，牡丹皮标准汤剂中丹皮酚的转移率为43.9%～67.3%，出膏率为22.0%～38.7%，pH 3.98～4.77；同时建立了牡丹皮饮片标准汤剂指纹图谱，共标定9个共有峰，其相似度均大于0.9。

(3) 黄柏　王淑慧等按照中药饮片标准汤剂工艺规范制备了15批黄柏饮片标准汤剂，并建立了指标成分含量测定和指纹图谱方法。结果表明，黄柏标准汤剂中小檗碱和黄柏碱的转移率范围分别为36.4%～56.6%(平均转移率为48.9%)和47.5%～83.3%(平均转移率为63.1%)，干膏得率为12.81%～19.41%(平均干膏得率为16.54%)，pH 5.2～5.9；指纹图谱分析其相似度均大于0.9。

(4) 白鲜皮　李军山等制备了15批白鲜皮饮片标准汤剂，建立了质量评价体系。结果显示，5批白鲜皮标准汤剂中黄柏酮的转移率为25.08%～44.08%(平均转移率为34.79%)，梣酮转移率为22.63%～32.86%(平均转移率为27.94%)；出膏率为20.56%～34.42%(平均出膏率为29.05%)；同时进行了指纹图谱分析，得到共有峰10个，指认了白鲜碱、黄柏酮、梣酮3个峰，指纹图谱相似度大于0.92。

3. 花类中药

菊花　郝亚冬等以标准化工艺参数制备了10批杭白菊标准汤剂，并将建立的杭白菊标准汤剂质量评价方法应用于市售2种菊花配方颗粒的检测中。结果表明，杭白菊标准汤剂为浅黄褐色的澄清水溶液，相对密度为1.007～1.011，pH 5.37～5.56，出膏率为19.93%(平均出膏率为23.6%～29.69%)；转移率以绿原酸计平均为56.2%，木犀草苷平均为57.4%，3，5-*O*-二咖啡酰基奎宁酸平均为30.6%。指纹图谱相似度在0.864～0.989。

4. 果实及种子类中药

(1) 补骨脂　沈晓宇等收集15批合格的补骨脂药材，炮制后制备盐补骨脂标准汤剂冻干粉，确定苯并呋喃苷类和呋喃香豆素类为盐补骨脂标准汤剂的主要成分，15批标准汤剂的出膏率为16.31%～20.59%，指标成分补骨脂素、异补骨脂素总量为1.17%～1.50%，转移率为13.55%～23.57%；且指纹图谱相似度均大于0.9。

(2) 酸枣仁　张敏等收集10份酸枣仁饮片制备成饮片汤剂，采用HPLC-UV/ELSD技术，建立多维度酸枣仁饮片汤剂指纹图谱，以相似度及相对保留时间、相对峰面积RSD综合评价其质量。10批酸枣仁饮片汤剂的平均出膏率为20.77%，在HPLC-UV 227、335nm和HPLC-ELSD指纹图谱中分别标定了3、4、2个共有峰，不同检测波长下指纹图谱的相似度为0.942～0.988；相对保留时间和相对峰面积RSD均小于3%；10批酸枣仁饮片汤剂中9种指标性成分的质量分数分别为乌药碱0.25～0.27 mg/g、木兰花碱3.2～3.6 mg/g、维采宁0.077～0.084 mg/g、斯皮诺素0.82～0.89 mg/g、当药黄素0.007 6～0.008 5 mg/g、山柰酚-3-*O*-芸香糖苷0.057～0.060 mg/g、6‴-阿魏酰斯皮诺素0.32～0.35 mg/g、酸枣仁皂苷A 0.83～0.91 mg/g、酸枣仁皂苷B 0.095～0.110 mg/g。

(3) 连翘　曹静亚等制备16批连翘标准汤剂，结果其出膏率范围为13.61%～25.27%，连翘苷的转移率范围为58.61%～100.00%，连翘酯苷A转移率范围为27.88%～51.78%，建立其HPLC指纹图谱分析方法，标定了共有峰10个，分析确认了6个色谱峰，分别为forsythen-side F，连翘酯苷Ⅰ，(+)松脂醇-4-*O*-*β*-D-吡喃葡萄糖苷，连翘酯苷A，连翘苷和连翘脂素。采用特征峰评价模式，以连翘苷为S峰，规定6个特征峰与S峰的相对保留时间分别为0.47，0.52，0.67，0.71，1.00，1.27。冼少华等收集15份不同产地连翘药材制备成标准汤剂，结果其平均出膏率为20.29±4.50%，连翘苷的平均转移率为64.00±9.72%。

（撰稿：刘学湘 陈建伟 审阅：寇俊萍）

【中药胶囊剂质量评价】

胶囊剂指原料药物或与适宜辅料充填于空心胶囊或密封于软质囊材中制成的口服固体制剂，可分为硬胶囊、软胶囊、缓控释胶囊、肠溶胶囊等。除了须对水分、装量差异、崩解时限和微生物限度等项目进行检查外，还需根据具体的胶囊种类和处方进行鉴别、含量测定、释放度、溶出度、含量均匀度、溶剂残留等方面的质量评价。

1. 硬胶囊质量评价

王炜辰在原有蛇伤胶囊质量标准的基础上增加、修订鉴定项以及含量测定项。以红大戟、大黄、白芷对照药材，大黄素、大黄酸、苦参碱、氧化苦参碱、欧前胡素、盐酸小檗碱对照品为对照物质进行TLC定性鉴别；以芦荟大黄素、大黄酸、大黄素、大黄酚、大黄素甲醚、龙脑为指标成分进行HPLC和GC含量测定，进行胶囊剂“制剂通则”项下的水分、崩解时限、装量差异、重金属和砷盐等项目检查。刘文苹对临床用男宝胶囊进行质量标准研究，以凯氏定氮法测定胶囊中的总氮含量，以HPLC法同时测定金丝桃苷和淫羊藿苷，以柱前衍生-HPLC法测定胶囊中11种氨基酸，并建立胶囊的特征性图谱。徐贞贞研究益心血脂康胶囊的质量评价，采用TLC法分别对样品中的黄芪、三七和川芎进行定性鉴别，采用HPLC-UV法同时测定胶囊中毛蕊异黄酮葡萄糖苷和阿魏酸的含量，采用HPLC-ELSD法同时测定胶囊中人参皂苷Rg1、Rb1、Rd和黄芪甲苷的含量，并进行相应的方法学考察。刘晓婷建立SPE-qNMR测定乳增宁胶囊中淫羊藿苷含量的方法。样品用10%乙醇室温超声提取，以HC-C18型SPE柱对提取液进行浓缩除杂后，用qNMR测定淫羊藿苷的含量；采用同样的技术还对双黄连胶囊中绿原酸含量进行SPE-qNMR测定。孙如煜等采用指纹图谱结合化学模式识别技术对清开灵硬胶囊批次间稳定性进行初步研究，进行清开灵硬胶囊指纹图谱的整体分析，验证峰面积过大及峰高过高的化合物对相似度大小产生的影响，且认为剔除该峰后相似度结果将更为准确，并识别了与相似度大小密切相关的标志物。曲颂扬等以HPLC法测定中药复方定心胶囊中人参皂苷Rg1的含量，并通过TLC法对处方中的丹参、黄芪和酸枣仁3味药材进行鉴别。陈俊怡等制订医院制剂便通灵胶囊的质量标准，采用TLC法鉴别处方中的大黄成分，HPLC法测定大黄5种主要成分及总蒽醌的含量。倪玉佳等建立6种中药胶囊剂微生物限度检查方法，复方乌参胶囊、夜宁胶囊、复方银杏叶胶囊、复方珍珠粉胶囊和黄元胶囊可采用平皿法进行需氧菌总数的测定，郁福来胶囊需采用薄膜过滤法去除其抑菌作用后方可进行需氧菌总数测定，而复方乌参胶囊、复方珍珠粉胶囊及黄元胶囊采用培养基稀释法进行乙型副伤寒沙门菌控制菌检查，夜宁胶囊、复方银杏叶胶囊、郁福来胶囊霉菌酵母菌总数和控制菌检查可采用常规法测定。涂杰等建立中药复方补肾壮阳胶囊的HPLC指纹图谱，对不同批次间制剂进行质量控制，覆盖了中药复方补肾壮阳胶囊组方中药的主要特征成分。孟菲等建立益艾康胶囊的HPLC指纹图谱，图谱能够表达益艾康胶囊中多组分的整体特征，用于益艾康胶囊的质量控制。周霖等建立复方血栓通胶囊的UPLC指纹图谱，并结合化学模式识别技术对其进行系统、全面和科学的质量评价。

2. 软胶囊质量评价

杨燕飞建立了胆舒软胶囊的质量标准，内容物为油状澄明液体，具特异香味，在6～39 min内全部崩解，以薄荷脑为对照品进行TLC法鉴别，并采用GC法测定，以薄荷脑计，每粒含薄荷素油为31.5～

32.0 mg。滕会会对清开灵软/硬胶囊化学成分进行了全面整体分析，利用 HPLC-DAD 对市场上常见的清开灵软/硬胶囊中 5 种指标性成分胆酸、猪去氧胆酸、绿原酸、栀子苷和黄芩苷的含量进行测定，得到两者指标性成分的含量差异，并建立 HPLC 指纹图谱，再结合模式识别方法进行整体性的分析，采用 LC-MS 方法对具有差异的标志物进行鉴定，发现其化学成分存在明显的差异。滕会会等还采用聚类分析、主成分分析及偏最小二乘法模型，对不同批次清开灵软胶囊的 HPLC 指纹图谱进行整体观察和评价，并应用中药指纹图谱—化学模式识别方法进行不同批次间胶囊制剂稳定性研究。宋军姝等以银丹心脑通软胶囊为研究对象，探索中药复方多指标成分的质量控制方法，采用 HPLC、UPLC-PDA 方法，同时完成了多指标成分的定量测定。周霖等建立了丹灯通脑软胶囊的 UPLC 指纹图谱，同时通过相似度分析并结合聚类分析、主成分分析及正交偏最小二乘法—判别分析等模式识别技术，对丹灯通脑软胶囊的总体质量进行分析评价。

3. 缓控释胶囊及肠溶胶囊质量评价

宋艺君等用 TLC 法对龙脉利缓释胶囊中穿山龙进行鉴别，用 UV 法对龙脉利缓释胶囊中穿山龙的薯蓣皂苷进行含量测定，能有效地控制龙脉利缓释胶囊的质量。段章好等对氧化苦参碱磷脂复合物肠溶缓释胶囊进行质量控制研究，采用 TLC 法对胶囊中氧化苦参碱进行定性分析，采用 HPLC 法对氧化苦参碱进行含量测定，并测定胶囊的释放度。李玉红建立了 HPLC 法和 UV 法测定双子肠溶胶囊中主要成分的含量，并使用一测多评法作为定量计算方法。

（撰稿：吴飞　审阅：寇俊萍）

［附］ 参考文献

C

曹静亚，李晓，宋梦娇，等.连翘标准汤剂质量评价体系的建立[J].中国实验方剂学杂志，2018，24(7)：7

陈镜安，杨璐，李荣钊，等.基于 ITS2 的竹节参及其近缘物种和混伪品鉴定评估[J].中草药，2018，49(15)：3672

陈俊怡，陈永兰，顾建明，等.中药制剂便通灵胶囊的质量标准研究[J].药学研究，2017，2(14)：120

陈凯彪，李海涛，高阳，等.基于 DNA 条形码技术揭示广州中药材市场蝠鲼鳃的种类来源[J].中国海洋药物，2018，37(1)：75

陈梦杰，孔静，张元元，等.蒲公英酚类特征成分含量测定及其特征图谱质量表征关联分析[J].中国实验方剂学杂志，2018，24(16)：12

陈素娟，聂静，张旗，等.熟地黄饮片标准汤剂的质量标准研究[J].现代药物与临床，2018，33(9)：2173

D

邓哲，焦梦娇，章军，等.含挥发性饮片—桂饮片标准汤剂质量标准研究[J].中国中药杂志，2018，43(5)：885

邓哲，张凡，焦梦娇，等.含挥发油饮片—黄饮片标准汤剂研究[J].中国中药杂志，2018，43(5)：879

邓杏好，林明越，谭梅英.基于高效液相特征图谱的桔梗标准汤剂质量标准研究[J].江西中医药，2018，49(5)：66

段章好，陈新梅，郭辉.氧化苦参碱磷脂复合物肠溶缓释胶囊的质量标准研究[J].山东中医药大学学报，2018，42(2)：179

F

冯帅，李峰，刘杨，等.基于 ITS2、*trn*H-*psb*A 条形码的不同产地连翘及其伪品 DNA 分子鉴定[J].中药材，2018，41(3)：556

G

郭龙，焦倩，张丹，等.基于指纹图谱和多组分含量测定的艾叶药材质量控制研究[J].中国中药杂志，2018，43(5)：977

过立农，刘杰，杨宝，等.基于分子生物学特异性扩增的方法鉴别菲牛蛭[J].中国药事，2018，32(9)：1239

过立农，刘杰，赵春艳，等.基于DNA条形码和高分辨率熔解曲线技术快速鉴别肉苁蓉[J].药物分析杂志，2018，38(4)：665

H

韩正洲，吴正军，魏伟锋，等.基于*psb*A-*trn*H序列的芦根及其混伪品DNA条形码鉴定[J].中国现代中药，2018，20(10)：1225

郝亚冬，李东辉，王建农.杭白菊标准汤剂质量标准研究及应用[J].中国中药杂志，2018，43(13)：2720

何根祥，谭梅英，李洁.柴胡标准汤剂的制备及其质量评价研究[J].按摩与康复医学，2018，9(9)：55

侯会平，赵士博，于康平，等.北柴胡不同产地、不同采收期和不同炮制品中6种柴胡皂苷的含量测定[J].药学学报，2018，53(11)：1887

侯小涛，郝二伟，秦健峰，等.肉桂的化学成分、药理作用及质量标志物(Q-Marker)的预测分析[J].中草药，2018，49(1)：20

黄春跃，欧阳丹薇，牛莉鑫，等.基于HPLC二维指纹图谱结合化学计量分析对生地黄质量评价研究[J].中国中药杂志，2018，43(8)：1667

J

冀艳花，李军山，田方.基于指纹图谱与聚类分析评价不同产地白鲜皮药材质量[J].中国现代中药，2018，20(8)：958

焦光磊，李军山，孙福仁，等.基于指纹图谱与聚类分析评价不同产地关升麻质量[J].中国现代中药，2018，20(8)：953

焦梦娇，邓哲，章军，等.含挥发性成分中药饮片标准汤剂的制备和质量标准研究[J].中国中药杂志，2018，43(5)：891

L

李坤，李明花，秦文杰，等.基于高效液相指纹图谱及聚类分析对不同产地半夏质量评价研究[J].中南药学，2018，16(12)：1750

李楠，虞平添，焦兆群，等.特异性扩增技术鉴定龟甲与鳖甲[J].中成药，2018，40(10)：2328

李倩，巴寅颖，刘璐，等.百合指标性成分含量测定及其特征图谱质量表征关联分析研究[J].环球中医药，2018，11(4)：513

李旺，马建霞，俞晓英.不同产地锁阳药材HPLC指纹图谱研究及2种黄酮成分含量测定[J].中国现代应用药学，2018，35(7)：1025

李冲冲，龚苏晓，许浚，等.车前子化学成分与药理作用研究进展及质量标志物预测分析[J].中草药，2018，49(6)：1233

李军山，聂丽建，冀艳花，等.白鲜皮饮片标准汤剂质量评价体系构建[J].河北工业科技，2018，35(5)：370

李琴瑜，吴卫刚，崔波，等.高效液相色谱法结合多元统计分析用于苍术药材的质量评价[J].药物分析杂志，2018，38(4)：598

李亚伟，刘强，樊丛照，等.DNA条形码技术在新疆进口民族民间药材基原考证中的应用[J].中国现代中药，2018，20(4)：377

李玉红.双子肠溶胶囊制备工艺、质量控制及药效学研究[D].辽宁中医药大学，2017

李园园，蔡莉，杨继勇.基于ITS2和psbA-trnH序列的金钗石斛DNA条形码鉴定研究[J].基因组学与应用生物学，2018，37(8)：3516

梁勇满，许亮，陈思有，等.辽宁省白头翁属植物分类与基于ITS2的DNA条形码分子鉴定[J].中国实验方剂学杂志，2018，24(14)：36

刘璐，李倩，周德勇，等.基于药物体系酚类特征架构的决明子质量表征关联分析研究[J].北京中医药大学学报，2018，41(4)：316

刘富艳，金艳，袁媛，等.基于形态和DNA序列分析的海龙类药材商品的基原调查[J].世界中医药，2018，13(2)：241

刘文苹.中药"男宝胶囊"质量标准的研究[D].河南中医药大学，2016

刘晓婷.固相萃取-定量核磁共振波谱法测定中药板蓝根饮片中表告依春、乳增宁胶囊中淫羊藿苷和双黄连胶囊中绿原酸的含量[D].上海应用技术大学，2017

鹿江南，成航，樊佳佳，等.基于ITS2序列的5种鬼臼类中药材DNA条形码鉴定研究[J].中草药，2018，49(16)：3907

罗丹丹，方海兰，李杨，等.基于DNA条形码技术的防风药材市场调查研究[J].大理大学学报，2018，3(2)：22

吕晋，王黛莹.利用近红外光谱法建立大黄药材一致性检验模型[J].中国药师，2018，21(6)：1128

吕珊，路东波，张元元，等.砂仁酚类特征成分含量测定及其特征图谱质量表征关联分析研究[J].中医药学报，2018，46(1)：15

M

马浩，马璇，高晗，等.不同产地黄连饮片标准汤剂制备与质量标准研究[J].亚太传统医药，2018，14(10)：26

马泽刚，黄春花，钟辉云，等.HPLC法测定8个不同产地绞股蓝中4种人参皂苷类成分的含量[J].食品研究与开发，2018，39(13)：126

毛福英，刘秀，颜永刚，等.不同产地正品麻黄和伪品麻黄药材差异性的HPLC指纹图谱结合PCA和CA法分析[J].时珍国医国药，2018，29(1)：107

孟菲，桂新景，秦会珍，等.中药复方制剂益艾康胶囊HPLC指纹图谱研究[J].中国新药杂志，2018，27(7)：839

N

倪玉佳，戈煜，汤露，等.六种中药胶囊剂微生物限度检查方法验证[J].实用药物与临床，2018，21(11)：1283

P

皮文霞，赵文望，蔡宝昌，等.槐花对照提取物的制备及槐花中4个黄酮类成分的含量测定[J].中国药房，2018，29(19)：2652

Q

曲颂扬，田淼，张艳，等.中药益气养阴复方定心胶囊的质量工艺研究[J].中华中医药学刊，2017，35(5)：1265

R

任瑶瑶，蔡子君，赵梅宇，等.基于ITS2条形码的乌头属藏药植物鉴别[J].中草药，2018，49(19)：4614

S

沈晓宇，刘雪松，毕宇安，等.盐补骨脂标准汤剂质量评价体系的建立[J].中草药，2018，49(1)：100

石林春，唐先明，胡志刚，等.基于DNA条形码技术的毒性药材金钱白花蛇药源调查[J].中国实验方剂学杂志，2018，24(18)：16

宋军妹，惠权斌，吕文英，等.银丹心脑通软胶囊定量质量控制提升研究[J].中国现代中药，2017，19(10)：1466

宋艺君，吕慧锋，王昌利.龙脉利缓释胶囊质量标准研究[J].现代中药研究与实践，2014，28(4)：57

孙如煜，李鹏跃，杜守颖，等.基于中药指纹图谱结合模式识别的清开灵硬胶囊批次间稳定性控制研究[J].中华中医药杂志，2017，32(10)：4629

T

唐进法，张书琦，王晓艳，等.HPLC-MS/MS多组分含量测定研究附子配方颗粒的质量一致性[J].中国中药杂志，2018，43(9)：1871

滕会会，杜守颖，李鹏跃，等.基于中药指纹图谱结合模式识别的清开灵软胶囊批次间稳定性控制研究[J].环球中医药，2016，9(11)：1322

滕会会.基于多成分定量结合模式识别技术的清开灵软/硬胶囊对比研究[D].北京中医药大学，2016

田双双，刘晓谦，冯伟红，等.基于特征图谱和多成分含量测定的茯苓质量评价研究[J].中国中药杂志，2018，44(7)：1374

涂杰，周本宏，邓艾平，等.中药复方制剂补肾壮阳胶囊高效液相指纹图谱研究[J].中国医院药学杂志，2018，38(14)：1505

W

汪波，周豫新，覃桂，等.基于DNA条形码对湖北中药材市场的调查分析[J].世界科学技术—中医药现代化，2018，20(2)：276

王晖，时玲玲，周珏，等.基于DNA条形码分析的霍山石斛及其常见混伪品的初步研究[J].中国中药杂志，2018，43(20)：4055

王丹丹，闫艳，张福生，等.远志药材UPLC指纹图谱及多指标性成分测定方法的建立[J].中草药，2018，49(5)：1150

王菲菲，吴寿海，张聿梅，等.马钱子对照提取物的研究及其在马钱子药材及复方制剂质量控制中的应用[J].药物分析杂志，2018，38(7)：1226

王鹏飞，房蕴歌，李宗云，等.基于特征图谱和一测多评法的蟾酥药材质量控制研究[J].中国中药杂志，2018，43(14)：2863

王淑慧，邓哲，章军，等.黄柏饮片标准汤剂制备及质量标准研究[J].中国中药杂志，2018，43(5)：873

王炜辰.蛇伤胶囊质量标准提升的研究[D].福建中医药大学，2016

王宇卿，庄果，张须学，等.多元统计分析比较宛艾及31个产地艾叶 HPLC 指纹图谱[J].中成药，2018，40(3)：653

吴浩善，张冬月，虞小静，等.HPLC 法同时测定不同产地五味子中 5 种木脂素类成分的含量[J].中国民族民间医药，2018，27(5)：9

X

冼少华，贝伟剑.连翘标准汤剂质量标准研究[J].海峡药学，2018，30(5)：54

肖春萍，夏炎，张强.吉林省不同产地北苍术的质量评价研究[J].长春中医药大学学报，2018，34(5)：872

徐玉玲，贾裕杰，张文文，等.基于标准汤剂的三颗针配方颗粒质量评价研究[J].中草药，2018，49(19)：4535

徐贞贞.中药新药益心血脂康胶囊制备工艺和质控方法研究[D].河南中医药大学，2016

许姗姗，许浚，张笑敏，等.常用中药陈皮、枳实和枳壳的研究进展及质量标志物的预测分析[J].中草药，2018，49(1)：35

许亚春，熊超，姜春丽，等.DNA 条形码技术在动物类药材熊胆粉及其混伪品鉴定中的应用[J].中国中药杂志，2018，43(4)：645

Y

严华，陈俊，石林春，等.基于 COI 序列的阿胶原材料及其混伪品的 DNA 条形码鉴定研究[J].药物分析杂志，2018，38(10)：1761

杨美青，杜燕.基于 ITS2 序列及其二级结构对防己及其混伪品的鉴定[J].中国实验方剂学杂志，2018，24(10)：43

杨世艳，田吉，刘艳，等.泸州古蔺山银花指纹图谱及一测多评同时检测研究[J].中国医院药学杂志，2018，38(3)：234

杨燕飞.胆舒(软)胶囊、解痉镇痛酊质量评价与标准研究[D].江苏大学，2016

Z

张晶，詹艳芝，李晓庄，等.超高效液相色谱—四级杆飞行时间质谱结合化学计量学方法评价评价不同产地连钱草的质量[J].中国药学杂志，2018，53(12)：1003

张敏，杜晨晖，马敏，等.酸枣仁饮片汤剂质量评价研究[J].中草药，2018，49(19)：4520

张桂芳，钟志敏，黄松，等.姜科植物 *mat*K 条形码鉴定及聚类分析[J].时珍国医国药，2018，29(1)：99

张洪峰，张学强，于丽霞，等.基于 HPLC 指纹图谱与聚类分析对不同产地连翘质量评价[J].江苏中医药，2018，50(4)：78

张开雪，马伟，熊超，等.蜜紫菀饮片标准汤剂制备及质量评价方法研究[J].中药材，2018，41(4)：904

张梦婷，孙伟，师玉华，等.基于 HRM 的常见伞形科香辛料快速鉴定[J].中国实验方剂学杂志，2018，24(6)：26

张铁军，白钢，陈常青，等.基于“五原则”的复方中药质量标志物(Q-Marker)研究路径[J].中草药，2018，49(1)：1

张笑敏，许浚，许姗姗，等.夏天无与延胡索的比较分析及其质量标志物预测[J].中草药，2018，49(8)：1733

张元元，吕珊，陈梦杰，等.沙棘酚类特征成分含量测定及其特征图谱质量表征关联分析研究[J].北京中医药大学学报，2018，41(5)：383

张泽坤，王梓轩，李娅琦，等.不同产地及生长方式秦艽的质量评价研究[J].中南药学，2018，16(11)：1598

赵群，刘枫，韩邦兴，等.霍山石斛的分子特异性鉴别[J].中国药学杂志，2018，53(9)：682

赵曼佳，赵嵘，代云桃，等.大黄标准汤剂质量评价[J].中国中药杂志，2018，43(5)：861

钟志敏，赖小平，黄松，等.基于 *ycf*1 的姜科植物条形码鉴定及聚类分析[J].中华中医药杂志，2018，33(9)：4089

周霖，梁淑红，孙志，等.基于 UPLC 指纹图谱结合化学模式识别的复方血栓通胶囊质量控制研究[J].中国医院药学杂志，2019，39(1)：34

周霖，孙志，薛文华，等.基于 UPLC 指纹图谱结合化学模式识别的丹灯通脑软胶囊质量控制研究[J].中国中药杂志，2018，43(16)：3279

周敏，樊兰兰，高慧新，等.白花蛇舌草的 DNA 条形码

研究[J].时珍国医国药,2018，29(1):103

周德勇,张乐,姜艳艳,等.薄荷酚类对照提取物 HPLC 含量测定研究及其在薄荷药材质量控制中的应用[J].药物分析杂志,2018，38(4):582

周娟娟,秦亚东,汪荣斌,等.基于化学计量学结合超高效液相色谱指纹图谱评价中药材防己质量[J].现代中药研究与实践,2018，32(2):62

周亚楠,孙菡,白洁,等.UHPLC 特征图谱结合多组分含量评价首乌藤饮片的质量[J].中国现代应用药学,2018，35(8):1203

（三）中药化学

【概述】

中药化学成分研究是中药研究领域的基础性工作，随着现代色谱和波谱技术的日益发展，越来越多的新化合物和新的天然产物从中药以及药用植物中被发现并报道。2018 年，有关新化合物的报道主要发表于 SCI 期刊，集中在 *Organic Letters*、*Journal of Natural Products*、*Phytochemistry*、*Phytochemistry Letters*、*Planta Medica*、*Natural Product Research*、*Tetrahedron*、*Tetrahedron Letters*、*Fitoterapia*、*Journal of Asian Natural Products Research*、*Helvetica Chimica Acta*、*Chemistry of Natural Compounds*、*Chinese Chemistry Letters*、*Phytomedicine*、*Chemical and Pharmaceutical Bulletin*、中国中药杂志、中草药等杂志上共发表 2 600 余个新化合物（包括 65 个新骨架），其结构类型主要为萜类、生物碱类、黄酮类、苯丙素类、醌类、酚类及甾体类等。

1. 萜类化合物

萜类化合物约 1 250 个（约占 48%），其中有 30 个新骨架。萜类化合物（单萜、倍半萜、二萜及三萜）主要分布于藻类、菌类、地衣类、苔藓、蕨类、裸子植物及被子植物。活性筛选结果表明，萜类化合物主要在抗炎、抗菌和抗肿瘤等方面具有良好的活性。Yang WQ 等从草珊瑚 *Sarcandra glabra* 中发现了拥有查尔酮偶联单萜形成含有 5 个手性中心的二环[2.2.2]辛烯独特骨架的 glabralide A。Shen XY 等从甘松 *Nardostachys chinensis* 中发现 3 个新骨架，其中 nardochinoid A 具有新颖的 3，8-二氧杂三环[7.2.1.01，6]稠合，nardochinoid B 是含氮的去甲鸟嘌呤-aristolane 倍半萜烯共轭物，nardochinoid C 是新颖的 6/6/5/6/6 多环体系倍半萜二聚体。Zou ZX 等从紫草 *Leptospermum brachyandrum* 植物中发现了具有独特骨架的新型巯基萜类化合物 brachyanin A 和 B，通过苄基将合成酸和蒎烯结合在一起。Xu HB 等从五加 *Acanthopanax gracilistylus* 中分离鉴定了 1 对具有四氢呋喃-6/6/5 三环体系的 eudesmane-type 倍半萜类化合物 gracilistone A 和 B。Liu JW 从没药 *Commiphora myrrha* 中发现新颖的倍半萜二聚体 commiphoratone A 和 B，以浓度依赖性方式阻断脂质代谢。Qin XJ 等从桉树 *Eucalyptus robusta* 果实中发现 3 个 phellan-drene 衍生的萜类化合物 eucalyptusdimer A-C，且具有乙酰胆碱酯酶抑制和蛋白酪氨酸磷酸酶 1B 抑制作用。Zhao Q 等从白花蛇舌草 *Hedychium forrestii* 的根茎中获得 2 个具有过氧化物桥的 6，7-二十二烷二萜类新化合物 hedychins A 和 B。Fan YY 等从雪香兰 *Hedyosmum orientale* 中分离鉴定了 2 个新的 sesquitpenoid 二聚体 hedyorienoid A 和 B。Wu ZL 等从川木香 *Vladimiria souliei* 的根中发现的 vlasoulamine A 具有完全氢化的吡咯并[2，1，5-cd]中氮茚核心是 1 个新的倍半萜内酯二聚体。

Mai ZP 等从大戟 *Euphorbia helioscopia* 中发现 heliojatrone A 和 B 具有新的反式双环[8.3.0]十三烷核心的 jatrophane 衍生的二萜类化合物。Li C 等从厚朴 *Magnolia officinalis* 的树皮中分离得到具有少见的 4，6，11 三氧杂三环[5.3.1.01，5]十一烷骨架的不规则的单萜类化合物 magterpenoid A，以及具有新 6/6/6/6 多环骨架的类萜类化合物 magterpenoid C。Zhou JF 等从羊踯躅 *Rhododendron molle* 中发现具有 9-苄基-8，10 二氧杂三环[5.2.1.01，5]癸烷核心骨架的新化合物 mollebenzylanol A 和 B。Liu XY 等从三七叶中分离出 3 个具有新的 6/6/9 稠合三环四唑并吡喃核心的三萜皂苷即 notoroneside A-C。Wan LS 等从大戟 *Euphorbia peplus* 中分离鉴定了分别具有[7.2.1]双[十二烷基十二烷核心]和 6/6/7/3 稠环骨架的新化合物 pepluanol C 和 D。Pu DB 等从黄毛豆腐柴 *Premna fulva* 的地上部分发现具有 6/5/7/3 稠合四环碳骨架二萜类新化合物 premnafulvol A。

Song YY 等从射干 *Belamcanda chinensis* 的种子中分离出 4 个具有新骨架的三萜类化合物 belamchinane A-D，其结构具有 4/6/6/6/5 多环系统。Zhang WY 等从曼哥龙巴豆 *Croton mangelong* 中发现 2 对具有新的双环[9.3.1]十五烷核心和罕见的桥头双键的大环二萜对映体(+)/(−)-mangeronoid A 和 B，并且(−)-mangelonoid A 表现出 NF-κB 抑制，IC_{50}值为 7.27±1.30 μM。Qin DP 等从黄花蒿 *Artemisia annua* 中发现 1 个 cadinane 二聚体 arteannoide A，具有少见的稠合 6，8-二氧杂双环[3.2.1]辛烷-7-酮环系统。Chen FY 等从雷公藤 *Tripterygium wilfordii* 叶中分离出 3 个新二萜类化合物。Fan M 等从粉萼鼠尾草 *Salvia farinacea* 中分离得到 salvifarinin A-C，且 salvifarinin B 对降低肝脂肪变性有显著作用。董俊丽等从灰毡毛忍冬 *Lonicera macranthoides* 中分离得到新的三萜皂苷-灰毡毛忍冬皂苷丙，对人宫颈癌 HeLa 细胞有一定的抑制作用，IC_{50}值为 54.3 μmol/L。Cheng YB 等从木姜叶柯 *Lithocarpus litseifolius* 中发现 4 个新三萜类化合物。Yang GC 等从半枝莲 *Scutellaria barbata* 中分离得到 6 个新的二萜类化合物 scutebata A1、scutebata B1、scutebata C1、scutebata X、scutebata Y 和 scutebata Z，其中 scutebata Z 对人癌细胞株 SGC-7901、MCF-7 和 A-549 均有细胞毒活性。

2. 黄酮类化合物

黄酮类新化合物有 204 个(约占 7%)，其中 4 个新骨架。黄酮类化合物在防治心脑血管疾病中发挥着巨大作用，广泛分布于植物体内。He QF 等从木豆 *Cajanus cajan* 中分离出 3 对新的黄酮芪对映体 cajanusflavanols A-C。Chen XY 等从沙枣花 *Elaeagnus angustifolia* 中分离出 1 个新的 13 元杂环大环黄酮苷(沙枣苷 A)，对环氧合酶 Cox-1/Cox-2 具有抑制作用。

李晶等从大马士革玫瑰 *Rosa damascena* 中发现了 1 个新异黄酮类化合物 4′-羟基-7-(3-羟基丙酰基)-6-甲氧基-异黄酮，对耐甲氧西林金黄色葡萄球菌(MRSA)菌株的 MIC_{90} 为(46±4)mg/L。刘文君等从水翁花 *Cleistocalyx operculatus* 中分离得到水翁花橙酮，对脂多糖(LPS)诱导的小鼠巨噬细胞 PGE_2 的释放有较强的抑制作用，IC_{50} 为 6.12 nmol/L。Liu X 等从牛李 *Artocarpus nigrifolius* 中发现 2 个新的异戊二烯基黄酮 artocarnin A、carpachromenol，对人癌细胞株 SiHa 和 SGC-7901 均具有体外抗增殖作用。

3. 生物碱类化合物

生物碱类新化合物有 386 个(约占 14%)，其中 25 个新骨架。生物碱的种类众多，结构类型多达 60 种，是易发现新化合物的类群，并具有显著的生物活性。Meng LJ 等从菘蓝 *Isatis indigotica* 根中发现了 1 个具有 2-(二苯基丙基)吲哚骨架的吲哚生物碱苷。Guo QL 等从乌头 *Aconitum carmichaelii* 侧根的水提取物中分离出 1 个新型磺化 C20-二萜类生物碱，具有显著的镇痛活性。Luo XK 等从白饭树 *Flueggea virosa* 中发现 fluvirosaones A 和 B，为含有五环系统和 α，β-不饱和酮的五环 securinega 生物碱。Zhang GJ 等从二月兰 *Orychophragmus violaceus* 的种子中分离出 3 个具有新型 2-哌嗪酮稠合的 2，4-二氧代六氢-1，3，5-三嗪骨架的新生物碱 orychophragine A-C，其中 orychophragine A 对 HepG2、A549、Hela 和 HCT-116 细胞表现出显著的细胞毒性，IC_{50} 值分别为 7.73、10.79、11.91 和 9.93 μM，orychophragine C 在 HUVEC 细胞中显示出中等的$^{60}Co\gamma$辐射保护活性。Zhang YB 等从苦豆子 *Sophora alopecuroides* 的种子中获得 5 个新的喹嗪基生物碱。Wu ZL 等从一叶萩 *Flueggea suffruticosa* 中分离出 3 个新二聚体 securinine 型生物碱类似物 flueggeacosine A-C，flueggeacosine A 和 flueggeacosine B 是 C-3-C-15′连接的二聚赖氨酸类生物碱，flueggeacosine C 是叶蝉碱型和苯并喹嗪类生物碱的异二聚体。

Feng T 等从日本蛇根草 *Ophiorrhiza japonica* 中获得 2 个单萜吲哚生物碱 ophior-rhines A 和 B，具有新的螺环系统。其中 ophior-rhines A 显示出特异性抑制 LPS 诱导的 B 淋巴细胞增殖的抑制作用，IC_{50}值为 18.6 μM；ophior-rhines B 对伴刀豆球蛋白 A(Con A)诱导的 T 细胞增殖和 LPS 诱导的 B 淋巴细胞增殖表现出有效的抑制活性，IC_{50}值分别为 13.3 和 7.5 μM。Ding CF 等从非洲马铃果 *Voacanga africana* 的果实中发现 2 个独特的单萜类吲哚生物碱 voacafricine A 和 B，每个都含有 5 个稠合杂环，2 个化合物均对金黄色葡萄球菌和伤寒沙门氏菌具有强效活性，其活性优于小檗碱和 fibrauretine。Wang B 等从紫金龙 *Dactylicapnos scandens* 中分离出 1 个异喹啉生物碱 dactyllactone A，具有重排和重构的 D 环，是新的 aporphines 亚型结构。Thuy ADT 等从大叶冷水花 *Pilea* aff *martinii* 中分离得到 2 个新骨架生物碱 pileamartine A 和 B。

Yu HF 等从糖胶树 *Alstonia scholaris* 中分离得到 3 个新的笼状单萜吲哚生物碱 scholarisine T-V，对大肠杆菌均具有显著的抗菌作用，MIC 值为 0.78 μg/ml。

Wang HY 等从韭莲 *Zephyranthes grandiflora* 中发现了 6 个新的生物碱 zephygranditine A-F。通过体外测定表明，zephygranditine A-C 对 7 株恶性黑色素瘤细胞均有一定的细胞毒活性，IC_{50} < 20 μM；zephygranditine A 和 zephygranditine C 在抑制 NO 生成和 Cox-1/Cox-2 的实验中均表现出抗炎活性。Ma XL 等从小叶九里香 *Murraya microphylla* 分离得到 4 个新的生物碱衍生物(2′S，3′R)-microphyline K、(2′R，3′S)-microphyline K、microphyline L、microphyline M。Long SY 等从红花蕊木 *Kopsia fruticosa* 中发现 5 个新的吲哚生物碱 kopsiafrutine A-E，并发现 kopsiafrutine C-E 对 7 株肿瘤细胞株(HS-1、HS-4、SCL-1、A431、BGC-823、MCF-7 和 W480)均有一定的细胞毒性作用，IC_{50}分别为 11.8～13.8 μM、10.3～12.5 μM 和 7.3～9.5 μM。

4. 苯丙素类化合物

苯丙素类新化合物有 157 个(约占 6%)，主要分布于芸香科、菊科、茜草科、木兰科等植物。Liu WJ 等从巴戟天 *Morinda citrifolia* 果实中分离出 1 对新的 sesamin 型木脂素对映体，(±)-morifolia A (1a/1b)，并发现其对 LPS 诱导的巨噬细胞 RAW264.7 的 NO 生成具有明显的抑制作用，IC_{50}值在 1.97～8.01 μM。Zheng XK 等从羌活 *Notopterygium incisum* 中发现 6 种新香豆素 notoptetherin A-F。Zhang X 等从川芎 *Ligusticum chuanxiong* 根茎中分离到 7 个新木脂素 ligusticumacid A-F 和 ligusticumaldehyde A，并发现 ligusticumacid B 对 H_2O_2 诱导的神经母细胞瘤 SH-SY5Y 细胞损伤具有中等的神经保护作用，ligusticumacid F 对神经母细胞瘤有较弱的神经保护作用。

5. 甾体类化合物

甾体类新化合物有 75 个(约占 2%)，主要来自茄科、萝藦科、百合科等植物。Zhao D 等从老瓜头 *Cynanchum komarovii* 中提取了 2 个新的 13，14：14，15-二异庚烷 C21 甾体苷 komaroside R 和 komaroside S，对人白血病细胞株 HL-60 有明显的抑制活性。Cao YL 等从欧洲夹竹桃 *Nerium oleander* 中发现 6 个新的强心甾类化合物，对 4 种结肠癌细胞(HCT 116、HT 29、SW 620、RKO)、1 株胃癌细胞(GT)和 1 株宫颈癌细胞(HeLa)表现出明显的细胞毒性。

Qin JJ 等从白首乌 *Cynanchum bungei* 中发现了 3 个新 C21 甾体苷 cynabungoside A-C 和 2 个新

的倍半萜 cynabungone、cynabungolid。化合物 cynabungoside A-C 和 cynabungolid 对 B 淋巴细胞的增殖有明显抑制作用，IC_{50} 值在 0.64～38.80 μM 之间。5 个新化合物对 T 淋巴细胞增殖均有抑制作用，IC_{50} 值为 1.63～40.93 μM。Yang BY 等从茄子 *Solanum melongena* 根部分离出 6 个新的甾体皂苷 abutiloside P-U，测定了所有化合物对 LPS 刺激的 RAW264.7 细胞产生 NO 的抑制活性，结果化合物 abutiloside P、abutiloside Q 和 abutiloside S-U 有中度抑制 NO 产生的作用，IC_{50} 值为 12.6～59.5 μM。

6. 醌类化合物

醌类新化合物有 26 个(约占 1%)，其中 1 个新骨架。Li C 等从厚朴 *Magnolia officinalis* 的树皮中发现具有 C6-C3 单元的新型萜类醌 magterpenoid B，表现出显著的 PTP1B 抑制活性，IC_{50} 值为 0.81 μM。Akhter S 等从指甲花 *Lawsonia alba* 叶片中分离出 1 个新萘醌二聚体，并发现其对大肠杆菌、金黄色葡萄球菌和铜绿假单胞菌具有体外抗菌活性。Zhao SM 等从芦荟 *Rubia alata* 中分离得到 rubialatone A、rubialatone B 和 rubiasin F。

7. 其他类化合物

除以上 6 类化合物外，还有其他类新化合物 541 个(约占 21%)，其中 5 个新骨架。主要为酚类、脂肪酸、二苯乙烯苷、聚乙炔类化合物。Meng LJ 等从菘蓝 *Isatis indigotica* 中分离到了 isatindolignanoside A，1 种新型碳骨架的糖苷吲哚-木脂素共轭物。Liu YY 等从金丝梅 *Hypericum patulum* 植物中发现新的高金刚烷结构的酰基间苯三酚 hypatulone A，基于三环[4.3.1.13, 8]-十一烷核心和独特的 5/5/7/6/6 五环体系，hypatulone A 表现出对 LPS 诱导的 RAW264.7 细胞系的 NO 抑制作用(IC_{50} 18.8±1.75 μM)。

Nalli Y 等在大麻 *Cannabis sativa* 叶中发现了 1 个新的天然产物(异戊螺二酮)。李萍等从藏药假秦艽 *Phlomis betonicoides* 分离鉴定到 1 个新苯并异呋喃酮类化合物 5-(3-羟丙基)-2, 2-甲基-2*H*-呋喃[3, 4-h]色烯-7(9*H*)-酮。通过抗菌活性筛选，发现对耐甲氧西林金黄色葡萄球菌(MRSA)菌株的 MIC_{90} 为(58.4±4.2)mg/L。Liu F 等从金蒲桃 *Xanthostemo Chrysanthus* 中发现 4 个新型肉桂基-间苯三酚衍生物 xanchryones A-E。其中化合物 xanchryone C 对 MDA-MB-231 和 SGC-7901 细胞具有中等的细胞毒活性，IC_{50} 分别为 25.26±0.35 μM 和 31.2±0.94 μM。Zhao W 等从灯芯草 *Juncus effusus* 中分到了 3 个新的菲类化合物，对 6 种农业病原真菌(丝核菌、黄萎病菌、菌核病菌、赤霉病菌、玉米双极菌和寄生疫霉)表现出显著的抗真菌活性，最小抑菌浓度为 3.125～12.5 μg/ml，对两种人致病菌(副伤寒杆菌和溶血性微球菌)也有明显的抗菌活性，MIC 值分别为 12.5、25 μg/ml。

(撰稿：孙煜铮 杜婷婷 黄乐怡 俞桂新 审阅：陶建生)

【2018 年中草药中发现的新化合物和新骨架】

2018 年度，中国学者在中草药中发现的新化合物有 600 多种、发现的新骨架有 30 多种。内容详见光盘。

【高速逆流色谱在天然产物分离中的应用研究】

1. 黄酮类

潘汇等利用高速逆流色谱(HSCCC)技术，从荷叶中分离制备得到高纯度的黄酮。先将荷叶水提物经大孔树脂纯化，再以正己烷：乙酸乙酯：甲醇：水=1：6：1：6(v：v：v：v)(以下均为体积比)和正丁醇：甲醇：水=5：1：4 作为 HSCCC 两相溶剂体系，上相为固定相，下相为流动相，得到 3 种单体成分：紫云英苷(纯度 92.67%)，异槲皮苷(纯度 90.43%)及槲皮素(纯度 87.52%)。贺天雨等以市售葛根提取物为研究对象，采用乙酸乙酯：正丁醇：水(2：1：3)的 HSCCC 溶剂体系，上相为固定相，下相为流动相，制备获得高纯度的葛根素(纯度99.53%)。黄彧等采用 HSCCC 及 UHPLC-LTQ-Orbitrap-MS^n快速分离鉴定防风中 4 种色原酮类化合物，先用甲醇加热回流提取得防风提取物，再用正丁醇萃取富集色原酮类成分，采用乙酸乙酯：正丁醇：水(1：1：3)组成 HSCCC 三元溶剂体系，上相为固定相，下相为流动相，分离得到升麻素苷(纯度95.28%)、5-*O*-甲基维斯阿米醇苷(纯度 97.89%)，亥茅酚苷(纯度 59.88%)，升麻素(纯度 92.33%)。Wu L 等先将莲子心的 70%乙醇提取物经大孔树脂纯化，再采用乙酸乙酯：正丁醇：水(1：2：3)为 HSCCC 溶剂体系，上相为固定相，下相为流动相，分离并纯化得到 isorhamnetin-3-*O*-*β*-D-glucopyranoside、apigenin, quercetin-3-*O*-*β*-D-glucopyranoside、6,8-di-*C*-*β*-D-glucopyranoside、 apigenin、 6-*C*-*β*-D-glucopyranosyl-8-*C*-*α*-L-arabinopyranoside(纯度均大于 95%)。Han C 等采用正己烷：乙酸乙酯：甲醇：水(6：4：4：6)作为 HSCCC 溶剂系统，在水相加入 40 mmol/L HP-*β*-CyD 作为手性选择剂，首次使用 20 mmol/L Cu(Ⅱ)离子作为辅助剂，成功将二氢黄酮类成分(±)-hesperetin、(±)-naringenin 和(±)-farrerol 进行手性分离。He J 等将猴头菇菌丝体的乙醇提取物经过 HSCCC[溶剂体系氯仿：二氯甲烷：甲醇：水(4：2：3：2)]分离得到 2 种异黄酮类成分，genistein(4′, 5, 7-trihydroxyisoflavone) 和 daidzein(4′, 7-dihydroxyisoflavone)(纯度均大于97.3%)。Luo L 等研究了 1 种有效降解和分离葡萄籽和葡萄皮中的原花青素聚合物的方法。优化硫酸条件之后，利用正己烷：乙酸乙酯：水(1：50：50) HSCCC 溶剂体系结合反相 HPLC 分离其降解产物，结果得到 13 个二聚或三聚的原花青素产物(纯度均大于 90%)。Lei F 等将高良姜的乙酸乙酯提取物活性组分，采用石油醚：乙酸乙酯：甲醇：水(0.8：1：1：0.8)HSCCC 溶剂体系分离得到 2 种单体成分 galangin(纯度 99.3%)和 kaempferide(纯度98.5%)。Shao Q 等采用正己烷：乙酸乙酯：甲醇：水(1：7：1：7)的 HSCCC 溶剂体系，从 1 种入侵草籽黄花刺茄的无水乙醇提取物中分离得到化合物 hyperoside(纯度 93.75%)，进一步结合制备型 HPLC 分离得到 astragalin(纯度 96.7%)、3′-*O*-methylquercetin 3-*O*-*β*-D-galactopyranoside(纯度95.3%)和 3′-*O*-methylquercetin 3-*O*-*β*-D-glucopyranoside(纯度 99.9%)。Aneta S 等将球状猪笼草的花用 3.5 L 含有 8 ml 饱和乙二胺四乙酸二钠盐(EDTA)和 8 ml 10%抗坏血酸的丙酮水溶液(v/v)室温浸渍提取 30 min，滤液经硅胶套塞抽滤，进一步经 C_{18}柱色谱纯化，用 3 倍量体积含有三氟乙酸的丙酮溶液酸化，含有 2%甲酸的 30%丙酮溶液洗脱，最后采用 HSCCC 溶剂体系，叔丁基甲基醚：正丁醇：甲醇：1.0%七氟丁酸水(2：2：1：5)，反相模式进行初步分离纯化 gomphrenin 衍生物，然后经半制备液相分离得到 6 组纯的花青苷类成分：gomphrenin Ⅰ/isogomphrenin Ⅰ(纯度 99.70%)，*cis*-gomphrenin Ⅱ和 isogomphrenin Ⅱ(纯度 100%)，*cis*-gomphrenin Ⅲ和 *cis*-isogomphrenin Ⅲ(纯度 100%)，sinapoyl-gomphrenin Ⅰ(纯度 99.9%)，sinapoyl-isogomphrenin Ⅰ(纯度 99.9%)，gomphrenin Ⅱ(纯度 99.6%)和 *iso*-gomphrenin Ⅱ(纯度 99.9%)，gomphrenin Ⅲ(纯度99.9%)和 isogomphrenin Ⅲ(纯度 100%)。Zhang XY 等采用 HSCCC 溶剂体系正己烷：乙酸乙酯：甲醇：水(1：4：1：5)从 *Docynia indica* 中分离得到活性成分 phlorizin(PHZ)(纯度 96.01%)。He YJ 等采用 HSCCC 技术从枳壳乙醇提取物中分离得到多种 D_2 多巴胺受体抑制剂类活性成分，包括 5 种黄酮类、3 种香豆素类。HSCCC 溶剂体系为正己烷：乙酸乙酯：正丁醇：0.05%乙酸(1：3：1.8：1：5)，分离得到 naringin(纯度 98.5%)、neo-hesperidin(纯度 95.1%)、meranzin(纯度 97.7%)、poncirin(纯度 92.4%)。溶剂体系为正己烷：正丁醇：乙醇(甲醇)：0.05%乙酸水(2：0.6：1：3)，分离得到 meranzin(纯度 95.8%)、meranzin hydrate(纯度 98.5%)、isomeranzin(纯度 95.1%)、nobiletin(纯度 92.4%)和 tangeretin(纯度 97.7%)。

2. 酚酸类

陆英等先将百合磷茎的60%乙醇提取物经大孔树脂纯化，再以乙酸乙酯：正丁醇：0.5%乙酸水(3：1.5：5)为HSCCC溶剂系统，从百合磷茎提取物中分离得到王百合苷A(纯度96.2%)，乙酰化王百合苷C(纯度95.1%)，王百合苷B(纯度98.8%)。贺娟妮等采用正丁醇：乙酸乙酯：水(1：1：2)为HSCCC溶剂系统，从山楂的70%乙醇提取物中分离出绿原酸(纯度93.7%)。肖明明等以正己烷：乙酸乙酯：甲醇：水(3：7：4：6)HSCCC溶剂体系，对大血藤正丁醇萃取物进行纯化，再结合制备型液相色谱获得单体化合物，分别为没食子酸(纯度95.2%)、原儿茶酸(纯度97.6%)、绿原酸(纯度99.4%)、咖啡酸(纯度98.9%)、香草酸(纯度96.1%)等。刘迪等将石榴皮的60%乙醇提取物经大孔树脂纯化，以正丁醇：三氟乙酸：水(10：1：100)为HSCCC溶剂体系，从石榴皮中得到安石榴苷(纯度90.0%)。王玉等将油橄榄叶的60%乙醇提取物经最佳的HSCCC分离条件(正己烷：乙酸乙酯：甲醇：水1：9：3：7)得到橄榄苦苷(纯度87.8%)和木犀草素-7′-*O*-*β*-D-葡萄糖苷(纯度77.5%)。Peng JM等将*Persimmon tannin*的多酚提取物经大孔树脂富集，再采用正己烷：乙酸乙酯：水(3：17：20)和乙酸乙酯：甲醇：水(50：1：50)的HSCCC溶剂体系分步纯化，分离得到gallic acid、methyl gallate，经制备HPLC进一步纯化得到epicatechin-3-gallate-(4*β*→8，2*β*→*O*→7)-epicatechin-3-gallate dimer(A-型EGCG聚合物)(纯度均大于95.0%)。Zheng ZJ等先将牛蒡根的乙酸乙酯提取物经MCI柱色谱分离，得到40%的甲醇洗脱馏分，经乙酸乙酯：甲醇：水(5：0.5：5)HSCCC溶剂体系，结合半制备HPLC，分离得到化合物3-*O*-caffeoylquinic acid(纯度95.7%)，1，5-*O*-dicaffeoylquinic acid(纯度97.2%)，3-*O*-caffeoylquinic acid methyl ester(纯度93.2%)；经对苯二甲酸乙二酯：乙酸乙酯：甲醇：水(1：4：1：4)HSCCC溶体系，分离得到化合物1，3-*O*-dicaffeoylquinic acid(纯度91.1%)；经对苯二甲酸乙二酯：乙醇：甲醇：水(1：4：1：4)HSCCC溶体系，分离得到化合物1，5-*O*-dicaffeoyl-3-*O*-(4-maloyl)-quinic acid(纯度84.5%)、4，5-*O*-dicaffeoylquinic acid(纯度95.5%)、1，4-*O*-dicaffeoyl-3-succinyl methyl ester quinic acid(纯度96.1%)、1，5-*O*-dicaffeoyl-3-O-succinyl methyl ester quinic acid(纯度92.6%)，进一步通过半制备HPLC分离得到1，5-*O*-dicaffeoyl-3-*O*-succinylquinic acid(纯度93.4%)和1，5-*O*-dicaffeoyl-4-*O*-succinylquinic acid(纯度91.8%)。Guo W等先将土茯苓的根茎乙酸乙酯提取物经硅胶柱色谱纯化，再经HSCCC溶剂系统石油醚：乙酸乙酯：甲醇：水(1：3：0.5：5)进行分离，得到5-*O*-caffeoylshikimic acid和taxifolin。利用二维逆流色谱技术从另1份提取物中分离得到astilbin、neoisoastilbin、engeletin。进一步利用半制备HPLC技术，分离得到2种化合物neoastilbin和isoastilbin(纯度均大于96.0%)。

3. 萜类

张锐等以乙酸乙酯：正丁醇：水(4.75：0.25：5)为HSCCC溶剂系统，从甜茶的50%乙醇提取物中，分离得到甜茶苷(纯度97.37%)。白曼利等以正己烷：乙酸乙酯：乙醇：水(6.5：5：6.5：3)作为HSCCC两相溶剂系统，从雨生红球藻的酯化产物中分离制备虾青素(纯度95.6%)。Chen YS等采用HSCCC三相溶剂体系[正己烷：二氯甲烷：乙腈(10：3.25：6.75)]从1种北极深海中分离的菌属*Rhodococcus* sp. B7740中纯化异戊二烯类成分isorenieratene(纯度为96.39%)。Liu Y等利用制备型线性梯度HSCCC技术从海洋真菌*Fusarium* sp. LS68中分离出单端孢霉烯族毒素类次级代谢产物，逆流色谱线性梯度溶剂体系为正己烷：乙酸乙酯：甲醇：水(6：4：5：5)和(8.5：1.5：5：5)。分离得到4种单端孢霉烯毒素：roridin E、roridin E acetate、verrucarin L acetate和verrucarin J(纯度均大于98%)。Feng N 等将灵芝经两步发酵技术,结合乙醇提取、石油醚萃取得到三萜总提取物,采用正己烷:乙酸乙酯:甲醇:水(7:12:11:5)HSCCC溶剂体系分离得到化合物 ganoderol B(纯度90.4%)。进一步采用正己烷:乙酸乙酯:甲醇:水(6:10:8:4.5)5次反复循环制备,得到 ganoderic acid T(97.8%)和 ganoderic acid S(纯度83.0%)。Ning ZC 等首先采用 HSCCC 溶剂体系正己烷:乙酸甲酯:乙腈:水(4:4:3:4),进一步采用半制备 HPLC 技术,从乳香中分离得到18种三萜苷类成分 3-oxoazukisapogenol、3β-acetoxyurs-18-ene、27,28-dinorursane、changyediyuine Ⅲ、23-norursane 等。

4. 生物碱

陈田等以干辣椒为材料,正己烷为溶剂,提取辣椒中的生物碱,采用正己烷:乙酸乙酯:甲醇:水:冰乙酸(15:15:20:20:7.5)为 HSCCC 溶剂系统,获得二氢辣椒素(纯度98.2%)和辣椒素(纯度98.0%)。林楠等采用正己烷:乙酸乙酯:甲醇:乙醇:水(5:7:5:1:6.5)为 HSCCC 溶剂体系,从市售紫杉醇粗提物中分离得到三尖杉宁碱(纯度88.4%)和紫杉醇(纯度89.7%),以50%乙腈进行重结晶后,三尖杉宁碱和紫杉醇纯度分别为98.7%和97.6%。Yan RW 等先采用 SFE-CO_2 技术提取番椒中的辣椒素物质,经无水甲醇和碱性溶剂结晶后,再用正己烷:乙酸乙酯:甲醇(1.4:0.6:1.0:1.0)为 HSCCC 溶剂体系,纯化得到 capsaicin(纯度98.31%)和 dihydrocapsaicin(纯度96.68%)。Aneta SK 等利用 HSCCC 法从鸡冠花中分离出1类天然色素 betacyanins。采用二维极性溶剂分离系统,叔丁基甲基醚:正丁醇:乙腈:0.7%七氟丁酸水(2:2:1:5)(Ⅰ维)和乙醇:乙腈:正丙醇:饱和硫酸铵:水(0.5:0.5:0.5:1.2:1)(Ⅱ维),经 LC-DAD-ESI-MS/MS 鉴定,acylated amaranthine 异构体(3/3′、4/4′)在Ⅰ维溶剂系统得到分离,amaranthines(1/1′)和 betanins(2/2′)异构体,在Ⅱ维溶剂系统得到分离。Zhang Y 等比较 HPLC、HSCCC 及 pH 梯度洗脱 CCC 技术分离外消旋脱氧肾上腺素的效果。实验证明采用 pH 梯度洗脱 CCC 技术更适合将外消旋脱氧肾上腺素分离为 *S*-synephrine 和 *R*-synephrine。HSCCC 的有机相采用乙酸乙酯:正丁醇:0.1 mol/L 乙酸盐(pH=5.8)(1:2:3)和0.1 mol/L 酒石酸正己酯,水相用0.1 mol/L 硼酸。CCC 技术调整为:有机相添加30 mmol 三乙胺(pH9.5)做为保留剂,水相添加15 mmol 的盐酸(pH2.5)做为洗脱剂。*S*-synephrine 和 *R*-synephrine 的纯度都大于95%,手性过量值达到99%。

5. 糖苷类

Duan WJ 等先将低聚果糖类成分通过柱前乙酰化,再经石油醚:正丁醇:甲醇:水(3:2:1:4)HSCCC 溶剂体系进行分离,得到3种单糖的乙酰化成分,进一步脱乙酰化处理,得到3种高纯度的单糖 kestose、1, 1-kestotetraose、1, 1, 1-kestopentaose,纯度均大于98%。He FW 等首先采用超高压提取技术(UPE)处理女贞子的90%乙醇提取物,进一步采用 HSCCC 溶剂体系乙酸乙酯:正丁醇:水(2:1:3)分离得到3种苯乙醇苷类化合物 echinacoside、salidroside、acteoside 和3种裂环烯醚萜苷类化合物 isonuezhenide、nuezhenoside G13、specnuezhenide,纯度均大于90%。

6. 皂苷类

吴佩娟等先将罗汉果95%乙醇粗提物经过大孔树脂富集皂苷类化合物,再采用氯仿:甲醇:正丁醇:水(5:6:1:4)为 HSCCC 溶剂系统,检测波长为203 nm,一次性制备得到4个皂苷化合物:11-*O*-罗汉果皂苷Ⅱ(Ⅰ)(纯度95.5%),罗汉果皂苷ⅡE(Ⅱ)(纯度98.2%),11-*O*-罗汉果皂苷Ⅲ(Ⅲ)(纯度80.1%)和罗汉果皂苷Ⅲ(Ⅳ)(纯度97.6%)。

7. 强心苷类

Zou DL 等先用83%的乙醇加热回流制备获得

蟾蜍提取物，再经正己烷：乙酸甲酯：乙腈：水(3：6：5：5)为 HSCCC 溶剂体系富集得到蟾蜍二烯羟酸内酯类的四聚体，根据分配系数 K 值进一步优选 HSCCC 溶剂体系，最后经氯仿：甲醇：水(4：2：2)的三相溶剂系统，分离得到 3-*epi*-Arenobufagin、Arenobufagin、3-*epi*-Bufalin 和 3-*epi*-Bufalin，纯度均大于 91%。

（撰稿：谭红胜　审阅：陶建生）

[附]　参考文献

A

Adema FA, Kuete V, Mbaveng AT, et al. Cytotoxic benzylbenzofuran derivatives from *Dorstenia kameruniana* [J]. Fitoterapia, 2018, 128:26

Ahmed A, Li W, Zhang JS, et al. A new bisabolane sesquiterpenoid and a new abietane diterpenoid from *Cephalotaxus sinensis*[J]. Natural Product Research, 2018, 32(2):175

Akhter S, Rony SR, Al-Mansu MA, et al. Lawsonol, a new bioactive naphthoquinone dimer from the leaves of *Lawsonia alba* [J]. Chemistry of Natural Compounds, 2018, 54(1):26

Allam AE, Nafady AM, Nakagawa T, et al. Effect of polyphenols from *Vicia faba* L on lipase activity and melanogenesis [J]. Natural Product Research, 2018, 32(16):1920

Amina M, Alam P, Parvez MK, et al. Isolation and validated HPTLC analysis of four cytotoxic compounds, including a new sesquiterpene from aerial parts of *Plectranthus cylindraceus*[J]. Natural Product Research, 2018, 32(7):804

An FL, Sun DM, Wang RZ, et al. Trijugin and mexicanolide-type limonoids from the fruits of *Heynea trijuga* that reverse multidrug resistance in MCF-7/DOX cells[J]. Phytochemistry, 2018, 151:42

An FL, Sun DM, Wang XB, et al. Trichiconlides CeF, four new limonoids with 1, 2-seco phragmalin-type carbon skeleton from the fruits of *Trichilia connaroides*[J]. Fitoterapia, 2018, 125:72

Asati N, Yadava RN. Antibacterial activity of a triterpenoid saponin from the stems of *Caesalpinia pulcherrima* Linn.[J]. Natural Product Research, 2018, 32(5):499

B

Bai CC, Zhou XP, Han L, et al. Two new 18, 19-seco triterpenoids from *Ilex asprella*(Hook. et Arn.) Champ. ex Benth[J]. Fitoterapia, 2018, 127:42

Bai HH, Wang NN, Mi J, et al. Hydroxycinnamoylmalated flavone C-glycosides from *Lemna japonica* [J]. Fitoterapia, 2018, 124:211

Bai J, Huang XY, Liu ZG, et al. Four new compounds from the roots of *Euphorbia ebracteolata* and their inhibitory effect on LPS-induced NO production[J]. Fitoterapia, 2018, 125:235

Bai L, Liu QC, Cen YJ, et al. A new sesquiterpene lactone glucoside and other constituents from *Inula salsoloides* with insecticidal activities on striped flea beetle (*Phyllotreta striolata Fabricius*)[J]. Natural Product Research, 2018, 32(5):552

Bai W, Yang HY, Jiao XZ, et al. Structurally diverse highly oxygenated triterpenoids from the roots of *Ailanthus altissima* and their cytotoxicity[J]. Journal of Natural Products, 2018, 81(8):1777

Beladjila KA, Berrehal D, Tommasi ND, et al. New phenylethanoid glycosides from cistanche phelypaea and their activity as inhibitors of *Monoacylglycerol Lipase* (MAGL)[J]. Planta Medica, 2018, 84(9):710

Beladjila KA, Cotugno R, Berrehal D, et al. Cytotoxic triterpenes from *Salvia buchananii* roots[J]. Natural Product Research, 2018, 32(17):2025

Bi DW, Xia GH, Li YP, et al. Two new cassane diterpene lactams from the fruits of *Caesalpinia mimosoides* Lam[J]. Natural Product Research，2018，32(8):875

Bishay DW，Abdel-Baky AM，Moharram AM，et al. Secondary metabolites from the fungus *Quambalaria cyanescens*[J]. Chemistry of Natural Compounds，2018，54(3):274

白玮，李真，张丽，等.窝儿七中1个新的木脂素成分[J].中草药，2018，49(7):1504

白曼利，王海，伍菱，等.高速逆流色谱分离雨生红球藻中虾青素的工艺优化[J].激光生物学报，2018，27(5):460

C

Cai YS，Sarotti AM，Zhou TL，et al. Flabellipparicine，a flabelliformide-apparicine-type bisindole alkaloid from *Tabernaemontana divaricata*[J]. Journal of Natural Products，2018，81(9):1976

Cai YS，Sun JZ，Tang QQ，et al. Acanthiline A，a pyrido[1，2-a]indole alkaloid from Chinese mangrove *Acanthus ilicifolius*[J]. Journal of Asian Natural Products Research，2018，20(11):1088

Cao NK，Chen YM，Ma XL，et al. Bioactive carbazole and quinoline alkaloids from *Clausena dunniana*[J]. Phytochemistry，2018，151:1

Cao YG，Zheng XK，Yang FF，et al. Two new phenolic constituents from the root bark of *Morus alba* L. and their cardioprotective activity[J]. Natural Product Research，2018，32(4):391

Cao YL，Zhang MH，Lu YF，et al. Cardenolides from the leaves of *Nerium oleander*[J]. Fitoterapia，2018，127:293

Carmo GD，Fernandes TS，Pedroso M，et al. Phytochemical and antimicrobial study of *Pilocarpus pennatifolius* Lemaire[J]. Fitoterapia，2018，131:1

Chai L，Liang BZ，Chen MS，et al. Two new phenylpropanoids from *Amomum paratsao-ko* S.Q.Tong et Y.M. Xia[J]. Phytochemistry Letters，2018，26:205

Chang CI，Lee TH，Li YJ，et al. New 7-oxoabietane-type diterpenoids from the bark of *Cryptomeria japonica* and their xanthine oxidase inhibitory activity[J]. Phytochemistry Letters，2018，27:69

Chang FR，Li PS，Liu RH，et al. Bioactive phenolic components from the twigs of *Atalantia buxifolia*[J]. Journal of Natural Products，2018，81(7)，1534

Chen BS，Li E，Liu L，et al. Botryane sesquiterpenoids，cyclopentadepsipeptides，xanthones，and trichothecenes from *Trichoderma oligosporum*[J]. Planta Medica，2018，84(14):1055

Chen CY，Kao CL，Li WJ，et al. A new aporphine alkaloid from the stems of *Liriodendron chinense*[J]. Chemistry of Natural Compounds，2018，54(3):509

Chen CY，Kao CL，Li WJ，et al. A new aristolactam alkaloid from *Liriodendron tulipifera*[J]. Chemistry of Natural Compounds，2018，54(3):502

Chen CY，Kao CL，Li WJ，et al. A new dimeric ionone from the unripe fruits of *Capsicum annuum* var. *conoides*[J]. Chemistry of Natural Compounds，2018，54(3):545

Chen CY，Kao CL，Li WJ，et al. Chemical constituents of the flowers of *Michelia alba*[J]. Chemistry of Natural Compounds，2018，54(3):512

Chen FY，Li CJ，Ma J，et al. Diterpenoids and lignans from the leaves of *Tripterygium wilfordii*[J]. Fitoterapia，2018，129:133

Chen FY，Li CJ，Ma J，et al. Neuroprotective dihydro-agarofuran sesquiterpene derivatives from the leaves of *Tripterygium wilfordii*[J]. Journal of Natural Products，2018，81(2):270

Chen H，Li YJ，Li XF，et al. Homoisoflavanones with estrogenic activity from the rhizomes of *Polygonatum sibiricum*[J]. Journal of Asian Natural Products Research，2018，20(1):92

Chen H，Tang BQ，Chen L，et al. Neo-clerodane diterpenes and phytoecdysteroids from *Ajuga decumbens* Thunb. and evaluation of their effects on cytotoxic，superoxide anion generation and elastase release in vitro[J]. Fitoterapia，2018，129:7

Chen JP，Zhu LJ，Su XX，et al. New alkylresorcinols from the fruits of *Embelia ribes*[J]. Fitoterapia，2018，128:66

Chen K，Tang H，Zheng L，et al. Identification of compounds with cytotoxic activity from *Millettia dorwardi*

Coll. Et. Hemsl[J]. Phytochemistry Letters, 2018, 25:60

Chen L, Huang S, Li CY, et al. Pyrrolizidine alkaloids from Liparis nervosa with antitumor activity by modulation of autophagy and apoptosis [J]. Phytochemistry, 2018, 153:147

Chen L, Tang GH, Guo FL, et al. (P)/(M)-corinepalensin A, a pair of axially chiral prenylated bicoumarin enantiomers with a rare C-5-C-5′ linkage from the twigs of *Coriaria nepalensis*[J]. Phytochemistry, 2018, 149:140

Chen L, Yao JN, Chen HP, et al. Hericinoids A—C, cyathane diterpenoids from culture of mushroom *Hericium erinaceus*[J]. Phytochemistry Letters, 2018, 27:94

Chen M, Wu XD, Hao JD, et al. Two new polyhydroxylated sterol derivatives from the sponge *Topsentia* sp. collected from the south China sea[J]. Chemistry of Natural Compounds, 2018, 54(2):301

Chen MX, Huo JM, Hu J, et al. Amaryllidaceae alkaloids from *Crinum latifolium* with cytotoxic, antimicrobial, antioxidant, and anti-inflammatory activities [J]. Fitoterapia, 2018, 130:48

Chen QB, Gao J, Zou GA, et al. Piperidine alkaloids with diverse skeletons from *Anacyclus pyrethrum*[J]. Journal of Natural Products, 2018, 81(6):1474

Chen QR, Li D, Qin XJ, et al. Bioactive triterpenoid glycosides from the twigs and leaves of *Camellia reticulata* [J]. Phytochemistry Letters, 2018, 25:6

Chen WJ, Zeng MN, Li M, et al. Four new sesquiterpenoids from *Dendranthema morifolium* (Ramat.) kitam flowers[J]. Phytochemistry Letters, 2018, 23:52

Chen X, Chen WH, Chen GY, et al. Neo-clerodane diterpenoids from the whole plants of *Scutellaria Formosana*[J]. Phytochemistry, 2018, 145:1

Chen XL, Liu F, Xiao XR, et al. Anti-inflammatory abietanes diterpenoids isolated from *Tripterygium hypoglaucum*[J]. Phytochemistry, 2018, 156:167

Chen XL, Zhang XQ, Geng CG, et al. New C_{16}-noriridals and formyl-monocycloiridals from the rhizomes of *Iris pseudoacorus*[J]. Fitoterapia, 2018, 124:160

Chen XL, Zhang XQ, Ma YB, et al. Iridal-type triterpenoids with anti-HBV activity from *Iris confusa*[J]. Fitoterapia, 2018, 129:126

Chen XQ, Zhao J, Chen LX, et al. Lanostane triterpenes from the mushroom *Ganoderma resinaceum* and their inhibitory activities against a-glucosidase[J]. Phytochemistry, 2018, 149:103

Chen XY, Liu YH, Chen GL, et al. Angustifolinoid A, a macrocyclic flavonoid glycoside from *Elaeagnus angustifolia* flowers [J]. Tetrahedron Letters, 2018, 59 (26):2610

Chen YJ, Na L, Fan JL, et al, Seco-dammarane triterpenoids from the leaves of *Cyclocarya paliurus*[J]. Phytochemistry, 2018, 145:85

Chen YL, Bian XL, Guo FJ, et al. Two new 19-norbufadienolides with cardiotonic activity isolated from the venom of *Bufo bufo gargarizans* [J]. Fitoterapia, 2018, 131:215

Chen YS, Xie BJ, Yang JF, et al. Identification of microbial carotenoids and isoprenoid quinones from *Rhodococcus* sp. B7740 and its stability in the presence of iron in model gastric conditions [J]. Food Chemistry, 2018, 240:204

Cheng F, Xu KP, Liu LF, et al. New neolignans from *Selaginella picta* and their protective effect on HT-22 cells [J]. Fitoterapia, 2018, 127:69

Cheng XX, Tang XM, Guo CC, et al. New flavonol glycosides from the seeds of *Desmodium styracifolium*[J]. Chemistry of Natural Compounds, 2018, 54(5):846

Cheng Y, Liu FJ, Wang CH, et al. Bioactive triterpenoids from the leaves and twigs of *Lithocarpus litseifolius* and *L. corneus*[J]. Planta Medica, 2018, 84(1):49

Cheng ZY, Du YQ, Zhang Q, et al. Two pairs of new alkaloid enantiomers with a spiro[benzofuranone-benzazepine] skeleton from the bark of *Juglans mandshurica*[J]. Tetrahedron Letters, 2018, 59(21):2050

Chi WQ, Jiang YH, Hu J, et al. Cytotoxic and antibacterial aspidofractinine alkaloids from *Kopsia hainanensis* [J]. Fitoterapia, 2018, 130:259

Chien SK, Chen LC, Huang HC, et al. A new flavone and cytotoxic constituents of *Nicotiana tabacum*[J]. Chemistry of Natural Compounds, 2018, 54(6):1044

Cui TH, Tang SY, Liu CB, et al. Three new isoflavones from the *Pueraria montana var. lobata* (Willd.) and their bioactivities[J]. Natural Product Research, 2018, 32(23):2817

蔡灵巧，严冬，郭敏，等.毛萼香茶菜中 1 个新的对映—贝壳杉烷二萜类化合物[J].中草药，2018，49(23):5496

柴玲，林霄，梁柏照，等.拟草果化学成分研究[J].中草药，2018，49(14):3217

晁凌会，彭治添，任易，等.紫堇的化学成分研究[J].中草药，2018，49(7):1508

陈芳，郑新恒，王瑞，等.枸杞根化学成分研究[J].中草药，2018，49(5):1007

陈田，商婷婷，何珍，等.辣椒生物碱的高速逆流色谱分离及抗炎活性测定[J].湖南农业大学学报(自然科学版)，2018，44(1):56

陈烨，范春林，王英，等.板蓝根的化学成分研究[J].中国中药杂志，2018，43(10):2091

陈德力，李榕涛，刘洋洋，等.红葱鳞茎中 1 个新的萘酚类化合物[J].中国中药杂志，2018，43(18):3683

陈胜发，王国华，姜祎.柽柳嫩枝叶的化学成分研究[J].中药材，2018，41(9):1853

陈晓雨，韩建欣，刘玉霜，等.维吾尔族医常用药材沙枣花的化学成分研究[J].中国中药杂志，2018，43(9):1749

D

Dai LP, Zhang LX, Liu YL, et al. Isolation and purification of diterpenoids from the aerial parts of *Isodon excisoides* target-guided by UPLC-LTQ-Orbitrap-MS [J]. Natural Product Research, 2018, 32(20):2424

Dai YH, Wang AD, Chen YL, et al. A new indole alkaloid from the traditional Chinese medicine Chansu [J]. Journal of Asian Natural Products Research, 2018, 20(6):581

Daia O, Li XH, Zhou QM, et al. Sesquiterpenoids from the aerial parts of *Pogostemon cablin*[J]. Phytochemistry Letters, 2018, 24:56

Dang PH, Pham HKT, Phan THN, et al. A new 20-deoxypseudojujubogenin glycoside from *Bacopa monniera* [J]. Chemistry of Natural Compounds, 2018, 54(1):125

Ding CF, Ma HX, Yang J, et al. Antibacterial indole alkaloids with complex heterocycles from *Voacanga africana*[J]. Organic Letters, 2018, 20(9):2702

Ding JH, Li ZH, Feng T, et al. Inonotolides A-C, isopimarane diterpenoid lactones from *Inonotus sinensis*[J]. Fitoterapia, 2018, 127:410

Ding JH, Li ZH, Feng T, et al. Tremulane sesquiterpenes from cultures of the basidiomycete *Irpex lacteus*[J]. Fitoterapia, 2018, 125:245

Ding LF, Sua J, Pan ZH, et al. Cytotoxic sesquiterpenoids from the leaves of *Magnolia grandiflora*[J]. Phytochemistry, 2018, 155:182

Ding WP, Hu K, Liu M, et al. Five new schinortriterpenoids from *Schisandra propinqua* var. *propinqua*[J]. Fitoterapia, 2018, 127:193

Ding ZG, Ding GH, Zhao GY, et al. A new phenylspirodrimane dimer from the fungus *Stachybotrys chartarum* [J]. Fitoterapia, 2018, 125:94

Dong JW, Cai L, Li XJ, et al. A novel sesquiterpene derivative with a seven-membered B ring from *Illigera aromatica*[J]. Natural Product Research, 2018, 32(21):2589

Dong SJ, Luo XD, Liu YP, et al. Diarylheptanoids from the root of *Curcuma aromatica* and their antioxidative effects[J]. Phytochemistry Letters, 2018, 27:148

Du BZ, Zhao F, Zhang HX, et al. Asprenols A-H, phenolic constituents from the stems of *Ilex asprella*[J]. Fitoterapia, 2018, 129:220

Du SZ, Kuang F, Liu Y, et al. A new dimeric diarylpropane from *Horsfieldia tetratepalar* [J]. Natural Product Research, 2018, 32(2):162

Du YL, Valenciano AL, Goetz M, et al. Antiplasmodial diterpenoids and a benzotropolone from *Petradoria pumila*[J]. Journal of Natural Products, 2018, 81(5):1260

Duan CL, Li YJ, Wang FY, et al. New steroidal glycosides from the fibrous roots of *Ophiopogon japonicus*[J]. Journal of Asian Natural Products Research, 2018, 20(8):744

Duan KT, Li ZH, Yu X, et al. Vibralactone derivatives containing γ, δ, ε-lactone cores from cultures of the basidiomycete *Boreostereum vibrans* [J]. Fitoterapia,

2018, 128:7

Duan WJ, Ji WH, Wei YN, et al. Separation and purification of fructo-oligosaccharide by high-speed counter-current chromatography coupled with precolumn derivatization [J]. Molecules, 2018, 23(2):381

Duan YC, Feng J, Ba N, et al. Four novel antibacterial sesquiterpene-α-amino acid quaternary ammonium hybrids from the mycelium of mushroom *Stereum hirsutum*[J]. Fitoterapia, 2018, 128:213

Duan YT, Zhang J, Lao YZ, et al. Spirocyclic polycyclic polyprenylated acylphloroglucinols from the ethyl acetate fraction of *Hypericum henryi*[J]. Tetrahedron Letters, 2018, 59(46):4067

丁林芬,杨桂梅,郭亚东,等.野艾蒿中1个新的倍半萜[J].中草药,2018, 49(9):1995

董俊丽,黄传奇,王富乾,等.灰毡毛忍冬花蕾中三萜皂苷类化学成分研究[J].中草药,2018, 49(19):4484

杜琳,常波,张琦,等.光果甘草根中黄酮类化学成分研究[J].中草药,2018, 49(20):4780

杜琳,王洁雪,陈聪地,等.商陆中皂苷类化学成分研究[J].中国中药杂志,2018, 43(12):2552

杜文玉,苏聪,孙佳玮,等.桑悬浮培养细胞中2个新的Diels-Alder型加合物[J].中草药,2018, 49(10):2345

F

Fan BY, Lu Y, Yin H, et al. Arvensic acids A-D, novel heptasaccharide glycosidic acids as the alkaline hydrolysis products of crude resin glycosides from *Convolvulus arvensis*[J]. Fitoterapia, 2018, 131:209

Fan DH, Wang Q, Wang YW, et al. New compounds inhibiting lipid accumulation from the stems of *Sabia parviflora*[J]. Fitoterapia, 2018, 128:218

Fan M, Chen XJ, Wu XD, et al. Salvifarinin A, a neo-clerodane diterpenoid with a 6/5/7 tricyclic skeleton from *Salvia farinacea* [J]. Tetrahedron Letters, 2018, 59 (32):3065

Fan M, ZhuY, Zhang ZJ, et al. Salvihispin A and its glycoside, two neo-clerodane diterpenoids with neurotrophic activities from *Salvia hispanica* L. [J]. Tetrahedron Letters, 2018, 59(2):143

Fan YJ, Chen HQ, Mei WL, et al. Nematicidal amide alkaloids from the seeds of *Clausena lansium* [J]. Fitoterapia, 2018, 128:20

Fan YY, Sun YL, Zhou B, et al. Hedyorienoids A and B, two sesquiterpenoid dimers featuring different polycyclic skeletons from *Hedyosmum orientale*[J]. Organic Letters, 2018, 20(17):5435

Fang L, Fang ZY, Zhou P, et al. Anti-inflammatory lignans from *Melodinus suaveolens* [J]. Phytochemistry Letters, 2018, 26:134

Fang L, Song XQ, He TT, et al. Two new polyketides from the roots of *Stemona tuberosa*[J]. Fitoterapia, 2018, 129:150

Fang L, Zhang H, Zhou J, et al. Rapid screening and preparative isolation of antioxidants from *Alpinia officinarum* Hance using HSCCC coupled with DPPH-HPLC assay and evaluation of their antioxidant activities[J]. Journal of Analytical Methods in Chemistry, 2018, 3158293

Fang X, Fu Z, Zhang H, et al. Chemical constituents of *Garcinia yunnanensis* and their scavenging activity against DPPH radicals [J]. Chemistry of Natural Compounds, 2018, 54(2):232

Fang X, Zeng RT, Zhuo ZG, et al. Sesquiterpenoids from *Ainsliaea yunnanensis* and their cytotoxic activities [J]. Phytochemistry Letters, 2018, 26:25

Fang ZF, Zhang T, Cao XQ, et al. Novel sesquilignan and lignan glycoside from the twigs and leaves of *Illicium majus*[J]. Fitoterapia, 2018, 129:42

Feng J, Peng Y, Zhao WW, et al. Chemical constituents of *Balanophora involucrata*[J]. Chemistry of Natural Compounds, 2018, 54(4):646

Feng L, Mandi A, Tang CP, et al. A pair of enantiomeric bis-seco-abietane diterpenoids from *Cryptomeria fortunei*[J]. Journal of Natural Products, 2018, 81(12):2667

Feng N, Wei Y, Feng J, et al. Preparative isolation of ganoderic acid S, ganoderic acid T and ganoderol B from *Ganoderma lucidum* mycelia by high-speed counter-current chromatography[J]. Biomedical Chromatography, 2018, 32 (10):283

Feng T, Duan KT, He SJ, et al. Ophiorrhines A and

B, two immunosuppressive monoterpenoid indole alkaloids from *Ophiorrhiza japonica*[J]. Organic Letters, 2018, 20(24):7926

Feng Y, Li N, Ma HM, et al. Undescribed phenylethyl flavones isolated from *Patrinia villosa* show cytoprotective properties via the modulation of the mir-144-3p/Nrf2 pathway[J]. Phytochemistry, 2018, 153:28

Feng ZM, Xu K, Wang W, et al. Two new thiophene polyacetylene glycosides from *Atractylodes lancea* [J]. Journal of Asian Natural Products Research, 2018, 20(6):531

Fu GM, Li WJ, Huang XZ, et al. Antioxidant and alpha-glucosidase inhibitory activities of isoflavonoids from the rhizomes of *Ficus tikoua* Bur[J]. Natural Product Research, 2018, 32(4):399

Fu HZ, Wan KH, Yan QW, et al. Cytotoxic triterpenoid saponins from the defatted seeds of *Camellia oleifera* Abel[J]. Journal of Asian Natural Products Research, 2018, 20(5):412

冯文明,韩竹箴,王峥涛.山药化学成分研究[J].中草药,2018, 49(21):5034

付林,古锐,张彩虹,等.藏药大花龙胆正丁醇部位的化学成分研究[J].中草药,2018, 49(5):1002

G

Gao CY, Li RJ, Zhou MM, et al. Cytotoxic withanolides from *Physalis angulata* [J]. Natural Product Research, 2018, 32(6):678

Gao L, Li LD, Zhu BK, et al. Two new prenylflavonoids from *Morus alba* [J]. Journal of Asian Natural Products Research, 2018, 20(2):117

Gao XH, Xu YS, Fan YY, et al. Cascarinoids A-C, a class of diterpenoid alkaloids with unpredicted conformations from *Croton cascarilloides*[J]. Organic Letters, 2018, 20(1):228

Gao Y, Yang WQ, Yang K, et al. New iridoid glycosides from *Viburnum punctatum* [J]. Phytochemistry Letters, 2018, 28:145

Ge YC, Zhang HJ, Wang KW, et al. Aporphine alkaloids from *Illigera aromatica* from Guangxi province, China[J]. Phytochemistry, 2018, 154:73

Giap TH, Dung NA, Thoa HT, et al. Phthalides and other metabolites from roots of *Ligusticum wallichii* [J]. Chemistry of Natural Compounds, 2018, 54(1):34

Gou P, Xiao YY, Lv L, et al. Hydroquinone and terpene glucosides from *Leontopodium leontopodioides* and their lipase inhibitory activity [J]. Fitoterapia, 2018, 130:89

Gu CZ, Qiao YJ, Wang D, et al. New triterpenoid saponins from the steaming treated roots of *Panax notoginseng*.[J]. Natural Product Research, 2018, 32(3):294

Gu XY, Shen XF, Wang L, et al. Bioactive steroidal alkaloids from the fruits of *Solanum nigrum* [J]. Phytochemistry, 2018, 147:125

Guo H, Yao S, Yang XY, et al. Oxidatively rearranged cycloartane triterpenoids from the seeds of *Pseudolarix amabilis* [J]. Natural Product Research, 2018, 32(15):1817

Guo Q, Yang HS, Liu XY, et al. New zwitterionic monoterpene indole alkaloids from *Uncaria rhynchophylla* [J]. Fitoterapia, 2018, 127:47

Guo QL, Xia H, Shi GN, et al. Aconicarmisulfonine A, a sulfonated C20-diterpenoid alkaloid from the lateral roots of *Aconitum carmichaelii*[J]. Organic Letters, 2018, 20:816

Guo R, Lin B, Shang XY, et al. Phenylpropanoids from the fruit of *Crataegus pinnatifida* exhibit cytotoxicity on hepatic carcinoma cells through apoptosis induction[J]. Fitoterapia, 2018, 127:301

Guo R, Liu Y, Xu ZP, et al. Withanolides from the leaves of *Datura metel* L. [J]. Phytochemistry, 2018, 155:136

Guo W, Dong HJ, Wang DJ, et al. Separation of seven polyphenols from the rhizome of *Smilax glabra* by offline two dimension recycling HSCCC with extrusion mode[J]. Molecules, 2018, 23(2):505

Guo YG, Ding YH, Wu GJ, et al. Three new alkaloids from *Xylopia vielana* and their antiinflammatory activities [J]. Fitoterapia, 2018, 127:96

Guo ZK, Wang B, Cai CH, et al. Tomenphantadenine,

an unprecedented germacranolide-adenine hybrid heterodimer from the medicinal plant *Elephantopus tomentosus* L.[J]. Fitoterapia, 2018, 125:217

Gvazava KN, Skhirtladze AV. Steroidal glycoside from *Allium porrum*[J]. Chemistry of Natural Compounds, 2018, 54(3):487

高原,张丽莎,葛建,等.茶荚蒾根的化学成分研究[J].中国中药杂志,2018, 43(14):2950

高瑞锡,梅枝意,黄先菊,等.黄秦艽根化学成分研究[J].中草药,2018, 49(3):521

高燕萍,罗忠亮,潘玉杰,等.结石草化学成分的研究[J].中药材,2018, 41(12):2565

郭茜茜,赵丽娜,王佳,等.白鲜根皮的化学成分及其细胞毒活性研究[J].中国中药杂志,2018, 43(24):4869

H

Ha MT, Park DH, Shrestha S, et al. PTP1B inhibitory activity and molecular docking analysis of stilbene derivatives from the rhizomes of *Rheum undulatum* L.[J]. Fitoterapia, 2018, 131:119

Ha MT, Seong SH, Nguyen TD, et al. Chalcone derivatives from the root bark of *Morus alba* L. act as inhibitors of PTP1B and α-glucosidase[J]. Phytochemistry, 2018, 155:114

Hai P, Gao Y, Xiao CG, et al. New sesquiterpenoids from *Petasites japonicus* and *Petasites tricholobus*[J]. Phytochemistry Letters, 2018, 23:41

Han C, Wang WK, Xue GM, et al. Metal ion-improved complexation countercurrent chromatography for enantioseparation of dihydroflavone enantiomers[J]. Journal of Chromatography A, 2018, 1532:1

Han GY, Sun DY, Liang LF, et al. Spongian diterpenes from Chinese marine sponge *Spongia officinalis*[J]. Fitoterapia, 2018, 127:159

Han JJ, Zhang JZ, Zhu RX, et al. Plagiochianins A and B, two ent-2, 3-seco-aromadendrane derivatives from the liverwort *Plagiochila duthiana*[J]. Organic Letters, 2018, 20(20):6550

Han MF, Zhang X, Zhang LQ, et al. Iridoid and phenylethanol glycosides from *Scrophularia umbrosa* with inhibitory activity on nitric oxide production[J]. Phytochemistry Letters, 2018, 28:37

Han QT, Ren Y, Li GS, et al. Flavonoid alkaloids from *Scutellaria moniliorrhiza* with anti-inflammatory activities and inhibitory activities against aldose reductase[J]. Phytochemistry, 2018, 152:91

Han QT, Xiao K, Xiang KL, et al. Scumoniliosides A and B, two new flavanone glucuronate esters from *Scutellaria moniliorrhiza* Komarov with anti-inflammatory activities[J]. Phytochemistry Letters, 2018, 25:56

Han YZ, Zhou Y, Zhang ZT, et al. Three new noroleanane-type triterpenes from the roots of *Pfaffia glomerata*[J]. Journal of Asian Natural Products Research, 2018, 20(5):460

Hanh TTH, Hang LTT, Huong PTT, et al. Two new guaiane sesquiterpene lactones from the aerial parts of *Artemisia vulgaris*[J]. Journal of Asian Natural Products Research, 2018, 20(8):752

Hao SJ, Gao LJ, Xu SF, et al. Six new steroidal glycosides from roots of *Cynanchum bungei*[J]. Phytochemistry Letters, 2018, 23:26

Hashmi A, Ali MS, Latif M, et al. Viridone, a new butyrylcholinesterase inhibitory phenolic ester from leaves of *Ocimum viride*[J]. Chemistry of Natural Compounds, 2018, 54(4):665

He JZ, Fan P, Feng S, et al. Isolation and purification of two isoflavones from *Hericium erinaceum* mycelium by high-speed counter-current chromatography[J]. Molecules, 2018, 23(3):560

He QF, Wu ZL, Huang XJ, et al. Cajanusflavanols A-C, three pairs of flavonostilbene enantiomers from *Cajanus cajan*[J]. Organic Letters, 2018, 20(3):876

He YJ, Zhu SH, Wu CQ, et al. Bioactivity-guided separation of potential D_2 dopamine receptor antagonists from aurantii fructus based on molecular docking combined with high-speed counter-current chromatography[J]. Molecules, 2018, 23(12):3135

Hu CL, Xiong J, Xiao CX, et al. Anti-neuroinflammatory diterpenoids from the endangered conifer *Podocarpus imbricatus*[J]. Journal of Asian Natural Products

Research, 2018, 20(2):101

Hu HB, Liang HP, Li HM, et al. Isolation, modification and cytotoxic evaluation of stilbenoids from *Acanthopanax leucorrhizus*[J]. Fitoterapia, 2018, 124:167

Hu HJ, Zhou Y, Han ZZ, et al. Abietane diterpenoids from the roots of *Clerodendrum trichotomum* and their nitric oxide inhibitory activities[J]. Journal of Natural Products, 2018, 81(7):1508

Hu J, Mao X, Shi XD, et al. Monoterpenoid indole alkaloids from the leaves of *Alstonia scholaris*[J]. Chemistry of Natural Compounds, 2018, 54(5):934

Hu JW, Shi MJ, Wang JJ, et al. Methylated polycyclic polyprenylated acylphloroglucinol derivatives from *Hypericum ascyron*[J]. Journal of Natural Products, 2018, 81(11):2348

Hu MG, Li YH, Sun ZC, et al. New polyoxypregnane glycosides from *Aspidopterys obcordata* vines with antitumor activity[J]. Fitoterapia, 2018, 129:203

Hu QL, Wu PQ, Liu YH, et al. Three new sesquiterpene lactones from *Carpesium abrotanoides*[J]. Phytochemistry Letters, 2018, 27:154

Hu QW, Chen YY, Jiao QY, et al. Polyphenolic compounds from *Malus hupehensis* and their free radical scavenging effects[J]. Natural Product Research, 2018, 32(18):2152

Hu QW, Chen YY, Jiao QY, et al. Triterpenoid saponins from the pulp of *Sapindus mukorossi* and their antifungal activities[J]. Phytochemistry, 2018, 147:1

Hu Y, Jiao L, Jiang MH, et al. A new C-glycosyl flavone and a new neolignan glycoside from *Passiflora edulis* Sims peel[J]. Natural Product Research, 2018, 32(19):2312

Hu YK, Wang L, Li YY, et al. Five new triterpenoids from *Syzygium samarangense* (Bl.) Merr. et Perry[J]. Phytochemistry Letters, 2018, 25, 147

Hu YL, Li Y, Qiu L, et al. New triterpenoids with diverse side-chains from the barks of *Melia Toosendan*[J]. Fitoterapia, 2018, 127:62

Hu Z, Zong JF, Yili A, et al. Isosteroidal alkaloids from the bulbs of *Fritillaria tortifolia*[J]. Fitoterapia, 2018, 131:112

Hu ZX, Liu M, Wang WG, et al. 7α, 20-epoxy-ent-kaurane diterpenoids from the aerial parts of *Isodon pharicus*[J]. Journal of Natural Products, 2018, 81(1):106

Hu ZX, Zhao LH, Tang HY, et al. Seven new anthranilamide derivatives from *Aconitum apetalum*[J]. Fitoterapia, 2018, 128:73

Hua LP, Zhang YQ, Ye M, et al. A new polyoxygenated abietane diterpenoid from the rattans of *Bauhinia championii* (Benth.) Benth[J]. Natural Product Research, 2018, 32(21):2577

Hua LP, Zhang YQ, Ye M, et al. Bioactive dibenzofurans from the rattans of *Bauhinia championii* (Benth.) Benth.[J]. Phytochemistry Letters, 2018, 24:154

Huang CC, Kao CL, Yeh HC, et al. A new diphenyl ether from *Cinnamomum subavenium*[J]. Chemistry of Natural Compounds, 2018, 54(5):869

Huang DD, Wang X, Sun L, et al. Two new phenylpropanoids from *Penthorum chinense* Pursh[J]. Phytochemistry Letters, 2018, 28:84

Huang GC, Kao CL, Li WJ, et al. A new phenylalkanoid from the rhizomes of *Alpinia galanga*[J]. Chemistry of Natural Compounds, 2018, 54(6):1072

Huang GH, Hu Z, Lei C, et al. Enantiomeric pairs of meroterpenoids with diverse heterocyclic systems from *Rhododendron nyingchiense*[J]. Journal of Natural Products, 2018, 81(8):1810

Huang JW, Chen FY, Li CJ, et al. Two new saponins from the leaves of *Panax notoginseng*[J]. Journal of Asian Natural Products Research, 2018, 20(4):337

Huang QL, Chen J, Zhang WJ, et al. Alkaloids from *Corydalis decumbens* suppress neuronal excitability in primary cultures of mouse neocortical neurons[J]. Phytochemistry, 2018, 150:85

Huang R, Zhao Y, Wang Y, et al. Cytotoxic ring A-seco triterpenoids from the stem bark of *Dysoxylum lukii*[J]. Journal of Asian Natural Products Research, 2018, 20(9):860

Huang XX, Ren Q, Song XY, et al. Seven new sesquineolignans isolated from the seeds of hawthorn and their neuroprotective activities[J]. Fitoterapia，2018，125:6

Huang XX，Xu Y，Bai M，et al. Lignans from the seeds of Chinese hawthorn (*Crataegus pinnatifida* var. *major* N.E.Br.) against β-amyloid aggregation[J]. Natural Product Research，2018，32(14):1706

Huang XY，Chen ZP，Zhou SW，et al. Cassaine diterpenoids from the seeds of *Erythrophleum fordii* and their cytotoxic activities[J]. Fitoterapia，2018，127:245

Huo HX，Zhu ZX，Song YL，et al. Anti-inflammatory dimeric 2-(2-phenylethyl) chromones from the resinous wood of *Aquilaria sinensis* [J]. Journal of Natural Products，2018，81(3):543

Hussain N，Hameed A，Ahmad MS，et al. New iridoids from *Lyonia ovalifolia* and their anti-hyperglycemic effects in mice pancreatic islets[J]. Fitoterapia，2018，131:168

韩锐，陈勇，陈建伟，等.番荔枝种子中 3 个新番荔枝内酯[J].中药材，2018，41(8):1878

贺娟妮.基于高速逆流色谱法的药物活性物质分离研究[J].当代化工，2018，47(6):1302

贺天雨，王尉，徐双双，等.葛根素标准样品的研制[J].分析仪器，2018(2):82

赫军，续洁琨，刘淑娜，等.瑞香狼毒中的 1 个新愈创木烷型倍半萜[J].中草药，2018，49(22):5235

赫军，续洁琨，潘雪格，等.山茱萸中 1 个新苯丙素苷类化合物[J].中国中药杂志，2018，43(21):4264

赫军，续洁琨，杨弋帆，等.鬼箭羽中的 1 个新西松烷型二萜[J].中草药，2018，49(18):4212

胡疆，刘雁，李强，等.红花石蒜生物碱化学成分的研究[J].中国中药杂志，2018，43(10):2086

黄彧，吴桐，刘春明，等.防风中色原酮类化学成分的分离及鉴定[J].时珍国医国药，2018，29(7):1558

I

Ito T，Rakainsa SK，Nisa K，et al. Three new abietane-type diterpenoids from the leaves of Indonesian *Plectranthus scutellarioides* [J]. Fitoterapia，2018，127:146

J

Jan T，Qadri R，Naqvi B，et al. A novel salvialactomine from the callus culture of *Salvia santolinifolia* Boiss[J]. Natural Product Research，2018，32(7):749

Jia CC，Xue JJ，Gong C，et al. Chiral resolution and anticancer effect of xanthones from *Garcinia paucinervis* [J]. Fitoterapia，2018，127:220

Jia XC，Xie HH，Jiang YM，et al. Flavonoids isolated from the fresh sweet fruit of *Averrhoa carambola* commonly known as star fruit[J]. Phytochemistry，2018，153:156

Jiang H，Zhang GJ，Liao HB，et al. New terpenoid and phenylpropanoid glycosides from *Tinospora sinensis* [J]. Fitoterapia，2018，131:127

Jiang HW，Lin J，Wang GM，et al. Acetophenone derivatives from the root bark of *Cynanchum wilfordii* as potential neuroprotective agents[J]. Phytochemistry Letters，2018，24:179

Jiang JS，Xu K，Feng ZM，et al. Four new sesquiterpenes from *Atractylodes lancea* [J]. Phytochemistry Letters，2018，26:88

Jiang MY，Zhang WJ，Yang X，et al. An isoindole alkaloid from *Portulaca oleracea* L.[J]. Natural Product Research，2018，32(20):2431

Jiang XL，Wang L，Wang EJ，et al. Flavonoid glycosides and alkaloids from the embryos of *Nelumbo nucifera* seeds and their antioxidant activity[J]. Fitoterapia，2018，125:184

Jiang Z，Diao SB，Li R，et al. One new 1，4-napthoquinone derivative from the roots of *Juglans mandshurica* [J]. Natural Product Research，2018，32(9):1017

Jiang ZH，Liu YP，He M，et al. A new abietane diterpenoid from the roots of *Tripterygium regelii*[J]. Natural Product Research，2018，32(20):2418

Jiang ZP，Tian LW，Shen L，et al. Ent-abietanes from the godavari mangrove，*Ceriops decandra*：absolute configuration and NF-κB inhibitory activity[J]. Fitoterapia，2018，130:272

Jiao LJ，Wang WD，Tao YD，et al. 8-isopentenyl

isoflavone derivatives from the whole herb of *Sphaerophysa salsula*[J]. Natural Product Research, 2018, 32(21):2542

Jiao LJ, Wang WD, Tao YD, et al. Two new stilbenoids from the whole herb of *Sphaerophysa salsula* [J]. Phytochemistry Letters, 2018, 27:139

Jin PF, Xu S, Hui H, et al. A new polyunsaturated lipid from *Tetrastigma hemsleyanum* [J]. Chemistry of Natural Compounds, 2018, 54(3):439

Jin Q, Yang D, Dai Z, et al. Antitumor aporphine alkaloids from *Thalictrum wangii* [J]. Fitoterapia, 2018, 128:204

Jin TY, Li SQ, Jin CR, et al. Catecholic isoquinolines from *Portulaca oleracea* and their antiinflammatory and β_2-adrenergic receptor agonist activity[J]. Journal of Natural Products, 2018, 81(4):768

Jin QH, Lee JW, Jang HR, et al. Dimeric- and trimeric sesquiterpenes from the flower of *Inula japonica* [J]. Phytochemistry, 2018, 155:107

季君洋,王起文,汪茂林,等.蝉翼藤根茎的化学成分研究[J].中药材,2018, 41(8):1879

季宇彬,徐飞,刘冰语,等.红曲米中的微量酚酸类成分[J].中国中药杂志,2018, 43(4):755

蒋欢,黄诚伟,廖海兵,等.中华青牛胆中 2 个新的木脂素葡萄糖苷[J].中草药,2018, 49(10):2336

K

Ke LY, Zhang Y, Xia MY, et al. Modified abietane diterpenoids from whole plants of *Selaginella moellendorffii*[J]. Journal of Natural Products, 2018, 81(2):418

Kırmızıbekmez H, Kúsz N, Bérdi P, et al. New iridoids from the roots of *Valeriana dioscoridis* Sm.[J]. Fitoterapia, 2018, 130:73

Kong WS, Xing HH, Li J, et al. Two new flavones from *Cassia pumila* and their anti-tobacco mosaic virus activity[J]. Chemistry of Natural Compounds, 2018, 54(6):1048

Kuang HX, Tang ZQ, Wang XG, et al. Chemical constituents from *Sambucus williamsii* Hance fruits and hepatoprotective effects in mouse hepatocytes [J]. Natural Product Research, 2018, 32(17):2008

Kuang TD, Chen HQ, Kong FD, et al. Three new 2-(2-phenylethyl) chromone derivatives from artificial holing agarwood of *Aquilaria sinensis* [J]. Phytochemistry Letters, 2018, 26:96

Kumar A, Chand G, Agnihotri VK, et al. A new oxosterol derivative from the rhizomes of *Costus speciosus*[J]. Natural Product Research, 2018, 32(1):18

Kurkin AA, Ryazanova TK, Daeva ED, et al. Constituents of arctostaphylos *uva-ursi* leaves[J]. Chemistry of Natural Compounds, 2018, 54(2):278

L

Lai KY, Hu HC, Chiang HM, et al. New diterpenes leojaponins G-L from *Leonurus japonicus*[J]. Fitoterapia, 2018, 130:125

Lakornwong W, Kanokmedhakul K, Kanokmedhakul S, et al. A new coruleoellagic acid derivative from stems of *Rhodamnia dumetorum* [J]. Natural Product Research, 2018, 32(14):1653

Lannang AM, Sema DK, Tankeu T, et al. A new depsidone derivative from the leaves of *Garcinia polyantha*[J]. Natural Product Research, 2018, 32(9):1033

Lee DH, Shin JS, Kang SY, et al. Iridoids from the roots of *Patrinia scabra* and their inhibitory potential on LPS-induced nitric oxide production[J]. Journal of Natural Products, 2018, 81(6):1468

Lehbili M, Magid AA, Ahmed Kabouche, et al. Antibacterial, antioxidant and cytotoxic activities of triterpenes and flavonoids from the aerial parts of *Salvia barrelieri* Etl.[J]. Natural Product Research, 2018, 32(22):2683

Lei ZD, Liu DL, Zhao YM, et al. A new 2-(2-phenylethyl) chromone from *Aquilaria sinensis*[J]. Chemistry of Natural Compounds, 2018, 54(1):30

Li C, Li CJ, Ma J, et al. Magterpenoids A-C, three polycyclic meroterpenoids with PTP1B inhibitory activity from the bark of *Magnolia officinalis* var. *Biloba*[J]. Organic Letters, 2018, 20(12):3682

Li DY, Du G, Gong XP, et al. Hyperattenins L and M, two new polyprenylated acylphloroglucinols with adamantyl and homoadamantyl core structures from *Hypericum attenuatum*[J]. Fitoterapia, 2018, 125:130

Li HY, Zheng ZQ, Wei WJ, et al. Ligusaginoids A-D, four eremophilane-type sesquiterpenoid dimers and trimers from *Ligularia sagitta*[J]. Tetrahedron Letters, 2018, 59(38):3461

Li HZ, Meng X, Jiang YY, et al. Four new flavonoids with DGAT inhibitory activity from Psoralea corylifolia[J]. Phytochemistry Letters, 2018, 28:130

Li J, Li HH, Wang WQ, et al. Jatrophane diterpenoids from *Euphorbia helioscopia* and their lipid-lowering activities[J]. Fitoterapia, 2018, 128:102

Li J, Mi QL, Zhang FM, et al. Two new isoflavones from *pueraria lobata* and their bioactivities[J]. Chemistry of Natural Compounds, 2018, 54(5):851

Li J, Wang WQ, Song WB, et al. (19*αH*)-lupane and (9*βH*)-lanostane triterpenes from *Euphorbia helioscopia* trigger apoptosis of tumor cell[J]. Fitoterapia, 2018, 125:24

Li JY, Kuang MT, Yang L, et al. Stilbenes with anti-inflammatory and cytotoxic activity from the rhizomes of *Bletilla ochracea* Schltr[J]. Fitoterapia, 2018, 127:74

Li L, Tao RH, Wu JM, et al. Three new sesquiterpenes from *Pterocarpus santalinus*[J]. Journal of Asian Natural Products Research, 2018, 20(4):306

Li LW, Qi YY, Liu SX, et al. Neo-clerodane and abietane diterpenoids with neurotrophic activities from the aerial parts of *Salvia leucantha* Cav.[J]. Fitoterapia, 2018, 127:367

Li M, Wu XW, Wang XN, et al. Two novel compounds from the root bark of *Morus alba* L.[J]. Natural Product Research, 2018, 32(1):36

Li M, Zeng MN, Zhang ZG, et al. Uridine derivatives from the seeds of *Lepidium apetalum* Willd. and their estrogenic effects[J]. Phytochemistry, 2018, 155:45

Li N, Zeng WL, Luo XL, et al. A new arbutin derivative from the leaves of *Vaccinium dunalianum* wight[J]. Natural Product Research, 2018, 32(1):65

Li P, Zhang Y, Wang ZQ, et al. A novel flavone from the leaves of *Murraya paniculata*[J]. Chemistry of Natural Compounds, 2018, 54(6):1061

Li R, Zhang JF, Wu YZ, et. al. Structures and biological evaluation of monoterpenoid glycosides from the roots of *Paeonia lactiflora*[J]. Journal of Natural Products, 2018, 81(5):1252

Li RF, Xia WQ, Liu JB, et al. New triterpenoid saponins from the leaves of *Ilex chinensis*[J]. Fitoterapia, 2018, 131:134

Li SF, Ding JY, Li SL. Three eudesmanolide δ-lactones of *Wedelia trilobata*[J]. Phytochemistry Letters, 2018, 24:102

Li SF, Jiao YY, Zhang ZQ, et al. Diterpenes from buds of *Wikstroemia chamaedaphne* showing antihepatitis B virus activities[J]. Phytochemistry, 2018, 151:17

Li SG, Huang XJ, Li MM, et al. Multiflorumisides A-G, dimeric stilbene glucosides with rare coupling patterns from the roots of *Polygonum multiflorum*[J]. Journal of Natural Products, 2018, 81(2):254

Li W, Chinthanom P, Rachtawee P, et al. Isolation of 3, 4-seco-27-norlanostane triterpenoids from cultivated fruiting bodies of *Ganoderma orbiforme*[J]. Phytochemistry Letters, 2018, 28:104

Li W, Tang GH, Chen L, et al. New pyridocarbazole alkaloids from *Strychnos nitida*[J]. Natural Product Research, 2018, 32(13):1532

Li XH, Lu LH, Li XH, et al. Two novel iridoid derivatives isolated from *Phlomis likiangensis*[J]. Tetrahedron Letters, 2018, 59(11):995

Li Y, Li KJ, Duan JY, et al. A novel heterodimer of coumaric acid glucosides from the chinese fern *Polypodium hastatum*[J]. Chemistry of Natural Compounds, 2018, 54(6):1041

Li Y, Wang WX, Zheng ZF, et al. Eight new cucurbitane triterpenoids from"Xue Dan," the roots of *Hemsleya pengxianensis*[J]. Journal of Asian Natural Products Research, 2018, 20(1):36

Li Y, Zhu RX, Zhang JZ, et al. Clerodane diterpenoids from the Chinese liverwort *Jamesoniella autumnalis* and their anti-inflammatory activity[J]. Phytochemistry, 2018, 154:85

Li Y, Zhu YX, Zhang ZX, et al. Diterpenoids from the fruits of *Rhododendron molle*, potent analgesics for acute pain[J]. Tetrahedron, 2018, 74:693

Li YP, Hu K, Yang XW, et al. Antibacterial dimeric acylphloroglucinols from *Hypericum japonicum* [J]. Journal of Natural Products, 2018, 81(4):1098

Li ZL, Zhao DD, Li DY. Spiro-isoxazolines from the flowers of *Xanthoceras sorbifolia*[J]. Phytochemistry Letters, 2018, 28:149

Liang JJ, Peng XG, Zhou J, et al. Diarylheptanoids from the fresh pericarps of *Juglans sigillata*[J]. Natural Product Research, 2018, 32(20):2457

Liang LF, Kurtan T, Mandi A, et al. Structural, stereochemical, and bioactive studies of cembranoids from Chinese soft coral *Sarcophyton trocheliophorum*[J]. Tetrahedron, 2018, 74:1933

Liao ZJ, Tian WJ, Liu XX, et al. A new xanthone from an endophytic fungus of *Anoectochilus roxburghii*[J]. Chemistry of Natural Compounds, 2018, 54(2):267

Lin AL, Perng MH, Li WJ, et al. Chemical constituents of the roots of *Cinnamomum randaiense*[J]. Chemistry of Natural Compounds, 2018, 54(4):628

Lin AL, Kao CL, Li WJ, et al. A new aristolactam alkaloid from *Michelia compressa* var. *compressa*[J]. Chemistry of Natural Compounds, 2018, 54(4):732

Lin CL, Kao CL, Li WJ, et al. Chemical constituents of the roots of *Michelia champaca* [J]. Chemistry of Natural Compounds, 2018, 54(2):324

Lin SQ, Zhou ZL, Li CY, et al. Cyprotuoside C and cyprotuoside D, two new cycloartane glycosides from the rhizomes of *Cyperus rotundus*[J]. Chemical and Pharmaceutical Bulletin, 2018, 66(1):96

Lin X, Lia BB, Zhang L, et al. Four new compounds isolated from *Psoralea corylifolia* and their diacylglycerol acyltransferase(DGAT) inhibitory activity[J]. Fitoterapia, 2018, 128:130

Liu BY, Zhang C, Zeng KW, et al. Anti-inflammatory prenylated phenylpropenols and coumarin derivatives from *Murraya exotica*[J]. Journal of Natural Products, 2018, 81(1):22

Liu F, He YC, Zhu H, et al. Three new 2, 4′-epoxy-8, 5′/8, 3′-neolignans from Penthorum chinense[J]. Phytochemistry Letters, 2018, 28:153

Liu F, Lu WJ, Li NP, et al. Four new cinnamoylphloroglucinols from the leaves of *Xanthostemon chrysanthus*[J]. Fitoterapia, 2018, 128:93

Liu F, Wang YN, Li Y, et al. Minor nortriterpenoids from the twigs and leaves of *Rhododendron latoucheae*[J]. Journal of Natural Products, 2018, 81(8):1721

Liu H, Yan QS, Zou DL, et al. Identification and bioactivity evaluation of ingredients from the fruits of *Amomum tsaoko* Crevost et Lemaire[J]. Phytochemistry Letters, 2018, 28:111

Liu HQ, Gao JY, Lv BY, et al. Anti-pathogens constituents and novel ergosterol derivatives with the broad-spectrum germicidal substances from earthworm, *Pheretima aspergillum*[J]. Tetrahedron, 2018, 74:6079

Liu HX, Tan HB, Chen YC, et al. Secondary metabolites from the *Colletotrichum gloeosporioides* A12, an endophytic fungus derived from *Aquilaria sinensis* [J]. Natural Product Research, 2018, 32(19):2360

Liu J, Liu Y, Dai Z, et al. Two new phenolics from Danshen injection with antioxidant activity[J]. Chemistry of Natural Compounds, 2018, 54(6):1076

Liu J, Peng C, Zhou QM, et al. Alkaloids and flavonoid glycosides from the aerial parts of *Leonurus japonicus* and their opposite effects on uterine smooth muscle [J]. Phytochemistry, 2018, 145:128

Liu J, Song GJ, Su JC, et al. Tomentodione E, a new sec-pentyl syncarpic acid-based meroterpenoid from the leaves of *Rhodomyrtus tomentosa*[J]. Journal of Asian Natural Products Research, 2018, 20(1):67

Liu JC, Yu LL, Chen SF, et al. Two new 14, 15-secopregnane-type steroidal glycosides from the roots of *Cynanchum limprichtii* [J]. Natural Product Research, 2018, 32(3):261

Liu JC, Yu LL, Tang MX, et al. Two new steroidal saponins from the roots of *Cynanchum limprichtii* [J]. Journal of Asian Natural Products Research, 2018, 20(9):875

Liu JW, Liu Y, Yan YM, et al. Commiphoratones A and B, two sesquiterpene dimers from *Resina Commiphora*[J]. Organic Letters, 2018, 20(8):2220

Liu MN, Zhang MM, Li JY, et al. Six new diterpenoids from *Croton laevigatus*[J]. Journal of Asian Natural Products Research, 2018, 20(10):909

Liu Q, Bai B, Shen J, et al. Three new diterpenes from the seeds of *Caesalpinia minax* Hance and their anti-inflammatory activity[J]. Phytochemistry Letters, 2018, 26:93

Liu Q, Bai B, Yang DP, et al. Three new cassane diterpenes from the seeds of *Caesalpinia minax* Hance[J]. Natural Product Research, 2018, 32(8):885

Liu RH, Wang DQ, Zhang PZ, et al. A new diaryl 1, 2-diketone from the heartwood of *Dalbergia latifolia*[J]. Natural Product Research, 2018, 32(1):91

Liu RX, Liao Q, Shen L, et al. Krishnagranatins A-I: new limonoids from the mangrove, *Xylocarpus granatum*, and NF-κB inhibitory activity[J]. Fitoterapia, 2018, 131:96

Liu S, Zhang JH, Di YT, et al. Daphniphyllum alkaloids with cytotoxic activity from *Daphniphyllum angustifolium*[J]. Natural Product Research, 2018, 32(18):2165

Liu SB, Chen HQ, Feng G, et al. A new insecticidal havanensin-type limonoid from the roots of *Trichilia sinensis* Bentv[J]. Natural Product Research, 2018, 32(23):2797

Liu SF, Zhang YY, Zhou L, et al. Alkaloids with neuroprotective effects from the leaves of *Isatis indigotica* collected in the Anhui province, China[J]. Phytochemistry, 2018, 149:132

Liu SS, Dai YT, Sui F, et al. Flavonol glycosides from the fruits of *Evodia rutaecarpa*[J]. Journal of Asian Natural Products Research, 2018, 20(9):867

Liu T, Liang Q, Zhang XM, et al. A new furofuran lignan from Piper *terminaliflorum* Tseng[J]. Natural Product Research, 2018, 32(3):335

Liu WJ, Chen YJ, Chen DN, et al. A new pair of enantiomeric lignans from the fruits of *Morinda citrifolia* and their absolute configuration[J]. Natural Product Research, 2018, 32(8):933

Liu WX, Zhao JW, Zuo AX, et al. Two novel terpenoids from the cultured *Perovskia atriplicifolia*[J]. Fitoterapia, 2018, 130:152

Liu X, Fu J, Yao XJ, et al. Phenolic constituents isolated from the twigs of *Cinnamomum cassia* and their potential neuroprotective effects[J]. Journal of Natural Products, 2018, 81(6):1333

Liu X, Kuang XD, He XR, et al. Prenylflavonoids from the twigs of *Artocarpus nigrifolius*[J]. Chemical and Pharmaceutical Bulletin, 2018, 66(4):434

Liu X, WS Kong, Li P, et al. Two new flavones from the barks of *Cassia alata* and their bioactivity[J]. Chemistry of Natural Compounds, 2018, 54(6):1052

Liu X, Yin CL, Cao Y, et al. Chemical constituents from *Gueldenstaedtia verna* and their anti-inflammatory activity[J]. Natural Product Research, 2018, 32(10):1145

Liu X, Zhang JF, Guo K, et al. Three new oleanane-type triterpenoid saponins from the seeds of *Celosia cristata* L[J]. Natural Product Research, 2018, 32(2):167

Liu XX, Ma HM, He WJ, et al. Phytochemical constituents isolated from *Euphorbia rapulum*[J]. Chemistry of Natural Compounds, 2018, 54(5):910

Liu XY, Li ChJ, Chen FY, et al. Nototronesides A-C, three triterpene saponins with a 6/6/9 fused tricyclic tetranordammarane carbon skeleton from the leaves of *Panax notoginseng*[J]. Organic Letters, 2018, 20(15):4549

Liu XY, Wang S, Li CJ, et al. Dammarane-type saponins from the leaves of *Panax notoginseng* and their neuroprotective effects on damaged SH-SY5Y cells[J]. Phytochemistry, 2018, 145:10

Liu Y, Hu J, Lv Y, et al. Cytotoxic lanostane triterpenoids from the stems of *Schisandra glaucescens*[J]. Journal of Asian Natural Products Research, 2018, 20(8):727

Liu Y, Xua PS, Ren Q, et al. Lycodine-type alkaloids from Lycopodiastrum casuarinoides and their cholinesterase inhibitory activities[J]. Fitoterapia, 2018, 130:203

Liu Y, Zhang J, Wen R, et al. Anti-inflammatory and antiproliferative prenylated chalcones from *Hedysarum gmelinii*[J]. Journal of Asian Natural Products Research, 2018, 20(11):1009

Liu Y, Zhang XJ, Kelsang N, et al. Structurally diverse cytotoxic dimeric chalcones from *Oxytropis chiliophylla*[J]. Journal of Natural Products, 2018, 81(2):307

Liu Y, Zhou XZ, Naman CB, et al. Preparative separation and purification of trichothecene mycotoxins from the marine fungus *Fusarium* sp. LS68 by high-speed countercurrent chromatography in stepwise elution Mode[J]. Marine Drugs, 2018, 16(2):73

Liu YH, Chen GY, Chen XY, et al. Colocynthenins A-D, ring-A seco-cucurbitane triterpenoids from the fruits of *Citrullus colocynthis*[J]. Journal of Natural Products, 2018, 81(9):2115

Liu YS, Xue JJ, Han JX, et al. Polyacetylenes from the florets of *Carthamus tinctorius* and their cytotoxicity [J]. Phytochemistry Letters, 2018, 23:168

Liu YY, Ao Z, Xue GM, et al. Hypatulone A, a homoadamantane-type acylphloroglucinol with an intricately caged core from *Hypericum patulum*[J]. Organic Letters, 2018, 20(24):7953

Liu Y, Yu HY, Xu HZ, et al. Alkaloids with immunosuppressive activity from the bark of *Pausinystalia yohimbe*[J]. Journal of Natural Products, 2018, 81(8):1841

Long SY, Li CL, Hu J, et al. Indole alkaloids from the aerial parts of *Kopsia fruticosa* and their cytotoxic, antimicrobial and antifungal activities[J]. Fitoterapia, 2018, 129:145

Lou LL, Guo R, Cheng ZY, et al. Coumarins from *Juglans Mandshurica* Maxim and their apoptosis-inducing activities in hepatocarcinoma cells[J]. Phytochemistry Letters, 2018, 24:15

Lu J, Shang L, Wen HM, et al. Structural identification and biological activity of six new shellolic esters from lac[J]. Fitoterapia, 2018, 125:221

Luo B, Dong LM, Xu QL, et al. A new monoterpene and a new sesquiterpene from the roots of *Ageratina adenophora*[J]. Phytochemistry Letters, 2018, 24:67

Luo D, Xiong S, Li QG, et al. Terpenoids from the stems of *Celastrus hindsii* and their anti-RSV activities[J]. Fitoterapia, 2018, 130:118

Luo GY, Deng R, Zhang JJ, et al. Two cytotoxic 6, 7-seco-spiro-lacton-ent-kauranoids from *Isodon rubescens*[J]. Journal of Asian Natural Products Research, 2018, 20(3):227

Luo LX, Cui Y, Cheng JH, et al. An approach for degradation of grape seed and skin proanthocyanidin polymers into oligomers by sulphurous acid [J]. Food Chemistry, 2018, 256:203

Luo P, Yin ZY, Sun ZJ, et al. Cembrane-type diterpenoids from *Macaranga pustulata*[J]. Fitoterapia, 2018, 129:162

Luo Q, Li MK, LuoJF, et al. COX-2 and JAK3 inhibitory meroterpenoids from the mushroom *Ganoderma theaecolum*[J]. Tetrahedron, 2018, 74:4259

Luo Q, Tu ZC, Yang ZL, et al. Meroterpenoids from the fruiting bodies of *Ganoderma theaecolum* [J]. Fitoterapia, 2018, 125:273

Luo XK, Cai J, Yin ZY, et al. Fluvirosaones A and B, two indolizidine alkaloids with a pentacyclic skeleton from *Flueggea virosa*[J]. Organic Letters, 2018, 20(4):991

Luo Y, Li XZ, Xiang B, et al. Cytotoxic and renoprotective diterpenoids from *Clerodendranthus spicatus*[J]. Fitoterapia, 2018, 125:135

Luo YY, Hu LQ, Wang JH, et al. A new cis-caffeoyl coumarin glycoside from the stem barks of *Fraxinus depauperata*[J]. Chemistry of Natural Compounds, 2018, 54(4):642

Lv HN, Zeng KW, Zhao MB, et al. Pyrrolo[2, 1-a] isoquinoline and pyrrole alkaloids from *Sinomenium acutum* [J]. Journal of Asian Natural Products Research, 2018, 20(3):195

Lv JL, Li ZZ, Zhang LB, et al. Two new flavonoids from *Artemisia argyi* with their anticoagulation activities [J]. Natural Product Research, 2018, 32(6):632

Lv JL, Zhang LB, Guo LM. Phthalide dimers from *Angelica sinensis* and their COX-2 inhibition activity[J]. Fitoterapia, 2018, 129:102

Lyu H, Liu WJ, Xu S, et al. Two 9, 10-syn-pimarane diterpenes from the roots of *Lonicera macranthoides*[J]. Phytochemistry Letters, 2018, 25:175

Lyu HN, Zeng KW, Cao NK, et al. Alkaloids from

the stems and rhizomes of *Sinomenium acutum* from the qinling mountains, China[J]. Phytochemistry, 2018, 156:241

李晶,孔维松,刘欣,等.大马士革玫瑰中1个异黄酮类化合物及其抗菌活性研究[J].中国中药杂志,2018, 43(2):332

李军,王富强,丁娜,等.兔儿伞化学成分研究[J].中草药,2018, 49(16):3742

李盂,张志广,张靖柯,等.北葶苈子中木脂素类化学成分研究[J].中草药,2018, 49(17):3981

李萍,李晶,刘春波,等.藏药假秦艽中的1个新苯并异呋喃酮及其抗菌活性研究[J].中国中药杂志,2018, 43(20):4074

李瑞,李彦程,武玉卓,等.赤芍水提物化学成分的研究[J].中国中药杂志,2018, 43(14):2956

李雯,庞旭,韩立峰,等.中药墨旱莲化学成分研究[J].中国中药杂志,2018, 43(17):3498

林洁,王国全,白璐,等.鄂西鹿药甾体化学成分研究[J].中草药,2018, 49(17):3987

林楠,王尉,高峡,等.高速逆流色谱—重结晶法制备高纯度三尖杉宁碱和紫杉醇[J].分析仪器,2018,(1):184

林生,付芃,沈云亨,等.蜘蛛香乙酸乙酯部位化学成分的研究[J].中国中药杂志,2018, 43(1):100

刘迪,宋晓宇,罗仓学,等.大孔吸附树脂及高速逆流色谱分离纯化石榴皮中安石榴苷[J].食品工业,2018, 39(1):63

刘坤,贾艳菊,槐雅萍.离舌橐吾干燥根中1个新的三萜皂苷[J].中草药,2018, 49(18):4216

刘淑娜,赫军,王晓雪,等.瑞香狼毒中的1个新木脂素[J].中国中药杂志,2018, 43(8):1649

刘文君,李兆亮,程宁波,等.水翁花中1个抗炎活性的新橙酮[J].中国中药杂志,2018, 43(7):1467

刘文星,董淼,张芮绮,等.丽江产玛咖中的1个新玛咖酰胺[J].中草药,2018, 49(19):4491

刘一涵,田云刚,龙华,等.金樱子根中1个新颖裂环三萜类成分[J].中草药,2018, 49(24):5740

卢佳慧,李月,李祥,等.番荔枝子中番荔枝内酯类化学成分研究[J].中草药,2018, 49(10):2353

卢佳慧,李月,马程遥,等.番荔枝子的化学成分研究[J].中药材,2018, 41(12):2559

卢汝梅,王肖,蒙秋艳,等.白鹤藤中的1个新生物碱[J].中草药,2018, 49(15):3572

卢小锋,代冬梅,于荣敏,等.印楝种子中柠檬苦素类化合物及其细胞毒活性研究[J].中国中药杂志,2018, 43(3):537

陆英,刘仲华,肖文军,等.百合磷茎中 regaloside A、acetylregaloside C 与 regaloside B 高速逆流色谱分离及生物活性研究[J].分析测试学报,2018, 37(9):1027

M

Ma GL, Xiong J, Osman EEA, et al. LC-MS guided isolation of sinodamines A and B: chimonanthine-type alkaloids from the endangered ornamental plant *Sinocalycanthus chinensis*[J]. Phytochemistry, 2018, 151:61

Ma HW, Dong CZ, Zhou XM, et al. Aristololactam derivatives from the fruits of *Aristolochia contorta* Bunge[J]. Natural Product Research, 32(21):2505

Ma J, Sun H, Liu H, et al. Hepatoprotective glycosides from the rhizomes of *Imperata cylindrical*[J]. Journal of Asian Natural Products Research, 2018, 20(5):451

Ma LF, Xu H, Wang JD, et al. Three new eudesmane sesquiterpenoids and a new dimer from the aerial part of *Salvia plebeia* R. Br.[J]. Phytochemistry Letters, 2018, 25:122

Ma QY, Chen YL, Huang SZ, et al. Two new lignans from *wikstroemia dolichantha*[J]. Chemistry of Natural Compounds, 2018, 54(1):22

Ma QY, Yang S, Huang SZ, et al. Ergostane steroids from *Coprinus setulosuss*[J]. Chemistry of Natural Compounds, 2018, 54(4):710

Ma SG, Yuan SP, Liu YB, et al. 3-hydroxy-3-methylglutaryl flavone glycosides from the leaves of *Turpinia arguta*[J]. Fitoterapia, 2018, 124:80

Ma SZ, Luan SH, Zhu LJ, et al. Antiviral phenolics from *Antenoron filiforme* var. *neofiliforme*[J]. Journal of Asian Natural Products Research, 2018, 20(8):763

Ma XH, Zhou F, Deng YP, et al. A new steroid ester from the leaves of *Melia azedarach*[J]. Chemistry of Natural Compounds, 2018, 54(5):921

Ma XJ, Su YF, Li ZP, et al. A new monoterpene glucoside from the roots of *Aruncus sylvester*[J]. Chemistry of Natural Compounds, 2018, 54(1):1085

Ma XL, Cao N, Zhang C, et al. Cytotoxic carbazole alkaloid derivatives from the leaves and stems of Murraya microphylla[J]. Fitoterapia, 2018, 127:334

Ma YL, Zhang C, Zhao WH, et al. Bioactive furanocoumarins from the stems and leaves of *Clausena hainanensis* [J]. Natural Product Research, 2018, 32(18):2159

Ma YQ, Jiang K, Deng Y, et al. Mexicanolide-type limonoids from the seeds of *Swietenia macrophylla* [J]. Journal of Asian Natural Products Research, 2018, 20(4):299

Ma YQ, Liu MH, Jiang K, et al. Limonoids from the fruits of *Swietenia macrophylla* with inhibitory activity against H_2O_2-induced apoptosis in HUVECs[J]. Fitoterapia, 2018, 125:179

Maffo T, Melong R, Nganteng DND, et al. Neomacrodione: a new degraded diterpenoid from the roots of *Neoboutonia macrocalyx* Beng(Euphorbiaceae)[J]. Natural Product Research, 2018, 32(1):85

Mai ZP, Ni G, Liu YF, et al. Heliojatrones A and B, two jatrophane-derived diterpenoids with a 5/10 fused-ring skeleton from *Euphorbia helioscopia*: structural elucidation and biomimetic conversion[J]. Organic Letters, 2018, 20(10):3124

Matsumoto M, Tanaka S, Tonouchi A, et al. 12-deoxyroridin J and 12-deoxyepiisororidin E from *Calcarisporium arbuscular* [J]. Tetrahedron Letters, 2018, 59(21):1992

Meng AP, Li J, Pu SB, et al. Chemical constituents of leaves of *Taxus chinensis*[J]. Chemistry of Natural Compounds, 2018, 54(5):841

Meng LJ, Guo QL, Chen MG, et al. Isatindolignanoside A, a glucosidic indole-lignan conjugate from an aqueous extract of the *Isatis indigotica* roots[J]. Chinese Chemical Letters, 2018, 29:1257

Meng LJ, Guo QL, Zhu CG, et al. Isatindigodiphindoside, an alkaloid glycoside with a new diphenylpropylindole skeleton from the root of *Isatis indigotica* [J]. Chinese Chemical Letters, 2018, 29:119

Miao BJ, Chen J, Shao JH, et al. A new adenine glycoside from the flowers of *Brassica rapa*[J]. Chemistry of Natural Compounds, 2018, 54(2):327

Milato JV, Silva RSF, Figueiredo FS, et al. Use of counter-current chromatography as a selective extractor for the diterpenequinone 7α-hydroxyroyleanone from *Tetradenia riparia*[J]. Journal of Chromatography A, 2018, 1537:135

Minh NV, Han BS, Choi HY, et al. Genkwalathins A and B, new lathyrane-type diterpenes from *Daphne genkwa* [J]. Natural Product Research, 2018, 32(15):1782

Mo XY, Chen YN, Han Y, et al. A new benzylbutane lignan from the stems of *Schisandra bicolor*[J]. Chemistry of Natural Compounds, 2018, 54(5):872

Movsumov IS, Garayev EA, Baghdikian B, et al. Flavonoids from *Stachys annua* growing in azerbaijan [J]. Chemistry of Natural Compounds, 2018, 54(2):261

马雪姣,黄雅雯,苏艳芳,等.华蟹甲中 1 个新的酚苷类化合物[J].中草药,2018, 49(6):1247

马雪姣,栗章彭,苏艳芳.假升麻中 2 个新的单萜苷类化合物[J].中草药,2018, 49(2):274

马员宇,付辉政,潘蕾,等.裸花紫珠叶中 1 个新的环烯醚萜苷[J].中草药,2018, 49(8):1746

莫建光,陈秋虹,黄艳,等.金花茶叶中 1 个新的鞣花酸类化合物[J].中草药,2018, 49(1):75

N

Nalli Y, Arora P, Hassan SRU, et al. Chemical investigation of *Cannabis sativa* leading to the discovery of a prenylspirodinone with anti-microbial potential[J]. Tetrahedron Letters, 2018, 59(25):2470

Nebieridze CG, Skhirtladze AV, Kemertelidze EP, et al. Megastigmane glycosides from leaves of *Tribulus terrestris*[J]. Chemistry of Natural Compounds, 2018, 54(1):63

Nedialkov PT, Ilieva Y, Momekov G, et al. Cytotoxic prenylated acylphloroglucinols from *Hypericum annulatum* [J]. Fitoterapia, 2018, 127:375

Nguyena HT, Tran LTT, Ho DV, et al. Pogostemins A-C, three new cytotoxic meroterpenoids from *Pogostemon* auricularius[J]. Fitoterapia, 2018, 130:100

Ni G, Li JY, Mai ZP, et al. Belamcandanes A and B, two unprecedented tricyclic-iridal triterpenoids from *Belamcanda chinensis*[J]. Tetrahedron Letters, 2018, 59(2):151

Ni L, Li L, Qiu YT, et al. Triptergosidols A-D, nerolidol-type sesquiterpene glucosides from the leaves of *Tripterygium wilfordii*[J]. Fitoterapia, 2018, 128:187

Ni L, Zhong XH, Chen XJ, et al. Bioactive norditerpenoids from *Cephalotaxus fortunei* var. *alpina* and *C. lanceolata*[J]. Phytochemistry, 2018, 151:50

Ni SJ, Li J, Li MY. Two new phenylpropanoids from the Chinese mangrove *Ceriops tagal*[J]. Natural Product Research, 2018, 32(14):1676

Nicolova K, Kusz N, Hohmann J, et al. Two new NEO-clerodane diterpenes from *Scutellaria galericulata*[J]. Chemistry of Natural Compounds, 2018, 54(5):77

Ning Z, Wang C, Liu Y, et al. Integrating strategies of herbal metabolomics, network pharmacology, and experiment validation to investigate frankincense processing effects[J]. Front Pharmacol, 2018, 9:1482

Niu CS, Li Y, Liu YB, et al. Grayanane diterpenoids with diverse bioactivities from the roots of *Pieris formosa*[J]. Tetrahedron, 2018, 74:375

Noleto-Dias C, Ward JL, Bellisai A, et al. Salicin-7-sulfate: a new salicinoid from willow and implications for herbal medicine[J]. Fitoterapia, 2018, 127:166

南泽东,任华忠,赵明波,等.塔中栽培荒漠肉苁蓉中 4 个新的顺式苯乙醇苷类成分[J].中国中药杂志,2018, 43(6):1169

宁德生,符毓夏,李连春,等.石山巴豆枝叶中 1 个新的降克罗烷二萜[J].中草药,2018, 49(23):5499

O

Olennikov AN, Chirikova NK. Rhamnetin glycosides from the genus*Spiraea*[J]. Chemistry of Natural Compounds, 2018, 54(1):41

Olennikov DN, Chirikova NK, Kim E, et al. New glycosides of eriodictyol from *Dracocephalum palmatum*[J]. Chemistry of Natural Compounds, 2018, 54(5):860

Olennikov DN. Makisterone C-20, 22-acetonide from *Rhaponticum uniflorum*[J]. Chemistry of Natural Compounds, 2018, 54(5):930

欧阳文,罗懿钒,程思佳,等.土牛膝中 1 种新异黄酮的分离与鉴定[J].中草药,2018, 49(14):3208

P

Pan XG, He J, Wang XX, et al. An unusual racemic C12-norabietane diterpene and a new abietane diterpene alkaloid from *Salvia miltiorrhiza* Bunge[J]. Fitoterapia, 2018, 125:240

Pang DR, Pan B, Sun J, et al. Homoisoflavonoid derivatives from the red resin of *Dracaena cochinchinensis*[J]. Fitoterapia, 2018, 131:105

Pang X, Yin SS, Yu HY, et al. Prenylated flavonoids and dihydrophenanthrenes from the leaves of *Epimedium brevicornu* and their cytotoxicity against HepG2 cells[J]. Natural Product Research, 2018, 32(19):2253

Pang XJ, Zhang SB, Chen HL, et al. Emericelactones A-D: four novel polyketides produced by *Emericella* sp. XL 029, a fungus associated the leaves of *Panax notoginseng*[J]. Tetrahedron Letters, 2018, 59(52):4566

Park KJ, Kim DH, Kim CB, et al. Isolation of indole alkaloid and anthranilic acid derivatives from *Indigo Pulverata* Levis[J]. Tetrahedron Letters, 2018, 59(50):4380

Peng JM, Li KK, Zhu W, et al. Separation and purification of four phenolic compounds from persimmon by high-speed counter-current chromatography[J]. Journal of Chromatography B, 2018, 1072:78

Peng XR, Wang X, Chen L, et al. Racemic meroterpenoids from *Ganoderma cochlear*[J]. Fitoterapia, 2018, 127:286

Phan CS, Kamada T, Hatai K, et al. Paralemnolins V and W, new nardosinane-type sesquiterpenoids from a bornean soft coral, *Lemnalia* sp.[J]. Chemistry of Natural Compounds, 2018, 54(2):903

Ponguschariyagul S, Sichaem J, Khumkratok S, et al. Caloinophyllin A, a new chromanone derivative from *Calophyllum inophyllum* roots[J]. Natural Product Research, 2018, 32(21):2535

Pu DB, Du BW, Chen W, et al. Premnafulvol A: a

diterpenoid with a 6/5/7/3-fused tetracyclic core and its biosynthetically related analogues from *Premna fulva* [J]. Organic Letters, 2018, 20(19):6314

潘汇,蔡为荣,谢亮亮,等.运用 HSCCC 法分离纯化荷叶中三种黄酮及抗氧化活性[J].食品工业科技,2018, 39(16):161

彭潇,吴莹莹,张宝,等.耳叶牛皮消水溶性部位中一个新的生物碱苷[J].中药材,2018, 41(12):2568

彭治添,晁凌会,霍会霞,等. 紫堇中的苯丙酰胺类成分[J].中国中药杂志,2018, 43(1):109

Q

Qi CC, Fu YH, Chen WH, et al. A new isoflavone from the roots of *Ficus auriculata*[J]. Natural Product Research, 2018, 32(1):43

Qi XL, Zhang YY, Zhao P, et al. ent-Kaurane diterpenoids with neuroprotective properties from corn silk(*Zea mays*)[J]. Journal of Natural Products, 2018, 81(5):1225

Qiao YB, Liu YF, Duan XY, et al. A pair of epimeric cassane-type diterpenoids and a new labdane-type derivative from *Caesalpinia decapetala* [J]. Tetrahedron, 2018, 74:3852

Qin DP, Pan DB, Xiao W, et al. Dimeric cadinane sesquiterpenoid derivatives from *Artemisia annua*[J]. Organic Letters, 2018, 20(2):453

Qin FY, Cheng LZ, Yan YM, et al. Choushenosides A-C, three dimeric catechin glucosides from *Codonopsis pilosula* collected in Yunnan province, China[J]. Phytochemistry, 2018, 153:53

Qin FY, Yan YM, Tu ZC, et al. Meroterpenoid dimers from *Ganoderma cochlear* and their cytotoxic and COX-2 inhibitory activities[J]. Fitoterapia, 2018, 129:167

Qin JJ, Chen X, Lin ZM, et al. C21-steroidal glycosides and sesquiterpenes from the roots of *Cynanchum bungei* and their inhibitory activities against the proliferation of B and Tlymphocytes[J]. Fitoterapia, 2018, 124:193

Qin XJ, Feng MY, Liu H, et al. Eucalyptusdimers A-C, dimeric phloroglucinol-phellandrene meroterpenoids from *Eucalyptus robusta* [J]. Organic Letters, 2018, 20(16):5066

Qin XJ, Jin LY, Yu Q, et al. Eucalypglobulusals A-J, formyl-phloroglucinol-terpene meroterpenoids from *Eucalyptus globulus* fruits[J]. Journal of Natural Products, 2018, 81(12):2638

Qin XJ, Zhi YE, Yan H, et al. Baeckfrutones A-L, polymethylated phloroglucinol meroterpenoids from the twigs and leaves of *Baeckea frutescens* [J]. Tetrahedron, 2018, 74:6658

Qiu L, Yuan HM, Liang JM, et al. Clemochinenosides C and D, two new macrocyclic glucosides from *Clematis chinensis*[J]. Journal of Asian Natural Products Research, 2018, 20(11):1038

Qiu MS, Jin J, Zhou L, et al. Diterpenoids from *Croton crassifolius* include a novel skeleton possibly generated via an intramolecular[2+2]-photocycloaddition reaction [J]. Phytochemistry, 2018, 145:103

Qiu ZC, Zhao XX, Wu QC, et al. New secoiridoids from the fruits of *Ligustrum lucidum*[J]. Journal of Asian Natural Products Research, 2018, 20(5):431

Qu SM, Shan BH, Wang HT, et al. Lycodine type alkaloids from *Lycopodiastrum casuarinoides* with cytotoxic and cholinesterase inhibitory activities [J]. Fitoterapia, 2018, 131:86

Quan LQ, Dai WF, Li F, et al. Onosmanones A and B, two novel quinonoid xanthenes from *Onosma paniculatum* [J]. Natural Product Research, 2018, 32(21):2571

Quang DN, So TC, Thanh NTP, et al. Balanochalcone, a new chalcone from *Balanophora laxiflora* Hemsl.[J]. Natural Product Research, 2018, 32(7):767

R

Raksat A, Maneerat W, Andersen RJ, et al. Antibacterial prenylated isoflavonoids from the stems of *Millettia extensa*[J]. Journal of Natural Products, 2018, 81(8):1835

Ran XK, Aung KKW, Bai J, et al. Two new sesquiterpene lactones from leaves of yacon, *Smallanthus sonchifolius*[J]. Journal of Asian Natural Products Research, 2018, 20(6):538

Ren D, Meng FC, Liu H, et al. Novel biflavonoids

from *Cephalotaxus oliveri* Mast [J]. Phytochemistry Letters, 2018, 24:150

Ren FC, Jiang XJ, Wen SZ, et al. Prenylated 2-phenoxychromones and flavonoids from *Epimedium brevicornum* and revised structures of epimedonins A and B[J]. Journal of Natural Products, 2018, 81(1):16

Ren HC, Zhang J, Liang H, et al. Two new *p*-coumaroylated sesquiterpenoids from *Pilea cavaleriei* [J]. Journal of Asian Natural Products Research, 2018, 20(2):109

Ren J, Xie YG, Guo YG, et al. Unusual metal complex of cadinane sesquiterpene alkaloid and new neolignan glycosides from *Alangium alpinum*[J]. Fitoterapia, 2018, 125:18

Ru T, Cai YS, Li H, et al. Further new eunicellin-based diterpenoids from the Guangxi Weizhou soft coral *Cladiella krempfi*[J]. Fitoterapia, 2018, 131:200

任易,张云封,刘文静,等.梅花鹿骨提取物中 2 个新多肽的分离与鉴定[J].中国中药杂志,2018, 43(12):2557

S

Saito Y, Shiosaki Y, Fujiwara M, et al. Eremophilanes from *Ligularia hookeri* collected in China and structural revision of 3β-acyloxyfuranoeremophilan-15, 6-olide [J]. Chemical and Pharmaceutical Bulletin, 2018, 66(6):668

Samanbay A, Zhao B, Aisa HA, et al. A new denudatine type C20-diterpenoid alkaloid from *Aconitum sinchiangense* W.T.Wang[J]. Natural Product Research, 2018, 32(19):2319

Satmbekova D, Srivedavyasasri R, Orazbekov Y, et al. Chemical and biological studies on *Cichorium intybus* L [J]. Natural Product Research, 2018, 32(11):1343

Shalashvili KG, Sutiashvili MG, Alaniya MD, et al. Flavanonol glycosides from leaves of *Phellodendron lavallei* introduced in georgia[J]. Chemistry of Natural Compounds, 2018, 54(2):263

Shan LH, Zhang JF, Gao F, et al. C_{18}-diterpenoid alkaloids from *Delphinium anthriscifolium* var. *majus* [J]. Journal of Asian Natural Products Research, 2018, 20(5):423

Shao Q, Chang L, Wei Z, et al. Separation of four flavonol glycosides from *Solanum rostratum* Dunal using solvent sublation followed by HSCCC and low column temperature preparative HPLC[J]. Journal of Chromatographic Science, 2018, 56(8):695

Shao TM, Zheng CJ, Li XB, et al. A new 12-membered lactone from the stems of *Ficus auriculata*[J]. Natural Product Research, 2018, 32(19):2268—2273

Shen XY, Qin DP, Zhou H, et al. Nardochinoids A-C, three dimeric sesquiterpenoids with specific fused-ring skeletons from *Nardostachys chinensis*[J]. Organic Letters, 2018, 20(18):5813

Shi JL, Xu XM, Liu C, et al. Two new benzolactones from the leaves of yunnan local sun cured tobacco and their bioactivities[J]. Chemistry of Natural Compounds, 2018, 54(2):238

Shi JX, Li YH, Wang X, et al. A new diterpenoid from the leaves of *Platycladus orientalis*[J]. Journal of Asian Natural Products Research, 2018, 20(11):1075

Shi SQ, Fan YY, Xu CH, et al. Cytotoxic 8, 9-seco-ent-kaurane diterpenoids from *Croton kongensis*[J]. Journal of Asian Natural Products Research, 2018, 20(10):920

Shi XL, Yan JK, Li WK, et al. Two pairs of phenylpropanoid enantiomers from the leaves of *Eucommia ulmoides*[J]. Journal of Asian Natural Products Research, 2018, 20(11):1045

Shu JC, Li LY, Zhou M, et al. Three new flavonoid glycosides from *Smilax glabra* and their anti-inflammatory activity[J]. Natural Product Research, 2018, 32(15):1760

Song JL, Yuan Y, Hui LN, et al. A new ent-kaurane diterpene derivative from the stems of *Eurya chinensis* R.Br [J]. Natural Product Research, 2018, 32(2):182

Song JL, Yuan Y, Nie LH, et al. Two new ent-kaurane diterpenes from the stems of *Eurya chinensis*[J]. Journal of Asian Natural Products Research, 2018, 20(10):962

Song QL, Zhang L, Li GS, et al. cytotoxic sesquiterpenoid derivatives from the whole plant of *Solanum septemlobum*[J]. Chemistry of Natural Compounds, 2018, 54(1):69

Song WW, Wang XQ, Jia HL, et al. Three new 3, 4-seco-cycloartane triterpenes from *Gardenia sootepensis*[J]. Natural Product Research, 2018, 32(19):2338

Song YL, Zhou JM, Wang XJ, et al. A new ferulic acid ester from *Rhodiola wallichiana* var. *cholaensis*(Crassulaceae)[J]. Natural Product Research, 2018, 32(1):77

Song YY, Miao JH, Qin FY, et al. Belamchinanes A-D from *Belamcanda chinensis*: triterpenoids with an unprecedented carbon skeleton and their activity against age related renal fibrosis[J]. Organic Letters, 2018, 20(17):5506

Sousa EO, Braz-Filho R, Coutinho HDM, et al. New 132-epi-phaeophorbide a ethyl ester from *Lantana camara*[J]. Chemistry of Natural Compounds, 2018, 54(6):1114

Spórna-Kucab A, Milo A, Kumorkiewicz A, et al. Studies on polar high-speed counter-current chromatographic systems in separation of amaranthine-type betacyanins from *Celosia species*[J]. Journal of Chromatography B, 2018, 1073:96

Srivedavyasasri R, White MB, Kustova TS, et al. New tetranorlabdanoic acid from aerial parts of *Salvia aethiopis*[J]. Natural Product Research, 2018, 32(1):14

Sriyatep T, Tantapakul C, Andersen RJ, et al. Resolution and identification of scalemic caged xanthones from the leaf extract of *Garcinia propinqua* having potent cytotoxicities against colon cancer cells[J]. Fitoterapia, 2018, 124:34

Su C, Qi BW, Wang J, et al. Megastigmane glycosides from *Urena lobata*[J]. Fitoterapia, 2018, 127:123

Su GZ, Jiao SJ, Zhang RF, et al. Alashinol H, an epoxylignan with an unusual six-membered cyclic hemiacetal from *Syringa pinnatifolia*[J]. Tetrahedron Letters, 2018, 59(14):1356

Su HG, Zhou QM, Guo L, et al. Lanostane triterpenoids from *Ganoderma luteomarginatum* and their cytotoxicity against four human cancer cell lines[J]. Phytochemistry, 2018, 156:89

Su XL, Xu S, Shan Y, et al. Three new quinazolines from *Evodia rutaecarpa* and their biological activity[J]. Fitoterapia, 2018, 127:186

Su XM, Zhang J, Li CK, et al. Glycosides of naphthohydroquinones and anthraquinones isolated from the aerial parts of *Morinda parvifolia* Bartl. ex DC(Rubiaceae) increase p53 mRNA expression in A2780 cells[J]. Phytochemistry, 2018, 152:97

Sui XJ, Shi S, Qi MG, et al. Terpenoids from the barks of *Magnolia maudiae* (Dunn) Figlar[J]. Natural Product Research, 2018, 32(13):1518

Sukandar ER, Kaennakam S, Rassamee K, et al. Xanthones and biphenyls from the stems of *Garcinia cylindrocarpa* and their cytotoxicity[J]. Fitoterapia, 2018, 130:112

Sukieum S, Sang-aroon W, Yenja C, et al. Coumarins and alkaloids from the roots of *Toddalia asiatica*[J]. Natural Product Research, 2018, 32(8):944

Sun J, Zhang Y, Chen LJ, et al. A new phenanthrene and a new 9, 10-dihydrophenanthren from *Bulbophyllum retusiusculum*[J]. Natural Product Research, 2018, 32(20):2447

Sun N, Zhu Y, Zhou HF, et al. Grayanane diterpenoid glucosides from the leaves of *Rhododendron micranthum* and their bioactivities evaluation[J]. Journal of Natural Products, 2018, 81(12):2673

Sun XC, Liu F, Yang XY, et al. Seco-labdane diterpenoids from the leaves of *Callicarpa nudiflora* showing nitric oxide inhibitory activity[J]. Phytochemistry, 2018, 149:31

Sun YJ, Shi B, Gao ML, et al. Two new biflavonoids from the roots and rhizomes of *Sinopodophyllum emodi*[J]. Chemistry of Natural Compounds, 2018, 54(4):649

Sun YP, Zhu LL, Liu JS, et al. Limonoids and triterpenoid from fruit of *Swietenia macrophylla*[J]. Fitoterapia, 2018, 125:141

Sun YW, Feng XH, Liu XL, et al. Caudatan A, an undescribed human kidney-type glutaminase inhibitor with tetracyclic flavan from *Ohwia caudata*[J]. Phytochemistry, 2018, 152:22

时梦娇,胡嘉雯,王佳佳,等.贯叶金丝桃的化学成分研究[J].中国中药杂志,2018, 43(13):2726

舒积成,刘敏,朱根华,等.黑果菝葜中2个新化学成分[J].中国中药杂志,2018, 43(5):959

苏光耀，王奎武.竹叶椒中酰胺类化学成分研究[J].中草药，2018，49(14)：3213

T

Tan Z，Zhao JL，Liu JM，et al. Lanostane triterpenoids and ergostane-type steroids from the cultured mycelia of *Ganoderma capense*[J]. Journal of Asian Natural Products Research，2018，20(9)：844

Tang JY，Liu YP，Ju PK，et al. A new polyoxygenated cyclohexene derivative from *Artabotrys hainanensis*[J]. Natural Product Research，2018，32(14)：1727

Tang WX，Gong ZW，Zhao M，et al. Three new diterpenoids from the bark of Ptychopetalum olacoides[J]. Chemistry of Natural Compounds，2018，54(4)：702

Tang Y，Zhao ZZ，Yao JN，et al. Irpeksins A-E，1，10-seco-eburicane-type triterpenoids from the medicinal fungus *Irpex lacteus* and their anti-NO activity[J]. Journal of Natural Products，2018，81(10)：2163

Tang YQ，Li YQ，Xie YB，et al. Evodialones A and B：polyprenylated acylcyclopentanone racemates with a 3-ethyl-1，1-diisopentyl-4-methylcyclopentane skeleton from *Evodia lepta*[J]. Journal of Natural Products，2018，81(6)：1483

Tang ZY，Shen JM，Zhang F，et al. Sulfated neo-clerodane diterpenoids and triterpenoid saponins from *Sheareria nana* S. Moore[J]. Fitoterapia，2018，124：12

Tao G，Tan SB，Wang Y，et al. Two new monoterpenoid glycosides from the fresh rhizome of Tongling White Ginger(*Zingiber officinale*)[J]. Natural Product Research，2018，32(1)：71

Teng Y，Zhang HQ，Zhou JF，et al. Hebecarposides A-K，antiproliferative lanostane-type triterpene glycosides from the leaves of *Lyonia ovalifolia* var. *Hebecarpa*[J]. Phytochemistry，2018：151：32

That QT，Thien TVN，Dang HP，et al. Chemical constituents of *Geum urbanum* L. roots[J]. Natural Product Research，2018，32(21)：2529

Thien TVN，Tran LTK，Nhu NTT，et al. A new eudesmane-type sesquiterpene from the leaves of *Artemisia vulgaris*[J]. Chemistry of Natural Compounds，2018，54(1)：66

Tian SH，Zhang C，Zeng KW，et al. Sesquiterpenoids from *Artemisia vestita*[J]. Phytochemistry，2018，147：194

Tian XX，Peng XR，Yu MY，et al. Hydantoin and thioamide analogues from *Lepidium meyenii*[J]. Phytochemistry Letters，2018，25：70

Trinh PTN，An NH，An PN，et al. A new benzofuran derivative from the leaves of *Ficus pumila* L.[J]. Natural Product Research，2018，32(14)：1648

Trinh PTN，Quynh NTT，Tri MD，et al. New cerebroside and chondrocyte proliferation activity of *Caryota mitis* L.[J]. Natural Product Research，2018，32(22)：2632

Turak A，Aisa HA. Three new elemanolides from the seeds of *Vernonia anthelmintica*[J]. Journal of Asian Natural Products Research，2018，20(4)：313

Turak A，Maimaiti Z，Aisa HA，et al. A new kaurane diterpene from the seeds of *Vernonia anthelmintica*[J]. Chemistry of Natural Compounds，2018，54(3)：475

Tuyen NQ，Hoa LTP，Huong LTD，et al. Heptadeca-8-en-4，6-diyne-3，10-diol-a new cytotoxic polyacetylene from vietnamese *Panax stipuleanatus*[J]. Chemistry of Natural Compounds，2018，54(1)：156

田介峰，阎红，王瑞静，等.丹参多酚酸提取物化学成分的分离与鉴定[J].中草药，2018，49(21)：5024

V

Vinh LB，Nguyet NTM，Yang SY，et al. A new rearranged abietane diterpene from *Clerodendrum inerme* with antioxidant and cytotoxic activities[J]. Natural Product Research，2018，32(17)：2001

W

Wan LS，Nian Y，Peng XR，et al. Pepluanols C-D，two diterpenoids with two skeletons from *Euphorbia peplus*[J]. Organic Letters，2018，20(10)：3074

Wang AD，Bao Y，Liu D，et al. Isolation and structure determination of new saponins from *Pulsatilla cernua* based on an NMR-guided method and their anti-proliferative activities[J]. Phytochemistry Letters，2018，27：9

Wang AD, Zhang YQ, Li MC, et al. Zeasesquiterpene A-E, new sesquiterpenes from the roots of *Zea mays*[J]. Fitoterapia, 2018, 131:15

Wang AH, Gao XX, Huo XK, et al. Antioxidant acetophenone glycosides from the roots of *Euphorbia ebracteolata* Hayata [J]. Natural Product Research, 2018, 32(18):2187

Wang AH, Tian XG, Cui YL, et al. Diterpenoids from the roots of *Euphorbia ebracteolata* and their inhibitory effects on human carboxylesterase [J]. Phytochemistry, 2018, 146:82

Wang B, Yang ZF, Zhao YL, et al. Anti-inflammatory isoquinoline with bis-seco-aporphine skeleton from *Dactylicapnos scandens*[J]. Organic Letters, 2018, 20(6):1647

Wang B, Zhou HY, Gao CH, et al. Two new phthalate derivatives from the marine sponge *Haliclona sp.* [J]. Chemistry of Natural Compounds, 2018, 54(4):726

Wang CF, Xin P, Wang YZ, et al. Iridoids and sfingolipids from *Hedyotis diffusa* [J]. Fitoterapia, 2018, 124:152

Wang CY, Lee JS, Su XD, et al. Three new constituents from the aerial parts of *Tetrastigma hemsleyanum*[J]. Phytochemistry Letters, 2018, 27:25

Wang D, Yu B, Chen C, et al. New natural barrigenol-like triterpenoid isolated from the husks of *Xanthoceras sorbifolia* Bunge[J]. Natural Product Research, 2018, 32(9):997

Wang F, Zhong HH, Fang SQ, et al. Potential anti-inflammatory sesquiterpene lactones from *Eupatorium lindleyanum*[J]. Planta Medica, 2018, 84(2):123

Wang GK, Wang Z, Yu Y, et al. A new sesquiterpene from *Kalimeris integrifolia*[J]. Natural Product Research, 2018, 32(9):1004

Wang GK, Zheng J, Sun YP, et al. New norclerodane diterpenoids from *Dioscorea bulbifera*[J]. Phytochemistry Letters, 2018, 27:59

Wang GM, Kao CL, Li WJ, et al. Two new phenylalkanoids from the rhizomes of *Zingiber officinale*[J]. Chemistry of Natural Compounds, 2018, 54(1):7

Wang HN, Mei WL, Dong WH, et al. Two new 2-(2-hydroxy-2-phenylethyl) chromens from agarwood originating from *Aquilaria crassna* [J]. Journal of Asian Natural Products Research, 2018, 20(2):122

Wang HT, Yang YC, Mao X, et al. Cytotoxic gelsedine-type indole alkaloids from *Gelsemium elegans* [J]. Journal of Asian Natural Products Research, 2018, 20(4):321

Wang HY, Qu SM, Wang Y, et al. Cytotoxic and anti-inflammatory active plicamine alkaloids from *Zephyranthes grandiflora*[J]. Fitoterapia, 2018, 130:163

Wang J, Fu HZ, Luo YH, et al. Two new iridoid glycosides from the leaves of *Callicarpa nudiflora*[J]. Journal of Asian Natural Products Research, 2018, 20(3):242

Wang J, Hac TKQ, Shi YP, et al. Hypoglycemic triterpenes from Gynostemma pentaphyllum[J]. Phytochemistry, 2018, 155:171

Wang JX, Jin H, Li HL, et al. Podocarpane trinorditerpenes from *Celastrus angulatus* and their biological activities[J]. Fitoterapia, 2018, 130:156

Wang JX, Wang Q, Zhen YQ, et al. Cytotoxic lathyrane-type diterpenes from seeds of *Euphorbia lathyris*[J]. Chemical and Pharmaceutical Bulletin, 2018, 66(6):674

Wang KB, Hu X, Li SG, et al. Racemic indole alkaloids from the seeds of *Peganum harmala*[J]. Fitoterapia, 2018, 125:155

Wang L, Qin W, Tian L, et al. Caroguaianolide A-E, five new cytotoxic sesquiterpene lactones from *Carpesium abrotanoides* L.[J]. Fitoterapia, 2018, 127:349

Wang LL, Hao LJ, Zhou ZB, et al. Lycodine-type alkaloids and their glycosides from Dai YH[J]. Phytochemistry, 2018, 154:63

Wang M, Zhang XD, Peng YL, et al. Cephalotaxus alkaloids from *Torreya fargesii* Franch and their cytotoxicities[J]. Phytochemistry Letters, 2018, 28:42

Wang MY, Peng Y, Peng CS, et al. The bioassay-guided isolation of antifungal saponins from *Hosta plantaginea* leaves[J]. Journal of Asian Natural Products Research, 2018, 20(6):501

Wang MY, Yang Y, Zhou XY, et al. The chemical constituents from *Urtica fissa* leaves[J]. Journal of Asian

Natural Products Research, 2018, 20(8):709

Wang Q, Hu ZQ, Li XX, et al. Salviachinensines A-F, antiproliferative phenolic derivatives from the Chinese medicinal plant *Salvia chinensis* [J]. Journal of Natural Products, 2018, 81(11):2531

Wang QH, Han N, Huo S, et al. Antimicrobial activities of two iridoid glycosides from *Physochlaina physaloides*[J]. Chemistry of Natural Compounds, 2018, 54(4):680

Wang QH, Huo S, Bao YP, et al. Chemical constituents of *Syringa pinnatifolia* and its chemotaxonomic study [J]. Chemistry of Natural Compounds, 2018, 54(3):435

Wang QH, Wang XL, Bao B, et al. Four lignans from *Syringa pinnatifolia* and their antioxidant activity [J]. Chemistry of Natural Compounds, 2018, 54(3):19

Wang QZ, Qiu P, Guan FQ, et al. A new isoflavane from *Suaeda glauca*[J]. Chemistry of Natural Compounds, 2018, 54(1):38

Wang QZ, Qiu P, Liu F, et al. Suaeglaucin A, a new coumaronochromone from *Suaeda glauca* [J]. Journal of Asian Natural Products Research, 2018, 20(11):1081

Wang R, Wang K, Si CL, et al. Triterpene saponins from branches of *Pinus massoniana*[J]. Chemistry of Natural Compounds, 2018, 54(4):717

Wang SL, Liao HR, Cheng MJ, et al. Four new 2-(2-phenylethyl)-4*H*-chromen-4-one derivatives from the resinous wood of *Aquilaria sinensis* and their inhibitory activities on neutrophil pro-inflammatory responses [J]. Planta Medica, 2018, 84(2):1340

Wang WP, Jiang K, Zhang P, et al. Highly oxygenated and structurally diverse diterpenoids from *Euphorbia helioscopia*[J]. Phytochemistry, 2018, 145:93

Wang WQ, Liu SS, Song WB, et al. Resin glycosides from the seeds of *Ipomoea muricata* and their multidrug resistance reversal activities [J]. Phytochemistry, 2018, 149:24

Wang WQ, Yin YP, Jun L, et al. Halimane-type diterpenoids from *Vitex rotundifolia* and their anti-hyperlipidemia activities[J]. Phytochemistry, 2018, 146:56

Wang WY, Liao YY, Huang XM, et al. A novel xanthone dimer derivative with antibacterial activity isolated from the bark of *Garcinia mangostana*[J]. Natural Product Research, 2018, 32(15):1769

Wang X, Liu CH, Li JJ, et al. Iridoid glycosides from the fruits of *Cornus officinalis*[J]. Journal of Asian Natural Products Research, 2018, 20(10):934

Wang XF, Li H, Jiang K, et al. Anti-inflammatory constituents from *Perilla frutescens* on lipopolysaccharide-stimulated RAW264.7 cells[J]. Fitoterapia, 2018, 130:61

Wang XT, Zeng KW, Zhao MB, et al. Three new indole alkaloid derivatives from the roots of *Murraya paniculata*[J]. Journal of Asian Natural Products Research, 2018, 20(3):201

Wang XY, Wang DX, Lai GF, et al. Diterpenoid alkaloids from *Aconitum brachypodum* [J]. Chemistry of Natural Compounds, 2018, 54(1):137

Wang Y, Wang P, Kong FD, et al. Two new alkaloids from the twigs of *Trigonostemon filipes* [J]. Journal of Asian Natural Products Research, 2018, 20(3):270

Wang Y, Xu LY, Liu X, et al. Artopithecins A-D, prenylated 2-arylbenzofurans from the twigs of *Artocarpus pithecogallus* and their tyrosinase inhibitory activities[J]. Chemical and Pharmaceutical Bulletin, 2018, 66(12):1199

Wang Y, Zhu YZ, Xiao LY, et al. Meroterpenoids isolated from *Arnebia euchroma* (Royle) Johnst. and their cytotoxic activity in human hepatocellular carcinoma cells[J]. Fitoterapia, 2018, 131:236

Wang YB, Su SS, Chen SF, et al. C_{21} steroidal glycosides from *Cynanchum taihangense* [J]. Journal of Asian Natural Products Research, 2018, 20(3):263

Wang YF, Xu LJ, Gao W, et al. Isoprenylated phenolic compounds from *Morus macroura* as potent tyrosinase inhibitors[J]. Planta Medica, 2018, 84(5):336

Wang YF, Yu MH, Xu LJ, et al. Diels-alder type adducts with potent alpha-glucosidase inhibitory activity from *Morus macroura* [J]. Phytochemistry Letters, 2018, 26:149

Wang YF, Zhou QQ, Shi NN, et al. A new bisepoxylignan glucoside from the leaves of *Forsythia suspensa* [J]. Chemistry of Natural Compounds, 2018, 54(6):1038

Wang YJ, Wang DD, Zhang JH, et al. Isoquinolines from *Corydalis tomentella* from Tibet, China, possess hepatoprotective activities [J]. Phytochemistry, 2018, 155:93

Wang YR, Cui BS, Han SW, et al. New dammarane triterpenoid saponins from the leaves of *Cyclocarya paliurus*[J]. Journal of Asian Natural Products Research, 2018, 20(11):1019

Wang Z, Zhao SM, Hu YY, et al. Rubipodanones A-D, naphthohydroquinone dimers from the roots and rhizomes of Rubia podantha [J]. Phytochemistry, 2018, 145:153

Wang ZB, Wu GS, Yu Y, et al. Xanthones isolated from *Gentianella acuta* and their protective effects against H_2O_2-induced myocardial cell injury[J]. Natural Product Research, 2018, 32(18):2171

Wang ZG, Mi J, Wang XR, et al. A new cinnamic acid glycoside from roots of *Heracleum dissectum*[J]. Natural Product Research, 2018, 32(2):133

Wang ZH, Gong XY, Zhou DJ, et al. Three new chlorophenolic glucosides from *Curculigo orchioides* Gaertn[J]. Phytochemistry Letters, 2018, 26:9

Wang ZQ, Li XY, Hu DB, et al. Cytotoxic garcimultiflorones KeQ, lavandulyl benzophenones from *Garcinia multiflora* branches[J]. Phytochemistry, 2018, 152:82

Wang ZW, Li Y, Liu DH, et al. Chemical constituents from the rhizomes of *Gastrodia elata* f. glauca and their potential neuroprotective effects[J]. Phytochemistry Letters, 2018, 24:167

Wei JC, Wang AH, Wei YL, et al. Chemical characteristics of the fungus *Ganoderma lucidum* and their inhibitory effects on acetylcholinesterase[J]. Journal of Asian Natural Products Research, 2018, 20(10):992

Wei JC, Wang PC, Zhou XL, et al. The caffeoyl phenylethanoid glycosides from *Lindernia ruellioides* and their anti-HBV effects[J]. Journal of Asian Natural Products Research, 2018, 20(8):757

Wei JJ, Wang WQ, Song WB, et al. Serratene-type triterpenoids from *Palhinhaea cernua* [J]. Fitoterapia, 2018, 127:151

Wei JJ, Wang WQ, Song WB, et al. Three new indole alkaloids from *Mappianthus iodoides*[J]. Phytochemistry Letters, 2018, 23:1

Wei JX, Li DY, Li ZL. Acylated flavone 8-C-glucosides from the flowers of *Trollius chinensis*[J]. Phytochemistry Letters, 2018, 25:156

Wei WJ, Song QY, Zheng ZQ, et al. Phytotoxic ent-isopimarane-type diterpenoids from *Euphorbia hylonoma* [J]. Journal of Natural Products, 2018, 81(11):2381

Wei X, Yan J, Ma HX, et al. Antimicrobial indole alkaloids with adductive C_9 aromatic unit from *Gelsemium elegans*[J]. Tetrahedron Letters, 2018, 59(21):2066

Wei YL, Yu ZL, Huo XK, et al. Diterpenoids from the roots of *Euphorbia fischeriana* and their inhibitory effects on α-glucosidase[J]. Journal of Asian Natural Products Research, 2018, 20(10):977

Wen J, Qiu TY, Yan XJ, et al. Four novel bisabolane-type sesquiterpenes from *Curcuma longa* [J]. Journal of Asian Natural Products Research, 2018, 20(10):928

Wen R, Lv HN, Jiang Y, et al. Anti-inflammatory flavone and chalcone derivatives from the roots of *Pongamia pinnata*(L.) Pierre[J]. Phytochemistry, 2018, 149:56

Weng YM, Yu X, Li J, et al. Abietane diterpenoids from *Lycopodium complanatum* [J]. Fitoterapia, 2018, 128:135

Wu D, Li KM, Sun BR, et al. A new diterpenoid from *Sheareria nana* [J]. Chemistry of Natural Compounds, 2018, 54(5):907

Wu HH, Deng X, Zhang H, et al. Dinardokanshones C-E, isonardoeudesmols A-D and nardoeudesmol D from *Nardostachys jatamansi* DC.[J]. Phytochemistry, 2018, 150:50

Wu JP, Li X, Zhao JP, et al. Anti-inflammatory and cytotoxic withanolides from *Physalis minima*[J]. Phytochemistry, 2018, 155:164

Wu L, Xiong W, Hu JW, et al. Purification of four flavonoid glycosides from lotus(*Nelumbo nucifera* Gaertn) plumule by macroporous resin combined with HSCCC[J]. Journal of Chromatographic Science, 2018, 56(2):108

Wu QX, He XF, Jiang CX, et al. Two novel bioactive sulfated guaiane sesquiterpenoid salt alkaloids from the aerial parts of *Scorzonera divaricata*[J]. Fitoterapia, 2018, 124:113

Wu QY, Liu J.A novel clerodane-type diterpenoid from *Sheareria nana* [J]. Chemistry of Natural Compounds, 2018, 54(1):81

Wu SY, Fu YH, Zhou Q, et al. A new dihydrochalcone glycoside from the stems of *Homalium stenophyllum* [J]. Natural Product Research, 2018, 32 (8):953

Wu SY, Fu YH, Zhou Q, et al. New aromatic lactone derivatives with inhibitory activities on nitric oxide production from *Homalium stenophyllum* [J]. Phytochemistry Letters, 2018, 25:95

Wu X, Li Y, Zhang M, et al. A new sesquiterpene glycoside from *Pittosporum kerrii* [J]. Chemistry of Natural Compounds, 2018, 54(6):1091

Wu YN, Wang W, Yao GD, et al. Antioxidant phenolic acids from the leaves of *Armeniaca sibirica* [J]. Journal of Asian Natural Products Research, 2018, 20 (10):969

Wu YY, Zhang TY, Zhang MY, et al. An endophytic Fungi of *Ginkgo biloba* L. produces antimicrobial metabolites as potential inhibitors of FtsZ of Staphylococcus aureus[J]. Fitoterapia, 2018, 128:265

Wu ZD, Lai YJ, Zhang Q, et al. Phenylacetylene-bearing 3, 4-seco-cleistanthane diterpenoids from the roots of *Phyllanthus glaucus*[J]. Fitoterapia, 2018, 128:79

Wu ZH, Li Y, Li Y, et al. Salicylic acid derivatives and phenylspirodrimanes from the sponge-associated fungus *Hansfordia sinuosae*[J]. Journal of Asian Natural Products Research, 2018, 20(10):985

Wu ZL, Huang XJ, Xu MT, et al. Flueggeacosines A-C, dimeric securinine-type alkaloid analogues with neuronal differentiation activity from *Flueggea suffruticosa* [J]. Organic Letters, 2018, 20(23):7703

Wu ZL, Wang JX, Chen LP, et al. Five rare C32 sesquiterpene lactone dimers with anti-inflammation activity from *Vladimiria souliei*[J]. Fitoterapia, 2018, 125:117

Wu ZL, Wang Q, Dong HY, et al. Five rare dimeric sesquiterpenes exhibiting potential neuroprotection activity from *Vladimiria souliei*[J]. Fitoterapia, 2018, 128:192

Wu ZL, Wang Q, Wang JX, et al. Vlasoulamine A, a neuroprotective[3.2.2]cyclazine sesquiterpene lactone dimer from the roots of *Vladimiria souliei*[J]. Organic Letters, 2018, 20:7567

Wu YP, Kong GH, Li W, et al. Furan-2-carboxylic acids from the roots of *nicotiana tabacum* and their bioactivities[J]. Chemistry of Natural Compounds, 2018, 54 (2):270

汪哲,赵思蒙,曾广智,等.钩毛茜草的化学成分及其细胞毒活性研究[J].中国中药杂志,2018, 43(22):4462

王佩,康科星,孔凡栋,等.柯拉斯那沉香中的1个新倍半萜[J].中草药,2018, 49(19):4480

王倩,侯国梅,李丹毅,等.黄花蒿中1个新的香豆素苷类化合物[J].中草药,2018, 49(13):2953

王玉,樊瑞娜,李海燕,等.高速逆流色谱分离制备油橄榄叶中橄榄苦苷[J].中成药,2018, 40(4):979

王梦月,詹志斌,熊英,等.木鳖子脂溶性成分研究[J].中国中药杂志,2018, 43(6):1175

王鹏飞,邓仕东,屈晶,等.平滑苍耳果实中1个新的倍半萜内酯二聚体[J].中国中药杂志,2018, 43(3):532

王书云,李国玉,张珂,等.维吾尔族药大戟脂中三萜类化学成分研究[J].中国中药杂志,2018, 43(18):3688

王文雪,牟艳玲,李莹,等.金佛山雪胆块根中的3个新葫芦烷型三萜皂苷[J].中草药,2018, 49(13):2959

王小龙,李萍,李晶,等.藏药喉毛花中1个新萘甲醛类化合物及其抗TMV活性研究[J].中国中药杂志,2018, 43 (19):3884

韦建华,西庆男,曾艳婷,等.壮药三角泡黄酮类化学成分研究[J].中草药,2018, 49(11):2502

温静,阎新佳,梁伟,等.连翘中的2个多元醇类新化合物[J].中草药,2018, 49(2):278

吴江平,夏自飞,刘艳丽,等.小酸浆中甾体类化学成分研究[J].中草药,2018, 49(1):62

吴佩娟,卢凤来,羊学荣,等.HSCCC分离纯化未成熟罗汉果皂苷类化合物[J].广西植物,2018, 38(5):545

吴玉萍,李雪梅,孔维松,等.云南香料烟中1个新黄酮及其抗菌活性[J].中草药,2018, 49(22):5238

X

Xi YF, Zhou L, Bai M, et al. N-acylanthranilic acid derivatives with anti-$A\beta_{1-42}$ aggregation activity from the leaves of *Isatis indigotica* fortune[J]. Fitoterapia, 2018, 128:169

Xia WQ, Li RF, Liu JB, et al. Triterpenoids from the leaves of *Ilex chinensis* [J]. Phytochemistry, 2018, 148:113

Xia YY, Lin CZ, Lu XJ, et al. New iridoids from the flowers of *Plumeria rubra* "Acutifolia"[J]. Phytochemistry Letters, 2018, 25:81

Xiang FF, He JW, Liu ZX, et al. Two new guaiane-type sesquiterpenes from *Curcuma kwangsiensis* and their inhibitory activity of nitric oxide production in lipopolysaccharide-stimulated macrophages[J]. Natural Product Research, 2018, 32(22):2670

Xiang LM, Wang YH, Yi XM, He XJ. Anti-inflammatory steroidal glycosides from the berries of *Solanum nigrum* L.(European black nightshade)[J]. Phytochemistry, 2018, 148:87

Xiao J, Jiao FR, Zhao X, et al. Rupestonic acids H and I, two new sesquiterpenes from the flowers of *Artemisia rupestris* L[J]. Phytochemistry Letters, 2018, 27:78

Xie YG, Wu GJ, Cheng TF, et al. Vielopsides A-E, five new guaiane-type sesquiterpenoid dimers from *Xylopia vielana*[J]. Fitoterapia, 2018, 130:43

Xie YG, Zhu SL, Huang YY, et al. Chemical constituents from the branches of *Alangium barbatum* and their anti-inflammatory activities[J]. Phytochemistry Letters, 2018, 28:64

Xiong J, Wang LJ, Qian JC, et al. Structurally diverse sesquiterpenoids from the endangered ornamental plant *Michelia shiluensis*[J]. Journal of Natural Products, 2018, 81(10):2195

Xiong J, Wu XY, Wang PP, et al. Acylated iridoid diglycosides from the cultivated endangered ornamental tree *Gmelina hainanensis*[J]. Phytochemistry Letters, 2018, 25:17

Xu DD, Yan Y, Jiang CX, et al. Sesquiterpenes and diterpenes with cytotoxic activities from the aerial parts of *Carpesium humile*[J]. Fitoterapia, 2018, 128:50

Xu H, Yuan ZZ, Ma X, et al. Triterpenoids with antioxidant activities from *Myricaria squamosa*[J]. Journal of Asian Natural Products Research, 2018, 20(3):292

Xu HB, Yang TH, Xie P, et al. LC-MS guided isolation of gracilistones A and B, a pair of diastereomeric sesquiterpenoids with an unusual tetrahydrofuran-fused tricyclic skeleton from *Acanthopanax gracilistylus* and their potential anti-inflammatory activities[J]. Fitoterapia, 2018, 130:265

Xu HB, Yang TH, Xie P, et al. Pheophytin analogues from the medicinal lichen *Usnea diffracta*[J]. Natural Product Research, 2018, 32(9):1088

Xu J, Zhu HL, Zhang J, et al. Sesquiterpenoids from *Chloranthus anhuiensis* with neuroprotective effects in PC12 cells[J]. Journal of Natural Products, 2018, 81(6):1391

Xu JB, Huang S, Zhou XL. C19-diterpenoid alkaloids from *Aconitum hemsleyanum* var. *Circinatum*[J]. Phytochemistry Letters, 2018, 27:178

Xu L, Su KD, Wei XC, et al. Chemical constituents of *Kadsura coccinea*[J]. Chemistry of Natural Compounds, 2018, 54(2):242

Xu LJ, Yu MH, Huang CY, et al. Isoprenylated flavonoids from *Morus nigra* and their PPAR γ agonisticactivities[J]. Fitoterapia, 2018, 127:109

Xu SH, Lu YT, Zhu X, et al. A new phloroglucinol derivative from *Syzygium austroyunnanense*[J]. Chemistry of Natural Compounds, 2018, 54(4):669

Xu SH, Xu W, Wang L, et al. New phloroglucinol derivatives with protein tyrosine phosphatase 1B(PTP1B) inhibitory activities from *Syzygium austroyunnanense*[J]. Fitoterapia, 2018, 131:141

Xu WG, Wang J, Qiao W, et al. Jaspiferins H-J, new isomalabaricane-type terpenoids from the south China sea marine sponge *Jaspis stellifera*[J]. Chemistry of Natural Compounds, 2018, 54(1):84

Xue GM, Li XQ, Chen C, et al. Highly oxidized guaianolide sesquiterpenoids with potential antiinflammatory activity from *Chrysanthemum indicum*[J]. Journal of Natural Products, 2018, 81(2):378

Xue JJ, Lei C, Wang PP, et al. Flavans and diphenylpropanes with PTP1B inhibition from *Broussonetia kazinoki*[J]. Fitoterapia, 2018, 130:37

Xue WJ, Zhao B, Ruzib Z, et al. Norditerpenoid alkaloids from Delphinium pseudoaemulans C. Y. Yang et B. Wang[J]. Phytochemistry, 2018, 156:234

向芳芳,刘一涵,田云刚,等.云实种子中1个新异构卡山烷二萜[J].中草药,2018, 49(15):3567

肖明明,周志红,赵昕,等. HSCCC 法结合制备型 HPLC 技术靶向制备分离与鉴定大血藤中的多酚类化合物[J].中医药导报,2018, 24(23):52

许梦莹,郭日新,张晓,等.沙苑子化学成分研究[J].中国中药杂志,2018, 43(7):1459

Y

Yadikar N, Bobakulov K, Aisa HA. Phenolic glycosides from *Lavandual angustifolia*[J]. Journal of Asian Natural Products Research, 2018, 20(11):1028

Yadikar N, Bobakulov K, Li G, et al. Seven new phenolic compounds from *Lavandula angustifolia*[J]. Phytochemistry Letters, 2018, 23:149

Yan C, Zhang WQ, Sun M, et al. Carpescernolides A and B, rare oxygen bridge-containing sesquiterpene lactones from *Carpesium cernuum*[J]. Tetrahedron Letters, 2018, 59(46):4063

Yan DX, Geng CA, Yang TH, et al. LC-MS guided isolation of diterpenoids from *Sapium insigne* with α-glucosidase inhibitory activities[J]. Fitoterapia, 2018, 128:57

Yan JK, Shi XL, Donkor PO, et al. Four new megastigmane glycosides from the leaves of *Eucommia ulmoides* Oliver[J]. Phytochemistry Letters, 2018, 27:208

Yan MY, Liu J, Xing S, et al. Three new cytotoxic oleanane triterpenoid saponins from *Cylindrokelupha dalatensis*[J]. Journal of Asian Natural Products Research, 2018, 20(8):770

Yan RW, Zhao LL, Tao JF, et al. Preparative isolation and purification of capsaicin and dihydrocapsaicin from capsici fructus using supercritical fluid extraction combined with high speed countercurrent chromatography[J]. Journal of the Science of Food and Agriculture, 2018, 98(7):2498

Yan SL, Li YH, Chen XQ, et al. Diterpenes from the stem bark of *Euphorbia neriifolia* and their in vitro anti-HIV activity[J]. Phytochemistry, 2018, 145:40

Yan ZY, Chen JJ, Duan ZK, et al. Racemic phenylpropanoids from the root barks of *Ailanthus altissima* (Mill.)Swingle with cytotoxicity against hepatoma cells[J]. Fitoterapia, 2018, 130:234

Yang B, Zhu JP, Rong L, et al. Triterpenoids with antiplatelet aggregation activity from *Ilex rotunda*[J]. Phytochemistry, 2018, 145:179

Yang BY, Chen ZL, Liu Y, et al. Three new nortriterpenoids from the rattan stems of *Schisandra chinensis*[J]. Phytochemistry Letters, 2018, 24:145

Yang BY, Luo YM, Liu Y, et al. New lignans from the roots of *Datura metel* L[J]. Phytochemistry Letters, 2018, 28:8

Yang BY, Yin X, Liu Y, et al. New steroidal saponins from the roots of *Solanum melongena* L.[J]. Fitoterapia, 2018, 128:12

Yang CS, Zhou T, Han SQ, et al. Lutescins A and B, two new ellagitannins from the twigs of *Trigonostemon lutescens* and their antiproliferative activity[J]. Fitoterapia, 2018, 130:31

Yang CY, Lin Y, Yuan HX, et al. Nicotabaflavonoidglycoside, the first example of cembranoid and flavonoid heterodimer from *Nicotiana tabacum*[J]. Fitoterapia, 2018, 128:242

Yang D, Cheng ZQ, Yang L, et al. Seco-dendrobine-type alkaloids and bioactive phenolics from dendrobium findlayanum[J]. Journal of Natural Products, 2018, 81(2):227

Yang F, Li YY, Tang J, et al. New 4-methylidene sterols from the marine sponge *Theonella swinhoei*[J]. Fitoterapia, 2018, 127:279

Yang F, Zhang LW, Feng MT, et al. Dictyoptesterols A-C, Δ^{22}-24-oxo cholestane-type sterols with potent PTP1B inhibitory activity from the brown alga *Dictyopteris undulata* Holmes[J]. Fitoterapia, 2018, 130:241

Yang GC, Hu JH, Li BL, et al. Six new neo-clerodane diterpenoids from aerial parts of *Scutellaria barbata* and their cytotoxic activities [J]. Planta Medica, 2018, 84(17):1292

Yang GM, Sun J, Pan Y, et al. Isolation and identification of a tribenzylisoquinoline alkaloid from *Nelumbo nucifera* Gaertn, a novel potential smooth muscle relaxant[J]. Fitoterapia, 2018, 124:58

Yang H, Yu L, Li F, et al. A new antifouling naphthalene derivative from gorgonian coral *Menella kanisa*[J]. Chemistry of Natural Compounds, 2018, 54(2):368

Yang HM, Yin ZQ, Zhao MG, et al. Pentacyclic triterpenoids from *Cyclocarya paliurus* and their antioxidant activities in FFA-induced HepG2 steatosis cells[J]. Phytochemistry, 2018, 151:119

Yang J, Fu J, Liu X, et al. Monoterpenoid indole alkaloids from the leaves of *Alstonia scholaris* and their NF-κB inhibitory activity[J]. Fitoterapia, 2018, 124:73

Yang J, Li YC, Zhou XR, et al. Two thymol derivatives from the flower buds of *Lonicera japonica* and their antibacterial activit[J]. Natural Product Research, 2018, 32(18):2238

Yang J, Su JC, Lei XP, et al. Acylphloroglucinol derivatives from the leaves of *Syzygium samarangense* and their cytotoxic activities[J]. Fitoterapia, 2018, 129:1

Yang JB, Ren J, WangAG. Isolation, characterization, and hepatoprotective activities of terpenes from the gum resin of *Boswellia carterii* Birdw[J]. Phytochemistry Letters, 2018, 23:73

Yang Kuo LM, Tseng PY, Lin YC, et al. New hirsutinolide-type Sesquiterpenoids from *Vernonia cinerea* inhibit nitric oxide production in LPS-stimulated RAW264.7 Cells [J]. Planta Medica, 2018, 84(18):1348

Yang M, Zhang Y, Chen LJ, et al. A new(propylphenyl)bibenzyl derivative from *Dendrobium williamsonii*[J]. Natural Product Research, 2018, 32(14):1699—1705

Yang Q, Zhu YQ, Zhan R, et al. A new fawcettimine-related alkaloid from Lycopodium japonicum[J]. Chemistry of Natural Compounds, 2018, 54(4):729

Yang SY, Zhao YM, Li ZL, et al. Flavonoids from flowers of *Abelmoschus manihot*[J]. Chemistry of Natural Compounds, 2018, 54(2):257

Yang WQ, Hai P, Xiao H, et al. Glabralides A-C, three novel meroterpenoids from *Sarcandra glabra* [J]. Tetrahedron, 2018, 74:341

Yang WX, Chen TYF, Yang J, et al. Monoterpenoid indole alkaloids from *Gardneria multiflora*[J]. Fitoterapia, 2018, 124:8

Yang X, Zhang WJ, Ying XX, et al. New flavonoids from *Portulaca oleracea* L. and their activities[J]. Fitoterapia, 2018, 127:257

Yang XF, Cao XH, Min Y, et al. A new analog of pyrrolezanthine from the roots of *Reynoutria ciliinervis* (Nakai) Moldenke[J]. Natural Product Research, 2018, 32(3):303

Yang YX, Wang JX, Wang Q, et al. New chromane and chromene meroterpenoids from flowers of *Rhododendron rubiginosum* Franch. *var. rubiginosum* [J]. Fitoterapia, 2018, 127:396

Yang ZF, Wang QX, Peng W, et al. A new 12, 17-cyclo-labdane diterpenoid from the twigs of *Dacrycarpus imbricatus*[J]. Natural Product Research, 2018, 32(14):1669

Ye Q, Qiu XH, Wu YB, et al. Sesquiterpenoids from *Vitex pierreana*[J]. Fitoterapia, 2018, 130:175

Ye Y, Dawa D, Liu GH, et al. Antiproliferative sesquiterpenoids from *Ligularia rumicifolia* with diverse skeletons [J]. Journal of Natural Products, 2018, 81(9):1992

Yi WF, Chen DZ, Ding X, et al. Cytotoxic indole alkaloids from *Melodinus khasianus* and *Melodinus tenuicaudatus*[J]. Fitoterapia, 2018, 128:162

Yin JF, Mao X, Hu J, et al. Cytotoxic monoterpenoid-type alkaloids from the aerial parts of *Melodinus morsei*[J]. Journal of Asian Natural Products Research, 2018, 20(6):525

Yin TP, Hu XF, Mei RF, et al. Four new diterpenoid alkaloids with anti-inflammatory activities from *Aconitum taronense* Fletcher et Lauener[J]. Phytochemistry Letters,

2018, 25:152

Yin X, Zhao F, Feng X, et al. Four new spirobenzylisoquinoline N-oxide alkaloids from the whole plant of *Corydalis hendersonii*[J]. Fitoterapia, 2018, 128:31

Yin ZY, Cheng YF, Wei JK, et al. Chemical constituents from *Daphne tangutica* and their cytotoxicity against nasopharyngeal carcinoma cells [J]. Fitoterapia, 2018, 130:105

Youn UJ, Wongwiwatthananukit S, Songsak T, et al. Sesquiterpene lactones from *Vernonia cinerea* [J]. Chemistry of Natural Compounds, 2018, 54(2):235

Yu HF, Huang WY, Ding CF, et al. Cage-like monoterpenoid indole alkaloids with antimicrobial activity from *Alstonia scholaris* [J]. Tetrahedron Letters, 2018, 59(31):2975

Yu JQ, Geng YL, Wang DJ, et al. Terpenes from the gum resin of *Boswellia carterii* and their NO inhibitory activies[J]. Phytochemistry Letters, 2018, 28:59

Yu JQ, Geng YL, Zhao HW, et al. Diterpenoids from the gum resin of *Boswellia carterii* and their biological activities[J]. Tetrahedron, 2018, 74:5858

Yu JQ, Song XY, Yang P, et al. Alkaloids from *Scindapsus officinalis* (Roxb.) Schott. and their biological activities[J]. Fitoterapia, 2018, 129:54

Yu XQ, Zhang QQ, Tian L, et al. Germacrane-type sesquiterpenoids with antiproliferative activities from *Eupatorium chinense*[J]. Journal of Natural Products, 2018, 81(1):85

Yu YS, Takeda Y, Fukaya H, et al. A new ent-norabietant diterpenoid from roots of *Euphorbia lathyris* L.[J]. Tetrahedron Letters, 2018, 59(29):2813

Yuan T, Zhang CY, Qiu CY, et al. Chemical constituents from *Curcuma longa* L. and their inhibitory effects of nitric oxide production [J]. Natural Product Research, 2018, 32(16):1887

Yuan Y, Yang JX, Nie LH, et al. Three new kavalactone dimers from *Piper methysticum* (kava)[J]. Journal of Asian Natural Products Research, 2018, 20(9):837

Yuan YX, Guo F, He HP, et al. Two new monoterpenoid indole alkaloids from *Alstonia rostrata*[J]. Natural Product Research, 2018, 32(7):844

叶伟剑,黄晓君,范春林,等.辣木叶中2个新的黄酮苷[J].中国中药杂志,2018, 43(15):3150

于亮,张军武,石新燕,等.抗疲劳中药刺五加中1个新倍半萜[J].中草药,2018, 49(11):2508

Z

Zeng YG, Wang LP, Hu ZX, et al. Chromanopyrones and a flavone from *Hypericum monogynum* [J]. Fitoterapia, 2018, 125:59

Zhang B, Liu TX, Wang AL, et al. Four new monacolin analogs from *Monascus purpureus*-fermented rice[J]. Journal of Asian Natural Products Research, 2018, 20(3):209

Zhang BJ, Lu JS, Bao MF, et al. Bisindole alkaloids from *Tabernaemontana corymbosa* [J]. Phytochemistry, 2018, 152:125

Zhang C, Wen R, Ma XL, et al. Nitric oxide inhibitory sesquiterpenoids and its dimers from *Artemisia freyniana* [J]. Journal of Natural Products, 2018, 81(4):866

Zhang CY, Pan RR, Zhang XD, et al. New tetracyclic triterpenoids from *Jatropha gossypiifolia* induce cell-cycle arrest and apoptosis in RKO cells[J]. Fitoterapia, 2018, 130:145

Zhang CY, Zhang LJ, Lu ZC, et al. Antitumor activity of diterpenoids from *Jatropha gossypiifolia*: cell cycle arrest and apoptosis-inducing activity in RKO colon cancer cells[J]. Journal of Natural Products, 2018, 81(8):1701

Zhang DD, Yang J, Luo JF, et al. New aporphine alkaloids from the aerial parts of Piper *semiimmersum* [J]. Journal of Asian Natural Products Research, 2018, 20(8):734

Zhang GJ, Hu F, Jiang H, et al. Mappianines AE, structurally diverse monoterpenoid indole alkaloids from Mappianthus iodoides[J]. Phytochemistry, 2018, 145:68

Zhang GJ, Li B, Chen L, et al. Isocoumarin derivatives and monoterpene glycoside from the seeds of *Orychophragmus violaceus*[J]. Fitoterapia, 2018, 125:111

Zhang GJ, Li B, Cui HM, et al. Orychophragines

A-C, three biologically active alkaloids from *Orychophragmus violaceus*[J]. Organic Letters, 2018, 20(3):656

Zhang GJ, Pan QM, Zhang YL, et al. Coumarinolignoids and taraxerane triterpenoids from *Sapium discolor* and their inhibitory potential on microglial nitric oxide production [J]. Journal of Natural Products, 2018, 81(10):2251

Zhang HXG, Du BZ, Zhao F, et al. Three new triterpenoid saponins from the stems of *Ilex asprella* [J]. Journal of Asian Natural Products Research, 2018, 20(5):439

Zhang HY, Hu WC, Ma GX, et al. A new steroidal saponin from *Polygonatum sibiricum*[J]. Journal of Asian Natural Products Research, 2018, 20(6):592

Zhang J, Akihisa T, Kurita M, et al. Melanogenesis-inhibitory and cytotoxic activities of triterpene glycoside constituents from the bark of *Albizia procera*[J]. Journal of Natural Products, 2018, 81(12):2612

Zhang J, Guo YJ, Liu JS, et al. A new dibenzocyclooctadiene lignan from *Kadsura longipedunculata* [J]. Chemistry of Natural Compounds, 2018, 54(5):837

Zhang J, Jiang W, Cao HJ, et al. Two new monoterpene lactones from *Ligularia rumicifolia*(J.R.Drumm.) S. W.Liu and their anti-proliferative activities[J]. Phytochemistry Letters, 2018, 28:55

Zhang J, Liang Y, Fanny CFI, et al. Two pairs of unusual melibiose and raffinose esters from *Scrophularia ningpoensis* [J]. Journal of Asian Natural Products Research, 2018, 20(3):255

Zhang J, Zhang QY, Tu PF, et al. Mucroniferanines A-G, isoquinoline alkaloids from *Corydalis mucronifera* [J]. Journal of Natural Products, 2018, 81(2):364

Zhang JJ, Ma K, Han JJ, et al. Eight new triterpenoids with inhibitory activity against HMG-CoA reductase from the medical mushroom *Ganoderma leucocontextum* collected in Tibetan plateau[J]. Fitoterapia, 2018, 130:79

Zhang JL, Yan RJ, Yu N, et al. A new caffeic acid tetramer from the *Dracocephalum moldavica* L. [J]. Natural Product Research, 2018, 32(3):370

Zhang JL, Zhang X, ZhangJB, et al. Minor compounds of the high purity salvianolic acid B freeze-dried powder from *Salvia miltiorrhiza* and antibacterial activity assessmen [J]. Natural Product Research, 2018, 32(10):1198

Zhang JZ, Qi YY, Wu XD, et al. Lycogladines A-H, fawcettimine-type Lycopodium alkaloids from *Lycopodium complanatum* var. *glaucum* Ching[J]. Tetrahedron, 2018, 74:1692

Zhang L, Zhao GH, Yang CL, et al. Daphnicyclidin M, a new alkaloid from *Daphniphyllum paxianum* Rosanth[J]. Phytochemistry Letters, 2018, 24:75

Zhang LB, Lv JL. A new ferulic acid derivative and other anticoagulant compounds from *Angelica sinensis*[J]. Chemistry of Natural Compounds, 2018, 54(1):13

Zhang LS, Wang YL, Liu Q, et al. Three new 3, 4-seco-cycloartane triterpenoids from the flower of *Gardenia jasminoides*[J]. Phytochemistry Letters, 2018, 23:172

Zhang P, Wu YL, Niu YX, et al. Withanolides and aromatic glycosides isolated from *Nicandra physaloides* and their anti-inflammatory activity [J]. Fitoterapia, 2018, 131:260

Zhang PM, Wu ZB, Zhang C, et al. Two new chromene derivatives from *Artemisia songarica*[J]. Journal of Asian Natural Products Research, 2018, 20(10):943

Zhang Q, Xu QL, Xi XM, et al. A new phenylpropane-pimarane heterodimer and a new ent-kaurene diterpene from the husks of *Oryza sativa*[J]. Phytochemistry Letters, 2018, 24:120

Zhang R, Tang CP, Ke CQ, et al. Birhodomolleins D and E, two new dimeric grayanane diterpenes with a 3-O-2′ linkage from the fruits of *Rhododendron pumilum*[J]. Chinese Chemical Letters, 2018, 29:123

Zhang R, Tang CP, Li Y, et al. The first phytochemical investigation of *Rhododendron websterianum*: triterpenoids and their cytotoxic activity[J]. Phytochemistry Letters, 2018, 25:43

Zhang RF, Feng X, Su GZ, et al. Bioactive sesquiterpenoids from the peeled stems of *Syringa pinnatifolia*[J]. Journal of Natural Products, 2018, 81(8):1711

Zhang SB, Li ZH, Stadler M, et al. Lanostane triterpenoids from tricholoma pardinum with NO production inhibitory and cytotoxic activities[J]. Phytochemistry, 2018, 152:105

Zhang SL, Huang RZ, Liao HB, et al. Cyclic pentapeptide type compounds from *Clerodendrum japonicum* (Thunb.) Sweet [J]. Tetrahedron Letters, 2018, 59 (38):3481

Zhang SL, Yang ZN, He C, et al. Oleanane-type triterpenoid saponins from *Lysimachia fortunei* Maxim [J]. Phytochemistry, 2018, 147:140

Zhang SS, Liao ZX, Huang RZ, et al. A new aromatic glycoside and its anti-proliferative activities from the leaves of *Bergenia purpurascens* [J]. Natural Product Research, 2018, 32(6):668

Zhang WY, Qiu L, Lu QP, et al. Furan fragment isomerized mexicanolide-type Limonoids from the stem barks of *Khaya senegalensis* [J]. Phytochemistry Letters, 2018, 24:110

Zhang WY, Zhao JX, Sheng L, et al. Mangelonoids A and B, two pairs of macrocyclic diterpenoid enantiomers from *Croton mangelong* [J]. Organic Letters, 2018, 20 (13):4040

Zhang X, Han B, Feng ZM, et al. Ferulic acid derivatives from *Ligusticum chuanxiong* [J]. Fitoterapia, 2018, 125:147

Zhang X, Zhou HF, Li MY, et al. Three new anthraquinones from aerial parts of *Paederia scandens* [J]. Chemistry of Natural Compounds, 2018, 54(2):245

Zhang X, Zou LH, He YL, et al. Triterpenoid saponins from the buds of *Lonicera similis* [J]. Natural Product Research, 2018, 32(19):2282

Zhang XG, Zhang XP, Wang Y, et al. A new diarylheptanoid from *Alpinia officinarum* promotes the differentiation of 3T3-L1 preadipocytes [J]. Natural Product Research, 2018, 32(5):529

Zhang XH, Li WS, Shen L, et al. Four new diterpenes from the mangrove Ceriops tagal and structure revision of four dolabranes with a 4, 18-epoxy group[J]. Fitoterapia, 2018, 124:1

Zhang XM, Li XB, Zhang SS, et al. LC-MS/MS identification of novel saponins from the viscera of sea cucumber *Apostichopus japonicus* [J]. Chemistry of Natural Compounds, 2018, 54(4):721

Zhang XN, Bai M, Cheng ZY, et al. Cytotoxic lignans from the barks of *Juglans mandshurica* [J]. Journal of Asian Natural Products Research, 2018, 20(5):494

Zhang XS, Shi GH, Liu MB, et al. Protective effects of dammarane-type triterpenes from hydrolyzate of *Gynostemma pentaphyllum* against H_2O_2-induced injury and anti-hepatic fibrosis activities [J]. Phytochemistry Letters, 2018, 25:33

Zhang XY, Yi K, Chen J, et al. Purified phlorizin from *Docynia indica* (Wall.) Decne by HSCCC, compared with whole extract, phlorizin and non-phlorizin fragment ameliorate obesity, insulin resistance, and improves intestinal barrier function in high-fat-diet-fed mice[J]. Molecules, 2018, 23(10):2701

Zhang Y, Han FY, Wu J, Song SJ. Triterpene saponins with a-glucosidase and PTP1B inhibitory activities from the leaves of *Aralia elata* [J]. Phytochemistry Letters, 2018, 26:179

Zhang Y, Wang S, Luo J, et al. Preparative enantioseparation of synephrine by conventional and pH-zone-refining counter-current chromatography[J]. Journal of Chromatography A, 2018, 1575:122

Zhang Y, Yang Y, Ruan JY, et al. Isobenzofuranones from the aerial parts of *Leontopodium leontopodioides* (Wild.) Beauv.[J]. Fitoterapia, 2018, 124:66

Zhang Y, Yuan YX, Guo LL, et al. Taburnaemines A-I, cytotoxic vobasinyl-iboga-type bisindole alkaloids from *Tabernaemontana corymbosa* [J]. Journal of Natural Products, 2018, 81(3):562

Zhang Y, Zhao L, Huang SW, et al. Triterpene saponins with neuroprotective effects from the leaves of *Diospyros kaki* Thunb[J]. Fitoterapia, 2018, 129:138

Zhang YB, Li W, Jiang L, et al. Cytotoxic and anti-inflammatory active phloroglucinol derivatives from *Rhodomyrtus tomentosa* [J]. Phytochemistry, 2018, 153:111

Zhang YB, Luo D, Yang L, et al. Matrine-type alkaloids from the roots of *Sophora flavescens* and their antiviral activities against the hepatitis B virus[J]. Journal of Natural Products, 2018, 81(10):2259

Zhang YB, Yang L, Luo D, et al. Sophalines E-I, five quinolizidine-based alkaloids with antiviral activities against the hepatitis B virus from the seeds of *Sophora alopecuroides*[J]. Organic Letters, 2018, 20(18):5942

Zhang YF, Zhu ZX, Sun H, et al. Stachyodin A, a pterocarpan derivative with unusual spirotetrahydrofuran ring from the roots of *Indigofera stachyodes*[J]. Tetrahedron Letters, 2018, 59(51):4514

Zhang YJ, Wang K, Chen HC, et al. Anti-inflammatory lignans and phenylethanoid glycosides from the root of *Isodon ternifolius* (D. Don) Kudô[J]. Phytochemistry, 2018, 153:36

Zhang YM, Su MS, Shao F, et al. Two new spirocyclic compounds from *Gymnotheca involucratas*[J]. Chemistry of Natural Compounds, 2018, 54(6):1118

Zhang Z, Chen CZ, Teng XF, et al. A new hopantenic acid derivative from the rhizomes of *Heterosmilax japonica* [J]. Chemistry of Natural Compounds, 2018, 54(6):1121

Zhang ZX, Li HH, Zhi DJ, et al. Norcrocrassinone: a novel tetranorditerpenoid possessing a 6/6/5 fused ring system from *Croton crassifolius*[J]. Tetrahedron Letters, 2018, 59(45):4028

Zhao CC, Ying ZM, Tao XJ, et al. A new lactam alkaloid from *Portulaca oleracea* L. and its cytotoxity[J]. Natural Product Research, 2018, 32(13):1548

Zhao D, Tang MX, Su SS, et al. Structure determination of two new C_{21} steroidal glycosides from *Cynanchum komarovii*[J]. Journal of Asian Natural Products Research, 2018, 20(9):852

Zhao F, Liua YB, Ma SG, et al. New compounds from the roots of *Coriaria nepalensis*[J]. Chinese Chemical Letters, 2018, 29:467

Zhao JY, Ding JH, Li ZH, et al. A new cyclic dipeptide from cultures of *Coprinus plicatilis*[J]. Natural Product Research, 2018, 32(8):972

Zhao M, He T, Shi SK, et al. A new dolabellane diterpene and a new polyacetylene from the soft coral *Clavularia viridis*[J]. Natural Product Research, 2018, 32(9):1104

Zhao M, Yuan LY, Guo DL, et al. Bioactive halogenated dihydroisocoumarins produced by the endophytic fungus*Lachnum palmae* isolated from *Przewalskia tangutica* [J]. Phytochemistry, 2018, 148:97

Zhao ND, Ding X, Song Y, et al. Identification of ingol and rhamnofolane diterpenoids from *Euphorbia resinifera* and their abilities to induce lysosomal biosynthesis [J]Journal of Natural Products, 2018, 81(5):1209

Zhao Q, Gao JJ, Qin XJ, et al. Hedychins A and B, 6, 7-dinorlabdane diterpenoids with a peroxide bridge from *Hedychium forrestii* [J]. Organic Letters, 2018, 20(3):704

Zhao Q, Li HM, Chen XQ, et al. Terpenoids from *Tripterygium hypoglaucum* and their anti-inflammatory activity[J]. Chemistry of Natural Compounds, 2018, 54(3):471

Zhao SM, Kuang B, Zeng GZ, et al. Nematicidal quinone derivatives from three *Rubia* plants[J]. Tetrahedron, 2018, 74:2115

Zhao W, Xu LL, Zhang X, et al. Three new phenanthrenes with antimicrobial activities from the aerial parts of *Juncus effusus*[J]. Fitoterapia, 2018, 130:247

Zhao WY, Shang XY, Zhao L, et al. Bioactivity-guided isolation of β-carboline alkaloids with potential antihepatoma effect from *Picrasma quassioides* (D. Don) Benn [J]. Fitoterapia, 2018, 130:66

Zhao XY, Wang G, Wang Y, et al. Chemical constituents from *Alisma plantago-aquatica* subsp. *orientale* (Sam.) Sam and their anti-inflammatory and antioxidant activities[J]. Natural Product Research, 2018, 32(23):2749

Zhao XZ, Xu S, Yin M, et al. Six new dihydro-β-agarofuran sesquiterpenes from the stems and leaves of *Monimopetalum chinense* and their antimicrobial activities[J]. Phytochemistry Letters, 2018, 27:160

Zhao Y, Niu JJ, Cheng XC, et al. Chemical constituents from *Bletilla striata* and their NO production suppression in RAW 264.7 macrophage cells[J]. Journal of

Asian Natural Products Research, 2018, 20(4):385

Zheng XH, Yang J, Lv JJ, et al. Phyllaciduloids A-D: four new cleistanthane diterpenoids from *Phyllanthus acidus*(L.) Skeels[J]. Fitoterapia, 2018, 125:89

Zheng XK, Chen YM, Ma XL, et al. Nitric oxide inhibitory coumarins from the roots and rhizomes of *Notopterygium incisum*[J]. Fitoterapia, 2018, 131:65

Zheng ZJ, Wang X, Liu PL, et al. Semi-preparative separation of 10 caffeoylquinic acid derivatives using high speed counter-current chromatogaphy combined with semi-preparative HPLC from the roots of burdock(*Arctium lappa* L.)[J]. Molecules, 2018, 23(2):429

Zheng YD, Bai G, Tang CP, et al. 7α, 8α-epoxynagilactones and their glucosidesfrom the twigs of *Podocarpus nagi*: isolation, structures, and cytotoxic activities[J]. Fitoterapia, 2018, 125:174

Zhou BP, Wang YG, Zhang CL, et al. Ribemansides A and B, TRPC6 inhibitors from *Ribes manshuricum* that suppress TGF-β1-induced fibrogenesis in HK-2 cells[J]. Journal of Natural Products, 2018, 81(4):913

Zhou JF, Liu JJ, Dang T, et al. Mollebenzylanols A and B, highly modified and functionalized diterpenoids with a 9-benzyl-8, 10-dioxatricyclo[5.2.1.01, 5]decane core from *Rhododendron molle*[J]. Organic Letters, 2018, 20(7):2063

Zhou L, Xia YF, Wang W, et al. Chiral resolution and bioactivity of enantiomeric benzofuran neolignans from the fruit of *Rubus ideaus* L.[J]. Fitoterapia, 2018, 127:56

Zhou M, Zhang RQ, Chen YJ, et al. Three new pyrrole alkaloids from the roots of *Lepidium meyenii*[J]. Phytochemistry Letters, 2018, 23:137

Zhou Q, Fu YH, Zhang YQ, et al. Bioactive aporphine alkaloids from Fissistigma tungfangense[J]. Phytochemistry Letters 2018, 25:105

Zhou QM, Chen MH, Li XH, et al. Absolute configurations and bioactivities of guaiane-type sesquiterpenoids isolated from *Pogostemon cablin*[J]. Journal of Natural Products, 2018, 81(9):1919

Zhou QY, Yang XA, Zhang ZX, et al. New azaphilones and tremulane sesquiterpene from endophytic *Nigrospora oryzae* cocultured with *Irpex lacteus*[J]. Fitoterapia, 2018, 130:26

Zhou SY, Fan FK, Sun JZ, et al. Cytotoxic alkaloids from the fruits and seeds of *Alangium salviifolium*(L.f.) Wangerin[J]. Phytochemistry Letters, 2018, 26:195

Zhou SY, Wang R, Deng LQ, et al. A new isoflavanone from *Ficus tikoua* Bur[J]. Natural Product Research, 2018, 32(21):2516

Zhou SY, Zhou TL, Qiu GF, et al. Three new cytotoxic monoterpenoid bisindole alkaloids from *Tabernaemontana bufalina*[J]. Planta Medica, 2018, 84(15):1127

Zhou WN, Yuan ZZ, Li G, et al. Isolation and structure determination of a new flavone glycoside from seed residues of seabuckthorn(*Hippophae rhamnoides* L.)[J]. Natural Product Research, 2018, 32(8):892

Zhou XM, Zhang B, Chen GY, et al. Dendrocoumarin: a new benzocoumarin derivative from the stem of *Dendrobium nobile*[J]. Natural Product Research, 2018, 32(20):2464

Zhu LJ, Song Y, Shao P, et al. Matteucens I-J, phenolics from the rhizomes of *Matteuccia orientalis*[J]. Journal of Asian Natural Products Research, 2018, 20(1):62

Zhu LJ, Yi S, Li X, et al. C-glycosides from the stems of *Calophyllum membranaceum*[J]. Journal of Asian Natural Products Research, 2018, 20(1):1477

Zhu NL, Sun ZH, Hu MG, et al. Cucurbitane-type triterpenes from the tubers of *Hemsleya penxianensis* and their bioactive activity[J]. Phytochemistry, 2018, 147:49

Zhu TF, Chen JJ, Yang YJ, et al. Secoiridoid glycosides from the roots of *Picrorhiza scrophulariiflora*[J]. Chemistry of Natural Compounds, 2018, 54(4):677

Zhu TF, Deng QH, Li P, et al. A new dammarane-type saponin from the rhizomes of *Panax japonicus*[J]. Chemistry of Natural Compounds, 2018, 54(4):714

Zhu Y, Huang RZ, Wang CG, et al. New inhibitors of matrix metalloproteinases 9(MMP-9): Lignans from *Selaginella moellendorffii*[J]. Fitoterapia, 2018, 130:281

Zhu YD, Chen RC, Wang H, et al. Two new flavonoid-triterpene saponin meroterpenoids from *Clinopo-*

dium chinense and their protective effects against anoxia/reoxygenation-induced apoptosis in H9c2 cells[J]. Fitoterapia, 2018, 128:180

Zhu YX, Zhang ZX, Yan HM, et al. Antinociceptive diterpenoids from the leaves and twigs of *Rhododendron decorum* [J]. Journal of Natural Products, 2018, 81(5):1183

Zhua JX, Lua XF, Fan XN, et al. A new cytotoxic salannin-class limonoid alkaloid from seeds of *Azadirachta indica* A. Juss [J]. Chinese Chemical Letters, 2018, 29:1261

Zhuang PY, Chen MH, Wang YN, et al. Neolignan and phenylpropanoid compounds from the fruits of *Illicium simonsii* Maxim[J]. Natural Product Research, 2018, 32(20):2468

Zong Q, Xiong Y, Deng KZ, et al. Two new sucrose esters from the rhizome of *Sparganium stoloniferum* Buch. Ham.[J]. Natural Product Research, 2018, 32(14):1632

Zou DL, Zhu XL, Zhang F, et al. An efficient strategy based on liquid-liquid extraction with three-phase solvent system and high speed counter-current chromatography for rapid enrichment and separation of epimers of minor bufadienolide from toad meat[J]. Journal of Agricultural and Food Chemistry, 2018, 66(4):1008

Zou ZX, Tan GX, Huang Q, et al. Brachyanins A-C, pinene-derived meroterpenoids and phloroglucinol derivative from *Leptospermum brachyandrum*[J]. Fitoterapia, 2018, 130:184

Zuo SQ, Liu YN, Yang Y, et al. Aspidsaponins A-D, four new steroidal saponins from the rhizomes of *Aspidistra elatior* Blume and their cytotoxicity[J]. Phytochemistry Letters, 2018, 25:126

Zuo YH, Han QB, Dong GT, et al. Panax ginseng polysaccharide protected H9c2 cardiomyocyte from hypoxia/reoxygenation injury through regulating mitochondrial metabolism and RISK pathway[J]. Frontiers in Physiology, 2018, 9:699

昝珂,陈筱清,屠鹏飞.多花蒿中愈创木内酯类成分研究[J].中国中药杂志,2018, 43(11):2295

张娇,白玮,李玉泽,等.高乌头中1个新的二萜类生物碱成分[J].中草药,2018, 49(15):3562

张扩,赵明,王美娇,等.细叶杜香叶中三萜类化学成分研究[J].中草药,2018, 49(6):1250

张锐,刘建群,舒积成.甜茶中甜茶苷的高速逆流色谱结合蒸发光散射法分离[J].时珍国医国药,2018, 29(3):524

张东博,宋忠兴,唐志书.白饭树叶生物碱类成分及其抗乙酰胆碱酯酶活性研究[J].中药材,2018, 41(1):99

张树琳,廖海兵,梁东.壮药赪桐的化学成分研究[J].中国中药杂志,2018, 43(13):2732

赵明,黄淑蕾,徐阳宏,等.东北岩高兰中三萜类化学成分研究[J].中草药,2018, 49(1):69

赵丽娜,王佳,汪哲,等.中药两面针的化学成分及细胞毒活性成分研究[J].中国中药杂志,2018, 43(23):4659

郑怡然,韦玮,杨秀伟.川芎中抑制脂多糖诱导的RAW264.7和BV2细胞系NO生成的新的丁苯酞衍生物-川芎螺内酯[J].中草药,2018, 49(7):1497

周茯,刘艳丽,李笑然,等.茶叶中三萜及其苷类化学成分研究[J].中草药,2018, 49(9):1990

周学明,张斌,张玉琴,等.瓜馥木中1个新的脂肪酸甲酯及其滑膜细胞抑制活性[J].中国中药杂志,2018, 43(9):1754

周媛媛,王莹,宋红娟,等.青龙衣正丁醇部位化学成分研究[J].中草药,2018, 49(18):4220

（四）中药药剂

【概述】

2018 年，有 2 000 余篇在各类专业杂志上报道的中药制剂领域的研究成果，主要涉及中药制药技术的研究与中药新制剂、新剂型的研究。研究成果对于提升中药制药的整体技术水平、保障中药制剂的质量与疗效具有重要理论意义与应用价值。

1. 中药制药技术的研究

中药制药技术的研究，主要集中于中药的超微粉碎、提取、分离与纯化、干燥、固体分散体制备、环糊精包合物制备等方面。

(1) 超微粉碎　闫丹等以 D_{50} 为评价指标，采用正交试验优选血竭三七接骨膏超微粉碎工艺。结果最佳工艺为，细粉投料，粉碎 80 min，转速 250 r/min，介质填充率 50%，D_{50} 9.74 μm；随着粒径减小，粉体流动性略降低，但吸湿性增加，三七皂苷 R1、川续断皂苷Ⅵ、人参皂苷 Rg1、人参皂苷 Rb1、羟基红花黄色素 A 累积释放率随粉体粒径减小而提高，血竭素无显著变化。黎翊君等以丹参水溶性成分丹参总酚酸为模型药物，L-精氨酸为 pH 值调节剂，卵磷脂为添加剂，湿法球磨制备得到丹参总酚酸药物微粉。结果表明，加入精氨酸-2%卵磷脂可改善丹参总酚酸药物微粉的粉体学性质，其粒径小于 5 μm，D_{50} 为 1.15 μm，休止角为(25.66±1.24)°，在 10 h 和 30 h 后的吸湿增重分别为(7.42±0.05)%和(11.02±0.04)%，递送率为 72.99%，微细粒子百分比为 14.07%。孔馨逸等研究超微粉碎技术对葛根黄酮类成分含量的影响，确定葛根超微粉的生产工艺。结果最佳工艺为，采用细胞级超微粉碎机粉碎，原粉末初始粒径为 80 目，投药量为 247 g，粉碎时间为 26 min。杜枚倩等以薄壁细胞为显微特征指标，测定铁皮石斛 5 种不同粉末(粗粉、50 目粉、最细粉、极细粉、微粉)和鲜品榨汁的破壁率，并考察上述粉末和鲜汁破壁率与其多糖溶出量的关系。结果，在 2 h 内铁皮石斛粉末和鲜汁的破壁率与其溶出量有较强的正相关性，微粉和鲜汁的破壁率达到 100%时，多糖溶出量按干燥品计分别为 45.25%和 54.10%，鲜品的多糖溶出量高于干品。梁健钦等研究制备一种新型的桑叶不溶超微颗粒剂。以复合纤维素酶提取桑叶总糖、总黄酮，联用超微粉碎工艺制备成不溶性超微颗粒剂后，总糖、总黄酮的溶出速度分别提高 1.6、1.2 倍，成品中总糖、总黄酮的含量分别为 33.5%和 4.1%。吉日木巴图等借鉴中药复合粒子制备方法，设计 3 种超微粉碎工艺制备残黄片超微粉，考察所得超微粉的粉体特性。工艺 1 为残黄片中 4 味药材粗粉按比例混合后超微粉碎 20 min；工艺 2 为将黄连与郁金一同超微粉碎 25 min，青黛与白矾一同超微粉碎 10 min，再将 2 种粉体混合均匀；工艺 3 为将黄连与郁金一同超微粉碎 25 min，加入青黛继续粉碎 10 min，再加入白矾粉碎 5 min。结果，3 种工艺所得超微粉形态及粉体学性质差异明显，各粉体比热容依次为 262.1、242.7、295.9 J/g。高温、高湿、强光试验结果显示，只有工艺 3 所得残黄片各项检测指标均合格，稳定性较好。张福君等研究超微粉碎技术对灵芝中三萜类成分溶出的影响，比较 30、50、80 目灵芝普通粉和 300 目灵芝超微粉中三萜类成分总提取率及 9 种三萜类成分(灵芝酸 A、灵芝酸 B、灵芝酸 C、灵芝酸 C1、灵芝酸 C2、灵芝酸 D、灵芝酸 E、灵芝酸 G、灵芝酸 H)的含量。结果，30、50、80、300 目灵芝粉中三萜类成分总提取率($n=3$)分别为(0.74±0.08)%、(0.75±0.06)%、(0.78±0.06)%、(1.09±0.10)%。

(2) 提取 ①超声提取:宋庆燕等以黄芪总多糖提取率为指标,通过响应面设计优选黄芪总多糖的超声提取工艺。结果最佳工艺为,液料比 12∶1,超声温度 65 ℃,功率 300 W,提取时间 13 min,总多糖的平均得率为 22.35%。邹俊等以齐墩果酸和熊果酸类成分得率为指标,响应面设计优化超声辅助提取连钱草三萜酸类成分的工艺。结果最佳工艺为,以 88%乙醇作为超声提取溶剂,超声 60 min,液料比为 78 ml/g,在此条件下齐墩果酸和熊果酸的含量预测值分别为 0.85、1.85 mg/g;与热浸法、回流法的提取效果相比,超声提取效果较好。吴巧凤等以浸膏得率、厚朴酚、和厚朴酚含量为评价指标,优化厚朴超声提取工艺。结果最佳条件为,34 倍量 85%乙醇超声提取 3 次,24 min/次,浸膏得率、厚朴酚、和厚朴酚含量分别为 19.97%、10.30 mg/g、2.38 mg/g。巩丽虹等采用响应面法优化防风多糖的超声提取工艺。结果最佳工艺为,料液比 1∶41,超声温度为 60 ℃,超声时间 69 min,超声功率 70 W,在该条件下,防风多糖的提取率为 1.41%。李兰兰等构建超声波辅助提取白鲜皮多糖的动力学数学模型。结果,白鲜皮多糖的超声波辅助提取过程符合动力学方程 $\ln[(C_\infty-C)/C_\infty]=\pi^2 D_s t/R^2+\ln(\pi^2/6)$,并确定最佳超声波辅助提取工艺为 323 K 温度下提取 30 min。闫平等采用正交试验优选锦灯笼中总黄酮和木犀草素的超声波辅助纤维素酶提取工艺。结果最佳工艺为,酶解时间 3 h,料液比 1∶10(w/v),酶解温度 60 ℃,纤维素酶用量 75 mg/g。梁瑞雪等以五味子醇甲、五味子甲素、五味子乙素 3 种有效组分的提取量作为考察指标,优选五味子中有效组分超声酶解法的最佳工艺。结果最佳工艺为,果胶酶浓度为 1.0%,酸水液 pH 为 4.0,酸水液体积为 25 ml,水解温度 50 ℃,酶解时间 5 h;在此条件下,超声酶解法提取五味子中五味子醇甲、五味子甲素、五味子乙素的平均提取量分别为 7.29、1.27、2.39 mg/g。井文华等、程艳刚等分别报道了优化红花总黄酮、仙鹤草总黄酮的超声提取工艺。②微波提取:李萍等以多糖得率为指标,采用正交试验优化打破碗花花多糖微波提取工艺。结果最佳条件为,提取时间 8 min,提取温度 85 ℃,粉碎粒度 40 目,提取次数 3 次,多糖得率 16.23%。该成分质量浓度为 1 mg/ml 时,DPPH 自由基清除能力最高,达 34.31%,并呈量效关系。陈烨等以提取物中总生物碱含量和转移率为指标,正交试验优化浙贝母花总生物碱微波提取工艺。结果最佳条件为,70 ℃提取 25 min,乙醇体积分数 80%,料液比 1∶40,总生物碱含量 5.58 mg/g,转移率 98.46%。赵丽蓉等采用 Box-Benhken 响应面法优化微波提取黄精药材中总皂苷的工艺。结果最佳提取条件为,乙醇浓度 50%,料液比为 1∶16,提取 40 s。田甜等比较超声波法和微波法提取大花红景天有效成分。结果微波法的最佳提取条件为,30 倍量 30%乙醇,加热时间 1 min,控制压力 0.10 MPa。在此条件下,微波法提取率(6.25%)明显高于超声波法的提取率(5.32%)。③酶提取:周国梁等采用正交试验结合星点设计法,优化复合酶对凤尾草中芹菜素的提取工艺。结果优化复合酶配比为纤维素酶、果胶酶、木瓜蛋白酶分别为凤尾草质量的 0.5%、0.3%、0.3%;优化的提取条件为,酶解 pH5.0,酶解温度 46 ℃,酶解时间 1.5 h,缓冲液体积为 55.0 ml,凤尾草中芹菜素的提取率最大值为 399.63 μg/g。宋开蓉等以水晶兰苷提取率为指标,优选巴戟天中水晶兰苷的纤维素酶辅助提取工艺。结果最佳工艺为,pH 值 5.0,酶用量 0.24%,酶解 2.1 h,液固比 22∶1,提取 3 次,76 min/次,提取率达 13.61 mg/g。刘富岗等以多糖得率和多糖含有量为指标,采用正交试验优化果胶酶对白屈菜多糖的酶解提取效果;以脱色率和多糖保留率为指标,正交试验分别确定活性炭和双氧水的最佳脱色工艺。结果,白屈菜多糖最佳酶提条件为,酶解温度 40 ℃,酶用量 5%,酶解 pH3.0,酶解时间 2 h;活性炭最佳脱色工艺为,白屈菜多糖溶液加入 0.5%的活性炭,调 pH 至 3.0,50 ℃条件下水浴搅拌 40 min,多糖保留率为 88.56%,多糖含量为 68.03%;双氧水最佳脱色工艺为，白屈菜多糖溶液加入10%双氧水，调pH至10.0，50 ℃条件下水浴反应1 h，多糖保留率为79.17%，多糖含量为71.34%。张晓娟等研究优化复合酶预处理法对银杏叶总黄酮和总内酯提取工艺。结果最佳条件为，酶种类复合酶(纤维素酶：果胶酶＝1：1)，酶用量为银杏叶的1/300，酶解温度40 ℃，酶解pH4.0，酶解时间3 h，总黄酮和总内酯的提取率分别为1.96%和0.55%，含量分别为33.24%和8.96%。敖娇等采用正交试验优化金钗石斛中生物碱与多糖的联合酶提工艺。结果，木瓜蛋白酶提取的最佳条件为，加酶量0.10 g，酶解温度45 ℃，酶解时间2 h，料液比1：50，石斛碱、总生物碱、多糖含量分别为3.50、4.34、35.90 mg/g；纤维素酶提取的最佳条件为，加酶量0.30 g，酶解温度50 ℃，酶解时间2 h，料液比1：40，3种成分含量分别为3.51、4.35、36.33 mg/g；果胶酶提取的最佳条件为，加酶量0.45 g，酶解温度55 ℃，酶解时间2.5 h，料液比1：40，3种成分含量分别为3.52、4.45、26.32 mg/g。郑朝阳等通过单因素试验和响应面分析，优化酶法提取土茯苓多糖的工艺。结果，木瓜蛋白酶提取多糖效率最高，其最佳工艺为酶用量0.6%，酶解pH8，酶解时间150 min，在此条件下得到的多糖提取率为26.31%。④超临界CO_2萃取：徐晶晶等优化缩泉丸中益智、乌药超临界CO_2萃取(SFE)工艺，以乌药醚内酯、诺卡酮含有量及总挥发油萃取率为指标，正交试验优化萃取工艺。结果最佳条件为，粉碎粒度20目，萃取压力20 MPa，萃取温度45 ℃，萃取时间70 min，乌药醚内酯、诺卡酮含有量分别为0.99、0.85 mg/g，总挥发油萃取率为1.46%。唐霖等以银杏酸脱除率为指标，正交试验结合遗传算法优化SFE脱除银杏叶提取物中银杏酸的工艺。结果最佳条件为，压力35 MPa，温度58 ℃，CO_2总流量1 000 L，提取物粒度10目，银杏酸脱除率可达到84.3%。程岚等采用中心组合-效应面法，优化SFE石菖蒲-苏合香挥发油的工艺。结果，萃取压力为30 MPa，萃取温度为60 ℃，萃取时间为90 min时，石菖蒲-苏合香挥发油的萃取率最高。

(2) 分离与纯化　①分离澄清：宋晓光等以黄芩苷和连翘苷的保留率、合剂的澄清状况以及得膏率为指标，研究乙醇沉淀法和壳聚糖絮凝沉降法处理银翘消疹合剂的最佳澄清工艺。结果，经过乙醇沉淀法处理的药液，黄芩苷和连翘苷的平均转移率分别为82.03%和98.47%，澄清状况良好。李兴欢等以绿原酸转移率、膜通量等为指标，考察氧化铝无机陶瓷膜精制金茵利胆胶囊水提液的最佳膜孔径及最优操作条件。结果，选用孔径为0.2 μm的无机陶瓷膜，药液浓度0.05 g/ml，操作压力0.6 MPa条件下，膜通量和绿原酸的转移率都较高。胡玉英等以芍药苷含量、除杂率、药液澄清情况等为指标，研究CTS A＋B天然澄清剂用于神经痛口服液澄清的最佳工艺。结果最佳工艺为，提取液浓缩至1：7(g/ml)的浓度，CTS A＋B天然澄清剂用量，按生药计B组分为1%(g/g)，B：A＝2：1，先B后A的次序加入，搅拌速度120 r/min，在80～90 ℃保温，时间4 h以上。丁桃红等以奇任醇保留率、干膏得率为指标，比较水提醇沉法、超滤法和ZTC1＋1-Ⅱ天然澄清剂吸附法对豨红通络提取液精制效果。结果，ZTC1＋1-Ⅱ天然澄清剂的澄清工艺优于水提醇沉法和超滤法；最佳精制工艺为，提取液加入5%的B组分ZTC1＋1-Ⅱ天然澄清剂，置于50 ℃的水浴中，以150 r/min速度搅拌45 min。王学军等以水提液中绿原酸、芦丁、槲皮素和山柰酚的保留率为指标，运用正交试验优化杜仲叶水提液的絮凝除杂工艺。结果，壳聚糖作为絮凝剂用于杜仲叶水提液的最佳絮凝工艺为，药材-药液浓缩比为30：1(g/L)、絮凝温度40 ℃、壳聚糖加入量0.7 g/L。在此条件下，溶液的澄清度好，上述4种成分的保留率依次为94.3%、83.1%、80.1%和85.4%。罗瑞芝等以麦冬皂苷C、麦冬皂苷D、麦冬皂苷D′、麦冬皂苷Ra、龙血苷F为指标，考察不同材质及不同孔径的超滤膜对5种麦冬皂苷类成分的影响。李存玉等基于纳滤分离中的溶解-扩散效应经典理论，拟合迷迭香酸纳滤传质数学模型，计算传质系数与初始浓度的相关性，分析成分存在状态与其分离行为的相关性，研究夏枯草中迷迭香酸的纳滤分离行为，并对比富集工艺。朱华旭等采用膜滤实验与分子动力学模拟相结合的方法，研究陶瓷膜微滤过程中小檗碱与高分子物质的相互作用，分析、预测小分子药效物质与中药水提液普遍存在的高分子物质之间的相互作用。②大孔树脂纯化：蔡小辉等以镰形棘豆中总黄酮回收率为指标，采用正交试验优选 D-101 大孔吸附树脂纯化镰形棘豆中总黄酮的工艺。结果最佳工艺为，上样液浓度为 2.75 mg/g，上样速率为 1.5 ml/min，洗脱剂浓度为 80%，洗脱速率为 2.0 ml/min。在此工艺条件下，镰形棘豆总黄酮的纯度由 35.36%提高到 69.08%。曲丽萍等探讨 12 种不同型号大孔树脂富集纯化重楼中重楼皂苷Ⅱ、纤细薯蓣皂苷、重楼皂苷Ⅰ的最佳工艺，通过比较静态吸附量和解吸率，确定最佳吸附洗脱工艺。结果，ADS-17 树脂对 3 种重楼皂苷单体的吸附能力和解吸率较强，40%乙醇用于除杂，洗脱 8 个柱体积，90%乙醇用于富集皂苷单体，洗脱 15 个柱体积，浸膏得率为 14.6%，浸膏中重楼皂苷Ⅱ、纤细薯蓣皂苷、重楼皂苷Ⅰ的含量分别为 64.14、9.50、108.37 mg/g，转移率分别为 87.67%、91.63%、93.98%。谷江华等以总多糖保留率、蛋白去除率、色素脱色率为指标，考察 5 种大孔吸附树脂(D101、AB-8、S-8、X-5、HPD450)对通脉复方总多糖的纯化效果。结果优选的纯化工艺为，50 g/L 多糖溶液 pH 值调至 5，通过径高比为 1∶8 的 AB-8 树脂层进行洗脱，收集洗脱液，上样流速为 4 BV/h，上样量为每 g 树脂(湿重)0.25 g 多糖，最后用 1 BV pH5 的蒸馏水洗脱。在此工艺下多糖保留率 90.51%，蛋白去除率 77.83%，色素脱色率 75.62%。胡锦祥等以延胡索总生物碱和 4 种生物碱的吸附率、洗脱率及质量分数为指标，利用静态吸附和动态吸附实验相结合的方法，对 6 种大孔吸附树脂进行筛选。结果，选取 D141 型大孔树脂用于延胡索总生物碱纯化，纯化工艺为，生药 0.6 g/ml 的上样液，加入径高比 1∶5～1∶9 的树脂柱，以体积流量 2 BV/h 上样 2 BV，1.3 BV 纯水除杂，6 BV 95%乙醇以 2 BV/h 体积流量洗脱。纯化后延胡索总生物碱质量分数高达 68.19%，盐酸巴马汀、脱氢紫堇碱、延胡索乙素及延胡索甲素的质量分数分别为 1.95%、11.74%、4.93%、6.36%。经 5、10 倍放大试验得到的延胡索总生物碱质量分数能达到 65%以上。蒋林等采用 5 种型号的大孔树脂对龙钻通痹方总生物碱进行吸附与解吸，以总生物碱的吸附量、吸附率和解吸率为指标，筛选确定总生物碱的纯化工艺参数。结果，HPD100 树脂纯化龙钻总生物碱的最佳工艺为，pH 值 1.7 的生药质量浓度 0.17 g/ml，以 1 ml/min 体积流量上样，9 BV 80%乙醇以 1 ml/min 洗脱。在该条件下，龙钻通痹方总生物碱提取物中总生物碱的质量分数达到 22.23%，产品得率为 173.27 mg/g。项想等用大孔吸附树脂纯化丹参茎叶提取物并优选其纯化工艺。结果，以 50%乙醇 8 倍量回流提取 3 次，提取 1 h/次为最佳工艺；以 AB-8 型大孔吸附树脂纯化，1.0 g/ml 药液上样，上样量为每 10 g 干树脂上样 1.5 g 干燥提取物，40%乙醇洗脱，洗脱用量 3 BV 为最佳纯化工艺，酚酸类及黄酮类成分总纯度可达到 41.83%。程艳刚等优化大孔树脂吸附法富集锦鹤养心方总黄酮的工艺。结果，AB-8 型大孔树脂的纯化效果较好。最佳纯化工艺为，上样液质量浓度 0.5 g/ml，上样流速为 2 BV/h，上样量为 2 BV，吸附 4 h，加水 1.5 BV 洗脱水溶性杂质，加 50%乙醇 3 BV 洗脱，洗脱流速为 2 BV/h，在此条件下，提取物中总黄酮质量分数由 25.01%提高到 85.54%。宋漫玲等采用 XDA-8 大孔吸附树脂对辣蓼总黄酮进行分离纯化，富集辣蓼总黄酮，并确定其最佳分离提纯工艺。③干燥：高建德等以含水量和得粉率为指标，正交试验优选胡蓝降糖颗粒喷雾干燥的工艺条件。结果最佳工艺为，浸膏相对密度 1.20 g/cm^3，进风温度 110 ℃，进料速度 10 ml/min。李敏洁等以喷干粉含水率为指标，正交试验优化断血流提取液的喷雾干燥工艺。结果最佳工艺为，进风温度 180 ℃，出风温度 90 ℃，料液的相对密度 1.06，进料速度为 20 ml/min。王雪竹等以粉体中总皂苷含量为指标，正交试验优化喷雾干燥制备金盏菊提取物粉工艺，并与热风干燥、冷冻干燥工艺进行比较。结果最佳喷雾干燥工艺为，进风温度 200 ℃，进料流量 28 ml/min，可溶性固形物含量 18%，β-环糊精(β-CD)量 6%。该条件下制备的粉体中总皂苷含量为(34.91±0.12)%；喷雾干燥的粉体中总皂苷含量较热风干燥高，喷雾干燥的时间远小于冷冻干燥的时间。臧琛等以总多糖质量分数为指标，采用响应面法优化铁皮石斛的真空冷冻干燥工艺。结果最佳工艺条件为，升华干燥温度－16.4 ℃，升华干燥时间 11.04 h，真空度 85 Pa。在此条件下，干燥的铁皮石斛样品总多糖平均质量分数 23.74%。范兴等以芥子碱硫氰酸盐、虎杖苷、大黄素含量及含水量为指标，采用正交试验优化肝宝胶囊浸膏微波真空干燥工艺。结果最佳条件为，浸膏相对密度 1.15 g/ml，微波功率 8 kW，干燥时间 60 min，3 种成分含有量分别为 2.17、10.93、1.85 mg/g，含水量为 2.95%。蔡荣钦等以肉桂酸含量为指标，采用正交试验优选心宝丸肉桂浸膏带式干燥工艺，并与微波干燥和真空干燥、热风循环干燥法进行比较。结果最佳带式干燥条件为，进料速度 18 L/h，输送带速度为 15 cm/min，一区温度为 120 ℃，二区温度为 70 ℃。在此条件下，肉桂收率为 93.18%，肉桂酸含量为 0.35%，明显高于其他干燥方法。李延年等以丹参提取物为模型药物研究减压干燥、真空微波干燥及喷雾干燥对丹参浸膏粉体学性质的影响。结果表明，3 种干燥方式所得粉体均具有较差的流动性和稳定性，其中减压干燥和真空微波干燥粉体具有良好的堆积性，喷雾干燥粉体具有优越的均一性和可压性；由相似度可知，喷雾干燥与减压干燥浸膏粉体学性质相似度为 79%，与真空微波干燥的相似度为 81.3%。王优杰等设计一套可测定黏附力的新装置，并利用此装置对中药提取液进行喷雾干燥热熔黏壁预测研究。陈卉等采用星点设计-效应面法优化三子提取物喷雾干燥工艺。④固体分散体的制备：姜红等采用溶剂蒸发法制备姜黄提取物二氧化硅固体分散体并进行表征。结果，当提取物与载体比例为 1∶8 时，提取物中 3 种主要成分(双去甲氧基姜黄素、去甲氧基姜黄素、姜黄素)累积溶出率最高，提取物以无定形状态分散于载体中。孙欣荣等以溶剂熔融法制备水飞蓟素固体分散体。结果最佳条件为，联合载体(泊洛沙姆 188∶聚乙烯吡咯烷酮 K30)比例 1∶3，药物∶载体比例 1∶5。固体分散体中 5 种成分(水飞蓟宾、异水飞蓟宾、水飞蓟宁、水飞蓟亭、花旗松素)的溶出度显著高于原料药和物理混合物中。赵强等采用共沉淀法制备齐墩果酸固体分散体。结果最佳处方为，复合载体比例 1∶2，药物∶复合载体比例为 1∶7，固体分散体在 120 min 内的累积溶出度达 87%；齐墩果酸以无定形状态高度分散在复合载体中。任娟等采用溶剂法制备马甲子总三萜固体分散体并考察其溶出性能。结果以聚乙烯吡咯烷酮 K30 为载体，药物∶载体比例为 1∶5，超声 10 min，磁力搅拌温度 80 ℃时，马甲子素和白桦脂酸在 60 min 的累积溶出率分别达到 89.19%和 80.49%，马甲子总三萜以无定型状态存在于载体中。并以氢键形式与载体结合。霍涛涛等通过溶剂-熔融法，以聚乙二醇 6 000(PEG 6 000)、泊洛沙姆 188 为载体，制备雷公藤提取物固体分散体。结果最优处方为，雷公藤提取物∶PEG 6 000∶泊洛沙姆 188＝1∶2∶1。与原料药相比，在 60 min 内雷公藤内酯酮、雷公藤甲素的溶出度分别提高了 3.32 倍，雷公藤次碱提高了 2 倍，而雷公藤红素和雷公藤内酯甲的溶出度均达到 83%以上。王志等采用均匀设计法优化制备载大豆苷元二氧化硅固体分散体处方，并对其促进大豆苷元口服吸收作用进行体内外评价。结果优化的处方为，大豆苷元 100 mg，溶解在 3 倍量的甲醇中，加入 300 mg 二氧化硅，室温搅拌 45 min，旋蒸除去溶剂，减压干燥 1 h；药物大部分以无定型的状态存在于固体分散体中；与原料药相比，体外溶出速率显著加快；大鼠药动学显示，固体分散体的相对生物利用度是大豆苷元原料药的 137.1%；在室温及加速条件下放置 3 个月，大豆苷元的含量、溶出度均未发生明显改变，稳定性良好。⑤环糊精包合物的制备：敖利等以包合物含油率及挥发油包合率为指标，响应面法优选制备川芎挥发油羟丙基-β-CD 包合物的工艺。结果最佳包合工艺为，羟丙基-β-CD 与川芎油的投料质量比 8 g/g，包合温度 55 ℃，包合时间 2 h。谭舒舒等以包合物中桂皮醛含量为指标，采用星点设计-响应面法优选研磨法制备肉桂油 β-CD 包合物工艺。结果最佳包合工艺为，β-CD 与肉桂油的包合比例 10∶1(g/g)，包合温度 50 ℃，包合时间 58 min，实际值测得包合物中桂皮醛平均含量为 10.10%。刘帅等采用均质法制备鸦胆子油 β-CD 包合物。结果最佳工艺为，投料比 8.22∶1，包合温度 55 ℃，均质时间 5.5 min，包合物包封率 62%。赵芳等通过饱和溶液法制备延胡索乙素与 β-CD、羟丙基-β-CD、二甲基-β-CD 和三甲基-β-CD 的包合物，并对其包合行为和性能进行研究。结果，形成包合物后，延胡索乙素溶解度从 0.30 mg/ml 分别提高到 1.60、3.40、9.13、4.02 mg/ml，且其热稳定性及生物环境稳定性都得到明显提高。陆兆光等采用饱和水溶液法、研磨法、单相溶液法制备青蒿挥发油羟丙基-β-CD 包合物。结果，单相溶液法为最佳包合方法，在羟丙基-β-CD 与青蒿挥发油的投料比 8∶1，乙醇体积分数 100%，包合温度 25 ℃，包合时间 2 h 时包合效果最佳，包合率 80.62%，表征手段表明包合物已生成。叶花等采用超声波法制备干姜挥发油 β-CD 包合物，并优化提取工艺。

2. 中药新制剂、新剂型的研究

中药新制剂、新剂型的研究报道，主要集中在滴丸剂、外用贴膏剂、纳米混悬剂、纳米粒、微球、微乳的制备方面。

(1) 滴丸剂　果秋婷等以汉防己甲素滴丸成型率、滴丸质量差异作为指标，通过 Box-Behnken 效应面法优化其制备工艺。结果最佳工艺参数为基质配比为 2.6∶1、滴制温度为 82.4 ℃、冷凝温度 7.5 ℃，制备的汉防己甲素滴丸成型率高、药物溶出速率较快。张艳艳等采用单因素试验优选 D101 大孔吸附树脂纯化桔梗皂苷工艺，正交试验优选桔梗皂苷滴丸最佳成型工艺。结果，桔梗皂苷最佳纯化工艺为，吸附流速为 6 BV/h，依次用 10 BV 蒸馏水、5 BV 70%乙醇洗脱，洗脱流速为 6 BV/h；桔梗皂苷滴丸最佳成型工艺为，药物∶基质(1∶6)，药液温度 85 ℃，滴速 40 滴/min，滴距 20 cm。王益等以硬脂酸和 PEG 6 000 为载体材料，熔融法制备丹皮酚缓释滴丸，并采用 Box-Behnken 响应面法优选最佳处方和成型工艺。结果最优处方成型工艺为，药物∶基质(4∶6)，硬脂酸∶PEG 6 000(2∶8)，药液温度 75 ℃，滴距 3.6 cm，滴速 45 滴/min，冷凝液温度 0 ℃～6 ℃，制得三批丹皮酚缓释滴丸的平均丸重分别为 45.71、45.49、46.27 mg，体外 12 h 累积释放均在 65%以上，其释药机制为骨架溶蚀和药物扩散共同作用。刘雪梅等采用正交试验优选沙姜油滴丸的最佳成型工艺为，基质∶基质比(PEG 4 000∶PEG 6 000)为 1∶2，药物∶基质(1∶20)，滴距 4.5 cm，滴制温度 80 ℃。何丽君等采用正交试验优选复方三草滴丸制备工艺。结果最佳工艺为，药物∶基质(1∶2)，PEG 4 000∶PEG 6 000(2∶1)，适宜料温为 80 ℃，滴速 40 滴/min，滴丸中熊果酸的含量为 992.5 g/g。翟西峰等以 PEG 6 000 和单硬脂酸甘油酯为基质制备龙胆苦苷缓释滴丸，采用正交试验优选制备工艺为，药物∶基质(1∶6)、PEG 6 000∶单硬脂酸甘油酯(2.5∶1)、药液温度 80 ℃、滴距 5 cm，冷凝液选择运动粘度为 500 mm^2/s 的甲基硅油，冷却温度 5 ℃～10 ℃。该缓释滴丸 2 h 的平均累积释药率为 29.16%，6 h 为 60.33%，12 h 可达 90.59%，药物释放度符合缓释制剂要求。

(2) 外用贴膏剂　张莹莹等通过 Plackett-Burman 联用 Box-Behnken 响应面法优化少腹逐瘀凝胶贴膏剂基质处方。结果凝胶贴膏最优处方为，聚丙烯酸钠 NP-700∶酒石酸∶高岭土(2.42∶0.16∶0.96)，3%氮酮对指标成分促渗效果良好，阿魏酸、芍药苷、异鼠李素-3-O-新橙皮苷、香蒲新苷体外透皮速率依次为 6.89、1.92、0.842、0.892 $\mu g \cdot cm^{-2} \cdot h^{-1}$，透皮行为符合零级动力学方程。王森等用溶剂挥发法制备吴茱萸次碱贴剂，以黏附力为指标，采用 Box-Behnken 优选透皮贴剂的压敏胶和促渗剂的配比为，压敏胶基质 83%(丙烯酸树脂 E100 63.5%、丁二酸 5.5%、癸二酸二丁酯 14%)、氮酮 10%、油酸

6.4%，吴茱萸次碱 0.6%。制备的吴茱萸次碱透皮贴剂具有良好的黏附性和经皮渗透性。刘晓昱等选取羟丙甲纤维素为储库介质，以乙烯-醋酸乙烯共聚物膜为控释膜，制备白芷香豆素储库型透皮贴剂。结果最佳处方为，1%羟丙基甲基纤维素、1%白芷香豆素、3%肉豆蔻酸异丙酯、3%氮酮；该处方制得的贴剂稳态透皮速率达到 0.71 $\mu g \cdot cm^{-2} \cdot h^{-1}$，体外释放速率接近零级。刘晓昱等还采用流涎工艺制备白芷香豆素黏胶分散型贴剂，并考察其离体皮肤渗透性和物理性状，筛选贴剂处方。吴素香等研究制备桂枝茯苓透皮贴剂，并考察制剂中芍药苷、肉桂酸、丹皮酚成分在大鼠皮肤上的稳态渗透速率。结果最佳条件为，Duro-Tak 87-2677 聚丙烯酸酯压敏胶为基质，提取物与丙二醇(溶剂)比例 1∶0.5，促渗剂为 3%氮酮，载药量 20%。3 种成分平均透皮速率分别为 34.32、1.684、72.90 $\mu g \cdot cm^{-2} \cdot h^{-1}$，平均释放速率分别为 26.81、1.52、111.8 $\mu g \cdot cm^{-2} \cdot h^{-1}$，其体外经皮渗透曲线均符合 Higuchi 方程。肖文等考察不同压敏胶基质对小儿清热宣肺贴中有效成分释放速率和微透析累积透过率的影响，优选小儿清热宣肺贴适宜的基质，并测定其释药和透皮性能。夏珍珍等采用 Plackett-Burman 设计联合 Box-Behnken 响应面法，优选复方车前凝胶贴膏的最佳制备处方，以京尼平苷酸为指标，研究其体外释放行为。

(3) 纳米混悬剂　李怡静等优选西瑞香素纳米混悬剂最佳处方和制备工艺为，生育酚琥珀酸聚乙二醇酯为稳定剂，药载比 1∶1，共同溶解于二甲基亚砜中，在超声(25 ℃，250 W)条件下，缓慢滴注于去离子水中，透析除去有机溶剂，高压均质(25 ℃，150 MPa)20 次，即得西瑞香素纳米混悬剂，其平均粒径为(163.1±5.4)nm，Zeta 电位为(−11.4±0.7)mV，多分散指数为(0.15±0.04)。吴超群等采用冷冻干燥法制备甘草总黄酮纳米混悬剂冻干粉，制得的纳米混悬剂冻干粉再分散后的平均粒径(239.7±2.1)nm，多分散指数(0.19±0.03)；休止角 41.45°，堆密度 0.27 g/cm^3；制备剂冻干过程中未发生晶型的转变，稳定性试验显示在高温 60 ℃、相对湿度 75%、光照强度(4 500±500)Lx 条件下对甘草总黄酮纳米混悬剂冻干粉的外观性状、再分散性、休止角、堆密度、甘草总黄酮含量及 1 h 溶出度均无显著影响。陈程等采用高速剪切-高压均质联用制备葛根总黄酮纳米混悬剂，通过单因素试验和响应面法分别优化处方组成和高压均质工艺参数。结果该纳米混悬剂处方的组成为，2%葛根总黄酮原料药、1%十二烷基硫酸钠为稳定剂，先高速剪切 2 min(10 000 r/min)，后经高压均质 19 次，均质压力为 940 bar/次，粒径分布为(258.4±2.59)nm、多分指数为(0.34±0.01)、Zeta 电位(−25.4±0.46)mV；体外溶出量明显高于其物理混合物，在 4 ℃避光条件下粒径和多分散指数变化小。季宇彬等采用反溶剂沉淀法，使用聚乙烯吡咯烷酮、牛血清白蛋白为复合稳定剂，制备和厚朴酚纳米混悬剂。结果表明，制备的和厚朴酚纳米混悬剂为类球形，载药量为 48.62%，平均粒径为(83.40±1.04)nm，多分散指数为(0.22±0.01)，zeta 电位为(−42.2±1.2)mV，体外缓慢释放药物。胡春晓等报道，采用介质研磨法制备落新妇苷纳米混悬剂冻干粉，单因素试验优化其处方和工艺，并考察其体外溶出行为。汪小涵等报道，采用单因素试验优化沉淀法制备落新妇苷纳米混悬剂的处方及工艺参数，对所得纳米混悬剂进行理化性质表征，并评价其体外累积释放度。

(4) 纳米粒　史璇等以新型液晶材料植烷三醇，结合丙二醇-泊洛沙姆 407-水为体系，在 1.2×10^5 kPa 高压均质 9 次条件下，制备冬凌草甲素立方液晶纳米粒。结果，测得纳米粒的平均粒径为(225.9±5.6)nm，包封率为(86.6±1.5)%，载药量为(3.69±0.06)mg/g，冬凌草甲素的溶解度提高了 5.2 倍，体外释放曲线符合 Higuchi 方程，释放机制以扩散为主，能持续缓释 24 h。陈克玲等采用高剪切乳化超声法制备复方一枝蒿提取物固体脂质纳米粒，以粒径、包封率为评价指标，星点设计-效应面法优化制备工艺。结果最佳处方为，脂质用量 154.74 mg，大豆卵磷脂用量 75.18 mg，吐温-80 用量 6.25%，所得纳米粒为球形或类球形，平均粒径(106.70±

0.28)nm，多分散指数(0.19±0.48)，Zeta 电位(−18.90±0.57)mV，包封率(90.20±0.95)%。在4 ℃下保存 60 d、常温下保存 30 d 时，纳米粒粒径、包封率无明显变化。陈佩等设计合成以二硫键为连接臂的双氢青蒿素前药，采用分子自组装技术制备还原响应的双氢青蒿素前药自组装纳米粒。结果，双氢青蒿素前药自组装纳米粒粒径均一，包封率、载药量、粒径、多分散指数和 Zeta 电位分别为(96.75±0.03)%、(80.62±2.63)%、(128.5±3.0)nm、(0.151±0.044)和(−16.6±0.9)mV。优化后的处方放置 12 周后仍较为稳定，可以显著提高双氢青蒿素的血液浓度。杨金枝等采用乳化超声-低温固化法制备白杨素固体脂质纳米粒。结果，所得纳米粒平均粒径为(207.15±30.59)nm，多分散指数为(0.224±0.067)，Zeta 电位为(−34.8±5.9)mV，36 h 内累积释放度达 84.36%；其 C_{max}、$AUC_{0\to t}$分别为(9.04±1.52)μg/ml、(33.67±3.47)μg·h·ml^{-1}，明显高于原料药，并具有显著缓释特征。周雪峰等采用纳米沉淀法制备羟基喜树碱聚乙二醇化聚十六烷基氰基丙烯酸酯纳米粒，并进行表征和考察其体外释药特性。结果所得纳米粒相对分子质量为2 300～2 700，能较好地包埋喜树碱，平均粒径为(86.5±7.2)nm，Zeta 电位为(−16.34±2.4)mV，包封率和载药量分别为(90.23±1.13)%和(3.17±0.15)%，载药体系能实现药物良好的体外缓释。熊友香等采用饱和溶液反复吸附法制备载去甲斑蝥素的介孔二氧化硅纳米粒优选制备工艺。结果，制备的介孔二氧化硅纳米粒分布较均匀，粒径约为140 nm(多分散指数<0.3)，Zeta 电位约 35 mV，载药量 12.88%，去甲斑蝥素的介孔二氧化硅纳米粒在12 h 内累计释放量达到 83.34%，并显示纳米粒的缓释特性。李木生等采用改良的乳化-溶剂挥发法制备羟基喜树碱长循环纳米粒，以包封率与载药量作为评价指标，用星点设计-效应面法优化制备工艺为，羟基喜树碱浓度 1.41 mg/ml，单甲氧基聚乙二醇-聚乳酸-羟基乙酸聚合物浓度 3.86 mg/ml，水相∶有机相为 9.90∶1(体积比)。制备的长循环纳米粒包封率为 35.14%，载药量为 2.10%，平均粒径为 154.10 nm，电位为−38.61 mV。刘萍等采用乳化-溶剂挥发法制备载羟基喜树碱的甘草次酸修饰的 PGPP 纳米粒，以包封率和载药量为考察指标，优化载药纳米粒制备工艺为，水相∶油相为 10.8∶1(体积比)，超声功率为 494 W，投药量为 0.82 mg。该工艺制备的载药纳米粒包封率为(81.2±2.7)%，载药量为(3.76±0.13)%，平均粒径为(331.9±10.5)nm。史磊等采用乳化溶剂蒸发法制备马钱子碱-士的宁双载药脂质体，以总包封率及总载药量为指标，星点设计-效应面法优化制备工艺。章越等研究构建可共载丹参-三七复方多组分且在特定部位能实现程序性释药的羟丙基-β-CD-聚乳酸-羟基乙酸共聚物磁性纳米递药系统。

(5) 微球　李霞等以壳聚糖为药物载体，采用乳化-交联法制备粗毛豚草素壳聚糖微球。结果显示，制备的载药微球中粗毛豚草素的包封率为(75.32±0.52)%，载药量为(7.76±0.67)%。叶俊贤等采用复乳-乳化交联法制备辛夷挥发油壳聚糖微球，正交试验优化其制备工艺为，壳聚糖浓度 3%，辛夷挥发油和壳聚糖比例为 1，油水体积比为 4，搅拌速度为 600 r/min。所得微球粒径分布在 30～70 μm 为 69.37%，载药量为 6.03%，包封率为28.66%。汤涛等采用星点设计-效应面法，以平均粒径、粒径分布及 Zeta 电位为指标，确定欧前胡素脂质微球的最佳处方为，蛋黄卵磷脂 1.5 g，泊洛沙姆188 0.35 g，注射用中链脂肪酸甘油酯 10 g，制备载药微球的平均粒径是(165.00±0.22)nm，包封率约为 90.09%，载药量为 1.0 mg/ml。卿勇军等采用乳化-化学交联法制备盐酸青藤碱微球，优选制备工艺为，明胶浓度质量分数为 15%，水相与油相的体积比1∶6，药物与载体质量比为 1∶6，乳化剂用量 1.5%。制得的微球平均粒径为 12.15 μm，平均载药量为12.36%，包封率为 69.33%，产率为 85.76%。李伟泽等以中药材白及的天然活性成分白及多糖为骨架材料，采用乳化-交联法制备包载苦参碱的白及多糖微球，结果载药微球的平均粒径为(85±7)μm，苦参碱的载药量为(30.12±3.25)%,在生理盐水中苦参碱12 h的体外累积释药量为(25.38±1.57)%,显示了良好的药物缓释行为。

(6) 微乳　贾山等优化制备通窍散瘀方微乳,结果制剂处方为,聚氧乙烯醚(35)蓖麻油∶1,2-丙二醇∶肉豆蔻酸异丙酯∶水=29.23∶29.23∶5.18∶36.34(W∶W∶W∶W);得到O/W型微乳,pH均值约为5.31,平均粒径约为17.86 nm,葛根素载药量约为68.64 mg/g,芍药苷载药量约为26.96 mg/g。夏鹏飞等筛选处方并制备龙胆苦苷纳米乳,结果处方为,龙胆苦苷∶乙酸乙酯∶聚氧乙烯醚(35)蓖麻油∶无水乙醇∶水=1.77∶7.66∶5.94∶11.91∶72.71;测得龙胆苦苷纳米乳平均粒径为23.08 nm。马书伟等采用D-最优混料设计优化复方甘草汤中挥发油微乳处方为,9.4%吐温-80,9.4%无水乙醇,1.0%薄荷油,80.2%的0.5 g/ml提取液,所制得微乳黏度较小、稳定性良好,药物皮肤滞留量较高。严敏嘉等优选穿心莲内酯过饱和自微乳化释药系统的处方工艺为,油酸乙酯∶聚山梨酯-80∶PEG 400∶羟丙基甲基纤维素K4(20∶35∶45∶1)。自微乳乳化后的平均粒径(29.26±0.56)nm,乳化时间(62.39±2.03)s,1 h累积溶出度高达91%。刘开萍等采用单纯形质心混料设计优化蜘蛛香总缬草三酯自微乳处方。结果最佳处方为,油酸乙酯∶15-羟基硬脂酸聚乙二醇酯∶二乙二醇单乙基醚(10∶61∶29),平均粒径38.8 nm,自乳化时间0.57 min,载药量131.23 mg/g,5 min累积溶出度达94.99%。张菁楠等采用Box-Behnken响应面法优化交泰丸有效部位口服自微乳的制备方法,结果处方中蓖麻油、RH-40、乙醇占自微乳处方的含量分别为13.33%、54.07%、32.59%,自微乳的粒径为34.05 nm,乳化时间8.96 s。

(撰稿:陶建生　孙晓燕　审阅:陈建伟)

【中药颗粒剂的研究】

中药颗粒剂是在中药汤剂和干糖浆等剂型基础上发展起来的剂型,既保持了汤剂吸收较快、作用迅速的优点,又克服了汤剂使用时煎煮不便、易霉变等缺点。中药提取液的精制和制粒是中药颗粒剂制备的关键工艺,常用的精制方法有高速离心技术、絮凝澄清技术等,制粒工艺主要有湿法制粒、干法制粒等。

1. 中药材的提取和精制工艺

高建德等通过单因素试验结合响应面法,以总黄酮提取率为指标,优化复方苁蓉颗粒总黄酮提取工艺。结果最佳工艺条件为,乙醇体积分数65%,料液比1∶10,提取时间2.5 h。王继龙等采用基于G_1-熵权法的主客观组合赋权法和$L_9(3^4)$正交设计,优化黄芪百合颗粒的提取纯化工艺。结果最佳工艺为,20倍水加热回流提取2次,提取75 min/次,并结合超滤工艺采用50 nm孔径膜在0.10 MPa下于45 ℃滤过。李壮壮等采用SPSS软件,对中药色谱指纹图谱相似度评价系统匹配的23个共有峰峰面积进行主成分分析,以其综合得分作为评价指标,筛选柴胡桂枝颗粒水提工艺。结果最佳水提工艺为,10倍量水浸泡30 min,提取3次,40 min/次。周琴妹等以药效为指标优选加味甘麦大枣颗粒的精制纯化工艺。结果最佳工艺为水煎煮液浓缩至相对密度1.10(60 ℃),加乙醇至50%,搅拌速率300 r/min,静置24 h。兰太进等采用$L_9(3^4)$正交试验与多指标综合评分法优化雷公降压颗粒的水提工艺。结果影响因素大小为,提取次数>提取时间>加水量>浸泡时间;最佳水提工艺为,处方药材加10倍量水,浸泡0.5 h,提取3次,1 h/次。

2. 中药颗粒剂的制备工艺

中药颗粒剂的制备过程离不开对浸膏粉体学性质、药辅配比及相应制粒工艺的考察。刘佳佳等采用多维检测和低场核磁共振技术,探讨中药复方骨痹颗粒浸膏粉体吸湿性特征及其改性机制。结果显示,浸膏粉体喷雾干燥过程中,加入PEG 1 000、泊洛沙姆188和月桂醇硫酸镁等表面活性剂可改善粉体的吸湿性。左文宝等以成型率、吸湿率的综合评分为指标，采用正交试验优化补青颗粒的处方为，干膏粉与辅料用量比例 1∶1.14，糊精∶微晶纤维素∶乳糖∶甘露醇∶硫酸钙用量比 0.5∶0.5∶0.02∶0.06∶0.06。石浩霞等通过正交试验优选甲炎康泰颗粒处方为，按药辅比 1∶1～1∶1.5 加入糊精-乳糖(3∶1)的辅料，1%阿斯巴甜为矫味剂，80%乙醇为润湿剂制粒。晏晨等在单因素试验基础上，采用星点设计-响应面法优化枳茵益子安母颗粒处方，最终确定淀粉与糊精用量(6∶1)，辅料与浸膏(2.24∶1)，并采用体积分数 81.51%的乙醇制粒。王姗姗等采用粉体学的研究方法并通过正交试验考察清毒消瘀颗粒的处方。最佳处方中糊精与甘露醇(1∶1)为混合辅料，清毒消瘀方浸膏粉与混合辅料的配比 1∶2，乙醇体积分数 85%，乙醇用量 13%。柴天川采用正交试验对槐枝颗粒的辅料配比、润湿剂用量和干燥温度进行筛选。结果显示，处方原辅料最佳配比(槐枝清膏∶糊精∶蔗糖＝1∶1∶3)，润湿剂(95%乙醇)用量为槐枝清膏的 6%，干燥温度 70 ℃。孙爱萍等采用正交试验筛选辅料的种类及用量，采用单因素试验结合 Box-Behnken 响应面法优化温肾壮骨颗粒的干法制粒工艺。结果最佳辅料配比为糊精∶干膏粉(1∶3)、羧甲基淀粉钠∶干膏粉(1∶15)、微粉硅胶∶干膏粉(1∶90)；最佳制粒工艺为轧轮压力 9.5 MPa、轧轮转速 14.0 Hz、送料速度 13.2 Hz。另外，为改善中药浸膏的特殊气味，在制粒过程中常加入掩味剂。姚静等采用 HPLC 指纹图谱考察 3 种复合掩味剂(咖啡味中药伴侣、巧克力味中药伴侣、甜橙味中药伴侣)对御寒颗粒汤剂化学成分的影响。结果显示，甜橙味对御寒颗粒汤剂的化学成分几乎没有影响；咖啡味和巧克力味对其汤剂的某些成分有微小的影响，但对其汤剂中化学成分的总量无显著影响。

3. 中药颗粒剂的质量控制

中药颗粒剂的质量控制通常综合运用 HPLC、TLC、IR 等技术。赵安邦等采用 TLC 鉴别过敏康颗粒中乌梅、首乌藤、防风、灵芝、天麻 5 种药材，并建立了指标成分升麻素苷和 5-*O*-甲基维斯阿米醇苷含量测定的 HPLC 法。左雯雯等采用 HPLC 法建立新生化颗粒指纹图谱，建立了 12 批新生化颗粒优质产品的指纹图谱，确定 43 个共有峰。钱珺等建立 HPLC 同时测定白芍配方颗粒中芍药苷、芍药内酯苷、芍药苷亚硫酸酯、没食子酸、苯甲酸 5 种指标成分含量。此外，张乔等采用常规倾注平皿法、培养基稀释法及薄膜过滤法对双黄连口服液与颗粒剂进行微生物限度检查。结果显示，采用常规倾注平皿法和培养基稀释法，试验菌株回收率低，不符合回收率要求，不能真实反映出供试液受污染的情况；薄膜过滤法试验菌株回收率符合回收率要求，故微生物限度检查应采用薄膜过滤法。

（撰稿：王维洁　钱帅　审阅：陶建生）

【中药片剂的制备工艺和质量评价研究】

中药片剂是临床常用剂型。中药片剂的种类、品种、数量的不断增加，制备工艺技术的不断改进，质量评价标准的不断优化，保证了中药片剂的质量稳定和临床疗效的发挥。

1. 中药片剂的制备工艺研究

田倩瑜等分别以流化床制粒所得颗粒的颗粒量、松密度以及片剂的崩解时限、抗张强度为指标，采用 D-最优混料设计优化三叶片处方，并对各因子的作用进行分析，选用合适的数学模型预测最优处方。结果，磷酸氢钙∶微晶纤维素∶交联聚维酮∶微粉硅胶最优处方配比为 23.1%∶0.8%∶3.1%∶2.5%。毛文英等采用酸碱混合非水制粒法制备山楂提取物泡腾片，以崩解时限、pH 为评价指标，采用正交试验优化主辅料配比及工艺。结果，制备泡腾片主辅料最优配比为，26%山楂提取物、2% PEG 6 000、8%柠檬酸、8%碳酸氢钠、1%甜味素、1%阿斯巴甜、0.1%硬脂酸镁，乳糖、无水乙醇和山楂红色素适量。谢小丽等采用正交试验优化艾纳香咀嚼片处方工艺。结果最佳处方为，85%蔗糖与甘露醇

(1∶1)、9%艾粉β-环糊精包合物、0.7%木糖醇、0.5%薄荷脑、1%山楂粉、0.7%D-(—)酒石酸、5%羟丙基甲基纤维素、1%硬脂酸镁、0.5%滑石粉，所得咀嚼片的外观、口感、硬度、脆碎度、片重差异、含水量均符合《中国药典》(2015年版)要求。弓佩含等采用单因素和正交试验，以复方人参增氧分散片的成型性、崩解时间、硬度、脆碎度为评价指标，筛选辅料并优选最优的成型工艺。结果，以微晶纤维素、预胶化淀粉为填充剂，低取代羟丙基纤维素、交联聚乙烯吡咯烷为崩解剂，5%聚乙烯吡咯烷酮的80%乙醇为黏合剂，滑石粉为润滑剂。徐玉玲等以川明参提取物为主药，采用湿法制粒压片，通过单因素试验确定川明参口含片的最佳处方，建立由9个指标(相对均齐度指数、颗粒间空隙率、卡尔指数、松密度、振实密度、干燥失重、吸湿性、豪斯纳比、休止角)构成的颗粒物理指纹图谱，评价不同批次颗粒的质量一致性并对其压缩性进行分析，同时对川明参口含片进行质量评价。结果最佳配方为，川明参浸膏30%，微晶纤维素23%，乳糖46%，硬脂酸镁0.7%，加70%乙醇适量。制备工艺为，16目筛制粒，55℃干燥1 h，18目筛整粒。5批川明参颗粒物理指纹图谱相似度均＞0.94，川明参口含片的硬度、片重差异等各项指标均符合要求。张海全等以口感、外观为评价指标，采用正交试验优选罗汉果含片的配方并研究其制备工艺。结果罗汉果含片的配方为，罗汉果多糖20%，甘露醇60%，羧甲基淀粉钠5%，糖粉10%，阿斯巴甜5%，硬脂酸镁1%，薄荷脑1%，采用湿法制粒压片法进行制备。张琳等以制剂成型性和药物累积释放度综合评分为指标，优化三七总皂苷缓释片处方。结果，最佳载体材料为羟丙基甲基纤维素，填充剂为淀粉、微晶纤维素。最佳处方为，羟丙基甲基纤维素用量40.5 mg，淀粉用量17 mg，微晶纤维素用量94 mg，药物累积释放度综合评分96.54%。缓释片的释放符合Higuchi模型，释药过程以扩散为主，兼有溶蚀。杜利月等制备冬凌草甲素固体分散体单层渗透泵片和冬凌草甲素双层渗透泵片。分别通过单因素试验确定冬凌草甲素固体分散体单层渗透泵片和双层渗透泵片的最优处方，并比较两种渗透泵片的体外释药行为。结果，冬凌草甲素固体分散体单层渗透泵片和冬凌草甲素双层渗透泵片最优处方体外释放均符合零级释药模型，冬凌草甲素两种渗透泵片均可有效控制药物缓慢释放。杨宁辉等以累积释放度综合评分为评价指标，采用正交试验分别优化蛇床子素单层渗透泵控释片和双层渗透泵控释片制备工艺，并比较2种渗透泵控释片的体外释药行为。结果，单层渗透泵控释片最佳处方为NaCl用量105 mg/片，聚氧乙烯N80用量95 mg/片，增塑剂用量8%，包衣增重6.5%，综合评分16.3；双层渗透泵控释片最佳处方为聚氧乙烯N80用量150 mg/片，聚氧乙烯N60 K用量70 mg/片，致孔剂用量8%，包衣增重4.0%，综合评分13.5。单层、双层渗透泵控释片体外释药行为均符合零级方程，后者累积释放度高于前者。杜平等制备芍药甘草胃漂浮缓释片，探讨以壳聚糖为主要辅料制备中药复方缓释制剂的可行性。以片剂成型性为评价指标，用正交试验优选芍药甘草胃漂浮片成型工艺。结果，药物辅料混合方法对芍药甘草胃漂浮片成型性有显著影响，压片方法影响不明显；经优选所得处方可使芍药甘草胃漂浮片持续释药时间＞8 h，持漂时间＞12 h。

2. 中药片剂的质量评价研究

张红霞等建立一种HPLC-MS法同时定性、定量测定胃复春片中柚皮苷、人参皂苷Re、Rg1、Rb1、Rf、Rb2、Rg2、Rd、20(R)-Rg3、冬凌草甲素和表诺多星醇11种成分的含量。华之卉等建立HPLC法同时测定金兰消炎片中绿原酸、芍药苷、丹酚酸B、甘草酸4种成分的含量，用于金兰消炎片的质量控制。董虹玲等建立HPLC法同时测定六经头痛片中葛根素、阿魏酸、欧前胡素、异欧前胡素4种成分的含量，用于六经头痛片的质量控制。肖春霞等建立HPLC法同时测定三黄片中盐酸小檗碱、黄芩苷、黄芩素、汉黄芩素、芦荟大黄素、大黄酸、大黄素、大黄酚、大黄素甲醚9种成分的含量。结果，

9 种成分在 10 批样品中的各成分含有量均有明显差异，表明三黄片质量不稳定，应当加以关注。王娇等建立 HPLC 同时测定五味藿香片中芹菜素-7-*O*-*β*-D-吡喃葡萄糖苷、橘皮素、橙皮苷、川陈皮素、香草酸、原儿茶酸的含量，用于五味藿香片的质量控制。高森等建立 HPLC 同时测定桂芍镇痫片中 8 种成分(氧化芍药苷、芍药内酯苷、芍药苷、苯甲酰芍药苷、肉桂酸、桂皮醛、柴胡皂苷 a 和柴胡皂苷 d)的一测多评方法，并与外标法测定的结果进行对比分析，验证一测多评法的合理性、可行性和重复性。结果表明，建立的一测多评法可用于桂芍镇痫片的质量控制。武肖云等采用以人参皂苷 Rb1 为内参物，建立复方毛冬青片中人参皂苷 Rb1、Rg，毛冬青皂苷甲 3 种皂苷类成分一测多评的 HPLC 含量测定方法，并同时利用外标法测定 3 种成分的含量，比较两者的差异。结果表明，采用一测多评法计算的含量值与外标法实测值之间无明显差异。张初瑜等以人参皂苷 Rb1 为内标，建立一测多评法测定复方人参片人参皂苷 Rb1、Rg1、Re、Rc、Rb2、Rb3、Rd 和淫羊藿苷等 8 种苷类成分的含量。姜志远等以穿心莲内酯为参照物，采用"一测多评法"同时测定穿心莲分散片中穿心莲内酯、新穿心莲内酯、去氧穿心莲内酯、脱水穿心莲内酯 4 种内酯类成分的含量。王亚丹等建立骨刺片 UPLC-ELSD 指纹图谱分析方法，通过测定 6 个厂家生产的 39 批骨刺片，确定 30 个共有峰，采用 RRLC-MS/MS 联用技术对其中 19 个共有峰进行指认，并对其中 16 个成分采用对照品比对的方式进行确证，从而为骨刺片总体质量控制和标准提高提供参考。李艳娇等建立中药复方蒲地蓝消炎片的 HPLC 指纹图谱，通过对不同厂家共 20 批样品进行相似度评价，确定 21 个共有色谱峰，为蒲地蓝消炎片的质量评价提供科学依据。

(撰稿：陶建生 孙晓燕　审阅：陈建伟)

【中药凝胶剂的研究】

中药凝胶剂将传统中药制剂的处方和现代凝胶剂型相结合，使用方便，患者依从性好。中药凝胶剂不仅可以容纳中药提取物，也可以容纳中药材极细粉，是一种优良的中药制剂新剂型。

1. 中药凝胶剂工艺的研究

薛鸿娇等以流动性和胶凝性为评价指标，采用伪三元相图法优选蒿甲醚微乳原位凝胶的处方。结果表明，0.3%结冷胶的流动性较好，且形成凝胶所需用量少；三乙酸甘油酯-聚氧乙烯蓖麻油-二乙二醇单乙基醚体系能形成透明澄清且稳定的微乳；0.1%低黏度辅料海藻酸钠可显著提高凝胶的黏附时间，最终在微乳凝胶区域筛选比例，得最优处方为蒿甲醚：三乙酸甘油酯：聚氧乙烯蓖麻油：二乙二醇单乙基醚：(0.3%结冷胶-0.1%低黏度海藻酸钠)＝0.5：4.5：5：5：85，药物浓度约 5 g/L。谢松以胶凝温度、黏度、溶蚀时间为评价指标，采用 Box-Behnken 响应面法优化锡类散温敏型原位凝胶制备工艺为，泊洛沙姆 407 用量 21.63%，泊洛沙姆 188 用量 2.41%，胶凝温度 35 ℃，黏度 48.1 cps，溶蚀时间 4.47 h。周雪等采用单因素试验考察薄荷油微乳凝胶处方工艺。结果最佳处方为，卡波姆含量 1%，甘油含量 3%，pH 值为 6，加水量 20 倍。杨蕊等以抗白色念珠菌的药效和指标成分保留率为评价指标，采用正交试验优化连三叶触变凝胶剂的基质，结果最佳基质为 4.0%艾维素 CL-611。黄雍等以初黏力、持黏力、剥离强度及追随性为考察指标，采用正交试验优选瘀散凝胶贴膏的基质配方为，聚丙烯酸钠：明胶：甘油：丙二醇＝4：3：3：2。王玉霞等以凝胶温度、黏度、长度、脱水情况为评价指标，采用正交试验优选复方丹参鼻用温敏凝胶的处方为，20%泊洛沙姆 407、2%泊洛沙姆 188。张慧月等以凝胶的外观、稳定性、黏度为指标，采用星点设计-效应面法优选祛湿止痒凝胶的基质处方为，羧甲基纤维素钠用量 4.56%、甘油用量 10.07%、吐温-80 用量 7.34%。张壮丽等以相变温度为评价指标，采用星点设计-效应面法优化鱼腥草挥发油羟丙基-*β*-环糊精包合物肠用温敏凝胶处方为，泊洛沙姆 407 用量

20.61%，泊洛沙姆 188 用量 3.03%，相变温度 36.5 ℃。周婷等以外观性状、黏稠度、涂展性及体外释放度为评价指标，采用 Box-Behnken 设计效应面法优选四方藤凝胶处方为，卡波姆用量 0.99%，pH 值为 7，载药量 1.25%。张哲等采用星点设计优化蒲公英凝胶处方为卡波姆 940 0.14 g，聚乙二醇-40 氢化蓖麻油 0.80 g，异壬酸异壬酯 0.24 g，复合保湿剂 2.62 g，抗氧化剂 0.02 g，载药量 1 g。蔡雅琴等采用摇瓶法测定丹皮酚在不同乳化剂及助乳化剂中的饱和溶解度，结合凝胶外观及药物结晶情况，分别优选凝胶处方中的乳化剂、助乳化剂及凝胶材料。结果表明，丹皮酚在不同乳化剂及助乳化剂中的溶解度均显著优于纯水，以 10%丙二醇单辛酸酯为乳化剂、5%甘油为助乳化剂、1%卡波姆 934 为凝胶材料制得的丹皮酚凝胶较稳定。

2. 中药凝胶剂质量研究

林姗姗等采用膜透析法考察复方颠倒散凝胶的体外释放特性，并对其外观、酸碱度及流变学进行评价。结果所制备凝胶剂外观为金黄色透明的半固体状，pH 值为 7，黏度为 7 533 mPa·s；复方颠倒散凝胶在 12 h 内释放率达到 90.38%，符合 Ritger-Peppas 方程，具有良好的缓释作用。陶玲等采用改良后的 Franz 扩散池法，HPLC 及 LC-MS/MS 分别测定阿魏酸和雷公藤甲素的浓度。结果表明，雷公藤甲素阿魏酸醇质体凝胶、普通凝胶和乳膏中阿魏酸稳态透皮速率分别为 5.27、8.99、12.04 $\mu g \cdot cm^{-2} \cdot h^{-1}$，皮肤滞留量分别(30.23±1.53)、(20.40±0.40)、(7.64±1.09) $\mu g/cm^2$；雷公藤甲素阿魏酸醇质体凝胶中雷公藤甲素的稳态透皮速率为 67.24 $ng \cdot cm^{-2} \cdot h^{-1}$，约为乳膏的 1.24 倍，普通凝胶的 3.28 倍，皮肤滞留量为(371.35±35.32) ng/cm^2，约为乳膏的 3.35 倍，普通凝胶的 5.25 倍。蔡雅琴等采用 Franz 扩散池法考察低共熔纳米乳凝胶、普通纳米乳凝胶、饱和溶液凝胶在离体小鼠皮肤上的渗透及滞留行为。结果表明，各凝胶在离体小鼠皮肤上的累积渗透量和滞留量均为低共熔纳米乳凝胶＞普通纳米乳凝胶＞饱和溶液凝胶。薛棱芬等采用质构仪测定苦参碱原位温敏凝胶的凝胶强度、黏附力，通过大鼠直肠给药考察其直肠滞留情况，并以改良桨法考察体外释放度。结果表明，该处方凝胶在大鼠直肠给药后不会出现泄漏，且能在体内滞留 6 h 以上，其体外释放符合 Weibull 模型。

3. 中药凝胶剂的形成与作用机制研究

Pang ZT 等通过偏光显微镜、X 射线衍射、热重分析、卡尔菲休水分测定、核磁共振氢谱、环境扫描电镜和流变仪对葛根素水凝胶的结晶过程、表征、相互作用力、形貌、流变学特性进行研究。结果表明，在高过饱和度条件下，葛根素凝胶化过程由成核开始，成核中心迅速发散出纤维；随着过饱和度的增加，纤维生长类型由“类纤维”生长向“非线性”生长，其结构致密，力学性能较强。彭倩等采用 Franz 扩散池法研究积雪草苷纳米乳凝胶的体外透皮特性，HE 染色法考察家兔局部给药对皮肤微观结构的影响，激光扫描共聚焦显微镜可视化研究药物的分布及渗透行为。结果表明，积雪草苷纳米乳及纳米乳凝胶具有良好的透皮特性，其透皮机制主要是通过破坏皮肤角质层微观结构和借助皮肤附属器途径，使药物透过皮肤发挥治疗作用。马盼盼等采用 Franz 透皮扩散池法研究舒肺原位凝胶的经皮渗透过程，探索舒肺原位凝胶的经皮渗透机制。结果表明，舒肺原位凝胶中芥子碱硫氰酸盐、芫花素的释放均符合 Higuchi 释放模型，具有一定程度的缓释作用。

（撰稿：沈佩亚 钱帅　审阅：陶建生）

【中药脂质体的研究】

脂质体是指将药物包封于类脂质双分子层内而形成的微型泡囊体。作为新一代释药系统，脂质体具有提高药效，降低毒性，达到长循环及靶向特性。目前脂质体的制备方法主要包括超声波分散法、冻融法、离心法、复融法等。

在处方优化方面。余荧蓝等采用长循环脂质体包裹青蒿素，增强其溶解度及稳定性。以粒径和包封率等为评价指标，采用单因素试验及Box-Behnken响应面设计优化处方，结果优化的处方为磷脂与胆固醇的质量比5.22∶1，青蒿素与磷脂的质量比1∶23.15，磷脂浓度14.35 mg/ml。所得青蒿素长循环脂质体呈类球形，分布均匀，包封率为(95.88±4.8)%；在4 ℃条件下放置15天稳定性良好，血清中24 h内无明显聚集。益慧慧等研究发现，类脂质膜材料的投料比及药脂比均对药物的包封率影响显著。通过正交试验、Box-Behnken效应面法等筛选并确定最优处方为，磷脂质量浓度30 mg/ml，卵磷脂与胆固醇比例3∶1，有机相与水相比例2∶1，总黄酮质量浓度5 mg/ml。所得脂质体圆整均匀，平均粒径(160.7±12.0)nm，Zeta电位(−41.4±2.3)mV，包封率(86.19±0.44)%，载药量(5.32±0.04)%，24 h累积释放率(80.77±2.53)%。徐思宁等采用逆向蒸发法制备了秦艽总苷脂质体，正交试验优化脂质体处方为，卵磷脂与胆固醇质量比4∶1，卵磷脂与药物质量比10∶1，卵磷脂浓度40 mg/ml，有机相(三氯甲烷∶甲醇＝2∶1)与水相(PBS 7.4)体积比1∶1，所制备的秦艽总苷脂质体具有良好的缓释作用。马亭云等运用三因素五水平星点设计-效应面法对去氢骆驼蓬碱醇质体的处方进行优化，其中去氢骆驼蓬碱0.03%，蛋黄卵磷脂1.13%，卵磷脂-胆固醇(41.55∶1)，乙醇体积分数28%。闫丹等采用逆相蒸发法，以羟基积雪草苷、积雪草苷的包封率为评价指标，通过单因素考察结合Box-Behnken效应面法优化积雪草苷脂质体的制备工艺。最佳处方为卵磷脂与胆固醇的质量比4∶1，卵磷脂与积雪草苷的质量比23.22∶1，有机相-水相的体积比7∶1，制备所得的脂质体皮肤滞留量大、缓释作用明显。此外，孙爽等采用纳米脂质体包载人参中3种难溶性有效成分齐墩果酸、熊果酸、人参皂苷Rg3，成功制备纳米脂质载体并优化处方。张文娟等采用薄膜超声法成功制备二氢杨梅素长循环纳米脂质体，并通过单因素和正交试验优化其处方。

中药脂质体的制备工艺也是影响脂质体质量的关键因素。熊友香等以去甲斑蝥素介孔二氧化硅纳米粒及粉防己碱为药物，采用薄膜分散-超声法制备双载药脂质体，通过正交试验考察磷脂胆固醇用量、超声时间、超声功率对处方及制备工艺进行了优化。结果表明，磷脂∶胆固醇＝2.5∶1，超声时间4 min，超声功率40%最佳。陈静怡等通过单因素试验，考察-系列制备工艺对镶囊包封率的影响，选择影响较大的因素进一步采用星点设计-效应面法优化积雪草苷脂质体锦囊处方工艺，得到薄膜分散-超声法制备目标物的最佳反应转速450 r/min，反应时间0.30 h。邹蔓姝等通过单因素考察结合正交试验，优化斑蝥素半乳糖化脂质体的制备工艺为50 ℃成膜，pH6.0的磷酸盐缓冲溶液溶液30 ml洗膜，40 ℃下水合1.5 h。所得脂质体包封率较高、粒径小，外观形态好。温度对脂质体的物理化学稳定性也具有较大影响，如高金芝等采用薄膜分散-机械震荡法制备人参皂苷Re脂质体，冷冻干燥技术制备冻干脂质体制剂，采用正交试验优选脂质体处方及冻干工艺。结果表明，在药物与磷脂质量比1∶30，磷脂与胆固醇质量比16∶1时，冰水浴超声30 min，以蔗糖为冻干保护剂，20 ℃为预冻温度，0.9%的生理盐水为再水化液，制得脂质体各指标良好，显著延长贮存时间。李洋等采用冷冻干燥法制备新乌头碱脂质体，包封率高，稳定性好。

（撰稿：窦海涛　钱帅　审阅：陶建生）

【中药安慰剂的制作】

中药安慰剂是一种应用于临床试验的模拟制剂，在理想状态下不添加任何药效活性成分，其外观性状、气、味应与受试制剂保持一致。针对临床试验用安慰剂的特殊性，安慰剂制作应当遵循以下几点原则：安全性、适用性(无直接相关或潜在的药理活性)、相似性和质量的可控性。

1. 安慰剂在外观上与受试制剂保持一致

安慰剂的制作主要有2种思路：纯辅料模拟，低比例的药物+辅料。宋洁瑾等通过对比玉米粉配焦糖组、玉米粉配红糖组、炒麦芽组和淀粉配焦糖组 4 种基质组合的溶解性和潜在的药效活性，优选出玉米粉与红糖搭配用于麻杏石甘汤剂安慰剂制备。金冠钦等考察了糊精、麦芽糊精、药用糊精、乳糖 4 种辅料的口感和色泽均匀性，优选药用糊精作为四草通脉胶囊安慰剂的基质。梁晓鹏等使用淀粉作为材料制备活心丸的安慰剂。陈祖鹏等使用含量为 10% 的五苓散汤剂及焦糖、淀粉等辅料制成安慰剂。陈婉珍等采用含益气健脾化积方 5% 的生药量结合淀粉、苦味剂、食用色素等制备益气健脾化积方免煎颗粒安慰剂。折哲等用 10% 原药液加淀粉、焦糖、氧化铁红等制成复方佛耳草合剂安慰剂。麦静愔等采用 10% 参葛方药物与苦味剂和赋形剂制作安慰剂。叶青艳等采用葛根芩连汤加味方中 10% 药物与赋形剂的组合制作安慰剂。杨月等使用 10% 的药物为基础制备桑珠滋阴口服液安慰剂。

2. 着色剂的筛选是安慰剂外观相似性的关键

安慰剂除了在固体状态下外观相似，溶解后的外观也应保持一致。中药制剂一般可分为 3 种色系(棕色、黄色、黑色)，安慰剂的制备可以依据以上 3 种色系选用相应的着色剂进行模拟。除了考虑添加色素，也可在筛选赋形剂时选用与受试制剂较为接近的填充性辅料例如黄豆粉、玉米粉等。罗丹模拟安慰剂的着色情况，通过分析受试制剂的主要色系，最终对安慰剂进行棕色色系和黄色色系的颜色模拟。金冠钦等进行焦糖色液体和粉末的实验对比，以及日落黄和牛奶巧克力棕反复配比，发现焦糖色粉末，0.4%日落黄：0.4%牛奶巧克力棕(1：1)为最优的四草通脉胶囊安慰剂着色剂。樊丽姣等运用计算机配色技术对中药复方散剂如意金黄散安慰剂制备时进行颜色的快速模拟及客观评价。结果表明，色差仪测定模型药物如意金黄散的颜色参数 L^*、a^*、b^* 均值分别为 68.30、4.08、34.48，计算机建模并求解出安慰剂模拟时柠檬黄、苋菜红、亮蓝 3 种着色剂应添加的质量分数分别为 0.84%、0.05%、0.009%；制备 3 批如意金黄散安慰剂进行验证，验证样品与模型药物的颜色差异综合评价指标(ΔE)值为 2.75±0.35，肉眼直观评价也显示与模型药物基本一致。

3. 味道和气味的模拟是中药安慰剂模拟的重点及难点

吴飞等认为安慰剂制备需要首先评判受试制剂的酸、甜、苦、涩等方面的口感和气味，并在后续的制剂工艺筛选过程中对这些项目进行相似性模拟。张雯静等使用野菊花模拟落花安神口服液的味道和气味制备安慰剂。

综合使用上述模拟技术，可成功制备临床试验用的安慰剂，有效保障临床双盲法试验方案的实施。

(撰稿：吴飞　审阅：陶建生)

[附]　参考文献

A

敖娇，鲍家科，夏玉吉.金钗石斛中生物碱与多糖联合酶提工艺的优化[J].中成药，2018，40(4)：830

敖利，钟芙蓉，申婵，等.旋转蒸发器制备川芎挥发油羟丙基-β-环糊精包合物的 Box-Benhnken-响应面法优化[J].时珍国医国药，2018，29(4)：875

C

蔡荣钦，江秀山，陈婷，等.心宝丸肉桂浸膏带式干燥工艺研究[J].中国现代中药，2018，20(5)：613

蔡小辉，曾棋平，杨丽娜，等.正交法优化大孔树脂纯化镰形棘豆中总黄酮的工艺[J].解放军药学学报，2018，34(5)：387

蔡雅琴，冯军，侯延辉，等.3 种丹皮酚凝胶经皮渗透性能的比较[J].中成药，2018，40(1)：66

蔡雅琴，冯军，刘晨，等.丹皮酚凝胶处方优选及结晶行为研究[J].中国医院药学杂志，2018，38(13)：1363

柴天川，刘丽芬，刘小军.槐枝颗粒的制备及质量标准研究[J].中国中医药科技，2018，25(1)：52

陈程，冯锁民，罗国平，等.葛根总黄酮纳米混悬剂的制备及其质量评价[J].现代中药研究与实践，2018，32(2)：37

陈卉，吴卫，张玮，等.星点设计-效应面法优化三子提取物喷雾干燥工艺[J].中药材，2018，41(7)：1685

陈佩，任国莲，郭文菊，等.还原响应的双氢青蒿素前药自组装纳米粒的制备与药动学评价[J].中国药学杂志，2018，53(17)：1477

陈烨，赵永钦，梅紫薇，等.浙贝母花总生物碱微波提取工艺的优化[J].中成药，2018，40(5)：1074

陈静怡，郭贤源，任翔，等.星点设计-效应面法优化积雪草苷脂质体镶囊的制备工艺[J].中草药，2018，49(3)：569

陈克玲，郑瑞芳，姜雯.复方-枝蒿提取物固体脂质纳米粒的制备[J].中成药，2018，40(9)：1949

陈婉珍，徐婷婷，朱方石，等.益气健脾化积方对胃癌化疗气虚血瘀证患者生活质量影响的随机双盲安慰剂对照试验[J].中医杂志，2017，58(9)：759

陈祖鹏，张昕，黄李法，等.五苓散联合常规西药治疗特发性正常颅压脑积水的随机、双盲、安慰剂对照试验[J].上海中医药杂志，2016，50(4)：44

程岚，刘爽，宋晓黎，等.超临界 CO_2 萃取法提取石菖蒲-苏合香中挥发油工艺研究[J].亚太传统医药，2018，14(4)：28

程艳刚，谭金燕，李国艳，等.锦鹤养心方总黄酮纯化工艺优选及对小鼠常压耐缺氧影响[J].辽宁中医药大学学报，2018，20(3)：34

程艳刚，谭金燕，叶文冲，等.基于 Plackett-Burman 设计和 Box-Behnken 响应面法优化仙鹤草总黄酮超声提取工艺及其抗氧化抗肿瘤活性研究[J].中华中医药学刊，2018，36(10)：2414

D

丁桃红，孙萍，王宝春.ZTC1＋1-Ⅱ天然澄清剂用于豨红通络提取液精制工艺研究[J].亚太传统医药，2018，14(3)：34

董虹玲，李钦青，柴金苗，等.HPLC 法同时测定六经头痛片中 4 种成分[J].中成药，2018，40(2)：355

杜平，刘文，卿勇军，等.基于"药辅合一"的中药复方缓释制剂研究——以芍药甘草胃漂浮片为例[J].中草药，2018，41(10)：2152

杜利月，郭留城，郝海军，等.冬凌草甲素渗透泵片制备工艺研究及体外评价[J].中药材，2018，41(1)：168

杜枚倩，邓红，冯伟勋，等.铁皮石斛破壁率与其多糖溶出量的相关性研究[J].广东药科大学学报，2018，34(2)：137

F

樊丽姣，付赛，林龙飞，等.计算机配色技术在如意金黄散安慰剂颜色模拟中的应用[J].中草药，2017，48(22)：4648

范兴，杨成梓，吴淑英，等.肝宝胶囊浸膏微波真空干燥工艺的优化[J].中成药，2018，40(4)：840

G

高森，白雪，文柳静，等.基于一测多评法桂芍镇痫片中 8 种成分定量质量控制研究[J].中草药，2018，49(12)：2883

高建德，陈正君，刘雄，等.胡蓝降糖颗粒喷雾干燥工艺研究[J].甘肃中医药大学学报，2018，35(2)：46

高建德，宋开蓉，朱晓玉，等.复方苁蓉颗粒总黄酮提取工艺优化及其体外抗氧化活性[J].中成药，2018，40(7)：1496

高金芝，焦安妮，于敏，等.人参皂苷 Re 冻干脂质体的制备及贮存稳定性研究[J].中草药，2018，49(2)：330

弓佩含，杨洋，刘玉婷，等.复方人参增氧分散片的成型工艺研究[J].中华中医药杂志，2018，33(8)：3609

巩丽虹，李孟全，刘佳维.响应面法优化超声辅助提取防风多糖的工艺研究[J].中药材，2018，41(3)：682

谷江华，石征蓉，杨秀青，等.通脉复方多糖大孔树脂纯化工艺研究[J].亚太传统医药，2018，14(4)：24

果秋婷，张小飞.汉防己甲素滴丸的制备工艺优化及溶出度考察[J].中草药，2018，49(5)：1056

H

何丽君，徐小妹，鄢英慧，等.正交试验优化复方三草滴丸制备工艺[J].中国现代应用药学，2018，35(9)：1355

胡春晓，左洁杰，申宝德，等.落新妇苷纳米混悬剂冻干

粉的制备及体外溶出考察[J].解放军药学学报,2018, 34(2):120

胡锦祥,吴瑾瑾,王群星,等.大孔吸附树脂纯化延胡索总生物碱工艺研究[J].中草药,2018, 49(18):4302

胡玉英,梁佳驹,刘丰豪,等.CTSA+B天然澄清剂用于神经痛口服液澄清工艺的研究[J].中医药信息,2018, 35(2):62

华之卉,刘栋,李明春.HPLC法同时测定金兰消炎片中4种成分[J].中成药,2018, 40(5):1097

黄雍,文敏,杨磊,等.正交设计优选化瘀散凝胶贴膏基质配方[J].中国现代应用药学,2018, 35(9):1299

霍涛涛,张美敬,陶春,等.基于多组分评价的雷公藤提取物固体分散体的制备及体外表征[J].中草药,2018, 49(1):128

J

吉日木巴图,张诗龙,范娜,等.基于超微粉碎工艺的残黄片质量稳定性提升[J].中国实验方剂学杂志,2018, 24(12):9

季宇彬,周欣欣,国瑞琪,等.和厚朴酚纳米混悬剂的制备及其体内外研究[J].药学学报,2018, 53(1):133

贾山,张紫薇,谭佳威,等.通窍散瘀方微乳的制备及评价[J].天津中医药大学学报,2018, 37(5):393

姜红,张定堃,柯秀梅,等.姜黄提取物二氧化硅固体分散体的制备与表征[J].中成药,2018, 40(2):320

姜志远,刘世萍,马妍妍,等.一测多评法同时测定穿心莲分散片中4种内酯类成分的含量[J].中医药学报,2018, 46(4):54

蒋林,米阿娜,罗宇东,等.星点设计-响应面法优选龙钻通痹方总生物碱大孔树脂纯化工艺[J].中草药,2018, 49(2):337

金冠钦,夏玲红,孙黎.中药制剂四草通脉胶囊安慰剂制备方法及效果评价[J].中国药师,2014, 17(12):2013

井文华,骆立双,刘永芳,等.超声提取红花总黄酮工艺优化及抗氧化活性研究[J].时珍国医国药,2018, 29(7):1540

K

孔馨逸,刘妍如,唐志书,等.响应面法优选葛根超微粉的制备工艺及活性成分测定研究[J].中草药,2018, 49(13):2993

L

兰太进,梁维萍,冯秋瑜,等.多指标综合评分法优化雷公降压颗粒的水提工艺[J].中药材,2018, 41(9):1919

黎翊君,戴俊东,王渐鸿,等.吸入用丹参总酚酸药物微粉的制备及其质量评价[J].世界科学技术(中医药现代化),2018, 20(3):390

李萍,秦国正,付双,等.打破碗花花多糖微波提取工艺的优化及其抗氧化活性[J].中成药,2018, 40(4):954

李霞,王亚华,闫天赐,等.粗毛豚草素壳聚糖微球的制备及体外抗肿瘤作用评价[J].中国中药杂志,2018, 43(13):2690

李洋,王秀丽.新乌头碱脂质体制备工艺的研究[J].北京中医药大学学报,2018, 41(3):216

李存玉,吴鑫,马赟,等.夏枯草中迷迭香酸的纳滤分离行为及富集工艺对比[J].中药材,2018, 41(8):1948

李兰兰,张宇,赵统超,等.超声波辅助提取白鲜皮多糖的动力学模型研究[J].辽宁中医杂志,2018, 45(6):1247

李敏洁,王鑫昱,方新华,等.断血流提取产品喷雾干燥工艺的优化[J].中国中医药科技,2018, 25(5):675

李木生,王婴,蒋梦玥,等.星点设计-效应面法优化羟基喜树碱长循环纳米粒的制备工艺[J].中药新药与临床药理,2018, 29(1):85

李伟泽,赵宁,陈卓,等.基于白及多糖的苦参碱微球的制备[J].药学学报,2018, 53(2):284

李兴欢,贾田芊,刘红波,等.无机陶瓷膜超滤精制金茵利胆胶囊的工艺研究[J].药学研究,2018, 37(4):214

李延年,伍振峰,尚悦,等.基于浸膏物理指纹谱评价不同干燥方式对浸膏粉体性质的影响[J].中草药,2018, 49(10):2372

李艳娇,杨钒,宋洋,等.蒲地蓝消炎片的HPLC指纹图谱[J].沈阳药科大学学报,2018, 35(5):381

李怡静,敖惠,李好文,等.西瑞香素纳米混悬剂的制备及其体外抗肿瘤作用研究[J].现代药物与临床,2018, 33(2):231

李壮壮,张静,赵绍哲,等.指纹图谱与化学计量学结合优选柴胡桂枝颗粒水提工艺[J].中成药,2018, 40(8):1861

梁健钦,李世杰,肖思萌,等.酶法提取联用超微粉碎技术制备桑叶不溶超微颗粒剂及其质量标准研究[J].中药材,2018, 41(1):172

梁瑞雪,张新军,袁敏,等.超声酶解法提取五味子中有效组分的最佳工艺研究[J].药学研究,2018, 37(8):453

梁晓鹏,郭彩霞,马杰,等.活心丸(浓缩丸)治疗冠心病稳定性心绞痛的多中心、随机、双盲、安慰剂对照临床研究[J].中国中西医结合杂志,2018, 38(3):289

林姗姗,王佳露,刘睿,等.复方颠倒凝胶的设计与评价[J].天津中医药大学学报,2018, 37(2):164

刘萍,蒋志健,张杰祥,等.星点设计-效应面法优化载羟基喜树碱 PGPP 纳米粒的制备工艺[J].广东药科大学学报,2018, 34(1):1

刘帅,沈新宇,杨长水,等.鸦胆子油 β-环糊精包合物的制备[J].中成药,2018, 40(8):1732

刘富岗,冯素香,张杰,等.白屈菜多糖果胶酶提取及脱色工艺的优化[J].中成药,2018, 40(7):1622

刘佳佳,潘林梅,朱华旭,等.基于多维检测和低场核磁共振技术探讨中药复方骨痹颗粒浸膏粉体吸湿性特征及其改性机制[J].中草药,2018, 49(11):2540

刘开萍,程盛勇,郁林娜,等.蜘蛛香总缬草三酯自微乳的制备及质量评价[J].中国实验方剂学杂志,2018, 24(11):16

刘晓昱,赖瑛.白芷香豆素储库型贴剂的研制及其体外评价[J].中草药,2018, 49(2):313

刘晓昱,赖瑛.白芷香豆素黏胶分散型贴剂的制备及体外经皮渗透研究[J].中国现代应用药学,2018, 35(3):330

刘雪梅,钟应淮,周小雅,等.正交试验法优选沙姜油滴丸成型工艺及其质量评价[J].广西中医药,2018, 41(4):57

陆兆光,万琴,孟瑾,等.青蒿挥发油羟丙基-β-环糊精包合物的制备及其抗病毒活性分析[J].中国实验方剂学杂志,2018, 24(18):11

罗丹.中药颗粒剂的安慰剂评价及制备工艺研究[D].成都中医药大学,2012

罗瑞芝,张会梅,苏小琴,等.不同材质及孔径超滤膜对麦冬皂苷类成分的影响[J].药物评价研究,2018, 41(3):457

M

马盼盼,冯青云,马政瑶,等.星点设计-效应面法优化舒肺原位凝胶的制备工艺及体外评价[J].中草药,2018, 49(12):2826

马书伟,王永洁,陈柽,等.D-最优混料设计优化复方甘草微乳制备工艺的研究[J].中国中药杂志,2018, 43(6):1131

马亭云,姜继宗,张刘红,等.去氢骆驼蓬碱醇质体的制备及处方优化[J].中国实验方剂学杂志,2018, 24(8):34

麦静愔,高月求,蔡峥,等.参葛方治疗脾虚痰浊型老年性非酒精性脂肪性肝炎的随机、双盲、安慰剂对照研究[J].上海中医药杂志,2018, 52(4):44

毛文英,刘耀茹,孙胜杰,等.山楂提取物泡腾片制备工艺优化[J].时珍国医国药,2018, 29(4):868

P

Pang ZT, Wei YF, Wang NG, et al. Gel formation of puerarin and mechanistic study during its cooling process [J]. International Journal of Pharmaceutics, 2018, 548(1):625

彭倩,谢文利,陈静怡,等.积雪草苷纳米乳和纳米乳凝胶的透皮特性及机制研究[J].中国中药杂志,2018, 43(9):1857

Q

钱珺,谢凡,石燕红,等.HPLC 法同时测定白芍配方颗粒中 5 种成分[J].中成药,2018, 40(1):117

卿勇军,刘文,杜平,等.盐酸青藤碱微球制备工艺及体外性质研究[J].亚太传统医药,2018, 14(6):34

曲丽萍,王飞飞,马骁,等.大孔树脂技术纯化重楼中皂苷单体的工艺研究[J].解放军药学学报,2018, 34(4):324

R

任娟,孙兴,阮佳,等.马甲子总三萜固体分散体的制备及其溶出性能研究[J].中草药,2018, 49(17):4038

S

石浩霞,徐云玲,解生旭,等.甲炎康泰颗粒制备工艺研究[J].吉林中医药,2018, 38(2):201

史磊,曹思思,吕邵娃,等.星点设计-效应面法优化马钱子碱-士的宁(B-S)双载药固体脂质纳米粒的制备工艺研究[J].中医药信息,2018, 35(2):57

史璇,彭婷婷,吴传斌.冬凌草甲素植烷三醇立方液晶纳米粒的制备和体外研究[J].中国药学杂志,2018, 53(6):445

宋洁瑾,陈涛,吴疆,等.中药汤剂安慰剂制备方法及评价研究[J].辽宁中医杂志,2014, 41(10):2188

宋开蓉，高建德，刘雄，等.巴戟天中水晶兰苷酶辅助提取工艺的研究[J].解放军药学学报，2018，34(1)：6

宋漫玲，陶俊宇，杨剑，等.大孔吸附树脂分离纯化辣蓼总黄酮研究[J].中国中医药信息杂志，2018，25(1)：74

宋庆燕，杨相，张鲁，等.响应面法优化黄芪总多糖超声提取工艺[J].辽宁中医药大学学报，2018，20(2)：44

宋晓光，王少平，王升光，等.银翘消疹合剂澄清工艺研究[J].江西中医药，2018，49(1)：64

孙爽，尚尔雨，肖洪彬，等.同时包载人参3种成分的透明质酸修饰的纳米脂质载体的制备及表征[J].中草药，2018，49(16)：3815

孙爱萍，袁波，李娜，等.温肾壮骨颗粒的干法制粒工艺研究[J].中草药，2018，49(6)：1324

孙欣荣，张敏新，杨海跃，等.水飞蓟素固体分散体的制备及5种成分的溶出度[J].中成药，2018，40(1)：87

T

谭舒舒，皮达，陈欢，等.星点设计-响应面法优化肉桂油β-环糊精包合物制备工艺[J].江西中医药大学学报，2018，30(5)：73

汤涛，袁其红，董伟，等.星点设计-效应面优化欧前胡素脂质微球的处方工艺研究及质量评价[J].中草药，2018，49(1)：109

唐霖，徐冰婉，范冰舵，等.超临界 CO_2 流体萃取脱除银杏叶提取物中银杏酸工艺的优化[J].中成药，2018，40(6)：1392

陶玲，何良飞，管咏梅，等.雷公藤甲素阿魏酸醇质体凝胶的制备与经皮渗透性研究[J].中国中药杂志，2018，43(6)：1139

田甜，周克勤，侯拥铓.超声波法及微波法提取大花红景天有效成分研究[J].吉林中医药，2018，38(7)：839

田倩瑜，王亚静，周浩，等.D-最优混料设计优化三叶片处方及因子作用分析[J].中国医院药学杂志，2018，38(3)：223

W

汪小涵，钟芮娜，申宝德，等.落新妇苷无定型纳米混悬剂的制备及其体外评价[J].中国中药杂志，2018，43(8)：1626

王娇，徐家怡，左雅敏，等.HPLC法同时测定五味藿香片中6种成分[J].中成药，2018，40(10)：2198

王森，欧水平，涂高，等.吴茱萸次碱透皮贴剂的处方优化[J].中国药学杂志，2018，53(6)：439

王益，严俊丽，姚文丽，等.丹皮酚缓释滴丸的制备与体外释放度研究[J].时珍国医国药，2018，29(8)：1870

王志，叶贝妮，冯年平.大豆苷元固体分散体的制备及生物利用度研究[J].上海中医药杂志，2018，52(9)：86

王继龙，魏舒畅，刘永琦，等.基于 G_1-熵权法和正交设计优选黄芪百合颗粒的提取纯化工艺[J].中草药，2018，49(3)：596

王姗姗，施崇精，刘小妹，等.清毒消瘀颗粒的粉体学性质及制粒工艺考察[J].中国实验方剂学杂志，2018，24(6)：16

王学军，徐恒，程敏，等.以壳聚糖为絮凝剂的杜仲叶水提液澄清工艺优化[J].国际医院药学杂志，2018，45(2)：150

王雪竹，王文静，纵伟，等.金盏菊花提取物粉喷雾干燥工艺条件研究[J].中南药学，2018，16(2)：183

王亚丹，戴忠，孙彩林，等.UPLC-ELSD指纹图谱结合化学计量学方法用于骨刺片的质量控制[J].中国中药杂志，2018，43(6)：1156

王优杰，施晓虹，李佳璇，等.黏附力测定新装置及其在预测中药喷雾干燥热熔型黏壁中的应用[J].中国中药杂志，2018，43(23)：4632

王玉霞，张润，李梦景，等.复方丹参鼻用温敏凝胶成型工艺研究[J].时珍国医国药，2018，29(2)：344

吴飞，陆章琪，胡佳亮，等.临床试验用中药安慰剂设计和质量控制研究进展[J].中国新药杂志，2018，27(11)：1254

吴超群，李小芳，牟倩倩，等.甘草总黄酮纳米混悬剂冻干粉的表征及稳定性考察[J].中国实验方剂学杂志，2018，24(2)：29

吴巧凤，严云良，张小霞.厚朴超声提取工艺的优化[J].中成药，2018，40(5)：1070

吴素香，闫冉，石森林，等.桂枝茯苓透皮贴剂的制备[J].中成药，2018，40(3)：571

武肖云，王振华，孙丽娜，等.一测多评法测定复方毛冬青片中3种皂苷类成分的含量[J].中药新药与临床药理，2018，29(2)：178

X

夏鹏飞,马肖,吴国泰,等.龙胆苦苷纳米乳处方优化及其质量评价[J].中国中医药信息杂志,2018,25(7):62

夏珍珍,陈柽,李冰韶,等.复方车前凝胶贴膏的制备及初步评价[J].天津中医药大学学报,2018,37(2):149

项想,孙成静,宿树兰,等.丹参茎叶酚酮有效部位的提取纯化工艺研究[J].中草药,2018,49(1):120

肖文,刘晓霞,王继龙,等.中不同压敏胶基质对小儿清热宣肺贴释药速率和透皮吸收的影响[J].中国中医药信息杂志,2018,25(8):86

肖春霞,周世玉,文永盛.HPLC 法同时测定三黄片中 9 种成分[J].中成药,2018,40(3):601

谢松.锡类散温敏型原位凝胶的制备[J].中成药,2018,40(7):1615

谢小丽,王凯,陈振夏,等.艾纳香咀嚼片处方工艺的优化[J].中成药,2018,40(3):592

熊友香,马瑞,汤红霞,等.载去甲斑蝥素介孔二氧化硅纳米粒的制备及体外释药研究[J].江西中医药大学学报,2018,30(4):76

熊友香,汤红霞,马瑞,等.去甲斑蝥素/粉防己碱双载药脂质体的制备工艺及体外释放性质考察[J].中国中药杂志,2018,43(12):2531

徐晶晶,张可擎,向云亚.缩泉丸中益智、乌药超临界 CO_2 萃取工艺的优化[J].中成药,2018,40(7):1627

徐思宁,刘红波,唐志书,等.秦艽总苷脂质体的制备及其体外释放与经皮渗透研究[J].中药材,2018,41(6):1418

徐玉玲,谢敏,梁悦,等.基于 QbD 理念优选川明参口含片的制备工艺[J].中国实验方剂学杂志,2018,24(17):14

薛鸿娇,唐华争,张琪,等.蒿甲醚口服微乳原位凝胶的制备与评价[J].中国实验方剂学杂志,2018,24(9):29

薛棱芬,殷雅卓,谢兴亮,等.苦参碱直肠原位温敏凝胶的制备及性能评价[J].中草药,2018,49(6):1311

Y

闫丹,江敏瑜,王云红,等.积雪草总苷脂质体的制备及体外透皮研究[J].中草药,2018,49(9):2041

闫丹,江敏瑜,王云红,等.血竭三七接骨膏超微粉碎工艺的优化及其粉体学性质[J].中成药,2018,40(5):1193

闫平,何昊,姚奕,等.超声酶法对锦灯笼中黄酮和木犀草素提取工艺的优化[J].现代中药研究与实践,2018,32(4):40

严敏嘉,李小芳,吴超群,等.穿心莲内酯过饱和自微乳化释药系统的制备及体外评价[J].中国实验方剂学杂志,2018,24(10):8

晏晨,张卫青,丁丽馨,等.枳茵益子安母颗粒成型工艺的优化[J].中成药,2018,40(8):1855

杨蕊,刘帝灵,林丽,等.连三叶触变凝胶剂制备工艺的优化[J].中成药,2018,40(3):737

杨月,李奔,陈月恩,等.桑珠滋阴口服液治疗原发性干燥综合征的随机、双盲、安慰剂对照研究[J].中国中医药科技,2017,24(4):456

杨金枝,孙文霞,王姣姣,等.白杨素固体脂质纳米粒的制备及其药动学行为[J].中成药,2018,40(1):76

杨宁辉,付金芳,曹伶俐.蛇床子素渗透泵控释片制备工艺的优化及其体外释药行为[J].中成药,2018,40(9):1954

姚静,施钧瀚,桂新景,等.基于 HPLC 指纹图谱考察 3 种复合掩味佐剂对御寒颗粒汤剂成分的影响[J].中华中医药杂志,2018,33(3):1128

叶花,段秀俊,王嘉琛,等.干姜挥发油的提取及其 β-CD 包合物的制备工艺研究[J].河南中医,2018,38(10):1603

叶俊贤,崔彩红,崔升森.辛夷挥发油壳聚糖微球制备工艺研究[J].亚太传统医药,2018,14(8):47

叶青艳,陈建杰,凌琪华,等.葛根芩连汤加味方干预肠道湿热型急性感染性腹泻的多中心、随机双盲、安慰剂对照临床研究[J].上海中医药杂志,2017,51(9):48

益慧慧,勺怡娜,尚姣,等.黄芩总黄酮脂质体的制备及其体外抗肿瘤活性[J].中成药,2018,40(2):313

余荧蓝,郑智元,伊宸辰,等.青蒿素长循环脂质体的制备及体外性质评价[J].药学学报,2018,53(6):1002

Z

臧琛,聂其霞,王国华,等.Box-Behnken 响应面法优化铁皮石斛的真空冷冻干燥工艺[J].中国实验方剂学杂志,2018,24(10):15

翟西峰,王霄旸,赵宁,等.龙胆苦苷缓释滴丸的制备工艺及体外释药研究[J].时珍国医国药,2018,29(8):1857

张琳,赵凤平,张传辉,等.三七总皂苷缓释片处方的优

化[J].中成药,2018, 40(6):1287

张乔,张琦,李静,等.双黄连口服液与颗粒剂微生物限度检查方法的研究[J].中医药信息,2018, 35(2):53

张哲,王亚静,周浩,等.模糊综合评价法在蒲公英凝胶处方优化中的应用[J].天津中医药大学学报,2018, 37(2):145

张初瑜,陈素红,吴素香.一测多评法测定复方人参片中的 8 种苷类成分[J].中国现代应用药学,2018, 35(5):708

张福君,瞿晶田,王强.超微粉碎技术对灵芝中三萜类成分溶出的影响[J].中国药房,2018, 29(5):599

张海全,黄勤英,许丹妮,等.罗汉果含片制备工艺的研究[J].现代中药研究与实践,2018, 32(5):55

张红霞,张丽芳,张莉,等.高效液相色谱-质谱联用法同时测定胃复春片中 11 种成分的含量[J].中国临床药理学杂志,2018, 34(12):1470

张慧月,赵姝,陈纷纷,等.星点设计-效应面法优选祛湿止痒凝胶基质处方[J].辽宁中医药大学学报,2018, 20(4):72

张菁楠,胡艳秋,张军威,等.Box-Behnken 响应面法优化交泰丸有效部位口服自微乳的制备方法[J].西药学杂志,2018, 33(4):359

张文娟,陈一桢,唐兰如,等.二氢杨梅素长循环纳米脂质体的制备及大鼠体内药动学研究[J].中草药,2018, 49(4):806

张雯静,王国华.落花安神口服液治疗失眠症疗效的随机双盲安慰剂对照临床试验[J].中华中医药杂志,2017, 32(6):2801

张晓娟,赵正栋,张辰露,等.复合酶预处理法对银杏叶总黄酮和总内酯提取率的影响[J].中成药,2018, 40(8):1848

张艳艳,王继陈,韩岚,等.桔梗皂苷滴丸制备工艺研究[J].中华中医药杂志,2018, 33(8):3619

张莹莹,刘伟,周文杰,等.少腹逐瘀凝胶贴膏剂基质处方优化及体外透皮特性研究[J].中草药,2018, 49(18):4284

张壮丽,赵晓丹,王纪芬,等.鱼腥草挥发油 HPCD 包合物肠用温敏凝胶的制备[J].中成药,2018, 40(5):1060

章越,丁陈陈,温露,等.核壳型聚乳酸-羟基乙酸共聚物磁性纳米系统用于中药复方多组分的时空递释[J].药学学报,2018, 53(12):1968

赵芳,杨云汉,赵雪秋,等.延胡索乙素与 β-环糊精及其衍生物的包合行为研究[J].中草药,2018, 49(15):3609

赵强,武倩,刘喜纲.齐墩果酸固体分散体的制备[J].中成药,2018, 40(10):2170

赵安邦,杜晨朝,吴志生,等.过敏康颗粒质量控制方法研究[J].中华中医药杂志,2018, 33(3):1036

赵丽蓉,罗汉,相英龙,等.Box-Benhken 响应面法优化微波提取黄精总皂苷的条件[J].中国现代中药,2018, 20(8):1010

折哲,李凤森,赵志翔,等.复方佛耳草合剂对 AECOPD 患者外周血炎症因子及单核细胞 Toll 样受体表达影响的随机、双盲、安慰剂对照研究[J].上海中医药杂志,2017, 51(6):38

郑朝阳,肖兰华,覃军.响应面分析法优化酶提取土茯苓多糖工艺[J].中国中医药现代远程教育,2018, 16(6):99

周婷,朱静,黄莹,等.四方藤凝胶剂处方工艺的 Box-Behnken 效应面法优化[J].时珍国医国药,2018, 29(4):865

周雪,姜丰,严俊丽,等.薄荷油微乳凝胶的制备研究[J].时珍国医国药,2018, 29(3):587

周国梁,蔡玉茹,魏敏,等.正交试验结合星点设计优化复合酶提取凤尾草中芹菜素的工艺研究[J].中药新药与临床药理,2018, 29(4):483

周琴妹,朱萱萱,刘顺,等.基于生物指标与理化指标结合模式指导的加味甘麦大枣颗粒精制纯化工艺[J].中国现代应用药学,2018, 35(6):845

周雪峰,洪伟勇,王金明,等.羟基喜树碱 PEG-PHDCA 纳米粒的制备及表征[J].中成药,2018, 40(2):456

朱华旭,李益群,徐丽,等.陶瓷膜微滤过程中小檗碱与高分子物质相互作用的初步研究[J].中草药,2018, 49(18):4250

邹俊,刘丽,郭巧生,等.响应面法优化连钱草三萜酸类成分的超声辅助提取工艺[J].中药材,2018, 41(9):1901

邹蔓姝,钟思雨,周莉莉,等.斑蝥素半乳糖化脂质体制备工艺研究[J].中草药,2018, 49(12):2809

左文宝,王荣,杨建宏,等.补青颗粒成型工艺优化[J].中成药,2018, 40(8):1737

左雯雯,吴鑫,黄胜良,等.新生化颗粒的 HPLC 指纹图谱研究[J].中国中药杂志,2018, 43(18):3676

（五）中药炮制

【概述】

2018年，中药炮制研究领域发表论文除炮制历史沿革、饮片鉴别和临床应用综述等论文外，实验研究论文近200篇，以优化炮制工艺、炮制前后成分含量的比较、饮片质量控制方法等研究为主，化学指标结合药理指标的产地加工炮制一体化研究明显增加，色度检测等新技术、新方法在中药炮制中的应用也有报道。

1. 中药炮制工艺研究

（1）产地加工炮制一体化研究　林冰等以醇浸出物、二苯乙烯苷及游离蒽醌含量为指标，采用综合评分法优选何首乌产地加工炮制一体化工艺为，切片厚度8～12 mm，70 ℃干燥24 h。采用乙酰苯肼和环磷酰胺结合的方法建立血虚模型，实验表明传统和产地加工何首乌饮片均具有补血和降低肝毒性作用，且无显著性差别。赵重博等以秦皮甲素、秦皮乙素、秦皮素、秦皮苷和总香豆素含量为指标，优选秦皮一体化工艺为，药材去粗皮后，切6 mm厚的丝，75 ℃干燥3.25 h；该工艺生产的秦皮饮片可显著减少冰醋酸致小鼠的扭体反应次数，延长潜伏期，抑制角叉莱胶诱导的大鼠足肿胀反应，明显或部分缓解肿胀程度；与传统饮片比较，抗炎作用无显著性差异，镇痛作用更加明显。罗雪晴等实验表明，枳壳趁鲜切制晒干品中柚皮苷和新橙皮苷含量高于相应天数的60 ℃烘干品，在肠推进率、胃排空率、胃泌素指标上与传统饮片无显著差异，对血液黏稠度的影响更为缓和。宋艺君等建立陕产延胡索产地加工与炮制一体化工艺样品生物碱类化学成分的HPLC指纹图谱，确定17个共有峰，指认了原阿片碱、延胡索乙素2个化合物。

（2）多指标优化炮制工艺　采用正交试验，宋艺君等以莫诺苷、马钱苷、多糖、5-羟甲基糠醛、水溶性浸出物的总评归一值为评价指标，优选酒山茱萸炮制工艺为，黄酒用量25%，闷润2 h，蒸制4 h。张金莲等以醇浸出物、细叶远志皂苷、远志酮Ⅲ、3，6′-二芥子酰基蔗糖的含量综合加权评分为指标，优选炆远志工艺为远志每300 g，加甘草量15 g，3倍量水，炆制5 h。路立峰等以宏观性状、中观全铁含量、微观溶出量（水溶性铁、重金属铅和镉）多指标综合评价法优选蛇含石炮制工艺为，药材粒径（1.2±0.2）cm，700 ℃煅制40 min，火煅醋淬3次。张琳等以芸香柚皮苷、橙皮苷、川陈皮素、3，5，6，7，8，3′，4′-七甲氧基黄酮、桔皮素为指标，多指标综合评分结合Box-Behnken设计-响应面法优选陈皮炮制工艺为，加水量33%，45 ℃闷润64 min。刘爱朋等以酸枣仁油、酸枣仁皂苷a、酸枣仁皂苷b、斯皮诺素为指标，结合层次分析法与综合评分法优选酸枣仁微波炮制工艺为，微波功率900 W，微波时间8 min。陈江鹏等以颜色亮度、红绿色品坐标、黄蓝色品坐标，计算样品的总色值等4个指标，结合醇浸出物、多糖、党参炔苷及5-羟甲基糠醛含量，优选米炒党参的工艺为，使用粳米作原料，140 ℃炒制10 min，饮片与大米的比例为100∶30。孙云龙等结合外观性状和总有机酸、枸橼酸、总黄酮的含量变化，以炮制后减重率和对小鼠凝血时间、出血时间的影响为指标，优选山楂炭的工艺为270 ℃炒制15 min，翻转次数8 r/min。

（3）炮制辅料研究　钟凌云等以6-姜辣素和8-姜酚含量为指标，优选生姜榨汁、生姜煮汁和干姜煮汁3种炮制辅料的制备工艺。结果生姜榨汁工艺为,加水来回压榨4次,每次加入15%的水,滤去残渣,低温旋转蒸发,使其变成1 g/ml的溶液;生姜煮汁工艺为加水煎煮3次,一次加入5倍量水,煎煮30 min,每次得到的液体都滤去残渣、合并,旋转蒸发至浓度约为1 g/ml;干姜煮汁工艺为用12倍量的水煮沸1 h后过滤,残渣用10倍量的水煮沸1 h后过滤,残渣再用8倍量的水煮沸1 h后过滤,合并以上3次滤液,旋转蒸发至浓度约为0.33 g/ml。白宗利等研究表明,炮制用麦麸性状应为淡黄色至棕黄色的碎屑,有麦麸香味,握之松软,味淡;含有丙氨酸、亮氨酸,水分含量不得超过13.7%,总灰分不得超过5.6%,铅含量不得超过5 mg/kg,砷含量不得超过2 mg/kg,总黄酮含量不少于0.7%。

2. 中药炮制化学成分的研究

薛刚强等从熟地黄中分离得到7个化合物,分别为isobonein(1)、地黄素A(2)、苁蓉素(3)、地黄素D(4)、地黄呋喃(5)、异毛蕊花糖苷(6)、肉苁蓉苷F(7);化合物1、3、7为首次从该属植物中分离得到,化合物1、2、4、7表现出较明显的体外保肝活性。王信等采用HPLC同时测定天麻生品及清蒸不同时间炮制品中天麻素(GA)、柠檬酸(CA)、对羟基苯甲醇(HA)、巴利森苷A(PA)、巴利森苷B(PB)、巴利森苷C(PC)、巴利森苷E(PE)的含量,研究炮制过程成分变化规律。结果表明,在蒸制过程中,PA、PE发生不完全水解,GA、CA、PB含量逐渐增加,HA、PC含量几乎不变;蒸制60 min后各成分含量趋于稳定。王燕华等发现与直接"劈成碎块,研成细粉"的鹿茸粉相比,40%乙醇炮制的鹿茸片中粗蛋白、氨基酸、生物胺、核苷类成分依次减少5.01%、4.35%、5.90%、27.62%;50%乙醇炮制的鹿茸片中多糖、核苷类成分分别减少24.53%、21.07%;60%乙醇炮制的鹿茸片中粗蛋白、核苷类成分各减少1.65%、20.52%。表明与直接"劈成碎块,研成细粉"的鹿茸粉相比,鹿茸片中的部分有效成分有所损失。康云雪等研究表明,诃子汤煮制铁屑和诃子浸泡制铁屑中Fe^{2+}分别从生品的0.000 3%升高到3.07%和1.02%;诃子汤煮制铁屑和诃子浸泡制铁屑有机酸量明显降低,没食子酸量分别从生品的1.67%降低为1.24%、1.51%。刘玲等采用HPLC测定了青娥丸生品、清炒品、盐润品、盐炙品中15种指标性成分含量。结果显示,与生品相比,清炒后补骨脂苷、异补骨脂苷含量显著升高,京尼平苷酸、绿原酸、松脂醇二葡萄糖苷含量无显著变化,其他成分含量均下降;盐水闷润后,补骨脂苷和异补骨脂苷含量下降,补骨脂素与异补骨脂素含量显著升高;盐炙后补骨脂素、异补骨脂素、补骨脂二氢黄酮、补骨脂二氢黄酮甲醚含量明显下降,补骨脂苷、异补骨脂苷、异补骨脂二氢黄酮含量明显升高,其他成分无显著变化。杨冰月等采用HPLC测定半夏及其炮制品(清半夏、姜半夏、法半夏)水提取物中8种有效成分的含量,并对祛痰、止咳进行药效学研究。结果表明,半夏炮制品中肌苷、鸟苷、腺苷、琥珀酸、盐酸麻黄碱含量较半夏生品明显下降,法半夏中未检出肌苷;3种炮制品相比,清半夏中肌苷、鸟苷、腺苷、琥珀酸含量最高,姜半夏最低,与祛痰作用强弱一致,该4种成分是祛痰作用的活性成分;姜半夏经生姜、白矾制后,生姜(引入6-姜辣素)增强姜半夏止呕作用,减弱化痰、止咳作用。

3. 炮制品质量控制研究

茅玉炜等采用HPLC建立枸杞子与酒炖枸杞子多酚类成分指纹图谱。结果表明,酒炖后可提高枸杞子指纹图谱的相似度(相似度>0.95),可以作为区分的质量指标。杨冰月等建立了款冬花生品与蜜炙品的HPLC指纹图谱,36批样品与对照指纹图谱的相似度在0.72~0.98;通过聚类分析、主成分分析和偏最小二乘法-判别分析等计算方法可将款冬花生品与蜜炙品完全区分开来,没食子酸、绿原酸、异绿原酸A、款冬酮等10个成分是导致两者差异性的主要标志物。张语凡等采用TLC比较何首乌生品、常压清蒸、高压清蒸、黑豆汁蒸等不同炮制品样品与对照药材、二苯乙烯苷、大黄素-8-*O*-*β*-D-葡萄糖苷、大黄素甲醚-8-*O*-*β*-D-葡萄糖苷、大黄素、大黄素甲醚对照品的斑点，与生品相比，制何首乌二苯乙烯苷、大黄素-8-*O*-*β*-D-葡萄糖苷、大黄素甲醚-8-*O*-*β*-葡萄糖苷斑点颜色减弱，大黄素、大黄素甲醚斑点颜色增强，可以区分常压清蒸与高压清蒸何首乌以及常压蒸制何首乌时是否添加辅料。吴喆等采用红外光谱法结合化学计量学建立主成分-马氏距离判别模型，对云南重楼不同炮制品进行鉴别分析，结果不同炮制品红外图谱的峰形基本相似，少数特征吸收峰数目、位置和吸收强度存在差异，表明重楼经不同炮制后化学成分和含量发生了改变。李蕾等建立了 11 批铁屑生品的 XRD Fourier 指纹图谱，并对 6 种炮制品的图谱叠加进行比较，运用 K 值法测定了不同炮制品中 Fe_3O_4 质量分数。结果显示，生品和诃子制等 6 种炮制品在共有峰的数目和强度上存在一定差异，且与 Fe_3O_4 质量分数变化规律一致。曾媛媛等建立了 UPLC-MS/MS 测定桑叶原药材、生品、盐炙、蒸制、蜜炙和桑枝原药材、盐炙、蒸制、蜜炙中 1-脱氧野尻霉素含量的方法。贾春燕等建立 TLC 定性鉴别炒茺蔚子、HPLC 测定盐酸水苏碱含量的方法，制定炒茺蔚子的质量标准为水分、总灰分，分别不得超过 6.0%、8.0%、浸出物不得少于 9.0%。

4. 中药炮制毒效研究

刘莲等研究表明，狼毒氯仿毒性部位可导致小鼠粪便及十二指肠、结肠肠道含水量显著升高，并导致结肠水通道蛋白 AQP1 蛋白表达水平显著降低，AQP3、AQP4 蛋白表达水平显著增高，且氯仿部位的肠道毒性作用显著高于非氯仿部位；醋制后粪便含水量、十二指肠及结肠含水量均显著下降，结肠中 AQPs 表达趋向正常，毒性降低。高明菊等研究显示，姜汁、黄酒、蜂蜜、盐水、醋等不同辅料蒸制三七中三七皂苷含量随着炮制时间增加呈明显下降趋势；二醇型皂苷与三醇型皂苷的比值与鲜品比较呈上升趋势；不同炮制品抗血小板聚集活性明显强于鲜品，油炸三七活性明显高于其他方法炮制样品。吴紫君等比较天南星科的 3 种有毒中药半夏、天南星、白附子的生品和制品的急性毒性。结果表明，生半夏、生天南星、生白附子腹腔注射的 LD_{50} 分别为 5.38、21.51、39.31 g/kg；而半夏、天南星、白附子的炮制品腹腔注射均无明显毒性表现，3 种有毒中药经过炮制后毒性明显降低。

5. 其他

曲丛丛等采用 HPLC-TOF/MS 研究发现，远志中远志蔗糖酯 A 模拟炮制品中检测到球腺糖 A、对羟基苯甲酸和 3，4，5-三甲氧基肉桂酸，远志蔗糖酯 C 模拟炮制品中检测到了球腺糖 A、3，4，5-三甲氧基肉桂酸、黄花远志素 C 和芥子酸；远志寡精 A、H、J 模拟炮制品中均检测到对香豆酸；远志皂苷 B 检测到其异构体。徐保鑫等采用 HPLC-TOF/MS 研究发现，远志中西伯利亚远志糖 A5 模拟炮制品中检测出阿魏酸，西伯利亚远志糖 A6 模拟炮制品中检测出芥子酸，球腺糖 A 模拟炮制品中检测出了 3，4，5-三甲氧基肉桂酸，远志蔗糖酯 B 模拟炮制品中检出芥子酸和对羟基苯甲酸，3，6′-二芥子酰基蔗糖模拟炮制品中检测出了西伯利亚远志糖 A6、黄花远志素 C、芥子酸，黄花远志素 A 模拟炮制后检测出了黄花远志素 B 和阿魏酸。彭诗涛等以颜色、质地、麻舌感、3 种单酯型生物碱含量结合 3 种双酯型生物碱含量、7 种水溶性生物碱含量以及操作简便性为指标，以《中国药典》(2015 年版)中的炮附片为参照，采用综合评分法从古代干热法、现代烘烤法、清炒法和砂烫法中筛选炮附子饮片。结果各指标综合评分结果为，现代烘烤法≈砂烫法＞清炒法＞古代干热法＞药典法；现代烘烤法和砂烫法所制备的炮附子均可达到内外皆黄、质地酥脆的传统质量要求；与生附片比较，3 种双酯型生物碱含量降低 88.9%～90.5%，3 种单酯型生物碱含量增加 255.2%～385.6%，与《中国药典》(2015 年版)炮附片比较，3 种单酯型生物碱和 7 种水溶性生物碱含量均显著增加。张雪等利用色彩分析仪对焦栀子炒制过程中的样品进行色度值测定，并利用 HPLC 整体图谱分析，筛选出与焦栀子炒制过程中与总色值(E^*_{ab})高度相关的 8 个成分，即羟异栀子苷、6″-香豆酰京尼平龙胆二糖苷、西红花苷-Ⅰ、西红花苷-Ⅱ及峰I6、I12、C1、C2，此8种成分含量随焦栀子炒制颜色加深呈下降趋势；焦栀子炒制过程中鸡屎藤次苷甲酯、去乙酰车叶草苷酸甲酯、羟异栀子苷、西红花苷-Ⅱ、西红花苷-Ⅰ及峰C1、C2、C4、C6、C7为含量变化较显著的10个成分；故羟异栀子苷、西红花苷-Ⅰ和西红花苷-Ⅱ是焦栀子炒制过程中与外观颜色变化高度相关且含量变化显著的成分，可作为焦栀子质量控制的潜在质量标志物。何美菁等分别对甘遂生品、甘遂醇提物、石油醚萃取物、氯仿萃取物、乙酸乙酯萃取物、正丁醇萃取物及其甘草汁拌制品进行热解特性分析。结果发现，加入甘草汁使甘遂的毒性部位（石油醚部位及氯仿部位）的热解速率增加，最大热失重速率峰的温度点降低；药效部位（乙酸乙酯部位）虽然在升温过程中亦有所下降，但是整体失重率及失重速率相对较小，达到保留药效成分的作用。表明甘草制甘遂后减毒的机制以及甘草制甘遂的科学性及合理性。

（撰稿：谭鹏　李飞　审阅：陈建伟）

【12种中药产地加工炮制一体化的研究】

1. 知母

黄琪等以知母中指标性成分知母皂苷B-Ⅱ、芒果苷含量及饮片外观性状为指标，采用综合评分法优选知母产地加工工艺为，50 ℃烘制11 h（药材含水量45%～50%），于滚筒中撞去毛，脱毛时间30 min，切4 mm厚片，于50 ℃条件下烘干；且一体化工艺饮片指标性成分含量及降糖作用与《中国药典》（2015年版）传统工艺饮片相比无显著性差异，解热作用略优于传统饮片。

2. 商陆

邱明鸣等以商陆饮片外观性状、水溶性浸出物、商陆皂苷甲含量为指标优化商陆产地加工与炮制一体化加工工艺为，取新鲜商陆根，去除茎基、须根、杂质等，洗净，切6 mm厚片，堆积厚度20 mm，75 ℃干燥约16 h，得4 mm商陆厚片。该工艺减少其在产地加工时晾晒干燥花费的劳动力，还减少了饮片生产企业对商陆药材进行水处理软化等操作，大大提高了生产效率，节约了生产成本；同时该方法减少了水处理软化等操作引起的有效成分的损失，提高了商陆浸出物和商陆皂苷甲含量，提高了商陆饮片质量。

3. 香薷

孙冬月等以香荆芥酚、麝香草酚、挥发油含量为综合评价指标，采用$L_9(3^4)$正交试验分别优化传统切制和产地加工炮制一体化工艺，并对2个优选出的工艺进行对比研究。结果优化的香薷传统切制工艺为，3倍量水淋润软化1 h，切制1.0 cm，50 ℃～60 ℃烘干；优化的香薷产地加工炮制一体化工艺为，趁鲜切制1.0 cm，50 ℃～60 ℃干燥36 h。且该工艺的香荆芥酚、麝香草酚、挥发油含量均高于传统切制。

4. 纹党参

强思思等对采收期的纹党参鲜药材分别采用3种加工炮制方法：①烘箱80 ℃烘至含水量为药材原始含水量不同百分比（30%～100%）时，分别取出切片，50 ℃烘干，制得8个饮片样品（XⅠYP 1～8）。②鲜纹党参直接在不同温度（50 ℃～120 ℃）分别烘至含水量为药材原始含水量的50%时，取出切片，50 ℃烘干，制得8个饮片样品（XⅡYP 1～8）。③纹党参干药材，闷润，切片，自然晾干，制得传统饮片。结果显示，饮片XⅠYP3的醇浸出物（55.36%）、水浸出物（54.91%）和苍术内酯Ⅲ（10.95 μg/g）含量均高于其他饮片。该工艺一方面使纹党参饮片的制备时间大大缩短，且50%含水量切片时不渗汁、无掉渣，断面平整，切片较为容易，干燥后的饮片外形美观；另一方面，与传统饮片的加工方法相比，因避免了药材干燥后二次闷润的过程，较好地保留了纹党参中的活性成分。

5. 何首乌

郑英等比较产地加工炮制一体化(鲜何首乌片清蒸、黑豆汁拌蒸)和传统炮制(清蒸、黑豆汁拌蒸)对何首乌中二苯乙烯苷、游离蒽醌类成分和总多糖含量的影响。结果显示,在同一时间取样,一体化与传统炮制对二苯乙烯苷含量均无显著性影响,随着蒸制时间的延长,何首乌传统炮制样品和一体化样品中二苯乙烯苷的质量分数呈逐渐降低的趋势;一体化与传统炮制对游离蒽醌类成分的含量具有显著性影响,且一体化样品中游离蒽醌类成分的含量明显低于传统炮制样品;2 种炮制方法对总多糖含量均无显著性影响。且此炮制工艺可大幅减少了传统炮制方法的加工工序,且制备的制何首乌质量较好,省时省力、可操作性强。

6. 黄柏

张凡等采用 HPLC 测定产地加工一体化黄柏饮片和传统方法加工黄柏饮片中绿原酸、盐酸黄柏碱、木兰花碱、盐酸药根碱、小檗红碱、盐酸巴马汀、盐酸小檗碱、柠檬苦素和黄柏酮的含量。结果表明,该工艺生黄柏和盐黄柏上述指标性成分质量分数的总和(6.07%、8.94%)高于传统方法加工生黄柏和盐黄柏(3.96%、4.52%),此炮制工艺所含的有效成分均优于传统加工的饮片。

7. 天麻

单鸣秋等采用 Box-Behnken 中心组合设计方法以天麻中 5 个指标性成分天麻素及巴利森苷 A、B、C、E 质量分数的综合评分作为考察指标进行工艺优化。结果优选一体化加工工艺为,新鲜天麻蒸制 30 min, 60 ℃干燥 12 h。该工艺避免或减少了水溶性较强的指标性成分的损失,同时也减少人力资源和能源的消耗,降低了天麻饮片的加工成本。

8. 生地黄

张振凌等以外观性状和梓醇、毛蕊花糖苷、益母草苷及地黄苷 A、D 的含量为指标,采用综合指标评分法优选生地黄产地加工炮制一体化工艺。结果优选工艺为,取直径 2～6 cm 鲜地黄,置 75 ℃中烘焙至完全透心,堆放发汗 12 h,切 4～5 mm 厚片,置 75 ℃中干燥 4～5 h,取出放凉后包装。该方法可直接将鲜地黄加工成生地黄饮片,工艺简单方便,减少重复的加工过程和储藏环节。

9. 枳壳

祝婧等以柚皮苷、橙皮苷、新橙皮苷质量分数及血浆胃动素质量浓度的综合评分为指标,正交试验考察枳壳切制厚度、干燥温度、干燥时间对枳壳趁鲜切制工艺的影响。结果优选炮制工艺为,切制厚度 3 cm,干燥温度 50 ℃,干燥时间 4 h。该工艺不仅极大地提高了生产效率,降低了生产成本,还能有效避免药材中有效成分的流失。

10. 秦皮

王景媛等通过测定各样品中秦皮甲素、秦皮乙素和水浸提物的含量,比较秦皮一体化加工与传统的炮制工艺。秦皮该工艺为,鲜秦皮蒸制 6 h 后直接去粗皮,在 60 ℃恒温下烘至半干(含水量约 30%),切丝,再在 60 ℃恒温下烘干。结果采用传统炮制品中的秦皮甲素含量为 1.83%,秦皮乙素的含量为 0.12%,总量为 1.95%,水浸提物为 23.52%,而该工艺秦皮甲素的含量为 2.97%,秦皮乙素的含量为 0.14%,总量为 3.11%,水浸提物的含量为 39.67%。

11. 西红花

姚冲等采用 Box-Behnken 设计以西红花苷、藏红花苦素和藏红花醛含量的综合评分为指标,优选西红花一体化工艺为,西红花开花当天采收,冷藏时间 12 h 内,干燥温度为 90 ℃。该工艺一方面可以适当延长采收加工周期,降低日劳动人数和人力成本,进而提高经济效益;另一方面还可优化加工条件,减少资源浪费,有效确保西红花饮片的质量。

12. 栀子

梁献葵等通过测定栀子中指标性成分的含量，考察不同产地加工方法(直接烘干、蒸后烘干、加明矾水煮后烘干)对栀子药材质量的影响，确定栀子产地加工炮制煮制时间。结果显示，直接烘干栀子样品指标性成分含量变化最为明显，蒸后烘干与水煮(加明矾)后烘干含量变化随炮制时间的增加逐渐减小，说明直接烘干与炮制时间太短，均达不到“杀酶保苷”的作用；栀子产地加工炮制蒸制 13 min、水煮(加明矾)8 min 后，指标性成分降解的酶类基本被破坏，达到杀酶保苷的作用。

（撰稿：李伟东　审阅：陶建生）

【16 种中药炮制前后化学成分变化的研究】

1. 巴豆

单雪莲等将巴豆生品进行热压去油、冷压去油和淀粉稀释法炮制，得 3 种巴豆制霜品。考察制霜前后巴豆脂肪油、总蛋白的变化。结果表明，巴豆霜脂肪油成分组成一致，但总蛋白含量和组成具有明显差异，含量排序为冷压巴豆霜＞热压巴豆霜＞稀释巴豆霜，其中冷压和稀释巴豆霜 Western blot 总蛋白条带相对分子质量分布一致，热压巴豆霜总蛋白组成发生显著变化，条带减少，变淡，表明在巴豆制霜中，稀释和加热过程均能够降低蛋白含量，且加热导致部分蛋白变性失活。

2. 白蔹

申旭霁等研究白蔹不同炮制品中没食子酸的含量变化。结果表明，白蔹生品、炒黄品、炒焦品中没食子酸的含量分别为 39.57、31.67、150.17 μg/g，炒焦品中的没食子酸含量最高。郑梦迪等研究发现，白蔹炒制品中的原儿茶酸、没食子酸的含量明显高于生品，原儿茶醛、白藜芦醇的含量略低于生品。

3. 柴胡

从梦雨等对 4 种样品(柴胡水提液、柴胡醇提液、醋柴胡水提液、醋柴胡醇提液)进行 HPLC-ELSD 指纹图谱研究，并测定柴胡皂苷 a、b1、b2、d 的含量。结果表明，醋柴胡水提液中的原生皂苷总量最少，其余 3 种相差不大；而次生皂苷总量方面，醋柴胡水提液中最多，柴胡醇提液中最少；说明加热水提和醋炙均可促进原生皂苷向次生皂苷转化，作用力度相当，两者叠加作用(醋柴胡水提)则达到最大值。侯会平等比较了北柴胡不同产地、不同采收期和不同炮制品中柴胡皂苷 a、b2、c、d、e 和 f 的含量。结果显示，辽宁、陕西和甘肃的北柴胡中柴胡皂苷的含量在 5 月和 8 月均较高，而山西产只在 8 月达到最大值。11 种炮制品中柴胡皂苷含量依次为，生品＞麸炒品＞炒制品＞酒拌品＞鳖血炙品＞酒润麸炒品＞酒炙品＞醋拌品＞鳖血黄酒炙品＞醋炙品＞蜜炙品＞蜜拌品；除蜜拌品之外，其他炮制品中柴胡皂苷 b2 的含量均高于生品，并且柴胡皂苷 a、b2、d 三者的含量差异显著。

4. 蟾酥

陈瀛澜等分别以日晒干燥、50 ℃真空干燥、50 ℃鼓风干燥、80 ℃鼓风干燥、冷冻干燥等工艺加工鲜浆，制备成蟾酥。结果，日晒及 50 ℃鼓风干燥法所制得的蟾酥颜色均符合《中国药典》(2015 年版)的标准；5 种不同加工炮制方法所得蟾酥中沙蟾毒精、远华蟾毒精、蟾毒它灵、华蟾毒它灵、蟾毒灵、华蟾酥毒基、脂蟾毒配基含量没有明显差异；华蟾酥毒基和脂蟾毒配基含量之和都符合《中国药典》(2015 年版)要求，大于 6%。

5. 佛手

汪金玉研究发现，佛手蒸制后，所含橙皮苷及 5,7-二甲氧基香豆素呈下降趋势，但与生品相比无显著差异($P>0.05$)；5-羟甲基糠醛在生品中含量微乎其微，制后含量明显增加($P<0.05$)。

6. 附子

刘鹏等研究显示，江油附子皮含水量显著高于南阳附子，南阳附子皮占整个附子的重量比例显著高于江油附子；江油附子去皮前含水量显著高于去皮后，南阳附子去皮后含水量显著高于去皮前。南阳附子皮单、双酯型生物碱含量均显著高于江油附子；江油和南阳附子去皮前和去皮后单酯型生物碱含量均无显著差异，但江油附子双酯型生物碱含量去皮前显著高于去皮后，南阳附子双酯型生物碱含量去皮前显著低于去皮后。江油附子去皮原因可能与附子皮中含有较高的双酯型生物碱和含水量有关，去皮后能降低毒性且便于生物碱溶出有关。

7. 甘草

刘菁华等采用《中国药典》(2015 年版)所载蜜水闷润烘干法炮制甘草，采用 RP-HPLC 测定样品中 18β-甘草酸、18α-甘草酸的含量。结果显示，升高炮制温度、延长炮制时间都会造成甘草饮片中甘草酸主成分异构体 8β-甘草酸、18α-甘草酸的分解，其总含量略有下降；炮制过程中主成分异构体未发生构型转变，对两者比例关系也无影响；炮制后甘草饮片中主成分 8β-甘草酸、18α-甘草酸含量比炮制前有所降低；甘草饮片炮制时间不能过长、温度不可过高，以免造成有效成分的过度丢失，烘制法的适宜条件为，65 ℃烘制 1～2 h。

8. 干姜

李文涛比较了传统切片及趁鲜切片法的干姜片及其炮制品中挥发油和 3 种姜酚的含量。结果表明，2 种加工方法制备的干姜片中共检测出 30 个挥发性成分，趁鲜切法制备的干姜片有 25 种，传统法制备的干姜片有 11 种；2 种干姜片制成的炮姜、姜炭挥发油中共鉴定出 28 个挥发性成分，其中趁鲜切法干姜片制备的炮姜中有 19 种，传统法干姜片制备的炮姜中有 17 种，趁鲜切法干姜片制备的姜炭中有 15 种，传统法干姜片制姜炭中有 18 种。趁鲜切法制备的干姜片中 6-姜酚、8-姜酚、10-姜酚的含量(0.62%、0.09%、0.17%)高于传统法制备的干姜片中 3 种姜酚含量(0.54%、0.08%、0.15%)；趁鲜切制干姜片制备的炮姜中 3 种姜酚含量低于传统法制干姜片制备的炮姜；趁鲜切片法与传统切片法分别再制成姜炭时 3 种姜酚含量较接近。

9. 决明子

郭日新等研究发现，生决明子药材在 30 ℃～80 ℃(适合酶发挥作用的温度范围)烘制 2 h 后，苷类、苷元类成分色谱峰均无明显变化，提示决明子中虽含有糖苷酶，但在炮制过程中，糖苷酶并未发挥酶解苷类成分的作用；当烘烤温度升高至 125 ℃时，苷类成分区域的 HPLC 色谱峰明显降低，苷元类成分区域色谱峰明显升高，当温度到达 150 ℃时，这种变化趋势更为明显，提示苷类成分含量降低，苷元类成分含量升高。表明炮制过程中真正引起决明子中苷含量降低，苷元含量升高的原因是苷在高温条件下苷键断裂分解产生对应的苷元。杨冰等采用电感耦合等离子体质谱仪，检测 15 个产地的决明子及其对应的炒决明子中 24 种无机元素的含量，建立生决明子及炒决明子无机元素指纹图谱，并采用 SPSS 22.0 进行主成分分析。结果发现，Sr、Mo、Ni、Mg、Ca、Na、V、Fe 为决明子的特征元素；炒制后仅 B 及 Fe 微有上升，其余均呈下降趋势，尤其 Pb、Cd、Hg 等重金属元素的含量均减少，表明决明子炒制具有降低重金属元素含量的作用。

10. 连栀矾溶液

连栀矾溶液由黄连、栀子、白矾用水煎煮后，滤过药液于阴暗潮湿处发酵，待其表面出现豹纹式青灰色真菌，药液呈澄清的橙红色至黄棕色时方可装瓶使用。袁学刚等采用 Illumina HiSeq 高通量测序技术测定不同发酵时间上下层连栀矾溶液中真菌 ITS2 区序列。结果发现，连栀矾溶液真菌菌群有较高的丰富度和多样性，并且在炮制过程中上下层总丰富度和多样性随发酵时间的增加逐渐增加，其中上层样品的丰富度、多样性逐渐增加，下层样品的丰富度、多样性先降低后增加，且上层样品的丰富度、多样性明显高于下层样品；其真菌群落结构主要由子囊菌门(74.21%)、担子菌门(7.31%)、罗兹菌门(2.62%)、接合菌门(0.66%)和球囊菌门(0.01%)组成，优势菌门为子囊菌门。

11. 鹿茸

王燕华等研究煮炸茸与冻干茸、排血茸与带血茸、鹿茸片与鹿茸粉等加工炮制方式对不同部位鹿茸化学成分的影响。结果发现，煮炸茸中矿质元素高于冻干茸，水溶性多糖、粗蛋白、氨基酸、脂肪酸、生物胺、核苷类等成分则为冻干茸高于煮炸茸；带血茸中粗蛋白高于排血茸，水溶性多糖、脂肪酸、矿质元素、生物胺、核苷类等成分则为排血茸高于带血茸，排血茸与带血茸中的氨基酸含量差异不显著；与直接"劈成碎块，研成细粉"的鹿茸粉相比，鹿茸片的部分有效成分有所损失，以多糖和核苷类成分损失最为明显。

12. 人参

李峰等选用 5 年生园参不同加工品(冷冻干燥参、生晒参、红参)及 5 年生西洋参，通过燃烧热量和基本成分分析，探究与药性之间的相关性。结果表明，红参性温，其热量、总糖含量、脂肪含量最高，淀粉含量最少；西洋参和生晒参性偏凉，其热量、总糖含量、脂肪含量较少，淀粉含量较高；冷冻干燥参性偏寒，其热量、总糖含量、脂肪含量最少，淀粉含量最高。Pear-son 相关性分析表明，人参不同炮制品总糖含量、脂肪含量与热量呈正相关，淀粉含量与热量呈负相关，淀粉含量越少，热量、总糖含量、脂肪含量越高药性越温热；药性与蛋白质含量、皂苷含量并没有明显相关性。

13. 天南星

赵重博等研究天南星生品和炮制品《中国药典》(2015 年版)饮片中的中性多糖。结果表明，生品的中性多糖含量为炮制品的 1.4 倍；生天南星和制天南星中的中性均一多糖的分子量约 17 895 和 18 173，单糖组成甘露糖：鼠李糖：葡萄糖：半乳糖：阿拉伯糖：岩藻糖分别为 1：0.6：8.9：1.5：0.5：0.8 和 1：0.6：7.3：1.5：0.5：0.8，提示炮制对天南星中性多糖的单糖组成影响不大。

14. 雄黄

明小芳等分析雄黄生品、水飞品和纳米雄黄酸水飞品的物相组成及晶形结构成键情况。结果发现，雄黄生品和水飞品均为 β-As_4S_4，纳米雄黄酸水飞品中出现 β-As_4S_4 和 α-AsS 的混合体；雄黄生品、雄黄水飞品和纳米雄黄酸水飞品均在 360～362、342～344、185～187、164～166 cm^{-1} 等波数位置出现了特征性较强的拉曼振动峰；雄黄经常规的水飞法炮制未造成晶型结构的变化，而经纳米化并酸水飞后晶形结构则发生改变。张超等比较不同来源雄黄和经不同方法(水飞法、高能球磨法)炮制后 As_2S_2 和 As_2O_3 的含量变化。结果发现，各炮制品中 As_2S_2 含量为水飞品>生品>纳米雄黄酸飞品>纳米雄黄，As_2O_3 含量为纳米雄黄>纳米雄黄酸飞品>生品>水飞品；各批次生品与水飞品和纳米雄黄酸飞品的 As_2S_2 和 As_2O_3 含量均存在显著性差异($P<0.05$)。

15. 郁李仁

谢婧等考察郁李仁生品和不同炮制品(炒郁李仁、焯郁李仁)直接煎煮和研碎后煎煮水煎液中苦杏仁苷的含量变化。结果显示，炒制和焯制均使郁李仁中苦杏仁苷含量降低，依次为生品>焯品>炒品；郁李仁不同炮制品直接进行煎煮提取，水煎液中苦杏仁苷含量依次为焯品>生品>炒品，生品、焯品和炒品水煎液中苦杏仁苷的煎出率为 21.47%～4.15%、33.17%～33.41%、23.74%～24.42%，显示焯制有利于苦杏仁苷的溶出；郁李仁及其炮制品碾碎后再煎煮，其水煎液中苦杏仁苷含量依次为炒品>焯品>生品，生品、焯品和炒品水煎液中苦杏仁苷的煎出率为 32.84%～34.15%、38.32%～39.12%、47.75%～53.58%。郁李仁焯制和炒制后苦杏仁苷含量均降低，但有利于煎出，且碾碎后煎出率明显提高。

16. 栀子

李晓庆等采用电子眼获取栀子炒制过程饮片的色度值，分析栀子不同炒制时间点饮片颜色的变化规律。结果发现，栀子炒制过程中 L^*（明度值）、a^*（红绿分量值）、b^*（黄蓝分量值）变化趋势与总环烯醚萜苷含量呈负相关，与总二萜色素含量呈正相关。焦栀子过程饮片 L^* 和总二萜色素含量相关性最大，栀子炭过程饮片 b^* 和总二萜色素含量相关性最大。颜色和色素类成分可考虑作为栀子炮制过程中的控制和监测指标。

（撰稿：张永太　审阅：陶建生）

【16 种中药炮制前后药理作用变化的研究】

1. 巴豆

单雪莲等将巴豆生品进行热压去油、冷压去油和淀粉稀释法炮制，得 3 种巴豆制霜品，并考察其对肠道毒性的影响。结果发现，巴豆生品能够显著增加小鼠肠道通透性和降低十二指肠、空肠紧密连接蛋白表达，制霜后小鼠肠道通透性和紧密连接蛋白表达均趋向正常，毒性降低；不同巴豆霜肠道毒性大小为，冷压巴豆霜＞稀释巴豆霜≈热压巴豆霜。稀释和加热均能降低巴豆霜毒性，但加热过程减毒作用更显著，表明加热是巴豆制霜过程中的关键步骤。

2. 苍术

陈海霞等比较了苍术生品与炒焦品的正丁醇提取部位对湿阻中焦证大鼠血清醛固酮（ALD）、AQP2 和血浆 K^+、Na^+、Cl^- 等电解质水平的影响。结果表明，生苍术能通过降低血清 ALD 分泌和肾脏 AQP2 表达水平，升高血液 K^+ 浓度，降低 Na^+ 和 Cl^- 浓度，改善湿阻中焦模型大鼠水钠潴留现象；炒焦后，其对水调激素、肾脏水通道蛋白及血浆电解质的调节作用明显减弱。苍术炒焦以后，燥性得以缓和，焦苍术对模型大鼠水盐代谢的调节作用明显减弱。刘育含等采用 LC-MS，比较大鼠灌胃生、麸炒苍术提取物后苍术苷 A 的尿排泄动力学规律。结果生、麸炒苍术中苍术苷 A 的 $t_{1/2}$ 分别为（12.88±1.85）、（12.44±2.41）h，排泄速率峰值分别为（1.32±0.32）、（1.99±0.59）μg/h，36 h 累积排泄量分别占总排泄量的 88.55%和 90.34%。苍术麸炒后，其主要成分苍术苷 A 的尿排泄动力学参数 $t_{1/2}$ 和排泄速率常数均无显著变化，但总排泄率明显高于生品。

3. 川楝子

陈海鹏等考察了川楝子不同炮制品对人正常肝细胞 LO2 细胞活性的影响。结果显示，川楝子各炮制品体外对 LO2 细胞的毒性作用顺序为酒川楝子＞生川楝子＞焦川楝子＞盐川楝子＞醋川楝子。生品和酒炙品对线粒体呼吸链复合物的抑制作用较明显，与正常组相比，生品、酒炙品可显著抑制线粒体呼吸酶链复合体Ⅰ～Ⅳ活性；与生川楝子相比，醋炙品可显著降低对线粒体呼吸酶链复合体Ⅰ、Ⅲ的抑制作用；炒焦品和盐炙品可显著降低对线粒体呼吸酶链复合体Ⅰ的抑制作用。表明不同川楝子的炮制品均在体外对 LO2 细胞具有毒性作用，炮制可降低川楝子的体外肝毒性作用，其炮制减毒机制可能与线粒体功能障碍减轻有关。

4. 地黄

柳祚勤等分别采用现代清蒸法（一蒸一晒）和传统法（九蒸九晒）炮制生地黄，观察熟地黄的水煎液对雌性成年大鼠动情周期、卵巢组织形态及血清激素水平的影响。结果表明，传统组与空白组比较大鼠动情周期变化不明显，平均天数为 4.3 d；现代清蒸组动情周期在第 2 个周期后天数逐渐增加，平均天数分别为 4.50、5.83、7.00、7.17 d，与空白组比较

$P<0.05$。卵巢病理切片结果显示，传统组和空白组的卵泡形态正常，黄体和次级卵泡清晰可见；现代清蒸组闭锁卵泡较多，且黄体和次级卵泡模糊不清；现代清蒸组、传统组、空白组闭锁卵泡数分别为(4.0±0.6)、(2.2±0.5)、(2.3±0.5)个。与空白组比较，现代清蒸组的雌激素、孕激素含量均明显下降($P<0.05$)；传统组雌激素、孕激素含量与空白组相比无显著差异。清蒸法熟地黄与九蒸九晒熟地黄中毛蕊花糖苷的质量分数分别为 0.097%、0.033%，5-羟甲基糠醛的质量分数分别为 0.15%、0.66%，益母草苷的质量分数分别为 0.59%、0.21%。谱效学研究显示，清蒸法熟地黄中存在与抑制大鼠排卵呈正相关的化学成分，传统法熟地黄中存在与抑制大鼠排卵负相关的化学成分。

5. 何首乌

朱敏等研究何首乌生品、炮制品及其主要成分的体外抗氧化活性。实验表明，何首乌生品的乙醇提取物对 DPPH 自由基的清除率随所用乙醇浓度的增加而增大；炮制品(黑豆汁蒸、清蒸、市售制品)以 90%乙醇提取各制品提取物的平均清除率为最高，其次是水、70%乙醇和 50%乙醇提取物；何首乌中虎杖苷、白藜芦醇、槲皮苷、槲皮素、芦丁、儿茶素、金丝桃苷、二苯乙烯苷和没食子酸有明显的清除 DPPH 自由基的作用，没食子酸、槲皮素、槲皮苷、儿茶素、芦丁和白藜芦醇的铁离子还原值较高，具有较强的抗氧化作用。

6. 诃子

何敏等研究显示，诃子生品、白狼毒制诃子和茜草制诃子均可减少 CCl_4 所引起的小鼠肝损伤，改善肝细胞空泡变性程度；显著降低血清丙氨酸氨基转移酶、天冬氨酸氨基转移酶活力，提高肝脏超氧化物歧化酶、谷胱甘肽过氧化物酶活力，并对肝细胞有一定保护作用。药效表现由强到弱依次为茜草制诃子、白狼毒制诃子、生药诃子。

7. 黄草乌

王丽苹等比较黄草乌和其炮制品的毒性、镇痛效应。结果表明，黄草乌生品灌胃对小鼠的 LD_{50} 为 2.09 g 生药/kg，按照《云南省中药饮片炮制规范》(1986 年)炙草乌“煮蒸炙”方法炮制的制品最大给药量为 18.0 g 生药/kg。在 1.0 g 生药/kg 相同剂量下灌胃给药，生品的心律失常发生率为 100%，制品的心律失常发生率为 26.7%，与空白组比较，给药组心律失常发生率与平均心率都具有显著性差异($P<0.05$)。生品、炮制品均具有镇痛作用($P<0.05$)，但生品与炮制品相比无显著差异($P>0.05$)。故炮制后的黄草乌毒性明显降低，但镇痛效果并未降低，炮制对黄草乌具有减毒存效作用。黎虽宇等考察黄草乌炮制前后两种生物碱含量变化及其对心脏的毒性影响。结果显示，黄草乌生品组麻醉大鼠先后出现室性早搏、室性二联律和室颤等，炮制品组前期出现心动过缓，60 min 恢复正常；与对照组比较，生品组血清乳酸脱氢酶和肌酸激酶水平均显著升高($P<0.05$)，炮制品组只有血清乳酸脱氢酶水平显著升高($P<0.05$)；生品组心肌纤维之间间隙明显扩大，炎细胞浸润明显；炮制品组心肌纤维排列较整齐，间质中可见个别炎细胞浸润。表明黄草乌生品对心脏毒性较强，炮制后毒性明显降低。

8. 黄精

杨华杰等以黄精生品、炆黄精(建昌帮炆制法)、药典法酒蒸品、九蒸九晒品水煎液灌胃给药，研究不同炮制品提取液对正常小鼠的抗疲劳作用。结果显示，与空白对照组相比，黄精生品以及各炮制品均可显著提高肝糖原储备量；与空白组比较，各给药组均可延长小鼠的游泳力竭时间；肝糖原贮备量的提高可能是延长小鼠实验动物游泳力竭时间的一个主要原因。黄精各炮制品提取液均具有显著的抗疲劳作用。

9. 月腺大戟

许良等分别用酒煮、鲜奶煮、酸奶煮、诃子汤煮、醋炙等方法炮制蒙药塔日奴(月腺大戟)。HPLC和LC-MS^n实验表明,主要活性成分狼毒乙素和岩大戟内酯B经炮制后含量发生变化但分子结构未发生变化;塔日奴生品和炮制品乙醇提取物抗羟自由基氧化作用强弱为,塔日奴>酸奶炮制品>白酒炮制品>诃子汤炮制品>牛奶炮制品>米醋炮制品;抗亚硝酸根氧化作用强弱顺序为,牛奶炮制品>诃子汤炮制品>米醋炮制品>塔日奴>白酒炮制品>酸奶炮制品;抗超氧自由基氧化作用顺序为酸奶炮制品>诃子汤炮制品>牛奶炮制品>塔日奴>米醋炮制品>白酒炮制品。不同炮制法对塔日奴提取物抗氧化作用具有一定的影响。

10. 连翘叶

周菲等比较了自然阴干、蒸后阴干、煮后阴干、烘干处理所得连翘叶的胰脂肪酶抑制活性。结果表明,影响连翘叶抑制胰脂肪酶活性的炮制方式依次为,烘干>煮后阴干>蒸后阴干>自然阴干;饮片中主要成分对胰脂肪酶抑制作用为,山柰酚-3-*O*-芸香糖苷>橙皮苷>芦丁>咖啡酸>连翘酯苷A,连翘苷为促进作用,连翘脂素作用不明显;相关性分析表明,抑酶活性最主要影响成分为咖啡酸、芦丁和连翘苷,其中咖啡酸和芦丁与粗提物抑酶活性呈正相关,而连翘苷为负相关。

11. 射干

邹桂欣等给予大鼠射干及炮制品(堇竹叶煮)提取物7 d,用角叉菜胶复制大鼠足肿胀炎症模型。结果发现,射干组大鼠血清中天门冬氨酸氨基转移酶、丙氨酸氨基转移酶含量显著高于空白组($P<0.05$),甘油三酯含量显著低于空白组($P<0.05$);炮制品组天门冬氨酸氨基转移酶、丙氨酸氨基转移酶含量与射干组比较显著降低($P<0.05$),甘油三酯含量显著升高($P<0.05$)。射干及炮制品对大鼠血清中生化指标有影响。

12. 天南星

王卫等研究天南星及其8%白矾溶液炮制品中提取的凝集素蛋白(AEL)的致炎机制及对蛋白的影响。结果表明,AEL刺激巨噬细胞后可诱导氧化应激,生成过量活性氧,进而激活NF-κB炎性信号通路并导致炎性因子大量释放。AEL经白矾炮制后毒性降低,推测凝集素蛋白在白矾溶液中发生变性或降解,这可能是矾制天南星减毒的机制之一。

13. 吴茱萸

刘舒凌等比较吴茱萸生品和炮制品(甘草制吴茱萸、盐制吴茱萸)的肝毒性。结果表明,甘草制和盐制可有效降低吴茱萸的肝毒性,减轻吴茱萸导致的肝损伤,其炮制减毒的机制可能与减轻肝组织氧化损伤,改善肝组织能量代谢,减少炎症因子释放以及调节细胞凋亡相关蛋白Bcl-2和Bax的表达有关。张晟瑞等研究发现,与正常组比较,生吴茱萸组可显著升高小鼠肝、肾脏器指数($P<0.01$, $P<0.05$),升高小鼠血清中丙氨酸氨基转移酶、天冬氨酸氨基转移酶、乳酸脱氢酶、碱性磷酸酶的含量($P<0.01$, $P<0.05$),增加肝组织病理损伤程度;与生吴茱萸组比较,甘草制吴茱萸组、盐吴茱萸组可明显降低小鼠肝、肾脏指数($P<0.01$, $P<0.05$),降低小鼠血清中丙氨酸氨基转移酶、天冬氨酸氨基转移酶、乳酸脱氢酶、碱性磷酸酶的含量($P<0.01$, $P<0.05$),降低肝组织病理损伤程度。肝、肾脏指数和病理形态学的改变具有时间依赖性,吴茱萸各炮制品致小鼠肝毒性的作用顺序为生吴茱萸>甘草制吴茱萸>盐吴茱萸。小鼠连续灌胃吴茱萸生品、炮制品后,可造成较为显著的肝损伤,毒性呈剂量依赖性,并具一定的肝毒性"量—时—毒"关系,但吴茱萸炮制品有降低肝毒性作用。

14. 雪胆

李艺丹等用二甲苯所致小鼠耳廓肿胀和鸡蛋清所致大鼠足趾肿胀2种急性炎症反应,观察甘草炮制雪胆对雪胆抗炎作用的影响,结果显示雪胆炮制前后对急性炎症均有显著抑制作用,而且炮制品效果更优;用热板法和醋酸致痛法来观察雪胆炮制前后镇痛作用的变化。结果显示,雪胆炮制前后对热板法的物理致痛和醋酸所致的炎性疼痛均有显著的抑制作用,均能提高小鼠的痛阈值及减少小鼠的扭体次数,而且炮制品的效果均好于同剂量的生品组。小鼠口服急性毒性试验表明,雪胆经甘草炮制后,毒性降低,但两者之间无显著性差异,生品组最大耐受剂量值为 20.0 g·kg^{-1}·d^{-1},经甘草汁制后,其最大耐受剂量值增大。

15. 人参

张凡等比较空白组、生晒参四君子汤组(生四君)、红参四君子汤组(红四君)、生晒参生脉饮组(生生脉)、红参生脉饮组(红生脉)对巨噬细胞的作用,检测巨噬细胞 NO、活性氧、肿瘤坏死因子-α 的指标。结果表明,生晒参四君子汤组优于红参四君子汤组,红参生脉饮组效果优于生晒参生脉饮组,提示四君子汤及生脉饮古方所用人参的相应炮制品具有合理性,不宜互换。

16. 白术芍药散

徐洋洋采用主成分分析法研究发现,炮制(麸炒白术、芍药,清炒陈皮、防风)使白术芍药散中主要药效成分明显增加,具有燥性作用的苍术酮含量显著降低,具有焦香健脾作用的糠醛和 5-羟甲基糠醛含量显著升高。生品复方与炮制品复方均能降低大鼠溃疡性结肠炎模型血清中白细胞介素-6 和肿瘤坏死因子-α 的水平,升高白细胞介素-10 和转化生长因子-β_1 的水平,其中炮制品的作用明显优于生品。采用 Western blot 技术检测结肠组织的蛋白表达,结果发现该复方治疗溃疡性结肠炎的作用可能与抑制 TLR4/MyD88/NF-κB p65 通路的激活有关。谱效相关研究表明,对于选定的不同药效学指标,各成分与之相关联的程度不尽相同,关联度较高的血中移行成分来源于复方中各味饮片的原型成分及其代谢产物,且部分为炮制后复方中含量显著增加的化学成分。

(撰稿:张永太 审阅:陶建生)

[附] 参考文献

B

白宗利,都盼盼,卢宇超,等.中药炮制辅料麦麸质量标准研究[J].亚太传统医药,2018, 14(11):49

C

陈海鹏,谭柳萍,黄郁梅,等.川楝子不同炮制品对人正常肝细胞 LO2 的体外肝毒性研究[J].中药材,2018, 41(8):1869

陈海霞,陈祥胜,孙雄杰,等.苍术炒焦前后正丁醇部位对湿阻中焦证大鼠水盐代谢影响[J].辽宁中医杂志,2018, 45(11):2390

陈江鹏,戴俊东,裴纹萱,等.基于功效成分与形性指标相关性分析的米炒党参炮制工艺标准化研究[J].中国中药杂志,2018, 43(12):2543

陈瀛澜,郭夫江,卞雪莲,等.蟾酥干燥炮制前后化学成分和药效学变化考察[J].中草药,2018, 49(8):1816

丛梦雨,龚彦溶,梁莎碧,等.HPLC-ELSD 指纹图谱分析提取与炮制对柴胡中化学成分的影响[J].中国实验方剂学杂志,2018, 24(7):13

G

高明菊,马妮,朱琳,等.不同炮制辅料对三七皂苷成分及抗血小板聚集作用的影响[J].中华中医药杂志,2018, 33(8):3554

郭日新,于现阔,张晓,等.决明子炮制过程化学研究[J].中国中药杂志,2018, 43(15):3145

H

何敏,梁晓霞,廖礼,等.诃子及其炮制品对 CCl_4 诱导小鼠肝损伤的保护作用[J].湖南农业大学学报(自然科学版),2018, 44(3):314

何美菁，吕辰子，王勃，等.基于热分析技术的甘草制甘遂的炮制机制研究[J].中国中药杂志，2018，43(21)：4255

侯会平，赵士博，于康平，等.北柴胡不同产地、不同采收期和不同炮制品中 6 种柴胡皂苷的含量测定[J].药学学报，2018，53(11)：1887

黄琪，贾鹏晖，吴德玲，等.知母产地加工与饮片炮制一体化工艺研究[J].中草药，2018，49(20)：4960

J

贾春燕，李娟，陈良.炒茺蔚子质量标准的研究[J].新疆中医药，2018，36(5)：36

K

康云雪，王艳，王毓杰，等.诃子制铁屑炮制原理的初步研究[J].中草药，2018，49(4)：835

L

黎虽宇，刘小赟，唐春萍，等.黄草乌炮制前后生物碱含量及心脏毒性差异研究[J].中草药，2018，49(23)：5588

李峰，包海鹰.人参不同加工品的药性与其热量及其相关成分的探究[J].人参研究，2018，30(4)：9

李蕾，王兴达，王颖，等.铁屑 X 射线衍射 Fourier 指纹图谱研究[J].中草药，2018，49(5)：1061

李文涛.不同加工方法对干姜片及其炮制品质量影响研究[D].安徽中医药大学，2018

李晓庆，王云，张雪，等.基于表里关联的栀子饮片炮制过程中表观颜色变化与其内在成分含量的相关性分析[J].中国实验方剂学杂志，2018，24(13)：1

李艺丹.雪胆炮制工艺及其质量标准提高研究[D].成都中医药大学，2018

梁献葵，王艳慧，雷敬卫，等.不同产地加工炮制方法对栀子质量的影响[J].中国中药杂志，2018，43(16)：3285

林冰，刘婷婷，周英，等.何首乌产地加工炮制一体化技术研究[J].中药材，2018，41(7)：1599

刘莲，郁红礼，王奎龙，等.狼毒醋制前后对小鼠肠道毒性及结肠水通道蛋白表达的影响[J].中国中药杂志，2018，43(12)：2516

刘玲，朱星宇，陆金兰，等.盐炙对青娥丸主要成分溶出的影响[J].2018，40(12)：2714

刘鹏，孙美玲，张荳，等.基于含水量和单双酯型生物碱含量探究栽培和野生附子去皮的差异[J].世界科学技术(中医药现代化)，2018，20(2)：260

刘爱朋，郑玉光，温子帅，等.基于层次分析法及多指标综合评价微波炮制对酸枣仁品质的影响[J].中药材，2018，41(1)：84

刘菁华，刘亚南，胡莹莹.甘草药材主成分异构体含量及比例在不同炮制和提取条件下的变化[J].药学实践杂志，2018，36(2)：140

刘舒凌，张晟瑞，韦慧，等.炮制降低吴茱萸肝毒性作用的初步研究[J].中药材，2018，41(3)：570

刘育含，刘玉强，戚晓杰，等.基于液质联用技术的苍术炮制前后苍术苷 A 的尿排泄动力学研究[J].药物分析杂志，2018，38(11)：1945

柳祚勤.两种炮制工艺熟地黄影响大鼠排卵功能的谱效学研究[D].广州中医药大学，2018

路立峰，丛彩娟，李桂荣，等.多指标正交设计优选蛇含石炮制工艺[J].中医药导报，2018，24(21)：90

罗雪晴，张金莲，颜冬梅，等.枳壳趁鲜切制工艺优选及药效研究[J].中草药，2018，49(20)：4743

M

茅玉炜，余家齐，王渐鸿，等.枸杞子酒炖炮制前后化学成分变化研究[J].中南药学，2018，16(4)：478

明小芳，尚祥伟，张超，等.纳米雄黄酸水飞品 X 射线衍射及拉曼光谱分析[J].中国实验方剂学杂志，2018，24(20)：89

P

彭诗涛，张先灵，袁金凤，等.基于张仲景学术思想的炮附子 4 种炮制方法的比较研究[J].世界科学技术(中医药现代化)，2018，20(5)：716

Q

强思思，高霞，马玉玲，等.基于纹党参鲜药材的产地加工炮制一体化技术研究[J].中国中医药信息杂志，2017，24(1)：71

邱明鸣，吴皓，郁红礼，等.商陆饮片产地加工与炮制一体化工艺研究[J].中南药学，2018，16(5)：606

曲丛丛，吴鹏，张学兰，等.HPLC-TOF/MS 法研究远志炮制过程中寡糖酯和皂苷类成分的转化机制[J].中药材，2018，41(3)：576

S

单鸣秋，钱岩，于生，等.基于响应面法的天麻产地加工炮制一体化工艺研究[J].中草药，2016，47(3)：420

单雪莲，郁红礼，吴皓，等.巴豆不同炮制品肠道毒性差异及炮制对巴豆脂肪油、总蛋白的影响[J].中国中药杂志，2018，43(23)：4652

申旭霁，郑梦迪，孙丽莎，等.炒制对白蔹成分及抗氧化活性的影响[J].现代中药研究与实践，2018，32(2)：4

宋艺君，郭涛，孙婧，等.陕产延胡索产地加工与炮制一体化 HPLC 指纹图谱研究[J].中医药信息，2018，35(5)：49

宋艺君，王志彦，李积秀，等.总评归一化法优选山茱萸酒蒸炮制工艺[J].中药材，2018，41(2)：325

孙冬月，王晓婷，王馨雅，等.香薷传统切制与产地加工炮制一体化比较研究[J].中国中医药信息杂志，2017，24(12)：72

孙云龙，董金香，尚坤.山楂炭炮制工艺研究[J].时珍国医国药，2018，29(7)：1634

W

汪金玉，宋稳，陈康，等.岭南特色饮片制佛手 HPLC 指纹图谱及其炮制前后对比研究[J].中药材，2018，41(2)：330

王卫，毛善虎，单雪莲，等.基于 ROS/NF-κB 信号通路的天南星凝集素致炎机制及炮制对蛋白的影响[J].中华中医药杂志，2018，33(5)：1740

王信，王徽，曹广尚，等.天麻清蒸过程中 7 种化学成分变化规律研究及分析[J].中国医院药学杂志，2018，38(6)：595

王景媛，翟思程，王昌利，等.秦皮产地加工与炮制一体化技术研究[J].陕西中医药大学学报，2017，40(5)：79

王丽苹，陈强威，沈志滨，等.黄草乌及其炮制品的毒性效应和镇痛作用研究[].中药材，2018(8)：1864

王燕华，孙印石，张磊，等.鹿茸不同炮制品化学成分的对比分析[J].中国中药杂志，2018，43(6)：1145

王燕华.不同加工方式鹿茸化学成分的对比分析[D].吉林农业大学，2018

吴喆，张霁，左智天，等.红外光谱结合化学计量学快速鉴别云南重楼不同炮制品[J].光谱学与光谱分析，2018，38(4)：1101

吴紫君，冯碧川，沈志滨，等.天南星科有毒中药及其炮制品的急性毒性试验研究[J].广东药科大学学报，2018，34(3)：312

X

谢婧，张志，李听弦，等.郁李仁不同炮制品及其水煎液中苦杏仁苷的含量比较[J].中国医院药学杂志，2018，38(19)：2031

徐保鑫，刁家葳，张学兰，等.远志炮制过程中 6 种寡糖酯类成分转化机制[J].中成药，2018，40(8)：1790

徐洋洋.白术芍药散炮制前后化学成分的变化及与溃疡性结肠炎疗效的相关性研究[D].南京中医药大学，2018

许良，塞击拉呼，王曦烨，等.不同炮制方法对蒙药塔日奴化学成分及其抗氧化作用的影响[J].世界科学技术(中医药现代化)，2018，20(1)：17

薛刚强，靳茂礼，李三妮，等.熟地黄化学成分及其体外生物活性[J].中成药，2018，40(12)：2689

Y

杨冰，秦昆明，徐滢，等.决明子生品及炮制品中无机元素的含量测定[J].中华中医药杂志，2018，33(8)：3294

杨冰月，李敏，敬勇，等.半夏及其炮制品化学成分及功效的差异研究[J].中草药，2018，49(18)：4349

杨冰月，彭亮，颜永刚，等.HPLC 指纹图谱结合化学模式识别分析不同产地款冬花生品与蜜炙品[J].中草药，2018，49(21)：4991

杨华杰，龚千锋，于欢，等.黄精不同炮制品抗疲劳及抗氧化作用比较研究[J].江西中医药，2018，49(2)：64

姚冲，钱晓东，周桂芬，等.西红花产地采收加工一体化工艺优化研究[J].江苏中医药，2017，49(12)：72

袁学刚，叶羊，赵甲元，等.基于高通量测序分析连栀矾溶液发酵炮制过程中真菌菌群多样性变化[J].中草药，2018，49(18)：4259

Z

曾媛媛，李瑶，姜维，等.桑叶和桑枝不同炮制品中 1-脱氧野尻霉素的含量测定[J].西北药学杂志，2018，33(6)：716

张琳，周欣，闫丹，等.基于 CRITIC-AHP 权重分析法结合 Box-Behnken 设计-响应面法优选陈皮饮片炮制工艺[J].中草药，2018，49(16)：3829

张超，尚祥伟，明小芳，等.雄黄及其炮制品中二硫化二砷和可溶性砷含量变化研究[J].中国药师，2018，21(7)：1171

张凡，吴琦，鞠成国，等.产地加工炮制一体化与传统黄柏饮片的化学成分比较研究[J].中草药，2018，49(20)：4748

张凡，赵远，曹丽娟，等.生脉饮与四君子汤中用生晒参或红参对巨噬细胞免疫作用的比较研究[J].中国医药科学，2018，8(13)：44

张雪，李晓庆，王云，等.焦栀子炒制过程中 HPLC 图谱变化与外观颜色的动态关联研究[J].中草药，2018，49(17)：4029

张金莲，张文然，刘明贵，等.多指标正交法优选建昌帮炆远志炮制工艺[J].江西中医药大学学报，2018，30(2)：59

张晟瑞，刘舒凌，钟振国，等.吴茱萸不同炮制品致小鼠肝毒性的"量—时—毒"关系研究[J].时珍国医国药，2018，29(4)：881

张语凡，王蕾，王鑫，等.何首乌不同炮制时间与方式的薄层特征图谱鉴别[J].中华中医药杂志，2018，33(11)：5182

张振凌，吴若男，于文娜，等.生地黄产地加工炮制一体化工艺研究[J].中草药，2018，49(20)：4767

赵重博，王晶，吴建华，等.响应面法优化秦皮产地加工与饮片炮制一体化工艺研究[J].中草药，2018，49(20)：4753

赵重博，张萌萌，刘玉杰，等.天南星炮制前后中性均一多糖的变化[J].中国医药工业杂志，2018，49(4)：474

郑英，李玮，赵贵，等.基于过程控制的何首乌产地加工与炮制一体化方法分析[J].中国实验方剂学杂志，2018，24(15)：29

郑梦迪，文和，汪兴军，等.白蔹炮制前后指纹图谱的建立和比较研究[J].中药新药与临床药理，2018，29(1)：54

钟凌云，何平平，龚千锋.作为炮制辅料用的不同姜汁制备工艺研究[J].中华中医药杂志，2018，33(10)：4650

周菲，胡荣，刘晨杰，等.不同连翘叶炮制品抑制胰脂肪酶活性比较[J].山西大学学报(自然科学版)，2018，41(2)：406

朱敏，姚毅.何首乌炮制前后及其主要成分体外抗氧化活性研究[J].中国医院药学杂志，2018，38(20)：2119

祝婧，钟凌云，张金莲，等.枳壳产地加工与炮制生产一体化工艺研究[J].江西中医药，2017，48(9)：58

邹桂欣，孙小玲，尤献民，等.射干及炮制品对大鼠血清生化指标影响[J].辽宁中医药大学学报，2018，20(5)：8

（六）中药药理

【概述】

2018年，CNKI收录的中药药理研究论文4 000余篇，其中单味中药或方剂1 700余篇，中药有效成分2 600余篇；Web of Science收录的中药药理研究论文2 000余篇，其中单味中药或方剂400余篇，中药有效成分1 700余篇。研究主要集中在呼吸系统、心血管系统、中枢神经系统以及抗肿瘤等方面。

1. 对呼吸系统作用的研究

刘鑫等研究表明，柴朴汤可以上调T细胞成熟相关蛋白（MAL）的表达，抑制丝裂原活化蛋白激酶/细胞外调节蛋白激酶（MAPK/ERK）通路，减少白细胞介素-4（IL-4）的表达，进而延缓大鼠哮喘病变。姚琳等研究表明，桔梗总皂苷对细颗粒物（PM2.5）导致的肺泡Ⅱ型上皮细胞（AEC-Ⅱ）及肺毛细血管损伤具有一定的修复作用，且能恢复AEC-Ⅱ正常合成和分泌表面活性物质相关蛋白A（SP-A）的功能。徐佳莉等研究表明，和厚朴酚能抵抗PM2.5诱导哮喘小鼠的肺损伤，其机制可能是抑制TLR4-NF-κB信号通路介导的炎症反应，以及影响Th17/Treg细胞平衡。黄锋等研究表明，三七皂苷Rg1对肺纤维化大鼠有较好的保护作用，其机制与降低信号传导蛋白3（Smad-3）和胰岛素样生长因子-1（IGF-1）基因的表达有关。安方玉等研究表明，泻肺汤对博莱霉素致大鼠肺纤维化具有防治作用，其机制可能是上调B淋巴细胞瘤-2（Bcl-2）基因和蛋白的表达、下调Bax蛋白的表达和转化生长因子-β_1（TGF-β_1）、肿瘤坏死因子-α（TNF-α）的含量，从而调节肺纤维化氧化应激损伤。咸哲民等研究表明，欧前胡素通过减少肺组织中胶原沉积、炎症细胞浸润和嗜酸性粒细胞数，抑制IL-4、免疫球蛋白E、TGF-β_1的生成，改善气道重塑，其机制可能与TGF-β_1/Smad3和PI3K/Akt双通路相关。Yuan J等研究表明，姜黄素可减轻气道炎症和气道重塑，与抑制人正常肺上皮细胞增殖、抑制NF-κB和环加氧酶-2（COX-2）表达密切相关。余欢等研究表明，鱼腥草水提物能明显减轻慢性阻塞性肺疾病大鼠的肺损伤程度，其机制可能与血管紧张素转化酶2（ACE2）激活、p38 MAPK通路受到抑制有关。Yang DX等研究表明，双氢青蒿素可减轻博来霉素诱导的大鼠肺纤维化，其机制可能与抑制炎症细胞募集，降低TGF-β_1、TNF-α、α-平滑肌肌动蛋白（α-SMA）和NF-κB表达及胶原蛋白分泌有关。Chen H等研究表明，雷公藤内酯通过直接结合TGF-β，增加E-钙粘蛋白表达并降低波形纤维蛋白表达，发挥抗肺纤维化作用。蓝凰齐等研究表明，木姜子和忍冬藤的乙醇提取物可通过降低IL-4、IL-5、IL-22水平，调节Th2/Th17免疫平衡，改善通过寒冷刺激建立的冷哮模型小鼠气道炎症。

2. 对心血管系统作用的研究

Zhao Y等研究表明，益气复脉注射液可以调节miR-21-3p和miR-542-3p，减少慢性心力衰竭大鼠心肌细胞凋亡、抑制心肌肥大，从而改善心脏功能。张怡等研究表明，复方丹参片能有效改善大鼠心肌梗死后缺血区域的纤维化程度，进而延缓其心力衰竭进程，其机制与血管紧张素受体1（AT1）介导的花生四烯酸相关的PLA2-COX2代谢途径有关。蔡虎志等研究表明，温阳振衰颗粒含药血清通过抑制ERK5蛋白的过度去磷酸化和环磷腺苷效应元件结合蛋白(CREB)的过度磷酸化,改善阿霉素诱导的H9c2心肌细胞损伤。康伊等研究表明,益气活血中药可通过降低慢性心衰模型大鼠血清N末端B型脑钠钛前体及心肌肌钙蛋白Ⅰ水平,抑制心室重构,改善慢性心力衰竭模型大鼠的症状。刘璐等研究表明,党参抑制肌浆网钙渗漏和钙调蛋白激酶Ⅱ(CaMKⅡ)的表达,改善心肌电生理重构,从而减轻主动脉缩窄诱导的心力衰竭。赵岩等研究表明,黄芪甲苷可下调心肌组织p-Cx43表达,改善心脏功能及血流动力学指标,抑制心肌细胞凋亡,从而改善腹主动脉缩窄法诱导的慢性心力衰竭。田心等研究表明,丹曲胶囊可通过抑制磷酸化线粒体分裂蛋白p-Drp1的表达,减少心肌细胞线粒体分裂,改善心肌细胞缺血状态,从而抑制左冠状动脉前降支结扎诱导的心肌缺血再灌注损伤。张世亮等研究表明,人参四物汤预处理可抑制左冠状动脉前降支结扎诱导的心肌组织炎症因子的释放,进而改善心肌缺血再灌注模型导致的心肌损伤。姚荣妹等研究表明,椰子壳挥发油可以上调心肌组织中细胞凋亡基因Bcl-2的表达、下调Bax蛋白的表达,抑制细胞凋亡,进而改善异丙肾上腺素诱导的急性心肌损伤。王芳等研究表明,桂皮醛可以通过激活瞬时受体电位通道A1亚型,上调核因子E2相关因子2(Nrf2),抑制高糖介导的心肌细胞氧化损伤。王雷等研究表明,木犀草素可通过抑制RhoA/ROCK2信号通路,进而抑制糖尿病小鼠心肌细胞凋亡。肖慧玉等研究表明,白杨素可通过抑制TNF-α和活性氧(ROS)的过量释放和细胞内钙超载,改善心肌细胞凋亡。袁雨培等研究表明,积雪草酸降低TNF-α、IL-1β和IL-6的mRNA水平,减少NF-κB核转位,增加SOD、谷胱甘肽过氧化物酶(GSH-Px)活性,降低丙二醛(MDA)水平,从而抑制炎症和氧化应激,改善脂多糖所致H_9c_2心肌细胞损伤。

Zhou JJ等研究表明,蛭芎胶囊可抑制血小板聚集,增加纤维蛋白溶解活性来抑制血栓形成,可能通过延长血浆再钙化时间,降低纤维蛋白原含量,上调组织纤维溶酶原激活物水平,抑制血栓素B2(TXB2)、纤溶酶原激活物抑制因子-1(PAI-1)水平,与多个靶点相互作用防治血栓。Liu YQ等研究表明,三七皂苷Fc具有抗血小板和抗血栓形成作用,其机制可能通过下调磷脂酶Cγ2和之后的DAG-PKC-TXA2途径及IP_3-[Ca^{2+}]实现的。Chen Y等研究表明,茜草提取物在斑马鱼中具有抗血栓形成和促血管生成活性,可能与上调血管性血友病因子和血管内皮生长因子(VEGF),抑制血小板聚集及保护和恢复血管内皮有关。Li Q等研究表明,脑心通胶囊可抑制角叉菜胶诱导的血栓形成,其机制可能是通过降低血清TNF-α和P-选择素水平,减少细胞间黏附和炎症因子的表达,发挥多种抗血栓形成的功能。陈晓军等研究表明,广西莪术水提取物能明显抑制角叉菜胶所致小鼠尾部血栓形成,减少发生血栓黑尾动物数,减小动物发生尾部血栓的黑尾长度,减轻大鼠体内静脉血栓湿重。简功辉等研究表明,消栓饮可改善创伤性兔深静脉血栓,其机制可能是抑制血栓形成后NF-κB信号通路,促进IκBα表达,减轻血管壁炎性损伤并加速修复。王振涛等研究表明,抗纤益心浓缩丸可能通过改善凝血功能,减轻大鼠下腔静脉血栓重量。刘芬等研究表明,氧化苦参碱缓释片能够改善大鼠急性血瘀模型,延长凝血时间、体外血栓形成时间,降低血瘀大鼠血黏度和血小板聚集率。回雪颖等研究表明,大黄䗪虫丸能够改善下肢深静脉血栓模型大鼠内皮破坏状态,可能通过降低血清中的诱导型一氧化氮合酶含量,升高总一氧化氮合酶含量,发挥抗血栓和保护内皮的作用。李振华等研究表明,补阳还五汤能干预脑缺血再灌注模型大鼠脑血栓形成,可能是通过调节TXB2和6-酮-前列腺素F1α(6-keto-PGF1α)的比例,抑制血小板的聚集并延长凝血时间,减缓血栓的形成。李亚南等研究表明,过山蕨总黄酮能改善血栓闭塞性脉管炎模型大鼠的症状和内皮功能,其机制可能与调控6-Keto-PGF1α、PAI-1、TXB2等血栓相关因子有关。郝少君等研究表明,莪红片能够降低全血黏度、改善急性血瘀证模型大鼠血瘀症状,可能与其下调血清TXB2、上调6-Keto-PGF1α

含量有关。

3. 对中枢神经系统作用的研究

樊逸云等研究表明，虫草素对帕金森病模型小鼠多巴胺能神经元具有保护作用，其机制可能是抑制 MAPK 的磷酸化及 Bax 表达，上调 Bcl-2 表达，以及抑制 caspase-3 活化，从而减少 1-甲基-4-苯基-1，2，3，6-四氢吡啶诱导的多巴胺能神经元凋亡。曾嘉豪等研究表明，芍药苷可能通过激活 PI3K/Akt 通路，上调 Bcl-2，下调 caspase-9、caspase-3 和 Bax 的蛋白表达水平，从而抑制神经细胞凋亡和保护神经细胞，以治疗神经退行性疾病。王俊苹等研究表明，远志皂苷协同 β-细辛醚对 $A\beta_{25-35}$ 诱导的海马神经元氧化应激损伤发挥保护作用，其机制可能是增强神经元细胞活力，降低细胞凋亡率，调控 Akt/GSK-3β 信号途径。Chen LB 等研究表明，人参皂苷 Rg1 对 D-半乳糖诱导的小鼠认知功能减退和神经干细胞衰老具有保护作用，与其减少氧化应激的产生和下调 Akt/mTOR 信号通路有关。曾欢欢等研究表明，大黄素对急性脊髓损伤大鼠神经元具有保护作用，其机制可能与激活 Nrf2-ARE 通路，降低 NF-κB、TNF-α、IL-1β、IL-6 表达，促进神经胶质纤维酸性蛋白（GFAP）、NG2 蛋白聚糖表达有关。Shu T 等研究表明，丹酚酸 B 显著增强诱导多能干细胞的分化，促进神经干细胞和神经元的增殖，其机制可能与显著刺激 PI3K/AKT/GSK3β/β-连环蛋白途径相关。Wang JL 等研究表明，姜黄素可以抑制神经干细胞分化，促进细胞存活并抑制神经干细胞中 G_1 至 S 的细胞周期进程，该作用是通过调节 ATG7 和 p62 介导的。房亚兰等研究表明，大黄酚可能通过上调 p-CREB 和脑源性神经营养因子表达水平，抑制磷酸化转录激活因子 3 蛋白表达，对脑缺血再灌注损伤发挥神经保护作用。马琳等研究表明，枸杞多糖能显著改善缺氧缺糖再灌注损伤引起的神经细胞形态改变，提高其存活率，并可显著提高细胞内 SOD、GSH-Px 及总抗氧化能力，减少 MDA 的产生，逆转线粒体膜电位下降，从而显著减轻缺糖缺氧再灌注损伤引起的小鼠海马神经元细胞 HT22 的过氧化损伤。张业昊等研究表明，西红花提取物可以抑制神经元坏死及星形胶质细胞恶性增殖，抑制缺血周边区线粒体动力学异常、维持线粒体正常形态，从而促进局灶性脑缺血/再灌注损伤脑区自修复。胡婷婷等研究表明，红景天苷在一定程度上可通过抑制肾素-血管紧张素系统（RAS）轴中 AT1、烟酰胺腺嘌呤二核苷酸磷酸氧化酶 2 过度表达与 ROS 过度生成，减轻氧化应激反应，发挥多巴胺能神经元保护效应。黄倩倩等研究表明，地黄饮子可显著改善阿尔茨海默病大鼠学习记忆能力，其机制可能是升高大鼠脑组织三磷酸腺苷（ATP）、二磷酸腺苷（ADP）、单磷酸腺苷（AMP）、磷酸肌酸（PCr）以及能荷（EC）水平，降低线粒体肿胀程度，升高线粒体膜电位，通过保护线粒体结构功能、改善能量代谢。孟敏等研究表明，山茱萸环烯醚萜苷能够改善血管性痴呆大鼠的认知功能障碍，其机制可能与保护海马和大脑皮层 Neu N 阳性神经元，促进乙酰胆碱转移酶表达相关。Song YC 等研究表明，紫苏醛可能通过调节大鼠中的 TXNIP/TRX/NLRP3 途径，改善慢性不可预测轻度应激诱导的抑郁模型大鼠抑郁样行为。Wang S 等研究表明，沉香精油能够改善压力引起的焦虑和抑郁，这可能是降低下丘脑-垂体-肾上腺皮质（HPA）轴下游的促肾上腺皮质激素（ACTH）和皮质酮（CORT）的浓度，抑制促肾上腺皮质激素释放因子和 HPA 轴过度活跃所致。

4. 对消化系统作用的研究

秦华珍等研究表明，高良姜、大高良姜、草豆蔻、红豆蔻和益智五味山姜属中药提取物均能显著升高胃溃疡寒症大鼠胃组织中腺苷酸环化酶含量，降低磷酸二酯酶含量，升高 cAMP 含量及 cAMP/cGMP 比值。李金铭等研究表明，四君子汤合血府逐瘀汤可改善利血平胃溃疡模型小鼠气血两虚，降低溃疡指数，提高溃疡抑制率，增加组织 SOD 活力与 NO 含量，降低 MDA 含量。骆莹莹等研究表明，血必净注射液可以显著改善雨蛙素诱导急性胰腺炎小鼠的病理损伤，降低血清淀粉酶、胰腺组织中单核细胞趋化蛋白-1(MCP-1)含量，其机制可能是抑制胰腺组织中 p38 MAPK 信号通路的激活。Cai Y 等研究表明，桑瓜饮可能通过 PI3K/AKT 途径降低糖尿病模型大鼠空腹血糖，降低总胆固醇、甘油三酯、低密度脂蛋白、口服葡萄糖耐量、空腹胰岛素、胰岛素抵抗指数、糖化血红蛋白和 MDA 含量。刘海英等研究表明，左归丸、六味地黄丸及"三补"(熟地黄、山药、山茱萸)均能下调 D-半乳糖致亚急性衰老大鼠衰老相关基因 p16 和 p21 在小肠组织上的表达，具有抗衰老作用。周天羽等研究表明，清肠愈疡汤能够显著改善溃疡性结肠炎大鼠症状，有效降低 IL-17、IL-18、IL-23 的含量，并表现出与时间点的相关性，能够改善病变的炎症反应。李慧等研究表明，熄风化湿方可以显著降低腹泻型肠易激综合征大鼠稀便率、腹壁撤退反射评分，其机制可能是降低血浆和结肠组织 5-羟色胺(5-HT)和血管活性肠肽(VIP)含量。梁峻尉等研究表明，加味理肠饮可以有效治疗大鼠腹泻型肠应激综合征，其机制可能与调节 P 物质(SP)、VIP、CORT 表达有关。姜永帅等研究表明，养胃解毒合剂可以显著改善脓毒症模型大鼠肠组织水肿，减少炎症细胞浸润，改善肠道屏障功能，可能与上调肠组织闭锁蛋白、紧密连接跨膜蛋白-1和上皮紧密连接相关蛋白-1 基因与蛋白水平有关。张一驰等研究表明，益气养阴健脾组方可以显著提高正常小鼠与免疫抑制状态下小鼠胃排空率、小肠推进率与胃肠激素水平。李炯等研究表明，锦红汤可以改善脓毒症小鼠肠上皮细胞水肿，减轻炎症细胞浸润，其可能通过降低大鼠小肠组织脂多糖受体、TLR4、TNF-α 与 NF-κB 水平，阻断 TLR4 及其信号转导通路，从而减轻炎性因子产生，改善疾病预后。Shang XF 等研究表明，地黄散可以降低番泻叶和蓖麻油诱导的小鼠胃肠动力不足，改善番泻叶诱导的小肠和大肠组织病理学变化，降低小肠内 IL-1β、IL-6 和 TNF-α 的含量。Zhu HY 等研究表明，鱼腥草多糖可以提高 H1N1 感染小鼠存活率，减轻肺和肠损伤，减少病毒复制，增强肠道屏障，其机制可能与增加紧密连接蛋白 ZO-1 水平，并抑制 TLR4 和 p65 表达有关。

5. 对肝脏疾病作用的研究

胡晓阳等研究表明，尖叶假龙胆提取液能够降低酒精性肝损伤大鼠的天门冬氨酸转氨酶(AST)、丙氨酸转氨酶(ALT)含量，提高 SOD、谷胱甘肽(GSH)的水平。Dong Y 等研究表明，桑黄对酒精性肝损伤小鼠有一定的保护作用，其机制与抑制肝脏与小肠的法尼醇 X 受体 mRNA 表达有关。刘玮等研究表明，虎杖对酒精性肝损伤大鼠有抗氧化及减轻炎症的作用，机制可能与降低 γ-谷氨酸转肽酶，提高过氧化物酶体增殖物激活受体 γ(PPARγ)和 GSH 水平，降低 TNF-α 与层粘连蛋白有关。李寒冰等研究表明，鲜拐枣汁可改善酒精性肝损伤大鼠组织损伤，机制与降低肠道中革兰氏阴性菌如大肠杆菌、增加革兰氏阳性菌如双歧杆菌、乳酸杆菌的数量，并降低 TLR4、NF-κB 及 IL-6 的水平有关。宿世震等研究表明，布渣叶有改善非酒精性脂肪肝小鼠血脂的作用，其机制与抑制氧化应激、增加肝脏中脂联素受体 Adipo R2 的表达有关。熊海容等研究表明，竹节参总皂苷对非酒精性脂肪肝小鼠有一定保护作用，其机制与肝脏再生相关的 miR-199-5p/HGF-c-Met 信号通路有关。熊敏琪等研究表明，三七皂苷 R1 可抑制小鼠肝脏脂质沉积，其机制与调节胆固醇代谢相关基因 PPARγ、肝 X 受体 α、ATP 结合盒转运体 A1 以及 B 族 Ⅰ 型清道夫受体有关。王云龙等研究表明，大黄素可减轻 CCl_4 引起的小鼠肝脏炎症和纤维化，其机制可能与减少单核巨噬细胞浸润和促纤维化因子 TGF-β_1 的释放有关。宋复兴等研究表明，丹酚酸 A 有抗 CCl_4 引起肝纤维化的作用，其机制与提高肝细胞胞浆 NF-κB、IκBα 蛋白的表达，降低细胞核 NF-κB 蛋白的表达，并抑制炎症因子与肝星状细胞激活因子基因水平表达有关。马滢等研究表明，丹酚酸 B 可延缓二乙基亚硝胺诱导小鼠肝纤维化-肝细胞癌进程，其机制可能与调控 pSmad3C/p21、pSmad3L/PAI-1/c-Myc 信号转换有关。王乾宇等研究表明，杜仲多糖具有显著的抗小鼠肝纤维化作用，其机制可能与降低肝脏中Ⅰ和Ⅲ型胶原蛋白、金属蛋白酶组织抑制因子1(TIMP-1)及TGF-β_1 mRNA表达有关。霍焰等研究表明，白英生物碱能诱导人肝癌Huh-7细胞凋亡，其机制与调控p38和Caspase-3蛋白有关。Sun Y等研究表明，牛蒡子苷元对小鼠肝肿瘤有显著抑制作用，其机制可能为牛蒡子苷元直接将C/EBPα募集到gankyrin启动子，PPARα随后也与C/EBPα结合，导致gankyrin的表达下调，从而抑制肝癌细胞的生长。熊思敏等研究表明，大黄素可诱导人肝癌HepG2细胞凋亡，机制可能与增加HepG2细胞内ROS堆积，ATP合成功能障碍，线粒体膜电位崩塌，进而诱导线粒体膜通透性转换孔(mPTP)开放，导致钙离子和细胞色素C外流，活化caspase蛋白家族有关。肖潺潺等研究表明，辣椒碱对肝癌SMMC-7721细胞的迁移和侵袭具有抑制作用，可能与其上调细胞中E-cadherin蛋白的表达，下调细胞中Vimentin、MMP-2和MMP-9蛋白的表达有关。

6. 抗肿瘤作用的研究

陈伟霞等研究表明，胃肠安可降低胃癌细胞MKN45的侵袭能力，抑制胃癌细胞迁移，其机制可能与MMP-2、MMP-9蛋白水平直接相关。郭贤利等研究表明，乳浆大戟提取液具有抑制人胃癌多药耐药SGC7901/ADR细胞增殖、迁移和侵袭，并诱导细胞凋亡的作用，可能与细胞色素c、caspase-9和caspase-3的参与有关。黄丽萍等研究表明，加味七方胃痛颗粒能抑制SGC7901胃癌细胞的增殖并促进凋亡，其机制可能是下调胃癌细胞TFF3、ERK/NF-κB蛋白的表达水平。Liao KF等研究表明，当归的生物活性化合物正丁二烯对苯二酚可抑制胃癌细胞增殖及诱导线粒体依赖性凋亡，可能与上调Redd 1的表达、抑制mTOR信号相关，并通过调节上皮细胞-间充质转化来抑制胃癌细胞的迁移和侵袭。Zhou WJ等研究表明，苦参碱通过抑制IGF-1/PI3K/AKT信号，发挥对人胶质母细胞瘤细胞生长的抑制作用。Peng WJ等研究表明，健脾解毒汤可以抑制大肠癌细胞株的存活和增殖，可能是通过mTOR/HIF-1α/VEGF途径抑制肿瘤的发生、转移和血管生成，从而产生抗结直肠癌作用。Fang M等研究表明，尖尾芋提取物在体外和体内均能抑制恶性黑色素瘤，可能与PTEN/PI3K/AKT通路的调控有关。Li MM等研究表明，紫草承气汤对HepG-2细胞、人肾小管肌细胞或人宫颈癌HELA细胞均有明显的抑制作用。Wu J等研究表明，黄芪多糖可以增强阿帕替尼对胰腺癌细胞的增殖、迁移和侵袭抑制作用，两者合用是通过下调p-AKT、p-ERK和MMP-9的表达发挥其抗肿瘤活性。Li NN等研究表明，白杨素的活性成分木蝴蝶苷B能明显抑制SMMC-7721细胞增殖和诱导凋亡，可能与COX-2/VEGF和PTEN/PI3K/AKT信号通路密切相关。樊晓明等研究表明，当归贝母苦参丸加味方对荷瘤小鼠MFC细胞有明显的抑制作用，通过下调VEGFA、MMP-13和TGF-β mRNA的表达发挥抗肿瘤活性。宗鑫等研究表明，保元解毒汤通过调节趋化因子、表皮生长因子和VEGF等信号通路，参与抗恶性肿瘤转移、抗肿瘤免疫反应等关键病理环节的调控。张惠子等研究表明，加味乌梅丸可抑制胰腺癌移植瘤的生长，可能通过促进肿瘤细胞坏死及诱导肿瘤细胞凋亡两种主要机制发挥抗肿瘤效应。代兴斌等研究表明，益气除痰散结法能明显抑制荷瘤小鼠局部肿瘤的生长及肺转移，其机理可能与促进肿瘤细胞凋亡、提高细胞分化程度、增强免疫力有关。

7. 对证候模型动物干预作用的研究

萧闵等研究表明，金匮肾气丸可以降低肾阳虚证慢性阻塞性肺疾病大鼠血清瘦素、脂肪组织瘦素受体蛋白含量。郑龙飞等研究表明，金匮肾气丸加味膏方和汤方2种剂型均可以通过提高促黄体生成素(LH)和睾酮T含量，对肾阳虚证大鼠起到温补肾阳的功效。黄露露等研究表明，金匮肾气丸可能涉及股骨髁松质骨结构构成、物质转运、能量代谢和细胞增殖与凋亡等方面对肾阳虚证模型大鼠进行治疗。王燚霈等研究表明，溃结宁膏穴位敷贴可通过上调抑炎因子叉头状转录因子3，并下调促炎因子IL-17的水平，恢复Th17/Treg平衡，减轻脾肾阳虚证大鼠肠道炎症反应，对肠道黏膜具有修复作用。李能莲等研究表明，四神丸可能通过调节Th1/Th2免疫平衡，提高脾肾阳虚型溃疡性结肠炎大鼠机体免疫功能，抑制炎症反应。高建平等研究表明，四神丸可明显降低脾肾阳虚型溃疡性结肠炎模型大鼠血清IL-8、TNF-α的含量，下调结肠组织NF-κB蛋白的表达，减轻结肠黏膜损伤。白克运等研究表明，附子丁香散加味穴位贴敷可以降低阳虚型慢传输型大鼠血清VIP水平，提高血清SP水平。温玉莹等研究表明，蒿甲虚热清颗粒能改善阴虚模型小鼠体征，具有一定的镇痛、升高血糖和增强机体免疫功能。侯晶艳等研究表明，加味萎石汤能有效调节肾阴虚型多囊卵巢综合征小鼠性激素水平，改善肾阴虚状态，降低血清卵泡抑素含量和cAMP/cGMP比值，提高激活素含量，促进卵泡发育。张媛凤等研究表明，柴胡疏肝散对慢性束缚法复制的肝郁证模型的中医证候及性周期紊乱均有良好改善作用。张发君等研究表明，参苏饮对"烟熏联合气管注射脂多糖加冷风刺激"方法复制"肺气虚外感"证大鼠病理过程中IL-1β、IL-18的分泌可能起到抑制作用。李雅君等研究表明，纳豆＋补气活血方药可有效改善气虚血瘀证大鼠各部位组织血流量的异常，并可显著改善大鼠血黏度和凝血功能，具有补气益血化瘀作用。

8. 中药药代动力学研究

Li HG等研究表明，华法林可显著影响大鼠灌胃川芎后洋川芎内酯的药代动力学过程。Zhang HY等研究表明，原花色素低聚物能显著增强小檗碱对糖尿病小鼠的降血糖作用。Liu JL等采用药代动力学等方法筛选出半枝莲中33种具有潜在抗非小细胞肺癌作用的化合物。路咪咪等研究表明，牡丹皮炭多成分整合药代动力学与药效作用相关研究，可用于牡丹皮炭止血作用机制及其炮制机理的阐述。刘凯新等研究表明，花旗泽仁中活性成分人参皂苷Rb1的体内吸收与代谢相对缓慢，能维持较高的血药浓度，花旗泽仁的配伍可提高西洋参中活性成分人参皂苷Rb1的吸收量。刘华明等研究表明，杠柳毒苷配伍三七总皂苷后，杠柳毒苷在大鼠血浆中的主要药动学参数与杠柳毒苷单独给药相比存在统计学差异，表明三七总皂苷对杠柳毒苷在大鼠体内的药动学存在影响。Lu YY等研究表明，大鼠灌胃保元汤后皂苷的吸收和消除速率显著低于大多数黄酮类化合物。Yao H等研究表明，人参皂苷Rg1、Rb1和丹参酮II_A可作为指示冠心丹参滴丸药代动力学性质的标记物。顾欣如等研究表明，黄连解毒汤中环烯醚萜类成分在阿尔兹海默病模型大鼠体内吸收和消除较快，生物利用度高，原小檗碱型生物碱在血浆中含量较低，而黄酮类成分在大鼠体内的药时曲线出现了明显的双峰现象。

9. 中药毒理学研究

吴紫君等研究表明，天南星科的3种中药半夏、天南星、白附子的生品均具有毒性反应，生半夏、生天南星、生白附子腹腔注射的LD_{50}分别为5.38、21.51、39.31 g/kg，以生半夏毒性最强，但3种有毒中药经过炮制后毒性明显降低。曾瑾等研究表明，16.70 g苍耳子生药/kg给药组大鼠血清肝毒性敏感生物标志物谷氨酸脱氢酶、精氨酸酶Ⅰ、α-谷胱甘肽S转移酶明显升高，肝组织线粒体或内质网等发生超微结构的轻微改变，肝细胞发生脂肪变，推测其肝损伤机制可能与肝脏脂质过氧化应激相关。孟娴等研究表明，甘草次酸是中药海藻和甘草合用产生毒副作用的主要毒效物质基础，并在体外显示出明显的心、肝、肾细胞毒性，同时海藻通过增加甘草次酸在大鼠肾脏组织的积蓄，抑制肾脏组织中11β-类固醇脱氢酶的表达，造成电解质及醛固酮-皮质醇系统紊乱，揭示了海藻-甘草反药组合产生肾毒性的主要机制。Sun W等研究表明，FZ-120（煎煮2 h后的附子）HPLC检测不出乌头碱；组织病理学显示FZ-120处理后肝脏表型异常且肝脏指数显著降低；斑马鱼模型中，剂量为288～896 μg/ml的FZ-120可引起心律失常、肝脏变性。Huang GY 等研究表明，附子的水和乙醇提取物可通过激活 PI3K/Akt/mTOR 信号通路诱导心肌细胞凋亡，有心脏毒性作用。Fan QY 等研究表明，大剂量白鲜皮的水提物和醇提物均可使 ALT 和 AST 显著增加，肝脏的绝对、相对重量和肝/脑比例显著升高，肝脏的组织学检查显示细胞体积增大，细胞核缩小；UPLC 鉴定出其中 3 种潜在的毒性成分为白鲜碱、黄柏酮、白蜡树酮。Tan YJ 等研究表明，牛蒡子苷发生毒副作用的最低给药剂量为 12 mg/kg。Qiu SB 等研究表明，菊三七可导致氨基酸代谢、脂肪代谢以及能量代谢等代谢通路的紊乱，并筛选出肝毒性的潜在标记物有花生四烯酸、神经鞘氨醇、溶血磷脂酰胆碱类、L-缬氨酸、亚油酸。王瑞等研究表明，远志、蜜远志对小鼠口服给药的 LD_{50} 分别为 19.3 g 生药/kg 和 31.8 g 生药/kg；远志可损伤小鼠胃壁细胞结构，蜜远志未发现对胃壁细胞结构有明显损伤，但两者均可损伤小肠结构，引发胃、小肠黏膜下及肌层炎性细胞浸润，血管充血和内皮细胞肿胀；远志和蜜远志均有一定胃肠毒性作用，但是蜜远志毒性相对较小。

（撰稿：张媛媛　寇俊萍　审阅：王树荣）

【中药干预证候动物模型的研究】

中医的“证”是一个复杂的概念，涉及多系统、多脏器、多种组织的病理改变。采用多种致病因素、多种动物、多种指标和多种方法模拟人类中医临床证候特征的动物模型，以此来探讨中药及复方的作用及其机制，同时阐明中医药理论。

1. 干预气虚证模型的研究

郑建平等使用卵白蛋白注射联合恐伤肾法及游泳力竭法，建立支气管哮喘肾气虚证模型。研究显示，镇喘保肺汤可能通过改善脂类代谢的途径，调节肾上腺糖皮质激素分泌，预防和治疗支气管哮喘肾气虚证。杨可新等研究表明，黑地黄丸能调整 5/6 肾切除慢性肾衰竭（CRF）大鼠胃组织匀浆和血浆中胃促生长素、生长抑素的含量，从而改善 CRF 大鼠脾虚证候。陈茵等研究表明，四君子汤可以改善外周和脑 PKA-CREB 信号通路，对单独抑郁症疾病造模条件下的气虚样证候有改善作用。宋君等研究表明，脾气虚可下调心肌葡萄糖转运体 4 mRNA 及其蛋白的表达水平，从而影响葡萄糖的转运，导致大鼠心脏能量代谢障碍及心脏功能异常。而四君子丸可以恢复心脏功能，提高心肌组织中的 GLUT4 mRNA 及其蛋白的表达水平，对脾气虚证有治疗作用。房丽君等研究表明，强心颗粒显著抑制慢性心力衰竭心气虚兼血瘀水肿证大鼠心肌氧化应激诱导的心肌细胞凋亡。占心佾等研究表明，玉屏风颗粒用药组对灌胃秋水仙碱法建立的小鼠脾虚证模型小鼠，能显著延长游泳时间、耐缺氧时间以及升高耐寒存活率。

2. 干预阴虚证模型的研究

任理等研究表明，口炎清颗粒可能介导 p38 MAPK 蛋白表达过程，抑制炎症反应，调节生长因子水平，从而发挥“养阴”作用，促进阴虚型口腔溃疡愈合。徐文峰等研究表明，猪苓汤可改善一次性尾静脉注射阿霉素结合连续左甲状腺素钠片灌胃模拟的阴虚水肿证大鼠躁动不安，降低大鼠肛温，增加尿量。其机制可能与下调肾脏钠氢交换体 3 表达有关。张莉莉等研究表明，左归丸通过对大鼠 HPA 轴产生一定的保护作用，改善糖皮质激素致肾阴虚大鼠的症状。吴国学等研究表明，左归丸可能通过提高血清 SOD 活性，增强机体抗氧化能力，进而降低肾阴虚大鼠血清环磷酸腺苷水平、环磷酸腺苷与环磷酸鸟苷比值及血清肌酐水平，改善肾阴虚症状。梁建庆等研究表明，复方地黄颗粒可以改善阴虚动风证帕金森病异动症模型大鼠的神经行为学表现，可能通过调控神经营养因子及其受体的表达以发挥抗帕金森病作用。洪芳等研究表明，复方地黄方通过调节纹状体多巴胺 D1、D2 受体，改善左旋多巴诱导的阴虚动风证帕金森病异动症的直接通路和间接通路的失衡。

3. 干预血虚证模型的研究

徐岩等研究表明，参红补血颗粒可能促进骨髓细胞增殖并降低肾脏 TNF-α 蛋白表达水平，对失血性血虚模型小鼠的造血及免疫功能有明显的改善作用。占心佾等研究玉屏风颗粒对放血法导致血虚模型小鼠的作用。结果显示，玉屏风颗粒用药组小鼠游泳时间、耐缺氧时间以及耐寒存活率均显著升高，提示其能有效提高血虚小鼠抗应激作用。张健敏等建立大鼠失血＋环磷酰胺血虚模型和 ^{60}Co-γ 射线血虚模型，观察归芪三七颗粒与归芪三七口服液对红细胞、白细胞、血小板和血红蛋白的影响，结果表明两者均具有补血作用。

4. 干预阳虚证模型的研究

武静等研究表明，大建中汤可以降低 IL-1 受体相关激酶-4、IL-6 及 TNF-α 水平，对脾阳虚胃炎有显著治疗作用。何海军等研究表明，大建中汤干预组能降低 COX-2、NF-κB mRNA 的水平，改善脾阳虚胃癌大鼠的症状。孙大宇等研究表明，附子理中丸可使脾阳虚大鼠小肠上皮细胞 CREB、信息沉默调节因子 1(SIRT1)表达升高，线粒体解偶联蛋白 2 蛋白表达上调、肠上皮组织中 ATP 合成增加。进一步研究表明，附子理中丸可能通过降低海马组织 β-内啡肽含量、升高 cAMP 及蛋白激酶 A 含量、增加神经元细胞 μ 受体表达，改善脾阳虚证模型大鼠的脾阳虚证“神疲、乏力”表征。李睿等研究表明，抗衰灵膏能显著改善肾阳虚证大鼠免疫功能，具有很好的免疫调节作用。符卓韬等研究表明，羊藿巴戟口服液对肾阳虚不育模型大鼠生精功能和性激素调节有改善作用。王孙亚等研究表明，右归丸全方可对肾阳虚证大鼠体质量、睾丸指数、血清中的睾酮、LH 和皮质醇水平产生良性影响。Tang N 等研究表明，四逆汤在肾阳虚模型中可恢复循环血清皮质醇、肾上腺皮质激素和睾酮水平。帅小翠等研究表明，盐炙益智仁配方缩泉丸能显著降低肾阳虚模型小鼠血清尿素氮和肌酐的含量，同时对肾阳虚模型小鼠肾脏损伤有一定的修复作用。

5. 干预其他证候模型的研究

赵静等研究表明，中药益气养阴化痰方能明显改善 2 型糖尿病气阴两虚痰浊证模型大鼠的肝脏和骨骼肌糖代谢，其机制涉及对 PI3K/Akt 通路的调节。包红桃等研究表明，益气养阴固冲方通过促进子宫内膜修复，从而治疗气阴两虚证型的无排卵性功血。王晓丽等研究表明，镇肝熄风汤可增加帕金森病肝阳上亢证大鼠脑组织 GSH 含量，在转录和翻译水平上调节谷氨酸半胱氨酸连接酶催化亚基表达。独家能等研究表明，柴欢宁神颗粒可明显改善束缚＋夹尾刺激＋对氯苯丙氨酸多因素导致的肝郁失眠证模型大鼠的行为学，延长睡眠时间，其机制可能与调节下丘脑-垂体-肾上腺轴功能亢进有关。

（撰稿：杨维维　莫清媚　李芳　寇俊萍　审阅：王树荣）

【中药调控心肌细胞凋亡的研究】

心肌细胞凋亡广泛存在于各种心血管疾病中，与心力衰竭、缺血性心肌病、心律失常以及一些先天性心脏病的发生密切相关。

1. 改善线粒体损伤

王宇宏等研究发现，真武汤含药血清可以增加 Bcl-2 蛋白表达、降低 Bax 蛋白表达，抑制异丙肾上腺素诱导的心肌细胞凋亡，其机制与保护心肌细胞内线粒体有关。李峥等研究发现，真武汤可通过 SIRT2 相关酶Ⅰ通路改善线粒体形态，从而抑制心力衰竭模型中的心肌细胞凋亡。曾永君等研究发现，注射用益气复脉(冻干)可通过恢复线粒体膜电位，抑制线粒体凋亡，进而减轻阿霉素对 H9c2 心肌细胞的毒性。韩学超等研究发现，天麻素可以抑制心肌缺血再灌注造成的氧化应激损伤时 mPTP 的开放和线粒体膜电位的下降，维持线粒体功能稳定，以减少心肌细胞凋亡。马文等研究发现，葛根素可以通过下调电压依赖性阴离子通道蛋白1、抑制mPTP开放，从而抑制缺氧/复氧导致的H9c2细胞凋亡。

2. 抵抗氧化应激

冯卫生等研究发现，南葶苈子水提物可以通过改善线粒体膜电位、缓解氧化应激，抑制多柔比星诱导心肌损伤导致的心肌细胞凋亡。位庚等研究发现，通心络可以减少活性氧生成，抑制细胞色素C释放，降低Caspase-3和Bax蛋白表达，从而抑制氧化应激和线粒体损伤，诱导心肌细胞凋亡。韩琳等研究发现，黄芪多糖可以抑制NF-κB和JNK信号通路，从而缓解氧化应激，抑制脂多糖诱导的心肌细胞凋亡。丁铭格等研究发现，安石榴苷预处理可以降低血清肌酸激酶同工酶和乳酸脱氢酶的活性，增加AMPK磷酸化，降低氧化应激，抑制心肌缺血再灌注导致的心肌细胞凋亡。Zhao TT等研究发现，槲皮素的3′-*O*-甲基化代谢物异鼠李素可以通过上调SIRT1和Nrf2/HO-1介导的抗氧化信号通路，减轻氧化应激，抑制缺氧/复氧诱导的H9c2心肌细胞凋亡。

3. 改善炎症损伤

张会超等研究发现，苦豆碱可以通过激活PI3K/AKT信号通路减少炎症损伤，抑制心肌缺血再灌注引起的心肌细胞凋亡。向家培等研究发现，甜菜碱通过抑制炎症因子的释放从而减少心肌缺血再灌注导致的细胞凋亡。余鑫鑫等研究发现，甘草酸可以抑制MKK/JNK信号通路中MKK4/7和JNK1/2/3磷酸化，减少炎性细胞浸润，从而抑制心肌细胞凋亡。吴青青等研究发现，吴茱萸碱通过增强缺氧损伤的细胞活性，抑制细胞炎症因子的转录从而抑制缺血损伤诱导的H9c2心肌细胞凋亡。

4. 抑制钙超载

王佳等研究发现，黄芪甲苷抑制大鼠心肌缺血再灌注损伤诱导的细胞凋亡，其机制与下调钙敏感受体通路有关。郁盛雪等研究发现，人参皂苷Rg1可以通过调节钙敏感受体减轻异丙肾上腺素诱导的心肌细胞凋亡。范宗静等研究发现，黄芪多糖后处理可以抑制钙超载，保护线粒体膜电位，抑制mPTP过度开放，抑制上游启动型蛋白Caspase-9的高表达，从而通过调节凋亡级联反应，抑制缺血再灌注损伤。常宏等研究发现，益心解毒方能抑制缺氧缺糖/复氧复糖诱导的H9c2心肌细胞凋亡，其机制可能为抑制钙超载和调控外源性凋亡通路。朱凯等研究发现，人参入血成分可以通过降低细胞内游离钙活性的异常升高，抑制钙超载，改善Na^{+}-K^{+}-ATP酶、Ca^{2+}-ATP酶活性的降低，从而抑制过氧化氢损伤引起的心肌细胞凋亡。宋婷婷等研究发现，益气强心饮可通过干预钙敏感受体激活，抑制慢性心力衰竭模型大鼠的心肌细胞凋亡。

5. 其他

孙秀玉等研究发现，荭草苷可以降低Parkin和p62的蛋白表达，减弱Parkin与p62的结合程度，下调线粒体自噬活性，抑制心肌细胞凋亡。陈晶等研究发现，温阳化饮、益气活血组方可以通过上调心肌细胞自噬，抑制心肌细胞凋亡，改善心功能。Liu X等研究发现，生脉注射液可以通过增加血管生成、增强血管内皮生长因子表达，抑制心肌细胞凋亡。

（撰稿：刘玥灵　寇俊萍　审阅：王树荣）

【中药调节肠道菌群作用的研究】

肠道菌群，是寄居在人体肠道内微生物群落的总称。肠道微生物对人类的生理代谢、生长发育、免疫应答和对疾病的抵抗力、衰老等，都起着不可忽视的作用。肠道菌群失调，可能会导致心脑血管疾病、代谢性疾病、免疫类疾病、胃肠道类疾病等发生。在早期发病阶段，通过发现微生物组的变化来预测和预警疾病，并通过纠正失衡的菌群，使其恢复正常，治疗效果将明显提高。

1. 改善胃肠道疾病

李寒冰等通过复方地芬诺酯复制便秘及肠道菌

群紊乱大鼠模型，发现火麻仁油、火麻仁水提物调整盲肠厚壁菌门/拟杆菌门比值，升高双歧杆菌及丁酸梭菌属菌、乳酸杆菌属菌水平，改善便秘动物肠内菌群结构，缓解便秘状态。Li JC 等报道，痛泻要方增加腹泻型肠易激综合征小鼠肠道 *Akkermansia* 的相对丰度，降低 *Clostridium sensu stricto* 1 的相对丰度，调整 5-HT 水平，减轻腹泻型肠易激综合征症状。粪便移植实验也表明其可能通过调节肠道菌群而发挥作用。

2. 改善代谢性疾病

陈玲玲等采用高糖高脂饲料联合链脲佐菌素注射构建 2 型糖尿病小鼠模型，发现薏苡附子败酱散能够增加乳酸杆菌和双歧杆菌的数量，改善糖尿病小鼠的糖脂代谢紊乱。Chen MY 等报道，黄连解毒汤可以降低高脂饮食和 STZ 联合诱导的 2 型糖尿病大鼠血糖，可能通过增加抗炎细菌如副杆状菌、*Blautia* 和 *Akkermansia*，减少致病菌如 *Aerococcus*、金黄色葡萄球菌和棒状杆菌，促进短链脂肪酸产生，以恢复肠道生态失衡与肠道菌落功能失调。Lin R 等报道，油茶可以显著提高小鼠肠道 *Lachnospiraceae* 的相对丰度，降低乳杆菌相对丰度，发挥抗糖尿病的作用。Wei XY 等报道，泻心汤可以显著改善 2 型糖尿病模型大鼠肠道微生物的变化，特别是抗炎菌如 *Adlercreutzia*、*Alloprevotella*、*Barnesiella*、[*Eubacterium*] *Ventriosum* group、*Blautia*、*Lachnospiraceae* UCG-001、*Papillibacter* 和 *Prevotellaceae* NK3B31，减轻炎症反应，改善高血糖症的糖脂质代谢紊乱。

3. 改善神经系统疾病

刘海鹏等制备脑卒中后应激大鼠模型，取大鼠直肠粪便，应用 Illumina-MiSeq 高通量测序技术检测其微生物群落结构和组成的变化，结果显示颐脑解郁复方组大鼠粪便中乳杆菌、拟杆菌、副杆状菌、*Roseburia*、*Dorea* 和 *rc*4-4 等 6 种菌属比例显著升高，其中以乳杆菌和拟杆菌最为明显，*Oscillospira* 比例显著降低，提示颐脑解郁复方可能通过改善肠道菌群，缓解 PSD 导致的脑损伤。Li Y 等报道，肉苁蓉提取物可以通过恢复肠道菌群平衡，改善慢性不可预知应激模型大鼠的抑郁症状。Cheng D 等报道，天丝饮（巴戟天与菟丝子组成的药对）可以增加抑郁模型大鼠肠道菌群 Ruminococcaceae、*Lactococcus*、*Lactobacillus*、*Lachnospiraceae*-NK4A136-group 的相对丰度，调节肠道菌群可能是其改善抑郁症状的重要机制。

4. 其他

何志兴等报道，解毒祛瘀滋阴方能下调 MRL/lpr 狼疮小鼠肠道 *Prevotella* 等致病菌丰度，显著上调肠道菌群多样性，上调 *Odoribacter* 和 *Ruminococcus* 等有益菌丰度，较醋酸泼尼松更利于狼疮小鼠肠道菌群改善，利于病情缓解。Zhang XY 等报道，甘草多糖可以改善结肠癌小鼠肠道微生物组成，通过调节肠道菌群发挥抑制肿瘤生长与转移的作用。Jia N 等报道，绞股蓝水煎剂灌胃高脂饮食诱导的非酒精性肝病模型小鼠可以改善肝脏脂肪变性，可能是通过改善肠道菌群组成，尤其是增加厚壁菌门（*Eubacterium*、*Blautia*、*Clostridium* 和 *Lactobacillus* 等）相对丰度。孙艺凡等报道，长期服用人参提取物可使大鼠肠道菌群中的益生菌属如双歧杆菌、乳杆菌、*Allobaculum*、梭菌属菌等发生显著上调，而致病菌属如 *Butyricimonas*、副杆状菌属菌、*Alistipes*、*Helicobacter* 等显著下调。李明丹等报道，复方薏苡仁方明显降低肠球菌与肠杆菌菌落数，显著增加乳杆菌和双歧杆菌菌落数，改善肠道微环境，降低盲肠内容物 pH 值，增加小肠墨汁推进率。张丽萍等研究发现，20%浓度参苓白术散多糖对于拟杆菌的生长影响优于葡萄糖，可作为拟杆菌的优势碳源调节肠道菌群平衡。Jiang DG 等研究发现，醋制甘遂较甘遂毒性显著降低，醋制甘遂增加益生菌如乳杆菌、乳酸菌、*Ruminococcus* 和 *Alloprevotella* 等的相对丰度，减少肠道刺激菌群如 *Blautia* 的相对丰度，从而减弱甘遂的胃肠道毒性。

（撰稿：王铁铮 张媛媛 寇俊萍 审阅：王树荣）

【中药抗病毒作用的实验研究】

1. 抗 H1N1 病毒的作用研究

钱文娟等分析蒲地蓝消炎口服液对甲型流感病毒(H1N1)性肺炎导致的小鼠肺组织相关代谢物的紊乱具有一定调节作用，推测蒲地蓝消炎口服液通过甲硫氨酸代谢、嘌呤代谢减轻病毒性肺炎小鼠肺组织的氧化损伤及血管细胞炎症，通过调节糖代谢参与机体修复。杜海霞等考察银花平感颗粒和三拗汤对流感病毒肺炎小鼠有一定的治疗作用，其抗流感病毒的作用机制可能是通过调节流感病毒感染小鼠的免疫功能和调控 TLR3/7 信号通路有关，辛温与辛凉合用药银花平感颗粒比三拗汤疗效好。Ma QH 等研究发现，三物黄芩汤在体内外实验能有效抑制 H1N1 病毒不同阶段的复制过程，减少病毒感染，增加感染小鼠的存活时间并降低死亡率。Zhang TB 等研究表明，升降散能保护 50%小鼠免受 H1N1 感染，其机制为抑制神经氨酸苷酶活性，同时下调 TNF-α 活性、上调 IL-2 水平。Wei WY 等研究表明，麻黄汤可以显著缓解流感病毒 A 引起的肺炎症状，其机制与调节机体免疫和 TLR4/MyD88 依赖信号通路有关。

2. 抗 HBV 病毒的作用研究

张传涛等采用乙肝病毒(HBV)转基因小鼠研究清热利湿活血方的抗病毒作用。结果显示，清热利湿活血方可减轻肝细胞轻度脂肪变性及 Kuffer 细胞增生等病理改变，显著降低 HBV 转基因小鼠肝脏和血清中的乙肝表面抗原(HBsAg)、HBV DNA 水平。Geng CA 等研究表明，茵陈蒿醇提物烯炔化合物 4 可以抑制 HBsAg 和乙肝 e 抗原(HBeAg)的分泌以及 HBV DNA 的复制。张轩等研究表明，氧化苦参碱可能通过调节 miR-122 的表达对 HBV 复制起抑制作用。Yang H 等研究发现，苦参多糖减少肝细胞凋亡，抑制中性粒细胞和巨噬细胞渗透进入肝脏，增加 LO2 细胞增殖，抑制 HepG2.2.15 细胞中 HBsAg 和 HBeAg 的分泌，表明苦参多糖具有显著的保肝和抗 HBV 作用。

3. 抗 EV71 病毒的作用研究

Li M 等研究表明，喜炎平注射液降低小鼠感染肠道病毒 71 型(EV71)的几率，其机制是调节中性粒细胞和 T 淋巴细胞相关的免疫活性。张文平等体外抗病毒研究发现，地板藤醇提取和水提取部位对 EV71 均有作用，治疗指数 TI 值分别为 20.61、30.06。岳路路等进行了体外抗 7 种第三类病原体病毒的筛选。结果显示，羊栖菜提取物对 EV71 的抑制效果最为明显。颜娓娓等体外抗毒实验表明，当白头翁与蛴螬配伍比例为 8∶2 时具有很好的抗 EV71 效果，其 TI 为 68.59。刘飞等通过佩兰水提法、水提醇沉法、醇提法、醇提水沉法、乙酸乙酯提取法得到不同提取物进行多种体外抗病毒实验。结果显示，佩兰水提醇沉法中的沉淀物对 EV71 抑制效果较好，TI 为 84.63。

4. 其他

Zhao XH 等研究表明，白藜芦醇对伪狂犬病病毒(PRV)感染具有显著的抑制活性，其作用与抑制 PRV 的复制、减轻 PRV 感染导致的炎症、提高免疫力有关。王晓妍等研究表明，参苓白术散含药血清通过直接灭活轮状病毒(RV)以及抑制 RV 生物合成而发挥其抗病毒作用。侯亚林等研究表明，参芪止疱颗粒对人包皮成纤维细胞毒性作用小，对生殖器单纯疱疹病毒(HSV)-2 感染 HFF 具有一定保护作用。郭秋言等研究表明，当荔枝草醇提物浓度为 675 μg/ml 时能明显抑制 HSV-I 型所致细胞病变效应，体外抗 HSV-1 效果明显。Tang YL 等研究发现，双黄连注射粉降低了 H5N1 病毒感染大鼠肠粘膜微血管内皮细胞和小鼠肺中的病毒滴度。

（撰稿：周钱留 刘元恺 寇俊萍 审阅：王树荣）

【中药对星形胶质细胞的调控作用研究】

1. 调控星形胶质细胞的增殖与迁移

Zhang Y 等研究表明，银杏内酯 K 能够促进星形胶质细胞的增殖和迁移，通过 AMPK/mTOR/ULK1 信号传导途径诱导保护性自噬，从而减轻氧糖剥夺诱导的星形胶质细胞损伤。任德启等研究表明，人参皂苷对脑缺血再灌注损伤的星形胶质细胞有一定的保护作用，能够促进细胞增殖，抑制其凋亡。Han J 等研究表明，瓜蒌桂枝汤通过促进星形胶质细胞的增殖，促进局灶性脑缺血再灌注后神经功能恢复。Liu ZK 等研究表明，大川芎方可以减少创伤性脑损伤模型大鼠血脑屏障渗透和脑水肿，减少神经元丢失，降低小胶质细胞和星形胶质细胞的活性，促进神经干细胞的增殖，从而发挥改善创伤性脑损伤大鼠认知和运动功能的作用。何前松等研究表明，锦鸡儿总黄酮抑制大鼠脑缺血半暗带区星形胶质细胞 GFAP 阳性细胞的过度生长，改善脑缺血后神经功能损伤，促进神经细胞恢复。

2. 调控星形胶质细胞相关细胞因子的分泌与释放

Zhou L 等研究表明，左旋紫堇达明通过抑制 p65/RelA 活化控制星形胶质细胞释放趋化因子 CXCL1，从而作用于脊髓中的趋化因子受体 CXCR2，减轻长春新碱诱导的神经病理性疼痛小鼠的疼痛；体外实验证实左旋紫堇达通过抑制 NF-κB 依赖性 CXCL1/CXCR2 信号通路对长春新碱诱导的小鼠神经病理性疼痛起作用。Zhao HF 等研究表明，白藜芦醇能够降低 $A\beta_{1-42}$ 诱导的大鼠星形胶质细胞 TNF-α、IL-1β 和 MCP-1 的表达，对星形胶质细胞炎症具有抑制作用。Chu X 等研究表明，大黄酚对链脲佐菌素诱导糖尿病脑病模型小鼠具有减轻认知缺陷和神经元损失的作用，其机制可能是抑制海马 CA3 区星形胶质细胞促炎细胞因子的分泌。张冷等研究表明，京尼平苷可通过 NF-κB 途径抑制 LPS 诱导的星形胶质细胞活化，抑制致炎细胞因子分泌，起到抗慢性炎性作用。胡晨等研究表明，姜黄素显著下调化学缺氧所致人源性星形胶质瘤细胞系 U87 的 IL-1β、IL-6 和 TNF-α mRNA 水平，显著下调 p65 的磷酸化水平，调节 NF-κB/p65 信号通路从而抑制化学缺氧诱导的人源性星形胶质瘤细胞炎症反应。

3. 调控星形胶质细胞缝隙连接蛋白与水通道蛋白的表达

韩雪洁等研究表明，黄芩苷预防帕金森病模型大鼠多巴胺神经元的变形损伤，其机制与下调星形胶质细胞缝隙连接蛋白 Cx43 的表达有关，提示黄芩苷通过调节星形胶质细胞 Cx43 蛋白的表达。Wang B 等研究表明，姜黄素在慢性间歇性缺氧诱导的脑损伤模型中，通过调节水通道蛋白 4 和 p38 MAPK 途径，剂量依赖性地减轻脑水肿以及神经元死亡，具有神经保护作用。

4. 其他

Shi AH 等研究表明，天麻的酚类成分可缓解 H_2O_2 诱导的星形胶质细胞损伤，增加细胞核内 Nrf2 的聚集，并上调星形胶质细胞中血红素氧合酶-1 和醌氧化还原酶-1 的表达而引起脑细胞内源性抗氧化反应，从而保护神经元并改善缺血性中风后的预后。Du J 等研究表明，穿心莲内酯能够通过上调自噬相关蛋白，激活 JNK 信号通路并调节 ATG5，促进星形胶质细胞自噬并减少细胞凋亡，保护星形胶质细胞免受缺氧损伤。Qian J 等研究表明，丹红注射液剂量依赖性的调节星形胶质细胞 LAMC2 和 ADRB3 的表达，缓解氧糖剥夺再灌注导致的星形胶质细胞损伤。

（撰稿：王洁熳　陈卓　张媛媛　寇俊萍　审阅：王树荣）

【中药调控缺氧诱导因子-1α 的研究】

1. 抑制肿瘤发生

邵树巍等研究表明，雾化黄枇烟（雄黄碾粉后过

80 目筛，枇杷叶烤干，切成烟丝状）吸入后通过下调缺氧诱导因子-1α（HIF-1α）、VEGF 的表达，能降低肺癌小鼠肿瘤微血管密度，抑制肿瘤细胞增殖。Peng WJ 等研究表明，健脾解毒汤可显著抑制结肠直肠癌细胞系的活力和增殖，诱导 HCT116 细胞凋亡，并通过抑制 mTOR/HIF-1α/VEGF 信号传导途径有效地抑制肿瘤细胞迁移、侵袭和血管生成。Han HW 等研究表明，紫草素衍生物 PMMB232 可能与 HIF-1α 稳定结合，促使 HIF-1α 降解并减弱肿瘤细胞中的糖酵解，抑制肿瘤细胞的迁移和转移。许成勇等研究表明，黄芪与莪术配伍可下调 TGF-$β_1$、HIF-1α 表达，抑制肿瘤生长和转移。Li XJ 等研究表明，姜黄素能下调 A549 细胞诱导的肺癌裸鼠中 HIF-1α 的 mRNA 表达，从而抑制 VEGF 和 NF-κB 信号传导，降低肿瘤重量和大小，抑制肿瘤生长。Lou SH 等研究表明，姜黄素可能通过抑制 HIF-1α-VEGF 轴，增强原发性人血管瘤内皮细胞中的抗增殖活性。Wang DL 等研究发现，白藜芦醇能显著增加前列腺癌细胞中 HIF-1α 和 p53 的表达，抑制细胞存活和迁移并诱导细胞凋亡。

2. 改善脑损伤

姜辰等研究表明，葛根素可能通过激活雌激素受体-α、抑制 HIF-1α 表达及相关炎症因子释放，降低脑缺血再灌注小鼠脑组织的含水量、减小脑梗死体积。Xiang YX 等研究发现，乙酰葛根素可通过抑制 HIF-1α 和 NF-κB 表达，减轻氧糖剥夺诱导的星形胶质细胞损伤和炎症。李渊渊等研究表明，麦冬皂苷 D 能够明显上调氧糖剥夺再灌注后新生鼠离体星形胶质细胞 VEGF、HIF-1α 的蛋白含量，调控神经细胞的存活和新生神经细胞向损伤区域迁徙，对氧糖剥夺再灌注后神经损伤有保护及修复作用。姚璐等研究表明，灯盏乙素能抑制脑组织 HIF-1α 表达，抑制神经细胞凋亡，发挥脑保护作用。Chen ZZ 等研究表明，补阳还五汤通过抑制 HIF-1α/VEGF 途径保护 MCAO 大鼠的脑缺血再灌注损伤。袁有才等研究表明，新葛根芩连汤能降低糖尿病大鼠海马区 HIF-1α 和 VEGF mRNA 的表达，改善糖尿病大鼠海马缺氧缺血状态。

3. 抑制肾间质纤维化

张骢翀等研究表明，在 5/6 肾切除大鼠肾间质纤维化模型中，益肾解毒汤可通过减少 HIF-1α 蛋白水平，从而调节结缔组织生长因子（CTGF）和 TGF-$β_1$ 的表达，抑制细胞外基质降解，减轻肾间质的纤维化。李莹屏等研究发现，三七总皂苷可能通过抑制 HIF-1α 分泌，抑制单侧输尿管结扎大鼠诱导的肾间质纤维化。朱冰冰等研究表明，温阳活血方通过抑制氧化应激和 HIF-1α 的表达，改善马兜铃酸肾病（CAAN）缺血缺氧损伤，减轻 CAAN 肾间质纤维化并改善肾功能。唐群等研究发现，六味地黄汤可能通过上调脯氨酸羟化酶 2 的活性，促进 HIF-1α 降解，下调 CTGF 的表达，从而抑制肾间质纤维化。

4. 其他

李小茜等研究表明，宣肺方可能通过下调肺、肠组织 HIF-1α、VEGF 蛋白表达，限制支气管肺泡灌洗液巨噬细胞内 HIF-1α 介导的炎症反应，对脂多糖致急性肺损伤大鼠发挥保护作用。夏雪皎等研究发现，疏肝健脾活血方可降低肝组织 HIF-1α 蛋白、VEGF mRNA 表达量，改善肝脏的缺氧状态，减轻肝脏纤维化程度。

（撰稿：李敏　李旺　张媛媛　寇俊萍　审阅：王树荣）

【中药网络药理学的研究】

中药网络药理学的整体性、系统性特点与中医药整体观、辨证论治原则相一致，目前已被广泛应用于中药研究。通过多层次的“药物-基因-疾病”网络构建和高通量分析检测技术，挖掘中药及复方有效活性成分及多成分间的协同作用，预测中药复方有效成分靶点和药理作用机制。

1. 抗心脑血管疾病的机制研究

王博龙等以冠心宁注射液中主要药效成分丹参

素、丹酚酸B、原儿茶醛、迷迭香酸、丹参酮Ⅱ$_A$、紫草酸、阿魏酸、洋川芎内酯Ⅰ、川芎嗪、丁苯酞、藁本内酯为研究对象，利用反向分子对接技术进行靶点预测和筛选，通过蛋白互作网络、GO生物过程及基因破译方面的数据库(KEGG)分析，研究冠心宁注射液治疗心血管疾病的药理机制。结果表明，冠心宁注射液11个药效成分作用于胰岛素、蛋白激酶B、TNF、MAPK1、雌激素受体α等142个潜在心血管疾病治疗靶点，参与甾类激素介导的信号通路、谷胱甘肽代谢过程、平滑肌细胞增殖的正调控、凝血等生物过程，调控凝血、炎症和免疫、内分泌等20条相关通路。焦燕婷等通过DRAR-CPI服务器，对益气复脉主要化合物结构母核进行模拟分子-靶蛋白对接，筛选靶点；对获取的靶点信息通过KEGG进行注释，结合文献对所得通路进行分析；利用Cytoscape 3.6.0软件，构建上述靶点的“化合物-靶点-通路-网络”整合模型，发现益气复脉主要通过心血管保护、炎症与免疫调节、糖脂代谢干预等多条途径，对气阴两虚证心血管疾病起治疗作用。Niu XW等应用网络药理学分析当归治疗急性心肌梗死的作用机制。结果表明，当归多糖通过激活活化转录因子6改善内质网应激，从而保护心脏免受缺血性损伤，并且可能是通过激活AMPK-PGC1α通路介导的。刘楠等检索中药系统药理数据库(TCMSP)、Drug Bank数据库和Pharm Mapper数据库，分析发现补阳还五汤治疗脑梗死的作用涉及蛋白质结合、酶结合和丝氨酸型内肽酶活性等，其机制可能与PI3K-Akt、TNF、HIF-1α、cAMP等信号通路有关，其中PI3K-Akt信号通路的调控可能是关键机制。

2. 抗糖尿病的机制研究

Zhai LX等借助网络药理学对青钱柳叶茶改善糖尿病小鼠血脂异常的作用机制进行探讨。研究表明，青钱柳叶茶可能通过PI3K和MAPK信号传导途径，减少糖尿病小鼠肝脂滴的积累和调节脂质循环，达到改善糖尿病血脂异常的作用。基于网络的药理学分析平台，Ge Q等研究发现，桑叶粉中的五羟黄酮、没食子酸、绿原酸等成分，可通过调节肿瘤坏死因子、PPARγ、糖原合成酶激酶-3β、胰岛素受体底物1、IL-6等发挥改善糖尿病作用。苏比努尔·巴克等采用网络药理学虚拟筛选的方法，探讨桑椹多成分协同防治糖尿病的药理作用及机制。结果显示，其作用可能与氮代谢、半乳糖代谢、PI3K-Akt信号通路等密切相关，这些作用通路可能是桑椹发挥多组分协同防治糖尿病的活性依据。张昌林等利用整合药理学平台收集葛根芩连汤化学成分及2型糖尿病的相关靶点基因，共收集葛根芩连汤234种成分，核心靶标175个。其中筛选得到的68个活性成分与蛋白激酶C-δ、葡萄糖激酶、细胞色素C氧化酶亚基、ATP合成酶F1亚基、胰岛素受体等22个主要蛋白具有强相互作用，主要涉及内分泌系统，细胞生长与死亡，FoxO转录因子信号通路、脂肪细胞因子信号通路、胰岛素信号通路等多条通路。

3. 抗抑郁症的机制研究

王倩等采用网络药理学方法，筛选百合与熟地黄药对治疗抑郁症的作用靶点，通过TCMSP共检索出109个靶点蛋白，构建成分靶点PPI网络和疾病靶点PPI网络。通过基因GO功能分析提示涉及生物过程、分子功能、细胞组成3方面。基因KEGG通路富集分析发现与细胞衰老负调控、组蛋白H2A单泛素化、分子伴侣介导的自噬相关。高耀等采用网络药理学的方法，研究逍遥散与开心散的活性成分、作用靶点及生物学意义，探讨其“同病异治”抑郁症的作用机制。吴丹等构建柴胡活性成分-作用靶点网络和蛋白相互作用网络，对靶点涉及的功能和通路进行分析，探讨柴胡抗抑郁的作用机制。结果表明，柴胡主要涉及细胞过程、代谢过程、对应激的应答等生物过程，通过调节PI3K-AKT、MAPK、Rap1、Ras、FoxO和neurotrophin等信号通路来发挥抗抑郁作用。王博龙等用网络药理学探讨百合知母汤抗抑郁的作用机制，结果从百合知母汤筛选出11个活性成分，作用于106个抑郁相关靶点，调控神经营养因子、FoxO、胰岛素、MAPK、PI3K-Akt等代谢通路，参与蛋白水解、蛋白磷酸化、信号转导、RNA 调控等主要生物过程。

4. 抗肾病的机制研究

Hou JB 等通过结合蛋白组学分析、网络药理学预测成功挖掘金钱草改善肾损伤的组织蛋白酶 D、p38 MAPK、CDK2 等潜在靶点以及金钱草中的活性成分(木犀草素、芹菜素、染料木素)。张王宁等构建黄芪总黄酮活性成分-作用靶点网络和蛋白相互作用网络，对靶点涉及的功能和通路进行分析。结果表明，黄芪总黄酮主要涉及炎症反应过程、氧化应激过程、凋亡与自噬等生物过程，通过调节 AGE-RAGE、PI3K/Akt、VEGF、IL-17 和 MAPK 等信号通路来发挥治疗肾病综合征的作用。郭丛丛等用网络拓扑分析赤芍治疗糖尿病肾病作用，最终筛选出 79 个关键靶点，Clue GO 富集分析得出赤芍治疗糖尿病肾病的关键靶点主要被富集在 94 个信号通路，涉及增殖、凋亡、炎症、代谢等生物学过程。

（撰稿：赖琼 李芳 寇俊萍 余伯阳 审阅：王树荣）

【代谢组学在中药药理方面的应用】

代谢组学具有动态、开放和多参数应答的特点，以组群指标分析为基础，以高通量检测和数据处理为手段，可以广泛应用到疾病诊断、医药研发等领域。中药的成分繁多，作用广泛，机制复杂，利用代谢组学技术观察给药前后机体代谢物的差异可以更直观地发现中药改善疾病的情况，为中药作用机制的研究提供科学依据。

1. 在单味中药及活性成分药理作用方面的研究

Wang JC 等研究人参有效成分总人参皂苷、人参二醇、人参三醇和人参多糖对大鼠急性联合应激的全身反应及其抗应激作用，发现总人参皂苷对正常大鼠尿液代谢组的影响最小，对应激的保护作用较好。Jiang WY 等研究表明，胡芦巴总黄酮可以减少胰岛素抵抗，改善糖元异生，保护胰岛细胞和肾脏损伤。Niu XY 等利用代谢组学方法研究了酸枣仁汤总多糖的免疫保护和镇静催眠作用。Sun JH 等通过代谢组学研究表明，红参的抗衰老作用与脂质代谢和氨基酸代谢有关。张瑞等利用^{1}H NMR 代谢组学技术，揭示黄芪的抗疲劳作用机制可能与调控大鼠肌肉中氨基酸代谢有关。杨秀娟等研究发现，全当归、当归身和当归尾 3 个给药组共同调节的代谢通路主要为核苷酸代谢途径中嘧啶代谢，全当归和当归身在血虚模型的干预方面机理相似；而全当归与当归尾组有可能是通过饱和脂肪酸代谢、不饱和脂肪酸代谢、糖酵解代谢、胆汁代谢、能量代谢、氨基酸生物合成、谷胱甘肽代谢以及牛磺酸和亚牛磺酸代谢等代谢途径发挥不同的机制。张晓松等阐释苦豆草可能通过干预牛磺酸和亚牛磺酸代谢、甘油磷脂代谢、甘油酯代谢、色氨酸代谢和初级胆酸合成代谢途径改善大肠湿热证，为苦豆草临床应用提供理论依据。常虹等基于尿液代谢组学研究表明，黄芩主要通过作用于多靶点，参与色氨酸、缬氨酸、亮氨酸、异亮氨酸代谢发挥抗纤维化作用。涂灿等研究证实大黄对正常和肝纤维化模型动物的肝损伤与保护具有“双向”作用，提示初级胆酸生物合成、牛磺酸和亚牛磺酸代谢和精氨酸和脯氨酸代谢可能是大黄“有故无殒”现象的关键信号通路。焦晨莉等研究表明，何首乌致大鼠肝损伤的机制可能与氨基酸代谢和免疫抑制有关。

王高玉等研究表明，铁皮石斛水提物可能通过干预卟啉代谢阻断胃癌前病变的恶化。张洁等研究表明，芳香化湿药佩兰明显降低营养性肥胖大鼠血清甘油三酯、胆固醇含量，可能是通过调节色氨酸代谢、精氨酸和脯氨酸代谢、鞘脂代谢等途径改善氨基酸代谢、脂质代谢和能量代谢发挥作用。周宁等研究表明，肾源性水肿模型的发病机理与氨基酸分解代谢加速有关，桑白皮可通过调节相应代谢而对模型产生干预作用。邹林蓁等研究发现，自发性高血压(SHR)大鼠给予泽泻后可使异常的代谢趋向正常，降低血压机制可能与芳香族氨基酸代谢、脂质调节有关。邹林蓁等考察黄连对 SHR 大鼠干预前后的尿液代谢物的变化。结果表明，黄连对 SHR 大鼠的治疗作用可能与炎症应答、脂质调节有关。

2. 在复方药理作用方面的研究

白志尧等利用尿液代谢组学发现白术配伍桑白皮对肾病综合征大鼠症状有改善作用，且好于单独使用白术或桑白皮。韩东卫等从尿液代谢组学的角度研究表明，花旗泽仁改善 2 型糖尿病胰岛素抵抗的作用机制可能与蛋白质的合成与代谢、芳香烃的生物降解、体内脂质代谢组织呼吸的氧化以及糖类无氧分解等过程有关。郑惠婷等基于^{1}H NMR 代谢组学以及对代谢标志物的分析能够模拟胰岛素抵抗大鼠的代谢变化，为人参煎治疗胰岛素抵抗的机制研究提供新的思路和方法。关伟等利用代谢组学研究表明，逍遥丸改善非酒精性脂肪肝肝郁脾虚证。Wen J 等通过建立非靶向代谢组学方法研究了四逆散对肝损伤的保护作用。杨瑞等研究发现，雷公藤配伍甘草改善肾病综合征大鼠体内的氨基酸代谢、胆汁酸代谢、脂肪及脂肪酸代谢、能量代谢及嘌呤代谢等过程，从而起到增效减毒的效果。孙启慧等研究麻黄细辛附子汤对肾阳虚外感小鼠的药效，其机制与多靶点、多途径调节视黄醇代谢、甘油磷脂代谢等有关。张悦等探讨少腹逐瘀汤可能通过调节氨基酸代谢、能量代谢发挥对血瘀证的治疗作用。郭娜等研究发现，肉豆蔻-8 散可以改善心肌缺血再灌注损伤引起的氨基酸和脂肪酸代谢失衡。陶嘉磊等研究表明，消风宣窍汤可通过调控多种炎症、免疫相关的血清代谢物，使其趋于回归，从而发挥治疗变应性鼻炎作用。李媛等采用^{1}H NMR 代谢组学研究发现，还贝止咳方可能通过调控能量代谢、氨基酸代谢等途径治疗咳嗽变异性哮喘。Wang NN 等通过花生四烯酸代谢组学研究活络消龄丹治疗类风湿关节炎的机制。康舒宇等以血清为样本，研究阐明六味地黄丸对大鼠生长发育过程中尿液代谢具有显著的调控作用。

（撰稿：马慧芬 寇俊萍　审阅：王树荣）

［附］　参考文献

A

安方玉，颜春鲁，刘永琦，等.泻肺汤通过 Bcl-2/Bax 表达调控肺纤维化大鼠自由基代谢的实验研究[J].中国中医基础医学杂志，2018，24(12)：1695

B

白克运，韩玮玮，王本军，等.附子丁香散加味穴位贴敷对阳虚型慢传输型便秘大鼠血清血管活性肠肽、P 物质水平的影响[J].山东医药，2018，58(3)：42

白志尧，杨雁芸，周宁，等.白术配伍桑白皮对肾病综合征大鼠的尿液代谢组学研究[J].中药材，2018，41(7)：1708

包红桃，王婷，武权生.益气养阴固冲方及其拆方对无排卵性功血气阴两虚证大鼠子宫内膜 MMP-9、TIMP-1 的影响[J].中国中医基础医学杂志，2018，24(7)：927

C

Cai Y，Wang Y，Zhi F，et al. The effect of sanggua drink extract on insulin resistance through the PI3K/AKT signaling pathway[J]. Evidence-Based Complementary and Alternative Medicine，2018，doi：10.1155/2018/9407945

Chen H，Chen Q，Jiang C，et al. Triptolide suppresses paraquat induced idiopathic pulmonary fibrosis by inhibiting $TGFB_1$-dependent epithelial mesenchymal transition[J]. Toxicology Letters，2018，284：1

Chen LB，Yao H，Chen XB，et al. Ginsenoside Rg1 decreases oxidative stress and down-regulates Akt/mTOR signalling to attenuate cognitive impairment in mice and senescence of neural stem cells induced by D-galactose[J]. Neurochemical Research，2018，43(2)：430

Chen MY, Liao ZQ, Lu BY, et al. Huang-Lian-Jie-Du-Decoction ameliorates hyperglycemia and insulin resistant in association with gut microbiota modulation[J]. Frontiers in Microbiology, 2018, 9:2380

Chen Y, Chen PD, Bao BH, et al. Anti-thrombotic and pro-angiogenic effects of Rubia cordifolia extract in zebrafish[J]. Journal of Ethnopharmacology, 2018, 219:152

Chen ZZ, Gong X, Guo Q et al. Bu Yang Huan Wu Decoction prevents reperfusion injury following ischemic stroke in rats via inhibition of HIF-1α, VEGF and promotion β-ENaC expression[J]. Journal of Ethnopharmacology, 2018, 228:70

Cheng D, Chang HS, Ma SY, et al. Tiansi liquidmodulates gut microbiota composition and tryptophan-kynurenine metabolism in rats with hydrocortisone-induced depression [J]. Molecules, 2018, 23(11):2832

Chu X, Zhou SH, Sun R, et al. Chrysophanol relieves cognition deficits and neuronal loss through inhibition of inflammation in diabetic mice[J]. Neurochemical research, 2018, 43(4):972

蔡虎志,王笑莹,陈青扬,等.温阳振衰颗粒对阿霉素致心肌细胞损伤 ERK5/CREB 的影响[J].时珍国医国药,2018, 29(1):17

常宏,王勇,李春,等.益心解毒方抑制 H9c2 心肌细胞凋亡的作用机制[J].北京中医药大学学报,2018, 41(1):25

常虹,孟洪宇,王宇,等.基于尿液代谢组学的黄芩抗肝纤维化作用研究[J].中国中药杂志,2018, 43(10):2140

陈晶,侯志涛,梅婷婷,等.温阳化饮、益气活血法对慢性心力衰竭大鼠自噬—凋亡机制的影响[J].中国中医药科技,2018, 25(2):168

陈茵,邹之璐,何骁隽,等.抑郁症气虚证候模型小鼠的药物反证与分子信号研究[J].南京中医药大学学报,2018, 34(2):147

陈玲玲,张思为,李董平,等.薏苡附子败酱散对糖尿病小鼠炎症因子及肠道菌群的影响[J].陕西中医,2018, 39(4):415

陈伟霞,牛垚飞,陈彬,等.健脾中药胃肠安对胃癌 MKN45 细胞侵袭迁移能力的影响[J].中华中医药学刊,2018, 36(9):2121

陈晓军,韦洁,农云开,等.广西莪术水提取物抗血栓形成作用的实验研究[J].中国中医药科技,2018, 25(4):495

D

Dong Y, Qiu P, Zhao LS, et al. Metabolomics study of the hepatoprotective effect of phellinus igniarius in chronic ethanol-induced liver injury mice using UPLC-Q/TOF-MS combined with ingenuity pathway analysis [J]. Phytomedicine, 2018, doi:10.1016/j.phymed.2018.09.232

Du J, Zhang CY, Na XQ, et al. Andrographolide protects mouse astrocytes against hypoxia injury by promoting autophagy and S100B expression[J]. Brazilian Journal of Medical and Biological Research, 2018, 51(6):7061

代兴斌,李丹青,邢明远,等.益气除痰散结法对 Lewis 肺癌小鼠的抗肿瘤作用研究[J].中药新药与临床药理,2018, 29(1):27

丁铭格,贾敏,屈引贤,等.安石榴苷减轻心肌缺血/再灌注损伤的作用及机制研究[J].心脏杂志,2018, 30(5):503

独家能,聂春霞,许雯雯,等.柴欢宁神颗粒对肝郁失眠证候大鼠模型行为学及下丘脑-垂体-肾上腺轴的影响[J].中国医药导报,2018, 15(5):13

杜海霞,周惠芬,何昱,等.银花平感颗粒和三拗汤体内抗甲型流感病毒的免疫机制研究[J].中国中药杂志,2018, 43(5):1028

F

Fan QY, Zhao BS, Wang CG, et al. Subchronic toxicity studies of Cortex Dictamni extracts in mice and its potential hepatotoxicity mechanisms *in vitro*[J]. Molecules, 2018, 23(10):2486

Fang M, Zhu DQ, Luo CH, et al. *In vitro* and *in vivo* anti-malignant melanoma activity of *Alocasia cucullata* via modulation of the phosphatase and tensin homolog/phosphoinositide 3-kinase/AKT pathway[J]. Journal of Ethnopharmacology, 2018, 213:359

樊晓明,翟宇,安霞,等.加味当归贝母苦参丸对胃癌荷瘤鼠肿瘤组织 VEGFA、MMP13 和 TGF-β 表达的影响[J].中医药学报,2018, 46(4):31

樊逸云,唐培宸,顾欣霞,等.虫草素对 MPTP 诱导的小鼠多巴胺能神经元损伤的保护作用及其机制[J].中国药理

学通报,2018, 34(6):797

范宗静,谢连娣,崔杰,等.黄芪多糖后处理通过抑制线粒体损伤介导的凋亡保护心肌缺血再灌注损伤[J].辽宁中医杂志,2018, 45(7):1357

房丽君,李珩,胡文玉,等.强心颗粒抑制慢性心力衰竭心气虚兼血瘀水肿证模型大鼠心肌细胞凋亡实验研究[J].山东中医杂志,2018, 37(2):156

房亚兰,黄语悠,赵咏梅,等.大黄酚对局灶性脑缺血再灌注小鼠脑组织 p-CREB、BDNF 和 p-STAT3 的影响[J].首都医科大学学报,2018, 39(3):59

冯卫生,杨方方,张莉,等.南葶苈子水提物对多柔比星诱导 H9c2 细胞凋亡和氧化应激的抑制作用[J].中国药学杂志,2018, 53(23):1999

符卓韬,孟聪,符林春.羊藿巴戟口服液对肾阳虚大鼠性激素和精子的影响[J].新中医,2018, 50(5):11

G

Ge Q, Chen L, Tang M, et al. Analysis of mulberry leaf components in the treatment of diabetes using network pharmacology [J]. European Journal of Pharmacology, 2018, 833:50

Geng CA, Yang TH, Huang XY, et al. Anti-hepatitis B virus effects of the traditional Chinese herb Artemisia capillaris and its active enynes[J]. Journal of ethnopharmacology, 2018, 224:283

高耀,吴丹,田俊生,等.逍遥散和开心散"同病异治"抑郁症的网络药理学作用机制研究[J].中草药,2018, 49(15):3483

高建平,李能莲,刘延青,等.四神丸对脾肾阳虚型溃疡性结肠炎大鼠血清炎症因子及结肠组织核因子 κB p65 的影响[J].甘肃中医药大学学报,2018, 35(6):7

顾欣如,方思月,任维,等.黄连解毒汤在阿尔茨海默病模型大鼠体内药代动力学及对脑内炎症微环境改善的研究[J].中国中药杂志,2018, 43(14):3006

关伟,李若瑜,郭继龙,等.基于^{1}HNMR 代谢组学技术分析逍遥丸干预非酒精性脂肪肝肝郁脾虚证大鼠的作用机制[J].中国实验方剂学杂志,2018, 24(19):99

郭娜,肖云峰,张媛彦,等.肉豆蔻-8 散对心肌缺血再灌注损伤预保护作用的代谢组学分析[J].中国实验方剂学杂志,2018, 24(16):67

郭丛丛,姚金铭,孙洁,等.赤芍治疗糖尿病肾病的网络药理学研究[J].中华中医药学刊,2018, 36(10):2420

郭秋言,徐一,雷志钧.荔枝草提取物体外抗单纯疱疹病毒Ⅰ型的研究[J].中成药,2018, 40(4):946

郭贤利,符兆英,毕云,等.中药乳浆大戟抑制人胃癌多药耐药细胞增殖迁移侵袭和诱导凋亡的研究[J].生物医学工程学杂志,2018, 35(2):244

H

Han HW, Zheng CS, Chu SJ, et al. The evaluation of potent antitumor activities of shikonin coumarin-carboxylic acid, PMMB232 through HIF-1α-mediated apoptosis [J]. Biomedicine and Pharmacotherapy, 2018, 97:656

Han J, Zhang JZ, Zhong ZF, et al. *Gualou Guizhi* decoction promotes neurological functional recovery and neurogenesis following focal cerebral ischemia/reperfusion[J]. Neural regeneration research, 2018, 13(8):1408

Hou JB, Chen W, Lu HT, et al. Exploring the therapeutic mechanism of *Desmodium styracifolium* on oxalate crystal-induced kidney injuries using comprehensive approaches based on proteomics and network pharmacology[J]. Frontiers in Pharmacology, 2018, 9:620

Huang GY, Yang L, Zhou W, et al. Study on cardiotoxicity and mechanism of "Fuzi" extracts based on metabonomics[J]. International Journal of Molecular Sciences, 2018, 19(11):3506

韩琳,王洪新,鲁美丽.黄芪多糖通过抑制 NF-κB 和 JNK 信号通路减轻 LPS 诱导的小鼠心肌细胞凋亡[J].中国药理学通报,2018, 34(2):243

韩东卫,朱蕾,张宇驰,等.基于 UPLC/QTOF-MS 技术观察花旗泽仁对 SD 大鼠体内尿液代谢组学的影响[J].中医药信息,2018, 35(1):51

韩学超,徐菁蔓,徐森,等.线粒体通透性转换孔在天麻素抗心肌细胞氧化应激损伤中的作用[J].南方医科大学学报,2018, 38(11):1306

韩雪洁,哈力达·巴合提汗,高华,等.黄芩苷可影响帕金森病模型大鼠纹状体星形胶质细胞缝隙连接蛋白 43 的表达[J].中国组织工程研究,2018, 22(16):2542

郝少君,谢国旗,李重先,等.莪红片对急性血瘀证模型大鼠血液流变学及血栓形成相关指标的影响[J].中国药

房,2018, 29(18):2488

何海军,曾琳,康继红,等.Cox-2、NF-κB在脾阳虚胃癌大鼠胃组织的表达及大建中汤的干预作用研究[J].湖南中医杂志,2018, 34(4):141

何前松,张亚洲,翁柠,等.锦鸡儿总黄酮对大鼠脑缺血再灌注损伤后半暗带区 GFAP 表达的影响[J].中国老年学杂志,2018, 38(15):3733

何志兴,谢朵丽,刘秋萍,等.解毒祛瘀滋阴方和醋酸泼尼松治疗对 MRL/lpr 狼疮小鼠肠道微生态影响的比较[J].中华中医药杂志,2018, 33(11):4944

洪芳,滕龙,何建成.复方地黄方对阴虚动风证帕金森病异动症模型大鼠神经行为学及纹状体内多巴胺受体变化的干预作用[J].浙江中医杂志,2018, 53(3):172

侯晶艳,傅萍.加味萎石汤对肾阴虚型 PCOS 模型小鼠卵泡抑素及激活素的影响[J].浙江中西医结合杂志,2018, 28(1):9

候亚林,杜立行,欧柏生,等.参芪止疱颗粒抗 HSV-2 的体外实验研究[J].陕西中医,2018, 39(1):10

胡晨,汪玉馨,孟长虹.姜黄素下调 NF-κB 信号通路抑制化学缺氧诱导的 U87 细胞炎症反应[J].药物评价研究,2018, 41(11):1989

胡婷婷,王新,刘昊,等.红景天苷通过抑制 RAS 轴减轻 MPTP 所致帕金森病模型小鼠多巴胺能神经元的丢失[J].神经解剖学杂志,2018, 34(5):597

胡晓阳,蒋皓,邹尚亮,等.尖叶假龙胆对酒精性肝损伤大鼠的保护作用[J].中医药信息,2018, 35(2):13

黄锋,贾岩龙,邵焕霞,等.三七皂苷 Rg1 对肺纤维化大鼠信号传导蛋白 3 和胰岛素样生长因子-1 mRNA 表达的影响[J].中国老年学杂志,2018, 38(24):6040

黄丽萍,陈国忠,刘锟荣,等.基于 TFF3、ERK/NF-κB 信号通路探讨加味七方胃痛颗粒对人胃癌细胞株 SGC7901 增殖凋亡的影响[J].辽宁中医杂志,2018, 45(7):1516

黄露露,朱亚菊,赖兴泉,等.金匮肾气丸对肾阳虚证模型大鼠股骨髁松质骨差异蛋白质表达的影响[J].中医杂志,2018, 59(21):1862

黄倩倩,赵永烈,高俊峰,等.地黄饮子对 AD 大鼠中枢神经线粒体结构及功能的保护作用[J].中国实验方剂学杂志,2018, 24(21):99

回雪颖,郭伟光,滕林,等.大黄䗪虫丸对大鼠深静脉血栓形成模型 TNOS, iNOS 及超微结构的影响[J].中医药信息,2018, 35(2):47

霍焰,王梅,王晓波,等.白英生物碱对人肝癌 Huh-7 细胞 p38 和 Caspase-3 表达的影响[J].环球中医药,2018, 11(7):987

J

Jia N, Lin XY, Ma SZ, et al. Amelioration of hepatic steatosis is associated with modulation of gut microbiota and suppression of hepatic miR-34a in *Gynostemma pentaphylla* (Thunb.) Makino treated mice[J]. Nutrition and Metabolism, 2018, 15:86

Jiang DG, Kang A, Yao WF, et al. *Euphorbia kansui* fry-baked with vinegar modulates gut microbiota and reduces intestinal toxicity in rats[J]. Journal of Ethnopharmacology, 2018, 226:26

Jiang WY, Si LH, Li PD, et al. Serum metabonomics study on antidiabetic effects of fenugreek flavonoids in streptozotocin-induced rats[J]. Journal of Chromatography B: Analytical Technologies in the Biomedical and Life Sciences, 2018, 1092:466

简功辉,陈俊龙,黄永松,等.消栓饮对创伤性深静脉血栓兔核因子 NF-κB 的影响[J].中国中医急症,2018, 27(6):967

姜辰,杨浩鹏.葛根素对小鼠脑缺血再灌注损伤的神经保护作用及机制研究[J].中国卒中杂志,2018, 13(1):58

姜永帅,姜树民,宋囡,等.养胃解毒合剂对脓毒症模型大鼠肠屏障功能的影响与机制研究[J].辽宁中医杂志,2018, 45(7):1504

焦晨莉,欧莉,高峰,等.何首乌致肾阳虚模型大鼠肝损伤的血浆代谢组学研究[J].沈阳药科大学学报,2018, 35(8):620

焦燕婷,周垚垚,陶瑾,等.基于网络药理学的注射用益气复脉(冻干)作用机制研究[J].药物评价研究,2018, 41(3):391

K

康伊,张艳,张伟.益气活血中药对慢性心衰大鼠 NT-proBNP 和 cTnI 的影响[J].长春中医药大学学报,2018, 34(6):1043

康舒宇,张佳琪,张艾嘉,等.基于尿液代谢组学的六味

地黄丸对大鼠生长发育的影响[J].药学学报，2018，53(10)：1713

L

Li HG，Jiang Y，Wang Y，et al. The effects of warfarin on the pharmacokinetics of Senkyunolide Ⅰ in a rat model of biliary drainage after administration of Chuanxiong[J]. Frontiers in Pharmacology，2018，9：1461

Li JC，Cui HT，Cai YZ，et al. Tong-Xie-Yao-Fang regulates 5-HT level to treat diarrhea predominant irritable bowel syndrome through modulating gut microbiota[J]. Frontiers in Pharmacology，2018，9：1110

Li M，Yang XL，Guan C，et al. Andrographolide sulfonate reduces mortality in *Enterovirus 71* infected mice by modulating immunity[J]. International Immunopharmacology，2018，55：142

Li MM，Hu S，Chen X，et al. Research on major antitumor active components in Zi-Cao-Cheng-Qi decoction based on hollow fiber cell fishing with high performance liquid chromatography[J]. Journal of Pharmaceutical and Biomedical analysis，2018，149：9

Li NN，Meng XS，Bao YR，et al. Evidence for the involvement of COX-2/VEGF and PTEN/Pl3K/AKT pathway the mechanism of oroxin B treated liver cancer[J]. Pharmacognosy Magazine，2018，14(54)：207

Li Q，Chen Y，Zhao D，et al. NaoXinTong capsule inhibits carrageenan-induced thrombosis in mice[J]. Journal of Cardiovascular Pharmacology，2018，72(1)：49

Li XJ，Ma SJ，Yang PY，et al. Anticancer effects of curcumin on nude mice bearing lung cancer A549 cell subsets SP and NSP cells[J]. Oncology Letters，2018，16(5)：6756

Li Y，Peng Y，Ma P，et al. Antidepressant-like effects of *Cistanche tubulosa* extract on chronic unpredictable stress rats through restoration of gut microbiota homeostasis[J]. Frontiers in Pharmacology，2018，9：967

Liao KF，Chiu T，Huang SY，et al. Anti-cancer effects of Radix Angelica Sinensis(Danggui) and N-butylidenephthalide on gastric cancer：implications for REDD1 activation and mTOR inhibition[J]. Cellular Physiology and Biochemistry，2018，48(6)：2231

Lin R，He X，Chen HF，et al. Oil tea improves glucose and lipid levels and alters gut microbiota in type 2 diabetic mice[J]. Nutrition Research，2018，57：67

Liu JL，Jiang M，Li ZH，et al. A novel systems pharmacology method to investigate molecular mechanisms of *Scutellaria barbata* D. Don for non-small cell lung cancer[J]. Frontiers in Pharmacology，2018，9：1473

Liu X，Tan WX，Yang FW，et al. Shengmai injection reduces apoptosis and enhances angiogenesis after myocardial ischaemia and reperfusion injury in rats[J]. Biomedicine and Pharmacotherapy，2018，104：629

Liu YQ，Liu TY，Ding KV，et al. Phospholipase Cγ2 signaling cascade contribution to the antiplatelet effect of notoginsenoside Fc[J]. Frontiers in Pharmacology，2018，9：1293

Liu ZK，Ng CF，Shiu HT，et al. Neuroprotective effect of Da Chuanxiong Formula against cognitive and motor deficits in a rat controlled cortical impact model of traumatic brain injury[J]. Journal of Ethnopharmacology，2018，217：11

Lou SH，Wang YF，Yu ZJ，et al. Curcumin induces apoptosis and inhibits proliferation in infantile hemangioma endothelial cells via downregulation of MCL-1 and HIF-1α[J]. Medicine(Baltimore)，2018，97(7)：9562

Lu YY，Chen JF，Song JY，et al. Pharmacokinetics study of 16 representative components from Baoyuan decoction in rat plasma by LC-MS/MS with a large-volume direct injection method[J]. Phytomedicine，2018，57：148

蓝凰齐，张世田，黄小珊，等.木姜子和忍冬藤的乙醇提取物对冷哮模型小鼠气道炎症及 IL-4、IL-5、IL-22 水平影响的研究[J].时珍国医国药，2018，29(11)：2582

李慧，田耀洲，顾立梅，等.中药熄风化湿方对腹泻型肠易激综合征大鼠脑肠肽影响的研究[J].中国中西医结合消化杂志，2018，26(9)：747

李炯，叶圳，顾宏刚，等.锦红汤对脓毒症大鼠小肠 TLR4 及其信号通路表达的影响[J].河南中医，2018，38(5)：690

李睿，贾会玉，李心伟，等.抗衰灵膏对肾阳虚证模型大鼠免疫功能的影响[J].亚太传统医药，2018，14(3)：14

李媛，张雯霞，何盼，等.基于[1]HNMR代谢组学的还贝止咳方对咳嗽变异性哮喘豚鼠的干预作用[J].中草药，2018，49(10)：2230

李峥，李文杰，尚雪莹，等.真武汤通过SIRT1信号通路减轻心力衰竭大鼠心肌细胞线粒体损伤及心肌细胞凋亡[J].中华中医药学刊，2018，36(5)：1062

李寒冰，吴宿慧，李根林，等.火麻仁油对便秘大鼠肠道微生态的改善作用[J].中华中医药学刊，2018，36(8)：1878

李寒冰，吴宿慧，王凌潇，等.鲜拐枣汁对酒精致急性肝损伤小鼠的保护作用研究[J].中药药理与临床，2018，34(4)：108

李寒冰，吴宿慧，张颜语，等.基于肠道内环境调整的火麻仁润下作用的现代研究[J].中草药，2018，49(14)：3334

李金铭，高天悦，杨旭，等.四君子汤合血府逐瘀汤对利血平胃溃疡模型小鼠胃黏膜、胃组织SOD、MDA、NO及气、血、阴盛衰影响随机平行对照研究[J].实用中医内科杂志，2018，32(1)：56

李明丹，黄立建，贾林，等.复方薏苡仁方对小鼠肠道菌群及微环境的调节作用[J].中国微生态学杂志，2018，30(1)：14

李能莲，高建平，李兰珍，等.四神丸对脾肾阳虚型溃疡性结肠炎模型大鼠Th1/Th2免疫平衡的影响[J].河南中医，2018，38(10)：1501

李小茜，杨爱东，吴中华，等.宣肺方对内毒素急性肺损伤大鼠HIF-1/VEGF信号通路的影响[J].时珍国医国药，2018，29(10)：2317

李雅君，程嘉艺，樊华.纳豆＋补气活血方药对气虚血瘀大鼠模型表征和组织血流量影响[J].辽宁中医药大学学报，2018，20(1)：58

李雅君，程嘉艺.纳豆＋甘麦大枣加味汤对气虚血瘀证大鼠血液流变学和凝血功能的影响[J].长春中医药大学学报，2018，34(1)：13

李亚南，刘小勇，宋兆华.过山蕨总黄酮对TAO模型大鼠内皮功能及血栓相关因子的影响[J].中药药理与临床，2018，34(4)：82

李莹屏，薛嵘，黄军悦，等.三七总皂苷通过抑制低氧诱导因子减轻单侧输尿管梗阻大鼠肾间质纤维化的作用[J].兰州大学学报，2018，44(3)：56

李渊渊，刘峻崎，万凤，等.麦冬皂苷D对氧糖剥夺/复氧后新生鼠大脑皮层离体星形胶质细胞HIF-1α-VEGF通路的作用[J].中华中医药杂志，2018，33(4)：1501

李振华.补阳还五汤对脑缺血再灌注模型大鼠血小板聚集及血栓形成的影响[J].中医学报，2018，33(3)：422

梁建庆，何建成.复方地黄颗粒对阴虚动风证帕金森病模型大鼠神经营养因子及其受体的影响[J].解放军医学杂志，2018，43(8)：23

梁建庆，何建成.复方地黄颗粒对阴虚动风证帕金森病异动症模型大鼠神经行为学的影响[J].解放军医学杂志，2018，43(8)：652

梁峻尉，白文筠，迟莉丽，等.中药加味理肠饮对腹泻型肠易激综合征大鼠SP、VIP、CORT含量的影响[J].中医药学报，2018，46(3)：54

刘飞，徐佳馨，颜娓娓，等.中药佩兰体外抗病毒有效部位筛选[J].暨南大学学报(自然科学与医学版)，2018，39(1)：80

刘芬，吕文伟，陈霞.氧化苦参碱缓释片抗血栓作用的研究[J].中国实验诊断学，2018，22(11)：128

刘璐，李思耐，高群，等.党参对压力负荷致心衰小鼠电生理重构的影响[J].中西医结合心脑血管病杂志，2018，16(3)：287

刘楠，姜云耀，黄婷婷，等.基于网络药理学方法研究补阳还五汤治疗脑梗死的作用机制[J].中国中药杂志，2018，43(11)：2190

刘玮，钱善军，黄平，等.虎杖对大鼠酒精性脂肪肝的作用及机制[J].中成药，2018，40(1)：184

刘鑫，刘穆华，罗淑瑛.柴朴汤对哮喘大鼠肺组织MAL/MAPK/ERK通路的影响[J].中国现代医学杂志，2018，28(36)：1

刘海鹏，李小黎，田会玲，等.颐脑解郁复方对卒中后应激大鼠肠道菌群的影响[J].世界科学技术(中医药现代化)，2018，20(6)：894

刘海英，梁绍栋，任公平，等.不同配伍补阴方对衰老大鼠肾、肠组织抗氧化能力及P_{16}、P_{21}蛋白表达影响的比较研究[J].中医药学报，2018，46(2)：62

刘华明，李丽，马文娟，等.三七总皂苷对杠柳毒苷药代动力学的影响[J].天津中医药，2018，35(7)：539

刘凯新，韩东卫，朱蕾，等.西洋参与花旗泽仁在大鼠血浆中人参皂苷Rb_1的药代动力学比较研究[J].中医药学报，2018，46(4)：36

路咪咪，庞璐，程沛，等.牡丹皮炭在血热出血证大鼠体

内的整合药代动力学与药效学的相关性研究[J].中药材，2018，41(11):2555

骆莹莹，蒲位凌，郭傲玮，等.血必净注射液对急性胰腺炎小鼠 p38MAPK 信号通路的影响[J].天津中医药大学学报，2018，37(4):318

M

Ma QH，Yu QT，Xing XF，et al. San Wu Huangqin Decoction，a Chinese herbal formula，inhibits influenza a/PR/8/34(H1N1) virus infection *In Vitro* and *In Vivo*[J]. Viruses，2018，10(3):117

马琳，马然，王艺，等.枸杞多糖对小鼠海马神经元细胞系缺糖缺氧再灌注损伤的影响[J].中国新药杂志，2018，27(10):1172

马文，徐勇民，孟艳，等.基于 VDAC1/mPTP 调节机制探讨葛根素抗心肌细胞缺氧/复氧损伤的保护作用[J].中国药理学通报，2018，34(7):964

马滢，方萌，伍超，等.丹酚酸 B 调控 pSmad3C/pSmad3L 发挥抗肝纤维化-肝细胞癌作用[J].中国药理学通报，2018，34(1):44

孟敏，杨翠翠，张丽，等.山茱萸环烯醚萜苷对血管性痴呆大鼠学习记忆能力及脑组织病理变化的影响[J].中国中医药信息杂志，2018，25(6):56

孟娴，伍振辉，彭蕴茹，等.海藻-甘草反药配伍致大鼠肾毒性的机制探讨[J].中草药，2018，49(9):2076

N

Niu XW，Zhang JG，Ni JR，et al. Network pharmacology-based identification of major component of *Angelica sinensis* and its action mechanism for the treatment of acute myocardial infarction[J]. Bioscience Reports，2018，38(6)：pii:BSR20180519

Niu XY，He BS，Du YY，et al. The investigation of immunoprotective and sedative hypnotic effect of total polysaccharide from Suanzaoren decoction by serum metabonomics approach[J]. Journal of Chromatography B:Analytical Technologies in the Biomedical and Life Sciences，2018，1086:29

P

Peng WJ，Zhang SF，Zhang ZY，et al. Jianpi Jiedu decoction，a traditional Chinese medicine formula，inhibits tumorigenesis，metastasis，and angiogenesis through the mTOR/HIF-1α/VEGF pathway[J]. Journal of Ethnopharmacology，2018，224:140

Q

Qian J，Zhao XP，Wang WT，et al. Transcriptomicstudy reveals recovery of impaired astrocytes contribute to neuroprotective effects of danhong injection against cerebral ischemia/reperfusion-induced injury[J]. Frontiers in Pharmacology，2018，9:250

Qiu SB，Zhang HX，Fei QQ，et al. Urine and plasma metabolomics study on potential hepatoxic biomarkers identification in rats induced by Gynura segetum[J]. Journal of Ethnopharmacology，2018，216:37

钱文娟，杨瑞，谢彤，等.蒲地蓝消炎口服液治疗甲型 H1N1 流感病毒性肺炎的 GC-MS 代谢组学研究[J].中草药，2018，49(10):2258

秦华珍，谢鹏，龙小琴，等.5 味山姜属中药乙醇提取物对胃溃疡寒证模型大鼠胃组织 AC，PDE，cAMP，cGMP 及 cAMP/cGMP 的影响[J].中华中医药学刊，2018，36(2):268

R

任理，覃仁安，罗健东，等.口炎清颗粒对阴虚型口腔溃疡模型大鼠的作用机制[J].中药新药与临床药理，2018，29(4):387

任德启，孟毅，郑伟峰，等.人参皂苷对脑缺血再灌注损伤星形胶质细胞增殖的影响及机制[J].中国老年学杂志，2018，38(12):2991

S

Shang XF，Miao XL，Yang F，et al. Theanti-diarrheal activity of the non-toxic Dihuang powder in mice[J]. Frontiers in Pharmacology，2018，9:1037

Shi AH，Xiang JM，He FY，et al. Thephenolic components of *Gastrodia elata* improve prognosis in rats after cerebral ischemia/reperfusion by enhancing the endogenous antioxidant mechanisms [J]. Oxidative Medicine and Cellular Longevity，2018，doi:10.1155/2018/7642158

Shu T, Liu C, Pang M, et al. Salvianolic acid B promotes neural differentiation of induced pluripotent stem cells via PI3K/AKT/GSK3β/β-catenin pathway[J]. NeuroscienceLetters, 2018, 671:154

Song YC, Sun RX, Ji ZY, et al. Perilla aldehyde attenuates CUMS-induced depressive-like behaviors via regulating TXNIP/TRX/NLRP3 pathway in rats[J]. Life Sciences, 2018, 206:117

Sun JH, Jiao CX, Ma Y, et al. Anti-ageing effect of red ginseng revealed by urinary metabonomics using RRLC-Q-TOF-MS[J]. Phytochemical Analysis, 2018, 29(4):387

Sun W, Yan B, Wang RR, et al. *In vivo* acute toxicity of detoxified Fuzi(lateral root of *Aconitum carmichaeli*) after a traditional detoxification process [J]. EXCLI Journal, 2018, 17:889

Sun Y, Tan YJ, Lu ZZ, et al. Arctigenin inhibits liver cancer tumorigenesis by inhibiting gankyrin expression via C/EBPα and PPARα[J]. Frontiers in Pharmacology, 2018, 9:268

邵树巍,史国军,山广志,等.黄枇烟吸入对肺癌小鼠肿瘤生长的抑制作用及其对 HIF-1α、VEGF 表达的影响[J].中国中医药科技,2018, 25(1):30

帅小翠,胡昌江,山珊,等.益智仁盐炙品缩泉丸对肾阳虚模型小鼠血清 Bun、Crea 等组分及肾脏形态的影响[J].中医药导报,2018, 24(13):15

宋君,王艳杰.脾气虚模型大鼠心肌 GLUT4 表达变化及四君子丸对其调控作用的研究[J].现代医药卫生,2018, 34(12):1769

宋复兴,王蓉,李胜男,等.丹酚酸 A 通过调节 NF-κB/IκBα 信号通路抑制肝纤维化[J].中南药学,2018, 16(3):330

宋婷婷,董波.益气强心饮干预慢性心力衰竭大鼠 CaSR 及心肌细胞凋亡的实验研究[J].中西医结合心脑血管病杂志,2018, 16(23):3424

苏比努尔·巴克,太力艾提·吐尔洪,曾梦莹,等.基于网络药理学的桑椹多组分协同防治糖尿病的作用机制研究[J].中国新药杂志,2018, 27(23):2805

孙大宇,单德红,刘旭东,等.附子理中丸对脾阳虚大鼠小肠上皮细胞 CREB、Sirt1、UCP2 表达和 ATP 合成的影响[J].山东医药,2018, 58(41):26

孙大宇,单德红,刘旭东,等.附子理中丸灌胃后脾阳虚证大鼠海马组织 β-EP、cAMP、PKA、神经元细胞 μ 受体表达观察[J].山东医药,2018, 58(43):6

孙启慧,付业佩,李灿,等.基于代谢组学方法研究麻黄细辛附子汤治疗肾阳虚外感小鼠的作用机制[J].中华中医药杂志,2018, 33(5):1752

孙秀玉,徐俊,吴宥熹,等.基于线粒体质量控制的荭草苷抗心肌缺血/再灌注损伤的机制研究[J].中草药,2018, 49(18):4337

孙艺凡,张霞,王晓艳,等.长期服用人参提取物对大鼠肠道菌群结构的影响[J].中国中药杂志,2018, 43(19):3927

T

Tan YJ, Ren YS, Gao L, et al. 28-day oral chronic toxicity study of arctigenin in rats[J]. Frontiers in Pharmacology, 2018, 9:1077

Tang N, Liu LH, Qiu H, et al. Analysis of gene expression and functional changes of adrenal gland in a rat model of kidney yang deficiency syndrome treated with *Sini* decoction [J]. Experimental and Therapeutic Medicine. 2018, 16(4):3107

Tang YL, Wang ZH, Huo CY, et al. Antiviral effects of Shuanghuanglian injection powder against influenza A virus H_5N_1 *in vitro* and *in vivo*[J]. Microbial pathogenesis, 2018, 121:318

唐群,吴华,刘春燕,等.六味地黄汤含药血清对 HK-2 细胞 PHD2/HIF-1α 信号途径的影响[J].北京中医药大学学报,2018, 41(1):60

陶嘉磊,汪受传,单进军,等.消风宣窍汤治疗小鼠变应性鼻炎血清代谢组学研究[J].中药材,2018, 41(10):2168

田心,徐攀,刘超峰.丹曲胶囊抗心肌缺血再灌注损伤的线粒体保护机制[J].中国医药导报,2018, 15(36):16

涂灿,何琴,周元园,等.基于代谢组学的大黄对正常和肝纤维化大鼠双向作用对比研究[J].药学学报,2018, 53(7):1139

W

Wang B, Li WY, Jin HY, et al. Curcumin attenuates chronic intermittent hypoxia-induced brain injuries by inhibiting AQP_4 and p38 MAPK pathway[J]. Respiratory Physiology and Neurobiology, 2018, 255:50

Wang DL, Gao ZF, Zhang X. Resveratrol induces apoptosis in murine prostate cancer cells via hypoxia-inducible Factor1-alpha(HIF-1a)/Reactive Oxygen Species(ROS)/P53 signaling[J]. Medical Science Monitor, 2018, 24:8970

Wang JC, Hou YL, Jia ZY, et al. Metabonomicsapproach to comparing the antistress effects of four Panax ginseng components in rats[J]. Journal of Proteome Research, 2018, 17(2):813

Wang JL, Wang JJ, Cai ZN, et al. The effect of curcumin on the differentiation, apoptosis and cell cycle of neural stem cells is mediated through inhibiting autophagy by the modulation of Atg7 and p62[J]. International Journal of Molecular Medicine, 2018, 42(5):2481

Wang NN, Zhao XN, Huai JX, et al. Arachidonic acid metabonomics study for understanding therapeutic mechanism of Huo Luo Xiao Ling Dan on rat model of rheumatoid arthritis[J]. Journal of Ethnopharmacology, 2018, 217:205

Wang S, Wang CH, Yu ZX, et al. Agarwood essential oil ameliorates restrain stress-induced anxiety and depression by inhibiting HPA axis hyperactivity[J]. International Journal of Molecular Sciences, 2018, 19(11):3468

Wei WY, Wan HT, Peng XQ, et al. Antiviral effects of Ma Huang Tang against H1N1 influenza virus infection *in vitro* and in an ICR pneumonia mouse model[J]. Biomedicine & Pharmacotherapy, 2018, 102:1161

Wei XY, Tao JH, Xiao SW, et al. Xiexin Tang improves the symptom of type 2 diabetic rats by modulation of the gut microbiota[J]. Scientific Reports, 2018, 8(1):3685

Wen J, Yang L, Qin F, et al. An integrative UHPLC-MS/MS untargeted metabonomics combined with quantitative analysis of the therapeutic mechanism of Si-Ni-San[J]. Analytical Biochemistry, 2018, 567:128

Wu J, Wang J, Su Q, et al. Traditional chinese medicine *Astragalus* polysaccharide enhanced antitumor effects of the angiogenesis inhibitor apatinib in pancreatic cancer cells on proliferation, invasiveness, and apoptosis[J]. Onco Targets and Therapy, 2018, 11:2685

王芳,王丹,侯霁芯,等.TRPA1 激动剂桂皮醛防止高糖介导的心肌细胞氧化应激损伤[J].心脏杂志,2018, 30(2):136

王雷,孙书红,付爱萍,等.木犀草素减轻糖尿病小鼠心肌损伤及其机制[J].心脏杂志,2018, 30(1):30

王佳,高迪迪,王文慧,等.钙敏感受体参与黄芪甲苷对心肌缺血再灌注损伤的保护作用[J].沈阳药科大学学报,2018, 35(4):312

王倩,范文涛.基于网络药理学的"百合-熟地黄"药对治疗抑郁症机制研究[J].中药新药与临床药理,2018, 29(6):754

王瑞,吴桐,刘悦,等.远志和蜜远志对小鼠胃肠的急性毒性作用[J].中国中医药现代远程教育,2018, 16(8):88

王博龙,刘志强,陈春林.百合知母汤抗抑郁作用机制的网络药理学研究[J].中国药学杂志,2018, 53(12):988

王博龙,刘志强.计算机模拟研究冠心宁注射液主要成分治疗心血管疾病的网络药理学机制[J].中草药,2018, 49(14):3357

王高玉,刘红宁,戈淑超,等.铁皮石斛水提物对胃癌前病变作用的尿液代谢组学分析[J].中国实验方剂学杂志,2018, 24(21):77

王俊苹,柏青杨,弓箭,等.远志皂苷+β-细辛醚对阿尔茨海默病细胞模型 Akt/GSK-3β 信号途径的影响[J].中华中医药学刊,2018, 36(4):838

王乾宇,王文佳,奚锦,等.杜仲多糖对肝纤维化模型大鼠Ⅰ,Ⅲ型胶原蛋白,MMP-1, TIMP-1 及 TGF-$β_1$ mRNA 表达的影响[J].中国实验方剂学杂志,2018, 24(23):153

王孙亚,周兴,宾东华,等.右归丸及其拆方对肾阳虚大鼠血清 T、LH 和 CORT 的影响[J].湖南中医药大学学报,2018, 38(9):990

王晓丽,朱兰芹,綦艳秋,等.镇肝熄风汤对帕金森病肝阳上亢证模型大鼠脑组织谷胱甘肽抗氧化系统的影响[J].中医学报,2018, 33(7):1289

王晓妍,王伟,孙蓉,等.参苓白术散含药血清体外抗轮状病毒的实验研究[J].山东中医杂志,2018, 37(1):58

王燚霈,朱莹,高昂.溃结宁膏穴位敷贴对溃疡性结肠炎(脾肾阳虚证)大鼠 Th17/Treg 平衡的影响[J].中国中医急症,2018, 27(9):1527

王宇宏,李文杰,李峥.真武汤含药血清对异丙肾上腺素致心肌细胞凋亡 Bcl-2、Bax 蛋白表达的影响[J].辽宁中医杂志,2018, 45(6):1305

王云龙，郭海，魏睦新.大黄素对 CCl_4 诱导小鼠肝纤维化的作用机制[J].中国现代中药，2018，20(4)：402

王振涛，张晓丹，吴鸿，等.抗纤益心浓缩丸对大鼠下腔静脉血栓形成及凝血功能影响[J].中国中医急症，2018，27(3)：404

位庚，梁俊清，姚兵，等.通心络干预的心肌微血管内皮细胞条件培养液对大鼠心肌细胞凋亡的影响[J].中国循环杂志，2018，33(3)：279

温玉莹，江涛，陈艳芬，等.蒿甲虚热清颗粒对利血平和甲状腺素致阴虚模型小鼠的影响[J].广东药科大学学报，2018，34(3)：320

吴丹，高耀，向欢，等.基于网络药理学的柴胡抗抑郁作用机制研究[J].药学学报，2018，53(2)：210

吴国学，李玉洁，龚曼.左归丸降低肾阴虚大鼠血清cAMP/cGMP 比值与其抗氧化作用的关联性研究[J].中华中医药杂志，2018，33(7)：2831

吴青青，唐其柱.吴茱萸碱对心肌细胞缺血损伤的研究[J].中国药师，2018，21(2)：193

吴紫君，冯碧川，沈志滨，等.天南星科有毒中药及其炮制品的急性毒性试验研究[J].广东药科大学学报，2018，34(3)：312

武静，杨莎莎，陈继婷，等.大建中汤治疗大鼠脾阳虚胃炎的机制[J].解剖学杂志，2018，41(2)：156

X

Xiang YX, Du PC, Zhang XM, et al. Acetylpuerarin inhibits oxygen-glucose deprivation-induced neuroinflammation of rat primary astrocytes via the suppression of HIF-1 signaling [J]. Experimental and Therapeutic Medicine, 2018, 16(3)：2689

夏雪皎，林庚庭，滕飞，等.疏肝健脾活血方对肝纤维化大鼠肝组织 HIF-1α 蛋白及 VEGF mRNA 表达的影响[J].中华中医药杂志，2018，33(4)：1357

咸哲民，王重阳，朴玉华，等.欧前胡素通过 TGF-β_1/Smad3 和 PI3K/Akt 信号通路对哮喘小鼠气道重塑模型的影响[J].中国药理学通报，2018，34(12)：1719

向家培，华晓芳，王勇，等.甜菜碱对大鼠心肌缺血再灌注损伤炎症及心肌细胞凋亡的影响[J].安徽医学，2018，39(11)：1297

肖潺潺，陈茂剑，梅凡彪，等.辣椒碱对肝癌 SMMC-7721 细胞迁移和侵袭的影响及机制[J].中国实验方剂学杂志，2018，24(18)：124

肖慧玉，李秀杰，陈菲凡，等.白杨素减轻机械性创伤导致的大鼠继发性心肌损伤[J].基础医学与临床，2018，38(9)：1217

萧闵，郑岚.金匮肾气丸对肾阳虚证 COPD 大鼠瘦素水平影响的实验研究[J].时珍国医国药，2018，29(4)：837

熊海容，李聪，何春喜，等.竹节参总皂苷通过调节 miR-199-5p 改善小鼠脂肪性肝病的实验研究[J].中国中药杂志，2018，43(17)：3525

熊敏琪，陈瑜，张腾.三七皂苷 R1 抑制 ApoE 基因敲除小鼠肝脏脂质沉积的作用及其机制研究[J].上海中医药杂志，2018，52(5)：65

熊思敏，张金晓，康玮，等.大黄素诱导人肝癌 HepG2 细胞线粒体凋亡作用研究[J].药物评价研究，2018，41(5)：773

宿世震，项东宇，刘晓庆，等.布渣叶对非酒精性脂肪性肝病小鼠的作用及机制[J].中国实验方剂学杂志，2018(1)：130

徐岩，曲晓波，黄晓巍，等.参红补血颗粒对失血性血虚模型小鼠骨髓细胞周期及肾脏 TNF-α 表达的影响[J].中华中医药杂志，2018，33(7)：2773

徐佳莉，陆小霞，韩锋.和厚朴酚抗颗粒物 2.5 诱导哮喘小鼠的肺损伤及其机制[J].中南大学学报(医学版)，2018，43(7)：718

徐文峰，何泽云，唐群，等.阴虚水肿证大鼠模型的建立及猪苓汤的干预作用[J].中医学报，2018，33(9)：1686

徐文峰，何泽云，唐群，等.猪苓汤对“阴虚水肿”证大鼠肾脏 NHE3 表达的影响[J].世界中西医结合杂志，2018，13(8)：1041

许成勇，徐冉，毓国，等.不同剂量黄芪-莪术配伍对 Lewis 肺癌生长转移及其对 TGF-β_1、HIF-1α 表达的影响[J].北京中医药，2018，37(11)：1069

Y

Yang DX, Qiu J, Zhou HH, et al. Dihydroartemisinin alleviates oxidative stress in bleomycin-induced pulmonary fibrosis[J]. Life Sciences, 2018, 205：176

Yang H, Zhou ZH, He LF, et al. Hepatoprotective and inhibiting HBV effects of polysaccharides from roots of

Sophora flavescens [J]. International Journal of Biological Macromolecules, 2018, 108:744

Yao H, Huang XM, Xie YJ, et al. Identification of pharmacokinetic markers for Guanxin Danshen Drop Pills in rats by combination of pharmacokinetics, systems pharmacology, and pharmacodynamic assays[J]. Frontiers in Pharmacology, 2018, 9:1493

Yuan J, Liu RP, Ma YH, et al. Curcumin attenuates airway inflammation and airway remolding by inhibiting NF-κB signaling and COX-2 in cigarette smoke-induced COPD mice[J]. Inflammation, 2018, 41(5):1804

颜娓娓,徐佳馨,王继锋,等.白头翁与蛴螬不同配伍比例体外抗病毒作用研究[J].长春中医药大学学报,2018, 34(3):453

杨瑞,唐思,董晓茜,等.基于 UPLC-Q-TOF-MS 分析雷公藤配伍甘草治疗肾病综合征大鼠的尿液代谢组学[J].中国实验方剂学杂志,2018, 24(12):150

杨可新,潘广辉,张法荣.黑地黄丸对 5/6 肾切除慢性肾衰竭大鼠模型胃组织匀浆和血浆中 Ghrelin、SS 含量影响[J].辽宁中医药大学学报,2018, 20(11):23

杨秀娟,杨志军,邓毅,等.当归不同药用部位对乙酰苯肼所致血虚证干预后的代谢组学差异比较[J].中药药理与临床,2018, 34(3):98

姚琳,张俊威,孟庆杰,等.桔梗总皂苷对 PM2.5 致肺损伤大鼠表面活性物质相关蛋白 A 表达的影响[J].中国药业,2018, 27(1):17

姚璐,赵睿婷,周菊,等.灯盏乙素对缺氧缺血性新生大鼠脑缺氧诱导因子-1α 和水通道蛋白 9 表达水平的影响[J].中国医院药学杂志,2018, 38(4):364

姚荣妹,高秀娟,张广增,等.椰子壳挥发油抑制急性心肌损伤大鼠心肌细胞凋亡的分子机制[J].中华中医药杂志,2018, 33(1):294

余欢,李良春,谈明欣.鱼腥草提取物对慢阻肺大鼠肺组织 ACE2 及 p38 MAPK 通路的影响[J].四川中医,2018, 36(8):34

余鑫鑫,陈阳.甘草酸对缺血/再灌注大鼠心肌细胞凋亡的影响及机制探讨[J].山东医药,2018, 58(6):38

郁盛雪,杨依玲,左中夫,等.钙敏感受体在人参皂苷 Rg1 防治心肌细胞损伤中的作用[J].中华老年心脑血管病杂志,2018, 20(7):752

袁有才,张效科,高碧峰,等.新葛根芩连汤对糖尿病大鼠海马 HIF-1α 及 VEGF 的影响[J].时珍国医国药,2018, 29(2):269

袁雨培,张鑫,宋鹏,等.积雪草酸对脂多糖所致 H9c2 心肌细胞损伤的改善作用[J].广西医学,2018, 40(1):61

岳路路,高敏,张秋红,等.羊栖菜提取物的体外抗病毒作用[J]. 世界中医药,2018, 13(1):199

Z

Zhai LX, Ning ZW, Huang T, et al. *Cyclocarya paliurus* leaves tea improves dyslipidemia in diabetic mice: a lipidomics-based network pharmacology study[J]. Frontiers in Pharmacology, 2018, 9:973

Zhang HY, Wang XP, Wang T, et al. Enhancement of berberine hypoglycemic activity by oligomeric proanthocyanidins[J]. Molecules, 2018, 23(12):3318

Zhang TB, Xiao MJ, Wong CK, et al. Sheng Jiang San, a traditional multi-herb formulation, exerts anti-influenza effects *in vitro* and *in vivo* via neuraminidase inhibition and immune regulation[J]. BMC Complementary and Alternative Medicine, 2018, 18:150

Zhang XY, Zhao SW, Song XB, et al. Inhibition effect of glycyrrhiza polysaccharide (GCP) on tumor growth through regulation of the gut microbiota composition[J]. Journal of Pharmacological Sciences, 2018, 137(4):324

Zhang Y, Miao JM. Ginkgolide K promotes astrocyte proliferation and migration after oxygen-glucose deprivation via inducing protective autophagy through the AMPK/mTOR/ULK1 signaling pathway[J]. European Journal of Pharmacology, 2018, 832:96

Zhao HF, Wang Q, Cheng XJ, et al. Inhibitiveeffect of resveratrol on the inflammation in cultured astrocytes and microglia induced by $A\beta_{1-42}$[J]. Neuroscience, 2018, 379:390

Zhao TT, Yang TL, Gong L, et al. Isorhamnetin protects against hypoxia/reoxygenation-induced injure by attenuating apoptosis and oxidative stress in H_9c_2 cardiomyocytes[J]. Gene, 2018, 666:92

Zhao XH, Tong WZ, Song X, et al. Antiviral effect of resveratrol in piglets infected with virulent pseudorabies virus[J]. Viruses, 2018, 10(9):457

Zhao Y, Li YF, Tong L, et al. Analysis of microRNA expression profiles induced by yiqifumai injection in rats with chronic heart failure[J]. Frontiers in Physiology, 2018, 9:48

Zhou JJ, Song ZH, Han MS, et al. Evaluation of the antithrombotic activity of Zhi-Xiong Capsules, a Traditional Chinese Medicinal formula, *via* the pathway of anti-coagulation, anti-platelet activation and anti-fibrinolysis[J]. Biomedicine and Pharmacotherapy, 2018, 97:1622

Zhou L, Hu YH, Li CY, et al. Levo-corydalmine alleviates vincristine-induced neuropathic pain in mice by inhibiting an NF-kappa B-dependent CXCL1/CXCR2 signaling pathway[J]. Neuropharmacology, 2018, 135:34

Zhou WJ, Wang JW, Qi QC, et al. Matrine induces senescence of human glioblastoma cells through suppression of the IGF1/PI3K/AKT/p27 signaling pathway[J]. Cancer Medicine, 2018, 7(9):4729

Zhu HY, Lu XX, Ling LJ, et al. Houttuynia cordata polysaccharides ameliorate pneumonia severity and intestinal injury in mice with influenza virus infection[J]. Journal of Ethnopharmacology, 2018, 218: 90

曾瑾,唐绍微,刘云华,等.苍耳子对正常大鼠重复给药的肝毒性效应及其机制研究[J].中药药理与临床,2018, 34(2):79

曾欢欢,黄英如,李子健,等.大黄素对大鼠急性脊髓损伤后氧化应激和炎症反应的影响研究[J].中国中药杂志,2018, 43(9):1886

曾嘉豪,杨承佑,文军,等.芍药苷对APP/PS1小鼠的神经细胞保护作用及机制研究[J].中国病理生理杂志,2018, 34(6):1049

曾永君,赵新超,万梅绪,等.注射用益气复脉(冻干)对阿霉素诱导H9c2(2-1)心肌细胞毒性的保护作用[J].药物评价研究,2018, 41(3):380

占心佾,崔景朝,陈玉兴,等.玉屏风颗粒对脾虚血虚小鼠抗应激作用的影响[J].山西医药杂志,2018, 47(24):2929

张洁,严小军,卢晓南,等.佩兰对营养性肥胖大鼠的干预作用及代谢组学研究[J].中药药理与临床,2018, 34(4):96

张冷,叶齐,徐之良.京尼平苷对LPS诱导的星形胶质细胞活化及炎性反应的抑制作用[J].西北药学杂志,2018, 33(2):17

张瑞,李科,李爱平,等.基于[1]H NMR技术黄芪抗疲劳作用的肌肉代谢组学研究[J].药学学报,2018, 53(5):782

张轩,王淏.氧化苦参碱对miR-122低表达、感染HBV肝细胞的抗病毒作用观察[J].山东医药,2018, 58(23):26

张怡,王勇,孟慧,等.复方丹参片调控AT_1介导花生四烯酸PLA2-COX2/5-LOX代谢途径防治心力衰竭的机制研究[J].中国中药杂志,2018, 43(12):2593

张悦,邓海山,时乐,等.基于非靶标血浆代谢组学研究少腹逐瘀汤对血瘀证大鼠的干预作用[J].南京中医药大学学报,2018, 34(3):318

张昌林,吴荣焕,盛泓沁,等.基于网络药理学的葛根芩连汤治疗2型糖尿病的效应机制[J].中国实验方剂学杂志,2018, 24(19):179

张传涛,廖婷婷,黄群,等.清热利湿活血方对HBV转基因小鼠的抗病毒作用及对TKB1-IRF3表达的影响[J].广州中医药大学学报,2018, 35(3):490

张骢翀,刘琨,于昊新,等.益肾解毒汤对5/6肾切除大鼠肾组织中HIF-1α、CTGF和TGF-β_1表达的影响[J].中国中西医结合肾病杂志,2018, 19(7):578

张发君,马萍,徐春肖,等.参苏饮对"肺气虚外感"大鼠肺组织IL-1β和IL-18影响实验研究[J].亚太传统医药,2018, 14(5):17

张会超,徐里,芮浩森,等.苦豆碱对缺血再灌注引起的H9c2心肌细胞损伤和炎症应答的作用[J].中国病理生理杂志,2018, 34(2):281

张惠子,黄金昶.加味乌梅丸联合吉西他滨对胰腺癌移植瘤的抑制及细胞凋亡的实验研究[J].环球中医药,2018, 11(7):991

张健敏,马迎春.归芪三七颗粒与归芪三七口服液对环磷酰胺及^{60}Co-γ射线所致大鼠血虚模型影响的对比研究[J].甘肃医药,2018, 37(1):85

张丽萍,伍荷洁,舒青龙.基于"碳源"研究参苓白术散中药多糖对二株肠道拟杆菌体外生长的影响[J].天然产物研究与开发,2018, 30(01):73

张莉莉,郭春荣,朱荣荣,等.左归丸对糖皮质激素致肾阴虚证的初步实验研究[J].数理医药学杂志,2018, 31(3):317

张世亮，续自凤，房美.人参四物汤预处理对大鼠心肌缺血再灌注损伤的影响及机制探讨[J].山东医药，2018，58(22)：35

张王宁，高耀，李科，等.基于网络药理学的黄芪总黄酮治疗肾病综合征的机制研究[J].药学学报，2018，53(9)：1429

张文平，张晓平，马大龙，等.民族药地板藤不同萃取部位体外抗病毒实验研究[J].中国现代中药，2018，20(3)：288

张晓松，马琪，文艳巧，等.苦豆草治疗大肠湿热证大鼠血清代谢组学研究[J].药学学报，2018，53(1)：111

张业昊，姚明江，丛伟红，等.西红花提取物对局灶型脑缺血/再灌注大鼠线粒体分裂融合的影响[J].中国药理学通报，2018，34(6)：770

张一驰，凌云，周春祥.益气养阴健脾法对小鼠胃肠动力影响的实验研究[J].时珍国医国药，2018，29(4)：806

张媛凤，钱梦，刘碧原，等.肝郁证雌性大鼠的动情期变化及柴胡疏肝散的防治作用[J].北京中医药大学学报，2018，41(2)：102

赵静，谢鸣，刘进娜，等.益气养阴化痰方联合盐酸吡格列酮对2型糖尿病气阴两虚痰浊证模型大鼠肝脏及骨骼肌糖代谢的影响[J].中华中医药杂志，2018，33(10)：4681

赵岩，杨丹，于珊珊.黄芪甲苷对慢性心力衰竭大鼠心肌细胞凋亡及P-Cx43表达水平的影响[J].临床和实验医学杂志，2018，17(20)：2143

郑惠婷，李克宁，陈驰，等.基于 ^{1}HNMR人参煎治疗2型糖尿病大鼠的胰腺代谢组学研究[J].中国中药杂志，2018，43(14)：3012

郑建平，宋红.镇喘保肺汤对支气管哮喘肾气虚证模型大鼠尿液代谢组学研究[J].浙江临床医学，2018，20(3)：397

郑龙飞，韩玲，郝宇，等.金匮肾气丸加味膏、汤方干预肾阳虚模型大鼠的药效学对比研究[J].北京中医药大学学报，2018，41(7)：567

周宁，郑晓珂，王秋红，等.桑白皮对肾源性水肿大鼠的代谢组学研究[J].中成药，2018，40(4)：788

周天羽，王宏利，宫照东.中药清肠愈疡汤对TNBS溃疡性结肠炎大鼠血清IL-17、IL-18、IL-23影响[J].辽宁中医药大学学报，2018，20(3)：5

朱凯，张燚曼，冯青，等.人参入血成分对过氧化氢损伤的心肌细胞的保护作用[J].中国老年学杂志，2018，38(10)：2457

朱冰冰，姚卫国，王浩，等.马兜铃酸肾病慢性缺氧损伤的机制与温阳活血方的干预作用[J].中国临床药理学杂志，2018，34(16)：1978

宗鑫，吴智春，王媛，等.基于中药整合药理学平台分析保元解毒汤干预恶性肿瘤作用机制研究[J].中华肿瘤防治杂志，2018，25(13)：931

邹林蓁，蒋海强，周洪雷，等.黄连在自发性高血压大鼠体内尿液代谢组学的研究[J].中医药学报，2018，46(4)：13

邹林蓁，蒋海强，周洪雷，等.泽泻在自发性高血压大鼠体内尿液代谢组学的研究[J].中华中医药杂志，2018，33(9)：4151

（七）方剂研究

【概述】

2018年，方剂研究方面的论文主要有实验、文献及临床研究等。

1. 实验研究

（1）药效及机制研究　有关方剂药效及机制的实验研究报道较多，涉及方剂有经方、时方和自拟方等，涉及病种有内科、外科、妇科、儿科、五官科和皮肤科等，涉及研究层次有整体、器官、组织、靶点、细胞、蛋白、分子等。但是实验设计中体现的中医特色或元素不明显，实验手段虽然先进，但是不能从中医理论上体现创新性。

有关方剂配伍的研究[包括药物配伍（拆方）研究、组分（有效组分）配伍研究和剂量配伍研究]有：林燕等对回阳生肌方不同拆方对巨噬细胞表型转化调节作用的研究、孙静等对真武汤及其拆方对肾小管上皮细胞氧化损伤的干预作用研究、辛彩虹等对益气解毒活络中药组分配伍对高糖高脂环境下人肾小球细系膜细胞 NF-κB 蛋白表达影响的研究、高颖等对宁心痛颗粒及其有效组分抑制 HSP60 诱导的 THP-1 细胞炎症反应的实验研究等。

组分配伍是近10年来方剂配伍形式的新发展，因而也备受争议，其主要争论焦点在于所谓的“组分”是否就是方剂或药物起作用的主要物质，而且看似非主要活性成分或含量极少的物质有可能在方剂药效的产生中起了非常重要的作用。

（2）血清药理学研究　血清药理学这一起源于日本的研究方法被用于中药或复方研究后饱受争议，但本年度仍有一定数量的报道。王晓妍等对参苓白术散含药血清体外抗轮状病毒的实验研究、魏军平等对甲亢宁胶囊含药血清对 M22 刺激 FRTL-5 细胞增殖影响的研究、唐群等对六味地黄汤含药血清对 HK-2 细胞 PHD2/HIF-1α 信号途径的研究等。

（3）组学研究　组学研究是本世纪以来生物医学发展的新热点，包括基因组学、蛋白组学、代谢组学等。本年度方剂组学研究报道有：汪衍敏等对基于 UPLC-MS/MS 的热毒宁注射液治疗大鼠急性肺损伤的血浆代谢组学研究、张莉晶等对基于^{1}H-NMR 的丹七片对自发性高血压大鼠血清代谢组学分析的研究、刘世钰等对养心氏片抗抑郁作用的蛋白组学研究等。

组学研究有助于阐释人体复杂的病理机制和药物（中药方剂）的作用机制，但是也应该看到，这些研究结果的泛化反而影响了对实验结果的解释，如药物可能对多个基因、蛋白等都有调控作用，如何去伪存真判定药物的关键作用靶点是个重要问题。

（4）药代动力学研究　药代动力学定量研究药物在生物体内吸收、分布、代谢和排泄规律，并运用数学原理和方法阐述血药浓度随时间变化的规律。方剂由于其成分的复杂性和不确定性，其在体内过程的研究显得尤其困难但意义重大。本年度有关方剂的药代动力学研究有：朱立静等对交泰丸在正常大鼠及抑郁大鼠体内的药代动力学比较研究、吴超等对熄风胶囊对匹罗卡品 IE 大鼠血液及脑细胞外液卡马西平药物浓度影响的实验研究、顾欣如等对黄连解毒汤在阿尔茨海默病模型大鼠体内药代动力学及对脑内炎症微环境改善的研究等。

目前，方剂药代动力学研究主要集中在药物标志性成分相对明确、药味数相对较少的方剂上，对于成分不清、药物较多的方剂还难以开展，这也是方剂药代动力学研究相对较少的一个主要原因。

(5) 网络药理学　网络药理学融合了系统生物学和多向药理学的理念,它从整体的角度探索药物与疾病的关联性,强调从药物、靶点与疾病间相互作用的整体性和系统性出发,反映及阐释中药的多成分—多靶点作用关系,已被广泛用于中药潜在活性成分和作用靶点的预测及中药作用机制的阐述。本年度,方剂网络药理学研究呈现出上升的趋势,如时悦等基于网络药理学的开心散治疗阿尔茨海默病作用机制研究、翟园园等基于网络药理学的二至丸保肝作用机制研究、王璐等基于网络药理学技术探讨化痰散结方对阿霉素耐药乳腺癌 PI3K-Akt-mTOR 信号通路相关蛋白的研究等。

中药是多组分、多靶点及其组分间协同作用的复杂体系,因其成分复杂、系统庞大,使得中药的深入研究呈现巨大困难,而中药网络药理学则为方剂的研究提供了新的思路和视角。

2. 文献研究

(1) 基于数据挖掘方法的方剂研究　运用数据挖掘技术研究方剂的配伍方法及临床运用规律是近年来的热点,其中主要是临床常见病组方用药规律的研究。如董杰等基于数据挖掘探讨中药治疗中晚期非小细胞肺癌的组方用药规律分析的研究、苗青等基于关联规则挖掘的治疗心血管疾病中药配伍规律研究、庄娟娜等基于关联规则和复杂系统熵聚类研究中药外洗方治疗奥沙利铂神经毒性组方规律的研究、罗伟康等基于中医传承辅助系统的耳鸣耳聋内治方剂组方规律的研究等。而施侠威等基于数据挖掘法探析“丹参-当归”活血药对在古代中风方剂中的配伍规律,则以药对的配伍为出发点,探讨了特定病种治疗用方的遣药组方研究。

(2) 基于医案的方剂研究　医案是医家临证治疗的重要资料,反映了医家的诊疗水平、学术思想和用药特色。本年度基于医案的方剂研究,有运用数据挖掘方法者,如初依依等基于医案数据挖掘的荨麻疹用药分析;也有运用频数统计方法者,如楼毅杰等对六味地黄丸在《评校柳选四家医案》中的临床应用分析、刘雪瑞等基于现代医案的黄连阿胶汤证治规律研究。

3. 临床研究

方剂临床药理学研究一直是薄弱点。本年度在这方面的研究有,房芳等对消炎疏肝散对肝脏术后切口感染的预防与控制效果的研究、张福娴对黄芪桂枝十君子汤治疗胃黏膜损伤及其保护作用的临床疗效研究、盛凤等对免煎颗粒剂与传统汤剂临床疗效的研究等。

4. 其他

其他如方剂考证、文献综述,还有部分运用传统的中医药理论研究方剂配伍的报道。但是总体上新意不够,文献考据不完善的现象突出。

(撰稿:都广礼　审阅:瞿融)

【左归丸的现代药理研究】

左归丸出自明代张景岳《景岳全书·新方八阵》,具有滋阴补肾、填精益髓之功,主治真阴不足证。临床上可辨证用于骨骼系统、神经系统、生殖系统、心血管系统等疾病的治疗。实验研究表明,左归丸在延缓衰老、修复神经系统损伤、调节内分泌、改善骨代谢及促进生殖发育等方面有较好的作用。

1. 改善骨代谢

骨髓间充质干细胞(BMSCs)是一种来源于骨髓基质中具有多向分化潜能的成体干细胞,具有诱导成脂及成骨等多向分化的功能。张玉卓等研究表明,左归丸可促进 BMSCs 的成骨诱导,对 BMSCs 的分化具有双向调节作用,既能抑制 BMSCs 成脂分化,又能促进 BMSCs 成骨分化。张昊等报道,左归丸含药血清具有促进 BMSCs 增殖及成骨分化的作用,其机制可能是上调 miR34a,抑制其靶基因 Tgif2 表达,同时下调成脂相关因子 PPRAγ 和上调成骨核转录因子 Runx2。

连接蛋白 43(Cx43)是 BMSCs、成骨细胞中最主要的连接蛋白,Cx43 及缝隙连接细胞间通讯功能(GJIC)在 BMSCs 成骨分化中发挥重要作用,MC3T3-E1 是小鼠成骨前体细胞系。陈好远等研究表明,左归丸含药血清能增强 MC3T3-E1 细胞 Cx43 mRNA、蛋白表达及 GJIC 功能,这可能是其促进 MC3T3-E1 细胞分化成熟的重要机制之一。桑红灵等研究了沉默 Cx43 基因对左归丸含药血清促 MC3T3-E1 细胞分化作用的影响。通过观察培养细胞的碱性磷酸酶(ALP)活性及矿化结节茜素红染色,发现沉默细胞 Cx43 基因可导致左归丸含药血清促 MC3T3-E1 细胞分化作用明显下降;采用血清饥饿法诱导细胞凋亡,发现左归丸含药血清可通过调控 Cx43 表达及功能,发挥抗 MC3T3-E1 细胞凋亡的保护作用;左归丸含药血清能增强 BMSCs 成骨向诱导分化过程中 Cx43 表达及 GJIC 功能,与 β-catenin、BGP 基因在此过程中发挥协同作用,这可能是其促进 BMSCs 成骨分化成熟的重要机制。

钱康等认为,左归丸治疗骨质疏松症的机理,可能是上调 OPG mRNA,下调骨组织 VPAC-2、RANKL mRNA 的表达。陈东阳等报道,骨质疏松症的发生与 G 蛋白偶联受体 GPR48 密切相关,左归丸可以通过 G 蛋白偶联受体 GPR48 信号通路发挥对骨形成蛋白 6(BMP6)及活化因子 4(ATF4)的调节作用,从而促进骨髓间充质干细胞向骨细胞分化。刘梅洁等报道,左归丸还可提高肝脏分泌铁调素水平,进而对 OPG/RANKL 信号通路进行调节,最终降低破骨细胞活性,减少骨量丢失,保护骨组织。

张志达等报道,左归丸防治糖皮质激素性骨质疏松的机理,可能是通过下调 DKK-1 的表达来促进成骨、抑制破骨。黄锦菁等实验表明,左归丸能有效改善激素性骨质疏松,哺乳动物雷帕霉素靶蛋白复合物(mTORC-1)可能是其重要靶点,通过上调 mTORC-1 的表达,可抑制自噬,改善骨矿物质含量和骨质量。

郭健欣等探讨了左归丸对去卵巢所致骨质疏松大鼠骨组织胶原蛋白表达的影响。发现左归丸可使股骨组织中Ⅰ型胶原(COL1)蛋白表达增强,血清骨钙素(BGP)升高,尿中脱氧吡啶啉(D-Pyd)含量降低,从而促进骨形成,抑制骨吸收,发挥抗骨质疏松症作用。李薇等通过卵巢摘除建立骨质疏松症模型,同时采用左归丸进行干预治疗,发现左归丸能改善雌激素缺乏诱导的骨质疏松症,但并不增加血清中雌激素的水平。

2. 对神经系统的影响

梁超等观察了左归丸及其拆方对大鼠 BMSCs 向神经样细胞分化的影响。结果,经左归丸及其拆方药物血清分别诱导后,BMSCs 可见典型的神经元样改变,与空白对照组比较,各诱导组神经标志蛋白神经巢蛋白(Nestin)、神经元特异烯醇化酶(NSE)和胶质纤维酸性蛋白(GFAP)表达均显著增高,干细胞因子(SCF)mRNA 表达有升高的趋势。认为左归丸及其拆方可诱导大鼠 BMSCs 分化,分化细胞具备神经细胞的形态及特征,且诱导后部分干细胞因子表达明显升高,可为治疗神经系统损伤相关疾病提供新的干细胞来源。

曾雪爱等予大鼠中缝背核内微量注射 1A 型 5-羟色胺(5-HT1A)受体阻断剂 WAY100635 建立失眠模型,观察左归丸灌胃对失眠大鼠血浆中单胺类神经递质的影响。结果,左归丸组大鼠血浆多巴胺(DA)、二羟基苯乙酸(DOPAC)、5-羟色胺(5-HT)、5-羟吲哚乙酸(5-HIAA)的含量及 5-HIAA/5-HT 均明显降低。表明左归丸能有效降低失眠大鼠兴奋性神经递质,从而改善睡眠。

3. 对生殖系统的影响

王彬等观察了左归丸对少弱精子症模型大鼠睾丸组织干细胞因子及其 mRNA 表达的影响。结果表明,左归丸可通过上调 SCF 及其 mRNA 表达水平,促进精原干细胞的分裂和增值,抑制生精细胞凋亡。

洪洁薇等观察了高糖子宫内环境对胚胎发育的

影响。结果显示，高糖抑制胚胎发育，而左归丸含药血清促进胚胎发育，能调节妊娠糖尿病母体宫内高糖环境，抵抗高糖抑制，提高植入前胚胎质量。亚油酸代谢通路，甘氨酸、丝氨酸、苏氨酸代谢通路，缬氨酸、亮氨酸、异亮氨酸合成代谢通路可能是左归丸起效的关键通路。

李薇等采用卵巢切除的方法致使小鼠体内雌激素水平急剧下降，然后给予左归丸水煎液。结果，左归丸对去卵巢小鼠的生殖器官具有类雌激素样作用，能改善雌激素缺乏所致的生殖器官的发育障碍，明显增加子宫指数，增加子宫内膜厚度和阴道内膜厚度，且左归丸高剂量组对阴道内膜的改善作用明显优于单纯的雌激素给药，但高剂量组血清中雌激素的水平没有增加。这表明左归丸的类雌激素样作用并不是通过增加体内的雌激素水平而实现的。

胡青莲等观察了左归丸对小鼠免疫性卵巢早衰的影响。结果表明，左归丸可通过调节免疫平衡、性腺内分泌水平、卵泡凋亡率及卵巢组织微观结构等方面，有效改善卵巢功能，发挥治疗卵巢早衰的作用。梁嘉丽的研究显示，左归丸可通过改善自噬与凋亡水平，在一定程度上修复顺铂所致的早发性卵巢功能不全。

赵姬南研究发现，左归丸可有效防治大鼠宫腔粘连，恢复内膜完整性，改善宫腔容积，促进腺体及血管新生，缩小内膜纤维化面积，其作用机制可能与上调内膜组织中促进血管内皮新生的血管内皮生长因子 VEGFA 的表达有关。唐锦等研究表明，左归丸可通过上调盘状结构域受体(DDR-2)表达，促进基质金属蛋白酶 9(MMP-9)活化来抑制宫腔粘连纤维化。

4. 延缓衰老

姚建平等报道，左归丸可提高自然衰老大鼠海马组织 Ach 含量、增强学习记忆功能、改善海马组织形态的衰老性变化；可通过上调海马组织及齿状回神经生长因子(NGF)、成纤维细胞生长因子(FGF-2)蛋白水平来延缓大鼠衰老。吴国学等报道，左归丸能提高血清 SOD 活性，增强机体抗氧化能力，进而降低肾阴虚大鼠血清环磷酸腺苷(cAMP)水平、cAMP/环磷酸鸟苷(cGMP)比值及肌酐(Cre)水平，改善衰老症状。

此外，高翔等利用网络药理学方法探讨了左归丸"补肾生髓成肝"的疗效机制，认为可能是该方的药效活性成分通过靶基因—信号通路网络调节药物、乙醇及病毒因素等引起的肝组织应答，动态调节肝组织细胞增殖/凋亡，多层次、多途径实现减轻肝脏组织损伤、优化肝脏再生修复。

(撰稿：都广礼　何丹　审阅：瞿融)

【当归补血汤的临床应用与实验研究】

1. 临床应用

(1) 糖尿病肾病　鹿伟等将糖尿病肾病(DN)患者 96 例平均分为观察组和治疗组，两组均在常规治疗的同时口服盐酸贝那普利片，观察组在此基础上辅以当归补血汤。经治 56 d，观察组、对照组临床有效率分别为 89.6%、75.0%($P<0.05$)；在改善肾功能指标、降低血糖、血脂以及超敏 C-反应蛋白(hs-CRP)、肿瘤坏死因子-α(TNF-α)、白介素-6(IL-6)等方面，观察组均优于对照组($P<0.05$)。提示该方辅以西医常规疗法治疗 DN 疗效显著，能有效降低血糖、血脂和蛋白尿水平，抑制全身炎症反应，改善肾脏血液循环，保护肾功能。

(2) 糖尿病视网膜病变　邓翠等将 80 例 2 型糖尿病并发糖尿病视网膜病变(DR)患者分为研究组和对照组，每组 40 例、80 只眼，所有患者均接受基础疾病和降压、降脂治疗，同时给予羟苯磺酸钙胶囊，研究组在此基础上再给予当归补血汤加三七、川芎、丹参。治疗 90 d，两组血清炎症因子 hs-CRP、TNF-α、细胞间黏附分子-1(ICAM-1)和 IL-6 含量均明显减少($P<0.01$)，血管内皮生长因子(VEGF)、血管内皮素-1(ET-1)水平均显著降低($P<0.01$)，血管瘤体积、视野灰度值、出血斑面积以及黄斑厚度亦显著降低($P<0.01$)，且研究组优于对照组($P<0.01$)；临

床疗效研究组高于对照组($P<0.01$)。提示该方加减联合羟苯磺酸钙对早期糖尿病视网膜病变有确切疗效,可显著减轻眼底病变。

(3) 大肠癌术后　潘子良将 80 例患者分为两组,对照组 40 例采用西药常规治疗加胸腺肽 α_1 皮下注射,观察组 40 例在此基础上加当归补血汤。经治 30 d,两组患者的细胞免疫指标-NK、CD_8^+、CD_3^+、CD_4^+、CD_4^+/CD_8^+ 等均有不同程度的改善,观察组优于对照组($P<0.05$);生存质量评分观察组为 88.69±6.27 分,较治疗前明显提高,对照组为 82.36±5.27 分,与治疗前相比改善不明显,两组差异显著($P<0.05$)。提示该方联合西药可显著改善大肠癌术后患者的细胞免疫功能和生存质量。

(4) 下肢骨干粉碎性骨折术后　陈焕杰将 110 例患者分为两组,对照组 55 例给予应力刺激治疗,观察组 55 例给予当归补血汤联合应力刺激治疗,痛剧加延胡索、知母,四肢挛痛加白芍,寒重加桂枝。治疗 90 d,观察组、对照组疗效优良率分别为 87.3%、63.6%($P<0.05$);观察组在疼痛缓解、膝关节和踝关节功能改善、骨折愈合等方面均显著优于对照组($P<0.05$)。

2. 实验研究

(1) 对 2 型糖尿病及 DN 模型大鼠的影响　周珍等、艾望等均报道,当归补血汤(黄芪∶当归=2∶1)灌胃,可显著降低 2 型糖尿病模型大鼠空腹血糖和空腹胰岛素水平,其降低血糖、改善胰岛素抵抗作用可能与增强肝脏、骨骼肌细胞膜上 GLUT4 蛋白和肝脏、骨骼肌细胞中蛋白激酶 C-ζ(PKC-ζ)的表达有关。张思泉等报道,当归补血汤(黄芪∶当归=1∶1)灌胃,能减轻 DN 模型大鼠肾功能损伤,降低肾组织细胞凋亡率,改善病变肾组织,降低葡萄糖调节蛋白 78(GRP78)、天冬氨酸特异性半胱氨酸蛋白酶 12(Caspase-12)的蛋白及 mRNA 含量,表明当归补血汤能抑制内质网应激特有 Caspase-12 凋亡途径,减少肾组织过度凋亡。张氏等还报道,当归补血汤能下调 DN 大鼠肾组织活化转录因子 6(ATF6)、生长抑制 DNA 损伤基因 153(CHOP)、天冬氨酸特异性半胱氨酸蛋白酶-3(Caspase-3)的 mRNA 和蛋白表达水平,提示该方能通过抑制 ATF6/CHOP 途径,下调 Caspase-3 表达,减少内质网应激引起的细胞凋亡。帅瑜等报道,当归补血汤可以降低 DN 大鼠血糖、血脂、血肌酐等指标,下调肾脏磷酸化肌醇需求激酶 1α(p-IRE1α)、磷酸化 c-Jun 氨基末端激酶(p-JNK)蛋白表达,表明该方能够抑制高糖下肾组织 IRE1α-JNK 通路,减轻高糖下肾脏的内质网应激反应,从而保护肾组织。

(2) 对心血管的保护作用　张永花等研究了当归补血汤对肥大心肌细胞的保护作用。实验表明,当归补血汤含药血清可减少血管紧张素Ⅱ(AngⅡ)诱导 H9c2 心肌细胞肥大模型的心钠素(ANF)mRNA 表达含量,降低 AngⅡ模型转化生长因子 β1(TGF-β1)、Smad2 蛋白表达。提示该方含药血清对肥大心肌细胞的保护机制可能与调控 TGF-β1/Smad2 信号通路有关。徐厚谦等报道,当归补血汤含药血清可使 AngⅡ模型丝氨酸苏氨酸激酶(Akt)、磷酸化丝氨酸苏氨酸激酶(p-Akt)、内皮型一氧化氮合酶(eNOS)蛋白表达增加,磷脂酰肌醇 3 激酶(PI3K)通路的阻断剂 LY294002 可消减上述作用。说明该方含药血清对肥大心肌细胞的保护作用可能是通过调控心肌细胞 PI3K/Akt 信号通路实现。吴伟等对心肌缺血再灌注模型大鼠予当归补血汤灌胃,连续 14 d。结果,模型大鼠血清 IL-6 及 TNF-α 含量降低,IL-10 含量提高,缺血后心电图 ST 段抬高程度降低。提示该方对心肌缺血再灌注大鼠具有保护作用,其机制可能与调控炎症反应、改善心肌缺血等有关。秦臻等观察了当归补血汤中当归、黄芪 3 种比例(1∶1, 1∶3, 1∶5)在不同流体剪切应力(FSS)环境中对人内皮细胞功能的影响。结果,在 FSS 为 0、0.12、1.2、2.4 Pa 时,当归补血汤 3 种比例均能上调细胞内皮型 eNOS、血管内皮细胞生长因子受体 2(VEGFR2)表达,并增强其增殖和分泌 NO 功能;FSS 为 1.2、2.4 Pa 时,当归、黄芪 1∶3 组与 1∶5 组上述效果明显优于 0Pa 时。认为 FSS 环境是影响该方对内皮细胞作用的重要因素之一，生理性 FSS 可提高内皮细胞对该方的敏感性，低 FSS 则降低内皮细胞对该方的敏感性；黄芪用量增多，方剂的作用增强。

(3) 对造血及免疫功能的影响　Bo HB 等采用 RNA 测序、定量聚合酶链反应和 Western blotting 等方法，研究了当归补血汤体外给药对骨髓基质细胞黏附和迁移的影响。结果，经当归补血汤处理后，骨髓基质细胞数明显增加，细胞的黏附和迁移能力提高，Focal adhesion 和 PI3K-Akt 信号通路被激活，黏附相关因子的基因和蛋白表达上调。提示该方能通过增强体外局部 Focal adhesion 途径影响骨髓基质细胞的黏附和迁移，骨髓基质细胞是该方调控造血功能的作用靶点。丁香等对 4Gy^{137}Cs-γ 射线照射的辐射小鼠予不同剂量(临床等效剂量的 1、2、4 倍)当归补血汤治疗 1 周。结果，小鼠骨髓细胞活力增加，骨髓细胞转录因子 2(NRF2)mRNA、Notch1 表达增加，其下游节点基因 HES1 表达上调，靶基因 PCNA 表达增加，骨髓细胞 Jagged1、HES1 及 PCNA 蛋白表达量均增加，且具有剂量依赖性。表明该方可能通过上调 NRF2 基因的表达，激活 Notch 通路，促进辐射小鼠骨髓细胞的增殖分化，缓解电离辐射靶效应或旁效应造成的骨髓抑制，促进造血免疫系统重建。窦昊颖等对小鼠灌胃不同剂量(临床等效剂量的 1、3、5 倍)当归补血汤 1 周，予射线 8Gy^{137}Cs-γ 照射后，经小鼠尾静脉移植肌源性干细胞(MDSCs)，观察当归补血汤协同 MDSCs 移植对胸腺 Notch4、Delta4 和 Hes5 基因 mRNA 的影响。结果，当归补血汤能促进胸腺中 Notch4、Delta4 和 Hes5 基因 mRNA 的表达，且以 3 倍剂量为好。提示该方可通过 Notch4 和 Delta4，并作用于下游靶基因 Hes5 来促进 MDSCs 向 T 细胞分化发育。

(4) 抗疲劳作用　Miao XY 等对负重强迫游泳诱导的小鼠疲劳模型予当归补血汤。结果，小鼠游泳时间延长，血乳酸(BLA)和尿素氮(BUN)水平降低，SOD 含量增加，表明当归补血汤具有抗疲劳效应。通过偏最小二乘法判别分析(PLS-DA)和 XCMS 在线软件分析证明，模型小鼠中的 14 种内源性代谢产物被上调或下调，这些代谢产物通过当归补血汤治疗后被逆转。提示该方可通过调节苯丙氨酸、酪氨酸和色氨酸代谢途径、甘氨酸、丝氨酸和苏氨酸代谢途径、乙醛酸盐和二羧酸盐代谢途径、丙酮酸盐代谢途径和三羧酸循环来发挥抗疲劳作用。

(5) 骨保护作用　Zhou LP 等报道，对卵巢切除(OVX)大鼠分别给予 12 周的当归补血汤、当归补血汤加选择性雌激素受体调节剂(SERMs)他莫昔芬、雷洛昔芬。结果，当归补血汤、当归补血汤与他莫昔芬、当归补血汤与雷洛昔芬组合显著增加骨密度，改善骨小梁性能；小梁骨分离、骨转换生物标志物和在 OVX 大鼠中参与骨代谢基因的 mRNA 表达有所恢复；当归补血汤及其与 SERMs 组合显著增加 OVX 大鼠的血清雌二醇(E_2)，抑制促卵泡激素和黄体生成激素。提示下丘脑—垂体—性腺轴可能参与介导它们发挥骨保护作用。但当归补血汤不增加 OVX 大鼠的子宫指数。当归补血汤还可显著诱导人骨肉瘤细胞 MG-63 的碱性磷酸酶(ALP)活性和雌激素反应要素依赖性转录。表明该方单独使用或与 SERMS 联合使用均可在体外和体内发挥骨保护作用。

(6) 其他　赵粉琴等观察了当归补血汤含药血清对顺铂所致大鼠体外卵巢颗粒细胞凋亡以及氧化损伤的影响。结果，当归补血汤含药血清对顺铂损伤大鼠卵巢颗粒细胞增殖有促进作用，其机制可能与抑制细胞氧自由基的产生，抑制 Caspase-3 蛋白表达有关。王艳杰等报道，当归补血汤能抑制小鼠 S180 肉瘤的生长，其作用机制可能与提高血清免疫因子 IL-2 有关。

(撰稿：尚志远　瞿融　审阅：陈建伟)

【护肺方剂的作用与机制研究】

1. 抗肺纤维化

余松等报道，大黄蟅虫丸不同剂量组对博来霉素致肺纤维化模型大鼠具有一定的治疗作用，其机制与抑制基质金属蛋白酶-2和胶原蛋白的表达有关。安方玉等研究显示，《辅行诀》泻肺汤（葶苈子、生地黄、生大黄、竹叶、甘草）可通过下调博莱霉素致肺纤维化大鼠TGF-β_1、Smad2及上调Smad7来抑制TGF-β_1/Smads信号转导通路，从而发挥抗肺纤维化的作用。

2. 抗肺炎支原体感染

吴振起等报道，清燥救肺汤具有抗肺炎支原体(MP)感染的作用。MP感染小鼠经清燥救肺汤灌胃治疗后，肺组织炎症得到控制，电镜下炎性改变有所减轻；细胞毒素MPN372mRNA表达明显减少，肺表面活性物质相关蛋白-A(SP-A)mRNA及水通道蛋白5(AQP5)表达明显升高。认为MP感染后典型的干咳符合燥邪致病的特点，清燥救肺汤可通过减轻肺部炎症、降低MP毒素含量、增加肺组织活性物质含量，来体现“润燥”作用。吴振起等亦研究表明，经清燥救肺汤干预后，MP感染小鼠的IL-4含量下降，IFN-γ含量升高，sIgA、IgG水平升高，CD_3^+、CD_4^+含量升高，CD_8^+含量降低，CD_4^+/CD_8^+比值升高。提示清燥救肺汤对MP感染小鼠的免疫功能具有调节作用。吴氏等还报道，清燥救肺汤能够抑制MP感染诱导的细胞凋亡，Bax、Bcl-2可能为其效应靶点之一，与模型组相比，清燥救肺汤组Bcl-2表达与Bcl-2/Bax比值均明显升高，Bax、Caspase-3表达下降，Caspase-3mRNA降低。拆方研究显示，起主要作用的是由桑叶、石膏、枇杷叶、杏仁组成的拆方组。

张涵等探讨了清热止咳方（黄芩、百部、地龙、桔梗、麦冬、紫菀）对肺炎支原体感染小鼠NLRP3炎性体mRNA表达及IL-18分泌的影响。结果表明，清热止咳方抗肺炎支原体感染与下调NLRP3炎性体相关mRNA表达，并抑制IL-18分泌有关。

3. 对流感病毒肺炎的保护作用

邱瑜等对幼龄大鼠经鼻腔接种甲型流感病毒造模，研究不同剂量银黄清肺胶囊（银杏叶、麻黄、苦杏仁、大青叶、浙贝母、北葶苈子等）对流感病毒肺炎的保护作用及机制。用HE染色观察肺组织病理学改变，ELISA检测肺泡灌洗液中成纤维细胞生长因子-2(FGF2)水平，Western Blot检测肺组织成纤维细胞生长因子受体-1(FGFR1)表达。结果显示，本方能减轻肺组织病理学改变，增加肺组织灌流液中FGF2含量，上调肺组织FGFR1蛋白表达，对幼龄大鼠流感病毒肺炎具有较好的保护作用，其机制与调节肺组织中FGF2/FGFR1通路有关。

4. 对脓毒症模型小鼠肺损伤的保护作用

李翀等观察了不同剂量黄连解毒汤对腹腔注射酵母多糖—石蜡混悬液脓毒症模型小鼠肺损伤的保护作用。结果表明，本方能明显改善脓毒症小鼠的肺损伤，该保护作用可能是通过调控TLR4受体介导的炎症反应通路来实现的。

5. 对PM2.5致大鼠急性肺损伤的影响

周游等研究了邓铁涛教授自拟邓氏清霾汤（苇茎、沙牛、地龙、五爪龙等）对PM2.5致急性肺损伤大鼠(ALI)炎症反应的作用及机制，提示邓氏清霾汤可有效减轻肺组织及气管周围炎性细胞浸润，降低大鼠肺组织湿重/干重比值，减少肺泡灌洗液中白介素-1β、白介素-10含量及大鼠肺组织胞核内NF-κB p65蛋白含量，从而发挥对PM2.5诱导ALI大鼠肺组织的预防保护作用，并且存在着一定的剂量—效应关系。研究表明，中药减轻炎症反应是通过抑制NF-κB通路激活而实现的。

6. 对大鼠支气管哮喘模型的干预作用

阎玥等采用卵蛋白与$Al(OH)_3$混合液致敏大鼠后再行卵蛋白激发的方法，复制出支气管哮喘(BA)模型，观察温通方（生黄芪、桂枝、白术、干姜、淫羊藿、五味子等）对哮喘大鼠支气管肺泡灌洗液中炎性因子表达及温通方的干预作用。结果，温通方高剂量组能够明显降低灌洗液中IL-3、IL-5、

IL-13、IL-33含量，以减低哮喘大鼠炎性反应，缓解症状，从而达到治疗BA的作用。冯高华等研究了平喘汤(炙麻黄、杏仁、葶苈子、苏子、莱菔子、白芥子等)对哮喘大鼠肺组织嗜酸性粒细胞(EOS)凋亡及Bax蛋白表达的影响。结果表明，经药物干预后，大鼠哮喘症状有所减轻，肺组织病理变化改善，其机制与促进Bax蛋白表达，诱导EOS凋亡以减少肺组织炎性细胞浸润，进而缓解哮喘气道炎症有关。

刘燕等采用卵蛋白致敏，加冰箱冷冻、冰水饲养、水中游泳等方法，建立支气管哮喘寒饮蕴肺病证结合大鼠模型，研究了温阳化饮方(麻黄、桂枝、生白芍、干姜、五味子、法半夏、甘草、细辛、人参、黄芪)的作用机制。结果表明，该方能够通过减少MMP-9的活性来抑制支气管哮喘寒饮蕴肺证气道重塑，减轻支气管哮喘寒饮蕴肺证的症状。

7. 对大鼠感染后咳嗽肺热阴虚证模型的干预作用

周婷等采用烟熏＋内毒素滴鼻＋甲状腺素灌胃＋辣椒素雾化诱咳法建立大鼠肺热阴虚证模型，观察小儿久咳合剂对感染后咳嗽大鼠咳嗽敏感性及血清IL-5、TNF-α、IgE含量的影响。结果显示，该方能降低模型大鼠的咳嗽敏感性，减少模型大鼠血清中IL-5、TNF-α和IgE等炎性介质的释放，从而减轻气道炎性反应；并能降低肺匀浆中SP含量，减少肺组织中SP、VR1及PGP-9.5的表达来减轻气道神经源性炎症。

8. 对大鼠慢性阻塞性肺疾病模型的影响

史琦等采用香烟烟雾刺激加脂多糖滴注复合臭氧暴露的方法，建立大鼠慢性阻塞性肺疾病(COPD)模型，观察理肺汤(生黄芪、桂枝、白术、干姜、厚朴、五味子等)对COPD模型炎性反应的影响。结果，与模型组比较，给药组IL-8、TNF-α显著降低($P<0.01$)，IL-10含量显著升高($P<0.05$)。认为理肺汤可减轻COPD大鼠模型的炎性反应，改善机体免疫功能。

彭静等报道，对COPD大鼠灌胃给予玉屏风散加味方(黄芪、白术、防风、桑白皮、浙贝母、白芥子等)，采用高通量测序检测分析大鼠肺泡灌洗液中链球菌、奈瑟菌、葡萄球菌、黄杆菌属、柠檬酸细菌属、弯曲菌属6类细菌的相对含量。结果，与模型组比较，玉屏风散加味方低剂量(4.644 $g\cdot kg^{-1}\cdot d^{-1}$)组大鼠气道链球菌、奈瑟菌、弯曲菌属、黄杆菌属、葡萄球菌相对含量明显降低($P<0.05$)；玉屏风散加味方中剂量(9.288 $g\cdot kg^{-1}\cdot d^{-1}$)组大鼠气道柠檬酸细菌属、黄杆菌属、葡萄球菌相对含量明显降低($P<0.05$)，而玉屏风散加味方高剂量(27.864 $g\cdot kg^{-1}\cdot d^{-1}$)组大鼠气道6类细菌相对含量的差异均无统计学意义($P>0.05$)。表明玉屏风散加味方低、中剂量能降低COPD大鼠气道部分细菌的定植，但高剂量时则无明显降低作用。

9. 抑制气道黏液分泌

钟秀君等采用人支气管上皮16 HBE细胞，研究了蠲饮泄肺方(麻黄、桂枝、龙胆草、细辛、干姜、黄芪等)对脂多糖(LPS)诱导的气道黏液高分泌的抑制作用及其机制。结果表明，该方能抑制LPS诱导的黏蛋白5AC(MUC5AC)高表达，从而抑制气道黏液高分泌，其机制与细胞因子信号转导抑制因子1(SOCS1)抑制JAK1/STAT1信号通路，产生负反馈调节，降低磷酸化水平有关。

(撰稿：朱靓贤　陈德兴　审阅：瞿融)

【抗抑郁方剂的临床应用与作用机制研究】

1. 柴胡疏肝散

柴胡疏肝散治疗抑郁症疗效显著，其机制主要涉及神经递质、BDNF-TrkB-ERK/Akt通路及神经可塑性等。丁怀莹检索相关数据库论文，对693例原发性抑郁症受试者进行了Meta分析，结果显示，柴胡疏肝散治疗组在临床总有效率、汉密尔顿抑郁量表(HAMD)评分降低等方面均优于西药对照组($P<0.05$)。高雪松等观察了柴胡疏肝散精简方(柴胡、白芍、枳壳、香附)对利血平致抑郁样模型大鼠行为学及中缝核内儿茶酚胺的影响。结果,柴胡疏肝散精简方能显著改善模型动物抑郁样行为($P<0.05$),并能提高大脑中缝核内去甲肾上腺素的含量。Chen XQ 等研究了柴胡疏肝散对围绝经期抑郁大鼠的抗抑郁作用,发现该方能逆转模型大鼠抑郁样行为,并减弱模型大鼠海马中 BDNF 的下调;而 TrkB 拮抗剂 K252 可阻断柴胡疏肝散对模型大鼠行为改善的影响,并能消除其对 BDNF-TrkB 信号传导的激活及对下游靶标 ERK 和 Akt 途径的作用。范大华等探讨了柴胡疏肝散调控抑郁症肝郁证模型大鼠海马神经可塑性分子机制。结果显示,给药组可显著改善抑郁样行为,使突触发生得到改善,海马神经元的突触数量增加($P<0.05$)。

2. 逍遥散

逍遥散联合氟西汀等可显著改善脑卒中后抑郁(PSD)患者临床症状,其抗抑郁机制主要涉及 HPA 轴、色氨酸—犬尿氨酸代谢途径。曾妙麟等采用随机数字表法,将 PSD 患者 86 例分成观察组 43 例和对照组 43 例,观察组给予逍遥丸加氟西汀,对照组仅用氟西汀,疗程 4 周。结果,观察组总有效率高于对照组,HAMD 评分明显低于对照组,血清 5-HT 浓度较对照组升高更为明显($P<0.05$)。王学等研究了逍遥散拆方药对(柴胡、当归、薄荷,简称柴当薄组)对慢性不可预知应激(CUMS)大鼠模型的作用。结果,柴当薄药组对 CUMS 大鼠具有与逍遥散全方类似的抗抑郁作用,其机制与下调 HPA 轴功能亢进、上调 BDNF-Trk、B-CREB 水平有关。Wang J 等研究表明,逍遥散的抗抑郁作用与逆转抑郁大鼠色氨酸—犬尿氨酸代谢途径的异常有关。

3. 温胆汤

温胆汤加减方对 PSD 疗效良好,研究显示其可减轻 CUMS 大鼠下丘脑神经元超微结构损害。李丹将 PSD 患者 130 例分为两组,观察组 65 例用黄连温胆汤联合百忧解治疗,对照组 65 例单用百忧解。结果,观察组的抑郁评分明显低于单用百忧解的对照组($P<0.05$),总体临床治疗有效率明显高于对照组($P<0.05$)。彭素娟等观察了加味温胆汤(温胆汤原方加柴胡、百合、酸枣仁、石菖蒲、远志)治疗 PSD 加焦虑病患者。治疗 6 周,中药组(40 例)有效率高于帕罗西汀对照组(40 例),两组差异显著($P<0.05$)。宋瑞雯等观察了加味温胆汤(温胆汤原方加远志、合欢花、郁金等)对慢性应激抑郁模型大鼠的影响。结果,与模型组相比,加味温胆汤组大鼠质量、旷场实验得分显著增加($P<0.01$),下丘脑神经元受损程度明显减轻。

4. 柴胡加龙骨牡蛎汤

柴胡加龙骨牡蛎汤在 PSD、脑卒中后焦虑抑郁状态以及肿瘤化疗后抑郁症等疾病中显示出较好的疗效。高黎等对柴胡加龙骨牡蛎汤治疗 PSD 的疗效进行了 Meta 分析,结果显示,单用柴胡加龙骨牡蛎汤或者联合抗抑郁药在治疗抑郁症方面效果均优于单独使用抗抑郁药,而且中药的使用能明显降低服药期间的不良反应率。李国铭将 72 例脑卒中后焦虑抑郁状态患者分为两组,观察组予柴胡加龙骨牡蛎汤加减联合黛力新治疗,对照组仅用黛力新。用药 4 周后,观察组治疗总有效率明显高于对照组($P<0.05$),中医证候积分明显低于对照组;观察组治疗 2、3、4 周后的 HAMD 及汉密尔顿焦虑量表(HAMA)评分均明显低于对照组($P<0.05$)。于慧将 100 例肿瘤化疗后抑郁症患者分为两组,观察组 50 例予柴胡加龙骨牡蛎汤加减方(原方去铅丹、桂枝、生姜、大枣,加首乌藤),对照组予帕罗西汀。结果,两组治疗后焦虑自评量表(SAS)和抑郁自评量表(SDS)评分对比差异有统计学意义($P<0.05$),观察组优于对照组;观察组的治疗总有效率也明显优于对照组($P<0.05$)。

5. 开心散

开心散的抗抑郁机制主要涉及抑制凝血酶诱导的血小板活化、神经营养因子及递质、Oxytocin 信号通路、胆碱能突触等通路。陈超等从临床水平筛选由开心散研制的中成药参志苓片的抗抑郁作用靶点，结果，与健康对照组相比，抑郁患者组有 31 种蛋白质呈显著性差异表达($P<0.05$)，其中有 12 种蛋白质在参志苓片给药 8 周后表现出反转表达趋势，组间差异显著，其通路富集于血小板活化、补体和凝血级联等。

高耀等研究了逍遥散与开心散"同病异治"抑郁症的网络药理学作用机制。网络分析结果表明，两方可能通过 INS、AKT1、TP53、IL6、CREB1 等关键蛋白，神经活性配体—受体相互作用、cAMP 信号通路、5-羟色胺能神经突触、Calcium 信号通路和胆碱能突触发挥抗抑郁的作用。PIK3CA、BDNF、PIK3R1、NGF 蛋白所在的 PI3K-Akt、钙离子等信号通路为逍遥散特有的抗抑郁机制；CCND1、PRKACA、GCLM、GCLC 蛋白所在的 Oxytocin 信号通路、胆碱能突触等通路为开心散特有的抗抑郁机制。认为逍遥散和开心散由于组方差异，在抗抑郁靶点方面既有相同也有不同；通过对靶点和通路的分析，有助于阐明两方"同病异治"的科学内涵。

6. 归脾汤

归脾汤临床治疗抑郁伴焦虑共病疗效显著，实验研究显示其可能通过提高抑郁大鼠海马 CA3 区 BDNF 水平发挥抗抑郁作用。张林等将 80 例抑郁伴焦虑共病患者随机分为中药组和对照组，中药组 40 例用归脾汤加减，对照组 40 例口服艾司西酞普兰片。治疗 2 周后，中药组 HAMD 评分低于对照组($P<0.05$)；治疗 4 周后，中药组 HAMA 评分低于对照组($P<0.05$)，患者血清 5-HT、NE、BDNF 水平均较治疗前升高($P<0.01$)；治疗 6 周后，中药组疗效优于对照组($P<0.05$)。李婷婷等观察归脾汤对 CUMS 模型大鼠的抗抑郁作用，给药 4 周，归脾汤组糖水偏好率较模型组明显增高，摄食时间较模型组明显缩短，中央区穿越次数较模型组明显增多($P=0.01$)；且归脾汤组海马 CA3 区的 BDNF 蛋白和细胞表达较模型组显著增多。

(撰稿：张卫华　审阅：瞿融)

【中医膏方的配伍原则与临床应用研究】

膏方又名膏滋、煎膏剂，是中医传统剂型之一，广泛应用于内、外、妇、儿各科及亚健康养生保健。膏方不同于平时的汤剂，研究膏方的配伍思路、临床应用对于掌握膏方的研究现状、明确膏方的发展趋势具有重要意义。

1. 膏方的配伍原则

膏方的配伍讲究全面均衡，既包含对主病主证的治疗，也包含对人体气血、阴阳、津液、脏腑的调整，通过"滋补"以调理和改善人体脏腑气血阴阳功能，增强抵抗力，从而达到防病治病、延年益寿的目的。

(1) 扶正祛邪，治贵和平　膏方尤其是冬令膏方讲究以补为主，但不是单纯的补剂。尤其是用于慢性病如慢性炎症、过敏性疾病、免疫性疾病以及肿瘤等患者的膏方，由于病人体内常有伏邪存在，其膏方的立法配伍更应权衡虚实，调补与祛邪兼顾，以求"固本清源"。如李晓锋等报道，施杞教授运用膏方治疗慢性筋骨病时，既调和气血、补益脏腑以养人，又祛风除湿、化瘀通络以治病，养人为主，兼以祛病。同时，膏方服药时间长，故处方用药总以平和为宜，注重全面综合平衡。用药配伍既要分清主辅，又需气血互补，阴阳兼顾，动静相宜，升降结合，补中寓通，补而不滞。小儿脏腑娇嫩，易虚易实，处方更需注意综合平衡。

(2) 和调五脏，重视脾肾　中医学以五脏为中心，五脏之间又存在生克制化的关系，故膏方配伍应注意协调五脏之间的关系。心脑血管疾病、代谢疾病、肿瘤、心身疾病等慢性非传染性可累及多系统多器官的疾病，在稳定期或缓解期运用膏方时，和调五脏尤为重要。如陈丽云等报道，严世芸教授在运用膏方治疗心脑血管疾病时，就非常善于运用脏腑之间的生克制化关系配伍用药。肾为先天之本，脾为后天之本，故五脏之中尤应重视脾、肾的调理。如张念志教授用膏方治疗慢性支气管炎缓解期，在治肺的同时，配合补养脾肾，以收培土生金、金水相生之效。陈竞纬教授运用膏方调治高血压病，也主张填补下元以涵养肝木，健运中州以防风木乘土。

此外，调理肝木，助长生机也是常用配伍原则。由于女性以血为本，以肝为先天，故妇科膏方较为重视补肝体而调肝用。

2. 膏方的临床研究

膏方在临床内、外、妇、儿各科均有应用。

内科方面，马源等运用膏方治疗慢性肾病；秦琦等用于治疗冠心病心绞痛；王闪闪等用于治疗慢性支气管炎时，不仅能有效改善患者的临床症状，而且能改善脏器功能、提高机体免疫功能等。

外科方面，膏方在治疗慢性筋骨病方面显示出独特的优势。孙宇采用膝痛膏方治疗中老年膝骨关节炎，对于疼痛的缓解、炎症的改善效果较好，联合骨科洗药同用其效更佳。

妇科方面，膏方多用于治疗月经不调、痛经等症。芦艳丽等采用补肾调经膏方治疗肾虚型卵巢早衰引起的月经异常，有明显改善作用。

儿科方面，因膏方口感好、服用方便、注重整体治疗而广受欢迎。郭倩倩等报道，膏方对于小儿支气管哮喘、反复呼吸道感染、过敏性鼻炎、厌食、便秘、智力低下、发育迟缓等具有良好疗效。

膏方也常用于恶性肿瘤术后、化疗后及放疗后调理，在防止并发症，缓解癌痛，改善生活质量，提高生存率等方面，疗效显著。

此外，有学者提出按体质分类进行个体化诊疗的膏方能有效调理亚健康状态；也有学者将名家用药经验作了数据统计分析，如对国医大师徐经世膏方调治亚健康用药规律的数据挖掘发现，石斛是其最常用的药物，核心处方包括远志、白芍、酸枣仁等。

（撰稿：陈少丽　陈德兴　审阅：瞿融）

［附］　参考文献

A

艾望，周珍，张曼玲，等.当归补血汤对糖尿病大鼠肝脏、骨骼肌中 PKC-ζ 表达的影响［J］.天津中医药，2018，35(11)：854

安方玉，颜春鲁，刘永琦，等.泻肺汤对肺纤维化大鼠 TGF-β1/Smads 信号转导通路的干预研究［J］.中华中医药杂志，2018，33(6)：2641

B

Bo HB, He JH, Wang X, et al. Danggui Buxue Tang promotes the adhesion and migration of bone marrow stromal cells via the focal adhesion pathway in vitro［J］. Journal of Ethnopharmacology, 2018, 231：90

C

Chen XQ, Li CF, Chen SJ, et al. The antidepressant-like effects of Chaihu Shugan San：dependent on the hippocampal BDNF-TrkB-ERK/Akt signaling activation in perimenopausal depression-like rats［J］. Biomedicine and Pharmacotherapy, 2018, 105：45

陈超，胡园，董宪喆，等.基于比较蛋白质组学研究参志苓片（开心散方）治疗抑郁症的分子调控机制［J］.中国药理学与毒理学杂志，2018，32(9)：729

陈东阳，林庶茹，邓洋洋，等.左归丸含药血清对骨髓间充质干细胞 GPR48、BMP6、ATF4 表达影响的实验研究［J］.辽宁中医杂志，2018，45(2)：415

陈好远，桑红灵，周安方，等.左归丸含药血清对

MC3T3-E1 细胞分化过程中 Cx43 表达及 GJIC 功能的影响[J].辽宁中医杂志,2018, 45(1):156

陈焕杰.当归补血汤联合应力刺激治疗下肢骨干粉碎性骨折 55 例临床观察[J].亚太传统医药,2018, 14(5):184

陈丽云,严世芸.严世芸运用膏方经验[J].中医杂志,2018, 59(13):1099

初依依,詹秀菊.基于医案数据挖掘的荨麻疹用药分析[J].广州中医药大学学报,2018, 35(5):943

D

邓翠,李京,汤秀珍.当归补血汤加减对糖尿病视网膜病变的疗效及血清 ICAM-1、ET-1 水平的影响[J].中医药信息,2018, 35(1):90

丁香,王丽帆,刘志强,等.当归补血汤干预 NRF2-Notch 信号调控辐射旁效应“毒损髓络”的机制研究[J].时珍国医国药,2018, 29(5):1042

丁怀莹.柴胡疏肝散治疗抑郁症疗效的 Meta 分析[J].医学信息,2018, 31(21):56

董杰,夏茂,季明德,等.基于数据挖掘探讨中药治疗中晚期非小细胞肺癌的组方用药规律分析[J].云南中医学院学报,2018, 41(2):76

窦昊颖,梁芳芳,张盼盼,等.当归补血汤协同肌源性干细胞移植对小鼠胸腺 Notch4、Delta4 和 Hes5 的影响[J].中华中医药学刊,2018, 36(4):842

F

范大华,孙宁宁,吴正治,等.柴胡疏肝散调控抑郁症肝郁证模型海马神经可塑性分子机制的研究[J].世界中西医结合杂志,2018, 13(9):1190

房芳,王松,付丽萍.消炎疏肝散对肝脏术后切口感染的预防与控制效果分析[J].陕西中医,2018, 39(2):163

冯高华,刘美秀,惠晓丹,等.“平喘汤”对哮喘大鼠肺组织 EOS 凋亡及 Bax 蛋白表达的影响研究[J].江苏中医药,2018, 50(10):71

G

高黎,贾春华,黄慧雯.柴胡加龙骨牡蛎汤治疗中风后抑郁症 meta 分析[J].辽宁中医药大学学报,2018, 20(6):97

高翔,叶之华,戴玲,等.基于网络药理学探讨左归丸“补肾生髓成肝”的疗效机制[J].中西医结合肝病杂志,2018, 28(2):96

高耀,吴丹,田俊生,等.逍遥散和开心散“同病异治”抑郁症的网络药理学作用机制研究[J].中草药,2018, 49(15):3483

高颖,陈蕊,顾宁,等.宁心痛颗粒及其有效组分抑制 HSP60 诱导的 THP-1 细胞炎症反应的实验研究[J].中国中西医结合杂志,2018, 38(9):64

高雪松,王安娜,张喆,等.柴胡疏肝散精简方对利血平致抑郁样模型大鼠行为学及中缝核内儿茶酚胺的影响[J].辽宁中医杂志,2018, 45(12):2651

顾欣如,方思月,任维,等.黄连解毒汤在阿尔茨海默病模型大鼠体内药代动力学及对脑内炎症微环境改善的研究[J].中国中药杂志,2018, 43(14):3006

郭健欣,李然,刘立萍,等.左归丸对去势大鼠骨组织胶原蛋白表达的影响[J].吉林中医药,2018, 38(8):937

郭倩倩,杨昆.小儿膏方的临床应用[J].世界最新医学信息文摘,2018, 18(80):195

H

洪洁薇,牛婷立,冯前进,等.左归丸抵抗高糖抑制植入前胚胎发育的研究[J].中华中医药杂志,2018, 33(5),1992

胡青莲,孙文君.从卵泡凋亡的调节机制研究左归丸对免疫性卵巢早衰的治疗作用[J].中医临床研究,2018, 10(19):1

黄锦菁,任辉,沈耿杨,等.左归丸对激素性骨质疏松大鼠腰椎骨组织 mTORC1mRNA 表达的影响[J].中医杂志,2018, 59(16):1405

L

李翀,翁书和,梁莉萍,等.黄连解毒汤对脓毒症模型小鼠肺损伤的保护作用及其机制研究[J].江苏中医药,2018, 50(3):79

李丹.黄连温胆汤配合百忧解治疗脑卒中后抑郁的临床分析[J].中国医药指南,2018, 16(1):180

李薇,张博,李炎,等.左归丸对卵巢摘除小鼠类雌激素样作用的实验研究[J].环球中医药,2018, 11(2):191

李薇,张博,徐红丹,等.左归丸对卵巢切除骨质疏松症模型小鼠骨代谢的影响[J].中华中医药杂志,2018, 33(7):2807

李国铭.柴胡加龙骨牡蛎汤合黛力新治疗脑卒中后焦虑抑郁的研究[J].实用中西医结合临床,2018, 18(11):59

李婷婷,俞晓飞,李祥婷,等.归脾汤对抑郁模型大鼠行为学及海马 CA3 区 BDNF 水平的影响[J].中华中医药杂志,2018, 33(7):2827

李晓锋,叶洁,薛纯纯,等.施杞应用膏方防治慢性筋骨病的思路[J].中华中医药杂志,2018, 33(8):3389

梁超,金国琴,蒋嘉烨,等.左归丸及其拆方对大鼠骨髓间充质干细胞向神经样细胞分化的影响[J].中华中医药杂志,2018, 33(8):3279

梁嘉丽.左归丸改善顺铂所致的早发性卵巢功能不全的实验研究[D].暨南大学,2018

廖文琦,陈竞纬.陈竞纬教授三要四辨法膏方调治高血压病[J].浙江中医药大学学报,2018, 42(6):453

林燕,何秀娟,赵京霞,等.回阳生肌方不同拆方对巨噬细胞表型转化的调节作用[J].北京中医药大学学报,2018, 41(3):196

刘燕,颜培正,张庆祥.温阳化饮方通过调节 MMP-9 活性干预支气管哮喘寒饮蕴肺证气道重塑的机制[J].中华中医药杂志,2018, 33(1):279

刘梅洁,吴佳莹,李艳,等.左归丸对骨质疏松症模型大鼠铁过载的影响[J].中医杂志,2018, 59(9):777

刘世钰,何丹,赵亮,等.养心氏片抗抑郁作用的蛋白组学研究[J].中南药学,2018, 16(5):593

刘雪瑞,陈明.基于现代医案的黄连阿胶汤证治规律研究[J].中医学报,2018, 33(238):458

楼毅杰,沈跃明,马睿杰.六味地黄丸在《评校柳选四家医案》中的临床应用分析[J].新中医,2018, 50(1):135

芦艳丽,徐碧红.补肾调经膏方治疗肾虚型卵巢早衰的临床观察[J].中医药导报,2018, 24(11):83

鹿伟,李小梅.当归补血汤治疗糖尿病肾病的临床疗效及其对炎性因子水平的影响[J].河北中医药学报,2018, 33(1):22

罗伟康,胡渊龙,崔玉莹,等.基于中医传承辅助系统的耳鸣耳聋内治方剂组方规律分析[J].云南中医学院学报,2018, 41(2):82

M

Miao XY, Xiao BK, Shui SF, et al. Metabolomics analysis of serum reveals the effect of Danggui Buxue Tang on fatigued mice induced by exhausting physical exercise [J]. Journal of Pharmaceutical and Biomedical Analysis, 2018, 151:301

马源,朱辟疆.中医膏方在慢性肾脏病的治疗优势[J].四川中医,2018, 36(1):52

P

潘子良.当归补血汤联合西药治疗对大肠癌术后细胞免疫功能及生存质量的影响[J].内蒙古中医药,2018, 39(9):60

彭静,羊忠山,李玉卿,等.玉屏风散加味方对慢性阻塞性肺疾病大鼠气道部分细菌定植量的影响[J].新中医,2018, 50(7):1

彭素娟,张林,钟艳,等.温胆汤加味治疗脑卒中后抑郁焦虑共病疗效与安全性的随机对照研究[J].时珍国医国药,2018, 29(3):621

Q

钱康,范永升.左归丸联合温和灸调节骨质疏松症模型大鼠 OPG/RANKL 轴的作用研究[J].中华中医药杂志,2018, 33(3):881

秦琦,李文杰,王东海,等.膏方干预冠心病的理论探讨[J].中西医结合心脑血管病杂志,2018, 16(1):111

秦臻,张彦燕,韦正新,等.当归补血汤在流体剪切应力环境中对内皮细胞功能的影响[J].北京中医药大学学报,2018, 41(8):630

邱瑜,张思,张妙红.银黄清肺胶囊对幼龄大鼠流感病毒肺炎的保护作用及机制研究[J].中南药学,2018, 16(9):1240

S

桑红灵,孙志博,陶春晖,等.左归丸含药血清对 BMSCs 成骨分化过程中 Cx43 表达及 GJIC 功能的影响[J].辽宁中医杂志,2018, 45(3):466

桑红灵,周安方,刘健,等.沉默 Cx43 基因对左归丸促 MC3T3-E1 细胞分化作用的影响[J].中华中医药学刊,2018, 36(2):399

桑红灵,周安方,孙志博.左归丸调控 Cx43 对血清饥饿诱导 MC3T3-E1 细胞凋亡的保护作用[J].中华中医药学刊,2018, 36(5):1071

盛凤，陈自雅，李艳霞，等.免煎颗粒剂与传统汤剂临床疗效的系统评价[J].中华中医药杂志，2018，33(1)：313

施侠威，胡珏，王鼎，等.基于数据挖掘法探析“丹参—当归”活血药对在古代中风方剂中的配伍规律[J].中国中医急症，2018，27(8)：1329

时悦，姚瓔珈，蔺莹，等.基于网络药理学的开心散治疗阿尔茨海默病的作用机制分析[J].药学学报，2018，53(9)：1458

史琦，孔艳华，阎玥，等.理肺汤对慢性阻塞性肺疾病大鼠模型炎性反应的影响[J].中华中医药杂志，2018，33(6)：2318

帅瑜，张思泉，沈鑫，等.当归补血汤对糖尿病大鼠肾组织内质网 IRElα-JNK 通路的抑制作用[J].中华中医药学刊，2018，36(6)：1372

宋瑞雯，张丽萍，陈颖，等.加味温胆汤对抑郁模型大鼠下丘脑神经元超微结构的影响[J].中医药学报，2018，46(6)：33

孙静，危建安，余万霖，等.真武汤及其拆方对肾小管上皮细胞氧化损伤的干预作用研究[J].新中医，2018，50(9)：1

孙宇.膝痛膏方联合骨科洗药治疗中老年膝骨关节炎(气滞血瘀)疗效观察[D].北京中医药大学，2018

T

唐锦.左归丸防治宫腔粘连的实验研究及 MMP-9、DDR2 在宫腔粘连纤维化形成过程中的表达及功能研究[D].湖北中医药大学，2018

唐群，吴华，刘春燕，等.六味地黄汤含药血清对 HK-2 细胞 PHD2/HIF-1α 信号途径的影响[J].北京中医药大学学报，2018，41(1)：60

W

Wang J, Li X, He S.Regulation of the kynurenine metabolism pathway by Xiaoyao San and the underlying effect in the hippocampus of the depressed rat[J]. Journal of Ethnopharmacology, 2017, 214:13

汪衍敏，王艳娟，赵龙山，等.基于 UPLC-MS/MS 的热毒宁注射液治疗大鼠急性肺损伤的血浆代谢组学研究[J].沈阳药科大学学报，2018，35(5)：374

王彬，李霄，马凰富，等.左归丸对少弱精子症模型大鼠睾丸组织干细胞因子及其 mRNA 表达的影响研究[J].中国全科医学，2018，21(3)：334

王璐，唐世锋，庄静，等.基于网络药理学技术探讨化痰散结方对阿霉素耐药乳腺癌 PI3K-Akt-mTOR 信号通路相关蛋白的影响[J].中华中医药学刊，2018，36(5)：1161

王学，刘蓉，罗杰，等.基于 CUMS 大鼠逍遥散拆方药队抗抑郁作用及 BDNF/HPA 机制研究[J].中药药理与临床，2018，34(1)：14

王如然，冯艳华，张玉杰，等.左归丸、右归丸对去卵巢骨质疏松模型大鼠的效用[J].基因组学与应用生物学，2018，37(3)：1104

王闪闪，张念志.膏方治疗慢性支气管炎用药特点和规律浅析[J].中医药临床杂志，2018，30(2)：259

王晓妍，王伟，孙蓉，等.参苓白术散含药血清体外抗轮状病毒的实验研究[J].山东中医杂志，2018，37(1)：58

王艳杰，杨彦娟，康芯荣，等.当归补血汤对 S180 荷瘤小鼠免疫器官及 IL-2 影响的研究[J].中医药学报，2018，46(3)：35

王云超，田健，韩秀庆，等.周荣军教授应用膏方调治恶性肿瘤的经验[J].中医临床研究，2018，10(19)：52

魏军平，郑慧娟，李敏，等.甲亢宁胶囊含药血清对 M22 刺激 FRTL-5 细胞增殖的影响及自噬在其中的作用[J].中国中西医结合杂志，2018，38(10)：71

吴超，李新民，张喜莲，等.熄风胶囊对匹罗卡品 IE 大鼠血液及脑细胞外液卡马西平药物浓度影响的实验研究[J].中医药学报，2018，46(1)：48

吴伟，刘新灿.当归补血汤对大鼠心肌缺血再灌注损伤的保护作用[J].中国中医药现代远程教育，2018，16(1)：99

吴国学，李玉洁，龚曼，等.左归丸降低肾阴虚大鼠血清 cAMP/cGMP 比值与其抗氧化作用的关联性研究[J].中华中医药杂志，2018，33(7)：2831

吴振起，高畅，严峰，等.清燥救肺汤及其分解剂对肺炎支原体感染小鼠免疫功能影响[J].辽宁中医药大学学报，2018，20(2)：5

吴振起，韩冬阳，王贵帮，等.清燥救肺汤“润燥”作用的分子机制[J].中国实验方剂学杂志，2018，24(11)：92

吴振起，杨璐，敏娜，等.清燥救肺汤及其拆方对肺炎支原体感染小鼠 Bax、Bcl-2、Caspase-3 蛋白的影响[J].中草药，2018，49(2)：389

肝作用机制研究[J].药学学报,2018, 53(4)567

X

辛彩虹,李峥,李敬林,等.益气解毒活络中药组分配伍对高糖高脂环境下人肾小球细系膜细胞 NF-κB 蛋白表达影响[J].中华中医药学刊,2018, 36(1):83

徐厚谦,颜春鲁,张永花,等.当归补血汤通过 PI3K/Akt 通路对 AngⅡ诱导肥大心肌细胞的保护作用[J].中国实验方剂学杂志,2018, 24(2):135

Y

阎玥,李春雷,史琦,等.哮喘氧化应激模型大鼠支气管肺泡灌洗液中炎性因子表达及温通方干预作用研究[J].中华中医药杂志,2018, 33(4):1366

姚建平,李琳,牛巧能,等.左归丸对自然衰老大鼠海马乙酰胆碱含量及学习记忆功能的影响[J].中成药,2018, 40(1):181

姚建平,牛巧能,李琳,等.左归丸、右归丸对自然衰老大鼠海马组织及齿状回 NGF、FGF-2 蛋白水平的影响[J].中成药,2018, 40(8):1836

于慧.柴胡加龙骨牡蛎汤治疗肿瘤化疗后并发抑郁症的临床分析[J].中国中医药现代远程教育,2018, 16(3):55

余松,张立山,王晓飞,等.大黄蛰虫丸对博来霉素致肺纤维化模型大鼠 MMP-2 和 TGF-β1 的影响[J].环球中医药,2018, 11(3):331

余松,张立山,王晓飞,等.大黄蛰虫丸对博来霉素致肺纤维化模型大鼠胶原蛋白和肺组织羟脯氨酸的影响[J].环球中医药,2018, 11(7):1005

Z

Zhou LP, Wong KY, Yeung HT, et al. Bone protective effects of Danggui Buxue Tang alone and in combination with tamoxifen or raloxifene in vivo and in vitro [J]. Frontiers in Pharmacology, 2018, 9:779

曾妙麟,陈凌,黎斌,等.逍遥丸联合氟西汀治疗脑卒中后抑郁临床疗效及对血清 5-羟色胺水平的影响[J].浙江中西医结合杂志,2018, 28(12):997

曾雪爱,周春权,王秀峰,等.左归丸、右归丸对失眠和多睡模型大鼠血浆中单胺类神经递质的影响[J].中医杂志,2018, 59(7):612

翟园园,刘其南,徐佳,等.基于网络药理学的二至丸保肝作用机制研究[J].药学学报,2018, 53(4)567

张涵,索绪斌,张云凌,等.清热止咳方对肺炎支原体感染 BALB/c 小鼠 NLRP3 炎性体 mRNA 表达的影响[J].江西中医药大学学报,2018, 30(4):82

张昊,余翔,任辉,等.左归丸调控 miR34a 对 BMSCs 成骨分化能力的影响[J].辽宁中医杂志,2018, 45(6):1300

张鹏,郭雨晨,李玮,等.左归丸与六味地黄丸对再障小鼠体内 EPO 的影响[J].陕西中医药大学学报,2018, 41(3):89

张莉,李艳,赵进东,等.徐经世膏方调治亚健康用药规律数据挖掘[J].中医杂志,2018, 59(6):478

张林,钟艳,赵静,等.归脾汤加味治疗脑卒中后抑郁伴焦虑共病临床疗效观察[J].中华中医药杂志,2018, 33(12):5522

张福娴.黄芪桂枝+君子汤治疗胃黏膜损伤及其保护作用的临床疗效观察[J].内蒙古中医药,2018, 37(4):31

张莉晶,王娅妮,吕光耀.基于^{1}H-NMR 的丹七片对自发性高血压大鼠血清代谢组学分析[J].新疆中医药,2018, 36(3):1

张思泉,帅瑜,张莹雯,等.当归补血汤对内质网应激特有 Caspase-12 凋亡途径影响[J].辽宁中医药大学学报,2018, 20(3):20

张思泉,张莹雯,帅瑜,等.当归补血汤对糖尿病肾病大鼠肾组织 ATF6、CHOP、Caspase-3 表达的影响[J].上海中医药杂志,2018, 52(4):91

张永花,何建新,颜春鲁.当归补血汤经 TGF-β1/Smad2 通路对 AngⅡ诱导肥大心肌细胞的保护机制研究[J].中药药理与临床,2018, 34(2):9

张玉卓,任辉,江晓兵,等.左归丸与右归丸对骨髓间充质干细胞成骨分化的影响[J].中华中医药杂志,2018, 33(5):1997

张志达,任辉,沈耿杨,等.左归丸调控 DKK1 靶点防治糖皮质激素性骨质疏松[J].中国组织工程研究,2018, 22(16):2520

赵粉琴,徐世倩,袁爱倩,等.当归补血汤含药血清对顺铂损伤大鼠卵巢颗粒细胞 Caspase-3 蛋白表达的影响[J].新中医,2018, 50(7):8

赵姬南.宫腔粘连子宫内膜组织中 VEGFA 的表达及左归丸防治大鼠宫腔粘连的实验研究[D].湖北中医药大学,2018

钟秀君，顾文燕，徐威，等.蠲饮泄肺方通过 SOCS1 负调控 JAK1/STAT1 通路对气道黏液高分泌的作用[J].上海中医药杂志，2018，52(9)：69

周婷，罗银河，王孟清.小儿久咳合剂对感染后咳嗽(肺热阴虚证)大鼠肺匀浆中 SP 含量及肺组织中 SP、VR1 及 PGP-9.5 表达的影响[J].中华中医药杂志，2018，33(12)：5615

周婷，罗银河，王孟清.小儿久咳合剂对感染后咳嗽(肺热阴虚证)大鼠咳嗽敏感性及血清 IL-5、TNF-α、IgE 含量的影响[J].中华中医药杂志，2018，33(8)：3637

周游，刘建博，夏欣田，等.邓氏清霾汤对 PM2.5 致急性肺损伤大鼠炎症反应的作用及机制探讨[J].时珍国医国药，2018，29(7)：1616

周珍，艾望，张莹雯.当归补血汤对糖尿病大鼠肝脏、骨骼肌细胞膜上 GLUT4 的影响[J].中华中医药学刊 2018，36(11)：2795

朱立静，白永涛，张卫东，等.交泰丸在正常大鼠及抑郁大鼠体内的药代动力学比较研究[J].药学学报，2018，53(3)：425

庄娟娜，池伟东，方灿途，等.基于关联规则和复杂系统熵聚类研究中药外洗方治疗奥沙利铂神经毒性的组方规律[J].浙江中医药大学学报，2018，42(7)：568

四、养生与康复

【概述】

2018年，在中医养生与康复的学术领域中，学者们主要聚焦于少数民族养生、慢性疾病的养生及养生康复思想的探索等。

1. 少数民族养生的研究

少数民族的养生经验是中华养生的重要组成部分，应当深入挖掘。刘淑云总结了清代满族帝王皇族在宫廷中的养生保健经验，重视药物调理、补益养生；延续满族传统运动养生经验；满族传统养生保健饮品在宫廷中得到传承发展。清代宫廷中的养生保健方法有，一日二餐，饮食有度；噙化人参，强身健体；坐汤养生，强筋壮骨。杨忠辉认为藏医药浴能改善身体机能、促进血液循环，在保健、内分泌、身体毒素等方面有很强的调节作用，也能提升免疫力和睡眠质量，值得在临床研究中推广。白散丹总结了蒙医的养生保健方法，即合理饮食，规律起居；随时节变化，适量调摄，根据个人体质，取相应的养生法；适量运动，张弛有度，避免惊恐，消除忧愁，调和喜怒，以达到健康长寿的目的。陈雅婷等总结了苗族的养生方法，饮食养生(特点是重糯食、喜酸、喜酒、善腌)；药物养生(特点是善于遵循节气用药以祛邪驱毒)；休闲养生(特点是利用生产实践创造出的休闲养生方式，包括文艺休闲养生和体育休闲养生)。刘阳等以文献整理、访问调查和问卷调查的方法，结合中医养生理论，从不同的角度对宁夏地区回族常用的养生保健方法进行调研，认为回族穆斯林教义在日常生活中对回族的约束规范，在一定程度上对回族的养生起到了重要作用，其中有许多理论与中医学所提倡的健康养生理论相一致，包括回族的日常起居、饮食特色、风俗习惯等。

2. 慢性疾病的养生研究

慢性疾病的养生研究，对提高病人生活质量和节约社会医疗成本具有重要意义。董玉福等实践观察得出东北地区高血压人群与中医辨证分型的阴虚阳亢证、痰瘀互结证关系非常密切，进行针对性的中医调养，如食疗、茶饮、运动、导引以及养生功法有助于血压的控制，配合药物内服，能使部分患者血压恢复正常。徐丽将375例糖尿病患者随机分为研究组(188例)与对照组(187例)，对照组进行常规护理，研究组在其基础上使用中医养生法进行护理，分析血糖控制情况与生存质量。结果，研究组的血糖指标改善程度、情感职能、社会功能、生理功能、总体健康评分均优于对照组(均 $P<0.05$)。表明中医养生法可改善患者的生存质量，控制血糖水平。陈晓燕等将60例高脂血症患者随机分为辛伐他汀治疗组和中医养生疗法组(辛伐他汀＋中医养生疗法)，观察其血脂指标水平和临床疗效。结果，中医养生疗法组治疗的总有效率90.0%(27/30)显著高于辛伐他汀治疗组63.3%(19/30)(均 $P<0.05$)。表明中医养生疗法可防治临床高脂血症。石彩丽将脑卒中患者94例随机分为两组，对照组采取常规护理，研究组在此基础上采取中医养生＋辨证施护，统计两组干预前后日常生活能力(ADL)及肢体运动功能(FMA)、神经功能缺损(NIHSS)评分、护理满意度，干预2个月。结果，两组ADL及FMA分值较前增高，研究组高于对照组；两组NIHSS分值较前降低，且研究组低于对照组；研究组护理满意度(93.6%)高于对照组(76.6%)(均 $P<0.05$)。表明联合实施中医养生及辨证施护可有效改善恢复期脑卒中患者肢体运动功能及生活自理能力，促使其神经功能改

善，且能提高护理满意度。

3. 养生思想的时代探索

养生思想的发展应与时代更好的结合应用，为人民的健康服务。韩新英总结了中医健康管理服务现状，对中医健康管理服务的发展进行了展望，强化中医理论，融合传统健身运动；充分运用现代技术；建立中医健康基础数据库；以社区卫生服务为基石；规范评估和疗效评价标准。李海英等从中医药健康养生文化产业新时代发展的新机遇与挑战着手，基于专业特点，融合国际战略、社会需求、科技发展，综合分析中医药养生文化产业创新发展问题。且从"健康中国"发展战略维度、百姓养生需求维度、不同领域个性化定制维度、"一带一路"背景下打造中医药国际养生品牌维度，提出了具体的建议。徐红罡等提出应借鉴健康地理学中"康复性流动"的概念来理解健康与养生旅游的现象，突破目前健康与养生旅游研究缺乏理论视角和理论贡献的困境。康复性流动理论为理解流动、地方和健康提供了理论视角，可应用到健康与养生旅游研究中解释旅游流动促进健康的内在机制。同时，其理论深度和广度也可以在旅游的情境中进一步完善和丰富。这两者的结合可促进旅游地理学和健康地理学的交叉，进一步推进对地方、流动与健康关系的认识。唐圣鑫等运用文献资料法、问卷调查法、数理统计法等研究方法对健康中国视角下开设"新型养生馆"的作用与意义进行了调查分析，发现在"健康中国"的背景下开设"新型养生馆"具有推进养生知识传播、促进人民身体健康等重大意义。鉴于现存养生馆在经营理念、增进健康、传播养生知识、治疗模式等方面还存在诸多不足。建议：①"新型养生馆"采"养""学"结合的服务模式，使消费者有了更多选择，能满足人们提高健康水平和学习养生知识技能的双重需求。②"新型养生馆"更注重中国传统养生，将中国传统养生功法与中医保健按摩手法纳入到养生馆的服务范畴。③"新型养生馆"立足于人们的健康需求。

（撰稿：章文春　审阅：王克勤）

【食疗与养生】

本年度有关食疗养生的期刊文献近150篇，主要围绕食疗养生理论研究和食疗养生应用研究两个方面。

1. 理论研究

（1）食疗养生文化研究　戴天娇等认为传统食疗养生文化与当代健康管理有异曲同工之妙，指出食疗养生是以食物或在其中配伍一定的药物作为补益身体或治疗疾病的一种健康管理方式，包括"以食补养""以食作药""以药入食"。其中，食补重于药治是健康管理之重点，注重饮食有节是健康管理之关键，不治已病治未病是健康管理之导向，调和脏腑阴阳是健康管理之根本。食疗养生应注重调和脏腑阴阳，顺应五行五味，讲究天人合一，利用食物特性及与自然之和谐来调节机体，使人体获得健康，及预防和治疗疾病。

（2）食疗养生思想研究　周庆兰等对《食疗本草》的食疗思想进行研究，认为：①防治并重，用食物进行病前预防和病后治疗。②过犹不及，食物食用的数量和时间都须有度，不宜过多过久。③因人因时因地服食，选用食物须据人体情况、地域差异和时间节律。④以有情益五脏，通过食用动物器官安养人体。⑤关注食物间的冲与和，以食物搭配宜忌为指导选择有益的食物组合。周雪明等总结龙江医派创始人黑龙江名医高仲山的食疗养生经验，强调要熟谙食物的性能，辨证施食。提出了饮食的宜忌，还提倡食物与药物的选用应遵循"热者寒之，寒者热之，辛甘发散为阳，酸苦涌泄为阴，形不足者温之以气，精不足者补之以味"的原则。

2. 应用研究

（1）古籍食疗养生应用经验研究　赖微微等解读《证治要义》发现，陈当务擅长利用食疗治妇产科疾病。陈氏认为相较于调七情、起居和汤药来说，调饮食最为关键，介绍了调经种子方、崩漏带下方、止带方等食疗方。另外，陈氏认为孕期用药当十分注意，提出根据喜好先用食物气味熏开胃气，待食欲激发胃气后命药来治疗妊娠恶阻。用童便加白糖化服治疗妊娠转胞小便不通之急症。还告诫产妇产后不要急着进食辛咸厚味的食物，要饮少许童便或姜酒以滋阴活血等。

(2) 现代食疗养生应用经验研究　刁本恕运用饮食疗法治疗小儿厌食症，以“补脾不如健脾，健脾不如醒脾”为原则，认为厌食症小儿脾虚为基础，多兼食积，治疗时宜用“血肉有情之品补血肉有情之体”，又须注意消食化积。提出厌食症儿童应食疗与体育锻炼相结合，才能取得较好疗效。邓沂对偏肾虚质儿童亚健康状态给出不同食疗药膳方：①黄芪煲猪蹄用于脾肾不足。②锁阳养生茶用于脾肾亏虚、精气不足。③苁蓉羊骨汤用于脾肾阳虚、肝肾精血不足。④枸杞羊肾粥用于肾阳不足、精血亏虚脾肾阳虚。⑤阿胶胡桃膏用于精血不足。

和中海等通过食疗辅助中医药治疗肝火亢盛型高血压疾病，认为食疗辅助中医药治疗组疗效确切，且明显优于常规中医药治疗组，并公布了饮食方案。上官晓华运用中医食疗对痰湿型高脂血症患者进行血脂和体质干预研究发现，研究组(中医食疗干预)的血脂指标 TG、TC、LDL 水平均低于对照组(常规饮食指导)，研究组体质评分高于对照组(均 $P<0.05$)，表明中医食疗对该类患者的有明显作用，并公布了该方案。

张文凤运用中医食疗结合穴位按摩护理失眠患者，辨证选用食疗方(心脾亏虚型用龙眼莲子羹；心肾不交型用白鸭冬瓜汤；肝郁化火用桑葚茉莉饮)，辅以天门开穴法、百会穴点按掌摩法、玉锤叩击法、十指梳理法、抚摩静息法等穴位按摩，发现该疗法对于改善失眠和提高睡眠质量确有效果，且明显优于常规西医护理组。曾海娟等对 20 例 2 型糖尿病疗养员血糖水平进行药膳食疗干预。研究发现，药膳组(常规治疗＋饮食指导)的空腹和餐后 2 h 血糖水平的改善效果明显优于对照组(常规治疗)($P<0.05$)。

孙颂歌等总结马万千基于体质辨识运用食疗方治疗便秘的临床经验，认为慢性病证或体质较弱、大病初愈的患者，食疗比药疗效果更好，也更易被患者接受，可因人制宜，给予个体化的食疗方，长期服用。并介绍了马氏的经验方：益气润肠食疗方(气虚便秘)、温阳润肠食疗方(阳虚便秘)、滋阴润肠食疗方(阴虚便秘)、理气解郁通便食疗方(气郁便秘)、清热祛湿通便食疗方(湿热便秘)。

(撰稿：叶明花　审阅：王克勤)

【中医体质与养生】

石劢等研究了低体重老年人(BMI<18.5 kg/m^2，年龄≥65 岁)的中医体质类型与慢性病的关系，对 229 名低体重老年人进行中医体质量表结合四诊法综合辨识体质，通过查阅医疗机构相关病历记录以明确其慢性病诊断，并采用体成分仪和握力测量进行肌少症测试。结果，低体重老年人的体质类型多为偏颇质，占比排序依次为气郁质(22.7%)、阳虚质(22.3%)、气虚质(14.0%)、血瘀质(14.0%)、湿热质(9.2%)、特禀质(4.8%)、阴虚质(3.5%)，未见痰湿质；77.7%患有慢性病、73.4%患有肌少症，并与中医体质类型分布之间存在关联。表明低体重老年人的慢性病防治要兼顾其中医体质特征进行调养防护，关注老年人的肌肉质量和机能。

张慧芳分别从两个门诊部各抽取了 100 例偏颇体质的老年人(65 岁≤年龄≤80 岁)分为对照组和观察组，均行中医体质辨识，并对观察组进行中医健康管理(健康宣教、小组活动、健康跟踪、体质养生方案)，干预 1 年。根据《老年人中医药健康管理服务记录表》《中医体质分类与判定》拟定疗效标准，结果观察组的总有效率(70.0%)明显优于对照组(44.0%)($P<0.01$)。

涂少女等在分析了女性气郁质的成因和易患疾病的基础上，针对性地提出了养肝调情志，应时调理脾胃(春季多郊游、保持心情愉快、根据季节调整饮食等)、保持健康的生活方式(增加户外运动、参与文娱活动、适宜的起居生活)、饮食养生(多食玫瑰花、佛手、小麦等理气食品)、经穴养生(刺激阳陵穴、太冲穴等理气舒郁腧穴)、艾灸养生等五类调护方案。

林慧君等对 122 例糖尿病患者随机分为两组,对照组予常规健康指导,观察组进行中医体质辨识并根据结果制定个性化中医健康指导方案,均随访 6 个月,结果,两组的血糖指标均较干预前改善,改善程度观察组优于对照组($P<0.05$)。

黄少妮等将 60 例行子宫全切术后患者随机分为两组,对照组予以常规健康宣教、术前及术后相关指导等,观察组在此基础上开展中医体质养生健康教育。以疼痛视觉模拟评分法(VAS)评分记录术后第 1 d 腹痛程度,以衰弱表型(FP)积分记录术后 30 d 回访时的衰弱状态。结果,观察组的评分均优于对照组($P<0.05$)。翟玉珍等选取了 52 例乳腺癌康复期患者进行中医体质辨识,发现阳虚质 11 例(21.2%)、气虚质 10 例(19.2%)、血瘀质 9 例(17.3%)、平和质 9 例(17.3%)、气郁质 5 例(9.6%)、痰湿质 4 例(7.7%)、湿热质 2 例(3.8%)、阴虚质 2 例(3.8%)、特禀质 0 例。病程方面,0～5 年患者以气虚质为主,5～10 年病程患者以血瘀质为主,0～10 年以上病程患者气虚质向血瘀质转化,10 年以上病程患者以气虚质为主。表明调整血瘀质、气虚质和阳虚质是乳腺癌康复患者调体防治复发转移的主要方法。

(撰稿:李奕祺　审阅:黄健)

【青少年身心健康调查】

肖全红抽样采用整群随机抽样和典型抽样相结合的方法调查了 4 766 名非体育专业的普通大学生,应用《中医体质分类与判定》量表判定体质。结果,平和质占 27.1%,8 种偏颇体质类型占 72.9%;居前 4 位的偏颇体质类型是气虚质(17.3%)、阳虚质(14.8%)、阴虚质(11.7%)、气郁质(8.7%);平和质的比例随年级增加而下降,但差异不明显($P>0.05$);不同生源地的差异显著,农村学生的平和质比例较城市学生略高,气虚质比例较高,城市学生的特禀质比例明显较高($P<0.05$)。根据统计结果分析偏颇体质的成因并提出了改善大学生身心健康状况的建议。

郭文通过随机抽样的方法选取了 657 名大学生(18～24 岁),通过分析睡眠习惯问卷和大学生体质健康等级评定结果来研究不同的睡眠习惯与体质健康水平的关系。结果表明,体质健康等级较差者晚起床、晚就寝比例皆高于体质健康等级较佳者,并存在睡眠时间或多或过少的情况。而体质健康水平等级较佳者的入睡时间和醒后失去睡眠时间均较集中。阮晓莺抽样调查青少年(13～18 岁)200 例,采用汉密尔顿抑郁量表(HAMD)均分为对照组(非抑郁组,HAMD 小于 7 分)和观察组(抑郁组),其中观察组又进一步分为轻中度(7 分≤HAMD≤23 分)61 例,重度 39 例(HAMD≥24 分)。分析两组匹兹堡睡眠质量指数量表(PSQI)的结果可知,对照组的总分低于观察组,轻中度观察组的总分低于重度观察组(均 $P<0.05$)。

陈双艺等探讨了青少年网络游戏成瘾的影响因素,包括强化和动机、精神病理学中的心境障碍和人格障碍、认知因素以及社会疏离等,提出需从网瘾者本身及家庭和社会支持两方面来预防的观点。周钦珊关注了艺术疗法在青少年心理健康治疗方面的运用,介绍了对药物依赖者的心理干预、对人际交往障碍的心理干预、对灾后青少年心理重建的帮助等实际案例,并认为这一新兴学科正显示出积极的成效。

(撰稿:李奕祺　审阅:黄健)

［附］ 参考文献

B

白散丹.传统蒙医养生保健[J].中国民族医药杂志，2018，24(2)：60

C

陈双艺、巫静怡.青少年网络游戏成瘾的影响因素探讨[J].科教文汇，2018，(4)：152

陈晓燕，王勉.中医养生疗法防治高脂血症的临床疗效分析[J].辽宁中医杂志，2018，45(12)：2567

陈雅婷，朱星，崔瑾，等.苗族养生保健方法研究之浅述[J].中国民族医药杂志，2018，24(3)：76

D

戴天娇，戴跃依.传统食疗养生文化与当代健康管理[J].美食研究，2018，35(4)：11

邓沂.偏肾虚质儿童亚健康状态的食疗药膳调理[J].中医儿科杂志，2018，14(3)：88

董玉福，姚璠.浅析高血压人群的中医慢病养生保健[J].世界最新医学信息文摘，2018，18(A3)：186

G

郭文.不同体质健康水平大学生的睡眠习惯差异研究[J].安徽体育科技，2018，39(1)：60

H

韩新英.中医健康管理服务的现状与发展展望[J].中医药管理杂志，2018，26(22)：1

和中海，漆勇.中医食疗辅助中医药治疗肝火亢盛型高血压临床观察[J].黑龙江医药，2018，31(5)：1150

黄少妮，谢秋娴.基于体质养生的健康教育对子宫全切除术术后康复作用研究[J].云南中医中药杂志，2018，39(7)：27

J

焦一菲，刁本恕.刁本恕饮食疗法治疗小儿厌食证[J].中国中西医结合儿科学，2018，10(2)：175

L

赖微微，李丛.盱江医籍《证治要义》妇产科食疗特色[J].江西中医药，2018，49(10)：3

李海英，梁尚华，王键，等.中医药养生文化产业创新发展的多维度思考[J].世界科学技术(中医药现代化)，2018，20(10)：1900

林慧君，姜岳，刘玉江，等.中医体质辨识基础上家庭健康指导对糖尿病患者的血糖影响[J].中国医药指南，2018，16(16)：188

刘阳，易法银.宁夏回族聚居区回族常用养生保健方法的研究[J].中国中医药现代远程教育，2018，16(3)：46

刘淑云.概述清代宫廷满族传统养生保健特点[J].中国民族医药杂志，2018，24(11)：9

R

阮晓莺.青少年抑郁症睡眠障碍特点调查分析[J].世界睡眠医学杂志，2018，10(5)：1258

S

上官晓华.中医食疗对痰湿体质高脂血症血脂和体质改变的影响[J].中国民族民间医药，2018，27(10)：74

石劢，石学峰，王丹，等.低体重老年人中医体质类型与慢性病的关系[J].中国医药导报，2018，15(31)：87

石彩丽.中医养生理论联合辨证施护对脑卒中恢复期患者生活能力及肢体运动的影响[J].临床研究，2018，26(11)：166

孙颂歌，马万千，邱新萍.马万千老中医基于体质辨识运用食疗方治疗便秘临床经验总结[J].世界中医药，2018，13(10)：2540

T

唐圣鑫.健康中国视角下开设“新型养生馆”的作用与意义[J].当代体育科技，2018，35(8)：156

涂少女，刘建武，涂敏，等.浅谈气郁质女性养生[J].江西中医药，2018，49(2)：10

X

肖全红.4 766 例大学生中医体质调查分析[J].湖南中医药大学学报,2018, 38(7):777

徐丽.中医养生法对糖尿病患者生存质量的影响分析[J].实用临床护理学电子杂志,2018, 3(51):134

徐红罡,王珂.康复性流动视角下的健康与养生旅游研究展望[J].旅游导刊,2018, 2(6):1

Y

杨忠辉.藏医药浴疗法用于养生保健的价值探讨[J].中西医结合心血管病电子杂志,2018, 6(21):39

Z

曾海娟,蔡缨,吕洁.药膳食疗对 20 例 2 型糖尿病疗养员血糖水平的干预性研究[J].解放军预防医学杂志,2018, 36(10):1274

翟玉珍,杨彩霞,陈羲,等.乳腺癌康复期体质与预后的相关性研究[J].新疆中医药,2018, 36(2):16

张惠芳.65 岁以上偏颇体质老年人中医健康管理 100 例的临床研究[J].按摩与康复医学,2018, 9(4):51

张文凤.中医食疗结合穴位按摩护理对失眠的改善[J].中外医疗,2018, 37(9):131

周钦珊.艺术疗法及其在青少年心理健康教育中的应用[J].中国青年研究,2018,(2):115

周庆兰,樊志民,齐文涛.《食疗本草》食疗思想研究[J].农业考古,2018(6):189

周雪明,姜德友.龙江医派奠基人高仲山养生保健食疗为重学术思想探微[J].辽宁中医杂志,2018, 45(1):39

五、医史文献

（一）古籍文献

【概述】

2018年，中医古籍文献主要是对训诂考据、版本目录、古籍临床应用等领域进行了深入研究。对于涉医出土文献研究的亦有较多的相关报道，将设专条论述。

1. 版本研究

《伤寒心要》是金元时期镏洪所编的一部有关温热病论治的著作，一直附于《伤寒直格》一书之后刊行，其作者与成书年代，历代学者皆无考证。逯铭昕通过对《伤寒心要序》的再考察，确定了该书的成书时间为元至元十五年（1278年）。此书版本现存有明代刊本6种、清代刊本1种，每个版本都有自己的特色，部分版本间存在着承续关系。

王一童等认为，从《疮疡经验全书》早期版本的序、跋、夹注等诸多细节着手，结合《锡山窦氏宗谱》中的宗族传承关系进行分析，发现此书系窦梦麟以家传善本及父亲窦楠的试效方为基础，在其友人的协助下校勘、增补而成。该书的辑著至晚于嘉靖四十三年（1564年）开始，至早于隆庆三年（1569年）完成。

张若亭等认为，《医学入门万病衡要》由明末清初洪正立编著，龚廷贤原辑之说应为误传。现存三个版本中，清顺治十二年乙未（1655年）序刻本为日本二刻本的底本。该书以病证分门，记载内科与妇科各病证的医论与治疗方药，以继承虞抟《苍生司命》的理论内容为主，另择附方编入，后世吴迈的《方症会要》可能与洪氏之书存在一定关系，但更与《苍生司命》有着直接的关系。

《临证医案笔记》为清代医家吴篪生平医案选集，载案900余则。《中国中医古籍总目》中著录有“道光十六年刻本”“清抄本”等版本。王晓琳考证发现，“道光十六年刻本”实为“道光十七年刻本”。此外，吴篪重视脉象、辨证精准、遣方用药遵古而不泥古等学术理想，对现今临床仍有借鉴价值。

段逸山认为，清强健、余远分别著有医著《伤寒直指》，二书属同名异书。强健“直指”历代《伤寒论》注释之“是非”，余远“直指”伤寒之证候。

2. 目录研究

《枌榆小草》二卷，清光绪元年（1875年）刻本，作者赵澍为清代四川黔江（今重庆市黔江区）人。本书为医案著作，共收录38则医案，依六经辨证编排。上卷为“治太阴经肿胀病情”至“治少阴经喘逆病情”等二十则；下卷为“治太阳经兼太阴经黄瘅病情”至“治太阳经兼少阳经耳鸣咳嗽病情”等十八则。该书基于作者长期在故乡行医的临床经验而成，具有明显的地域特色。惜乎作品流传不广，不为世人所识。

张旭等通过对《医籍考》《宋以前医籍考》《中国医籍通考》的对比发现，《医籍考》为另两本目录书的著录提供了借鉴，《宋以前医籍考》更侧重版本上的记述，而《中国医籍通考》则扩宽了收书时间与范围。从对比中还可以了解到不同中医书籍在所有书籍中的地位，同时也可以发现这3种医籍考在医籍分类与材料删减方面同时存在的问题。

3. 古籍临床应用

唐琪琳等认为,《普济方》妊娠心痛方中,补虚药为基本药物,理气药、温里药是主要的增效配伍药物,化湿药、活血化瘀药是重要的辅助配伍药物;使用频次在前十位的药物有白术、人参、川芎、茯苓、炙甘草、陈皮、当归、木香、厚朴、草豆蔻。妊娠心痛为本虚标实之病证,补益气血、安和胎气为治疗本病的基本原则,用药上以补虚药为主,在此基础上配伍理气药以调畅气机,温里药以温散寒邪。

陈颖提出,《扁鹊心书》之扶阳思想独具一格、发人深省。其立论于"人生有形,不离阴阳""阳主升发,若天与日""人生立命、以火为本",倡温补脾肾、忌用转下、禁戒寒凉的三大扶阳原则,以"保扶阳气为本"为思想,强调"保命之法,灼艾第一,丹药第二,附子第三"。

吕金娥认为,明末清初医家陈尧道之《痘科辨证》详载痘疹发病缘由、临床症状、诊治方法等,在汇集前代医家治痘大法基础上,结合自身临床经验编撰而成。吕氏还以靥、屷、婌、撚、谵等为例,通过疏通书中疑难词语的内涵与外延,以期对《痘科辨证》研读和应用有所裨益。

王佳慧认为,《问斋医案》卷三诸血门体现了蒋宝素诊治血证的学术思想,通过对诸血门医案的分析、归纳,蒋氏诊治诸血从调气固气、调理脏腑、逐瘀泻火三个方面着手,重视甘温壮水,介属潜阳。

魏韬等认为,《古今录验》续命汤所治之肺胀之病机,属于疾病发作期因虚寒客,痰饮内伏,饮热互结证。

(撰稿:范磊　审阅:王键)

【涉医出土文献研究】

王一童等分析了《六十病方》中治消渴诸方,认为具有"辛苦并用""寒温并举""随证立方"的组方用药特点。叶莹等探讨了老官山汉墓医简中风邪致病特点,以及各种"风病"的证候表现。袁开惠、沈澍农等各自考释了《六十病方》中的数种病证名。顾漫等将老官山汉墓医简中"通天"的内容归纳为呼吸通天、五脏通天、五色通天、五行通天、经脉通天,认为其蕴含了古代中医对人体生命的认识。陈星等探讨了老官山汉墓医简中的时间医学思想。

张苇航对居延新简 EPT56:228"出矢鍭"方进行释读,结合时代和社会背景,通过"矢鍭"形质变化与致伤情况的分析,对该方的药物组成作进一步阐释;同时,下延至后世文献对"出矢鍭"法的记载,对我国早期军事医学的情况作了初步的探讨。张显成、周祖亮等分别对尚德街东汉木牍医方进行研究。王兴伊认为张家界古人堤出土的医方木牍"治赤榖方"是源自西域乌孙王城赤榖的医方。李海峰认为迄今出土的经脉类简帛文献应该统一命名为《脉书》,再根据其出土地和书写载体的不同加上附注以示区别。庞境怡等以涉医简帛为中心探讨了战国秦汉时期外科和骨伤科的成就。程文文等对简帛医学文献中的句式、量词、副词等进行研究。广濑薰雄解读了敦煌 T.XV.a 遗址中出土的一枚汉简,其内容为一个名字叫安国的人由于从马车摔落腿受了伤,服药后康复的故事。结合《汉书》的记载,这位名字叫"安国"的人应该是武帝时任御史大夫的韩安国。丁媛从病症、药方、医事制度、其他 4 个方面对涉及医疗的肩水金关汉简进行了初步整理研究。刘春语、杨艳辉、姚海燕等分别对张家山汉简、马王堆帛书、周家台秦简等医学简帛中的字词和断句作了考辨。

沈澍农从内容的有无、避讳的异同、文本的出入三方面进行详细考察,认为敦煌卷子 S.202 是抄于南朝陈代的《金匮玉函经》的古传本。于业礼等认为Дx.09319 残片是《素问·三部九候论》的一个传本,与敦煌另一《三部九候论》传本 Дx.00613+P.3287 为两个传本,不能拼缀,但对其缺损的文字有补充意义。汤伟对敦煌 P.3287 与今本《三部九候论》里的重要异文进行了考校,并对几条注文作了辨析。汤氏认为敦煌 P.3287 抄写于唐代,发现与今本《素问》《太素》或属不同传本系统,三者在文字上或同或异,互有交叉,应是同源异流的关系。于氏还以敦煌龙530《本草经集注》残卷为例,在前人研究的基础上,举例分析俗字研究对敦煌医学文献校勘的重要价值。僧海霞检索传世医药文献发现多有与敦煌《备急单验药方》相似内容，藉此在王淑民缀合《备急单验药方》的基础上，对其进行考补。王方晗认为敦煌写本中人神概念和人神禁忌系统大多可以追溯至早期医学经典，与唐代传世医书中的人神叙述类似。以P.2675V为代表敦煌写本中的人神禁忌体系出现了新的因素，即择日、择吉等阴阳术数类内容。敦煌写本中的人神禁忌不再限于针灸典籍，还大量出现在具注历中。

梁松涛对黑水城出土的多首西夏文医方进行破译和考释。汤晓龙通过对校英藏残片和俄藏本西夏文《明堂灸经》，发现两者是不同的译本。

敦煌卷子共有5种张仲景《五脏论》写本，所记载的药对内容，是现存较早的药对文献。葛政等对保存最完善的P.2115卷子中12对药对从基本应用、临床发挥、现代临床应用的角度进行了详解，阐述了所载药对协同互补、功效确切的学术及临床应用价值。葛氏等还认为当归—白芷、泽泻—茱萸、川芎—枳实、白术—槟榔4组药对或为张仲景《五脏论》独载，应加强对《五脏论》涉及药对的临床和试验研究，拓宽药对及相关复方的应用思路。

石开玉探讨了甲骨文中记载的耳鼻喉科疾病的名称、病因和治疗方法。

张海燕将中国医学考古研究分为萌芽期（19世纪末20世纪初至1928年）、初兴期（1928—1972年）、渐进期（1972—1997年）、发展期（1997年至今）4个阶段，并简要叙述了各阶段的医学考古研究的成就。熊长云通过测量一套东汉铭文药量，测得合、龠、撮、刀圭的实际测量值分别为20 ml、10 ml、2 ml、0.5 ml，并推算进制为1合＝2龠，1龠＝5撮，1撮＝4刀圭。此外，测得方寸匕的理论容量约为1.7 ml，实际容量约为1.5 ml。此组药量中还有一件扁平尺状器物，没有铭文，熊氏推测此器可能是“概”，即刮量器口所用的小长板。

（撰稿：丁媛　审阅：朱邦贤）

［附］　参考文献

C

陈星，马程功，王一童，等.老官山汉墓医简时间医学思想初探[J].中医药文化，2018，13(1)：60

陈颖，柴铁劬.《扁鹊心书》扶阳思想钩玄[J].中医药导报，2018，24(9)：15

程文文，明茂修.简帛医籍文献句式研究[J].贵州工程应用技术学院学报，2018，36(1)：76

程文文，张显成.先秦两汉医籍否定副词“毋”“勿”研究[J].古汉语研究，2018，(1)：70

程文文.出土医籍文献量词研究[J].长江师范学院学报，2018，34(1)：117

程文文.先秦两汉范围副词研究——以出土医书为中心的考察[J].重庆工商大学学报，2018，35(2)：91

D

丁媛.肩水金关汉简中的涉医资料[C].出土文献综合研究集刊(第7辑).成都：巴蜀书社，2018：1

段逸山.《伤寒直指》同名异书考[J].中医药文化，2018，13(3)：59

G

葛政，李应存，万芳.敦煌卷子张仲景《五脏论》中的药对解读[J].中华中医药杂志，2018，33(5)：1925

顾漫，柳长华.天回汉墓医简中“通天”的涵义[J].中医杂志，2018，59(13)：1086

广濑薰雄.敦煌汉简中所见韩安国受赐医药方的故事[J].中医药文化，2018，13(1)：47

L

李海峰.论简帛经脉类文献的命名[C].出土文献综合研究集刊(第7辑).成都：巴蜀书社，2018：42

梁松涛.黑水城出土4则西夏文治热病医方考述[J].河

北中医,2018, 40(6):938

梁松涛.黑水城出土二则西夏文妇人产后医方考述[J].湖南中医药大学学报,2018, 38(1):100

梁松涛.黑水城出土二则西夏文治脾胃医方考述[J].甘肃中医药大学学报,2018, 35(1):9

梁松涛.黑水城出土二则西夏文治杂病医方考[J].浙江中医药大学学报,2018, 42(2):131

梁松涛.黑水城出土两则西夏文治妇科病方考述[J].山西中医学院学报,2018, 19(2):10

梁松涛.黑水城出土西夏文古佚方“顺气化痰丸”考释[J].河南中医,2018, 38(6):818

梁松涛.黑水城出土西夏文三则治疮医方考述[J].陕西中医药大学学报,2018, 41(5):140

梁松涛.黑水城出土西夏文三则治恶疮医方考述[J].长春中医药大学学报,2018, 34(1):179

梁松涛.黑水城出土西夏文治妇人乳病医方 2 则考述[J].江西中医药大学学报,2018, 30(4):4

刘春语.汉简帛医书字词考释四则[C].出土文献综合研究集刊(第 7 辑).成都:巴蜀书社,2018:53

逯铭昕.《伤寒心要》成书与版本考论[J].中医文献杂志,2018, 36(3):9

吕金娥,李亚军.《痘科辨证》疑难词语考释——以靨、疒乍、烣、撚、谵等为例[J].陕西中医药大学学报,2018, 41(1):100

P

庞境怡,张如青.战国秦汉时期“中医外科”之成就——以出土涉医简帛为中心的探讨[J].中国中医基础医学杂志,2018, 24(8):1031

S

僧海霞.敦煌《备急单验药方卷》考补[J].敦煌研究,2018,(6):77

沈澍农.S.202:《金匮玉函经》的古传本[J].敦煌研究,2018,(4):89

沈澍农.老官山 178 简考辨[C].出土文献综合研究集刊(第 7 辑).成都:巴蜀书社,2018:63

石开玉.甲骨文中的耳鼻喉科医学文化[J].长春中医药大学学报,2018, 34(3):595

T

汤伟.敦煌本与今本《三部九侯论》比较研究[J].敦煌研究,2018,(3):107

汤晓龙.西夏文《明堂灸经》补考[J].宁夏社会科学,2018,(5):212

唐琪琳,年莉.《普济方》妊娠心痛方剂配伍规律探析[J].辽宁中医杂志,2018, 45(9):1848

W

王方晗.敦煌写本中的人神禁忌[J].民俗研究,2018,(3):102

王佳慧,巫玉童,朱长刚.《问斋医案》血证诊疗思路刍议[J].陕西中医药大学学报,2018, 41(2):95

王晓琳.《临证医案笔记》版本及内容初探[J].陕西中医药大学学报,2018, 41(2):91

王兴伊.张家界古人堤出土木牍“治赤穀方”源自西域乌孙考[J].图书馆杂志,2018,(10):110

王一童,李继明,贾波.老官山医简《六十病方》治消渴诸方组方用药特点探析[J].中华中医药杂志,2018, 33(5):1785

王一童,任玉兰.《疮疡经验全书》作者及成书考[J].中国中医基础医学杂志,2018, 24(8):1034

魏韬,张永,张树森,等.《古今录验》续命汤治肺胀解[J].中医药临床杂志,2018, 30(1):51

X

熊长云.东汉铭文药量与汉代药物量制[J].中华医史杂志,2018, 48(6):323

Y

杨艳辉.《病方及其他》校读三则[C].出土文献综合研究集刊(第 7 辑).成都:巴蜀书社,2018:91

姚海燕.帛书《五十二病方》“以布捉取出其汁”断句略辨[C].出土文献综合研究集刊(第 7 辑).成都:巴蜀书社,2018:97

叶莹,张琦,任玉兰,等.老官山汉墓医简《诸病一》论“风”的内容与特点[J].中华医史杂志,2018, 48(3):143

于业礼,张苇航.俄藏敦煌 Дx.09319 残片研究[J].中华医史杂志,2018, 48(6):360

于业礼.俗字研究对敦煌本《本草经集注》的校勘价值举例[J].南京中医药大学学报(社会科学版),2018,19(4):216

袁开惠,和中浚,杨华森,等.老官山汉墓医简《六十病方》病名释难[J].古籍整理研究学刊,2018,(4):1

Z

张旭,王育林.3种医籍考对比[J].吉林中医药,2018,38(4):474

张海燕.中国医学考古研究述要[J].考古,2018,(4):111

张若亭,陆翔.《医学入门万病衡要》研究[J].浙江中医药大学学报,2018,42(9):711

张苇航.居延新简"出矢鍭方"考[J].中医药文化,2018,13(2):44

张显成,杜锋.《长沙尚德街东汉简牍》181号木牍药方研究[C].出土文献综合研究集刊(第7辑).成都:巴蜀书社,2018:16

张晓红.巴蜀医籍孤本《枌榆小草》[J].中国中医药图书情报杂志,2018,42(2):57

周祖亮,方懿林.尚德街简牍医方及其方药演变探析[J].中医文献杂志,2018,36(2):4

（二）医家学派

【概述】

2018年，中国学者在医家学派研究领域发表学术论文近600篇，研究内容主要涉及仲景学说、地域性流派、温病学、历代医家及其学术思想等方面。

对张仲景经方的研究，涉及用药考证、药量、配伍以及临床用药等方面。张曙光等探讨了葛根在经方中的应用规律，对药物基原、炮制加工、用量等进行了探讨。结果，葛根在葛根汤和桂枝加葛根汤都具有升津液、濡润筋脉的作用，但在桂枝加葛根汤中还具有助桂枝汤解表祛除经脉中邪气的作用；葛根在葛根汤中的作用是解阳明经的表证，以及升阳止泻的作用，在葛根芩连汤中的作用则是解表退热，升阳止泻，以及配芩连清里热的作用；葛根加半夏汤主要治疗太阳阳明合病，外有风寒经输不利合胃气上逆的呕吐，葛根在葛根加半夏汤中的作用主要是解表祛邪的作用；葛根在竹叶汤中的作用在于祛风散邪，濡养筋脉；葛根在奔豚汤中的作用是清火生津。表面葛根作用以解肌退热、生津舒筋、升阳止泻为主。陈岚等探讨了芍药在治疗痛证遣药组方中的量效关系，认为运用芍药剂量主要集中在二两至三两。小剂量芍药多用于发热恶寒，上热下寒，太阳表证未解，邪犯少阳等证，中等剂量的运用为仲景芍药治痛证方之重心，主要体现于调和营卫、通泄二便、通脉除痹止痛方面，重剂量主要是取其缓急止痛和调经止痛之效。

温病学研究主要以温病四大家论著及学术思想为主，尤以对叶天士著作及其学术思想研究最多，其着眼点在医案的辨证及临床用药特色，以揭示叶天士学术思想特点，部分学者运用数据挖掘的方法进行研究。屠燕捷等运用“实地调研法”，走访了苏州叶天士故居等处，收集相关史料，通过分析史料与叶天士医著记载推测，叶天士创立的卫气营血辨证理论体系主要来自对伤寒、斑疹伤寒、流行性脑脊髓膜炎、流行性乙型脑炎、流行性感冒、呼吸系统感染等感染性、传染性疾病的临证观察和医疗实践。

宋金元医家的研究以李东垣居多，从各个方面对其学术思想特别是“脾胃论”进行研究。王仁和等综合各家研究结论，认为李东垣从“脾胃”论消渴的核心论点是“内伤脾胃，百病由生”，具体病机为元气亏虚、阴火内生、气机升降失常，以及脾胃与他脏关系失调等方面，即从“气”“火”立论，脾胃兼及他脏致消，并确立“以补为泻”的消渴基础治则。

近年来，中医地域性流派研究日趋繁荣，如海派中医、新安医学、孟河医学、岭南医学、龙江医学、盱江医学的研究成果较多，从不同方面展现了地域性流派的风貌和特点。同时，新的方法在地域性流派研究中得以应用。如郜峦等针对中医学术流派数据异构性、广分布、多样性、海量性等特点，借助大数据研究方法，对当前散在的多类数据源载体中的海量信息和知识进行集聚，以期为中医学术流派大数据环境提供坚实的支撑平台，并进行高效、高精度的大数据分析与挖掘，实现地域性中医学术流派数据的资源共享。

（撰稿：张丰聪　审阅：王键）

【《肘后备急方》研究】

1. 病证研究

谢娟等认为，《肘后备急方》论水肿病的主要病因为素体虚弱，导致水肿的内伤病因有大病、下痢、产后等，外感病因为风冷气、水饮气等；发病的机制在于水液不能正常消导，使三焦气化功能受到影响，病情逐渐发展，水液潴留于经络所致；通过部位、程度、合并症状、病因等确定病证，采用攻补兼施，通达三焦，内外同治的治法，并注重饮食、忌豆盐。

林慧等认为，《肘后备急方》"治未病"思想主要体现在三个方面：未病先防，调摄养生；既病防变，早期治疗；瘥后调摄，防其复发。

2. 治法研究

李庆羚等分析《肘后备急方》灸法特点，在选取腧穴上多注重运用任督二脉；在治疗外科疾病中擅用阿是穴，并首载经外奇穴；在临床急症治疗中，多选用井穴；首创隔物灸。

唐斐斐等总结葛洪《肘后备急方》中 18 条渍法，用药 25 味，药性以苦寒为主，兼用甘辛温，所治病证涉及内、外、皮肤、五官、男科等临床各科。

王晓鹏等整理《肘后备急方》对急症的外治法有：针法、灸法、塞入、熨法、灌注、敷法、熏法、泡洗、膏摩、吹法等。

3. 方药研究

黄举凯等通过梳理本草古籍，考证葱白植物形态、性味功效记载及历代医家临证应用，并结合现代实验研究分析葱豉汤的水药比、葱白的化学成分，推测葛洪《肘后备急方》中葱豉汤的葱白为小葱鳞茎。

林慧等认为，《肘后备急方》药物炮制方法分为修制、切制、水制、火制、水火共制。颜文强等分析《肘后备急方》龙牡远茯汤的安神原理，着重于化痰祛湿与敛降安神并用。

（撰稿：胡蓉　审阅：王键）

【《圣济总录》研究】

贺亚静等认为，"补益气血"始见于《圣济总录》，其后历代重要医著和现行国家标准均沿用此名，虽有"补气养血""补养气血""益气养血""气血双补"等名词与之同义，但以"补益气血"为正名，符合科技名词约定俗成、协调一致的定名原则。

吴筱枫等发现，《圣济总录・肺藏门》"肺虚篇"有 21 首方证、33 种症状描述、57 种药物，其中高频症状为短气(少气)、咳逆、寒等，高频药物为桂、甘草、五味子等，高频药对有人参-桂，五味子、麦门冬-天门冬；并认为该书在《千金要方》《太平圣惠方》"肺虚寒"证的基础上，辨证思路除承袭"阳气虚"病机外，补充了阴虚病机，注重肺藏象体系中体、窍、志的病症及脏腑兼症的分析，治疗上以益气温阳为主，重视益气养阴，同时兼顾他症治疗，使肺虚证的认识更为全面，组方用药更具针对性。

施雪斐等以《圣济总录・诸淋门》"卒淋""冷淋""热淋"3 篇为例，分析其淋证病因病机及其证治，概以肾虚、膀胱生热、本虚标实为纲，下焦积热常以瞿麦、滑石、茯苓等利尿泄浊；虚实夹杂则选用生熟地、菟丝子、白术等从脾肾入手扶正；加当归、芍药顾及阴血，与现代临床认识基本相仿。但亦有不为现代临床所熟识的用药，如乱发(烧)、榆白皮等。书中专列"食治五淋"篇，以粥方、羹方为主。

贾志超认为，《圣济总录》首次将便秘的病因病机概括为寒热虚实，并创新性提出了"风秘""热秘""冷秘"等命名，治疗上继承了张仲景"阴结""阳结"之说、"泻下""清热"之法，尤重风邪，强调疏风、顺气、泻下，注重肺肠关系；便秘组方前 7 类药依次为泻下药、补虚药、理气药、清热药、解表药、利水渗湿药、化痰止咳平喘药，高频次药为大黄、槟榔、木香等，常用药组药对基本上是上述核心药物的排列组合；除内服方外，还包括灌肠方、坐浴方、摩脐方等，治疗手段丰富。

陈博武等对《圣济总录》黄连治疗消渴的用量进行了统计分析，方剂共计 64 首，可计算剂量有 52 首，75%的方中黄连每服小于 2 g，汤剂＞散剂＞丸剂，百分位数 P_{10}～P_{90}的值约为 0.5～4 g，总体上与《中国药典》(2015 年版)规定剂量一致。

宋婷等发现，《圣济总录》头痛的病因病机及征引医论主要出自《黄帝内经》《诸病源候论》《脉经》。

病因责之于外感风邪。病机涉及风伤卫表、卫气郁滞，风中经脉、脉络绌急，风中经脉、清阳不升、脑髓失养三方面；内服方以散剂为主，高频药物前10位为川芎、石膏、炙甘草、防风、菊花、细辛、荆芥穗、羌活、白附子、天南星、天麻。关联规则分析得出常用药对有川芎-防风，川芎-羌活，石膏-菊花，川芎-细辛，川芎-石膏、菊花，核心药物为川芎、防风、细辛、菊花、石膏、炙甘草。认为川芎是其治疗外感风邪头痛之首选，因兼邪不同分别配伍防风、羌活、石膏和菊花等，亦常配伍开窍药以通窍开闭，安神药以安神止痛，理气药以调气止痛。另外，其治法包括膏摩及鼻腔黏膜给药，其中散剂吹鼻为偏头痛最常用手段。宋氏等还分析了“诸风门”神志病证的症状、用药规律及配伍特点，在卷六“风癔”、卷十四“风恍惚”“风惊”“风惊邪”“风惊恐”“风惊悸”“风邪”“风狂”8个病证及其96首方中，纳入统计分析91首、涉及药味161味，发现其病证主要以神昏、神乱、神不安为特点，以“五脏虚损，风邪乘之”为核心病机。药物分类使用频次前3位为补虚药、安神药、解表药。高频药物前11位为人参、炙甘草、茯苓、防风、远志、朱砂、桂枝、牛黄、茯神、麝香、冰片。常用配伍有人参配伍茯神、茯苓、远志、炙甘草，朱砂配伍麝香、冰片、牛黄。认为其安精神、定魂魄首选人参，补五脏、安神益智以人参配炙甘草、远志、茯苓，补肝气、助升发以桂枝配干姜，散风邪、疏肝气佐以防风，窍闭神昏、开窍醒神以朱砂配麝香、冰片、牛黄。

蒋银珂等分析发现，胸痹心痛的核心药物为肉桂、当归、干姜、甘草、木香、陈皮等，核心药对为肉桂-干姜、肉桂-当归、肉桂-人参、甘草-干姜、肉桂-甘草等，高频药物类别为温阳药、理气药、补气药等，高频药物类别组合为温阳药-理气药、温阳药-补气药、温阳药-补血药。由此可知，其胸痹心痛以“阳微阴弦”为病机关键，证属本虚标实，治法强调标本兼治，以温阳通脉、疏通气机和补益气血为主，根据标本缓急辅以活血化瘀和渗利水湿等法。

张珊珊等分析了《圣济总录·诸痹门》中41首方剂，累计119味药，结果累计用药频次为381次，首味为肉桂（26次），其后依次为附子、防风、牛膝等。前15味药物形成5个有意义的组合，一为川芎，二为乌头、附子、肉桂等，三为甘草、白术、生姜，四为绵萆薢、牛膝，五为防己、麻黄、独活等。推断其风湿痹病因多与风寒之邪有关，故用药以发散风寒药为主，多配伍温里药、活血化瘀药、祛风湿药、补虚药等。林勇等还归纳整理出痹证的常见证型有肝肾亏虚、风寒湿痹、筋脉瘀滞等，共计8种；治法有祛风、除湿、散寒、清热、活血、扶正，使用最多为祛风湿药，活血化瘀药仅占第4位。

孙放等发现，《宣明论方·诸证门》62证内容与《圣济总录》补遗部分相似，病名仅一个不同，病证描述大致相同、仅有繁简差异（《宣明论方》较简洁，但所列方剂描述较详细，包涵较多临床表现），20首方方名相似、组成完全相同（仅个别药味和剂量不同）。从时间和社会背景看，《宣明论方》62证可能在很大程度上参考了《圣济总录》相关内容。

谷建军经比较研究发现，宋徽宗以《圣济经》言道、《圣济总录》载具，《圣济经》阐发《黄帝内经》之妙旨，运用儒道思想阐释医理及疾病的诊治法则，不涉及具体治疗，《圣济总录》则依《圣济经》之意对所收方药做详细规范与鉴别，二者是形而上和形而下的关系。

本年度《圣济总录》的研究较以往有明显的进步：①无论文献、理论还是临床研究，从辨治医论到各门医方再到内外各科，都有与同时代及历代相关重要医著的比较研究，如与《黄帝内经》《诸病源候论》《千金要方》等的对比分析。②由以往侧重于理论研究转向以临床研究为重心，如头痛、神志病、风湿痹等病证及其治法用药的研究，对于现代临床都具有重要的借鉴和指导意义。③广泛运用了数据挖掘技术开展组方用药规律等研究，客观反映了当时辨治用药或配伍运用的特色及对病因病机的认识。但仍显不足：①无论文献、理论、临床研究，仍零散而不系统、不深入。②临床研究以“诸风门”“诸痹门”等极少数门类为主，主要集中在头痛、痹证、消渴等少数病证。③以糖尿病肾病、膝关节骨性关节炎等现代西医病名，对照挖掘宋代《圣济总录》中的辨治用药规律，有圆凿方枘之弊，客观性、真实性都大打折扣。

（撰稿：黄辉　王又闻　审阅：王键）

【李时珍及《本草纲目》研究】

2018 年是李时珍诞辰 500 周年，围绕其生平与著作，涌现出一批代表性的研究成果，全方位展现了李时珍及《本草纲目》在中医学术发展史中的重要地位。

在系统性研究和综合性评述方面，王剑、梅全喜等按朝代和年份，分明（1518—1644 年）、清（1644—1911 年）、民国（1912—1949 年）、建国后（又包括 1949—1998 年，1999—2018 年两个阶段）四个部分，对李时珍生平及《本草纲目》在海内外的传播和影响作了全面的汇集与梳理，编成详细的大事记与年谱，为李时珍和《本草纲目》研究提供了详实的资料；同时又从《本草纲目》的编撰和出版历程、王世贞所纂的序言、名人或组织对李时珍及《本草纲目》的评价、《本草纲目》东学西渐的影响、《本草纲目》的医药学价值、传统文化价值以及现代应用概况等七个方面详细论述了李时珍的巨大贡献，探讨了《本草纲目》博大精深的科学价值。赵中振以“一个人，一本书，一把艾草，一座桥梁”为题，对李时珍的形象、著作以及在本草和文化交流上的成就进行了较系统的阐述，反映了港台学者对李时珍研究的重视。另外，通过《本草纲目》及有关历史文献对李时珍的记载，刘英杰等总结了李时珍的医学精神，包括广纳博采、业精于勤，实事求是、实践真知，不必泥古、继承创新，修身齐家、格物明理，博爱济世、大医仁心，淡泊名利、持之以恒等。王益杰等总结了李时珍的人文素养，包括敢为人先、仁济天下、勤学善思、追求本源、平民亲民、坚韧倔强、浪漫风雅、修身齐家等。

作为全面总结迄今研究成果、献礼李时珍诞辰 500 周年的系列丛书《本草纲目研究集成》已于 2015 年正式被国家出版基金立项，由郑金生、张志斌二位学者具体负责，计划共形成 8 部书籍。2016 年起陆续出版后，即得到同行专家的高度评价。如张震之等对该丛书的序曲《〈本草纲目〉导读》一书进行了评介，介绍了该书的主编与内容，包括李时珍生平、《本草纲目》的编写体例与特色、科学成就及其在国内外的深远影响，并用 10 个专题摘取《本草纲目》相关精论，展示了药物分类组成、本草文献及中药理论学说，以及临床用药、辨药、医疗技术、科学成就举例等内容，对深入研读该书具有指导意义。王永炎院士作为该项目的领衔者，通过叙述其中《本草纲目影校对照》的立题思路、研究过程、编写体例及校注方法等，并通过实例说明，认为该书体现了“在诠释中创新”的特点，值得推介学习。

同时，对李时珍和《本草纲目》的研究仍在多方位、多角度地持续推进，具体集中在文献研究、理论研究、药物研究、实际运用和文化传播等几个方面。

1. 文献研究领域

从版本学角度，张志斌等对国内新发现的 2 种金陵版《本草纲目》进行了考察，通过分析其收藏与流传情况、版式信息与内容特点，说明近年来在《本草纲目》版本研究和古籍保护中的工作进展。从研究方法角度，郑金生等设立“引文溯源”法以缕清《本草纲目》的学术源流，具体步骤为考核李时珍所引用的正确书目，再依据《本草纲目》引文逐一核准出处与原始文字，以达到既不伤《本草纲目》之真又展示引文来源之目的，既可映衬体察李时珍“博极群书”“翦繁去复”之伟绩，又可弥补《本草纲目》某些引而不确、注而不明的弊端。而万芳等以《陈氏经验方》与 3 种亡佚儿科医籍为具体文献例证，考察了《本草纲目》引用的亡佚古医籍，分析了其引用文献的错综复杂情况及产生此类现象的原因，说明《本草纲目》对研究亡佚古医籍的佚文及相关线索具有重要的学术价值，体现了引文溯源法的实际应用。

2. 理论发展领域

宋杰等通过对李时珍《本草纲目》和《奇经八脉

考》中关于归经辨证用药和药物引经归经属性的分析，探讨了李时珍药物归经应用的成就及其对后世药物归经学术发展的影响；并阐述了李时珍对于针灸学的贡献，提出李时珍不仅记载了艾灸、火针、穴位敷贴等针灸外治法，还研究总结出奇经八脉辨证论治学说，为后世针灸学术的发展开辟了先河。

3. 本草研究领域

武喜红等利用文献研究和植物分类学方法，考证发现《本草纲目》茄科基源药物有 11 种，分别论述了其形态、分布及作用，为药源开发提供了线索与依据。彭锐等通过古籍文献考证，指出李时珍《本草纲目》所载“木绵”应包含树棉、草棉和木棉 3 个品种，与当今岭南药材“木棉”单指木棉科木棉不同，且所载“似木之木绵”（即木棉科木棉）“入秋开花”应为舛误。高枫对《本草纲目》中记载的药用昆虫变态发育知识作了概述，藉此说明《本草纲目》具有的科学价值。杨红兵等指出，由于《本草纲目》收载的部分药材品种不符合现代人文与科学的要求，或不利于动植物及环境的保护等，亟待正确认识和恰当处理，可分为建议不用、依规使用、待研慎用和可作为提取某些药物的原料等 4 类，呼吁采取实事求是、与时俱进的态度将《本草纲目》与现代科学研究有机结合。

4. 实际运用领域

在临床应用方面，程静等通过分析《本草纲目》中有关化痰方药的记载，对李时珍痰邪致病理论和具体证治进行了探讨，总结了李时珍强调以五脏为核心、注重辨证论治，灵活运用内外治法等论痰治痰的学术特点。徐荣鹏对《本草纲目》中所载的 10 例咳嗽病案进行逐一解析，通过分析其辨证论治和遣方用药特点，了解《本草纲目》有关咳嗽的治法及用药情况。赵庆认为《本草纲目》治疗腰痛常以辛香流气、祛风活血、疏畅络脉、温阳益肾为原则，其用药规律可推广至全身各骨关节痛的治疗，并以典型病例说明应用该法的效验。潘定举等对《本草纲目》中所记载的瘙痒症外用治疗药物与口腔黏膜局部处方药物进行了整理归纳，分别从处方药物配伍、用药频次、药物性味、种类、使用方法、疗效与现代研究等方面进行了初步分析，可为相关药物研究和临床应用提供参考。周继刚等对《本草纲目》中治疗皮肤皲裂的方药进行了例举，并用实际病案验证其疗效。曾楚华等对《本草纲目》中膏剂的应用特色进行了总结，包括证含各科、药兼攻补、药味精专、制法考究、用法多样等。

在养生防病方面，薄文集等分析《本草纲目》对衰老机理的认识主要在于虚损和瘀血痰浊，从而提出其防治老年病的思想，包括固护五脏、补心养阴、消痰化瘀、补通结合等。杨芙蓉等对《本草纲目》中收录的 100 多味具有轻身延年功效的药物进行了整理分析，发现多数皆入脾肾两经，揭示补益脾肾两脏与延缓衰老的关系。周路红等根据历代辞书和本草文献，结合现代研究，对《本草纲目》中“酱”的释名、食疗作用与应用禁忌进行了深入辨析，对食养食疗有所补充。此外，李贵海从明代的社会背景出发，分析了李时珍的道医养生思想体现在保精养气、肾命为本，服食得当、长寿可期，修炼内丹、形神共济，严谨求真、慎用外丹等四个方面，且以理性严谨、求真务实的态度，去粗取精，去伪存真，在道家药物养生学的发展过程中发挥着承前启后的作用。

5. 文化传播领域

高洁等结合《本草纲目》的成书时代背景，对《本草纲目》收载的海外药物、海外影响力及海外藏本，分析了其成书前后的 16 世纪明代中外医药的交流情况，旨在对当下的中医药外交工作有所借鉴。绳建敏等对《本草纲目》东传朝鲜的过程及产生的重要影响进行了阐述和分析，指出该书不仅为朝廷医官所熟知并应用，被各类医书征引和仿效，而且是文人争相阅读的著作，体现了中国传统药物学、中国文化对朝鲜的影响。

此外，《本草纲目》的美学价值也得到关注。如韩进林从文学艺术的角度对《本草纲目》进行了新的解析，认为其融多学科为一炉，汇各类文献于一体，引证诗文并茂，行文体裁和叙事风格具有艺术之美，充分体现了李时珍的文学功底和审美底蕴，从而拓宽了《本草纲目》文化研究的视野。

最后，李绍林等对李时珍及《本草纲目》研究本身的发展进行了系统性回顾。其采用文献计量学方法，对中国知网数据库收录的2017年底以前有关李时珍《本草纲目》的研究文献进行了全面搜集与分类统计，发现相关研究呈逐年上升趋势，并汇集了一批代表性学者和刊物，但存在专业学术研究相对不足、各级基金支持明显欠缺、多元跨界交流亟待充实等问题。

（撰稿：张苇航　审阅：王键）

【盱江医学研究】

1. 医家学术思想

马瑞等基于《席弘赋》《补泻雪心歌》《神应经》等，分析北宋盱江针灸席弘一派的针刺补泻原则和内涵，认为席氏针刺补泻手法特色在于发展"捻转补泻法"，创"平补平泻法"，提出"飞经走气四法"和"行针阳数、阴数的补泻"。

傅一鸣等新发现明代龚居中《女科百效全书》一新残本，可补中华医学会上海分会图书馆孤本卷五之缺漏，虽辑录多而发挥少，但具有重要校勘价值。新残本仍未见有方剂索引备查，故两书合璧是否为全本尚存疑。

吴振华等整理明末清初喻昌络病思想，发现其基于《黄帝内经》理论详细划分经络层次，注重临床上经络二者联系，创新性提出"络脉缠绊"概念。并针对络病病理特点，从经治络，强调通络，提出甘寒通络治法，丰富了络治理论。且在中风、水肿病中具体应用络病证治思想，为相关疾病治疗提供新思路。

杨英艺等剖析喻昌治疗鼓胀的辨治特色，喻昌将鼓胀病机归纳为脾虚不运，致气、血、水三者运化失常，治法上以补法为主，开创了"培养""招纳""解散"的治法。方药以补中健运为主，可予少量活血化瘀、行气利水之药，虚实同治。

冯闲野等从外感误治，清热生津；假热真寒，回阳退热；热深厥深，缓补热结；伤食成隔，补中固脱4方面入手探讨喻昌《寓意草》中辨治外感病的经验，称其辨治外感病法于仲景，辨治精当，效若桴鼓。

黄进等比较朱丹溪和喻昌痰饮证治思想，总结病机上丹溪强调外邪致病，喻昌侧重痰由胃起，饮由内生；治法上丹溪强调"顺气为先，分导次之"和"实脾土，燥脾湿，是治其本也"。喻昌则承继仲景之法，主张"以温药和之"，急通其阳，并制定禁忌，完善仲景之说。

冷辉等考证，1646年（顺治三年）喻昌为钱谦益（牧斋）诊治眩晕一案是目前最早的位置性试验和中医手法复位治疗耳石症的记载。西医治疗耳石症应从1980年Epley介绍"手法复位"算起。治疗该病中医至少比西医早了334年，在医学界有着重要的意义，堪称中医的"喻氏复位法"。

于智敏通过对喻昌《寓意草·论黄湛侯吐血暴证治验》医案分析，认为肾精枯竭，元气暴脱，阴不潜阳，阳不固阴，上盛下虚，痰气交阻是吐血证的核心病机。先予人参浓汤救急，下黑锡丹30粒升降阴阳，坠痰定喘；继以大剂量阿胶溶化频服，不惟补血兼以益气固脱；后与补肾药加秋石调理善后。以批郤导窾之法审察病机，治愈危急重症，展示了喻氏医术之高。

钟礼韬认为，喻昌医德思想体现在为医立律、规范诊疗、医者笃于情、博学精医、当为自讼之医等方面。

谢强等研究明代吴文炳《医家赤帜益辨全书》，认为其中五官科疾病的遣方用药颇具特色，对耳鸣、耳聋、耵耳等病症重视局部用药，结合塞药、外敷、吹药等丰富的用药方法，简便效捷。谢氏等认为，清代陈当务《证治要义》论治五官疾病机理及辨治方药，内容丰富，持论精详，辨证精确，切实可用。陈氏辨治眼病，不离寒热虚实，辅以外治点药，治百病有余；辨治咽喉病，明其外感与内伤，辅以吹药、刺血及大量外治，救急救危，妙义天开；辨治齿病，明辨虚实，依证立法，法当无误。谢氏等还认为，《医学汇函》反映出明代聂尚恒擅治五官疾病，临证首重脉法，提倡识病必先明脉理，脉诊精微，每述一病，必先论其脉法、后述病证，其次紧接治法与治方。聂氏诊察鼻病推崇细察寸脉变化。辨治鼻塞，不囿于散寒，从升阳通窍论治；辨治鼻渊，不囿于胆热论，多以清散风热治之；辨治鼻衄，归经于肺，法重清热与滋阴，气清火降则血归于经；辨治酒渣鼻，善从肺经郁热入手，内外兼治，总以清泄肺热为要，达到清泄热毒、清肺洗肺之目的。

赖微微等认为，清代陈当务针对妇女经、带、胎、产等特殊生理特点，擅用温阳食疗法补充药疗不足；又巧妙借用中药外治思路，以鼻嗅食物气味调理胃气阻滞，为药疗打下基础；同时对食疗也坚持先辨病后用药的原则，视病症情况选用而非一味推崇。

冯倩倩等认为，清末李铎对小儿惊风病有独到见解，反对一遇发热概以惊风论治，尤其滥用寒凉重镇有毒类药物；诊断上重视指纹脉诊；治疗上重视培补元气，顾护脾胃；辨治方法多样，除内治法之外，尚有灯火灸、针锋贬法、敷等外治法。

倪敏钰等总结清代徐文弼《寿世传真》养生思想为：内外功结合，保养静气神；四时调摄，勿失其序；饮食调摄，节五味，择四气；五脏防病，首重脾胃；内养为本，药饵为辅。

2. 医史文化

傅斌等探讨盱江医学文化保护现状和盱江医学文化资源"保护"与"开发"的途径与方法，提出对于盱江医学文化的保护与开发需要从内容与媒介两个方面出发，充分结合数字化技术及多媒体手段。首先寻找盱江医学文化保护的切入点，然后构建多种渠道的传播载体，运用数字化展示，多媒体技术等新型的媒介方式对其进行立体的展示，是盱江医学文化生存、保护及开发的突破点。

（撰稿：李丛　审阅：王键）

［附］　参考文献

B

薄文集，石和元，王平.《本草纲目》对衰老的认识及其防治老年病的思想特点[J].湖北中医药大学学报，2018，20(2)：47

C

陈岚，贾波，邓怀涵，等.基于芍药量效关系探讨仲景治疗痛证的遣药组方特点[J].时珍国医国药，2018，29(1)：151

陈博武，孙晓燕.《圣济总录》消渴用药中黄连剂量的分析[J].中医文献杂志，2018，36(3)：35

程静，郭岚.李时珍《本草纲目》痰邪致病理论探析[J].时珍国医国药，2018，29(7)：1757

F

冯倩倩，李丛，罗侨，等.李铎《医案偶存》儿科学术思想探析[J].江西中医药大学，2018，49(3)：3

冯闲野，秦玉龙.喻昌辨治外感病经验探析[J].西部中医药，2018，31(9)：75

傅斌，范姝，赵婷婷.基于盱江医学文化资源保护与开发的调查研究[J].中国中医药现代远程教育，2018，16(3)：44

傅一鸣，付滨.发现《女科百效全书》新残本摭谈[J].中医文献杂志，2018，36(1)：35

G

高枫.《本草纲目》中药用昆虫变态发育知识概述[J].生物学教学，2018，43(7)：66

高洁，范璐，陈绍红，等.从《本草纲目》看16世纪前后的中外医药交流[J].中国现代中药，2018，20(11)：1447

郜峦，王振国，张丰聪.大数据背景下的地域性中医学术流派研究[J].世界科学技术(中医药现代化)，2018，20(1)：32

谷建军.论宋徽宗《圣济经》《圣济总录》之言道与载具[J].中华中医药杂志,2018, 33(9):3789

H

韩进林.《本草纲目》的艺术美[J].黄冈职业技术学院学报,2018, 20(4):7

贺亚静,蔡永敏,朱建平.补益气血正名考证及相关名称辨析[J].中医杂志,2018, 59(6):532

黄进,黄杰.《丹溪心法》与《医门法律》论痰饮之比较[J].现代中医药,2018, 38(2):78

黄举凯,张力,杨晓晖.《肘后备急方》葱白品种探析[J].中国中药杂志,2018, 44(12):1

J

贾志超.《圣济总录》论治便秘特色研究[D].成都中医药大学,2018

蒋银珂,张琪.《圣济总录》中胸痹心痛方剂的用药及证治规律研究[J].中国中医急症,2018, 28(1):150

L

赖微微,李丛.盱江医籍《证治要义》妇产科食疗特色[J].江西中医药,2018, 49(10):3

冷辉,张琦,孙海波.中医治疗耳石症探源—从喻嘉言一则眩晕病案说起[J].中国中医基础医学杂志,2018, 24(11):1631

李贵海.李时珍道医养生思想述略[J].时珍国医国药,2018, 29(1):257

李庆羚,马强,李丹,等.《肘后备急方》灸法运用特点探析[J].中医药临床杂志,2018, 30(3):40

李绍林,梁飞.基于中国知网的《本草纲目》文献计量学分析研究[J].河北中医药学报,2018, 33(4):49

林慧,梅全喜.《肘后备急方》治未病思想探析及其对现实的指导意义[J].中药材,2018, 41(4):1006

林慧,梅全喜.葛洪《肘后备急方》对中药炮制的贡献探析[J].亚太传统医药,2018, 14(2):81

林勇,柴生颋.《圣济总录》中对膝关节骨性关节炎的中医辨证论治规律及方药分析[J].四川中医,2018, 36(6):40

刘英杰,李欣,文卉,等.从《本草纲目》管窥李时珍之医学精神[J].时珍国医国药,2018, 29(7):1760

M

马瑞,魏建文.盱江针灸席弘派针刺补泻手法微探[J].云南中医中药杂志,2018, 39(10):14

梅全喜,王剑.李时珍及其《本草纲目》500年大事记(Ⅳ)(建国后1949—1998年)——纪念李时珍诞辰500周年(1518—2018年)[J].时珍国医国药,2018, 29(3):728

梅全喜,王剑.李时珍及其《本草纲目》500年大事年谱(Ⅴ)(建国后1999—2018年)——纪念李时珍诞辰500周年(1518—2018年)[J].时珍国医国药,2018, 29(4):972

N

倪敏钰,蒋力生.盱江医著《寿世传真》养生思想探析[J].江西中医药大学学报,2018, 49(4):3

P

潘定举,王丽颖.《本草纲目》中瘙痒症外用治疗药物初探[J].时珍国医国药,2018, 29(1):227

潘定举.《本草纲目》中口腔黏膜局部用药初探[J].中华中医药杂志,2018, 33(3):1114

彭锐,梁嘉琦.《本草纲目》"木棉"与岭南"木棉"的考证[J].中药材,2018, 41(5):1235

S

绳建敏,周建新.《本草纲目》东传朝鲜及其影响[J].医学与哲学(A),2018, 39(5):84

施雪斐,王一花,蒯仂,等.《圣济总录》中淋证证治拾萃[J].中医文献杂志,2018, 36(3):29

宋杰,王平.李时珍对药物归经应用的贡献[J].时珍国医国药,2018, 29(2):455

宋杰,王平.试析李时珍对针灸学的贡献[J].时珍国医国药,2018, 29(4):977

宋婷,张成博,陈维达.《圣济总录·诸风门》神志病证病机及用药特点分析[J].中国实验方剂学杂志,2018, 24(13):202

宋婷,张成博.《圣济总录·诸风门》的头痛病机及用药规律分析[J].辽宁中医杂志,2018, 45(1):21

孙放,郭淳,郑思思,等.《黄帝内经宣明论方》62证与《圣济总录》的渊源[J].西部中医药,2018, 31(7):55

T

唐斐斐，高日阳.《肘后备急方》渍法的运用探讨[J].中医文献杂志，2018，36(4)：32

屠燕捷，方肇勤，杨爱东.基于叶天士行医时期苏州温病的卫气营血辨证理论疾病基础探析[J].中华中医药杂志，2018，33(1)：36

W

万芳，王娇，郑端新.《本草纲目》引用今佚古医籍初考[J].中医杂志，2018，59(20)：1722

王剑，梅全喜.李时珍及其《本草纲目》500年大事记(Ⅰ)(明代1518—1644年)——纪念李时珍诞辰500周年(1518—2018年)[J].时珍国医国药，2017，28(12)：3006

王剑，梅全喜.李时珍及其《本草纲目》500年大事记(Ⅱ)(清代1644—1911年)——纪念李时珍诞辰500周年(1518—2018年)[J].时珍国医国药，2018，29(1)：216

王剑，梅全喜.李时珍及其《本草纲目》500年大事年谱(Ⅲ)(民国1912—1949年)——纪念李时珍诞辰500周年(1518—2018年)[J].时珍国医国药，2018，29(2)：460

王剑，梅全喜.论李时珍《本草纲目》的伟大贡献及学术价值——纪念李时珍诞辰500周年[J].中国现代中药，2018，20(5)：495

王仁和，石岩，张洋.李东垣从"脾胃"论消渴病机理论研究[J].中国中医基础医学杂志，2018，24(4)：434

王晓鹏，张乃方，李智鹏，等.《肘后备急方》"外治法"救治急症拾遗[J].中国中医急症，2018，27(2)：352

王益杰，陈向荣.李时珍编著《本草纲目》过程中所表现出的人文素养探论——纪念李时珍诞辰500周年[J].时珍国医国药，2018，29(2)：457

王永炎.在诠释中创新——评《本草纲目影校对照》[J].北京中医药大学学报，2018，41(8)：702

吴筱枫，严世芸.《圣济总录·肺藏门》肺虚证辨证论治特色[J].中国中医药科技，2018，25(2)：295

吴振华，姚鹏宇，郭少武，等.喻昌络病学术思想探析[J].江西中医药大学学报 2018，30(6)：14

武喜红，李雪.《本草纲目》中茄科药物基源考证[J].亚太传统医药，2018，14(11)：85

X

谢娟，李正胜，张雄峰，等.葛洪《肘后备急方》对水肿病的认识探微[J].中华中医药杂志，2018，33(7)：2992

谢强，宋济，黄冰林.盱江名医聂尚恒《医学汇函》辨治鼻病经验[J].江西中医药，2018，49(7)：3

谢强，宋济，黄冰林.盱江名著《医家赤帜益辨全书》辨治五官疾病特色[J].江西中医药，2018，49(6)：3

谢强，宋济，黄冰林.盱江名著《证治要义》辨治五官疾病思想撷要[J].江西中医药，2018，49(5)：3

徐荣鹏.《本草纲目》咳嗽病案刍议[J].国医论坛，2018，33(5)：62

Y

颜文强，张其成.《肘后备急方》"龙牡远茯汤"安神原理探析[J].西部中医药，2018，31(8)：36

杨芙蓉，王平，曾兰，等.从脾肾归经角度探析《本草纲目》轻身延年药物[J].时珍国医国药，2018，29(1)：223

杨红兵，王剑，刘艳菊，等.认识和处理《本草纲目》中少部分药材品种之我见[J].时珍国医国药，2018，29(8)：2011

杨英艺，武哲丽.喻嘉言治疗鼓胀经验[J].山东中医杂志，2018，37(3)：253

于智敏.批郤导窾辨病机——喻嘉言医案赏析与启迪[J].中国中医基础医学杂志，2018，24(1)：60

Z

曾楚华，王文晟，张希，等.《本草纲目》膏剂特色探析[J].时珍国医国药，2018，29(8)：2009

张珊珊，陆燕，郭锦晨.《圣济总录·诸痹门》中风湿痹用药规律研究[J].甘肃中医药大学学报，2018，35(3)：78

张曙光，郭露秋，卢福恭，等.葛根在经方中应用规律[J].辽宁中医药大学学报，2018，20(8)：63

张震之，谢敬.《〈本草纲目〉导读》评介[J].中国中医药现代远程教育，2018，16(8)：65

张志斌，郑金生.国内新现《本草纲目》两种金陵版考察[J].中国中医基础医学杂志，2018，24(8)：1036

赵庆.宗《本草纲目》治腰痛用药规律辨治关节疼痛[J].时珍国医国药，2018，29(1)：229

赵中振.一个人，一本书，一把艾草，一座桥梁——纪念李时珍500周年诞辰[J].中医杂志，2018，59(11)：901

郑金生，张志斌，汪惟刚，等.《本草纲目》引文溯源的研究[J].中医杂志，2018，59(11)：903

钟礼韬.喻昌《医门法律》医德思想及其养成[J].中国中

医药现代远程教育,2018, 16(17):36

周继刚,付婷婷,温涛,等.李时珍治皮肤病之皮肤皲裂症方药初探[J].时珍国医国药,2018, 29(1):226

周路红,王蓓.《本草纲目》"酱"释名及食疗作用辨疑[J].中国中医基础医学杂志,2018, 24(9):1204

周兴玮,杜明浍,谢强,等.盱医谢强论治耳鼻咽喉病中调理脾胃经验初探[J].亚太传统医药,2018, 14(2):136

周志娟,赵进,尧波.盱江名医黄调钧治疗男性不育症验案 2 则[J].江西中医药大学学报,2018, 49(1):4

（三）医史文化

【概述】

2018年，与医史文化相关的研究主要涉及疾病史、诊疗史、医学教育、医事制度、医疗社会文化史等方面。

1. 疾病史、诊疗史

杜松等认为，"舌色"一词从字面上看，从元代至今尚无明显变化，但从术语内涵上看经历了舌苔色、舌质色混称和明确区分的过程，至近现代"舌色"这一名词术语被准确定义而专指舌质颜色。

金道鹏等认为，雀啄脉既为脾衰之脉又为孕产之脉，古人将快速且脉来多次而中止一次的脉象均归属于雀啄脉范畴，提示雀啄脉有生理、病理之分，其判别的关键在于脉来有无"胃气"。

盛红着眼于"身体感"探讨经典文献中"烦"证的作用场域、知觉现象及相应的符号系统。"烦"不仅作用于意识层面，更展演于口舌、肌骨、四肢等场域，火、火邪、火气等概念与心中之烦、口舌之烦、肌里之烦、骨节之烦等"身体感"系两相涵括。"烦"证的情绪、口感与肌骨之间的病位深度，始终在自体或他体的处境中透过知觉体验而把握。

陈明在搜集相关梵汉文本史料的基础上，采用梵汉对勘或比较的方法，将记载了天竺药名的汉译佛经的多种版本（含写本与刻本）、与之对应的西域写经、尤其是原典文献（包括梵文佛经、梵文医书等）等进行对比，通过系列文章，考释了马香草、摩那叱罗、帝释手草香、牛膝、婆罗门皂荚、牛黄、芥子、毕履阳愚、郁金、郁金香、尸利沙、阿吒留酒根、龙华须、细豆蔻汉译佛经中的天竺药名。

刘鹏认为，古代医家虽然对药性理论阐释药物功效发生机制的局限性有所认识和反思，但影响古代本草理论嬗变的主要力量，并非来自中医自身，而是近代以来西医学的冲击。受西医药物学分类方式的影响，近代医家以功效分类本草，以实现传统本草学形式上的科学化。1950年代以后，以《中药学》教材为标志的新的中药学范式，则有从内容上将功效作为中药学主体的趋势，本草传统至此发生重大改变。在这个重新建构起来的中药学体系中，药效的凸显使药性流于一种形式上的附庸和点缀，高等中医院校《中药学》教学、学习、考核各个教学环节的重点，经常变成了对功效的讲解和记忆。

2. 医学教育、医事制度

丁洁韵对《天盛律令》涉医内容进行整理分析，从医疗机构的设置、管理以及医学人员的职责、权利等方面对西夏的官方医学模式进行梳理，并与北宋时期的相关医政制度进行比较，认为西夏在医学管理上，参照中原并结合当地实际而选择的简单实用的模式，是西夏根据自身情况的一种合理选择。

丁雪华等以民国时期发行量较大的《申报》为史料，分别从医药监管法律的建立、重视医德、医疗水平的良莠不齐、中西医的竞争、媒体的传播、医疗场所的变化等6个方面概述当时的医疗环境，并以此为借鉴，探讨当代社会的医疗模式以及如何适应新形势下的社会发展。

李剑认为，1953年6月召开的中南区第一次中医代表会议，是中华人民共和国成立之初中医政策出现历史转折的标志。会议后制定的新政策规定，医疗卫生行业和中、高等教育全面向中医药开放，卫生部设立中医司，省、市卫生厅（局）设立中医处

(科);中华医学会开始吸收中医会员,各地成立了中医学会;医院开始设置中医科,公费医疗将中药纳入报销范畴。到 1956 年底,中医药的各种机构设置已经齐备,“对待中医的正确政策”得到全面落实。现今中医行业的管理格局从此形成。

刘鹏认为,近代中医教材模式的构建可大致分为 3 个阶段,1910—1925 年期间为各自探索的早期阶段;1926—1929 年期间以先后两次中医教材编辑会议的召开为标志,中医教育界对中医教材编写模式进行了广泛讨论并最终达成共识;1930 年后随着汇通中西医学以整理中医学术理念的深入,近代中医教材模式得到了强化。近代中医教材模式的构建是近代中医理论嬗变的历史缩影,该模式虽尚有诸多可调整和完善的空间,但近代医家积极应对中西医对话的历史经验依然值得借鉴。

3. 医疗社会文化史

于赓哲认为,陕西韩城盘乐村北宋墓葬壁画中备药图的出现,折射出北宋以来医学的文本化。医学文本对绘画题材的渗透表现出宋人价值观,中医学典籍地位的抬升与独立,使其不再是唐代以来宗教题材背景的延续,而是成为了以“供养”为主题的世俗画面的核心部分。画中选择了《太平圣惠方》,充分体现出该书强大的社会影响力以及宋代民众与前代迥异的对“今本”医籍的崇尚。

程民生认为,北宋末期官医约 12 000 人,遍布城乡的民间医生约 25 000 人,总计约 37 000 人,其中京师开封大约每千人一名医生,在当时全国乃至全世界都是绝无仅有的。

杨金萍等通过山西永乐宫元代壁画、宝宁寺明代壁画展现的古代接生及洗儿画面,结合古代文献,分析了古代分娩接生状况、医疗卫生水平以及夹杂着民俗意味的新生儿调护等。

庄文元等认为清宫用药档案中,现存光绪六年慈禧太后的用药档案并非均为当年记录,正月初七日至六月二十四日记录实为光绪七年同期用药档案,六月二十五日至当年年底才是光绪六年的用药档案。档案错乱的原因极可能是人为作伪,作伪者销毁或隐藏了光绪六年前半年及光绪七年后半年慈禧太后的用药档案,将光绪六年下半年的及光绪七年上半年的用药档案合并为光绪六年的用药档案。

周郢认为,清代医家刘奎《松峰说疫》所言多种治方出自“岱宗石壁”确有其事,而非妄言。其镌之者为宋代惠民和剂局,镌刻地点则在岱顶玉女池侧。今玉女池故址有摩崖石壁,其下部掩于土中,或即药方石刻。

杜鹃等认为,中华人民共和国成立初期在消灭性病运动过程中一度出现了青霉素疗法、苏联的砷铋混合疗法与中医药疗法 3 种疗法共存的局面。疗法之争背后的依据,除了疗效,还有政治因素、国家权力对医学实践的深入影响,医生的自主性和能动性受到了限制,医学知识与医生在强大的社会改造运动中成为政治任务的工具和执行者。

余新忠重点阐述了人文关怀精神于医学史研究的意义,指出更有人性的历史书写有助于提升历史论著在学界和社会上的影响力。深入分析了医学史研究中存在的加减法现象、出现的原因,并指出医学史料挖掘过程中存在的问题,医学史的研究应该拓展视野与史料占有范围。只要能够更新理念和方法,努力挖掘资料,从关注生命的角度进行医学史的研究,将对未来充满期待。

郑洪认为,民国时期现代学术分科模式下的医学史学科开始创立,当时的主流研究方法是以现代科学知识解析旧有医学史料,以求医学进化,这对于中医来说实质是一种“外部”研究。中医出于教育的需要,继续发展其“明系统”“分派别”“示门径”的史论模式来编写医学史教材,形成其“内部”传统。医学史学科一直以来定位属于“科学史”,但若以“科学”建构的眼光看待中医历史,则无论“内史”或“外史”,均未足以全面地反映其理论内核的演进历程。超越体系分科,在科学人文视角下从知识研究的角度来探究中医史,有可能达到外部审视与内部自省的互通。

(撰稿:刘鹏　审阅:王键)

【近代中医期刊研究】

近代伴随西方医学的大规模传入，中医学面临冲击和挑战，在西医期刊相继出现和国内办刊热潮的共同影响下，中医药期刊在全国各地陆续创办。陈婷等对民国时期北京地区的中医药期刊进行分析，具体包括《通俗医事月刊》《国医卫生》《明日医药》等12种刊物。李博群指出，《北京医药月刊》创办于1939年，共发行10期，社长为汪逢春，旨在发扬国医国药，具有专业与通俗相结合、关注时疫防治、谋求中医发展、注重古籍整理、传播医界新闻、重视中医教育、期刊设计精美等特色。罗惠馨等提出，目前近代广州地区中医期刊研究主要涉及期刊现存情况的调查、期刊的保存整理、期刊所载医案研究、期刊所载专科文献研究等7个方面；并认为在现存期刊的调查、期刊的学术价值发掘、期刊内容的专题性研究等3个方面，仍有较大的发展空间。

利用中医药期刊对近代名医的学术思想、临床经验展开研究，是另一研究视角。马晓丽等基于民国时期山西的《医学杂志》，引用其"国医宜融会各家不偏一派论略""中西医术案证论""肝强肺弱咳血症治疗""吐血半年半月治断案"等多篇文章，展现刘蔚楚先生在内科疑难杂症的独到临床经验、妇儿及疫病等的良好治疗手段。余永等基于12期《医林》中其撰写的22篇文章，发现张继有先生对于中医经典理论、中西医结合、传染病、中药等方面的深入研究。但《医林》是伪满洲国时期由伪满洲国中央汉医会创办发行的刊物，是记载特殊条件下中医的畸形生存状态。同样，《汉文皇汉医界》是由（日本）东洋医道会台湾支部在台创办的医学刊物。据王尊旺考证，《汉文皇汉医界》1928年11月创刊，1937年11月停刊，共出版108号。期间更名3次，历经陈茂通、苏锦全两任主编，稿件来源则有转载中国大陆中医药期刊、作者直接投稿、编辑部自行组稿3种方式。《汉文皇汉医界》存续期间，与中国大陆保持密切交往，体现民国时期海峡两岸中医界的血肉联系。

据郭妍等统计，1904—1949年全国创办的中医药期刊，共有343种。从期刊基本生态、期刊内容特征2个方面进行了归纳：①基本生态：民国中医药期刊创办者以民间医学团体或个人为主，发展极不稳定；期刊种类以综合性期刊居多，专科刊极少；编辑撰稿者以名医名家为主，学术水平和学术氛围较高。②内容特征：期刊内容中西医兼顾，助力医学知识的普及；关注时事热点，发挥喉舌作用；刊学相辅、刊校互动，与中医药学校教育相辅相成；关注读者需求，重视与读者的交流互动。分析研究近代中医药期刊，能够比较客观地反映这一时期中医学术交流特点，为近代中医学的研究提供参考。

（撰稿：杨奕望　审阅：朱邦贤）

【丝路医药研究】

张小波等认为，"丝绸之路"在推动了我国与外邦政治、商贸和文化交流的同时，也促进了中医药的发展。汉唐时期"中药资源"是古丝绸之路商品的重要组成部分，当时带出去的是丝绸，带回来的是药材；宋代是外来中药资源进入中国的鼎盛时期，引入的中药资源种类多、数量大，且香药通过"海上丝绸之路"在当时被大量引入并盛行；元代香药在日常生活中的消费重点发生了转变，由疗疾保健逐步转变为美食调味；明代主要是通过郑和下西洋，胡椒、苏木等东南亚各种香药被带入中国，同时也促进了中国的人参、麝香和茯苓等药材在东南亚的畅销；清代西方药学和产品逐渐进入我国。

李建民从医药文献中以牛黄为例，通过分析牛黄在丝路沿线国家的药物文献记载，以及牛黄的功效、分类等考证了丝路药物交流史。

马捷等通过解析晚清的一则中医药文告，认为该文告不仅是丝绸之路上中医药传播的重要形式之一，也见证了中医药在海上及陆上丝绸之路的传播与应用。

张如青考证，"丝绸之路"一词是1877年德国地质地理学家李希霍芬在其著作《中国亲程旅行记》中首次提出的。“海上丝绸之路”则是1913年由法国汉学家沙畹在《西突厥史料》中提出，张氏回顾百年来丝绸之路医药研究的历史，将其分为形成期、发展期、繁盛期、鼎盛期和由盛及衰期5个阶段，并提出5点展望：①寻找新材料，研究新问题。②对既有材料精耕细作。③东中段丝路医药文化的深入研究。④西段丝路医药的传播与海上丝路医药的传播。⑤丝路医药自身的深入研究。

王志旭等认为，南北朝时期中医药就借助丝绸之路传入朝鲜、日本、韩国等国，同时也将红花、血竭等珍贵药物引入国内。当代的“一带一路”倡议沿线国家开展中医药交流与合作，中医药在“一带一路”沿线国家和地区2014年贸易额达25.43亿美元，提升了中医药健康服务国际影响力。日本、朝鲜、韩国、越南的传统医学与中医药有密切关系，目前新加坡和泰国等国家明确将中医药立法，且已将本国传统医学纳入国家法定医疗保健系统。王氏提出，应该利用好国家的扶持政策，响应市场机制，鼓励相关机构、学会、企业等根据自身特点和优势，参与中医药“一带一路”建设。

（撰稿：王尔亮　审阅：朱邦贤）

［附］　参考文献

C

陈明.汉译佛经中的天竺药名札记（一）[J].中医药文化，2018，13(1)：39

陈明.汉译佛经中的天竺药名札记（二）[J].中医药文化，2018，13(2)：28

陈明.汉译佛经中的天竺药名札记（三）[J].中医药文化，2018，13(3)：14

陈明.汉译佛经中的天竺药名札记（四）[J].中医药文化，2018，13(4)：50

陈明.汉译佛经中的天竺药名札记（五）[J].中医药文化，2018，13(5)：31

陈明.汉译佛经中的天竺药名札记（六）[J].中医药文化，2018，13(6)：25

陈婷，任宁宁，宋白杨.民国北京中医药期刊特色探析[J].中国中医药图书情报杂志，2018，42(1)：62

程民生.宋代医生的文化水平和数量[J].河北学刊，2018，38(3)：54

D

丁洁韵.从《天盛律令》看西夏与宋医政制度之异同[J].中医药文化，2018，13(2)：53

丁雪华，陈丽云.从《申报》视角看民国时期的医疗环境[J].中国中医基础医学杂志，2018，24(7)：938

杜鹃，魏怡真，胡馨新.中国成立初期消灭性病运动中的疗法之争[J].中华医史杂志，2018，48(2)：104

杜松，刘寨华，于峥，等.“舌色”源流考[J].中国中医基础医学杂志，2018，24(9)：1188

F

冯玉荣.上医医国：一位晚明医家日常生活中的医疗与政治[J].华中师范大学学报（人文社会科学版），2018，57(3)：115

G

郭妍，常存库，姚梦杰.中医药期刊发展历程探析[J].吉林中医药，2018，38(10)：1230

郭妍，裴丽，姚梦杰，等.民国时期中医药期刊时代特征探析[J].吉林中医药，2018，38(9)：1110

J

金道鹏，赵吉忠，陈晓.雀啄脉历史沿革及主证浅析[J].中华中医药杂志，2018，33(6)：2531

L

李剑.国初中医政策的转折点：中南区第一次中医代表会议[J].中医文献杂志，2018，36(4)：59

李博群，陈婷.民国《北京医药月刊》学术特色探究[J].

环球中医药,2018, 11(2):226

李建民.丝路上的牛黄药物交流史[J].中医药文化,2018, 13(1):14

刘鹏.近代中医教材模式的构建与反思[J].中医杂志,2018, 59(13):1092

刘鹏.中国古代本草传统的近现代嬗变[J].中华中医药杂志,2018, 33(12):5331

罗惠馨,陈凯佳,黄子天.广州近现代(1840—1949年)中医期刊研究概况[J].中医药导报,2018, 24(14):18

M

马捷,李小林.从一则"丝绸之路"中医药文告看中越医药文化交流[J].中医药文化,2018, 13(3):35

马晓丽,杨继红.刘蔚楚及其学术思想研究——基于民国时期山西《医学杂志》[J].山西中医学院学报,2018, 19(3):1

S

盛红.疾病境遇与文化旨趣:中医经典文献中"烦"证的身体感探赜[J].中国中医基础医学杂志,2018, 24(7):935

W

王志旭,齐香梅.中医药产业或可成为"一带一路"重要内容和最佳载体[J].科技风,2018(12):186

王尊旺.《汉文皇汉医界》杂志创办沿革与稿件来源考[J].中国中医药图书情报杂志,2018, 42(2):60

Y

杨金萍,胡春雨.从永乐宫、宝宁寺壁画谈古代妇女产蓐过程及诊病禁限[J].山东中医药大学学报,2018, 42(2):163

于赓哲.韩城盘乐村宋墓壁画的范式与创新——备药图背后的医学衍变[J].中医药文化,2018, 13(6):5

余永,王姝琛.吉林名医张继有与《医林》[J].中国中医药图书情报杂志,2018, 42(1):59

余新忠.融通内外:跨学科视野下的中医知识史研究刍议[J].齐鲁学刊,2018,(5):28

Z

张如青.丝绸之路医药研究的回顾与展望[J].中医药文化,2018, 13(1):5

张小波,吕冬梅,黄璐琦,等.基于"一带一路"的外来中药资源开发探讨[J].中国中药杂志,2018, 43(7):1501

郑洪.不同的向度:中医史研究的内与外[J].齐鲁学刊,2018,(5):36

周郢.古代医籍中所引泰山石刻药方考[J].中华医史杂志,2018, 48(1):3

庄文元,杨东方.光绪六年(1880年)慈禧太后用药档案错乱考[J].北京中医药大学学报,2018, 41(1):20

六、民族医药

【藏医药研究】

藏医药发展史研究方面，泽翁拥忠等研究了甘丹颇章时期的藏医药发展。在这一时期，康巴地区出现了司徒曲杰迥勒、帝玛尔·丹增彭措等一批杰出的藏医药学家，编著《晶珠本草》《临床札记》《迷旁甘露方剂》等高水平藏医药典籍，建立八邦寺和噶陀寺以开设藏医药讲授学院，修建德格印经院印刷书籍。黄全毅系统总结了第悉·桑结嘉措对藏医药的贡献，其在康熙年间创办了拉萨药王山医学利众院，撰写《蓝琉璃》《第悉藏医史》，为藏医发展做出了积极的贡献。

文献研究方面，洛桑塔杰等对《塔尔布医典》的渊薮、传承脉络及现存版本进行考证，现存的 3 种抄本分别为旺堆教授传本、德格传本、布底传本，可惜均非完整版。从语法、文法、字迹、行文方式看，其形成时间约在 12～14 世纪。流传途径单一，通过师承传递。更桑等运用文献、实物和标本对比、咨询专家等方式对《度母本草》进行考证和分析，认为此书是古代藏医药本草书中内容最齐全、药物种数最多者，最迟形成于公元 12 世纪左右，具有独特的学术价值。尕藏措等以《藏医药经典文献集成》为研究对象，挖掘整理"多血症""查培乃""血隆病""血病""坏血病"相关内容，按病名、病因病机、临床诊断、治法治则、其他疗法等进行梳理归类，并挖掘整理历代藏医对多血症的用药原则和诊治经验。扎西道知等为进一步挖掘整理藏医药古籍文献中的有关不良反应及其警戒思想，指导临床上安全合理用药，以《临床特效验方集》为切入点，对几种常用藏药的不良反应及用药注意事项进行研究，并提出预防措施。

教育与传承保护方面，林扎西卓玛以藏传佛教格鲁派著名寺院甘肃拉卜楞寺曼巴扎仓修习体制为例，针对甘肃藏医药学教育现状及存在问题，提出甘肃藏医药学高等院校人才培养建议：重视传统教育模式，防止盲目西化，加强对经典典籍的背诵，建立高素质师资队伍，增加药材辨识课程，发掘传统教育与院校培养的切合点，建立互动开放的教学体系。景威栋等对新媒体时代藏族地区媒介生态的变化进行了研究，认为藏医药南北派系的相对独立以及各自内容的过度依赖传统模式，导致了新媒体打破文化传播时空界限和拓宽传承发展渠道的优势未能凸显，加之藏医药的传承与传播受制于专业传播团队匮乏、硬件技术滞后、传播互动不强的影响，导致传播效果弱化。

药物考证方面，付林等采用文献整理与医院、药厂、市场调研相结合，考证基原植物的方法对藏药"榜间"(龙胆花)进行了研究，最终确定文献记载其来源共有 14 个种、3 个变种，市场主流品种则来源于多枝组华丽系龙胆，以蓝玉簪龙胆 *Gentiana veitchiorum* 为主，以同组同系的华丽龙胆 *G.sinoomata*、线叶龙胆 *G.lawrencei* var.*farreri* 为辅。周则等提出针对藏药帕栗嘎多代用品或误用品的临床现状，通过文献考证出目前藏医所用和古籍中记载的帕栗嘎计有 2 科 2 属 10 种，并将混乱的原因归结为原植物和生药性状、药效相似、同名异物和同物异名现象以及用药风俗的差异。张怡等对藏药藏锦鸡儿进行了基原植物与代用品考证。赵梅宇等考证了榜那—铁棒锤药材的名称与基原植物。

用药规律方面，贡保东知等在统计藏医治疗脾胃病方剂的基础上分析药物间的关联规则，挖掘核心药物及新处方；构建"药物—化合物—靶点"网络，并研究藏药五味石榴散治疗脾胃病各药物靶标间的相互作用关系及其相关通路。提出藏医治疗脾胃病以增生"胃火"为思路,以理气健脾为主药,其作用机制可能是通过调控消化液、质子泵、线粒体以及机体对微生物的免疫功能等多靶标、多通路共同干预来实现。徐僮等用类似方法整理出"黄水病"藏药方剂101首,涉及223味藏药,使用频次10次及以上的藏药共30种,演化得到核心组合18个、新处方15个,发现黄葵子、乳香、决明子、诃子等常用药物以及宽筋藤-乳香-诃子-余甘子等核心组合18个。李琪等分析藏医文献中治疗肝炎方剂用药规律,筛选出101首方剂进行分析,确定处方中各藏药的用药频次,演化出核心组合43个、新处方4个,认为运用中医传承辅助平台对藏医药治疗肝炎方剂进行的用药规律分析及新方发现具有临床指导意义。刘欢等总结了531首高原方剂。

药物研究方面,文成当智等基于3 000余函藏医古籍文献,应用历史时间轴方法和Gephi v0.8.2可视化软件等梳理藏药"味性化味"理论的传承历史,阐释藏药六味、三化味、十七效等如何作用于三因和20种特性等疾病属性。

实验研究方面,李龙梅等将65只线栓法制作的局灶性脑缺血再灌注大鼠模型分为假手术组、模型组、阳性组、白脉病疗法组和如意珍宝丸组,分别于3、7、14 d检测CD_{34}蛋白、VEGF1蛋白、GAP-43蛋白的表达情况。结果,(7 d)白脉病疗法组、如意珍宝丸组、模型组CD_{34}、VEGF1、GAP-43阳性表达明显较高,与模型组比较,$P<0.05$。(14 d)白脉病疗法组、如意珍宝丸组、阳性对照组CD_{34}、VEGF1、GAP-43阳性细胞表达均高于模型组,$P<0.05$,白脉病疗法组CD_{34}、GAP-43的表达高于如意珍宝丸组。

(撰稿:徐士奎 韩艳丽 审阅:董秋梅)

【蒙医药研究】

张振鹏等对蒙古族医学的形成和发展做了简要的梳理:①13世纪前为医学积累和萌芽的阶段。②13世纪～19世纪上半叶为开始奠基和形成。③清末西医开始传入内蒙古,蒙古族医学发展缓慢。④建国后形成完整的蒙古族医学理论体系,迎来了发展的崭新时期。同时,对宗教、民族交流、蒙古族的生产生活实践在蒙古族医学的形成和发展所起到的作用进行了分析,并就蒙古族医学的未来发展提出了挖掘传统资源,加大人才培养,加快科学管理进程,探索产业化路径的展望。

武丽媛等对比了中、蒙医学在人体结构、生理病理、诊断治疗等方面的整体性理论,以说明整体观念在两种医学理论中的重要性。

熊明辉等研究了蒙医临床推理路径,结合蒙医自身特色,提出了"协同推理方案"。纳日碧力戈等以国家利益的视角,分析了"蒙医入中"的法律支撑和精神追求。张春生等将决策树算法用于蒙医方剂配伍规律的研究,采用《传统蒙药与方剂》中治疗"赫依病"的27个方剂进行实验,得到了决策树和相应的关联规则,表明决策树算法可用于挖掘蒙医方剂药物组成与主治和功能的关系。

吴斯琴毕力格等根据《蒙医体质分类与判定评分表》,将青年志愿者分为正常组(A组)、蒙医赫依组(B组)、希拉组(C组)、巴达干组(D组)进行身高、身体质量指数、血常规、尿常规检测。结果,体质量方面,A、B、C组均正常,D组超重;尿常规指标,各组均正常,组间比较无明显差异;血常规指标,各组均正常,经组间比较,A组与D组的白细胞(WBC)、淋巴细胞数(LYM)、嗜酸细胞数(EO)、单核细胞数(MONO)指标有显著性差异($P<0.05$, $P<0.01$),C组与A组、B组与D组之间仅在MONO方面有显著性差异($P<0.05$),A组与C组、C组与B组间差异不显著,其他各体质间均存在显著性差异($P<0.01$)。表明蒙医体质对血常规和BMI具有一定的影响,尤其对巴达干体质人群影响较大,其血常规各细胞数偏高,并且体质量超重,引发高血压、高血脂等相关疾病的可能性较大。

戈宏焱等观察蒙医治疗肝纤维化的效果。近年的研究显示,蒙药可对肝纤维化的多个环节进行治疗,与西药相比优势独特,但其抗纤维化机制仍不够清晰，且缺乏系统化的临床试验。

武丽媛等介绍蒙医针刺疗法的起源、工具、操作方法、针刺分类、穴位以及适应证，重点论述蒙医针刺疗法的现代临床运用，包括高血压、肩周炎、颈椎病、腰椎间盘突出症、痛风以及单纯性肥胖等疾病，强调蒙医针刺以调理寒热、引病外出、协调整体、改变局部为治疗原则，突出其独特的疗效，从而能够更好地指导临床实践，表明蒙医针刺疗法是在人体的固定穴位通过金针或银针产生刺激或传导冷热刺激来治疗疾病的一种重要蒙医传统疗法。

照那木拉等利用生理心理、生物力学的原理及方法探讨了蒙医整骨术骨折复位，认为相对中医而言，蒙医更具有“生理愈合—心理恢复”兼顾、“肢体愈合—功能恢复”兼顾，生理与心理“动”稳定、静态与动态“动”平衡、作用力与反作用力“动”统一等独有特质，因而恪守“身心统一”“动静合一”“以力对力”“反向复位”的独特准则。因此它的独具特征、独有特质、独特准则是传继与沿用至今的根本，更是当今骨折复位疗法整体、动态、功能化发展方向。

（撰稿：王兴伊　审阅：董秋梅）

【彝医药研究】

基础理论方面，罗艳秋等运用文献资料结合田野调查的系统研究法，指出彝医药是在推算日月运行和气候变化规律的基础上形成的，以阴阳疗疾理论为核心的医学体系，保留了中华上古医药理论的源头。徐士奎等通过对彝文典籍的系统研读和归纳，提出气浊学说是彝医药的理论源头，并且认为彝文典籍《哎哺啥呃》中揭示的彝族古代哲学理论是构成彝医理论的核心概念。

沙学忠认为毕摩对彝族传统文化的继承和发展极为重要，其经书记载有部分的医药内容，是彝族医药理论基础的来源。蔡富莲认为风和邪是引起一切疾病的主要原因，风是引起疾病的根本，邪是致病的主要因素，疾病与自然环境、季节气候及生产生活方式等密切相关。杨发成研究了彝药和中药的命名特点，提出彝药的命名根据是药物的形态、生长特点、气味、功效、作用、入药部位等，而中药则是根据药物的功效、产地、形态、气味、滋味、颜色、生长季节、进口国名或译音、人名、秉性等命名。

临床研究方面，宋冲会等观察彝药火疗治疗寒湿腰痛疗效，将200例患者随机均分为两组，对照组予彝药湿热敷，治疗组予彝药火疗，连续治疗10 d。结果，总有效率治疗组高于对照组（$P<0.05$）；两组的疼痛变化程度（NRS评分、JOA评分）均改善，JOA评分改善治疗组优于对照组（均$P<0.01$）。徐飞飞等选取气滞血瘀型项痹病患者92例均分为两组，对照组予口服根痛平联合针刺治疗，观察组予彝药项痹汤内服联合针刺治疗，1个疗程7 d，治疗2个疗程。结果，总有效率和治疗后10、14 d的视觉模拟评分法（VAS）评分、症状及体征评分，观察组均优于对照组（均$P<0.05$）。

文献研究方面，徐士奎等通过对滇、川、黔等彝族地区的单位及毕摩、彝医等个人进行彝医药古籍文献调研，发现其流布特征：文献数量众多，题材多样，但收藏分散；分布呈区域性差异，缺乏整体规划；部分彝医药知识分散于非医药专书，缺乏系统整理。建议制定总体规划与地区协作方案，建立彝医药文献资源保障体系。徐氏等还分析，彝医药古籍文献以明清时期为多见，其原因为明代造纸业的普及和毕摩社会职能的改变，并提出不能以古籍的版本年代判定其产生时期。

罗曲总结了记载彝族治病经验的3种文献，分别为彝文典籍中的神话、传奇和传说，包括毕摩经书在内的彝文祭辞以及医药专著。包雅婷等通过查阅多种彝药类文献，共整理出223种动物药、222种植物药的用药经验，炮制方法包括鲜用入药、炒制、酒制、煎、煮、蒸、熬、油制、煨、熏蒸、蜜制、醋制等，研究总结了具有毒性的彝医动物药4种、植物药4种。王海洋等通过搜集《中国彝族药学》《彝药志》《医病好药书》等彝医药著作中的102首治疗风湿病的方剂，发现酒剂64首（占62.7%），认为彝医应用酒剂治疗风湿病时多以单方为主，主要选用较大剂量的祛风湿药泡酒内服外擦，复方多应用祛风湿药配伍活血化瘀药、补益药，有内服、外用、内服兼外用3种用法，用药剂量多为常规剂量或偏大。

药学研究方面，邱尔作等研究毕摩“斯色毕”医病仪式中的“日补”（指“斯莫索”—香樟和“拉莫格尔”—菊三七）与斯色病（指痛风性关节炎）的相关性，发现香樟的芳樟醇、肉桂酸、茴香脑和苯乙烯等和菊三七的菊三七碱的类结构成分、腺苷等成分是“日补”治疗斯色病的有效物质基础，诠释了毕摩“斯色毕”仪式的科学性。李莹等介绍了彝族的食补剂，指出动物药多采用炖肉、熬汤、蒸肉、煨肉等做法，蛋类药多采用蒸法，植物类药则多采用煎膏、鲜榨汁、煮粥、烙饼、烤馍（制粉）、做糕点等方式。

实验研究方面，景明等对金基痹痛舒合剂进行了研究，采用大鼠足跖注射鸡蛋清导致炎症肿胀造模评价其抗炎作用，采用小鼠腹腔注射冰醋酸导致扭体反应方法考察对其镇痛作用，小鼠经口给药对其急性毒性进行检测。结果，30 g生药/kg和10 g生药/kg组均能够明显抑制大鼠足趾炎症肿胀，75 g生药/kg和25 g生药/kg组对醋酸致小鼠扭体反应均有明显的缓解作用；急性毒性研究结果表明，经口给药的小鼠最大给药量为202.5 g生药/kg体重，按成人常用量计算，相当于成人常用量的150倍。提示金基痹痛舒合剂具有显著的抗炎镇痛作用，在常规剂量下使用是安全的。

童妍等采用二甲苯致小鼠耳肿胀法、棉球肉芽肿法，醋酸致小鼠腹腔毛细血管通透性增加法，观察劳伤药“汝无糯鸡”（金粟兰科植物海南草珊瑚 *Sarcandra hainanensis*）全草的抗炎镇痛作用，灌胃1次/d，连续7 d，采用小鼠扭体法观察劳伤药的镇痛作用，采用大鼠佐剂性关节炎（AA）模型观察劳伤药对足肿胀的影响。结果，与模型组比较，劳伤药（5 g/kg）能抑制二甲苯致小鼠耳肿胀、棉球所致小鼠肉芽肿、醋酸引起的毛细血管通透性增加以及冰醋酸引起的小鼠扭体反应，能明显减轻AA大鼠原发性和继发性关节肿胀。

传承发展方面，徐士奎等从彝文医药典籍文献的抢救整理与出版、彝族传统医药知识体系的挖掘与传承、彝药产业体系的实施与发展等3个方面阐述了云南省彝医药的发展现状，并提出了相应的对策和建议：①重视源头创新，理论与临床先行：梳理彝族传统医药基础理论，促进传承和发展；建立彝药临床研究基地，搭建彝医药传承平台；建立服务窗口，拓展彝医药服务能力。②凝聚各方力量，传承与发展衔接：组建彝医药知识传承的主线型团队；组建彝医药产业发展的多元化团队。③定位产业结构，用品牌带动市场。④实施分类管理，开发与保护并重。⑤重视技术创新，质量为产业服务：促进企业质量标准提升为基本药物目录；加大云南省彝族药物医疗机构制剂的研发力度；地方药材标准提升与对照物质研制有机结合。

韩艳丽等研究云南彝医药的传承问题，通过对云南省彝医从业者习得途径、带徒数量、分布情况等调查发现，家传、师传、机构培训和自学为4种活态传承方式，目前存在的问题主要有传统传承方式正在弱化，现代传承模式尚未形成；彝医高层次人才数量极为有限，彝族医药活态传承正面临着消失流变的风险。因而提出当务之急要加强内涵建设，重点推进彝族医药知识体系的构建；实现对现有民间彝医的资格确认和监督管理，给予合法行医身份；尽快招收并培养彝族医药本、专科全日制学生，现实彝族医药的现代传承；通过培训、鼓励再学习等形式提升彝医从业人员彝医理论功底等建议。另外，针对其活态传承面临的现代化变迁问题，提出了重点保护彝族医药的核心价值、增强民众对彝族医药的文化自觉和文化自信、遵循彝族医药自身特点构建传承体系的建议。

唐钱华运用医学人类学的理论和方法研究了凉山彝族的“斯色那”（风湿病），认为以毕摩仪式治疗为主的民族医学体系长期存在并服务于患者是客观事实，并提出达到维护享用者身心健康预期的医疗实践就应当被认为是有效的医疗方式。

（撰稿：罗艳秋 周鑫 审稿：张如青）

【壮医莲花针的应用与临床研究】

壮医莲花针是在“三道两路学说”指导下的一种治疗疾病的针具。目前常用的莲花针具多用5～7枚不锈钢针集成一束，固定于针柄一端，露出针尖约1 cm，针柄多用竹棒或木棒制成。运用莲花针能有效地刺激三道两路在体表的网结(穴位)，起到活血通络、祛瘀生新的作用，能激发、调动、调节、畅通气血，使天、地、人三部之气协调平衡，从而促进人体的健康。

黎海珍等观察两种壮医莲花针治疗血瘀型带状疱疹后遗神经痛的即时效应。将60例血瘀型带状疱疹后遗神经痛患者随机分为治疗组和对照组各30例，治疗组患者采用新型壮医莲花针治疗，对照组患者采用常规壮医莲花针治疗。结果表明，两种壮医莲花针治疗血瘀型带状疱疹后遗神经痛均有较好的即时效应，新型壮医莲花针对于提高患者生活质量效果更好。莲花针叩刺通过对体表皮肤、穴位及表皮毛细血管网刺破，增大毛孔及管壁通透性，改善局部组织缺血缺氧，缩短疾病痊愈过程，具有较好的排毒通路、祛瘀散结功效。

宋宁等观察壮医莲花针拔罐逐瘀疗法对偏头痛患者的即时镇痛效果。将60例偏头痛患者随机分为治疗组和对照组各30例，治疗组采用壮医莲花针拔罐逐瘀疗法，对照组口服布洛芬胶囊治疗。结果表明，壮医莲花针拔罐逐瘀疗法对偏头痛有显著镇痛效果；壮医莲花针拔罐逐瘀疗法将壮医莲花针叩刺与拔火罐有机结合，先叩刺后拔罐，是莲花针叩刺、拔罐、药物外敷等3种刺激量的综合作用，通过莲花针叩刺可将体表上火路、龙路的网结及毛孔打开，拔罐时能将体内瘀滞之气血直接从体表吸出，可改善其局部微循环，促进局部组织代谢，从而达到治疗疾病的目的。

郝小波等观察壮医莲花针拔罐逐瘀法配合西药治疗Behcet病性葡萄膜炎的临床疗效。将40例Behcet病性葡萄膜炎湿热瘀毒型患者随机分为对照组和观察组，对照组采用常规西医治疗方案，观察组在对照组的基础上加用壮医莲花针拔罐逐瘀法治疗，通过视力、裂隙灯、眼底等眼部检查观察两组患者葡萄膜炎症状体征评分中医证候积分及血浆黏度。结果，治疗后两组患者的各项指标均均较治疗前明显降低(组间比较 $P<0.05$)。

（撰稿：李永亮　审阅：董秋梅）

［附］　参考文献

B

包雅婷，曾锐.彝药用药经验和炮制方法的研究[J].中国处方药，2018，16(2)：106

C

蔡富莲.彝文文献中的彝族传统医药理论探讨——以“风邪染疾”理论为例[J].北方民族大学学报(哲学社会科学版)，2017，(5)：29

F

付林，古锐，马逾英，等.藏药蓝、黑、杂色3类榜间品种考证研究[J].中国中药杂志，2018，43(16)：3404

G

尕藏措，冯书娥，洛桑东智，等.多血症“查培乃”(HAPC)的藏医古籍文献整理研究[J].中医药导报，2018，24(19)：97

戈宏焱，王安庆.蒙药治疗肝纤维化的研究现状[J].中国临床药理学杂志，2018，34(21)：2572

更桑，才让南加，尼玛扎巴.探讨藏药经典《度母本草》的学术思想[J].中国民族医药杂志，2018，24(5)：59

贡保东知，罗晴方，余羊羊，等.基于数据挖掘和整合药理学平台的藏医治疗脾胃病用药规律及作用机制[J].中国中药杂志，2018，43(16)：3368

H

韩艳丽，罗艳秋，徐士奎.云南彝族医药活态传承现状调查[J].云南中医中药杂志，2018，39(9)：77

韩艳丽，赵淑媛，周游.彝族医药传承模式的现代变迁[J].云南中医中药杂志，2017，38(1)：81

郝小波，林柳燕，赵建英，等.壮医莲花针拔罐逐瘀法配合西药治疗 Behcet 病性葡萄膜炎临床观察[J].广西中医药，2018，41(2)：29

黄全毅.第悉·桑结嘉措对藏医的贡献[J].中国民族博览，2018，(6)：86

J

景明，郭佳，贾延涛，等.彝药“金基痹痛舒”合剂的抗炎镇痛作用及急性毒性研究[J].中国民族民间医药，2016，25(9)：20

景威栋，李丽，景明.新媒体时代我国南北藏医药文化的融合发展研究[J].药学研究，2018，37(3)：180

L

黎海珍，宋宁，李浪辉，等.两种莲花针治疗血瘀型 PHN 的即时效应比较[J].亚泰传统医药，2018，14(12)：40

李琪，李海娇，徐僮，等.基于数据挖掘的藏医药治疗肝炎用药规律分析[J].中国民族民间医药，2018，27(12)：4

李莹，刘盼盼，余孟杰，等.彝药传统剂型——食补剂概况[J].中国民族医药杂志，2016，22(6)：41

李龙梅，郑丽娟，祝日荣，等.藏医“白脉病疗法”对脑缺血再灌注大鼠 CD_{34}、VEGF1、GAP-43 蛋白表达的影响[J].世界科学技术(中医药现代化)，2018，20(9)：1690

李志农，蓝文思，刘虹每.云南藏区基础医疗卫生服务非均等化调查研究[J].贵州民族研究，2018，39(8)：55

林扎西卓玛.论藏传佛教寺院曼巴扎仓传统师承关系对培养现代藏医药学人才的积极作用[J].青藏高原论坛，2018，6(3)：64

刘欢，赵彩云，张雯，等.基于数据挖掘技术的藏医药治疗高原病用药规律研究[J].中国中药杂志，2018，43(8)：1726

罗曲.彝族传统医药文献管窥[J].文史杂志，2016，(3)：27

罗艳秋，徐士奎.秉承中华上古医药理论的彝族传统医药[J].云南中医中药杂志，2016，37(3)：67

洛桑塔杰，顿珠.藏医典籍《塔尔布医典》手抄本考证[J].云南中医中药杂志，2018，39(12)：71

N

纳日碧力戈，张梅胤.国家视角下的“蒙医入中”辨析[J].华东师范大学学报(哲学社会科学版)，2018，50(5)：44

Q

邱尔作，李莹，王碧宁，等.彝医毕摩“斯色毕”医病仪式中“日补”与“斯色”病的相关性分析[J].中国民族医药杂志，2016，22(12)：1

S

沙学忠.彝族毕摩医药的研究现状[J].中国民族医药杂志，2016，22(6)：1

宋宁，马广成，韦婷，等.壮医莲花针拔罐逐瘀疗法对偏头痛的即时镇痛效果研究[J].亚太传统医药，2018，14(5)：31

宋冲会，岳全.彝药火疗治疗寒湿腰痛随机平行对照研究[J].实用中医内科杂志，2017，31(10)：22

T

唐钱华.疾病诊疗的地方性经验与民族医学价值的探讨——以凉山彝族“斯色那”治疗为案例[J].北方民族大学学报(哲学社会科学版)，2017，(2)：11

童妍，罗伦才，季小平，等.彝药劳伤药抗炎镇痛作用的实验研究[J].中国民族民间医药，2016，25(6)：1

W

王海洋，汤小虎，聂辉.酒剂在彝医风湿病治疗中的应用规律初探[J].中国民族民间医药，2017，26(12)：1

文成当智，贡保东知，东改措，等.《四部医典》用药规律——“味性化味”理论的科学内涵分析[J].中国实验方剂学杂志，2018，25(5)：201

吴斯琴毕力格，高敬贤，白长喜.蒙医不同体质对血常规、尿常规及身体质量指数的影响[J].中华中医药杂志，2018，33(7)：3086

武丽媛，郭蕾.蒙医针刺疗术的现代应用[J].中华中医药杂志，2018，33(1)：223

武丽媛，郭蕾.中蒙医学关于整体观念的认识[J].中华

中医药杂志,2018, 33(12):5412

X

熊明辉,妥斯根.蒙医临床推理的逻辑[J].学术研究,2018,(11):20

徐僮,杜欢,李琪,等.基于中医传承辅助平台的藏医治疗“黄水病”用药规律分析[J].中国民族民间医药,2018, 27(17):1

徐飞飞,楚海波.彝药项痹汤内服联合针刺治疗气滞血瘀型项痹病疗效观察[J].亚太传统医药,2016, 12(13):129

徐士奎,罗艳秋.彝医药古籍文献的流布特征研究[J].云南中医中药杂志,2017, 38(2):90

徐士奎,罗艳秋.彝医药古籍文献明清时期多见的成因分析[J].云南中医中药杂志,2016, 37(8):81

徐士奎,罗艳秋,王正坤.气浊学说:彝医认识宇宙与生命运动的核心理论[J].云南中医中药杂志,2016, 37(7):84

徐士奎,罗艳秋,王正坤.彝文典籍《哎哺啥呃》中的彝医理论研究[J].西部中医药,2016, 29(9):62

徐士奎,罗艳秋,张雯洁,等.云南省彝医药发展现状调研与对策研究报告[J].中国药事,2015, 29(12):1292

Y

杨发成.彝族药和中药命名特点浅析[J].中国民族民间医药,2017, 26(1):3

Z

泽翁拥忠,仁青措,张艺,等.甘丹颇章时期康巴地区的藏医药发展[J].中华中医药杂志,2018, 33(7):3156

扎西道知,白玛仁增,罗布顿珠.基于藏医药古籍文献对当前藏药说明书不良反应项窥见[J].中国民族医药杂志,2018, 24(4):37

张怡,贺春荣,杨学东,等.藏药藏锦鸡儿的基原植物与代用品考证[J].中草药,2018, 49(16):3950

张春生,图雅,李艳.基于决策树的蒙医方剂药物与主治的关系研究[J].中国中医基础医学杂志,2018, 24(9):1299

张振鹏,李淑文.科技史视野下蒙古族医学的形成和发展[J].医学与哲学(A),2018, 39(8):90

赵梅宇,宋良科,任瑶瑶,等.榜那—铁棒锤药材名称与基源考证[J].中国中医药信息杂志,2018, 25(11):6

照那木拉,胡达来,贾强.论中国蒙医整骨术骨折复位特征、特质及其准则[J].中华中医药杂志,2018, 33(9):3812

周则,增太加,切羊让忠,等.藏药帕栗嘎用药现状和品种整理研究[J].中国民族医药杂志,2018, 24(10):38

七、国外中医药

【日本对中药有效成分青黛的研究】

青黛为爵床科植物马蓝 *Baphicacanthus cusia* (Nees) Bremek.、蓼科植物蓼蓝 *Polygonum tinctorium* Ait. 或十字花科植物菘蓝 *Isatis indigotica* Fort.的叶或茎叶经加工制得的干燥粉末或团块，功能清热解毒、凉血、定惊，常用于治疗温毒发斑、血热吐衄、胸痛咳血、口疮、痄腮、喉痹、小儿惊痫等。

Yasuda G 等报道，日本筑波大学医学部研究青黛对双磷酸盐引起的胃肠道损伤的预防效应。研究表明，青黛能够有效降低由利塞磷酸盐引起的细胞活性氧及线粒体超氧化物浓度，并有效降低电子自旋共振信号，有效增加胃肠道黏膜细胞存活率。提示青黛能够通过抑制线粒体活性氧族生成、维持线粒体膜电位、避免活性氧族造成的细胞脂质过氧化。从而对双磷酸盐引起的胃肠道损伤有保护作用。

Suzuki H 等报道，日本筑波大学临床医学研究院研究了青黛对溃疡性结肠炎缓解的长期维持效应。该研究对 2010—2017 年间采用青黛治疗溃疡性结肠炎的患者资料进行了回顾性分析，选择 20 例年龄范围在 16～71 岁，平均年龄 38 岁，且对常规 5-氨基水杨酸、强的松龙或硫唑嘌呤等治疗耐受，疾病临床活动指数大于 5。患者口服青黛粉 2 次/d，1 g/次。在口服青黛治疗前及治疗后 2、12 和 24 个月进行临床活动指数检测。其中 18 名患者在服用青黛后疾病的临床活动指数指标在 2 个月内从 6.9±1.5 降到 0.8±1.1，12 个月后降到 0.6±0.8，24 个月后降到 0.5±0.5。内镜检查发现，经 3～6 个月青黛治疗出现肠粘膜愈合，溃疡处形成瘢痕，且黏膜愈合持续到第 30 个月。不良反应方面，有 25%的患者经数月青黛治疗后反映有轻微头痛，药量减半后症状消失，并未见反复。表明青黛有维持溃疡性结肠炎缓解的作用，可长期服用，且对高活跃程度的溃疡性结肠炎疗效显著。

Sato K 等报道，北海道大学发现一例溃疡性结肠炎患者长期使用青黛治疗造成肺动脉高压的病例。患者 32 岁男性，因溃疡性结肠炎自行服用青黛 3 g/d 长达两年，表现：X 射线胸片检查无异常、心电图右心室肥大，胸超声心动图显示有肺动脉高压并伴有典型的室间隔收缩期变平，右心室扩张，并严重三尖瓣返流；右心导管术显示肺动脉压为 84/34 mmHg，肺动脉楔压 8 mmHg，热稀释心输出量、心脏指数、肺血管阻力等指标均符合枕前肺高压。无肺动脉高压家族史。确诊为特发性肺动脉高压。给予口服贝拉前列素 60 μg/d。一个月后复诊明显改善，遂增加药量贝拉前列素 120 μg/d。经 18 个月随访未见肺动脉高压复发，但停止服用青黛 6 个月后，该患者溃疡性结肠炎出现临床恶化，推测青黛引起的肺动脉高压发展的可能机制是由于肺动脉内皮功能障碍导致血管收缩。通过实验发现，青黛引起的肺动脉高压是因为肺动脉内皮一氧化氮合酶(NOS)受到抑制合并内皮功能障碍，影响动脉舒张。提示对使用青黛导致肺动脉高压的溃疡性结肠炎患者进行早期诊断和正确治疗在临床上很有意义。

(撰稿：林炜　审阅：黄健)

【国外气功脑电特征的研究】

1. 静功

集中注意是静功锻炼时的基本操作，它与国外流行的冥想十分相似，冥想中的正念冥想包括集中注意冥想(FAM)和开放监控冥想(OMM)两种操作，它们都能抑制默认模式网络（DMN）的激活和走神的发生。近年来利用 EEG、fMRI 等无创探测技术研究冥想（相当于气功静功态）时人脑表现出的特殊活动模式，深入认识和理解脑神经网络的工作机制，是当前脑-认知科学研究领域的热点。

荷兰 Irrmischer M 等研究表明，在冥想老手进行专注冥想时，较于闭目休息状态，长程相关性（LRTC）神经元振荡受到高度抑制，此抑制现象在脑电波段和头皮位置有显著的一致性，而在新手组没有观察到该现象。这种在冥想中抑制 LRTC 的能力通过为期一年的额外训练后得到增强，并与充分利用注意力资源的沉浸式心理体验相关。同时，在冥想者闭目休息时 LRTC 的增强，说明持续练习专注冥想对脑神经元网络的动态变化的效应不局限于冥想状态下，也会对日常状态的大脑发生影响。

Rodrigues DBG 等研究表明，使用功能磁共振成像，观察冥想老手和新手在执行 Stroop 实验时，其扣带后回皮质/楔前叶血氧水平依赖信号的变化，来验证冥想是否能增强练习者注意维持能力的假设。结果表明，冥想老手的扣带后回皮质/楔前叶（这些区域先前在实验中被激活，属于默认模式网络和认知控制网络）的激活率增加，而新手的激活率降低。认为，注意的重复刺激是由楔前叶/扣带后回皮质介导的，通过冥想进行的注意训练可以调节这些区域在认知过程中的活动。Fucci E 等报道，在既往研究“不二”冥想的过程中，发现练习者脑电特征存在自发高振幅 γ 波（25～40 Hz）振荡活动。为进一步研究“不二”冥想在知觉信息处理方面与其他冥想实践的区别，研究者们以 EEG 记录了冥想老手组及新手组在练习放下、集中及放松三种状态下，听觉诱发反应的失配负波（MMN）和晚期额叶负波（LFN）。发现在冥想老手处于放下和集中两种状态中时，γ 波振荡均有增加，且在老手组和新手组均观察到 MMN 的振幅在两种冥想状态之间存在交互作用。研究确定了 MMN 和 LFN 之间的特定相互作用可以作为标记来区分两种冥想状态。与处于放下状态相比，冥想老手的 MMN 在集中状态增加得更多，而在 LFN 潜伏期则观察到相反的模式。所以相对于集中状态，冥想老手在放下状态时的知觉特征是增加感官监测而减少意识推断。结果脑的预测过程可以被这两种不同类型的冥想操作调节；而与冥想新手相比，老手的 γ 波振幅更高。Masahiro F 等使用功能磁共振成像对 17 名冥想老手在静坐的前、中、后状态的纹状体功能连接性进行比较，发现 FAM 和 OMM 都降低了纹状体和扣带回后皮质之间的功能性连接，后者是 DMN 的核心枢纽区域。而 OMM 降低了腹侧纹状体与注意网络中主动集中注意有关的视觉皮层和 DMN 中与记忆功能有关的后侧皮层的功能连接。相反，FAM 则增加了这些区域的功能连通性。结果表明，OMM 降低了主动关注的注意力，并抑制自传体记忆的生成。这种分离在 OMM 的非判断性和非反应性态度中起着重要的作用。Schöne B 等为研究正念冥想提升认知能力的机制，运用多目标跟踪（MOT）任务对 34 名被试的表现变化进行研究，该任务涉及核心认知过程中的持续选择性视觉注意能力和空间工作记忆能力，记录了被试们的稳态视觉诱发电位（SSVEP），作为衡量专注与否的标准。结果发现，冥想组的 MOT 表现明显提升，SSVEP 波幅降低，而放松组无明显变化。两组自我报告的积极情绪和正念都没有改变，而正念组对觉知到负面情绪的报告略有增加。提示正念冥想可以引起注意网络的细化，从而更有效地利用注意资源。

荷兰 Zeidan F 等研究正念倾向与较低疼痛敏感度的相关性，并尝试识别在对负性刺激作出反应时，正念特质和疼痛的负相关关系的大脑机制。结果发现，较高的弗莱堡正念量表评分与较低的疼痛强度和疼痛不愉快评分相关。全脑分析显示，在疼痛刺激条件下，更高的正念倾向与大脑区域从楔前叶到扣带后回皮质抑制得更多有关。表明正念与疼痛的负相关性的神经基础是大脑中与感官接触、认知和情感评估功能相关区域受到更多的抑制。

美国 Kral TRA 等研究冥想训练改善和调节情绪的机制，利用血氧水平依赖功能磁共振成像评估成年人经过长期或短期正念冥想训练后，其杏仁核对情绪图片反应的影响。结果发现，冥想训练可通过降低杏仁核反应性来改善情感反应，而情感刺激时杏仁核-VMPFC 连接性增强可能反映 MBSR 对情绪调节能力产生有益影响的潜在机制。

2. 动功

Liu Z 等研究表明，对长期练习太极拳老年人的情绪调节能力提高，是否由执行控制网络中的功能性连接所介导进行探索。研究显示，与对照组相比，太极组表现出较高的内部经验非判断水平、更强的情绪调节能力，以及背外侧前额皮质（DLPFC）和额中回（MFG）之间的相对较弱的静息状态功能性连接。此外，太极组 DLPFC 和 MFG 之间的功能性连接完全介导了内部经验的非判断性对他们情绪调节能力的影响。这说明执行控制网络内部的功能性连接的降低，是长期练习太极拳的老人通过内部经验非判断的方式调控情绪的神经基础。

德国 Henz D 等研究表明，通过观察传统动功五禽戏和六字诀练功者的脑电活动并结合问卷，验证中国传统健身气功的放松效果。结果表明，练习 15 min 的六字诀后，被试者脑电 α 波的活跃程度下降，并在随后的 30 min 回复；练习 15 min 的五禽戏后，被试者脑电 θ 波的活跃程度下降，在随后的 30 min 后回复。被试者的情绪状态问卷表明，练习两种功法 30 min 后，被试者均感到充满活力，疲劳和焦虑水平降低。提示，被试者的脑电 θ 波和 α 波活动特征在分别练习五禽戏和六字诀时所表现出的差异，是由于五禽戏和六字诀运用了不同的注意集中机制和呼吸方式所造成的。

（撰稿：叶阳舸　审阅：王克勤）

【国外针刺的研究】

Michelle TJ 报道，美国正在对活体肝、肾供体的针刺可行性进行研究。方法是通过对活体肝、肾捐献者进行简短针刺干预的前期研究，检验活体肝、肾供体的捐献康复过程常规护理中整合针刺的可行性。对参加研究的器官捐献者（简称参试者）在捐献手术前、手术后住院恢复期，及术后 2 周进行针刺。有 25 位参试者（15 位肾脏捐献者，10 位肝脏捐献者）接受了针刺干预。参试者通过《针刺结果预期和状态—特质焦虑量表》问卷进行反馈。结果，参试者在术后接受针刺治疗后反馈的疼痛评分较低、有部分参试者认为在术后恢复期针刺治疗没有意义。表明在参试者的手术后加入针刺是可行的，但还需通过更大规模的研究来进一步确定器官捐献围手术期针刺干预的意义。

Allais G 等报道，意大利都灵大学研究了耳针治疗偏头痛的效果。研究对象是 20 名年龄为 23～49 岁患慢性偏头痛的女性患者，其中 46%为单侧偏头痛、54%为双侧偏头痛。针刺部位为耳屏、耳前内面、耳垂正面等。患者在治疗前的偏头痛发作频率为(21.94±4.14)d/月，第一个月治疗后，偏头痛发作频率降到(16.50±7.52)d/月；两个月疗程后，患者偏头痛发作频率稳定在(16.30±6.29)d/月，其中有 4 名患者在第一个月疗程之后，偏头痛发作频率减少了至少 50%，只有一名患者的偏头痛发作频率没有发生显著改变。未见明显副作用。提示耳针对女性偏头痛有明显的预防性治疗效果。

Lee NR 等报道，韩国延世大学通过监控人工针刺、激光针刺和电磁场刺激前后心率改变检测不同针刺手段对自主神经系统的影响。研究 56 名无心脏或其他循环系统障碍临床病史的志愿者，随机分为四组（无刺激组、人工针刺组、激光针刺组及电磁场刺激组），选取心俞穴作为刺激穴位。使用人工针刺时，进针深度为 1 cm，加捻转手法；激光针刺选用 660 μm 波长激光，输出功率为 50 毫瓦；电磁刺激选用直径为 15 mm、高度为 20 mm 的电磁线圈，选择 2 Hz、460 高斯的脉冲电磁场进行刺激。通过检测在针刺前后心电图低频和高频下心率变化和低频、高频比率检测针刺对自主神经系统的影响。结果，人工针刺组和电磁场刺激组在刺激后低频心率显著降低，而激光针刺组刺激后低频心率显著升高，反之，人工针刺组和电磁场刺激组刺激后高频心率显著升高，而激光针刺组刺激后高频心率显著降低；人工针刺组和电磁场刺激组刺激后低/高频比显著降低；而激光针刺组刺激后低/高频比显著升高。提示人工针刺和电磁场刺激心俞穴引起副交感神经激活，而 660 μm 激光针刺刺激心俞穴能引起交感神经系统激活。

（撰稿：林炜　审阅：黄健）

【《本草纲目》在海外的传播及影响】

伍添介绍了《本草纲目》在海外传播的历史和影响力。

《本草纲目》是到 16 世纪为止中国最系统、最完整的一部中医药学著作。

1596 年，金陵本《本草纲目》问世，在国内外引起强烈反响。英国生物学家达尔文称《本草纲目》为“1596 年的百科全书”。2011 年，金陵本《本草纲目》入选世界记忆名录。从 17 世纪起，《本草纲目》陆续被译成多种外国语言，在日本、朝鲜、一些西欧国家和美国等产生了广泛的影响，为世界医药学作出了巨大贡献。

1.《本草纲目》在日本

1603 年，江西本《本草纲目》刚刊行不久，江户时代初期学者林罗山从商埠长崎得到一套《本草纲目》，并献给江户幕府的创建者德川家庭，被奉为“神君御前本”。1637 年京都出版《本草纲目》最早的日本刻本，并在中文旁用日文片假名填注、标音、训点，因而看作是《本草纲目》最早的日文版本。不久，日本学界掀起“本草热”，大批和汉药物学和本草学著作问世，其中，在《本草纲目》基础上进行选辑、增补、释名、注疏、发挥的作品占了大多数。据统计，在 19 世纪 70 年代以前的 250 年中，钻研《本草纲目》的专著达 30 多种。此后江西夏刻本、杭州钱刻本以及其他各种版本陆续传入日本。贝原笃信（号益轩）在 1709 年刊行《大和本草》，是日本本草学和植物学书籍的开基之作，也是《本草纲目》在日本传播取得的最大成果。《大和本草》与《本草纲目》的分类法相比大体相同，但比《本草纲目》更富有实用的博物志性格，在内容上不是局限在《纲目》的单纯解释上，而是根据益轩自己的实地调查和实验，更突出了实用性。随着一批批学者对《纲目》的翻刻刊印、办学传授、注解推广、翻译普及，或实地考察、辨识、种植书中记载的药物，传承此书，发展日本本土本草学，把日本本草学推向高峰。

2.《本草纲目》在朝鲜

据现有史料，《本草纲目》大约在 18 世纪初传到了朝鲜。李朝肃宗三十八年（1712 年）成书的《老稼斋燕行录》的“所买书册”项下，始见有《本草纲目》之书名，这当是朝鲜使者从北京带回去的。此后，《本草纲目》的中国刊本陆续输入到朝鲜各地。

于是从英祖（1725—1776 年）、正祖（1777—1800 年）以来，《本草纲目》方成为李朝医家的重要参考书，到李朝末期其影响尤为显著。自从《本草纲目》在 18 世纪传到朝鲜后，在 200 多年内对朝鲜医药学的发展产生了良好的影响，朝鲜医药学界以简单、实用为宗旨，对原书进行大量的采编和精简。

3.《本草纲目》传入欧洲

18 世纪起《本草纲目》传到欧洲。1887 年伦敦大英博物馆所藏汉籍书目中就有《本草纲目》1603 年江西本、1655 年张云中本及 1826 年英德堂本等的记载。在华的西方传教士最先注意到《本草纲目》，并介绍到欧洲。通过翻译和介绍，又引起西方各行各业学者的兴趣。《本草纲目》第一个用欧洲文公开出版的节译本，出现在 1735 年（清雍正十三年）巴黎法文版《中华帝国全志》中。当时不能通晓中文的欧洲本土广大读者，最初通过《中华帝国全志》这部名著认识《本草纲目》。1736 年《中华帝国全志》被译成英文，题为《中国通史》。1747—1749 年从法版《中华帝国全志》被译成德文，题为《中华帝国及大鞑靼全志》。1774—1777 年《中华帝国全志》又被译成俄文。19世纪初，年青的法国人勒牡萨把《本草纲目》和中国医药的研究作为论文被巴黎大学医学系授予博士学位，自此欧洲人对《本草纲目》和中国本草学的研究在19世纪便开展起来了，并有海量和本草有关的论文论著问世。俄籍学者贝勒是19世纪后半叶闻名的《本草纲目》研究家，精通拉丁及英、法、德等西欧语，在华多年又精通于中国文史、致力于植物学及中外交通史。1884年前后，他用英文发表《中国植物志——中西典籍所见中国植物学随笔》《早期欧人对中国植物之研究》《欧人在华植物学发现史》《对中国植物学著作之研究及述评》。

4.《本草纲目》传入美国

19世纪美国学者也开始对《本草纲目》进行研究。现今美国国会图书馆仍藏有1596年金陵版及1603年江西本《本草纲目》。美国金陵本初由我国传入日本，再由日本传至美国。20世纪以来，美国人已对《本草纲目》进行了大量研究，翻译了多种版本和研究，出版了14卷本《科学家传记辞典》，撰写了长篇的李时珍传记，对李时珍的生平及《本草纲目》作了较全面的介绍，是较为完整的李时珍传记之一。由此可见，《本草纲目》在美国学界产生了一定的影响，其代表的中医文化更是引起了美国人的关注。

《本草纲目》问世至今，这部巨著的学术价值依然熠熠生辉，而且成为世界各国人民的共同科学财富。

（撰稿：伍添　审阅：王克勤）

［附］　参考文献

A

Allais G, Sinigaglia S, Airola G, et al. Ear acupuncture in the prophylactic treatment of chronic migraine[J]. Neurological Sciences, 2019, 40:211

F

Fucci E, Abdoun O, Caclin A, et al. Francis, differential effects of non-dual and focused attention meditations on the formation of automatic perceptual habits in expert practitioners[J]. Neuropsychologia, 2018, 119:92

H

Henz D, Schöllhorn WI. Temporal courses in EEG Theta and Alpha activity in the dynamic health Qigong techniques Wu Qin Xi and Liu Zi Jue[J]. Frontiers in Psychology, 2018, 8:2291

I

Irrmischer M, Houtman SJ, Mansvelder HD, et al. Controlling the temporal structure of brain oscillations by focused attention meditation[J]. Human Brain Mapping, 2018, 39:1825

K

Kral TRA, Schuyler BS, Mumford JA, et al. Impact of short- and long-term mindfulness meditation training on amygdala reactivity to emotional stimuli[J]. Neurolmage, 2018, 181:301

L

Lee NR, Kim SB, Heo H, et al. Comparison of the effects of manual acupuncture, laser acupuncture, and electromagnetic field stimulation at acupuncture point BL15 on heart rate variability[J]. Journal of Acupuncture and Meridian Studies, 2016, 9(5):257

Liu Z, Wu Y, Li L, et al. Functional connectivity within the executive control network mediates the effects of long-term Tai Chi exercise on Elders' emotion regulation [J]. Frontiers in Aging Neuroscience, 2018, 10:315

M

Masahiro F, Yoshiyuki U, Hiroaki M, et al. Open monitoring meditation reduces the involvement of brain regions related to memory function[J]. Scientific Reports, 2018, 8:9968

Michelle TJ, Mathew K, Josephine U, et al. Acupuncture in living liver and kidney donors: a feasibility study[J]. Journal of Chinese Integrative Medicine, 2019, 1:3

R

Rodrigues DBG, Lacerda SS, Balardin JB, et al. Posterior cingulate cortex/precuneus blood oxygen-level dependent signal changes during the repetition of an attention task in meditators and nonmeditators[J]. Neuroreport, 2018, 29(17):1463

S

Sato K, Ohira H, Horinouchi T, et al. Chinese herbal medicine Qing-Dai-induced pulmonary arterial hypertensionin a patient with ulcerative colitis: a case report and experimental investigation [J]. Respiratory Medicine Case Reports, 2019, 26:265

Schöne B, Gruber T, Graetz S, et al. Mindful breath awareness meditation facilitates efficiency gains in brain networks: a steadystate visually evoked potentials study[J]. Scientific Reports, 2018, 8:13687

Suzuki H, Mizokami Y, Gosho M, et al. Long-term maintenance effect of Qing Dai for ulcerative colitis[J]. The Journal of Alternative and Complementary Medicine, 2018, 24(11):1

W

伍添.《本草纲目》在海外的传播及影响[N].中国中医药报,2018-6-1(8)

Y

Yasuda G, Ito H, Kurokawa H, et al. The preventive effect of Qing Dai on bisphosphonate induced gastric cellular injuries[J]. Journal of Clinical Biochemistry and Nutrition, 2019, 64(1):45

Z

Zeidan F, Salomons T, Farris SR, et al. Neural mechanisms supporting the relationship between dispositional mindfulness and pain[J]. Pain, 2018, 159(12):1

八、教学与科研

（一）教学研究

【中医药院校思想政治教育的实践与研究】

当前，加强思想政治（简称思政）教育已成为高校的基础工作和重要任务之一。中医药院校结合自身特点，开展了大量实践与研究，目的在于将专业教育、人文教育与思政教育有效融合，在深入推进“课程思政”改革的同时充分发挥专业课程的育人功能，培养德行兼备的中医药人才。

在中医药院校的管理和未来发展中，思政教育的地位得到进一步明确和加强。如张磊等对中医药院校管理中思政工作的定位与重要性进行了分析，提出思政工作的定位策略，包括构建合理的激励和约束体制、构建思政工作的经济保障体制、实行“大政工”的方法、坚持将解决思想问题与实际问题相结合的原则、进行目标管理等。杨帆等在分析目前思政教育管理存在问题的基础上，探索了新发展理念下中医药院校大学生思政教育管理的基本内涵与改革路径，即以创新为驱动，健全中医药院校思政管理体制；以协调为指引，强化中医药院校思政管理思想；以绿色为理念，改善中医药院校思政管理环境；以开放为根本，改革中医药院校思政管理方法；以共享为目标，提高中医药院校思政管理意识。

思政教育与中医人文教育有着共同目标指向，二者互为促进，互为补充。如赵立凝等通过文献数据统计，分析了传统文化与思政教育融合的现状，提出传统文化与思政教育理论的整合、理论研究与实证研究及应用研究的结合是未来融合的主旋律，多维度多角度开展二者关系的研究是实现真正融合的必然途径，从而为中医药院校开展思政教育提供了思路与方法。刘鑫认为，思政教育的核心价值观和传统医药文化的历史底蕴结合正是现代医学高校的人学起始点，体现了中医院校的人学教育内容、医学行业的职业道德及人学价值取向，应作为提高医学生医学专业水平和思想道德素养的新途径。罗立军等认为，高校思政教育要借鉴中华医药传统文化中的生命整体观、节奏观、正气观，将思政教育植根于生命的基础之上，培养人的正气，提升人的境界，促进生命的成长；要从德性修养、健康人格养成的视角，培养人的内心世界的和谐；要从中医养生的径路出发，构建“三位一体”的思政教育模式，实现高校思政教育的情理交融、身心合一、知行合一，从而改变高校思政教育实效性不强的现状，更好地使思政义理入心、扎根生命。李锋清对思政理论课教学与医学生人文教育在实践和理论上契合的可能性、重要性进行了论述，指出医学生人文教育是思政理论课教学的重要内容，思政理论课教学是医学生人文教育的有力抓手，二者的契合路径包括：打造教学研究团队，提升教学能力；整合医学人文知识，优化教学内容；改革创新教学模式，改进教学效果；创新教育考核方式，体现教学实效。陈磊基于陈秉公教授原创的“结构与选择”人格结构理论模式，探索了在高校思政课中实施完整人格教育的具体路径，即通过课程思政拓宽完整人格教学体系，将教学设计融入完整人格教育，在教学实践中注重完整人格的自我养成,为高校思政课程提供了新思路。严建会等结合陕西中医药大学的特色和优势,从顶层设计、思政课程和课程思政并行、强化第二课堂和临床实践教育等方面总结了近年来学校充分发挥中国传统医德文化、深化思政教育改革取得的显著成绩,体现了以传统医德文化为依托深化思政教育改革,构建大学生思想教育体系的重要意义。

在思政教育与专业课程有机结合方面,不少教师开展了大量实践。如赵婷婷等根据中药炮制学课程的特点,分别将思政融入教学目标、教学内容、教学方法、教学资源,同时强调专业教师自身文化和思想道德素养的提升。张允芝等根据针灸学教学的特点,探索了思政教育融入专业课教学的应用方法与策略,介绍了通过研究医籍医案培养医技医德,通过分析针灸国际发展树立学生核心价值观,通过问卷调查分析思政融入专业的参与度及认知和收获等具体方法。李明月等通过分析中医高等院校针灸专业开展思政教育的重要意义,提出思政教育进入针灸专业课堂的具体举措,包括挖掘针灸医籍中传统医德思想和体现中国针灸国际化进程中社会主义核心价值观。

思政教育的教学方式也更为丰富。如赵琛等将“慕课”这一新形式运用到北京中医药大学研究生思政理论课程“马克思主义与社会科学方法论”教学过程中,并通过问卷调查发现,“慕课”教学模式具有较好的教学启发性和针对性,有助于理解和增强兴趣,但教学互动性有待提高,为未来中医药院校思政理论课程改革和网络教学的运用提供了启迪和方向。

此外,中医药院校思政教育的开展范围有所延伸,在新生适应性培养和社团活动中逐渐发挥出指导性作用。如刘仁馨等立足云南中医学院新生适应性的问卷调查,从思政教育的角度分析适应性问题的产生原因,并从主体间性、持续教育、生活化教育、理想信念教育等方面提出大学新生适应性教育对策。郑芬等通过对 4 所中医药院校传统文化类社团的调查,分析了此类学生社团的思政教育功能,提出加强党团组织指导、完善管理机制、发挥指导教师作用、加大扶持力度、拓展自身文化等充分发挥其功能的有效途径。

中医药院校的思政教育是一项长远的工作,未来仍需加强理论研究,开展深入实践,将思政工作贯穿教育教学全过程,同时突出中医药特色,为继承和发扬中国优秀传统文化助力。

(撰稿:张苇航　审阅:张如青)

【中医师承教育研究】

师承教育是中医传统教育的主要形式,对传承和发展中医药事业曾起到重要作用。在当前以中医药院校教育为主的大背景下,如何遵循中医药自身规律,充分发挥师承教育的优势与特色,将师承教育与院校教育有机结合,成为广泛关注的问题。

不少学者通过回顾传统师承教育的发展,对师承教育在当代中医药教育中发挥的重要作用进行了分析,并提出未来展望。孙越异等对 1949—2016 年中国知网数据库中有关中医师承研究的文献进行了数量和类型的统计分析,将中医传统师承教育分为 3 个阶段,总结其研究方法和研究成果,指出主要存在问题在于质性研究、个人经验式研究与描述性研究过多,实证研究、量化研究与作用机制研究不足,提出进行科学研究、引入教育学和心理学方法、关注师承本身等研究展望。杨自文等对 1949—1989 年河南省的中医师承教育进行了分析,指出 1949—1954 年是民间自发组织师带徒阶段,1955 年后为政府组织中医带徒阶段,改变了以往的无组织性和自发性,总结出“统一招生,统一教学内容,集中上课学理论,分散跟师学经验”的有效办法,为 1990 年后河南中医师承教育体制的逐步建立与完善奠定了基础。张国民等对师承教育的概念、发展阶段与特色、价值与意义进行了较为系统的阐释,对其在现代中医人才培养中的运用提出了方法与展望。阮红芬等通过对中医师承教育模式的研究,肯定了师承教育的价值和意义,也从当代医学教育的发展形势和需求出发,客观分析了传统中医师承教育模式的不足之处,从而提出改革创新中医师承教育模式的具体方法。许二平通过阐述师承教育和院校教育的历史沿革，分析其各自的优势和不足，指出应从中医人才成长规律出发，从目标定位、培养模式、保障机制等方面探讨了中医师承教育与院校教育相结合的路径。卫爱武指出师承教育是发展中医思维的重要途径和方式，是提高中医辨证论治水平的必由之路。梁旭等认为，师承教育因其注重临证实践的特点，对中医临床思维模式的建立具有明显优势，并通过分析中医师承教育的发展及当前的中医教育模式，强调了师承教育对中医思维形成的重要性。陈晓云等进一步指出，中医师承教育模式对于医学人文伦理思想的继承和发展产生着重要影响，当前应通过名医工作室、师徒授受等方式充分发挥其在传承内容和传承效率方面的优势。另外，童正平等结合中医师承教育的定义、理念与核心要求，强调了“经方医学”在师承教育过程中的特殊作用，认为经方医学能很好地满足中医师承教育中传承精神品质、传授临床经验和建立治学方法三个核心要求；并以此为切入点，通过构建“线下-线上-门诊”经方医学师承模式，从实践历程、设计理念和实施过程三方面进行了总结和反思，为院校教育基础上融入师承教育的具体实施模式探索了新的路径。

在中医临床人才培养中，师承教育应贯彻始终，这一点已形成共识并得到反复实践。梁玉磊等认为，师承教育并非仅指师带徒模式，而是“早临床、多临床、反复临床”的教育理念，应当贯穿于中医临床人才培养体系的各个阶段。张夏炎等对师承兴趣导向下的中医院校培养、穿插于现代本科教育中的师承制、基于名中医工作室的研究生培养模式、拓展中高级人才的名医指导形式等中医师承与院校教育相结合的新模式进行了探索。

在中医本科教育方面。李鑫等基于目前学科过度分化、中医基础理论薄弱等问题，结合中医学本科生培养过程中师承教育的实践，提出完善师承教育和院校教育相结合的培养模式，具体措施包括正确认识中医学核心价值体系，完善学科设置与课程改革，培养中医文化底蕴，全面培养符合新时代要求的中医人才，完善师资队伍建设。黄彬等在中医本科临床教学实践中，结合师承教育，建立“一对一导师制”与“早临床、多临床、反复临床”的培养模式，取得了较好成效，并总结了在导师制、临床带教、师资队伍、课程和教材建设及其质量保证和监控上存在的问题，提出相应整改对策。杨承芝等基于北京中医药大学实施院校教育与师承教育结合的实践分析了存在的问题，提出了扩大师承导师队伍、完善过程管理办法、改革考核内容与形式等建议措施。王亮等对南京中医药大学在中医本科教育中开展递进式师承教育的实践和创新点进行了总结，提出目前已初步形成包括理论学习、床边教学、毕业实习三阶段的导师制，递进式地贯穿中医本科教育全程，并在导师遴选、学生考核与激励评价方面进行了创新。任剑峡等总结了宜昌中医医院在三峡大学中医学专业学生中开展师承教育的实践体会，提出通过医校协同，构建师承与院校有机结合的教育教学模式，是新时期中医人才培养的趋势。

在中医职业教育方面。汪洋等针对高职高专师承和院校教育相结合的中医学专业实践教学体系进行了探索，从实践教学课程体系、实践教学基地建设、师资队伍建设、管理体制建设等方面开展研究，并通过质量监控和评价结果显示，结合师承模式能使中医学实践教育取得较好的效果。

在中医住院医师规范化培训方面。李琳等在分析这一阶段特点的基础上，详细论述了中医师承在培训中的作用，提出师承的内容与方法，强调要围绕中医特点有针对性地予以培养，建立现代师承教育教学规范。甘叶敏等采用半结构化访谈方法，从师承教育中的收获所得、问题缺陷、改进建议三个层次，对江苏省中西医结合医院住院中医师进行随机抽样调查，提出建立以岗位胜任力为导向的中医住院医师规范化培训师承教育模式，以创新师承方式，优化评估模式，注重多元发展。同时，利锦忠等还分析了中医院校附属医院开展中医师承教育的现状和存在问题，提出在充分发挥其优质资源的前提下，通过跟师学习方式、医德教育、师承教育质量监管、师承教育资源平台等方面的建设以构建较为完善的中医师承教育体系。

在中医专科人才的针对性和提高性培养方面。张晶晶以中医心血管内科研究生的培养为例，提出可通过背诵经典、侍诊抄方、医案书写等方式，养成中医思维，提升临床能力。刘兰英等通过实践，分析了中医师承教育在针灸学专业型硕士研究生培养中的作用，认为中医师承教育可较好融入研究生的针灸临床能力和科研思维能力培养中，有助于提高针灸学专业型研究生培养的效果。谢源等以中医妇科人才培养为例，建议在“5＋3”教学模式中引入师承教育，发挥导师引导作用，加强临床实践与理论学习的结合。张秀萍对中医儿科的院校教育与师承教育相结合的模式进行了探讨，认为应从完善课程体系和教育对象选拔制度入手，强调师承教育的中医文化与临床实践内容，实现中医儿科教学模式的创新。

2017 年 7 月，《中华人民共和国中医药法》(简称《中医药法》)正式实施，其中设立了包括师承人员在内的中医医术确有专长人员医师资格考核注册新规定，为中医师承教育提供了法律形式的保障，从而引发对中医药与法律制度之间关系的关注和讨论。如孙东东等对《中医药法》中关于中医师承的重要条款进行了解读，在分析中医师承发展现状的基础上提出相关优化建议，如推动制定中医师承的配套实施方案，提高继承人遴选及出师要求，推进师承教育与院校教育融合，加强政府部门监管等。李和伟等立足《中医药法》的实施背景，探讨了中医师承教育的发展趋势，提出加强中医师承教育的建议，包括促进中医师承教育与院校教育的有机融合，借助网络资源探索中医师承教育新路径，加强监管力度、完善考核机制等。刘扬等通过分析中医药师承教育的内涵和主要形式，提出中医药师承教育制度的建立需要从制度层面进行统一设计，解决专门师承教育法律缺位、传承主体资格认定法律规范不统一、学习内容与形式不明确等问题，通过共同发挥不同层级的法律规范作用，建立统一协调的制度规范。

此外，现代多学科理论的引入，也为中医师承的研究和发展提供了思路。如刘海燕从传播学角度出发，分析了传统中医师承传播主体意愿、传播方法、传播内容对传播效果的正向性影响，为当今中医教育改革提供了一定的理论参考与借鉴依据。孙东东等基于知识转移理论，着眼于提升显性知识和隐性知识传播质量，在总结国医大师师承工作现状的基础上，针对存在的相关问题提出优化师承工作效能的对策，包括认真梳理显隐知识、改进师承工作内容，建立合理师承模式、聚力培养高层次中医药人才，不断建立健全政策法规体系以营造良好师承工作环境，施行严格的师承质量考核和激励制度来保证师承教育质量。

(撰稿:张苇航　审阅:张如青)

【中医药国际化教育探讨】

在国家提出中医药“走出去”发展战略的指导下，大力推进中医药国际化教育成为当前中医药教育建设的主要任务之一，尤其在平台建设、人才培养和课程教学建设几方面得到重视和实施。

平台建设是中医药国际化教育的基础和保障。目前，开展中医药国际化教育主要通过国内中医院校以及境外的中医孔子学院、中医中心与各类医教研合作机构等平台进行。瞿筱逸等以上海中医药大学与德国美因茨大学的国际交流合作项目为例，分析了中医药教育国际化进程中存在的问题，包括中医药高等教育国际化内涵认知不足、中西文化差异较大、中医药学科内涵模糊、合作院校课程体系兼容性不强等，提出增强高等教育国际化战略意识、以跨境教育理论指导实践，理性处理现代与传统、科学与人文的关系，重视学科内涵建设、促进跨学科交流，营造国际化校园氛围、增加传统文化渗透等相应对策。陈芳芳等通过阐述教育国际化的内涵与中医药院校教育国际化的背景，从内化和外化两方面剖析中医药院校的国际化发展路径，并以江西中医药大学为例，在综合分析国际化发展的优势与劣势的基础上，从人才培养、课程与教学、科学研究、社会服务及文化传承与创新等方面阐述了该校的国际化建设思路。郑扬康等基于在伦敦中医孔子学院的执教经历，从教学基本要素的角度分析了中医海外教学中教师、学生、教学环境、教学媒体、教学内容存在的主要问题并提出了相应的对策，认为中医孔子学院应通过加强师资建设、因地因材施教、丰富教学环境、搭建互联网平台、完善教学内容来提高教学质量，推动中医药国际化发展。

人才培养是中医药国际化教育进程中最为关键的问题。司富春等通过文献回顾，对当前中医药国际人才的内涵认识、培养方式、存在问题及对策分析进行了梳理，发现目前对中医药国际人才内涵的理解存在差异，培养目标亦不明确，整体尚处于探索阶段，应进一步研究其内涵及培养模式，培养中医药国际人才，推动中医药事业的国际化发展。李欣就中医药国际人才的定义、加强中医药国际人才培养的目的以及中医药国际人才的培养现状进行了分析，针对国际人才培养过程中的制约因素提出相关举措，包括强化人才培养意识，推动人才国际流动，加强人文教育与艺术教育学习，提高学生综合素质，完善教育教学服务体系，培养国际化教师队伍，借助中医药海外合作发展机制，创新人才培养方式等。尚丽丽等针对中医药院校青年教师队伍国际化程度较低的情况，提出要以“中国特色，世界一流”为目标，通过加强顶层设计、完善培养体系，强化国际意识、提升支持力度，树立文化自信、助推培养进程，构建合作联盟、优化过程管理等措施，加快青年教师队伍国际化进程，进而面向未来打造一支拥有国际学术话语权、国际议程设置权、国际规则制定权意识的教师队伍，为世界一流中医药大学建设提供持续发展动力。王利华等指出，当前中药技能型人才的培养难以满足中医药在国际市场的发展需要，因此应重视发展中药高等职业教育，并在调研和实践的基础上，从国际化教学标准开发的理念、国际化教学课程体系的确立、中药国际化专业职业资格证书的需求等方面提出中药技能型人才国际化教学标准的建设思路。

课程教学建设是实施中医药国际化教育的主要途径。刘福水等基于翻转课堂教学模式，通过对照研究，对《经络腧穴学》双语教学中应用国际优质教学资源的效果进行了探讨，发现国际优质教学资源的运用能在提高学生各项能力的同时加强学生对教师的教学认可与评价，建议在今后针灸相关双语教学中推广应用。张丽等指出，中药产业的国际化发展，需要既具有国际视野又懂中药质量标准的复合型人才，因此，面向国际的中药分析学课程教学改革势在必行，并提出教学理念与时俱进、教学团队教研协同发展、教学内容中西融通、教学资源立体化构建及教学方式多样化综合应用等课程教学改革的可能路径，为中医药国际化教育提供了实例。李芳以跨文化教育理论模式为基础，提出从目标、内容、方法和评估体系四个方面进行创新，构建以中医药对外传播为导向的跨文化交际课程教学模式，以适应跨文化教育“本土化”和中医药文化“走出去”的需要，并以教学实践证明该模式有助于提高学生进行中医药对外传播的意识和能力，在教学内容和理论方法上可以进一步挖掘与拓展。李艳君等运用文献资料法、问卷调查法等研究方法，总结了近10年来北京体育大学针对国际交流生开展太极拳与中医康复教学相结合课程的经验与体会，指出教学工作应立足中国传统文化，结合我国“一带一路”发展倡议，将太极拳套路教学与中医养生康复技术教学有机整合，同时针对国际化教学的实际需求，积极开展院系间和学科的教学资源整合，为提升中国传统体育与医学文化的国际化提供了相关方法。

此外，中医药教育标准化建设对于推动和深化中医药国际教育具有重要意义。李玲玲等对世界中医药学会联合会教育指导委员会立足中医学本科教育制定的行业标准进行了总结，提出中医药国际教育发展目前存在师资队伍薄弱、教育资源标准化迟缓、国际教育模式单一等不足，提出加强国际教育师资培训、增进国际学术交流、通过专业认证推广标准化成果、利用现代信息技术丰富国际教育模式等发展策略，旨在通过标准化建设促进中医药国际化教育健康有序地发展，在世界范围内培养中医药人才。

（撰稿：张苇航　审阅：张如青）

［附］ 参考文献

C

陈磊.高校思政课中实施完整人格教育的路径探索[J].长春中医药大学学报,2018,34(5):970

陈芳芳,谢云,张凌.教育国际化视野下中医药院校发展路径研究——以江西中医药大学为例[J].江西中医药大学学报,2018,30(3):92

陈晓云,朱忆莲,刘蕾,等.中医师承教学模式对医生人文伦理思想的影响[J].中国医学伦理学,2018,31(3):391

D

董正平,肖相如,叶蕾,等.中医学专业"线下-线上-门诊"经方师承模式的探索[J].中国中医药现代远程教育,2018,16(10):1

董正平,叶蕾,王斌胜,等.论经方医学在当代中医师承教育中的优势[J].中国中医药现代远程教育,2018,16(1):30

G

甘叶敏,朱滨海,陆敏.基于岗位胜任力的中医住院医师规范化培训师承教育模式探索[J].中国校医,2018,32(12):946

H

黄彬,曾萍萍,谢纬昌.本科临床教学与师承相结合教育模式的实践[J].中医临床研究,2018,10(25):115

L

李芳.基于中医药对外传播的跨文化交际课程教学模式构建[J].中医教育,2018,37(2):25

李琳,黄力.探讨中医师承在住院医师规范化培训中的作用[J].中国毕业后医学教育,2018,2(3):233

李欣.中医药高等教育人才培养现状分析与策略[J].西部中医药,2018,31(5):50

李鑫,李林,黄娟.在中医学本科教育中引入师承模式的探究与实践[J].中医杂志,2018,59(19):1708

李锋清.思想政治理论课教学与医学生人文教育的契合[J].南京中医药大学学报(社会科学版),2018,19(1):60

李和伟,肖鹏,朱肖菊.《中华人民共和国中医药法》对中医师承教育的影响[J].国际中医中药杂志,2018,40(3):193

李玲玲,江丰.中医教育国际标准实施策略研究[J].天津中医药大学学报,2018,37(4):339

李明月,徐一兰,陈波,等.思政教育融入针灸专业课程教育探析[J].中国中医药现代远程教育,2018,16(17):26

李艳君,苏杭,白震民.讲好中国故事,提升高校太极拳与中医康复教学国际化[J].中华武术研究,2018,7(12):53

利锦忠,丘惠燕.中医院校附属医院中医师承教育模式探索与思考[J].中国中医药现代远程教育,2018,16(12):31

梁旭,姜苗,李雁,等.中医师承教育的发展及其对临床思维形成之重要性初探[J].环球中医药,2018,11(3):419

梁玉磊,蔡乐,李新华,等.基于"医教协同"背景下中医临床人才培养的思索[J].西部中医药,2018,31(4):72

刘鑫.高校思想政治教育和中华医药传统文化教育的融合及人学意蕴思考[J].当代教育实践与教学研究,2018,(12):201

刘扬,李筱永.建立中医药师承教育制度法律思考[J].中国医院,2018,22(5):9

刘福水,陈梅.国际优质教学资源在《针灸腧穴学》双语教学中的应用研究[J].江西中医药大学学报,2018,30(6):100

刘海燕.古代中医师承传播效果的影响因素研究[J].现代中医药,2018,38(5):131

刘兰英,王和生,张聪,等.中医师承教育在专业型针灸学硕士研究生培养中的作用初探[J].中国医药科学,2018,8(18):24

刘仁馨,杨萍,李炳超,等.思想政治教育视野下大学新生适应性问题研究——以云南中医学院为例[J].中国民族民间医药,2018,27(17):138

罗立军,汪家华.论高校思想政治教育与中华医药传统文化的融合[J].西部学刊,2018,(9):64

Q

瞿筱逸,沈雪勇,王静.高等中医药院校教育国际化的问题与对策——以上海中医药大学与德国美因茨大学际交流项目为例[J].中医药文化,2018,13(4):74

R

任剑峡，周继刚，王安桥，等.医校协同育人深化中医师承教育的实践与体会——以三峡大学中医医院为例[J].中国中医药现代远程教育，2018，16(5)：14

阮红芬，潘露茜，王欣，等.中医师承教育的发展与当代创新[J].中国中医药现代远程教育，2018，16(8)：9

S

尚丽丽，殷忠勇."双一流"背景下中医药院校青年教师队伍国际化的思考[J].中医教育，2018，37(2)：74

司富春，张勤.中医药国际化人才培养研究[J].中医研究，2018，31(5)：3

孙东东，范汇森，沈爱琴，等.基于知识转移理论探讨国医大师师承工作效能的优化策略[J].中华中医药杂志，2018，33(6)：2441

孙东东，周亮亮，田侃.《中医药法》背景下中医师承体系优化刍议[J].中国卫生事业管理，2018，(8)：598

孙越异，辛晓芸，刘娜.新中国成立后的中医师承研究概况与分析[J].中医杂志，2018，59(8)：698

W

汪洋，王义祁，蔡俊，等.高职高专师承和院校教育相结合的中医学专业实践教学体系的研究[J].江西中医药大学学报，2018，30(4)：89

王亮，徐俊良，高锦飚，等.中医本科教育中开展递进式师承教育的创新与实践[J].教育观察，2018，7(9)：102

王利华，傅红，王新宇.中药技能型人才国际化教学标准的研究与建设[J].继续医学教育，2018，32(8)：46

卫爱武.浅谈师承对发展中医思维的重要性[J].教育现代化，2018，(9)：182

X

谢源，董莉.5+3教学模式在中医妇科人才培养中的思考[J].中国中医药现代远程教育，2018，16(5)：20

许二平.中医师承教育与院校教育相结合的路径探讨[J].中医教育，2018，37(5)：7

Y

严建会，王前.发挥中国传统医德文化优势深化思政教育改革的探索与实践[J].成都中医药大学学报(教育科学版)，2018，20(3)：65

杨帆，李阳倩.新发展理念下中医药院校大学生思想政治教育管理研究[J].成都中医药大学学报(教育科学版)，2018，20(2)：67

杨承芝，车秩文，孔令博，等.院校教育与师承教育结合实践的认识与思考——以北京中医药大学为例[J].中医教育，2018，37(6)：76

杨自文，刘文礼，徐江雁.河南中医师承教育发展状况(1949—1989)研究[J].中医学报，2018，33(1)：77

Z

张磊，张晓明，孙士新.中医药院校管理中思想政治工作的定位分析[J].产业与科技论坛，2018，17(21)：236

张丽，单鸣秋，包贝华，等.面向中药产业国际化发展需求的中药分析课程教学改革探讨[J].时珍国医国药，2018，29(5)：1212

张国民，刘乐平，何清湖.浅析中医师承教育与现代中医人才培养[J].中医教育，2018，37(2)：39

张晶晶，朱明军，李彬.心内科研究生师承教育方法的思考[J].中国中医药现代远程教育，2018，16(15)：28

张夏炎，顾伟，陈喆，等.中医师承与院校教育结合的新模式探索[J].时珍国医国药，2018，29(1)：188

张秀萍.探寻中医儿科的院校教育与师承教育相结合的教育模式[J].中国继续医学教育，2018，10(30)：52

张允芝，陈波，尚秀葵，等.思政教育融入中医专业教育的实践与研究——以针灸学为例[J].中国中医药现代远程教育，2018，16(16)：36

赵琛，王良滨，潘彦舒.慕课在中医院校研究生思政课程教学中的应用[J].中国中医药现代远程教育，2018，16(15)：48

赵立凝，李明希，骆贞辉.传统文化与思想政治教育融合研究之探析[J].成都中医药大学学报(教育科学版)，2018，20(3)：70

赵婷婷，王雅君，陈晓晶."课程思政"背景下的中药炮制学教学改革[J].南京中医药大学学报(社会科学版)，2018，19(2)：137

郑芬，颜彦.中医药院校传统文化类社团的思想政治教育功能研究[J].中医药管理杂志，2018，26(17)：45

郑扬康，詹杰.提高中医孔子学院教学质量，推动中医药国际化发展——伦敦中医孔子学院教学引发的思考[J].时珍国医国药，2018，29(5)：1220

（二）科研方法

【中医药临床疗效评价研究】

随着中医药的影响力在世界范围内逐步扩大，中医药的安全性和临床疗效的问题也日益凸显，关于中医药疗效评价的研究也相应增多。

杨楠等利用可视化软件 Citespace 分析了中国知网数据库从建库至 2015 年间关于中国在中医药临床疗效评价的研究。结果显示，从发文量来看，该研究可能最早始于 1990 年，2002 年突然猛增，2009—2015 年的发文量波动较大；作者间的合作较密切，而机构间的研究则相对独立，研究的热点主要集中在中风的临床疗效评价、冠心病及慢性阻塞性肺疾病的临床疗效评价、中医药临床疗效的循证医学研究、中医药临床疗效的具体实施方法 4 个方面。分析结果也体现了该研究的不足之处：跨机构间的合作和交流较少，对于中医药临床疗效评价的研究比较分散，也没有更好地体现出中医药的特色。

刘军刚等利用医院信息系统处方点评模块评价中西药联合应用处方的合理性，为药师用药指导提供参考。由于中药对于疾病改善的疗效优势微弱，但是对中医症状或病人主观感受的改善比较明显，因此在中医药临床疗效实验设计上，病证结合仍是当前中药新药临床试验疗效评价的主要模式。陆芳等认为联合模型可以综合考虑中医证候和西医疾病的结局评价指标，为探索中药临床试验不同类型评价指标之间的内在关系提供一个较为合适的解决途径和方法。

在中医药临床疗效的评价方法上，随机对照试验(RCT)仍是主流。任明等对 11 个中医慢病课题 32 个临床研究方案评价研究，设计类型多采用 RCT，采用德尔菲专家咨询法、层次分析法和量表研究技术方法，分别构建以理论价值、科学价值和经济价值为评价维度根据临床研究设计类型不同的 2 种较为系统的质量评价方法，指导中医慢病研究的设计与实施，提高成果质量，发现中医防治慢病的特点和优势，为中医慢病防治成果的转化与推广应用奠定方法学基础。但是由于中医个体化诊疗模式的特点，使得 RCT 很难对中医药的疗效做出准确的评价，因此学者们提出新的研究方法对 RCT 进行补充。井含光等认为与传统循证医学用 RCT 方法进行研究相比，提出单病例随机对照试验(N-of-1)更能契合中医学以人为本、辨证论治的思想。井氏等指出，N-of-1 的应用难点主要围绕着设计、实施和数据分析三个部分。其中设计难点包括洗脱期的设置、样本量估算、基线数据测量、结局指标的测定等；实施难点包括随机化的实施、盲法的实施等；数据分析难点包括各种试验设计的统计分析模型的选用，如何应对数据的自相关性、缺失值和延迟效应。对于设计难点部分，建议进行预试验来估算试验的洗脱期和样本量。系列试验的样本量估算可使用改进后的传统 RCT 样本量的估算方法；建议对结局指标测量工具进行效度与信度的评价，以此增加试验结果的可信度；对于实施难点部分，不建议盲目的实施随机化，试验中应遵从 N-of-1“以患者为中心”的核心思想，兼顾试验的严谨性和患者的主观感受；完善中医药安慰剂的制备方法，为更好地实施盲法提供帮助；数据分析部分，建议在数据量小、数据关系简单、组间差异明显小的试验中选用图形分析法；数据量大，关系复杂的试验选用统计分析法；针对单个患者的 N-of-1 的统计分析，可选用动态回归模型；系列 N-of-1 建议选用分层贝叶斯模型；混合效应模型能够解决数据的自相关性和缺失值问题，也能更好地应对延迟效应。

朱文慧等提出 N-of-1 有必要设置合理的导入期与洗脱期，在中医药临床研究领域中应根据具体的干预措施、目标疾病的特点以及患者意愿设置个性化的导入期与洗脱期。

关于评价量表的建立。王洋等认为具有中医特色的临床疗效评价量表应该在中医阴阳学说和辨证论治的指导下，借鉴并应用现代临床科研方法学形成综合评价体系来构建。患者报告结局(PRO)量表的制定是中医临床疗效评价体系中重要的组成部分，是从患者的角度来评价专病疗效，从患者本身出发来设置条目，其中包括临床该病常见的中医症状的和患者综合自身情况对生活质量的自评分，能综合反映出疾病的整体动态变化趋势，较好地解决证的相兼错杂的关系。对于量表条目的筛选，采用德尔菲(Delphi)法，可以定性且定量的对被评价对象做出评价和预测，取得可信的实验结果。韶光南等认为采用德尔菲法，建立由病例报告表(CRF)构建、随机对照、知情同意、数据采集、数据审核 5 个一级指标、18 个二级指标、63 个三级指标评价构成的临床科研课题数据质量评价指标体系，能为评价临床类科研课题数据质量提供参考依据。在临床证据体系评价方面，一般采用 GRADE 方法学作为证据质量评价标准，钱静华等认为由于中医药的特殊性，建议应当建立适合中医药特征的临床证据评价体系，即以 GRADE 系统方法学得出的结论作为前提，将名医经验即专家共识以及古籍经典作为证据体系的重要组成部分，将科学方法获得的专家共识作为补充证据，最后加上中医特色结局指标体系。

在数据处理方面。邱瑞瑾等提出模糊综合评价(FCE)在中医临床的疗效评价中可能有独特优势，并将核心指标集(COS)的概念引入 FCE 中，通过建立 COS 赋权指标、定义评语集、形成单因素模糊评价矩阵和合成模糊矩阵算子等几个步骤，初步构建中医临床疗效 FCE 的流程，为 FCE 方法在中医临床研究领域的应用提供可行性参考。

（撰稿：徐贻珏　审阅：崔蒙）

【中医药数据处理】

中医药数据的处理是近年来的研究热点，主要集中在文献挖掘、专病数据分析、健康管理等方面，并以此为基础构建了数据平台。刘菊红等以银屑病为例提出了构建中医药文献大数据分析平台的设计思路和研究方案，以 Top 作者、Top 期刊、Top 国家和地区、Top 机构、Top 资助基金等基本特征计量指标呈现研究领域概貌，通过对高被引论文和高影响因子期刊论文的中医药领域关键词字段的挖掘来反映疾病的国内外研究前沿和热点，配备学科专业词库和机构名称规范词库来提升检索的准确性和灵敏性。梁杨等针对海量中医药信息的数据对象属性项的不确定性、数据表述的多样性、抽象性导致传统数据管理模式无法对其进行有效管理的问题，提出基于大数据技术的中医药数据管理策略。该策略利用大数据技术对存储对象属性的无模式特性来解决中医药信息中描述对象属性项的不确定性与数据表述不统一性问题、采用混合索引模式解决不同存储模式的数据在索引过程中的冲突问题、通过 MapReduce 高效并行处理能力解决海量数据查询处理，并在 Hadoop 上对其性能表现进行了检验。

张柯欣等介绍了糖尿病中医病证大数据平台的建设内容，探讨了古代文献自动分析系统、现代文献自动分析系统、临床病例采集及分析系统、中医药数据自动关联分析等专病大数据应用的关键技术，提出了基于深度学习的本体关联医学文献分析理论。

梁文娜等认为借鉴系统工程的原理与方法，应用人工智能技术与大数据技术，建立以状态为核心的中医健康认知的方法与体系，能够实现四诊信息的采集、存储、分类与融合；实现健康状态的人工智能诊断；实现干预方案的匹配与临床疗效合理客观的评价，解决四诊合参与辨证方法的不可测量、不可重复、不可评价等问题，可以为中医理论与临床研究提供可靠的技术平台。

同时，也有学者对中医大数据的运用可能会产生的伦理问题进行了探讨。张妮楠等对大数据背景下医学数据共享引发的个人隐私泄露、数据权利归属、数据可及与否等产生的一系列伦理问题进行讨论,并提供相关如下建议:在以伦理原则为基础的前提下,关注数据伦理审查、完善知情同意、规范医学科学数据共享、防止数据不当使用。

(撰稿:李明　审阅:崔蒙)

[附] 参考文献

J

井含光,孟庆刚.单病例随机对照试验在中医药临床疗效评价中的应用与思考[J].北京中医药大学学报,2018,41(10):842

井含光,孟庆刚.单病例随机对照试验在中医药临床疗效评价中的应用与要点分析[J].中华中医药学刊,2018,36(4):890

L

梁杨,丁长松,黄辛迪,等.大数据环境下的中医药数据管理策略[J].中国中药杂志,2018,43(4):840

梁文娜,林雪娟,俞洁,等.真实世界的大数据助推中医健康管理进入人工智能时代[J].中华中医药杂志,2018,33(4):1213

刘菊红,曾召,张晓艳,等.中医药文献大数据分析平台的构建[J].中国中医药信息杂志,2018,25(8):4

刘军刚,李喜香,刘效栓,等.中西药联合应用评价实践探索[J].中国中医药信息杂志,2018,25(4):122

刘艳飞,孙明月,姚贺之,等.大数据技术在中医药领域中的应用现状及思考[J].中国循证医学杂志,2018,18(11):1180

陆芳,李淞淋,李扬,等.联合模型在中药多类型结局疗效评价中的应用探讨[J].中国新药杂志,2018,27(13):1483

Q

钱静华,郭志丽.构建适合中医药特征的临床证据评价体系[J].中华中医药杂志,2018,33(10):4302

邱瑞瑾,陈静,雷翔,等.引入核心指标集概念构建中医临床疗效模糊综合评价方法[J].中药新药与临床药理,2018,29(4):528

R

任明,孙晓,郭利平,等.基于11个中医慢病专项研究探讨中医慢病成果质量评价方法的建立[J].中华中医药杂志,2018,33(8):3468

S

邵光南,陈烨,李森鑫,等.基于德尔菲法的临床科研课题数据质量评价指标体系构建研究[J].中国中医药信息杂志,2018,25(2):1

W

王洋,李书楠,陈海敏,等.中医疗效评价量表在中医健康状态评估中的构建探讨[J].中华中医药杂志,2018,33(1):11

王洋,李书楠,陈海敏,等.中医临床疗效评价体系之患者报告结局量表的制定探讨[J].中华中医药杂志,2018,33(5):1777

Y

杨楠,代二庆,赵红艳.中医药临床疗效评价的可视化研究[J].天津中医药大学学报,2018,37(2):108

Z

张柯欣,石岩,杨宇峰.糖尿病中医病证大数据平台的建设研究[J].医学信息,2018,31(13):29

张妮楠,史华新,谢琪,等.大数据背景下医学数据共享产生的伦理学问题[J].中国中医药信息杂志,2018,25(8):9

朱文慧,孟庆刚.单病例随机对照试验的周期设计在中医药临床疗效评价中的应用研究[J].中华中医药学刊,2018,36(10):2509

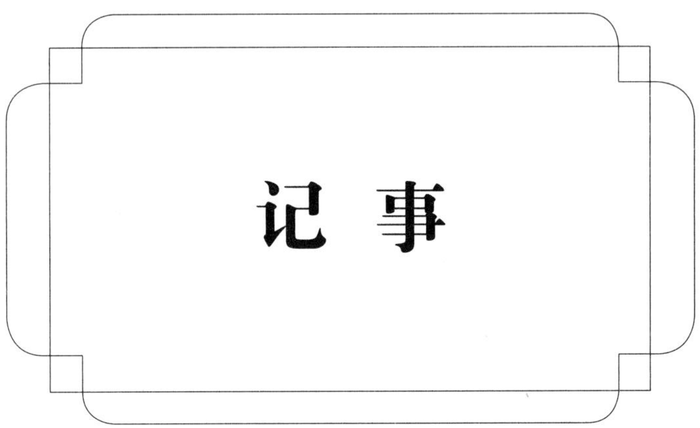

记 事

一、学术会议

▲中华中医药学会医院药学分会2018年学术年会在南京召开 5月18—20日，由中华中医药学会主办，中华中医药学会医院药学分会、江苏省中医药学会、江苏省中医院、北京中医药大学东直门医院共同承办的本次会议召开。大会围绕“基于本职、携手临床、服务患者”的主题，旨在进一步推动医院药学学科建设与发展，探索新时代药学服务开展模式和发展方向，提高药学服务水平，促进临床合理用药。来自全国各地400多名药学工作者参加了学术交流。

在学术交流中，专家对中药炮制的意义和化学变化、中药药源性肝损伤评价与风险防控、中药鉴别思维方法及痛点分析、中药与中医的关系、中药注射剂用药效益及风险评价、新形势下医院药学学科建设、中药临床评价方法、手机APP模式在中药调剂和煎药中的应用、药物经济学与合理用药、中药临床药师培训基地经验等专题作了12场主题报告。对医院药学发展、互联网+在中药煎药管理与质量控制的应用与实践、药师门诊的开设等当今热点问题进行了座谈与交流。

▲第三届中国扁鹊暨燕赵名医学术思想研讨会在邢台召开 5月19—20日，由中华中医药学会主办、河北省中医药学会和河北省科协中医药医联体承办的“改革开放40周年中医药传承发展河北论坛、第三届中国扁鹊暨燕赵名医学术思想研讨会‘一带一路’首届中华扁鹊中医药国际合作论坛”会议召开。来自全国各地及美国的中医药代表450多人参加了论坛。

会议进行了4个议程：一是开幕式，大力支持和发展中医药事业，努力挖掘与传承中医药健康养生文化，大力弘扬扁鹊等中医先贤的宝贵学术思想，不断提高人民健康水平；二是主旨学术报告，路喜善作《路志正教授学术思想与从医经历》、国医大师李佃贵作《扁鹊思想对“浊毒理论”构建的启发和重新认识中医史的传统观点》、中国科学院李伯聪作《重新认识中医史的一个传统观点》的专题报告；三是祭拜了医祖扁鹊；四是举办了改革开放40周年座谈会与图片展。

▲2018卷《中国中医药年鉴(学术卷)》编委会暨撰稿人会议在上海举行 6月15日，2018卷《中国中医药年鉴(学术卷)》(以下简称《年鉴》)编委会暨撰稿人会议举行。会议由《年鉴》主编、上海中医药大学校长徐建光主持。《年鉴》编委会副主任委员、上海中医药大学党委书记曹锡康，《年鉴》副主编、国家中医药管理局科技司司长李昱，上海中医药大学原校长、《年鉴》原主编施杞、严世芸，上海辞书出版社副总编陈闵梁，上海市中医药发展办公室中医药传承发展处处长王庆华，安徽中医药大学原校长、上海中医药大学科技人文研究院院长王键，浙江中医药大学原校长范永升，福建中医药大学校长李灿东，南京中医药大学原副校长蔡宝昌，陕西中医药大学副校长王瑞辉，以及来自全国30多个中医药院校、医疗科研单位的90多位编委、撰稿人及学科编辑参加会议。

曹锡康开幕词指出，《年鉴》是一部全面反映每年度我国中医药成就和学术进展的综合性、资料性工具书，也是一部属于国家历史档案性质的工具书，具有重要的传世价值和学术影响。希望全体与会人员围绕新形势下《年鉴》的发展与改革展开深入的研讨，进一步提高编纂质量和水平。王庆华代表上海市卫生和计划生育委员会、上海市中医药发展办公室指出，《年鉴》作为一个权威的学术平台，对于推动上海、以及全国中医药各个领域的学术交流，具有重要意义。李昱指出，30 多年以来，《年鉴》取得了丰硕成果，体现了资政、存史及育人的重要作用，凝聚了历届编委、编辑和撰稿人的智慧和心血，上海中医药大学作为《年鉴》的创始和承办单位，在人力、物力、财力等方面给予了全面的支持，作出了重要的贡献，国家中医药管理局将继续做好相关指导工作，整合资源，团结一心，助推《年鉴》走向蓬勃发展的明天。《年鉴》编辑部主任黄燕汇报了 2018 卷《年鉴》的编纂工作。上海辞书出版社副总编陈闵梁介绍了《年鉴》出版发行情况。

编委代表、广州中医药大学罗颂平教授，撰稿人代表、陕西中医药大学邢玉瑞教授，《年鉴》编辑部学科编辑代表徐丽莉副研究员等，分别从不同角度进行了交流。会上，为第九届《年鉴》编辑委员会委员、撰稿人代表颁发了聘书。

下午的研讨会由王键教授主持，编委及撰稿人集思广益，为打造《年鉴》的学术品牌积极建言献策，围绕《年鉴》编排、内容、选题和出版进行了热烈的讨论与交流。王键从《年鉴》编纂工作的学术性、全面性、前沿性、权威性及价值性等方面，提出了独到见解。

▲中华中医药学会外治分会 2018 学术年会在北京召开　6 月 22—24 日，由中华中医药学会主办，中华中医药学会外治分会承办，中国中医科学院望京医院、北京中医药大学深圳医院、深圳市龙岗区中医院协办的本次会议召开。原卫生部副部长、国家中医药管理局原局长佘靖，国家中医药管理局原副局长于生龙，中华中医药学会副会长曹正逵，中华中医药学会外治分会主任委员温建民，中华中医药学会外治分会名誉主任委员黄枢，中华中医药学会外治分会顾问刁本恕等领导出席会议，来自全国各地 200 多名专家学者参加了会议。

会上，温建民作了《外治技术及药物专家共识研制路径》、刘长信作了《宫廷一罐通治疗腰椎管狭窄症的体会》、陈秀华作了《针灸在痛证的临床应用》、葛湄菲作了《三字经流派小儿推拿学术特点与临床应用》、何顺峰作了《艾灸之火　可以燎原》的主题报告。

▲中华中医药学会针刀医学分会 2018 年学术年会暨换届选举会议在乌鲁木齐召开　7 月 21 日，由中华中医药学会主办，中华中医药学会针刀医学分会、新疆医科大学第一附属医院承办的本次会议召开。经过 42 年的发展，针刀医学已经逐步走出国门，在国际上获得了一定的影响力。目前，全国共有 24 个省、直辖市成立了针刀医学地方分会(不含港澳台)，在全国开展了 50 余期针刀医学培训班。全国 22 所高等中医药院校开设了针刀医学选修或必修课程，北京等地已开始招收针刀医学专业本科生。而针刀治疗器具已发展至 298 种形态，技术发展至 28 个种类。7 月 22 日加拿大针刀学会将成立，而墨西哥、马来西亚、新加坡等国家已经成立了针刀学会，针刀医学已经开始走出国门，走向世界。会议进行了换届选举，产生了针刀医学分会第六届委员会。

▲中华中医药学会老年病分会 2018 年学术年会在哈尔滨举行　8 月 10 日，由中华中医药学会主办，辽宁中医药大学、辽宁中医药大学附属医院承办的本次会议召开。来自全国各地 130 多位专家和代表出席了会议。

会上，大家围绕“中医老年病诊疗-科研-教学的关键问题”发表专题讲座，分享老年医学的中医临床研究成果，同时探讨老年人群的中医特色诊疗及中医老年病学教材使用与课堂教学。对“医养结合”养老模式现状及发展进行了探讨和实地考察。

▲中华中医药学会免疫学分会第四次学术交流会暨免疫学疾病及其转化医学研修班在广州召开
8 月 18—19 日，由中华中医药学会主办，中华中医药学会免疫学分会和广东省中医院共同承办的本次大会召开。本次会议以“立足免疫学学术前沿、促进中医药传承与创新”为主题，围绕免疫学研究前沿进展

以及免疫相关疾病的中医及中西医结合临床与基础研究而展开交流。会议邀请国内外免疫学相关领域知名专家及免疫学分会专家作学术报告，并组织青年学者进行学术交流活动。

本次会议以免疫学研究为切入点，突出中医传承与创新，研讨了中医药防治银屑病、非小细胞肺癌、重大疑难病等疾病的免疫学研究最新进展，展示了大数据、蛋白芯片技术、代谢组学、分子生物学、生物信息学等多学科技术在免疫性疾病中的最新发现和应用前景，探讨了中药来源的西药和中药多糖的开发应用思路，在免疫学前沿技术和中医药研究上实现了高层次的学术交流，进一步推动了中医药免疫学学术的发展。

▲2018全国中医药学术流派传承发展南京论坛暨中华中医药学会学术流派传承分会在南京成立 8月31日—9月1日，由中华中医药学会主办，南京中医药学会、南京市中医院共同承办的本次会议召开，有来全国各地500多位委员候选人和论坛代表参加了会议。

会议选举成立中华中医药学会学术流派传承分会第一届委员会。举办了2018全国中医药学术流派传承发展南京论坛，设置主题论坛会场和内科流派、骨伤与外科流派、妇科与儿科流派、针灸与推拿流派、金陵医派、青年与优才六个分论坛会场。本次论坛是对中医药学术流派传承研究与创新发展的一次全面展示和总结，必将对今后中医药学术流派的发展起到重要促进作用。

▲中华中医药学会编辑出版分会2018年学术年会暨换届选举会议在西安召开 9月7—9日，由中华中医药学会主办，中华中医药学会编辑出版分会、中医杂志社联合承办的本次会议召开。来自全国各地的候选人及专家130多人参加了会议。

学术交流环节，中国科技信息研究所科学计量与评价研究中心副主任马峥作了“科技核心期刊的遴选与管理”的学术报告，《第三军医大学学报》编辑部主任冷怀明、中国中西医结合学会脑心同治专业委员会秘书黄朝卿、中国知网生命科技与环境知识管理公司期刊合作部主任闫建立、新乡医学院期刊社社长刘雪立、*Chinese Journal of Medicine* 名誉总编辑照日格图分别就医学期刊编辑伦理素养与社会责任、步长制药中药科技产品—产学研的品牌发展之路、大数据视域下科技期刊的引领与服务作用、科技期刊研究的几点体会、国际医学期刊对稿件的审阅处理过程及国际报道指南简介作了专题报告，大家一致认为本次会议必将对今后中医药期刊发展起到积极的推动作用。

▲中华中医药学会疼痛学分会全国第九次学术年会暨换届选举会议银川召开 9月14—16日，由中华中医药学会主办，中华中医药学会疼痛学分会、宁夏中医药学会、宁夏中医药学会疼痛学专业委员会、宁夏第三人民医院承办的本次会议召开。来自全国各地的486名委员及业内专家参加了本次学术年会。

会议按照《中华中医药学会分支机构管理办法》选举产生了疼痛学分会第三届委员会。学术交流会上，中西医疼痛领域的专家，围绕中医药防治疼痛、中西医特色疼痛诊疗领域取得的新进展、新成果、新技术，进行了专题学术报告。疼痛学分会还举办了“三全循法针刀、微镰刀”专题公益培训班。

▲中华中医药学会耳鼻喉科分会第二十四次学术年会暨换届选举会议在深圳召开 10月11—14日，由中华中医药学会主办，中华中医药学会耳鼻喉科分会、广东省中医药学会及广东省中西医结合学会耳鼻咽喉专业委员会、深圳市中医院承办的本次会议召开。来自全国的委员候选人及专家1 000多人参加了会议，会议收到论文700多篇。

学术交流环节，北京中医药大学东方医院刘大新教授、广州中医药大学第一附属医院阮岩教授和王士贞教授、成都中医药大学熊大经教授分别作了大会主题报告，郭兆刚教授等100多位专家就耳鸣眩晕疾病、嗓音疾病、变应性鼻炎、中医外治技术、耳科疾病、鼻部疾病、咽喉口腔疾病等专题作了100多场专题报告。

▲中华中医药学会皮肤科分会第十五次学术年会在天津召开 10月12—14日，由中华中医药学会主办，中华中医药学会皮肤科分会、天津市中医药研究院附属医院（长征医院）承办、天津市中西医结合学会皮肤科分会协办的本次会议召开。来自全国各地1 600多位中医和中西医结合皮肤科专家出席了会议。本次年会秉承“传承、创新、特色、融合”的宗旨，围绕中医优势病种治疗、中医特色疗法、名老中医经验传承、中医经典与临床、中医美容、学科发展等专题，设立了大会特邀演讲及青年论坛、经方论坛、古今中西会诊、名老中医、中医美容、特色疗法、中医护理等26个专场及看图识病识药大赛等，为广大皮肤科同仁打造了一场中医特色的学术盛宴。

著名皮肤科名老中医王玉玺、艾儒棣、邓丙戌、徐宜厚以及著名皮肤科专家涂平、孙建方、李博鑑、陈达灿参加了大会并为与会者作了精彩演讲。

▲中华中医药学会儿科分会第三十五次学术大会暨换届选举会议在太原召开 10月19—21日，由中华中医药学会主办，中华中医药学会儿科分会、山西中医药大学附属医院、山西中医药大学中西医结合医院、山西省中医药学会儿科专业委员会联合承办的会议召开。来自全国各地包括台湾地区的500多名代表参加会议。

学术大会以“传承发展创新，守护儿童健康”为主题，包含名医经验、小儿肺脾心肝疾病证治、儿科外治法、儿科中药新药研发、学科建设、科研课题申报等丰富内容，并设1个主会场、6个分会场，40余位全国知名专家作了精彩的学术报告。会议充分展现了近年来中医儿科的研究水平和学术动态，学术气氛活跃，学习热情高涨，学习内容引起了与会代表的热烈反响，必将对今后中医儿科的发展起到积极的推动作用。

▲中华中医药学会首届中医优才论坛在成都举行 11月3日，由中华中医药学会主办、成都中医药大学附属医院承办的本次论坛，主题为传承经典、助力成才。国家中医药管理局人事教育司张欣霞副司长，中华中医药学会王国辰副会长兼秘书长，国医大师廖品正教授，成都中医药大学余曙光校长、彭成副校长，四川省中医药管理局米银军副局长，四川省中医药学会杨殿兴会长，成都中医药大学附属医院谢春光院长、常德贵书记，1～4批全国优秀中医临床人才、首批全国优秀中医基础人才及各省级优才约300余人出席论坛。第四批全国中医优秀临床人才和全国中医优秀基础人才共34位优才分别在4个分论坛进行了学术交流。

论坛期间，中华中医药学会与成都中医药大学签署了战略合作协议，今后双方将在道地药材人才培养、中医药教学和科学研究等方面展开深入合作，联合举办大型国际国内会议，加强中医药高层次人才培养，为推动中医药事业发展共同努力。

▲中华中医药学会护理分会第十六次学术交流会在广州召开 11月8—9日，由中华中医药学会主办，中华中医药学会护理分会、广东省中医院承办，天使在线（北京）教育咨询有限公司协办的本次会议召开，来自全国各地739名代表参加了会议。大会以“传承、创新、引领、共赢”为主题，围绕护理领域改革与创新、中医护理专科建设、中医医院新入职护士培训以及APN的培养与认证、循证护理、护理大数据、延续护理、护理质量提升、护理科研、护理科普等方面进行了专题演讲。同时，会议设立了专家面对面、圆桌会议、论文交流、壁报展示、中医护理技术体验等环节，促进专家与代表的交流与讨论。

▲全国中医药传承创新与健康产业发展黄河论坛在开封召开 11月10—11日，由中华中医药学会、中国中药协会、开封市人民政府主办，河南省中医药学会、开封市卫生和计划生育委员会、邯郸市馆陶县人民政府、开封市中医院、开封市全民健康促进

会承办的本次会议召开，来自全国各省市近600余位专家、学者参加了此次大会。

中国中医药协会会长房书亭，中华中医药学会副会长兼秘书长王国辰、副秘书长曹洪欣，河南省中医药管理局局长张重刚，开封市人民政府市长高建军，开封市政协副主席刘述荣及开封市卫计委党组书记张栋梁等领导出席会议并作重要讲话。

论坛上，国医大师张学文、李佃贵，知名专家刘保延、曹洪欣、庞国明、李盛华、孙晓生、杨志敏等14位专家分别就中医药传承创新、健康产业发展做了专题学术报告。李显筑等16位中医药传承创新及中医药健康旅游健康产业发展方面的专家面对面开展了圆桌论坛。

▲首届“大美中医·大师论坛”在上海举行 11月15日，由中华中医药学会、全国中医药高等教育学会主办，上海中医药大学、上海市中医药发展办公室、上海市中医药学会承办，国药集团中国中药广东一方制药有限公司协办的本次论坛举行。国家中医药管理局党组书记余艳红，国家中医药管理局人事教育司司长卢国慧、医政司副司长陆建伟、科技司副司长周杰，中华中医药学会副会长兼秘书长王国辰，中华医学会党委书记苏志，上海市卫生健康委员会副主任、上海市中医药发展办公室主任张怀琼等领导，3位院士、13位国医大师、19位全国名中医以及近100位国内外资深专家参加论坛。

论坛期间，上海市政协副主席、上海市社会科学主义学院院长周汉民作《一带一路和中医进一步走向世界》的报告，中国科学院院士、上海中医药大学学术委员会主任陈凯先，国医大师、北京中医药大学教授王琦，山东中医药大学原校长王新陆分别从文化角度阐述了中医之美。中国工程院院士、中国中医科学院副院长黄璐琦，中国科学院院士林国强，中国社会科学院研究员陈其广分别从中医药科技角度阐释了中医之美。全国名中医、上海中医药大学原校长严世芸，上海交通大学教授江晓原，香港浸会大学教授赵中振等多位资深专家也分别从各自研究领域集中展示中医药在思想、品格、技艺等方面汇聚之美。

挖掘中医药在历史发展过程中积淀的美学内涵，领略中医药的文化内涵，加深现代人对传统医药文化的理解，是中华中医药学会深入贯彻习近平总书记关于“切实把中医药这一祖先留给我们的宝贵财富继承好、发展好、利用好”的重要举措。

▲中华中医药学会翻译分会2018年会暨学术研讨会在杭州召开 11月22—24日，由中华中医药学会主办，中华中医药学会翻译分会、浙江中医药大学人文与管理学院承办的本次会议召开。

会中，来自浙江工商大学李文中教授、浙江大学吴宗杰教授、上海中医药大学韩丑萍副教授分别作了《平行语料库翻译研究与局部语法》《作为话语的中医语言分析》《WHO中医药核心术语英译实践法》的专题讲座，会议还进行了学术交流活动。

▲中华中医药学会亚健康分会2018年学术年会暨第九次治未病及亚健康防治论坛在北京召开 11月24—25日，由中华中医药学会主办，中华中医药学会亚健康分会、中和亚健康服务中心承办，北京市中和亚健康科学研究院、北京三和同舟会议会展有限公司协办的本次会议召开。来自全国各地的治未病、亚健康学专家、学者200多人出席了会议。本次会议以“智慧中医　健康中国”为主题，围绕亚健康新学术动态、智慧中医、亚健康服务模式、亚健康诊断标准和中医药干预评价体系建立、亚健康服务规范等展开了深入研讨。

▲中华中医药学会内科分会2018年学术年会暨换届选举会议在北京召开 11月24—25日，由中华中医药学会主办，中华中医药学会内科分会承办的本次会议召开，同期举行了董建华院士学术传承研讨会。大会收到论文70余篇，有来自全国各地的400多名代表参加，围绕中医内科重大疾病防治、优势病种诊疗、优秀成果转化、标准化建设等方面进行

高水平的交流与研讨，内容丰富，充分体现了“传承、创新、发展”的主题，与会代表均表示受益匪浅。

会议选举产生了中华中医药学会内科分会第七届委员会。2018年恰逢董建华院士诞辰100周年，分会召开了董建华学术传承研讨会，纪念和追思董建华为中医药事业做出的杰出贡献。

▲第五届岐黄论坛在北京举行 11月25日，由中华中医药学会主办的本次论坛举行。论坛以“传承创新发展，助力健康中国”为主题，邀请国医大师、院士以及来自中医药领域的2 500多位专家参加会议。国家中医药管理局局长于文明、中华中医药学会会长王国强、中国科协学会学术部副部长苏小军出席开幕式并讲话，世界中医药学会联合会主席马建中、中华中医药学会副会长曹正逵等出席。

开幕式上，为2018年度中华中医药学会科技成果奖、优秀人才奖颁奖，为中华中医药学会青年人才托举工程项目、2017年优秀中医药健康文化作品颁发证书。会上，中国工程院院士王永炎、国医大师熊继柏、中国工程院院士俞梦孙、北京大学医学人文研究院教授王一方等专家分别作了专题报告。

▲中华中医药学会医院管理分会2018年学术年会在上海召开 11月30日—12月1日，由中华中医药学会主办，中华中医药学会医院管理分会、上海中医药大学附属龙华医院承办的本次年会召开。来自全国各地专家、学者共150多人参加了会议。

在学术交流期间，国家中医药管理局规划财务司综合处处长孙晓明、复旦大学医院管理研究所所长高解春、JCI首席顾问兼大中华区咨询主任刘继兰、上海中医药发展办公室主任张怀琼、上海交通大学附属新华医院总会计师刘雅娟、国家卫健委卫生发展研究中心研究员江蒙喜、吉林大学中日联谊医院质量控制办公室主任刘俊志、上海中医药大学附属龙华医院院长肖臻、甘肃省中医院院长李盛华、中国中医科学院西苑医院医院管理研究室处长鲁哿分别作了《学习习近平扶贫重要论述推进中医药系统扶贫》《现代医院管理制度下的院长角色和职责》《大数据下的医院发展》《上海中医医院医联体建设有关情况介绍》《精细管理　高效运营》《构建医院内部评价体系　持续提升医疗服务质量》《医联体建设背景下三级医院如何定位和发展》《国际标准　中医实践　龙华实现》《中医骨伤学术流派发展的昨天今天与明天》《基于医疗成果的绩效考核体系》的专题报告。

▲中华中医药学会儿科流派传承创新共同体在上海成立 12月7日，由中华中医药学会主办，上海市中医药学会儿科专业委员会、上海中医药大学附属市中医医院、上海中医药大学附属龙华医院承办的本次成立会议召开。来自全国各地及新加坡等代表200多人参加了会议。大会以“中医儿科流派传承发展创新”为主题，以“增强中医药特色优势”为宗旨，以“提高临床疗效”为核心，包含名医经验、各地学术流派传承与发展特点、各地流派特色疗法的传承与应用等内容，共设1个主会场、1个分会场进行学术交流。知名专家围绕中医儿科流派传承与创新、中医儿科流派特色疗法等作了精彩的学术报告。大会的成功举办，将凸显了海派中医儿科流派学术整体实力和全国的影响力，进一步扩大海派中医儿科流派在全国的知名度和影响力。

▲中华中医药学会民间特色诊疗技术研究分会第十一次学术年会在成都举行 12月8日，由中华中医药学会主办、中华中医药学会民间特色诊疗技术研究分会承办的本次年会召开。

会议期间，专家、学者就民间对科学研究和临床应用价值的中医药文献、秘方、验方、诊疗方法及技术进行专题讲座和学术交流，不仅有传统中医中药，还有彝医、彝技、彝药，百家争鸣，百花齐放。通过学术分享与交流，有利于发现、挖掘、整理和传承散在民间的祖传秘方和技术，发扬民间中医药特色优势，提高中医诊疗效果，培养民间中医药传承人才，打造民间中医药人才群体，宣传民间中医药特色文化，扩大民间中医药辐射影响，整合民间中医药传承资源，创新民间中医药发展机制。

▲中华中医药学会心血管病分会 2018 年学术年会暨换届选举会议在北京召开 12 月 14—15 日，由中华中医药学会主办，中华中医药学会心血管病分会、中国中医科学院广安门医院承办的本次会议召开。来自全国各地的 500 多名代表参加会议。

大会以“学术引领时代，智能助推发展”为主题，设 1 个主会场、2 个分会场，20 多位全国知名专家作了精彩的学术报告，内容涉及冠心病、高血压、心律失常、血脂异常、代谢综合征、介入心脏病等心血管常见病、多发病的临床防治和科学研究等领域，有力地促进了中医药防治心血管病的临床和科研学术水平。

▲第十届全国中医膏方交流大会在山东举办 12 月 22 日，中华中医药学会会长王国强、中国工程院院士张伯礼、国医大师王琦、国家食品药品监督管理局原副局长任德权、中国健康促进与教育协会副秘书长王玲玲、上海中医药大学校长徐建光、湖北省卫生和计划生育委员会巡视员黄运虎、山东省文化和旅游局一级巡视员李国琳、江苏省中医药学会会长陈亦江、山东省聊城市副市长马丽红、山东省文化馆馆长王衍良、山东省聊城市旅发委主任刘光辉、东阿县委书记雷霞、东阿县人民政府县长马广朋、国家非物质文化遗产东阿阿胶制作技艺代表性传承人秦玉峰等领导和专家出席本次活动并讲话。来自全国各地的约 1 000 名中医药专家参加了会议。

本次活动以文化自信与膏方治未病为主题，分别举行了 2018 年第十届全国中医膏方交流大会和全国中医院院长膏方治未病健康管理论坛。11 位专家就膏方的过去、现在和未来等议题进行了专题讲座。

二、中外交流

▲第十四届国际络病学大会在济南召开 3月17日，在第十四届国际络病学大会上，张运、石学敏、程书钧、唐希灿、谢立信、吴以岭、宁光、张英泽等8位院士与来自全国各地100多名国际知名专家共同围绕心脑血管病、糖尿病、肿瘤、前列腺疾病、呼吸疾病等临床治疗的难点、热点以及国内外最新进展与3 000余名海内外专家学者进行深入交流。

大会在全国开设100多个视频分会场进行全程网络直播，有4.4万人在线观看直播。会上，吴以岭首次发布了中医气络学说的最新科研成果——专著《气络论》。阐释了气络病变发生发展规律、基本病理变化、临床证候特征及辨证治疗用药，使得络病理论从系统构建逐步完善提升进而发展到一个崭新的阶段，对中医药的传承创新发展起到了积极促进作用。

▲博鳌亚洲论坛2018年会"一带一路"与健康产业发展分论坛在海南召开 4月10日，国家卫生健康委员会副主任曾益新出席了本次会议并讲话。海南省人民政府省长沈晓明、丝路规划研究中心常务副理事长李小琳等出席分论坛。

曾益新指出，实施健康中国战略是新时代的必然要求，为推动实施健康中国战略，国家卫生健康委员会将落实卫生与健康工作方针，做好新时代卫生健康工作，为人民提供全方位全周期健康服务。健康产业作为"一带一路"重要合作领域，是健康中国建设的重点任务之一。未来将进一步优化政策环境，按照"放管服"改革要求，消除体制机制障碍，大力支持社会力量提供卫生健康服务。曾益新表示，随着国家推动形成全面开放新格局，"一带一路"卫生健康合作的广度深度将不断拓展，"健康丝绸之路"推进也将不断结出硕果，必将为中国和沿线国家带来发展机遇。分论坛上，关注健康产业的多国行业领袖、专家学者等作了交流。

▲中华中医药学会适宜技术国际推广合作共同体揭牌仪式在上海举办 5月12日，上海市卫生与健康委员会副主任、上海市中医药发展办公室主任张怀琼和中华中医药学会副秘书长刘平为共同体成立揭牌。会上，向严世芸教授等9位著名专家颁发了专家指导委员会聘书。上海中医药国际服务贸易促进中心分别与全国保健服务标准化技术委员会以及沙特卫生部高级顾问Faiz教授签订了合作协议。

据不完全统计，世界上受过培训的中医药人员约有50万人，中医教学机构有1万5千多个，经营中医药产品贸易的公司有3千多家。世界中医健康医疗服务市场在500亿美元。"中华中医药学会适宜技术国际推广合作共同体"搭建了合作平台，通过在行业内遴选适合国际健康市场需求的中医适宜技术手段和服务项目，开展技术转化和高层次的国际展示和推广工作。会上发布的《上海中医药国际服务贸易发展研究报告》指出：跨境服务贸易的快速发展为中医药走出去参与国际竞争提供了难得的助力，通过中医药国际服务贸易的推进，能够在"一带一路"倡议的实践过程中提升中国文化的影响力和软实力。

▲中医耳鼻喉国际论坛专家委员会在石家庄成立 5月18日，由中华中医药学会主办，河北康灵健康管理集团有限公司承办的中医耳鼻喉国际论坛暨中医耳鼻喉国际论坛专家委员会成立，泰国中医药学会会长陈少挺等海内外中医耳鼻喉专家500人参加会议。中医药学会副会长兼秘书长王国辰在会上

表示，要挖掘整理海内外中医耳鼻喉科学技术，加强中医耳鼻喉科学传承与创新工作，为耳鼻喉医学工作者搭建国际学术交流平台，进一步提升中医耳鼻喉学科临床诊疗水平。论坛上，北京中医药大学刘大新、广州中医药大学王士贞、湖南中医药大学田道法、南京中医药大学严道南等专家，分别以《慢性咽炎中医辨证用药》《小儿耳胀病临床心得》《特发性突聋相关问题的探讨》《过敏性鼻炎常见方剂和中药分析》等为题作了学术报告。

▲国际标准化组织/中医药技术委员会(ISO/TC 249)第九次会议在上海召开 6月4—7日，由国家中医药管理局和国家标准化管理委员会主办、中国中医科学院和上海中医药大学承办的本次会议召开。国家中医药管理局副局长马建中、国家标准化管理委员会副主任陈洪俊、上海市人民政府副市长许昆林、ISO/TC 249主席大卫·格雷汉姆(David Graham)等出席大会开幕式并致辞。来自中国、日本、韩国、美国、德国、澳大利亚、泰国、沙特等14个成员国家，以及世界卫生组织(WHO)、国际标准化组织/健康信息技术委员会(ISO/TC 215)、世界中医药学会联合会(WFCMS)、世界针灸学会联合会(WFAS)等联络组织的共226位代表出席了大会。

ISO/TC 249成立于2009年，至今已成功举办了八次全体成员大会。参会代表和标准提案数量逐年俱增，中医药国际标准化工作越来越受到各方关注。至今，已正式发布了28项中医药国际标准，正在制定的国际标准46项，实现了ISO领域中医药国际标准的重大突破。本次大会共收到来自中国、韩国以及世界中医药学会联合会等国家和组织共33项新提案。中医药国际标准化对加强中医药质量安全控制、促进世界传统医学发展、促进国际贸易以及增进人类健康将产生深远的影响。

▲2018国际类风湿关节炎多学科管理会议在加德满都举行 6月15日，由尼泊尔卫生部支持、尼泊尔国家阿育吠陀研究与培训中心主办的本次会议召开。尼泊尔副总理兼卫生与人口部长阿坡达·亚达维在致辞中高度评价了尼泊尔国家阿育吠陀研究与培训中心在阿育吠陀医学研发与创新、运用传统医学造福民众健康领域发挥的作用，表示尼泊尔卫生与人口部将会进一步完善阿育吠陀医学相关政策，并加大资金投入，提升阿育吠陀医学在国家医疗卫生体系中的地位与作用。国家中医药管理局国际合作司王笑频司长在开幕式上作《传统医学融入医疗卫生体系》主旨报告，系统介绍了我国中医药理论与诊疗特点、管理机构、政策体系及发展现状。本次会议以类风湿关节炎的多学科管理为主题，旨在推动类风湿关节炎的基础研究、治疗技术和经验共享，特别是发挥阿育吠陀医学在类风湿关节炎疾病中的预防和治疗作用。在专题报告部分，来自尼泊尔、印度和中国的医疗、教学和研究部门的160多名代表围绕正确认识类风湿关节炎和类风湿性关节炎的多学科管理等议题进行了深入探讨。

▲第八届国际经方学术会议在北京召开 6月28—30日，由中华中医药学会等主办，北京市中西医结合医院与首都医科大学附属北京中医医院共同承办的“第八届国际经方学术会议、第九届全国经方论坛暨纪念胡希恕先生诞辰120周年学术研讨会”召开。大会共收到论文100余篇，编纂了《第八届国际经方学术会议、第九届全国经方论坛暨纪念胡希恕先生诞辰120周年学术研讨会论文集》，论文从多个层面反映了当前经方发展特别是在临床实际运用与理论研究方面的概况。来自海内外的1 000余名经方学者参加了会议。

本次学术研讨会进行了7场共计29人次专题演讲，一场《伤寒论》背诵大赛，大家希望将论坛更好地持续办下去，为国内外经方同仁的学术交流提供更加广阔的平台。

▲于文明会见印度尼西亚代表团 8月7日，国家中医药管理局局长于文明会见来访的印度尼西亚共和国食药局局长蕨妮·卢吉托博士(Dr. Penny

Lukito)一行。于文明对印尼长期以来致力于推动中医药在本国发展所做的工作表示赞赏，指出两国人民传统医学合作有着悠久的历史，中方十分珍视两国友好关系。蒗妮表示，中医药在印尼日益受到欢迎，此次来访旨在促进政府部门间交流与合作，学习中国发展中医药的经验，加强中印尼两国中医药贸易合作，推动中医药在印尼的发展。随后，双方就两国传统医药领域合作，在“一带一路”框架下推进中医药贸易发展等进行了深入交流。

▲中非卫生合作高级别会议中非传统医药合作专题论坛在北京召开 8月17—18日，国家中医药管理局局长于文明出席大会开幕式和专题论坛并分别致辞。他指出，中国的中医药发展为全球卫生治理提供了可借鉴的“中国模式”，为世界人民的健康贡献了“中国智慧”，为世界用好传统医学资源探索了“中国经验”。今年是习近平主席倡议“一带一路”国际交流与合作提出5周年，中国愿意与非洲各国开展对话，让传统医药成为中非合作的文明之桥、健康之桥和友谊之桥，共同推进构建中非合作命运共同体。中国中医药在非洲重大传染病防治、医疗保健服务、推动中医药产品在非洲的可及性等方面作出了积极贡献。当前，传统医药领域正迎来发展的重要机遇，中非发展的理念相合、命运相连、民心相通，双方要坚持政府共商、机构共建和服务共享，进一步推动多层次、宽领域、重成果的合作，实现更高水平的合作共赢，使传统医药更好造福中非人民。

论坛上，来自南非、坦桑尼亚和科摩罗传统医药卫生部门的官员分别作了主旨演讲，来自摩洛哥、南非等14个非洲国家卫生部门和医疗机构及国内中医药领域代表约120人参加了活动。广州中医药大学与科摩罗联盟卫生总局的代表在会上签署了合作备忘录。

▲中医药国际合作专项工作会议在北京召开 8月27日，国家中医药管理局国际合作司召开了2018年度中医药国际合作专项工作会议。国家中医药管理局专项办公室负责人、各省级中医药管理部门负责人、2018年度项目承担单位负责人及相关人员共90余人出席会议。国际合作司司长王笑频出席会议并作主旨讲话。国际合作司就2015—2018年度中医药国际合作专项工作进展情况做了专题报告。会议听取了中国中医科学院、黑龙江中医药大学、云南中医药大学、山西中医药大学、广东省中医院、上海中医药大学等7家专项承担单位的经验分享，并听取了规划财务司对中医药国际合作专项财政绩效考核要求的专题介绍。会议围绕如何进一步执行好2018年度国际合作专项项目进行了讨论。

专项工作四年来，共开展了49个海外中心和43个国内基地的创建工作，遍布全球五个大洲、35个国家，来自全国27个省市自治区的82家中医药机构和企业参与了专项建设工作，还制定了一批中医药国际标准。在外交、商务、文化等领域上，体现出世界影响力，并在推动中医药海外立法、纳入当地医保、让中医进入主流医学等方面发挥了重要作用。

▲于文明会见毛里求斯代表团 8月31日，国家中医药管理局局长于文明会见了来访的毛里求斯外交、地区一体化和国际贸易部部长西塔纳·卢切米纳赖杜一行。于文明对致力于推动中医药在毛发展所做的工作表示赞赏，中方愿继续推进中国—毛里求斯中医药中心建设，鼓励双方科研教育机构及企业开展更多合作。双方应抓住中非合作论坛北京峰会召开的大好时机，在构筑中非命运共同体的大背景下，提升双方合作高度，通过中国国家国际发展合作署和双方各自的使馆，建立良好沟通机制，开展多方面的中医药合作。卢切米纳赖杜表示，中毛中医药合作基础良好，中医药在毛里求斯作为一种替代疗法享有合法地位，且深受当地民众欢迎，未来毛方将继续推动中医药全面融入当地医疗体系，大力支持中医药通过毛里求斯进入非洲市场。

▲"中医关怀团"赴柬埔寨义诊 9月4日，由国务院侨办、山东省侨办组织的中医健康讲座及义诊活动在柬埔寨金边端华学校举行。"中医关怀团"由内科、妇科、儿科、针灸推拿、保健养生5位专家组成，在当地通过义诊为海外侨胞提供健康咨询和诊疗服务，促进中医药文化传播和中柬医药学交流合作。

中国驻柬大使馆李杰参赞在义诊活动上表示，柬埔寨百万华侨华人是中柬两国联系的天然纽带，中医药在柬具有广泛的知名度和影响力，在柬主流社会都有较大影响。希望活动越来越多，越办越好，中国驻柬大使馆会一如既往地支持弘扬中华文化，促进中柬两国的人文交流。

▲第五届世界中医药教育大会在天津召开 9月16日，由世界中医药学会联合会主办，世界中医药学会联合会教育指导委员会和天津中医药大学承办的本次会议召开。来自32个国家和地区的中医药专家学者、全国中医药院校和天津市高校领导、新闻出版单位代表、医药企业代表、毕业生代表、天津中医药大学师生代表参加大会。大会以"继承创新，合作发展，砥砺前行，筑梦远航"为主题，致力于进一步研究商讨中医药教育发展中面临的问题，交流互鉴，增进共识，深化合作，共谋中医药教育发展大计，推动中医药教育在世界范围内的国际化、规范化和标准化发展，提升中医药国际影响力，促进中医药全球化发展。

大会期间，为世界中联"一带一路"中医药教育师资培训基地(天津)揭牌、启动中医药远程教育培训中心课程开播、为《世界中医学专业核心课程教材》发布揭幕，并举行了中国天津第十四届国际针灸学术研讨会、世界中医药高等教育发展论坛、新时代中医药高等教育发展战略座谈会、整合医学与治未病论坛、中药及天然药物国际论坛、中医药文化传播高峰论坛、国医大师中医理论创新与学术思想研讨会等系列学术会议。

▲第二届中非青蒿素复方控制疟疾研讨会在多哥洛美召开 9月18日，由中国国家中医药管理局、多哥卫生和社会保障部共同主办，广州中医药大学承办的本次会议召开。国家中医药管理局副局长闫树江、驻多哥大使巢卫东、多哥卫生和社会保障部秘书长阿西伍和科摩罗前副总统福哈吉出席会议。来自中国、多哥、马拉维、科摩罗、圣多美和普林西比的近100名卫生管理部门官员和专家参加了会议。闫树江指出，国家中医药管理局将落实习近平主席在中非合作论坛北京峰会上的讲话精神和《北京行动计划(2019—2021)》，继续支持广州中医药大学青蒿素控疟团队做好中非青蒿素复方控制疟疾项目，为当地民众的健康做出中国贡献。福哈吉介绍，中科双方组成的抗疟团队克服了种种困难，成功实施了项目，取得巨大成功。阿西伍指出，疟疾是多哥公共卫生的首要问题，中多合作控制疟疾项目2017年在高原区东莫诺省实施以来，疟疾发病率从79%减少到37%。在多期间，代表团出席了中多中医药中心揭牌仪式，实地考察了中多合作青蒿素复方控制疟疾项目实施情况。

▲第五届中国-东盟传统医药论坛在南宁召开 9月19—20日，第五届中国-东盟传统医药论坛与"健康丝绸之路"建设暨第二届中国-东盟卫生合作论坛召开。论坛由国家卫生健康委员会、国家中医药管理局、国家民族事务委员会、广西壮族自治区人民政府共同主办，来自中国和东盟国家的传统医药领域官员、专家学者、传统医药界代表共计140多人出席了会议。国家中医药管理局国际合作司副司长吴振斗及柬埔寨、老挝、马来西亚、缅甸、菲律宾、新加坡和泰国等东盟国家的传统医药官员和专家发表主旨演讲。本次传统医药论坛以"深化传统医药合作、搭建东盟交流平台"为主题，设"药用植物保护与传统医药发展""传统手法交流合作"两个平行主题论坛，旨在积极推动国家"一带一路"建设，深化与东盟国家在传统医药领域的合作。继2009年首届中国-东盟传统医药高峰论坛发表了《南宁宣言》后，本

届论坛致力于落实2016年第四届论坛发表的《中国-东盟传统医药交流与合作倡议书》具体内容，推动中国及东盟国家就共同编制《中国-东盟药用植物保护技术指南》达成了共识，为实现双方资源和技术优势互补及共享，推动中国与东盟国家传统医药的交流合作。

▲第七十三届联大结核病高级别会议和非传染性疾病高级别会议在美国召开 9月26—27日，国家卫生健康委员会副主任崔丽率团出席第73届联合国大会关于防治结核病问题的首届高级别会议和关于防治非传染性疾病的第三次高级别会议，并进行一般性辩论发言。她表示，中国政府已将结核病防治纳入经济社会发展规划和健康中国战略，愿继续与各国以及世卫组织等国际组织在结核病防控策略与技术领域加强合作。中国在防治非传染性疾病方面始终坚持预防为主方针，走防治结合道路，愿积极响应世卫组织《2013—2020年预防和控制非传染性疾病全球行动计划》，推动实现相关2030年可持续发展目标。会议由联合国大会主席埃斯皮诺萨主持，联合国常务副秘书长阿明娜、世界卫生组织总干事谭德塞和各国高级别代表等500多人出席会议。

▲第二十五届万寿论坛关注中医药国际化 11月5日报道，在金砖合作机制框架下，相关国家与中国正在大力开展中医药国际合作。第25届万寿论坛暨首届沃德论坛上，来自金砖国家的专业人士和政府官员纷纷表达类似观点，认为中医药产业走向世界，在全球范围内开展合作将促进人与人、国与国之间的深层理解，通过打造人类健康共同体，使国家间实现开放包容、互学互鉴。

俄罗斯传统和辅助医学协会会长玛利亚·汤姆克维奇希望传统中药能够为整体治疗方案作出贡献。西班牙加泰罗尼亚企业推广局的专家格拉西亚·罗梅罗认为推进中医药产业国际化，是构建人类命运共同体的重要手段。

▲中国-法国中医药中心在塞纳揭牌 11月14日，"中国-法国中医药中心(塞纳)"在法国塞纳市中心医院正式揭牌，国家中医药管理局原副局长、世界中医药学会联合会主席马建中与法国塞纳市市长Francis Monchet等共同出席仪式，中国驻法使馆、KNP法国项目投资管理公司、塞纳市医院等相关机构40多人参加了活动。塞纳中医药中心由世界中医药学会联合会、法国KNP投资管理公司及塞纳市中心医院等机构共同组织筹建，受到中国驻法大使馆、法国塞纳市政府的高度重视和大力支持。2016年10月中法双方机构签署了合作备忘录，2018年5月正式启动建设，坚持高起点、国际示范引领的高标准，不断探索新的合作模式，开展了多次义诊文化活动，引入中医智能诊断治疗体系，推动中法医学深层次交流与发展。

▲第十五届世界中医药大会在罗马召开 11月17日，由国家中医药管理局和中国驻意大利大使馆指导，世界中医药学会联合会主办，意大利中华医药学会、意大利国家针灸学会承办，意大利会议展览局、罗马及拉齐奥大区会议局会务支持下，第十五届世界中医药大会暨"一带一路"中医药文化周开幕，有36个国家和地区的1 000多名代表出席，开幕式由世界中医药学会联合会副主席兼秘书长桑滨生与意大利国家针灸学会会长弗兰克·麦尼凯里主持。联合国粮食及农业组织总干事若泽·格拉齐亚诺·达席尔瓦，中国驻意大利共和国兼驻圣马力诺共和国特命全权大使李瑞宇，国家中医药管理局原副局长、世界中医药学会联合会主席马建中，意大利中华医药学会主席、世界中医药学会联合会副主席何嘉琅，意大利卫生部秘书长giuseppe ruocco受卫生部长委托均出席开幕式并致辞。

第六届中医药国际贡献奖颁奖仪式同期举行。中医药国际贡献奖作为世界范围内中医药领域唯一的国际奖项，已成功举办五届，今年首次在海外颁发。匈牙利前总理迈杰希·彼得和中国科学院上海药物研究所果德安荣获殊荣。会议期间进行了主题报告和交流，发布了《罗马宣言》，并将每年的10月11日定为“世界中医药日”。

▲“一带一路”中医药针灸风采行走进剑桥大学 11月26日报道，由世界针灸联合会等单位主办，来自中国、法国等10多个国家的专家学者近200人参加了活动。世界针联主席刘保延表示，针灸在世界183个国家和地区得到越来越广泛的认知、认同、实践和分享，成为各国人民人文交流、民心相通的桥梁和纽带。多国专家学者就英国中医教育、针灸学术传承、针灸治疗与保健等议题进行研讨。

活动现场设置了中医针灸非遗文化展，详细介绍了中医针灸的早期历史、经络腧穴、诊疗技术、养生保健及现代发展等内容，使观众对中医药及针灸文化的了解更加立体化。

▲余艳红调研瑞士、德国中医药海外中心 12月3—10日，国家中医药管理局党组书记余艳红率中医药代表团赴瑞士、德国访问。其间对设立于瑞士日内瓦、苏黎世、德国汉诺威、魁茨汀的4家中医药海外中心进行了实地调研。

4日，代表团出席了陕西中医药大学承担的国家中医药管理局2018年度中医药国际合作专项项目“中国-瑞士中医药中心（日内瓦）”揭牌仪式。该中心旨在建立“中西医结合、医药结合、科研临床结合、中瑞文化融合”的双向转化医学平台。余艳红在致辞中提出，希望双方探讨互利共赢的合作模式，共同推进中医药在瑞士的合理应用。常驻联合国日内瓦办事处和瑞士其他国际组织代表团俞建华大使、常驻世界贸易组织代表张向晨大使、瑞士日内瓦州前州长汉斯勒、瑞士梅林市市长楚迪等一同出席了仪式。

5日，代表团对南京中医药大学承担的国家中医药管理局2016、2018年度中医药国际合作专项项目“中国-瑞士中医药中心（苏黎世）”进行了调研。代表团与中心所在地巴德-祖赫扎市市长福克斯、瑞士巴登健康促进基金会主席埃德尔门等进行了座谈。

7日，代表团赴德国汉诺威医科大学访问，并对设立于该大学康复医学中心的中国-德国中医药中心（汉诺威）进行了实地调研。该中心是中国中医科学院承担、汉诺威医科大学康复医学中心、天士力集团等参与协作的国家中医药管理局2016、2018年度中医药国际合作专项项目，以临床科研为主要合作内容。代表团与汉诺威医大校长鲍曼博士、中心德方主任古藤博纳教授等进行了座谈。

8日，代表团赴德国魁茨汀，出席了中国-德国中医药中心（魁茨汀）揭牌仪式。该中心是北京中医药大学东直门医院承担的国家中医药管理局2018年度中医药国际合作专项项目。中心设立之后，魁茨汀中医院将更好地为当地民众服务，推动中医药及中国优秀传统文化传播。

▲首届世界中医药科技大会在杭州召开 12月8日，会议由国家中医药管理局和浙江省卫生健康委共同指导，世界中医药学会联合会和世界针灸联合会共同主办，来自中国、德国、俄罗斯等26个国家和地区的500多名专家学者参会，超过6万人次在线观看开幕式和主题报告网络直播。首届世界中医药科技大会暨中医药国际贡献奖（科技进步奖）颁奖大会召开，世界中医药学会联合会科技发展委员会、真实世界研究专业委员会同时成立。

国家中医药管理局局长于文明、世界中医药学会联合会主席马建中出席开幕式并讲话。开幕式上，世界中医药学会联合会颁发了2018中医药国际贡献奖（科技进步奖），中国中医科学院广安门医院仝小林领衔的“糖尿病中医诊疗体系重构与国际化推广”、中国中医科学院中药资源中心郭兰萍领衔的“中药材重金属ISO标准研制”、中国中医科学院中药研究所陈士林领衔的“中草药国际通用DNA条形码鉴定体系”3个项目获一等奖。

世界中联还向澳大利亚西悉尼大学、德国莱比锡大学、德国美因茨大学 3 个中医临床研究国际合作中心授牌。

大会以“新时代中医药科技创新与国际合作”为主题，设中医研究、中药研究、针灸研究、真实世界研究、科技评价与成果转化、中医临床研究创新平台等 6 个分会场。张伯礼、陈凯先、吴以岭、石学敏等专家作主题报告。

三、动态消息

▲首届粤港澳大湾区卫生与健康合作大会在惠州召开 1月9日,主题为"构建粤港澳大湾区卫生与健康共同体"的本次会议召开,旨在促进三地卫生与健康事业协同发展、共建共享,会议围绕医院管理、中医药传承、健康产业发展、医学创新等课题开展交流并探讨合作。

会上,广东省卫生计生委、香港特区政府食物及卫生局、澳门特区政府卫生局三方签署了《粤港澳大湾区卫生与健康合作框架协议》,约定三方以"政府指导、市场促进,先行先试、有所作为,发挥特色,互惠共赢"为合作原则,开展互联网+医疗及中医药医疗、科研、教育、产业等合作,推动中医药产品繁荣发展。

▲2018年全国中医药工作会议在北京召开 1月15—16日,在全国中医药工作会议上,国家卫生计生委主任李斌发表讲话,国家中医药管理局局长王国强作工作报告。李斌充分肯定了五年来中医药工作的成绩,要求把握中医药振兴发展大好机遇,以习近平新时代中国特色社会主义思想为指导,深入发掘中医药宝库、彰显文化自信,坚持中西医并重、在深化医改中发挥中医药优势,传承创新发展中医药、推动中医药现代化,贯彻"四个建立健全"、推动中医药高质量发展,使这一民族优秀瑰宝在新时代焕发新光彩。王国强强调,要深入学习贯彻习近平新时代中国特色社会主义思想和十九大精神,以坚持中西医并重、传承发展中医药事业为统领,贯彻实施好"一法一纲要",推进深化中医药改革、中医药发展方式转变、中医药治理体系和治理能力现代化,提高发展质量和效益、服务能力和水平,扎实做好2018年中医药工作。

▲推广太极拳,推进中医药健康服务 1月17日,国家中医药管理局规划财务司、国家体育总局武术管理中心以及有关专家,就推动太极拳维护人民群众健康进行座谈研讨。国家体育总局武术管理中心张玉萍副主任、北京师范大学教授吕韶军分别向与会人员介绍了太极拳健康工程和打造"中华太极拳"健身文化品牌有关情况,中国中医科学院信息所党委书记王映辉就传统运动疗法研究课题有关情况进行了座谈交流。

会议将贯彻与落实《全民健身计划(2016—2020年)》《中医药健康服务发展规划(2015—2020年)》结合起来,发挥中医传统运动在促进健康方面的作用,加快技术规范,为人民群众提高健康素养和体验提供适宜的服务,加强国家中医药管理局与国家体育总局战略合作,真正发挥中医药与武术在提升全民健康素养中的重要作用,为实现中华民族伟大复兴的中国梦贡献力量。

▲闫树江赴山西五寨开展扶贫慰问调研 2月6—8日,国家中医药管理局闫树江副局长带队调研,实地走访了山西2个乡镇3个行政村,为贫困群众送去春节慰问金和医疗服务,并捐赠教育扶贫资金20万元。与县扶贫中心、卫计局、财政局、农委等11单位有关负责同志进行单独访谈,实地了解扶贫政策措施落实、扶贫资金使用和项目管理等情况,听取干部群众对扶贫领域改进作风的意见建议。

闫树江指出,定点帮扶五寨是中医药局承担一项严肃的政治任务,也是贴近基层、了解民情、培养干部、转变作风、接受教育的重要途径。做好五寨定点帮扶工作,确保2018年按期脱贫摘帽。五寨县委县政府对国家中医药管理局领导春节前仍心系定点扶贫工作、不辞辛苦亲临扶贫一线调研指导深表敬意，贫困户和贫困患者对来自北京的慰问和专家医疗服务心生温暖，衷心感谢党中央的扶贫政策。

▲清华大学成立中药研究院 4月10日，中国科学院院士陈凯先在成立大会上表示，中医药传承创新不只是中医药工作者的事，应该鼓励多学科交叉融合，打破界限，欢迎其他领域科研队伍加入。清华大学药学院院长丁胜表示，希望能发挥清华多学科交叉和国际化优势，推动中医药传承创新。中药研究院将依托清华大学在药学、化学、生命科学、信息科学等领域的优势，将现代生命科学的研究方法与中医药理论相结合。中药研究院成立后将首先在道地药材质量标准数据化方面进行探索，对中药的安全性、有效性进行研究。

▲王志勇会见香港食物及卫生局代表团 4月27日，国家中医药管理局副局长王志勇在北京会见香港食物及卫生局局长陈肇始一行。双方就香港中医医院建设进行了深入交流。王志勇表示，香港中医医院建设体现了香港特区政府对中医药事业的重视，顺应了香港百姓对优质中医服务的需求。国家中医药管理局将一如既往支持香港中医药事业传承发展，在专家顾问、人才培训等方面提供帮助，让香港百姓也能共享内地中医药事业发展的成果，也期待香港中医医院建设为现代中医医院建设提供新的经验。陈肇始介绍了香港中医医院建设进展，表示这是香港特区政府建设的第一家中医医院，将立足自身优势，既突出中医药文化特色又结合现代化元素，通过建设中医院提高香港中医药服务水平，满足民众日益增长的需求。

▲中医药科技期刊评价体系研究工作启动会在北京召开 5月14日，中国科协学会学术部副部长刘宴兵，中国工程院院士、中国科协常委黄璐琦，中华中医药学会副会长兼秘书长王国辰以及全国中医药代表性科技期刊的负责人、国内图书情报方面的权威专家等共40余人参加了本次会议。

会上，王国辰、刘宴兵、黄璐琦发表了讲话。中医药科技期刊评价体系研究工作是一项历史性、开拓性、创新性的工作。中华中医药学会牵头开展的中医药科技期刊评价体系研究，力求采用更加科学、全面、公正的评价方法和流程，使定量评价与定性评价相结合，确保评价体系符合中医药学科以及中医药科技期刊自身发展规律和特点。中国科协将加大力度，推动我国科技期刊健康发展，推动建设适应世界科技强国需求的科技期刊体系，助推世界一流科技期刊建设。

▲第五届中国(北京)国际服务贸易交易会中医药板块在北京举办 5月29日—6月1日，中医药板块作为本次交易会唯一设置了行业主题日的板块，共有66家中医药机构参展，专题展现了近年来我国中医药服务贸易发展成就，体现了中医药与科技、农业、旅游、互联网等多领域跨界和跨国的融合，同时通过中医药服务主题日暨海外华侨华人中医药大会、国际中医药发展智库论坛、丝路大使话中医、中医药国际健康旅游高峰论坛、“一带一路”传统医药发展交流与合作大会暨第二届国际非药物疗法研讨会、欧洲中医药发展和促进中心项目推介会、中医药服务体验等系列会议与活动，多途径、多角度扩大了中医药服务贸易影响力，并促进了中医药服务贸易交易。

▲2018年全国中医药学会工作会议在穗召开 5月31日，全国中医药学会工作会议暨2017年度中华中医药学会科技成果、优秀人才奖励大会召开。中华中医药学会会长王国强、副会长兼秘书长王国辰，广东省中医药局局长徐庆峰，广东省中医药学会会长吕玉波等出席会议。

王国辰传达了习近平总书记在中国科学院第十九次院士大会、中国工程院第十四次院士大会开幕会上的重要讲话，提出按照总书记要求，瞄准世界科技前沿，引领科技发展方向，抢占先机迎难而上，建设世界科技强国。王国辰总结了2017年学会的工作，提出在2018年要牢固树立“四个意识”，切实增强“四个自信”，坚持新时代卫生与健康工作方针，紧紧围绕“坚持中西医并重、传承发展中医药事业”，争创世界一流学会。王国强进一步强调，坚持党对学会工作的全面领导，不断提升学会群众组织力、思想创造力、战略支撑力、文化传播力、国际影响力。坚持中医药定位，按照中国科协新要求，努力“创建一流学会、创办一流期刊”，开创中医药学会繁荣发展的新局面。

会议举行了中华中医药学会科学技术奖等奖项的颁奖仪式，表彰科学技术一等奖6项、二等奖17项、三等奖35项。

▲国家中医药健康旅游建设经验交流暨标准研讨会在上饶举行 6月20日，由国家中医药健康旅游示范建设工作办公室主办、上饶市人民政府承办的研讨会举行。国家中医药管理局国际合作司司长王笑频、江西省卫生和计划生育委员会副巡视员汪伟华、中共江西省上饶市市委书记马承祖出席了会议。国家中医药健康旅游创建工作专家委员会部分专家、首批15家国家中医药健康旅游示范区创建单位及部分第一批国家中医药健康旅游示范基地创建单位的负责人及代表近200人参加了会议。会上，中国中医科学院常务副院长黄璐琦、北京工业大学教授王国华分别作了《国家中医药健康旅游示范创建工作进展及标准研制》《中医药健康旅游产业跨界融合的理念与系统》主题报告。10家国家中医药健康旅游示范区及3家示范基地创建单位的代表在会上进行了发言，并就中医药健康旅游示范区及示范基地的建设进展、特色资源、创建经验及未来规划等进行了充分地交流和探讨，会议对推动中医药健康旅游产业的快速提升、实现中医药健康养生文化的创造性转化与创新性发展具有积极意义。

▲中医药特色疗法新闻通气会推荐“荆氏疗法” 6月21日，国家中医药管理局召开中医药特色疗法新闻通气会，向社会推荐无痛治疗痔疮、肛瘘、肛裂、肛周脓肿等肛肠疾病的中医绝活“荆氏疗法”，它是北京道合肛肠医院院长荆建华在继承家传绝技的基础上，不断创新完善形成的常见肛肠疾病无痛治疗特色技术。“荆氏疗法”不仅疗效显著，而且适应症十分广泛，可快速无痛治疗除直肠脱垂、高位复杂肛瘘、直肠癌外的绝大多数肛肠疾病。“荆氏疗法”最大的特色优势就是在中医药理论指导下攻克了肛肠手术术中术后疼痛的临床难题。

▲中医药健康文化获奖作品在国家博物馆展出 6月30日，“中医中药中国行——2018年中医药健康文化大型主题活动”在中国国家博物馆开幕。活动由中医中药中国行组委会、北京市人民政府主办，中华中医药学会协办，展示了《话说国医》《中医药文化》《诗人草》《中医典故》、2018养生手账、中药书签、中华历代名医画像、太极油画等数10件“中医药健康文化作品征集活动”中的获奖作品。全国政协副主席、农工党中央常务副主席何维，国家卫生健康委员会党组成员，国家中医药管理局党组书记、副局长余艳红，国家中医药管理局局长于文明出席会议。本次活动标志着中医中药中国行第三阶段活动正式启动。

▲中医中药中国行——2018年中医药健康文化大型主题活动开幕 6月30日，由中医中药中国行组委会、北京市人民政府主办的中医药健康文化大型主题活动从北京到全国各省会城市、地级市同期启动。全国政协副主席、农工党中央常务副主席何维宣布活动开幕，国家卫生健康委员会党组成员，国家中医药管理局党组书记、副局长余艳红主持开幕式，国家中医药管理局局长于文明、北京市政府副秘书长陈蓓出席活动并讲话。

同日以“生活处处有中医”为主题，启动了中医药健康文化知识大赛，围绕中医药核心价值理念、《黄帝内经》等中医药经典和《中国公民中医养生保健素养》等内容的全国性知识大赛。

▲第五届中医中药台湾行走进台中嘉义　7月7—8日，由国家中医药管理局对台港澳中医药交流合作中心、中华中医药学会、中国中医科学院、台湾中华中药商业同业公会全联会、台湾中华中医药文教经贸促进会、台湾中华中药发展基金会共同主办的“中医中药台湾行”暨2018年两岸中医药文化与养生保健交流大会举办。活动以“弘扬中华文化，传承中医中药，共享健康和谐”为主题，通过举办养生科普讲座、赠送《中医养生保健指南》科普图书等形式，传承和弘扬中华优秀传统文化，两地共有800余位台湾民众参与了活动。国家中医药管理局对台港澳中医药交流合作中心副主任崔朝阳、台湾中华中药商业同业公会全联会理事长马逸才、台湾中医药学会理事长林文泉、中华中医药文教经贸促进会会长朱溥霖等出席大会并围绕台湾中医药发展的机遇与挑战发表讲话。

“中医中药台湾行”活动自2014年启动以来，已经成功走进高雄、宜兰、台北、桃园、新北、彰化、南投、嘉义等地，活动以文化为纽带，通过中医药科普文化交流，让台湾民众了解中医药、相信中医药、使用中医药、宣传中医药，增进对中医药的认同感，使之真正成为“友谊、文化、健康、和平”之行。

▲习近平发表《携手开创中南友好新时代》特别提到中医药事业　7月22日，在对南非共和国进行国事访问前夕，习近平总书记在南非《星期日独立报》《星期日论坛报》《周末守卫者报》发表题为《携手开创中南友好新时代》的署名文章。他指出：中国中医药企业正积极开拓南非市场，为南非民众通过针灸、拔罐等中医药疗法祛病除疾、增进健康提供了新选择。

▲中国中医科学院举行专家座谈会　7月31日，国家卫生健康委党组成员、国家中医药管理局党组书记余艳红在中国中医科学院主持召开专家调研座谈会，强调要深入学习贯彻习近平总书记致中国中医科学院成立60周年贺信精神，完善顶层设计，加强战略引领，坚定不移地贯彻中国中医科学院国家队的定位，为传承发展中医药事业提供支撑。于文明局长、马建中副局长出席座谈会并讲话。中国中医科学院张伯礼、黄璐琦、胡镜清、唐旭东、朱晓新等专家分别围绕发挥国家队作用、国家级中医药平台建设、中医原创基础理论传承与应用、国家中医临床研究中心建设、中医药人才队伍建设等作了重点发言。老专家代表翁维良、姜廷良、冯兴华、林兰在会上发言。

▲勇担时代使命　服务人民健康　8月19日，在首个“中国医师节”之际，国家中医药管理局召开座谈会，传达学习贯彻习近平总书记对首个“中国医师节”作出的重要指示精神，共同庆祝首个“中国医师节”。国家卫生健康委员会党组成员、国家中医药管理局党组书记余艳红出席会议并讲话，局长于文明主持会议，副局长王志勇、闫树江出席会议。余艳红指出，习近平总书记对首个“中国医师节”作出重要指示，充分体现了党中央对广大医务人员的亲切关怀，为加强医务人员队伍建设、推动卫生健康事业和中医药事业发展指明了方向，必将极大地激发广大医务人员投身健康中国建设的热情。于文明强调，设立“中国医师节”，是党和人民给予卫生健康工作者的巨大荣耀。要以此为新起点，切实担负起维护人民健康的责任使命。张伯礼、谷晓红、屠志涛、王琦、陈彤云、陈宝贵、李军、马记明等在会上谈了体会。

▲“服务百姓健康行动”全国大型义诊活动周在子洲启动　9月6日，国家卫生健康委员会、国家中医药管理局、中央军委后勤保障部卫生局在陕西省子洲县启动2018年“服务百姓健康行动”全国大型义诊活动周。义诊周期间，国家中医药管理局组建3支来自中国中医科学院广安门医院、西苑医院、望京医院的40余位专家组成的中医医疗队，分别赴甘肃省临夏州东乡族自治县、和政县，陕西省子洲县和青海省海晏县、门源县义诊，在当地实施疑难病例会

诊、手术，进行教学查房和医疗技术与管理培训等，义诊服务下基层、把优质中医服务送到贫困地区百姓家门口。

▲于文明会见香港东华三院董事局代表团 9月11日，国家中医药管理局于文明局长会见了香港东华三院董事局王贤志主席代表团一行。

于文明对香港东华三院建院近150年来，持续为香港市民提供优质的医疗服务，并于近年来通过与内地加强合作，推动两地中医药传承发展的做法进行高度评价，号召香港中医药继续融入内地中医药事业发展大局，两地共同促进中医药更好服务民众健康。王贤志介绍了东华三院与内地机构合作的最新进展情况和下一步的合作计划。东华三院成立于1870年，是香港历史最悠久、规模最庞大的慈善服务机构，持续为香港市民提供优质的医疗、教育、养老、康复等慈善服务，深得港人信赖。

▲中华中医药学会义诊项目走进宁夏 9月14—16日，中华中医药学会义诊项目——“康方仁药”在宁夏中卫市举办。本次活动由中华中医药学会主办，北京康仁堂药业有限公司、中华中医药学会中医药文化教育基地、中医生价值转化平台“上医仁家”承办，活动旨在弘扬传递中医文化、促进各地中医生交流，并服务于广大患者。来自首都医科大学附属北京天坛医院、北京中医医院等20位知名中医临床专家齐聚一堂，共同探讨中医技法、共议中医互联网发展之道，并用自己高超的中医诊疗技术服务当地患者150余名。本次活动针对互联网＋中医诊疗服务展开了学术研讨会。

▲首届中医药名家成果转化论坛在北京召开 10月19日，在首届中医药名家成果转化论坛上，北京中医药大学校长徐安龙表示，要学会用现代科技、文化、语境讲好中医药传统故事，将中医药名家的宝贵成果展现给大众。论坛由北京中医药大学主办，80余名中医专家和多家专业投资机构、中医药大健康企业代表参会。

论坛上，中医药技术成果转化联盟成立，久银中医药技术成果转化基金设立，张延昌等20余位中医专家展示了研究成果。论坛还设置了名家名方成果转化等四个分论坛。

▲“中华中医药学会大数据与人工智能基地”在北京成立 9月18日，由中华中医药学会主办，中华中医药学会大数据与人工智能基地、北京明思维科科技有限公司(药匣子APP)承办，顺丰集团及盛实百草药业有限公司协办的“大数据与人工智能基地”成立。大会以“互联网＋中医”——传承与使命，发展与创新为主题。会上，中华中医药学会宣布成立“大数据与人工智能基地”，并举行揭牌仪式。

会议针对“互联网＋中医”中医药大数据平台，以“资源整合、协调创新、面向基层”为宗旨，整合中医、中药、智能设备等优质资源，在中医中药领域开展创新协作，通过布局中医人工智能，促进中医药大数据人工智能的原始创新与临床应用，从而促进中医药产业的发展。

▲于文明会见香港博爱医院董事局代表团 10月10日，国家中医药管理局局长于文明会见了香港博爱医院董事局主席李鋈发代表团一行。李鋈发就香港博爱医院推进香港中医药服务、开展中医针灸戒烟先导计划等工作进行了详细介绍。于文明对香港博爱医院在推广中医药服务以及弘扬中医药文化方面所取得的成绩给予了充分肯定，双方就香港拓展中医药服务模式、建设首家中医医院等议题进行了深入交流。并表示将全力支持香港发展中医药事业，鼓励博爱医院充分发挥自身优势，为提高香港中医药服务水平贡献应有的力量。

▲余艳红出席中药材产业扶贫论坛 10月11日，2018中国(甘肃)中医药产业博览会在渭源分会场举行中药材产业扶贫论坛。国家卫生健康委员会党组成员，国家中医药管理局党组书记、副局长余艳

红出席并强调，深入学习贯彻习近平总书记关于扶贫的重要论述，认真贯彻落实党中央、国务院关于脱贫攻坚的决策部署，进一步调动全行业参与脱贫攻坚的积极性、主动性、创造性，对中药材产业扶贫行动进行再推进、再深化，在打赢脱贫攻坚战中展示中医药系统的作为。甘肃省委副书记孙伟出席并致辞，国家中医药管理局副局长闫树江主持论坛。

论坛期间，国务院扶贫开发领导小组办公室、工业和信息化部、农业农村部、中国农业发展银行的有关负责同志介绍了相关工作和扶持政策；中国工程院院士、中国中医科学院常务副院长黄璐琦等发表了主题演讲；甘肃定西市、云南、贵州省中医药管理局和部分中药企业交流了中药材产业扶贫工作。

▲习近平考察粤澳合作中医药科技产业园 10月22日，习近平总书记考察了珠海横琴新区粤澳合作中医药科技产业园。该产业园是《粤澳合作框架协议》下首个落地项目。习近平结合视频、沙盘、中医药产品展示，了解横琴新区规划建设以及产业园建设运营、中医药产业发展和国际交流合作情况。习近平指出，中医药学是中华文明的瑰宝。要深入发掘中医药宝库中的精华，推进产学研一体化，推进中医药产业化、现代化，让中医药走向世界。他强调，建设横琴新区的初心就是为澳门产业多元发展创造条件。横琴有粤澳合作的先天优势，要加强政策扶持，丰富合作内涵，拓展合作空间，发展新兴产业，促进澳门经济发展更具活力。

▲中医中药中国行（香港站）启动仪式在香港举行 10月25日，国家卫生健康委员会党组成员、国家中医药管理局党组书记余艳红、香港中联办副主任谭铁牛、香港食物及卫生局常任秘书长谢曼怡以及卫生署署长陈汉仪共同出席启动仪式。

“中医中药中国行”以“传播中医药健康文化、提升民众健康素养”为主题，是一项由国家中医药管理局联合22个部委共同举办的中医药健康文化知识传播活动。从2007年举办至今，已经成为我国规格最高、规模最大、时间最长、范围最广的公益性中医药文化科普宣传活动。香港活动是“中医中药中国行”的重要组成部分。启动仪式还举办了中药知识展览、知名中医义诊和互动游戏等活动。此外，香港各个参与单位将于12月31日前陆续在香港不同地点举办接近100项中医药科普宣传活动。

▲签署《关于中医药领域的合作协议》 10月26日，国家卫生健康委员会党组成员、国家中医药管理局党组书记余艳红访问香港食物及卫生局，与香港食物及卫生局局长陈肇始进行工作会谈，并签署《关于中医药领域的合作协议》。根据协议，双方除了继续加强在中医药医疗、教育、科研和文化推广等方面的合作，还将着力拓展在香港中医医院建设、中医药国际标准化、“一带一路”和粤港澳大湾区建设等领域的务实合作。

▲第二届中医药文化大会在抚州召开 10月27—30日，由中华中医药学会、世界中医药学会联合会、中国中药协会等联合主办的本次会议召开。会上签署发布了中医药文化大会抚州宣言，呼吁设立“中华中医药文化节”。江西省副省长孙菊生、抚州市市长张鸿星出席大会并致辞。

大会积极推动产业对接和项目落地，举办江西抚州中医药大健康落地项目签约仪式和抚州中医药大健康产业招商对接会；组织药帮文化分论坛暨盱江医学与建昌药帮振兴发展研讨会、中医芳香疗法分论坛等六个分论坛。

▲中医中药中国行（澳门站）启动仪式在澳门举行 10月28日，国家卫生健康委党组成员、国家中医药管理局党组书记余艳红，澳门中联办副主任薛晓峰、澳门特区政府社会文化司司长谭俊荣出席启动仪式。

余艳红介绍了内地中医药事业发展和中医药国际化的最新情况，高度赞扬了澳门特区政府近年来推动中医药国际发展和在澳发展的有力举措。希望内地与澳门继续加强合作，探索完善中医中药中国行(澳门站)等科普宣传平台机制，推动中医药健康养生文化的创造性转化、创新性发展，满足民众日益增长的医疗保健需求。充分发挥澳门自由港、国际化都市和区位优势，不断提升澳门在国际传统医药领域的影响力，助力粤港澳大湾区和“一带一路”建设。

启动仪式上，国家非物质文化遗产项目易筋经导引传承人严蔚冰教授进行了易筋经表演，广东省中医院和广东省中医院珠海医院代表团进行了武术操、太极拳等表演。启动仪式后，中医药健康咨询、中医健康养生设备体验、中医适宜技术体验、中药材展示和中药传统炮制技艺展示等。

▲余艳红赴粤澳合作中医药科技产业园进行调研 10月28日，国家中医药管理局党组书记余艳红一行赴产业园进行考察调研，参观了产业园传统医药国际交流合作平台、GMP中试生产大楼以及研发检测大楼，详细了解产业园建设进展以及运营情况。余艳红高度赞扬了产业园近年来在推动中药产品在葡语国家注册、开展中医药国际培训等方面取得的显著成效，表示国家中医药管理局将认真贯彻落实习近平总书记视察产业园重要指示精神，从促进澳门经济适度多元发展、推进“一国两制”行稳致远的高度，充分发挥中医药“五大资源”优势，协调相关部委将产业园建设成为国家级科技创新平台和产业孵化中心，提高产业园的自主创新能力和核心竞争能力。

▲于文明调研山西五寨 11月1日，国家中医药管理局局长于文明带队深入山西省五寨县开展定点扶贫调研工作，实地走访县乡村三级医疗机构、黄芪种植基地、特色农产品电商基地，慰问驻点帮扶专家与因病致贫的贫困群众，并与县委县政府、基层干部、企业代表和专家座谈。

于文明强调，在五寨脱贫攻坚进入攻城拔寨、决战决胜的最后阶段，要认真核对脱贫考核任务，梳理存在问题和不足，逐项抓好落实。要继续选派优秀干部驻村到县、中医药专家到医院和村镇，帮助引进中药企业在五寨投资种植中药材，动员各方面力量实施健康扶贫，要发挥中医药特色优势，推广热敏灸等中医适宜技术，切实提升基层中医药服务能力，让广大群众能在家门口看上中医，打造可供全国借鉴的五寨中医药健康扶贫模式，帮扶五寨县大力发展中药材产业，支持有实力中药企业在五寨县产业园投资项目落地，在打赢脱贫攻坚战、实施乡村振兴战略、全面建成小康社会的进程中展现中医药新的作为。

▲于文明考察调研粤澳合作中医药科技产业园 11月10日，国家中医药管理局局长于文明一行赴中医药科技产业园传统医药国际交流合作平台、GMP中试生产大楼以及研发检测大楼等进行考察调研。

珠海市副市长阎武、粤澳合作中医药科技产业园董事长吕红分别介绍了中医药科技产业园建设进展以及运营情况。于文明对中医药科技产业园近年来为粤澳两地政府及有关部门探索中医药科技产业园发展模式、机制，落实中央政府支持粤澳合作、支持澳门经济多元化发展取得的成绩高度评价，特别是对中医药科技产业园实现“中医药质量控制基地”“国际健康产业交流平台”两个核心目标所做出的扎实工作表示肯定，并高度评价了中医药科技产业园在积极打造“中医药健康服务与文化一带一路国际窗口”过程中，有力推动中药产品在葡语国家注册、开展中医药国际交流等方面取得的显著成效。

▲“中医药文化进校园”活动仪式在北京启动 11月20日，由中华中医药学会主办，北京中医药大学国家中医国际传播中心、汉语国际推广-中医药文化基地(北京)及北京中医药大学中医国际传播协会承办的本次活动启动。来自芳草地国际学校世纪小学的155名师生参加了启动仪式并开展了中医药文化体验活动。

动仪式上，中华中医药学会副秘书长孙永章向芳草地国际学校世纪小学师生代表赠送了《中医药文化》全套书籍。本次活动以"生活中的中医"为主题，分科普小讲座、中医药博物馆参观、中药贴画制作、生活中的中医小课堂四个部分。使学生们不仅了解了中医内涵，对传统中医药文化产生了浓厚兴趣。

▲"藏医药浴法"被列入非物质文化遗产 11月28日，"藏医药浴法"被列入联合国教科文组织人类非物质文化遗产代表作名录。这是继2010年"中医针灸"申遗成功后，包含少数民族医药在内的中医药又一次列入联合国人类非遗代表作名录。让中医药走向世界，勇担历史使命，坚定文化自信，认真履行中国政府的保护承诺，努力提高遗产项目的存续力，让中医药这一祖先留给我们的宝贵财富焕发出强大的生命力，惠及更多民众。

▲第二届中医药改革发展专家咨询委员会在北京召开 11月30日，国家中医药管理局第二届中医药改革发展专家咨询委员会第二次全体会议召开，会议传达习近平总书记考察广东时对中医药工作作出的重要指示精神和孙春兰副总理来局调研讲话精神，就推动中医药事业发展听取意见建议。国家中医药管理局党组书记、副局长余艳红，局长于文明，副局长王志勇出席会议。

于文明就有关文件的起草背景情况、工作进展、总体思路、基本框架和主要内容作了说明。他希望各位专家委员为传承发展中医药事业出主意、想办法，精准问诊把脉、开出管用药方，完善中医药政策措施，破解发展难题，推动中医药事业发展。洪虎、李慎明、苟天林、王瑞璞、陈凯先、陈可冀、张伯礼、孙光荣等与会顾问和专家委员就新时代传承发展中医药事业的关键问题进行了深入探讨，提出了宝贵意见建议。

▲中华中医药学会义诊项目走进海南琼海 12月15—17日，中华中医药学会义诊项目——"康方仁药"琼海站举办。本次活动由中华中医药学会主办，北京康仁堂药业有限公司、中华中医药学会中医药文化教育基地、"上医仁家"承办，活动旨在弘扬传递中医药文化、促进各地医务工作者交流，服务广大患者。来自全国各大中医医院的20余位中医临床专家齐聚一堂，共同探讨中医技法、共议中医互联网发展之道，并用自己高超的中医诊疗技术服务当地患者近200名。

本次活动继续沿袭了义诊活动宁夏站的一大亮点，针对互联网＋中医诊疗服务展开学术研讨会。专家们围绕着如何利用移动互联网等便捷工具，实现中医生价值最大化、实现更好服务各地患者展开讨论和交流。

▲屠呦呦获"改革先锋"奖章 12月18日，庆祝改革开放40周年大会在人民大会堂举行。中共中央总书记、国家主席、中央军委主席习近平出席大会并发表重要讲话。会上，中共中央政治局常委、中央书记处书记王沪宁同志宣读《中共中央、国务院关于表彰改革开放杰出贡献人员的决定》。决定指出，党中央、国务院决定，授予于敏等100名同志"改革先锋"称号，颁授"改革先锋"奖章。

屠呦呦作为中医药科技创新的优秀代表出席此次大会，被授予改革先锋称号，获颁改革先锋奖章。

▲中医药传承与创新"百千万"人才工程 12月25日，为推进中医药领军人才队伍建设，根据《中医药传承与创新"百千万"人才工程(岐黄工程)实施方案》部署要求，国家中医药管理局组织实施国家中医药领军人才支持计划，并制定了《中医药传承与创新"百千万"人才工程(岐黄工程)——国家中医药领军人才支持计划》，旨在通过遴选百名岐黄学者和10名中医药首席科学家，充分发挥领军人才的引领带动作用，逐步形成壮大支撑中医药事业传承发展的高层次人才团队，推动中医药事业传承发展。

国家中医药管理局发布，经部门推荐、网上初选、会议遴选、现场答辩、人选公示等程序，中医药传承与创新"百千万"人才工程(岐黄工程)第一阶段遴选出岐黄学者名单，浙江中医药大学万海同等 99 人入选。岐黄学者应结合所从事研究领域，围绕中医药发展需求和重点问题，开展创新性、探索性和应用性研究，加强团队建设，积极推动解决中医药领域发展中面临的临床或科研难题，形成行业内外有较大影响力的标志性成果，中医药研究和服务能力明显提升，成为中医药领军人才。

▲中医药古籍保护与利用能力建设项目在北京验收 12 月 25 日，国家中医药管理局科技司对中医药古籍保护与利用能力建设项目验收，406 种重要中医药古籍出版面世。

项目历时 8 年，校注整理了从唐至清中医药各门类重要中医药古籍 417 种，由中国中医药出版社完成出版 406 种，计 8 000 万字，涵盖医经、基础理论、诊法等门类，绝大多数古籍为第一次校注出版；发表中医药古籍文献研究的学术论文 500 余篇，订正古籍版本著录问题 800 余处，完善了中医基本书目体系；培训相关人员 1 200 余人次，制定发布了行业标准《中医古籍整理规范》。项目受到各地行业主管部门高度重视，中医药古籍整理研究基地布局日趋完善，并初步形成全国性协作网络，中医药古籍文献研究人员、机构、硬件均明显改观，学科影响力大幅提升。

中医药古籍保护与利用能力建设项目获 4 000 万元的财政部公共卫生专项资金支持，由国家中医药管理局组织实施，相关省市中医药管理局负责落实，山东中医药大学、南京中医药大学等 9 所高校和科研院所的中医文献研究机构共同承担，中国中医科学院、北京中医药大学等研究单位协同参与，马继兴、张灿玾、李经纬等全国古籍文献研究领域的老专家指导实施。

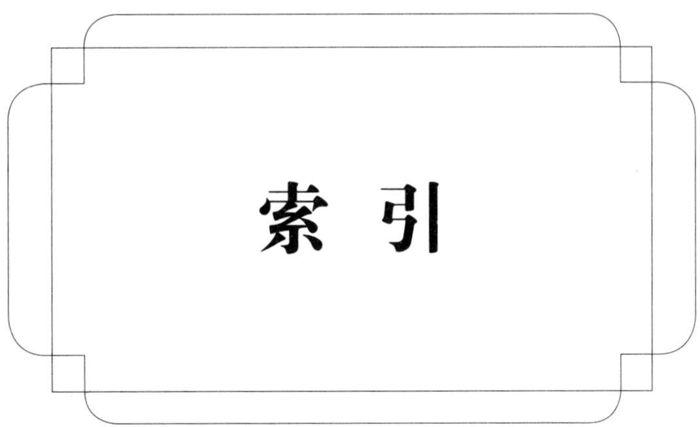

索引

主题词索引

A 癌安桉

B 巴白百版半包薄宝保鲍本苯鼻便辨补

C 苍草柴蟾产菖肠超痴抽出川刺痤

D 大带当灯滴地独多

E 二

F 方肺酚粉佛福妇附复腹

G 甘肝干肛高功骨固归过

H 诃何红厚呼护化黄灰茴活获

J 急加夹假肩健角结金经颈灸韭橘决

K 开抗考颗咳克口苦醌

L 老雷李连凉临刘流六龙芦鹿

M 马曼没玫酶蒙孟面模木

N 纳脑内凝牛

P 炮盆偏片贫

Q 期气前羌强茄秦青清缺

R 桡人日柔乳

S 参三沙商烧少射肾生圣失湿食视手疏腧数双水思菘

T 糖特体天调贴萜通童推退

W 外尪微围胃温纹乌无吴五

X 西膝下仙香逍消小哮泄泻心新星醒胸雄盱续宣雪血

Y 亚羊阳养腰药一彝抑益阴银郁月运

Z 甾藏针诊证支知栀脂指枳中肿仲肘朱注壮椎子紫左

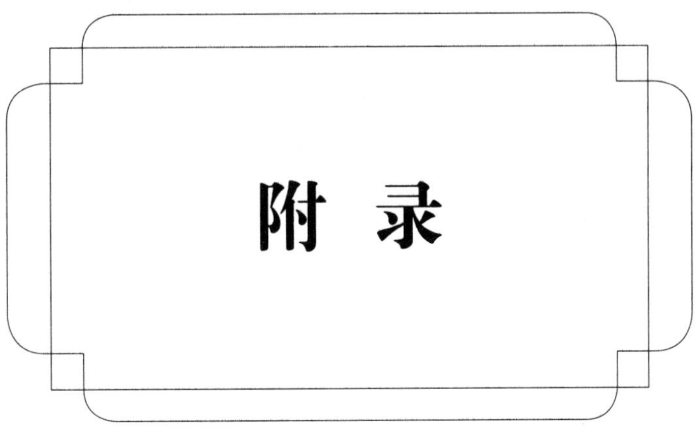

附 录

一、2019卷《中国中医药年鉴(学术卷)》文献来源前50种期刊

1. 中草药
2. 中华中医药杂志
3. 中国中药杂志
4. 时珍国医国药
5. 中国实验方剂学杂志
6. 中成药
7. 中国中医急症
8. 中华中医药学刊
9. 中药材
10. 中医药导报
11. 中国中医基础医学杂志
12. 辽宁中医杂志
13. 现代中西医结合杂志
14. 四川中医
15. 新中医
16. 中国针灸
17. 陕西中医
18. 辽宁中医药大学学报
19. 中国民族民间医药
20. 中医学报
21. 中医杂志
22. 湖南中医药大学学报
23. 上海中医药杂志
24. 中国现代中药
25. 中国中医药现代远程教育
26. 湖南中医杂志
27. 实用中医药杂志
28. 中国中医药信息杂志
29. 北京中医药大学学报
30. 江西中医药大学学报
31. 世界中医药
32. 西部中医药
33. 药学学报
34. 中医临床研究
35. 亚太传统医药
36. 江西中医药
37. 浙江中西医结合杂志
38. 光明中医
39. 广州中医药大学学报
40. 世界科学技术(中医药现代化)
41. 中医研究
42. 中医药信息
43. 云南中医中药杂志
44. 中国中西医结合杂志
45. 河南中医
46. 南京中医药大学学报
47. 浙江中医杂志
48. 长春中医药大学学报
49. 环球中医药
50. 中国中医骨伤科杂志

二、2019 卷《中国中医药年鉴（学术卷）》文献来源前 50 所大学（学院）

1. 北京中医药大学
2. 上海中医药大学
3. 广州中医药大学
4. 南京中医药大学
5. 河南中医药大学
6. 中国中医科学院
7. 山东中医药大学
8. 浙江中医药大学
9. 辽宁中医药大学
10. 成都中医药大学
11. 江西中医药大学
12. 湖南中医药大学
13. 天津中医药大学
14. 陕西中医药大学
15. 湖北中医药大学
16. 广西中医药大学
17. 黑龙江中医药大学
18. 甘肃中医药大学
19. 首都医科大学
20. 贵州中医药大学
21. 云南中医药大学
22. 安徽中医药大学
23. 福建中医药大学
24. 山西中医药大学
25. 广东药科大学
26. 长春中医药大学
27. 河北大学
28. 河北中医学院
29. 暨南大学
30. 上海交通大学
31. 武汉大学
32. 中国医学科学院
33. 北京大学
34. 华中科技大学
35. 新疆医科大学
36. 湖北医药学院
37. 山西大学
38. 西安交通大学
39. 郑州大学
40. 河南大学
41. 南方医科大学
42. 复旦大学
43. 贵州医科大学
44. 西安医学院
45. 西南交通大学
46. 西南民族大学
47. 西南医科大学
48. 中山大学
49. 厦门大学
50. 浙江大学

三、2019卷《中国中医药年鉴(学术卷)》文献来源前40家医疗机构

1. 上海中医药大学附属岳阳中西医结合医院
2. 湖南中医药大学第一附属医院
3. 上海中医药大学附属龙华医院
4. 上海中医药大学附属曙光医院
5. 广东省中医院
6. 广州中医药大学第一附属医院
7. 南京中医药大学附属医院
8. 河南省中医院
9. 广西中医药大学第一附属医院
10. 河南中医药大学第一附属医院
11. 山东中医药大学附属医院
12. 北京中医医院
13. 中国中医科学院广安门医院
14. 中日友好医院
15. 北京中医药大学东直门医院
16. 甘肃省中医院
17. 江西中医药大学附属医院
18. 成都中医药大学附属医院
19. 河北省中医院
20. 辽宁中医药大学附属第二医院
21. 辽宁中医药大学附属医院
22. 郑州市中医院
23. 中山市中医院
24. 湖北省中医院
25. 湖南省中医药研究院附属医院
26. 江苏省南通市中医院
27. 陕西中医药大学附属医院
28. 天津中医药大学第二附属医院
29. 天津中医药大学附属保康医院
30. 武汉大学人民医院
31. 武汉大学中南医院
32. 西南医科大学附属中医医院
33. 新疆维吾尔自治区中医医院
34. 中国中医科学院西苑医院
35. 安徽中医药大学第一附属医院
36. 北京中医药大学东方医院
37. 黑龙江中医药大学附属第二医院
38. 湖南中医药大学第二附属医院
39. 陕西省中医医院
40. 云南省中医医院

四、2019卷《中国中医药年鉴(学术卷)》撰稿人名单

姓　名　(按姓氏笔画为序):
丁　媛　上海中医药大学中医文献研究所
于　峥　中国中医科学院中医基础理论研究所
马丽妍* 上海中医药大学附属龙华医院
马慧芬* 中国药科大学中药学院
王　琦* 湖南省中医药研究院附属医院
王　凡　上海中医药大学针灸推拿学院
王　宇　上海中医药大学科技实验中心
王　妍　上海中医药大学附属龙华医院
王　静　上海中医药大学针灸推拿学院
王　磊　上海中医药大学附属龙华医院
王又闻　上海中医药大学中药学院
王尔亮　上海中医药大学科技人文研究院
王兴伊　上海中医药大学科技人文研究院
王洁熳* 中国药科大学中药学院
王素羽　上海明潭眼科门诊部
王铁铮* 中国药科大学中药学院
王祥云* 上海中医药大学针灸推拿学院
王维洁* 中国药科大学中药学院
邓宏勇　上海中医药大学科技创新服务中心
邓咏诗* 广州中医药大学第一临床医学院
叶阳舸　上海中医药大学气功研究所
叶明花　江西中医药大学健康养生研究所
叶倩男* 上海中医药大学附属曙光医院
叶霈智　中国医学科学院肿瘤医院
田　禾* 广州中医药大学第一临床医学院
丘维钰* 广州中医药大学第一临床医学院
冯怡慧* 广州中医药大学第一临床医学院
邢玉瑞　陕西中医药大学图书馆
吕孝丽* 广州中医药大学第一临床医学院
朱靓贤　上海中医药大学基础医学院
仲芫沅　上海中医药大学附属龙华医院
向燕茹* 南京中医药大学药学院
刘　芳　湖南省中医药研究院附属医院
刘　瑜　南方医科大学附属佛山妇幼保健院
刘　鹏　广州中医药大学基础学院
刘　霖　河南省中医药研究院信息文献研究所
刘　柳* 上海中医药大学附属岳阳中西医结合医院
刘　瑛　广州中医药大学第一临床医学院
刘元恺* 中国药科大学中药学院
刘文利* 广州中医药大学第一临床医学院
刘立公　上海中医药大学针灸经络研究所
刘华清* 上海中医药大学附属曙光医院
刘玥灵* 中国药科大学中药学院
刘学湘　南京中医药大学药学院
刘堂义　上海中医药大学针灸推拿学院
安广青　上海徐汇区枫林街道社区卫生服务中心
许　吉　上海中医药大学科技创新服务中心
许　军　上海中医药大学附属岳阳中西医结合医院
许笑宇　上海中医药大学附属龙华医院
许笑阳* 上海中医药大学附属曙光医院
孙　韬　北京中医药大学东方医院
孙伟玲　上海中医药大学附属岳阳中西医结合医院
孙煜铮* 上海中医药大学中药研究所
纪　军　上海中医药大学针灸经络研究所
纪淑玲* 广州中医药大学第一临床医学院
寿雅琨* 湖南省中医药研究院附属医院
麦观艳* 广州中医药大学第一临床医学院
杜婷婷* 上海中医药大学中药研究所
巫海旺* 广州中医药大学第一临床医学院
李　丛　《江西中医药》杂志编辑部
李　芳　中国药科大学中药学院
李　旺* 中国药科大学中药学院
李　明　上海中医药大学科技信息中心
李　敏* 中国药科大学中药学院
李　莹　上海中医药大学附属龙华医院
李　煜* 南京中医药大学中医药文献研究所
李元青　北京大学附属肿瘤医院
李元琪* 广州中医药大学第一临床医学院
李永亮　广西中医药大学人事处
李伟东　南京中医药大学药学院
李奕祺　福建中医药大学中医学院

杨奕望　上海中医药大学科技人文研究院
杨维维* 中国药科大学中药学院
杨燕萍　上海中医药大学附属龙华医院
吴　飞　上海中医药大学创新中药研究院
吴立宏　上海中医药大学中药研究所
吴靳荣　上海中医药大学中药学院
邱海龙　江苏省食品药品职业技术学院
何　丹* 上海中医药大学基础医学院
何立群　上海中医药大学附属曙光医院
余伯阳　中国药科大学中药学院
沈佩亚* 中国药科大学中药学院
张　霆　上海中医药大学附属龙华医院
张　赞　山西中医药大学基础学院
张卫华　南京中医药大学基础医学院
张丰聪　山东中医药大学中医文献研究所
张永太　上海中医药大学中药学院
张苇航　上海中医药大学科技人文研究院
张园娇* 南京中医药大学药学院
张媛媛　中国药科大学中药学院
张馥琴　上海中医药大学针灸经络研究所
陆　颖　上海中医药大学气功研究所
陆　跃* 南京中医药大学中医药文献研究所
陈　卓* 中国药科大学中药学院
陈云飞　上海中医药大学附属龙华医院
陈少丽　上海中医药大学基础医学院
陈思韵* 广州中医药大学第一临床医学院
陈胤珍* 上海中医药大学针灸推拿学院
陈海琳　上海中医药大学附属岳阳中西医结合医院
陈德兴　上海中医药大学基础医学院
范　磊　山东中医药大学基础医学院
茅婧怡* 上海中医药大学附属岳阳中西医结合医院
林　炜　福建中医药大学中西医结合研究院
林炜娴* 广州中医药大学第一临床医学院
林晓茹　上海中医药大学附属龙华医院
尚志远* 南京中医药大学基础医学院
罗艳秋　云南中医药大学图书馆
金　岚　上海中医药大学附属龙华医院
周　悦　上海中医药大学附属龙华医院
周　蜜　上海中医药大学附属岳阳中西医结合医院
周　鑫* 云南中医药大学图书馆
周月希　广州中医药大学第一临床医学院
周钱留* 中国药科大学中药学院
孟　畑　上海中医药大学附属龙华医院
孟祥才　黑龙江中医药大学药学院
赵　玲　上海中医药大学针灸推拿学院
荆晓烨* 上海中医药大学中药研究所
胡　蓉　上海中医药大学科技人文研究院
胡　菲　上海市嘉定区菊园新区社区卫生服务中心
茹　意* 上海中医药大学附属岳阳中西医结合医院
柏　冬　中国中医科学院中医基础理论研究所
施　杞　上海中医药大学附属龙华医院
姜丽莉　上海市普陀区中医医院
娄燕妮　中日友好医院
都广礼　上海中医药大学基础医学院
莫夏敏* 南京中医药大学中医药文献研究所
莫清媚* 中国药科大学中药学院
钱　帅　中国药科大学中药学院
倪梁红　上海中医药大学中药学院
徐　浩　上海中医药大学附属龙华医院
徐　皓* 上海中医药大学附属岳阳中西医结合医院
徐士奎　云南省食品药品监督检验研究所
徐光耀　上海中医药大学附属市中医医院
徐贻珏　江苏省常州市中医医院
殷玉莲* 上海中医药大学附属龙华医院
郭冬婕* 上海中医药大学附属岳阳中西医结合医院
黄　辉　安徽中医药大学中医学院
黄乐怡* 上海中医药大学中药研究所
黄陈招　浙江省玉环县人民医院
曹　蕾　广州中医药大学第一临床医学院
崔学军　上海中医药大学附属龙华医院
麻志恒　上海市崇明区中心医院
梁倩倩　上海中医药大学附属龙华医院
董　莉　上海中医药大学附属岳阳中西医结合医院
董兰蔚* 上海中医药大学附属龙华医院
董春玲　上海中医药大学附属曙光医院
韩艳丽　云南中医药大学图书馆
程少丹　上海中医药大学附属光华医院
赖　琼* 中国药科大学中药学院
窦海涛* 中国药科大学中药学院
廖秀平* 广州中医药大学第一临床医学院
谭　鹏　北京中医药大学中药学院
谭红胜　上海中医药大学中药学院
魏　民　中国中医科学院中医药信息研究所

注:带*者为在读研究生

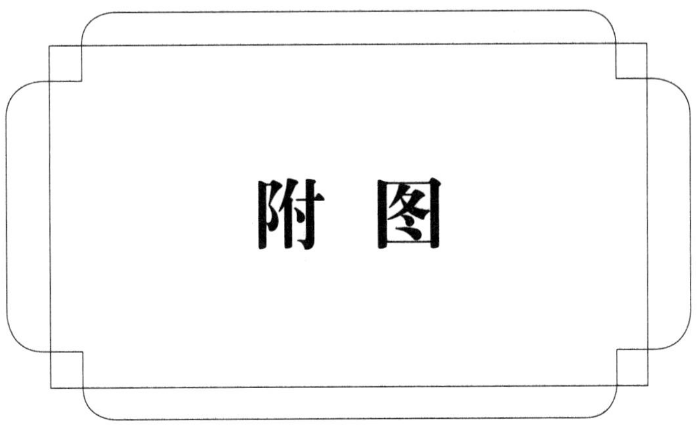

附 图

一、“中医基础理论”栏目参考文献关键词分布图

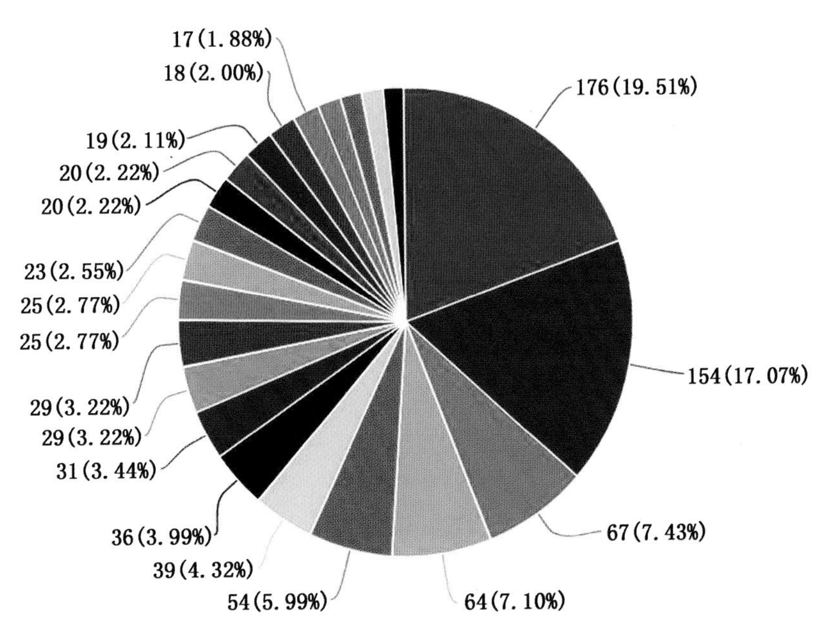

17(1.88%)
18(2.00%)
176(19.51%)
19(2.11%)
20(2.22%)
20(2.22%)
23(2.55%)
25(2.77%)
25(2.77%)
154(17.07%)
29(3.22%)
29(3.22%)
31(3.44%)
67(7.43%)
36(3.99%)
39(4.32%)
54(5.99%)
64(7.10%)

《伤寒论》
《黄帝内经》
中医学
张仲景
中医体质
《金匮要略》
平和质
偏颇体质
体质类型
阳虚质
素问・阴阳应象大论
气虚质
辨证论治
五运六气
病因病机
中医体质辨识
痰湿质
李东垣
治未病
脏腑功能
阴虚质
中医理论

二、“妇科”栏目参考文献关键词分布图

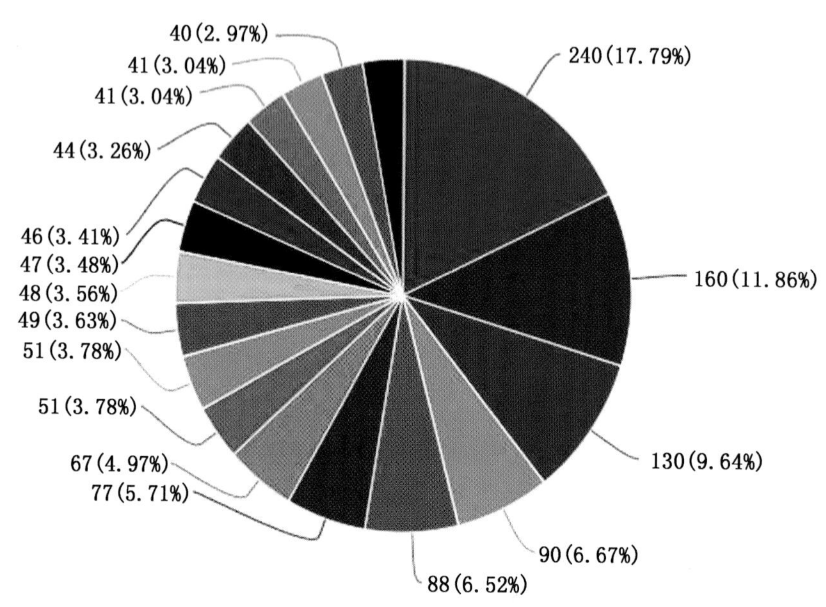

多囊卵巢综合征
不孕症
慢性盆腔炎
子宫内膜展异位症
原发性痛经
月经不调
围绝经期综合征
更年期综合征
临床经验
肾虚血瘀
卵巢早衰
病因病机

月经不调
围绝经期综合征
更年期综合征
临床经验
肾虚血瘀
卵巢早衰
病因病机
先兆流产
后遗症
排卵障碍性不孕
月经后期
月经病
月经周期

三、“外科”栏目参考文献关键词分布图

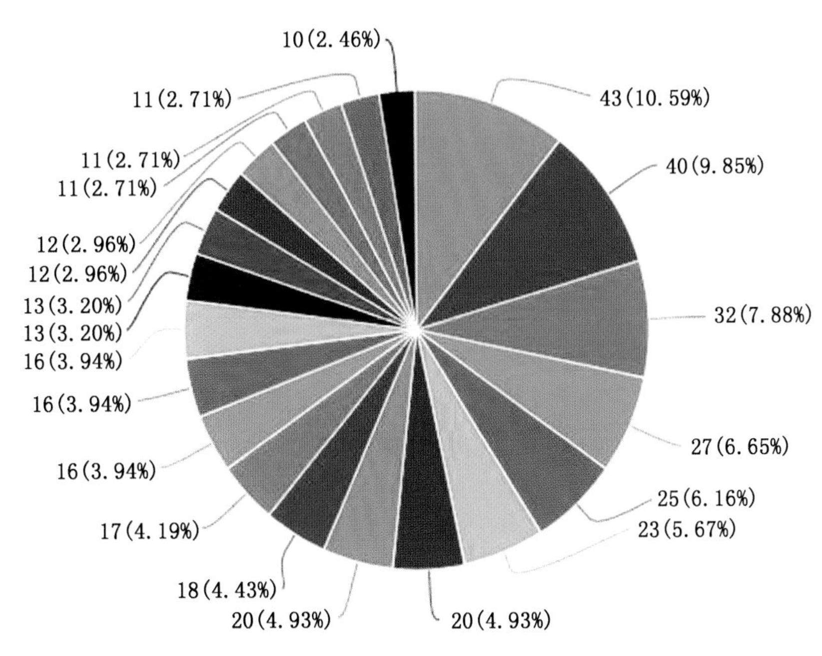

- 创面愈合
- 乳腺增生
- 乳腺增生病
- 乳腺增生症
- 肛周脓肿
- 混合痔
- 肛瘘术后
- 中药熏洗
- 乳腺增生患者
- 创面愈合时间
- 熏洗坐浴
- 乳房疼痛
- 浆细胞性乳腺炎
- 治疗方法
- 中医治疗
- 坐浴治疗
- 脊髓损伤
- 中医外科
- 止痛如神汤
- 痔疮患者
- 熏洗治疗

四、"骨伤科"栏目参考文献关键词分布图

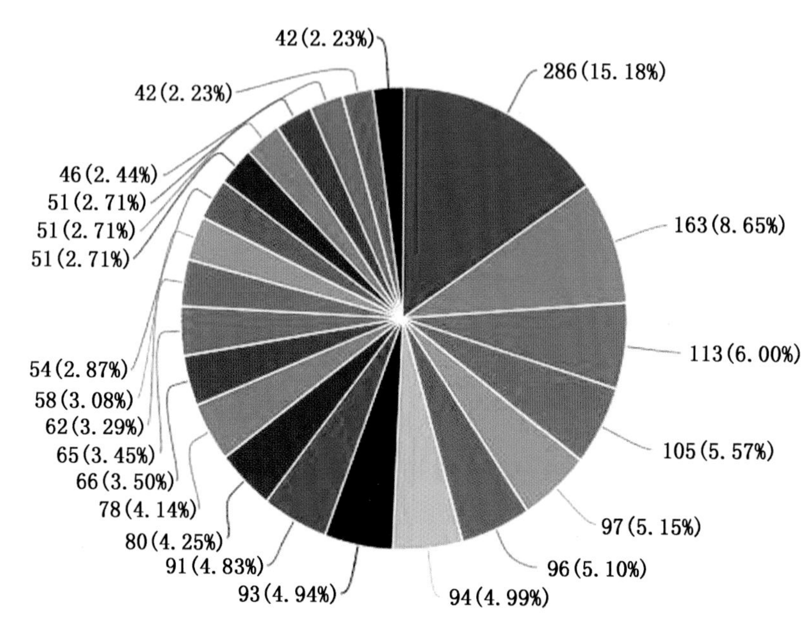

腰椎间盘突出症
膝骨关节炎
临床疗效
颈椎病
治疗方法
膝骨性关节炎
膝关节骨性关节炎
神经根型颈椎病
临床研究
独活寄生汤
膝关节功能
中医治疗

KOA
椎动脉型颈椎病
VAS
肩周炎
疼痛评分
中药熏洗
中药治疗
桡骨远端骨折
独活寄生汤加减
手法治疗
腰腿痛

五、“方剂研究”栏目参考文献关键词分布图

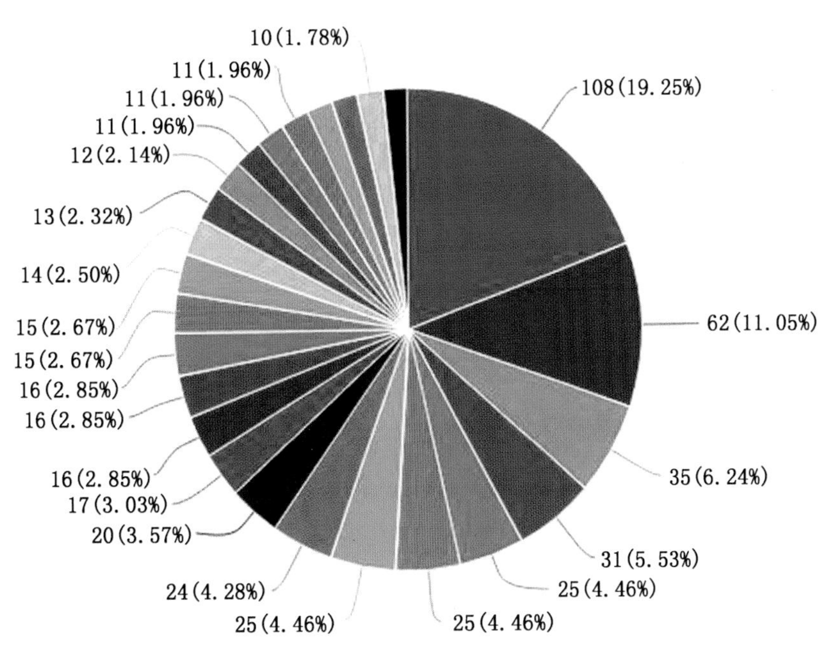

- 临床应用
- 《伤寒论》
- 数据挖掘
- 伤寒论
- 炙甘草
- 方剂配伍
- 配伍规律
- 用药规律
- 组方规律
- 桂枝汤
- 张仲景
- 中医传承辅助平台
- 小柴胡汤
- 温胆汤
- 《金匮要略》
- 半夏泻心汤
- 《伤寒杂病论》
- 研究进展
- 活血化瘀
- 乌梅丸
- 补气药
- 小建中汤
- 异病同治
- 温开水
- 柴胡桂枝干姜汤
- 五味子

六、“养生与康复”栏目参考文献关键词分布图

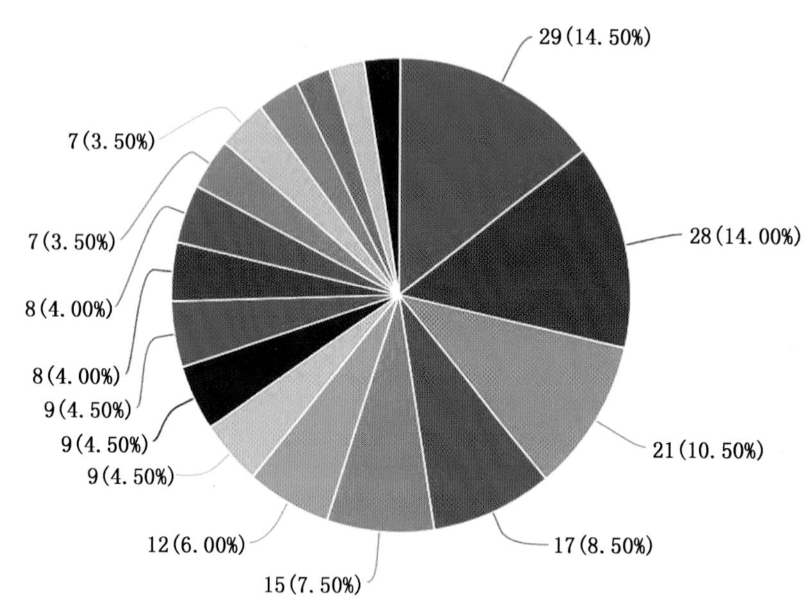

中医养生　养生文化
治未病　国医大师
养生思想　黑芝麻
养生保健　中医学
《黄帝内经》　健康养生
养生方法　后天之本
药食同源　脾胃病
中医养生保健素养　养生观
二十四节气图

《中国中医药年鉴（行政卷）》

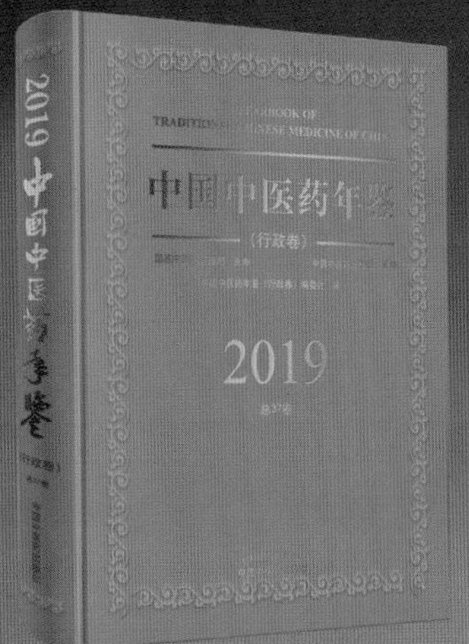

《中国中医药年鉴（行政卷）》是由国家中医药管理局主办，综合反映上一年中医药工作各方面情况、进展、成就的史料性工具书。2019 卷分为 10 个篇目：重要文选、大事记、专题工作、国家中医药工作、地方中医药工作、港澳台中医药工作、直属单位及社会组织、机构与人物、统计资料、附录。

《中国中医药年鉴（行政卷）》一直力求站在中医药事业发展前沿，追踪和汇集中医药发展的最新动态、最佳成果，紧扣时代脉搏，大力宣传国家的中医药政策，热情讴歌中医药事业取得的伟大成就。37 年来我国中医药事业的重要事件、重要法规等都在书中得到了反映，成为各级中医药工作人员案头必备的工具书，成为广大读者了解中医药最信赖的载体之一。

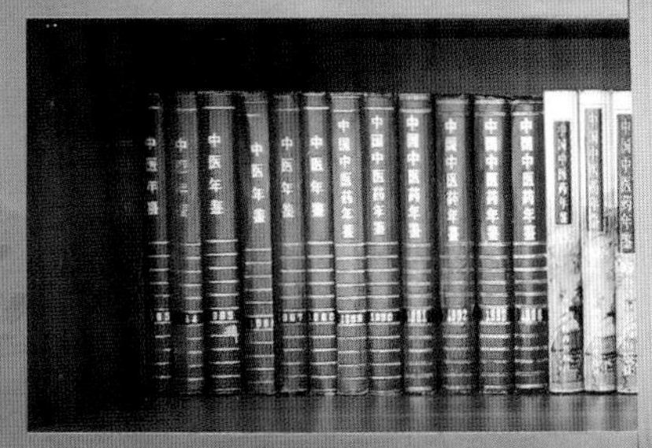

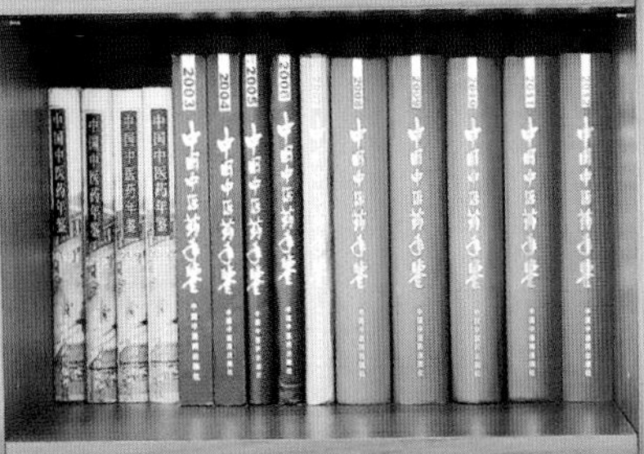

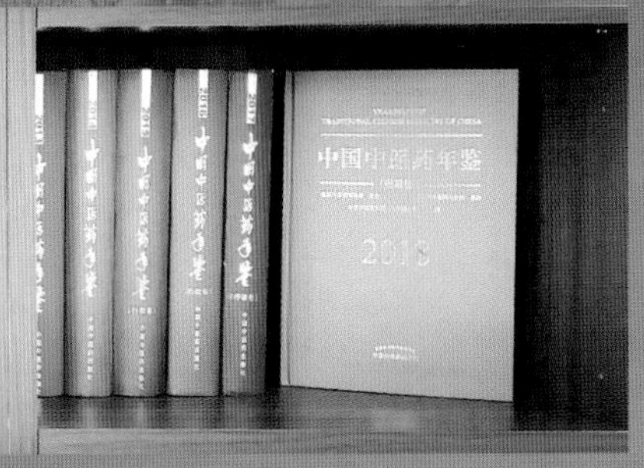

关注获得更多资讯

详情请咨询年鉴编辑部

咨询电话：010-64405719-377

邮　　箱：zgzyynj@163.com

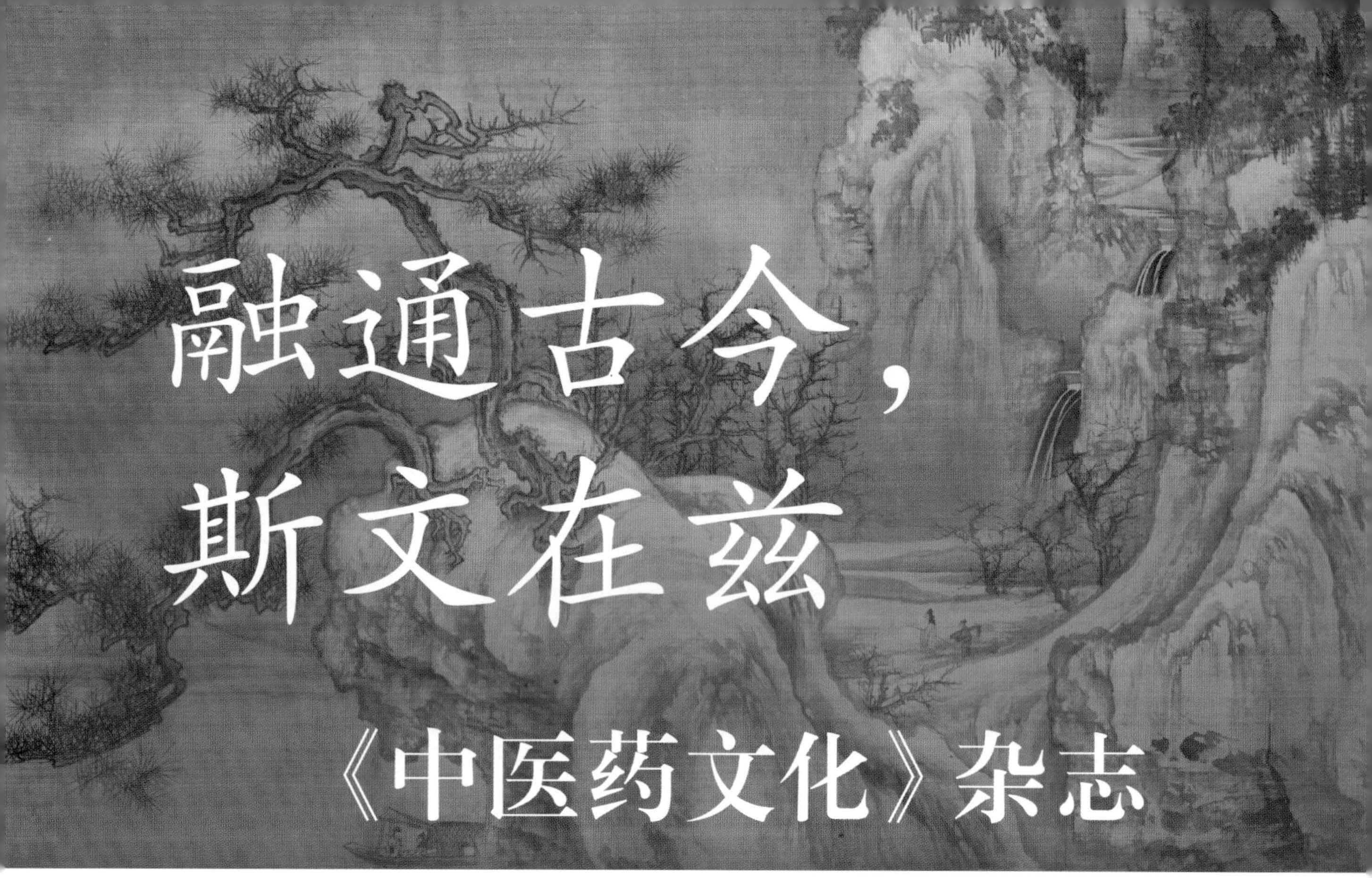

融通古今，斯文在兹

《中医药文化》杂志

《中医药文化》杂志（原《医古文知识》），1984 年创刊，双月刊，上海市教委主管，上海中医药大学、中华中医药学会联合主办，为全国唯一的中医药文化学术期刊，以多元视角，融通古今，放眼世界，快速传递中医药人文领域最新研究成果为办刊核心理念。2018 年，策划出版《中医药文化》全英文海外版（ISSN Print：2589-9627，ISSN Online：2589-9473），致力于从文化源头全面解读中医药学，向世界展示中医药学深厚人文内涵，增进中医药学与世界多元医学的互动交流，为全人类共享。2019 年《中医药文化》成为唯一入选“首个中医药科技期刊的分级目录”的 T2 级期刊”，进入国际上知名和非常重要的较高水平权威期刊行列。2018 年度先后荣获上海市高校“特色期刊奖”、中华中医药学会“优秀品牌建设期刊”奖、上海市高校优秀学报奖（2018）等荣誉。

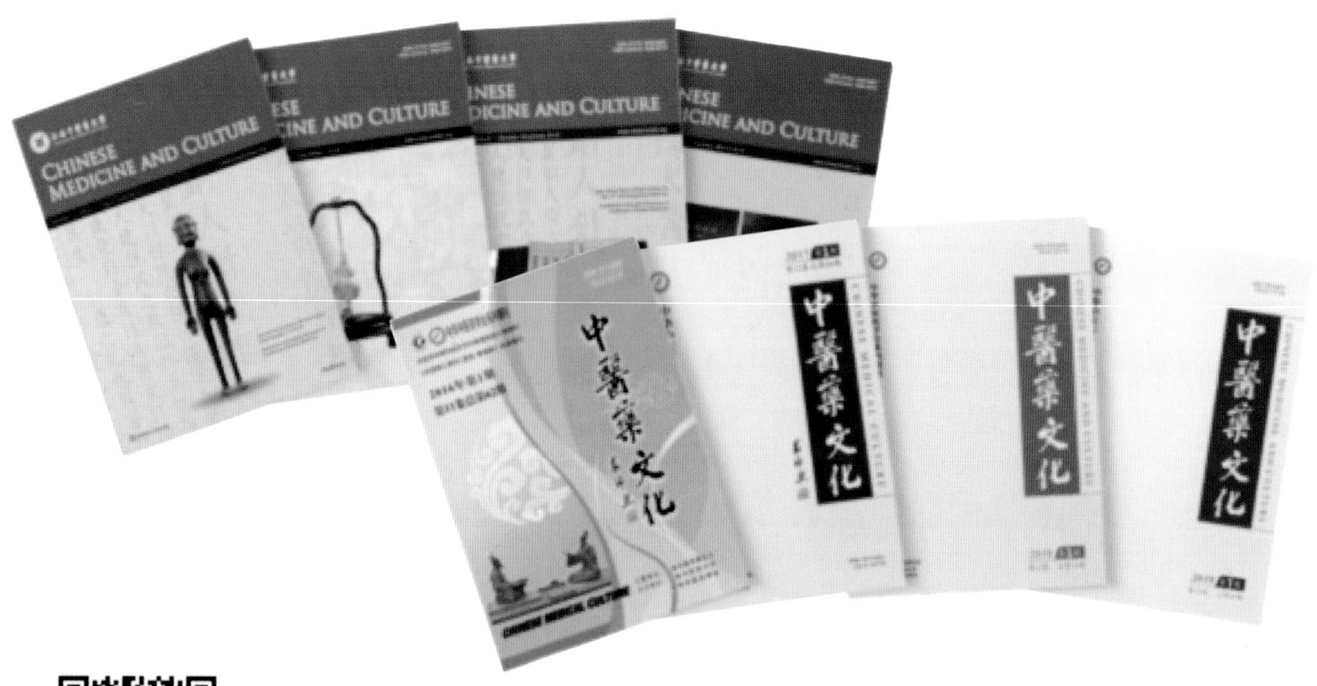

中文版订阅：CN：31-1971/R；ISSN：1673-6281 96 页，20 元 / 期，全年 120 元
地址：上海市浦东新区蔡伦路 1200 号图书馆 801 室（201203）
网址：http://www.shzyyzz.com/zyywhzz 电话：021-51322295
邮箱：zyywh@126.com